手术室专科护士培训用书

手术器械配置与临床应用指南

主 编 孙育红 钱蒨健 周 力

科学出版社

北 京

内 容 简 介

本书按专科分章，分别按照手术配合步骤及手术实际操作使用要求，将普通外科手术、周围血管外科手术、妇产科手术、泌尿外科手术、胸外科手术、心脏大血管外科手术、神经外科手术、骨科手术、眼科手术、耳鼻咽喉头颈外科手术、口腔外科手术、整形外科手术、器官移植手术、机器人辅助手术等手术器械的名称、类别、各类手术的常用数量、常用规格、应用范围、使用注意事项、附加图片及编号进行了详尽的阐述。本书图文并茂，可操作性强。

本书可供各级医院手术室及相关医护人员参考使用。

图书在版编目（CIP）数据

手术器械配置与临床应用指南 / 孙育红，钱蒨健，周力主编. —北京：科学出版社，2020.6
手术室专科护士培训用书
ISBN　978-7-03-064233-2

Ⅰ.①手… Ⅱ.①孙… ②钱… ③周… Ⅲ.①手术器械－配置－指南②手术器械－临床应用－指南　Ⅳ.①R612-62

中国版本图书馆CIP数据核字（2020）第017779号

责任编辑：郝文娜　张利峰 / 责任校对：张　娟
责任印制：赵　博 / 封面设计：龙　岩

科 学 出 版 社 出版
北京东黄城根北街 16 号
邮政编码：100717
http://www.sciencep.com

北京九天鸿程印刷有限责任公司 印刷
科学出版社发行　各地新华书店经销

*

2020 年 6 月第　一　版　开本：787×1092　1/16
2021 年 4 月第二次印刷　印张：49 1/4
字数：1167 000

定价：398.00 元
（如有印装质量问题，我社负责调换）

CONTRIBUTORS

编著者名单

主　　编	孙育红	钱蒨健	周　力				
副主编	王　维	钱维明					
主　　审	李卫东	颜秋雨					
编委秘书	王雪晖	赵体玉	龚仁蓉	王　菲	钱文静	王　薇	穆　燕

编　　委（按姓氏汉语拼音排序）

陈　芳	陈　静	陈　敏	陈　沅	丁宁莹	范　欣	冯旭萍
付丹丹	高秀云	龚仁蓉	韩　凌	何莎莎	侯　林	胡建容
黄春丽	赖　兰	赖　力	兰　燕	李　敬	李晓珊	梁朝阳
刘昕月	刘雄涛	刘元婷	吕　璟	罗　媛	罗红英	马　莹
马梦萧	潘　露	彭　铄	邱姝婷	孙　淼	孙建华	谭　辉
田蕾蕾	万静雯	王　辰	王晓宁	温焕舜	吴　珺	吴黎琨
吴辛未	伍雨斯	肖　飞	徐　静	许多朵	闫建辉	杨　帆
杨　茜	杨加彬	杨佳琦	尹　芹	张　红	赵丽燕	郑　静
钟　玲	钟珊珊	朱道珺				

PREFACE

前　言

　　手术室是外科及其相关专科患者进行手术的场所，承载了医院引领外科专业发展、实现外科医师自身价值、完成手术患者医疗救治的重托。手术器械的管理水平及合理配置都直接影响着手术的成效。目前临床迫切需要一部科学、全面、新颖、实用的《手术器械配置与临床应用指南》来指导实践和规范手术器械配置，指导广大临床工作者正确评估、使用、合理配置，减少操作过程中的安全隐患，最大限度地确保使用过程中患者及医护人员的安全，同时让手术器械物尽其用，减少繁复的工作程序，延长器械的使用寿命。而目前护理装备与材料管理相关的行业标准与技术规范很少。为更好地响应政府相关政策规定和要求，推进行业内手术器械的管理和规范化使用，由中国医学装备协会护理装备与材料分会手术装备与材料专业委员会精心组织编写的《手术器械配置与临床应用指南》一书应运而生，其特点如下：

　　内容系统全面，具有一定的深度和广度。《手术器械配置与临床应用指南》分为 14 章，结合手术步骤，不仅详细介绍了临床各科室常见手术的配置与应用，同时添加了器官移植及机器人辅助手术等内容，涵盖了常见手术体位、手术入路、手术步骤及器械配置需求，并详细介绍了手术所需器械数目、常用规格，详尽描述了器械特点、使用范围及注意事项并配以实物图片，内容翔实，贴近临床，可起到规范、指导临床实践的作用。《手术器械配置与临床应用指南》在借鉴国内外相关资料的基础上，由全国知名医院的医疗及护理专家结合手术步骤共同撰写。因此，本书适用范围广、实用性强，既是手术室护理人员系统学习的标准化用书，也是护理管理者、消毒供应中心工作者、护理教育及护理科研人员的参考用书。

　　《手术器械配置与临床应用指南》的编撰付印，凝结了中国医学装备协会护理装备与材料分会手术装备与材料专业委员会参编专家的心血、智慧及对事业的热爱。因受实践经验、时间仓促等主客观因素的影响，本书肯定会存在不成熟甚至错漏之处。但我们相信，在业界同仁的关爱与支持下，随着不断地应用实践，本书必定会日臻完善，能更好地为临床工作者答疑解惑，为临床工作保驾护航。

　　感谢所有手术室护理同仁的帮助及配合；感谢中国医学装备协会护理装备与材料分会手术装备与材料专业委员会参编专家的呕心沥血！同行的路上有了你们，相信明天会越来越好！

孙育红　钱蒨健　周　力

2019 年 1 月

CONTENTS

目　录

第1章　普通外科手术

一、常用手术体位

（一）仰卧位

（二）截石位

（三）分腿仰卧位

二、手术入路及使用器械

（一）腹部正中切口

1. 手术器械配置　基础手术器械。

表 1-1-1　腹部正中切口入路基础手术器械配置表

名称	类别	数量	常用规格	描述	应用范围	使用注意事项	附图	编号
手术刀	刀	1	4# 刀柄 22# 圆刀片	刀柄一般可重复使用，刀片为一次性使用	划皮逐层分离，按照表皮层、肌肉层、黏膜层依次分离	刀片的无菌包装是否被破坏		图 1-1-1
线剪	剪	1	145mm 180mm	用于手术中剪切缝线。专用的线剪应有锯齿刃口，剪线时以免缝线滑脱，关节处具备防卡线设计	不同深部的剪切，使用合适长度的线剪	不可用于剪敷料等硬物质		图 1-1-2
有齿镊	镊	2	145mm	用于术中夹持坚韧组织，夹持较牢固。有齿镊工作端可分为单齿镊、双齿镊和多齿镊	夹持皮肤、筋膜、肌腱和瘢痕组织等坚韧组织	肠、肝、肾等脆弱器官不能用有齿镊夹取，齿部会穿透器官，造成器官损伤和出血		图 1-1-3
组织镊	镊	2	180～230mm	工作端为真空焊接的碳钨镶片，耐磨损、无损伤，适合习惯用镊子夹持缝针的手术医师	适用于连续缝合过程中夹持组织或缝针	不可夹持非常规物体，避免较精细的头端错齿		图 1-1-4

名称	类别	数量	常用规格	描述	应用范围	使用注意事项	附图	编号
持针器	钳	2	180～250mm	夹持缝针，缝合组织出血部位等操作。一般分为普通不锈钢工作端和碳钨镶片工作端两种，碳钨镶片上的网格有0.5、0.4、0.2和光面四种，分别对应夹持3/0及更大针、4/0～6/0、6/0～10/0、9/0～11/0针	用于缝合组织以及缝扎出血部位	使用碳钨镶片持针器应注意其对应的缝针型号，用细密网纹的持针器夹持过粗的缝针容易造成镶片断裂		图 1-1-5
中弯	钳	4	140mm	也常称血管钳，止血钳可分为有齿止血钳和无齿止血钳，根据形状分为直型止血钳和弯型止血钳	主要用于钳夹有出血点的组织器官以止血。也常用于组织牵拉固定等	不可用于钳夹脆弱的器官组织，以免造成器官损伤和出血		图 1-1-6
艾利斯	钳	4	155mm	也称组织钳、鼠齿钳、皮钳，根据头端齿纹可分为有损伤艾利斯钳和无损伤艾利斯钳	用于夹持组织等以牵拉或固定	有损伤艾利斯钳头端齿损伤较大，不宜牵拉夹持脆弱的组织器官或血管、神经		图 1-1-7
长弯	钳	2	225mm	也称开来钳，止血钳可分为有齿和无齿止血钳，根据形状分为直型止血钳和弯型止血钳	用于夹持组织等以牵拉或固定	不可用于钳夹脆弱的器官组织以免造成损伤和出血		图 1-1-8
皮肤拉钩	拉钩	2	工作端3齿、4齿、5齿，整体长度165mm、180mm	锐性或钝性微弯工作端，中空或长条形手柄，便于牵拉	用于肌肉等组织的钝性分离，切开皮肤等操作	不可用于血管、脏器等组织的牵拉，以免造成损伤		图 1-1-9
双头腹部拉钩	拉钩	1	双头型	拉钩侧面有弧度，多用于腹部较大的手术，分为单头和双头	用于牵拉腹壁，显露腹腔及盆腔脏器	牵扯腹壁时，为了避免较大的压力对皮肤造成损伤，常在拉钩和腹壁直接垫纱布进行保护		图 1-1-10

续表

名称	类别	数量	常用规格	描述	应用范围	使用注意事项	附图	编号
腹壁牵开器	拉钩	1	三叶型	中心拉钩片侧面有弧度，可保护腹壁不受损伤，并可根据需要拆卸，多用于腹部较大的手术	用于腹腔、盆腔手术自行固定牵开	牵扯腹壁时，为了避免较大的压力对皮肤造成损伤，常在拉钩和腹壁处直接垫纱布进行保护		图 1-1-11
腹部框架牵开器	拉钩	1	包括框架、夹头、拉钩叶片、床边固定架等	根据手术需要选择不同深度和宽度的拉钩片进行牵开	用于腹部大切口手术，利于术野的暴露	可以使用床边固定，使牵开更稳定		图 1-1-12

2. 手术步骤及使用器械

表 1-1-2　腹部正中切口入路基础手术手术步骤及使用器械表

主要手术步骤 1	主要手术步骤 2	使用器械名称	使用器械编号
切皮进腹	22# 圆刀切开皮肤，电刀逐层切开皮下组织，电凝止血。用电刀切开腹膜	手术刀 中弯 艾利斯 皮肤拉钩	图 1-1-1 图 1-1-6 图 1-1-7 图 1-1-9
洗手、探查	先确定病变部位及性质，如为恶性肿瘤，同时应明确其大小、浸润深度和范围，以及转移情况。系统地探查贲门、胃体、幽门、十二指肠、肝、胆、脾、胰、小肠、结肠及盆腔，以确定有无其他病变存在	双头腹部拉钩	图 1-1-10
安装拉钩	放置切口保护圈，安装腹腔自动拉钩或腹部框架牵开器	腹壁牵开器 腹部框架牵开器	图 1-1-11 图 1-1-12
冲洗腹腔、放置引流	温氯己定、生理盐水冲洗腹腔，彻底止血。根据手术情况放置各类引流管，递 22# 刀片切开皮肤，长弯协助引流管戳穿引出，用 △9×24 针 3-0 丝线固定于皮肤	手术刀 线剪 持针器 中弯 长弯	图 1-1-1 图 1-1-2 图 1-1-5 图 1-1-6 图 1-1-8
关闭腹腔及切口	医师、洗手护士更换手套，铺清洁手术巾，备清洁中弯、干中纱 ○ 9×24 针 4-0 丝线缝合腹膜，对高龄或营养不良者宜用张力缝合 Vicyl# 线全层关腹，关腹后用生理盐水冲洗切口 △9×24 针 3-0 丝线缝合皮肤 酒精纱球擦拭切口，贴敷贴	线剪 有齿镊 持针器 中弯	图 1-1-2 图 1-1-3 图 1-1-5 图 1-1-6

（二）腹股沟切口

1. 手术器械配置　基础手术器械见表 1-1-3。

表 1-1-3　腹股沟切口入路基础手术器械配置表

名称	类别	数量	常用规格	描述	应用范围	使用注意事项	附图	编号
手术刀	刀	1	4# 刀柄 22# 圆刀片	刀柄一般为可重复使用，刀片为一次性使用	划皮逐层分离，按照表皮层、肌肉层、黏膜层依次分离	刀片的无菌包装是否被破坏		图 1-1-13

续表

名称	类别	数量	常用规格	描述	应用范围	使用注意事项	附图	编号
线剪	剪	1	145mm 180mm	用于手术中剪切缝线。专用的线剪应有锯齿刃口，剪线时以免缝线滑脱，关节处具备防卡线设计	不同深部的剪切使用合适长度的线剪	不可用于剪敷料等硬物质		图 1-1-14
解剖剪	剪	1	180mm	头端有直、弯两种类型，大小长短不一，又称为梅奥剪或组织剪	用于剪切组织和血管，钝性分离组织、血管	不可用于剪线或敷料等非人体组织		图 1-1-15
有齿镊	镊	2	145mm	用于术中夹持坚韧组织，夹持较牢固。有齿镊工作端可分为单齿镊、双齿镊和多齿镊	夹持皮肤、筋膜、肌腱和瘢痕等坚韧组织	肠、肝、肾等脆弱器官不能有齿镊夹取，齿部会穿透器官，造成器官损伤和出血		图 1-1-16
组织镊	镊	2	180～230mm	工作端为真空焊接的碳钨镶片，耐磨损、无损伤，适合习惯用镊子夹持缝针的手术医师使用	适用于连续缝合过程中夹持组织或缝针	不可夹持非常规物体，避免较精细的头端错齿		图 1-1-17
持针器	钳	2	180mm	夹持缝针，缝合组织出血部位等操作。一般分为普通不锈钢工作端和碳钨镶片工作端两种，碳钨镶片上的网格有0.5、0.4、0.2和光面四种，分别对应夹持3/0及更大针、4/0～6/0、6/0～10/0、9/0～11/0针	用于缝合组织及缝扎出血部位	使用碳钨镶片持针器应注意其对应的缝针型号，用细密网格的持针器夹持过粗的缝针容易造成镶片断裂		图 1-1-18
中弯	钳	4	140mm	也常称血管钳，可分为有齿止血钳和无齿止血钳，根据形状分为直型止血钳和弯型止血钳	主要用于钳夹有出血点的组织器官以止血，也常用于组织牵拉固定等	不可用于钳夹脆弱的器官组织，以免造成器官损伤和出血		图 1-1-19
艾利斯	钳	4	155～200mm	也称组织钳、鼠齿钳、皮钳，根据头端齿纹可分为有损伤艾利斯钳和无损伤艾利斯钳	用于夹持组织等做牵拉或固定	有损伤艾利斯钳头端齿损伤较大，不宜牵拉夹持脆弱的组织器官或血管、神经		图 1-1-20

续表

名称	类别	数量	常用规格	描述	应用范围	使用注意事项	附图	编号
皮肤拉钩	拉钩	2	工作端 3 齿、4 齿、5 齿，整体长度 165mm、180mm	锐性或钝性微弯工作端，中空或长条形手柄，便于牵拉	用于肌肉等组织的钝性分离，切开皮肤等操作	不可用于血管、脏器等组织的牵拉，以免造成损伤		图 1-1-21

2. 手术步骤及使用器械

表 1-1-4　腹股沟切口入路手术步骤及使用器械表

主要手术步骤 1	主要手术步骤 2	使用器械名称	使用器械编号
切口：自腹股沟韧带上方 2cm 处做一与之平行的切口，长约 7cm	22[#] 圆刀切开皮肤，电刀逐层切开皮下组织，钝性分离脂肪组织、筋膜，显露腹外斜肌腱膜及外环，干纱布拭血，遇出血用 4-0 丝线结扎或电凝止血，更换刀片	手术刀 解剖剪 中弯 艾利斯 皮肤拉钩	图 1-1-13 图 1-1-15 图 1-1-19 图 1-1-20 图 1-1-21
缝合皮下组织及皮肤切口	递〇 7×17 针 4-0 丝线缝合皮下组织；△7×17 针 3-0 丝线缝合皮肤	线剪 有齿镊 持针器 中弯	图 1-1-14 图 1-1-16 图 1-1-18 图 1-1-19

（三）腹腔镜手术切口

1. 手术器械配置

（1）基础手术器械：见表 1-1-5。

表 1-1-5　腹腔镜手术切口入路基础手术器械配置表

名称	类别	数量	常用规格	描述	应用范围	使用注意事项	附图	编号
手术刀	刀	1	3[#] 刀柄 11[#] 尖刀片	刀柄一般为可重复使用，刀片为一次性使用	划皮逐层分离，按照表皮层、肌肉层、黏膜层依次分离	刀片的无菌包装是否被破坏		图 1-1-22
线剪	剪	1	145mm 180mm	用于手术中剪切缝线。专用的线剪应有锯齿刃口，剪线时以免缝线滑脱，关节处具备防卡线设计	不同深部的剪切应使用合适长度的线剪	不可用于剪敷料等硬物质		图 1-1-23
有齿镊	镊	2	145mm	用于术中夹持坚韧组织，夹持较牢固。有齿镊工作端可分为单齿镊、双齿镊和多齿镊	夹持皮肤、筋膜、肌腱和瘢痕等坚韧组织	肠、肝、肾等脆弱器官不能用有齿镊夹取，齿部会穿透器官，造成器官损伤和出血		图 1-1-24

名称	类别	数量	常用规格	描述	应用范围	使用注意事项	附图	编号
持针器	钳	2	180mm	夹持缝针，缝合组织出血部位等操作。一般分为普通不锈钢工作端和碳钨镶片工作端两种，碳钨镶片上的网格有0.5、0.4、0.2和光面四种，分别对应夹持3/0及更大针、4/0 ～ 6/0、6/0 ～ 10/0、9/0 ～ 11/0针	用于缝合组织及缝扎出血部位	使用碳钨镶片持针器应注意其对应的缝针型号，用细密网格的持针器夹持过粗的缝针容易造成镶片断裂		图1-1-25
巾钳	钳	4	90 ～ 135mm	又称为布巾钳，常用的巾钳工作端为尖锐头，也有钝头巾钳	用于手术中固定手术铺巾	尖锐工作端的巾钳会穿刺敷料，可使用钝头巾钳代替		图1-1-26
中弯	钳	4	140mm	也常称为血管钳，止血钳可分为有齿止血钳和无齿止血钳，根据形状分为直型止血钳和弯型止血钳	主要用于钳夹有出血点的组织器官以止血，也常用于组织牵拉固定等	不可用于钳夹脆弱的器官组织，以免造成器官损伤和出血		图1-1-27
皮肤拉钩	拉钩	2	工作端3齿、4齿、5齿，整体长度165mm、180mm	锐性或钝性微弯工作端，中空或长条形手柄，便于牵拉	用于肌肉等组织的钝性分离，切开皮肤等操作	不可用于血管、脏器等组织的牵拉，以免造成损伤		图1-1-28

（2）腹腔镜手术器械：见表1-1-6。

表1-1-6　腹腔镜手术切口入路腹腔镜手术手术器械配置表

名称	类别	数量	常用规格	描述	应用范围	使用注意事项	附图	编号
气腹针	穿刺器	1	120 ～ 150mm	常用的气腹针分为可重复使用或一次性使用两种	腔镜手术时提供CO_2气体进入的通道，从而建立气腹	使用时应检查气腹针钝头弹性是否良好，能否回弹		图1-1-29
12mm Trocar	穿刺器	若干	12mm 110mm	穿刺器常用直径为3.5mm、5mm、10mm、12.5mm等，有可重复使用及一次性使用两种	用于腔镜手术中穿刺腹壁，提供腔镜、腔镜手术器械、CO_2气体、一次性吻合器通过的通道	术前应检查穿刺器是否存在漏气，穿刺内芯尖头有无磨损等情况		图1-1-30

续表

名称	类别	数量	常用规格	描述	应用范围	使用注意事项	附图	编号
5mm Trocar	穿刺器	若干	5mm 110mm	穿刺器常用直径为 3.5mm、5mm、10mm、12.5mm 等，有可重复使用及一次性使用两种	用于腔镜手术中穿刺腹壁，提供腔镜、腔镜手术器械、CO_2 气体、一次性吻合器通过的通道	术前应检查穿刺器是否存在漏气，穿刺内芯尖头有无磨损等情况		图 1-1-31
镜头	腹腔镜设备	1	30°	3D 镜头能 10 倍放大手术野，属于三维立体，解剖结构更大、更清晰；根据不同手术选择 0° 或 30° 镜头	腹腔镜手术	镜头需专用容器保管，头端勿敲打		图 1-1-32

2. 手术步骤及使用器械

表 1-1-7　腹腔镜腹股沟疝修补术手术步骤及使用器械表

主要手术步骤 1	主要手术步骤 2	使用器械名称	使用器械编号
完成腹腔镜仪器设备的自检及正确连接	将气腹管接上气腹机，并预设压力调至 12 ～ 15mmHg，流速调至 15 ～ 20L/min，打开摄像机、电视显示屏幕，打开冷光源，接上导光束，将内镜与摄像头和导光束连接，连接吸引管、冲洗管和电凝线	镜头	图 1-1-32
建立 CO_2 气腹	递 11# 尖头刀片在脐孔上或下做 1cm 的弧形或纵行小切口，递巾钳提起腹壁，递气腹针穿入腹腔，使用 Palmer 试验，即气腹针接上 10ml 生理盐水针筒，如果生理盐水顺利进入腹腔且无肠液回抽，即是正确穿刺，接上气腹管，打开气腹机的 CO_2 气阀，观察腹腔内气压的变化及气体流量情况，当腹压升至 15mmHg 时，可拔除气腹针	手术刀 气腹针 巾钳	图 1-1-22 图 1-1-29 图 1-1-26
解除气腹，关闭腹腔及切口	收回器械，放出腹腔内 CO_2 气体，用 Vic1 号线关闭小切口及缝合皮下组织，用 Vic3-0 号快吸收线缝合皮肤。Trocar 孔用 Vic0 号鱼钩针关闭内层，Vic3-0 号快吸收线缝合皮肤。妥善固定引流管	线剪 中弯 持针器 皮肤拉钩	图 1-1-23 图 1-1-27 图 1-1-25 图 1-1-28

第二节　胃手术

一、概述

（一）定义

胃大部分位于腹腔的左上方。胃的位置取决于人的姿势、胃和小肠的充盈程度、腹壁的张力和人体的体型。临床上将胃分成三个部分。

1. **胃底部**　贲门平面以上，向左上方膨出的部分。

2. **胃体部**　介于胃体与胃窦部之间，是胃的最大部分。

3. **胃窦部**　胃小弯下部有凹入的刻痕，称为胃角切迹，自此向右为胃窦部。

胃壁分四层：黏膜层、黏膜下层、肌层和浆膜层。胃通过韧带与邻近器官相联系。胃的血供极为丰富，其动脉血液主要源于腹腔动脉干。

胃淋巴管与胃动脉并行，根据其流向可将胃周淋巴分为四组。

1.腹腔淋巴结。

2.幽门上淋巴结。

3.幽门下淋巴结。

4.胰脾淋巴结。

胃淋巴管网在胃壁内广泛相通，因此任何部位的胃癌，癌细胞最终可侵及任何部位的淋巴结。

常见疾病如下：

1.**胃十二指肠溃疡** 胃十二指肠黏膜的局限性圆形或椭圆形的全层黏膜缺损。抑酸药和抗幽门螺杆菌的综合治疗可使多数患者治愈，外科治疗的目的在于处理其并发症，如穿孔、出血、瘢痕性幽门梗阻和癌变，以及非手术治疗无效的患者。

2.**胃癌** 是我国最常见的恶性肿瘤之一，死亡率居恶性肿瘤的第二位。手术治疗是胃癌最有效的治疗方法。

3.**胃肉瘤** 包括恶性淋巴瘤和胃间质瘤。胃原发性恶性淋巴瘤占胃恶性肿瘤的 2% ～ 7%，占胃肉瘤的 70% ～ 80%，占全身恶性淋巴瘤的 2.4%；胃间质瘤过去多称为胃平滑肌（肉）瘤，源于胃肠道未定向分化的间质细胞，占全部胃肠道间质瘤的 50% ～ 60%，可见于胃的任何部位，但以近侧胃多见。

（二）手术方法

1.**十二指肠溃疡** 首选胃大部切除术，高选择性迷走神经切断术现已较少使用。

2.**胃十二指肠溃疡急性穿孔** 穿孔修补术或根治性手术。穿孔修补术的优点在于简便易行、耗时短、创伤轻、安全性高；根治性手术优点在于手术同时解决了穿孔和溃疡两个问题。如果患者一般情况较好，穿孔发生于 8 ～ 12h，腹腔内感染和胃十二指肠水肿较轻且无重要脏器疾病者可考虑行根治手术。

3.**胃癌** 手术治疗是胃癌最有效的治疗方法。其主要包括胃癌根治术、扩大胃癌根治术与联合脏器切除术、姑息手术。胃癌根治术包括根治性远端或近端胃大部切除术和全胃切除术三种；扩大胃癌根治术是指包括胰体、尾及脾在内的根治性胃大部切除术或全胃切除术；联合脏器切除术是指联合肝或横结肠等脏器的切除术；姑息手术的术式主要有姑息性切除、旁路手术（如胃空肠吻合术）、造口（如空肠营养造口术）。

（三）常见手术方式

1.腹股沟疝修补手术。

2.股疝修补手术。

3.腹壁切口疝修补手术。

4.腹腔镜疝修补手术。

二、胃大部切除手术

（一）手术体位：仰卧位

（二）手术器械配置

1.**基础手术器械**

表 1-2-1　胃大部切除手术基础器械配置表

名称	类别	数量	常用规格	描述	应用范围	使用注意事项	附图	编号
手术刀	刀	2	3# 刀柄、10# 圆刀片	刀柄一般为可重复使用，刀片为一次性使用	划皮逐层分离，按照表皮层、肌肉层、黏膜层依次分离	刀片的无菌包装是否被破坏		图 1-2-1

续表

名称	类别	数量	常用规格	描述	应用范围	使用注意事项	附图	编号
线剪	剪	1	180mm 230mm	用于手术中剪切缝线。专用的线剪应有锯齿刃口，剪线时以免缝线滑脱，关节处具备防卡线设计	不同深部的剪切使用合适长度的线剪	不可用于剪敷料等硬物质		图 1-2-2
组织剪	剪	1	180mm	头端有直、弯两种类型，大小长短不一，又称为梅奥剪	用于剪切组织，钝性分离组织、血管	不可用于剪线或敷料等非人体组织		图 1-2-3
解剖剪	剪	2	180mm 230mm	头端有直、弯两种类型，大小长短不一。又称为梅奥剪或组织剪	用于剪切组织和血管，钝性分离组织、血管	不可用于剪线或者敷料等非人体组织		图 1-2-4
组织镊	镊	2	200 ～ 250mm	工作端为真空焊接的碳钨镶片，耐磨损、无损伤，适合习惯用镊子夹持缝针的手术医师	适用于连续缝合过程中夹持组织或缝针	不可夹持非常规物体，避免较精细的头端错齿		图 1-2-5
持针器	钳	6	180 ～ 250mm	一般分为普通不锈钢工作端和碳钨镶片工作端两种，碳钨镶片上的网格有 0.5、0.4、0.2 和光面四种，分别对应夹持 3/0 及更大针、4/0 ～ 6/0、6/0 ～ 10/0、9/0 ～ 11/0 针	夹持缝针，缝合组织出血部位等操作。用于缝合组织及缝扎出血部位	使用碳钨镶片持针器应注意其对应的缝针型号，用细密网格的持针器夹持过粗的缝针容易造成镶片断裂		图 1-2-6
蚊式	钳	8	125mm	头部较细小、精巧的止血钳称为蚊式止血钳，又称为蚊钳。根据形状可分为直型和弯型，根据工作端可分为标准型和精细型	适用于分离小血管及神经周围的结缔组织，用于小血管及微血管的止血，临床有时用于夹缝线做牵引	不适宜夹持大块或较硬的组织		图 1-2-7
中弯	钳	8	140mm	也常称为血管钳，止血钳可分为有齿止血钳和无齿止血钳，根据形状分为直型止血钳和弯型止血钳	主要用于钳夹有出血点的组织器官以止血。也常用于组织牵拉固定等	不可用于钳夹脆弱的器官组织，以免造成器官损伤和出血		图 1-2-8

续表

名称	类别	数量	常用规格	描述	应用范围	使用注意事项	附图	编号
艾利斯	钳	4	155～200mm	也称为组织钳、鼠齿钳、皮钳，根据头端齿纹可分为有损伤艾利斯钳和无损伤艾利斯钳	用于夹持组织等做牵拉或固定	有损伤艾利斯钳头端齿损伤较大，不宜牵拉夹持脆弱的组织器官或血管、神经		图1-2-9
巴克钳	钳	1	155～200mm	根据工作端可分为有损伤型和无损伤型，也称为持肠钳或阑尾钳	用于夹提阑尾或输尿管等组织	不宜牵拉或夹持脆弱的组织或器官		图1-2-10
长弯	钳	4	225mm	也称为开来钳，止血钳可分为有齿和止血钳无齿止血钳，根据形状分为直型止血钳和弯型止血钳	用于夹持组织等做牵拉或固定	不可用于钳夹脆弱的器官组织，以免造成器官损伤和出血		图1-2-11
考克	钳	4	200～240mm	根据工作端可分为直型考克钳和弯型考克钳两种，也称为可可钳、克氏钳	主要用于强韧较厚组织及易滑脱组织的血管止血，如肠系膜、大网膜等，也可提拉切口处部分	不宜夹持血管、神经等组织，前端齿可防止滑脱，但不能用于皮下止血		图1-2-12
来海	钳	4	180～220mm	工作端较为精细的止血钳，相比长弯更轻巧，手感更柔和	主要用于钳夹有出血点的组织器官以止血。也常用于组织钳夹、分离等	不可用于钳夹脆弱的器官组织，以免造成器官损伤和出血		图1-2-13
大转弯	钳	3	180～220mm	工作端较为精细的止血钳，相比长弯更轻巧，手感更柔和	主要用于钳夹有出血点的组织器官以止血。也常用于组织钳夹、分离等	不可用于钳夹脆弱的器官组织，以免造成器官损伤和出血		图1-2-14
直角钳	钳	1	180～230mm	也称为米氏钳，工作端角度为90°或接近90°，有钝性或锐性头端两种	用于分离血管、神经等组织，同时也常会用来带线做结扎等	不可用于钳夹脆弱的器官组织，以免造成器官损伤和出血，同时应当注意使用，避免操作不当导致精细工作端变形		图1-2-15
剥离子钳	钳	1	180～230mm	工作端有小孔或凹陷，用于夹持剥离子	用于钝性剥离组织器官粘连等	不可用于钳夹脆弱的器官组织，以免造成器官损伤和出血		图1-2-16

续表

名称	类别	数量	常用规格	描述	应用范围	使用注意事项	附图	编号
肠钳	钳	1	220～250mm	肠钳工作端一般较长且齿槽薄，弹性好，对组织损伤小，也有无损伤肠钳。其可分为直型肠钳和弯型肠钳，齿型分为纵齿和斜纹齿	用于浅部软组织牵拉以显露手术部位或脏器	牵拉时注意保护组织		图 1-2-17
静脉拉钩	拉钩	2	155～200mm	工作端为马鞍形设计，牵拉时用于保护静脉或神经不受到损伤。也称为神经拉钩或猫耳拉钩等	用于浅部软组织牵拉显露手术部位或脏器	拉钩边缘应无磨损、倒刺等，以免在牵开过程中损伤组织		图 1-2-18
S 拉钩	拉钩	2	300mm 25～50mm	"S" 形腹部深部拉钩，根据牵开的深浅使用不同长度或宽度的拉钩	用于腹部深部软组织牵拉以显露手术部位或脏器	使用拉钩时，一般用纱垫将拉钩与组织隔开，以免损伤组织		图 1-2-19
荷包钳	钳	1	180～220mm	根据缝合器官管腔大小使用不同工作端长度	用于消化道手术作荷包缝线成形时使用	使用前应注意工作端齿型是否能完全对合		图 1-2-20

2. 精密手术器械

表 1-2-2　胃大部切除手术精密手术器械配置表

名称	类别	数量	常用规格	描述	应用范围	使用注意事项	附图	编号
超锋利剪刀	剪	1	180～230mm	头端有直、弯两种类型，大小长短不一。刃口比普通组织剪薄，剪切更为锋利	用于剪切较薄组织和血管等	不可用于剪线或敷料等，以免损伤刃口		图 1-2-21
血管剪	剪	1	180～220mm	根据医师的手术习惯不同可分为标准指环柄血管剪刀和弹簧柄血管剪刀。此外根据材质又分为普通不锈钢和带涂层器械	用于显微手术、血管手术或心脏手术中修剪血管、分离组织间隙等	十分精细，在使用和再处理过程中需要小心保护工作端等易变形部位		图 1-2-22
无损伤镊	镊	2	150～200mm	工作端为直 DeBakey 齿形，确保夹持组织、血管的过程中无损伤	夹持需保护的组织、器官，根据操作范围，选择适合的无损伤镊长度	不可用于拔取缝针，以免造成齿形损坏，损伤组织		图 1-2-23

名称	类别	数量	常用规格	描述	应用范围	使用注意事项	附图	编号
精细来海	钳	4	180～200mm	肠钳工作端一般较长且齿槽薄、弹性好，对组织损伤小，也有无损伤肠钳。可分为直型肠钳和弯型肠钳，齿型分为纵齿和斜纹齿	用于肠切断或吻合时夹持肠组织以防止肠内容物流出	可在使用时外套乳胶管，以减少对肠壁的损伤		图 1-2-24
精细直角钳	钳	1	180～230mm	也称米氏钳，工作端角度为90°或接近90°，有钝性头端或锐性头端两种	用于分离血管、神经等组织，同时也常用来带线做结扎等	不可用于钳夹脆弱的器官组织，以免造成器官损伤和出血，同时应当注意使用，避免操作不当导致精细工作端变形		图 1-2-25
无损伤艾利斯	钳	4	155～200mm	也称组织钳、鼠齿钳、皮钳，根据头端齿纹可分为有损伤艾利斯钳和无损伤艾利斯钳	用于夹持组织等做牵拉或固定	钳头的无损伤齿可牵拉夹持组织器官，不可夹持钙化组织以免无损伤齿磨损		图 1-2-26
驼背钳	钳	2	200～240mm	工作端有一定曲线形设计，无损伤齿型	用于肠切断或吻合时夹持肠组织	检测工作端齿型是否完整，有无起刺，以免损伤组织		图 1-2-27

（三）手术步骤及使用器械

表 1-2-3　胃大部切除术手术步骤及使用器械表

主要手术步骤 1	主要手术步骤 2	使用器械名称	使用器械编号
腹部正中切口，探查，安装腹部框架牵开器	见表 1-1-2，自剑突至脐孔，必要时向下延长切口至脐下 3cm		
分离胃大弯	术者左手提胃，助手两手提起横结肠，于胃大弯与胃网膜血管弓之间选取无血管处开一小洞，先向左侧分离、切断自胃网膜血管弓走向胃之各分支，直到保留最后两支胃短血管为止。向右游离大弯，锐性分离胃窦后壁和胰腺之间的疏松粘连。分离胃网膜血管弓与胃窦之间的血管分支，直至超过十二指肠球部	解剖剪 无损伤镊 来海 大转弯	图 1-2-4 图 1-2-23 图 1-2-13 图 1-2-14
分离胃小弯	切开小网膜无血管区，用爪形肠钳夹持小网膜及其中的胃左血管下行支，以直角钳紧贴小弯垂直部穿过小网膜。用 3-0 丝线结扎近、远端，间距 2cm，切断后找出近端胃左动脉残端，再给予 2-0 丝线结扎，3-0 丝线缝扎。幽门方向继续切开小网膜无血管区，在幽门附近断离，结扎并缝扎胃右动脉	解剖剪 线剪 持针器 巴克钳 直角钳 长弯	图 1-2-4 图 1-2-2 图 1-2-6 图 1-2-10 图 1-2-15 图 1-2-11
断胃	胃小弯侧上、中 1/3 处置一根 4-0 牵引线，牵引线尾端用蚊式牵引；再于胃大弯侧保留的 2 支胃短血管下置一 4-0 牵引线	组织剪 线剪 持针器 来海 蚊式	图 1-2-3 图 1-2-2 图 1-2-6 图 1-2-13 图 1-2-7

主要手术步骤 1	主要手术步骤 2	使用器械名称	使用器械编号
断胃	上述两点的连线即为胃切断处，在其远端夹一肠钳以控制胃内容物。然后沿此线切开前壁浆肌层，用氯己定毛纱擦拭胃残端	手术刀 考克 肠钳	图 1-2-1 图 1-2-12 图 1-2-17
	用 3-0 丝线缝扎黏膜下血管。用同法处理胃后壁。切开黏膜层，完全将黏胃离断	组织剪 线剪 持针器 来海 蚁式	图 1-2-3 图 1-2-2 图 1-2-6 图 1-2-13 图 1-2-7
胃残端部分关闭	Vicl3-0 线从小弯侧开始全层缝闭胃残端，留大弯侧3cm 不做关闭，备做吻合用	线剪 持针器 来海	图 1-2-2 图 1-2-6 图 1-2-13
游离、断离十二指肠	分别与大小弯侧及前后壁游离十二指肠第一段，直至相对健康组织处	无损伤镊 来海 大转弯	图 1-2-23 图 1-2-13 图 1-2-14
	分别与十二指肠大小弯侧置 4-0 牵引线后，切断十二指肠，取下标本	组织剪 线剪 持针器 来海 蚁式 考克 肠钳	图 1-2-3 图 1-2-2 图 1-2-6 图 1-2-13 图 1-2-7 图 1-2-12 图 1-2-17
吻合	Billroth Ⅰ式吻合法： ○ 6×14 针 4-0 线，胃残端与十二指肠残端两侧缝针固定，蚁式牵引 ○ 6×14 针 4-0 线，胃残端与十二指肠残端小弯侧行全层间断缝合后壁与前壁	线剪 持针器 蚁式 中弯	图 1-2-2 图 1-2-6 图 1-2-7 图 1-2-8
	Billroth Ⅱ式吻合法：离幽门远端 1cm 处横断十二指肠，用关闭器或丝线关闭十二指肠残端并包埋	线剪 持针器 蚁式 中弯	图 1-2-2 图 1-2-6 图 1-2-7 图 1-2-8
冲洗腹腔，放置引流管，关闭腹腔及切口	见表 1-1-2		

三、全胃切除手术

（一）手术体位：仰卧位

（二）手术器械配置：见表 1-2-1、表 1-2-2

（三）手术步骤及使用器械

表 1-2-4　全胃切除术手术步骤及使用器械表

主要手术步骤 1	主要手术步骤 2	使用器械名称	使用器械编号
腹部正中切口，探查，安装腹部框架牵开器	见表 1-1-2，自剑突至脐孔，必要时向下延长切口至脐下 3cm		
分离切除大网膜、切除横结肠系膜前叶	电刀分离，向左至脾下极，向右至结肠肝曲，遇小血管丝线结扎；钝性或锐性交替推剥切割，将大网膜与横结肠系膜前叶游离，切除前叶和大网膜	解剖剪 线剪 无损伤镊 来海 大转弯	图 1-2-4 图 1-2-2 图 1-2-23 图 1-2-13 图 1-2-14

续表

主要手术步骤 1	主要手术步骤 2	使用器械名称	使用器械编号
清除肠系膜根部淋巴结、分离切除肝十二指肠韧带内淋巴结和幽门上淋巴结、切除小网膜，清除贲门右侧、肝总动脉淋巴结	电刀分离，递中弯、直角钳分离钳夹，组织剪剪断，用 3-0 或 4-0 丝线结扎或缝扎	解剖剪 线剪 持针器 中弯 直角钳 长弯 来海 静脉拉钩	图 1-2-4 图 1-2-2 图 1-2-6 图 1-2-8 图 1-2-15 图 1-2-11 图 1-2-13 图 1-2-18
切断胃左静脉	直角钳、来海钳夹，3-0 丝线结扎后剪断，保留端再用 3-0 丝线缝扎加固	血管剪 线剪 持针器 直角钳 长弯 来海	图 1-2-22 图 1-2-2 图 1-2-6 图 1-2-15 图 1-2-11 图 1-2-13
切除腹腔动脉周围淋巴结，切断胃左动脉及清除周围淋巴结	直角钳、来海钳夹，2-0 丝线结扎两道，剪断后，保留端用 ○ 6×14 针 3-0 丝线缝扎	血管剪 线剪 持针器 直角钳 长弯 来海	图 1-2-22 图 1-2-2 图 1-2-6 图 1-2-15 图 1-2-11 图 1-2-13
断离标本	离幽门远端 1cm 处横断十二指肠，用关闭器或丝线关闭十二指肠残端，并用 ○ 6×14 针 3-0 丝线缝合包埋残端。用驼背钳夹近侧端	组织剪 线剪 无损伤镊 持针器 来海 考克 驼背钳	图 1-2-3 图 1-2-2 图 1-2-23 图 1-2-6 图 1-2-13 图 1-2-12 图 1-2-27
	离断两侧迷走神经，游离食管下端，于贲门上 2cm 处横断食管	组织剪 来海 考克 驼背钳	图 1-2-3 图 1-2-13 图 1-2-12 图 1-2-27
消化道重建	十二指肠悬韧带远侧 15cm 处横断空肠	组织剪 来海 考克 肠钳	图 1-2-3 图 1-2-13 图 1-2-12 图 1-2-17
	远端经横结肠系膜置结肠后与食管吻合（用 25# 端端吻合器），使代胃呈"P"形	中弯 艾利斯	图 1-2-8 图 1-2-9
	用 ○ 6×14 针 4-0 线，距食管空肠吻合口处约 50cm 再做空肠"R-Y"重建术	组织剪 线剪 无损伤镊 持针器 来海	图 1-2-3 图 1-2-2 图 1-2-23 图 1-2-6 图 1-2-13
冲洗腹腔，放置引流管，关闭腹腔及切口	见表 1-1-2		

四、胃癌根治手术

（一）手术体位：仰卧位

（二）手术器械配置：见表 1-2-1 及表 1-2-2

（三）手术步骤及使用器械

表 1-2-5　胃癌根治手术手术步骤及使用器械表

主要手术步骤 1	主要手术步骤 2	使用器械名称	使用器械编号
腹部正中切口，探查安装腹部框架牵开器	见表 1-1-2，自剑突至脐孔，必要时向下延长切口至脐下 3cm		
腹部正中切口，探查安装腹部框架牵开器	翻起十二指肠框及胰头，探查第 13 组淋巴结 显露右侧大网膜起始部，自右向左分离大网膜，沿胰腺下缘间隙至横结肠边缘 显露大网膜左侧起始部（脾结肠韧带），离断脾结肠韧带，自左向右沿胰腺下缘分离至横结肠 沿结肠缘离断大网膜附着处，将大网膜、横结肠系膜上叶一并分下	解剖剪 线剪 无损伤镊 来海 大转弯 静脉拉钩	图 1-2-4 图 1-2-2 图 1-2-23 图 1-2-13 图 1-2-14 图 1-2-18
分离大网膜	在胰头前显露胃 - 结肠共同干，切断结扎胃网膜右静脉，清除周围脂肪、淋巴组织，于起始部结扎、离断胃网膜右动脉，清除第 6 组淋巴结 离断胃网膜左血管后，自下而上逐支离断胃短血管，保留最上两支 显露脾门，探查第 10、11 组淋巴结 清除肝十二指肠韧带内脂肪、淋巴及第 12 组淋巴结，在起始部离断结扎胃右动脉，清除第 5 组淋巴结 沿肝总动脉解剖分离周围脂肪，清除第 8 组淋巴结至腹腔动脉干 显露胃左动脉起始部，离断、清除第 7 组及第 9 组淋巴结 分离贲门右脂肪，清除第 1 组淋巴结	解剖剪 线剪 无损伤镊 持针器 来海	图 1-2-4 图 1-2-2 图 1-2-23 图 1-2-6 图 1-2-13
断离标本	备氯己定毛纱，离幽门 2 ～ 3cm 处离断十二指肠，用驼背钳夹近侧端，用氯己定毛纱擦拭远侧残端。在贲门下小弯侧，用肠钳夹断处，电刀断胃，氯己定毛纱擦拭胃残端。Vic3-0 线重建胃小弯	线剪 驼背钳 肠钳 来海 持针器	图 1-2-2 图 1-2-27 图 1-2-17 图 1-2-13 图 1-2-6
吻合	Billroth Ⅰ式吻合法： ○ 6×14 针 4-0 线，胃残端与十二指肠残端两侧用缝针固定，蚊式牵引 ○ 6×14 针 4-0 线，胃残端与十二指肠残小弯侧行全层间断缝合后壁与前壁	线剪 持针器 蚊式 中弯	图 1-2-2 图 1-2-6 图 1-2-7 图 1-2-8
	Billroth Ⅱ式吻合法： 离幽门远端 1cm 处横断十二指肠，用关闭器或丝线关闭十二指肠残端并包埋	线剪 持针器 蚊式 中弯	图 1-2-2 图 1-2-6 图 1-2-7 图 1-2-8
冲洗腹腔，放置引流管，关闭腹腔及切口	见表 1-1-2		

五、腹腔镜胃癌根治手术

（一）手术体位：分腿仰卧位

（二）手术器械配置

1. 基础手术器械

表 1-2-6　腹腔镜胃癌根治手术基础手术器械配置表

名称	类别	数量	常用规格	描述	应用范围	使用注意事项	附图	编号
手术刀	刀	1	4# 刀柄、22# 圆刀片	刀柄一般为可重复使用，刀片为一次性使用	划皮逐层分离，按照表皮层、肌肉层、黏膜层依次分离	刀片的无菌包装是否被破坏		图 1-2-28
线剪	剪	1	145mm 180mm	用于手术中剪切缝线。专用的线剪应有锯齿刃口，剪线时以免缝线滑脱，关节处具备防卡线设计	不同深部的剪切使用合适长度的线剪	不可用于剪敷料等硬物质		图 1-2-29
解剖剪	剪	1	180mm	头端有直、弯两种类型，大小长短不一，又称为梅奥剪	用于剪切组织和血管、钝性分离组织、血管	不可用于剪线或敷料等非人体组织		图 1-2-30
持针器	钳	6	180～250mm	夹持缝针，缝合组织出血部位等操作。一般分为普通不锈钢工作端和碳钨镶片工作端两种，碳钨镶片上的网格有0.5、0.4、0.2和光面四种，分别对应夹持3/0及更大针、4/0～6/0、6/0～10/0、9/0～11/0针	用于缝合组织以及缝扎出血部位	使用碳钨镶片持针器应注意其对应的缝针型号，用细密网格的持针器夹持过粗的缝针容易造成镶片断裂		图 1-2-31
卵圆钳	钳	2	245mm	又称海绵钳、持物钳，分直型和弯型，工作端分为有齿和光滑两种	用于手术前钳夹纱球进行消毒，有时也用于夹持脏器，此时常用光滑工作端的卵圆钳	夹持脏器如肺、肠时，需使用光滑工作端的卵圆钳		图 1-2-32
驼背钳	钳	2	200～240mm	工作端有一定曲线形设计，无损伤齿型	用于肠切断或吻合时夹持肠组织	检测工作端齿型是否完整，有无起刺，以免损伤组织		图 1-2-33
中弯	钳	10	140mm	也常称为血管钳，可分为有齿止血钳和无齿止血钳，根据形状分为直型止血钳和弯型止血钳	主要用于钳夹有出血点的组织器官以止血。也常用于组织牵拉固定等	不可用于钳夹脆弱的器官组织，以免造成器官组织损伤和出血		图 1-2-34

续表

名称	类别	数量	常用规格	描述	应用范围	使用注意事项	附图	编号
艾利斯	钳	6	155mm	也称为组织钳、鼠齿钳、皮钳，根据头端齿纹可分为有损伤艾利斯钳和无损伤艾利斯钳	用于夹持组织等做牵拉或固定	有损伤艾利斯钳头端齿损伤较大，不宜牵拉夹持脆弱的组织器官或血管、神经		图1-2-35
长弯	钳	2	225mm	也称为开来钳，可分为有齿止血钳和无齿止血钳，根据形状分为直型止血钳和弯型止血钳	用于夹持组织等做牵拉或固定	不可用于钳夹脆弱的器官组织，以免造成器官组织损伤和出血		图1-2-36
皮肤拉钩	拉钩	2	工作端3齿、4齿、5齿，整体长度165mm、180mm	锐性或钝性微弯工作端，中空或长条形手柄，便于牵拉	用于肌肉等组织的钝性分离，切开皮肤等操作	不可用于血管、脏器等组织的牵拉，以免造成损伤		图1-2-37

2.腹腔镜手术器械

表 1-2-7　腹腔镜胃癌根治手术腹腔镜手术器械配置表

名称	类别	数量	常用规格	描述	应用范围	使用注意事项	附图	编号
腹腔镜剪刀	剪	1	5mm	常用的腔镜剪刀分为梅奥剪、钩剪等	用于剪切离断组织、剪线等操作	组织剪不可剪切缝线、敷料等，应注意有无损坏变形等，绝缘层破裂有漏电风险，应当及时维修		图1-2-38
腹腔镜分离钳	钳	2	5mm	常用的腔镜分离钳为马里兰分离钳	用于腔镜下组织的钝性分离	应注意有无损坏变形等，绝缘层破裂有漏电风险，应当及时维修		图1-2-39
腹腔镜抓钳	钳	2	5mm	腔镜抓钳根据抓持部位不同有多种工作端设计，一般器械手柄带锁，便于长时间抓持	在术中用于辅助分离、抓持、翻转、牵拉等操作	应注意有无损坏变形等，绝缘层破裂有漏电风险，应当及时维修		图1-2-40
腹腔镜无损伤抓钳	钳	2	5mm	腔镜抓钳根据抓持部位不同有多种工作端设计，一般器械手柄带锁，便于长时间抓持	在术中用于辅助分离、抓持、翻转、牵拉等操作	无损伤齿不可抓持钙化组织或用来拔针等操作，避免损伤齿型。同时应注意有无损坏变形等，绝缘层破裂有漏电风险，应当及时维修		图1-2-41

名称	类别	数量	常用规格	描述	应用范围	使用注意事项	附图	编号
腹腔镜肠钳	钳	2	5mm	腔镜手术中常用,镂空设计便于抓持组织,一般为无损伤器械	用于抓持肠管、胃等	应注意有无损坏变形等,绝缘层破裂有漏电风险,应当及时维修		图1-2-42
腹腔镜钛夹钳	钳	1	5mm 10mm	配合钛夹使用,也有连发型钛夹钳	用于术中血管、其他管脉的闭合作用	使用前应检查工作端闭合是否有错齿,避免施夹时错位滑脱		图1-2-43
Hem-o-lock钳	钳	1	330mm	分为加大、大、中三种型号,直径有10mm(加大号、大号)、5mm(中号)	钳口分别对应夹持加大、大、中三种类型的Hem-o-lock夹,用于结扎、夹闭血管或组织	注意一次不可钳夹太厚的组织,避免Hem-o-lock夹无法扣合		图1-2-44
腹腔镜冲洗吸引器	钳	1	5mm	一般使用的吸引管带有手控阀门,一路接吸引器,一路可接冲洗液体	腔镜手术中用于术野内冲洗及吸引液体	检查器械零配件有无缺失,密闭性是否完好		图1-2-45
腹腔镜持针器	钳	1	5mm	一般有左弯型、右弯型、自动复位型持针器	用于手术中缝合打结	使用时需注意检查工作端磨损情况,以免在镜下操作时发生转针、打滑等		图1-2-46

（三）手术步骤及使用器械

表1-2-8　腹腔镜胃癌根治手术手术步骤及使用器械表

主要手术步骤1	主要手术步骤2	使用器械名称	使用器械编号
完成腹腔镜仪器设备的自检及正确连接,建立CO$_2$气腹	见表1-1-7		
套管锥穿刺	递10mm套管锥于脐孔下2cm处进行穿刺并放置30°镜,递12mm套管锥于左腋线肋缘下穿刺,作为主操作孔,递5mm套管锥于右锁骨中线平脐或偏上、右腋前线肋缘下、平脐左旁开5cm处穿刺,作为辅助操作孔	手术刀	图1-1-22
探查腹腔	探查腹腔及有无转移等情况,确定病变部位	腹腔镜无损伤抓钳 腹腔镜肠钳	图1-2-41 图1-2-42
游离大网膜,处理胃大弯侧血管,清扫淋巴结	递腹腔镜无损伤钳将大网膜向头侧翻起,递超声刀置于主操作孔,剥离大网膜及横结肠系膜前叶。向右脉络化胃网膜右动静脉,递血管夹或钛夹夹闭并递剪剪断,清扫该区域淋巴结,裸化十二指肠下缘。同样,向左处理胃网膜左动静脉,清扫该区域淋巴结,裸化胃大弯至预切平面	腹腔镜无损伤抓钳 腹腔镜肠钳 腹腔镜钛夹钳 Hem-o-lock钳 腹腔镜剪刀	图1-2-41 图1-2-42 图1-2-43 图1-2-44 图1-2-38

续表

主要手术步骤 1	主要手术步骤 2	使用器械名称	使用器械编号
处理胃小弯侧血管，清扫淋巴结	递腹腔镜无损伤钳将胃向头侧翻起，递超声刀置于主操作孔，同上处理胃左动静脉，清扫该区域淋巴结。递无损伤钳将胰腺向左下牵拉，清扫肝总动脉、肝固有动脉及门静脉周围淋巴结。同上处理胃右动脉，清扫胃小弯及贲门右侧淋巴结	腹腔镜无损伤抓钳 腹腔镜肠钳 腹腔镜钛夹钳 Hem-o-lock 钳 腹腔镜剪刀	图 1-2-41 图 1-2-42 图 1-2-43 图 1-2-44 图 1-2-38
远端胃切除及吻合方法（Billroth Ⅰ式吻合法）	递卵圆钳将十二指肠拉出腹壁外，递驼背钳距幽门下 3cm 处夹闭十二指肠，递○ 7×17 针 2-0 丝线或荷包器于远端作荷包，递刀片或电刀沿驼背钳下缘切断，递消毒液纱布擦拭远端残面，粗吸引头吸尽肠内容物，递艾利斯夹持远端十二指肠肠壁置入合适的吻合器抵钉座，抽紧荷包后回纳腹腔。于肿瘤边缘上 5cm 平面切断远端胃及大网膜。完成胃后壁与十二指肠吻合，关闭胃前壁或胃小弯侧残端	手术刀 解剖剪 线剪 卵圆钳 驼背钳 中弯 艾利斯 持针器	图 1-2-28 图 1-2-30 图 1-2-29 图 1-2-32 图 1-2-33 图 1-2-34 图 1-2-35 图 1-2-31
远端胃切除及吻合方法（Billroth Ⅱ式吻合法）	递 ENDO-GIA 距幽门下 3cm 处离断胃与十二指肠。递腹腔镜无损伤抓钳夹持距十二指肠悬韧带 15cm 近端空肠与胃残端。上腹部正中做小切口，切断远端胃及大网膜，完成胃大弯侧与空肠对系膜缘吻合。缝合胃肠共同开口，回纳腹腔	腹腔镜无损伤抓钳 腹腔镜肠钳 手术刀 解剖剪 线剪 中弯 艾利斯 持针器	图 1-2-41 图 1-2-42 图 1-2-28 图 1-2-30 图 1-2-29 图 1-2-34 图 1-2-35 图 1-2-31
检查和冲洗腹腔，放置引流管	关无影灯，开气腹机和光源，重建气腹。腹腔镜下检查创面有无渗血，吻合口有无张力、扭转、血液循环是否良好，腹腔内有无其他组织损伤。常规生理盐水冲洗腹腔，膈下及吻合口旁均置负吸引流球	腹腔镜无损伤抓钳 腹腔镜肠钳 腹腔镜抓钳 腹腔镜冲洗吸引器	图 1-2-41 图 1-2-42 图 1-2-40 图 1-2-45
解除气腹，关闭腹腔及切口	见表 1-1-7		

六、腹腔镜袖状胃切除手术

（一）手术体位：分腿仰卧位

（二）手术器械配置：见表 1-2-6、表 1-2-7

（三）手术步骤及使用器械

表 1-2-9　腹腔镜袖状胃切除术手术步骤及使用器械表

主要手术步骤 1	主要手术步骤 2	使用器械名称	使用器械编号
完成腹腔镜仪器设备的自检及正确连接，建立 CO_2 气腹	见表 1-1-7		
安全游离，建立胃后隧道	在胃大弯侧中部的大网膜用超声刀开一小口，自中部向下游离胃大弯至距幽门 2～6cm 处，而后向上游离，直至左侧 His 角。分离胃后壁与胰腺之间的组织，分离胃后壁和左侧膈肌角，游离食管裂孔，暴露整个胃底。需要切断胃网膜左血管、胃网膜右血管、胃短血管	腹腔镜无损伤抓钳 腹腔镜肠钳 腹腔镜钛夹钳 Hem-o-lock 钳 腹腔镜剪刀	图 1-2-41 图 1-2-42 图 1-2-43 图 1-2-44 图 1-2-38
制作袖状胃	腔镜下切割吻合器进行切除缝合，每次击发完成后，需要检查是否有残钉，以免影响下次击发	腹腔镜无损伤抓钳 腹腔镜肠钳	图 1-2-41 图 1-2-42

主要手术步骤 1	主要手术步骤 2	使用器械名称	使用器械编号
加固，防止出血的发生	递 V-LOC 3-0 线全层加固，浆肌层包埋，避免缝钉裸露在外摩擦邻近组织，控制袖状胃体积	腹腔镜分离钳 腹腔镜持针器 腹腔镜剪刀	图 1-2-39 图 1-2-46 图 1-2-38
取出标本	递标本袋，视标本大小情况，适当扩大脐孔切口，取出标本	解剖剪 皮肤拉钩 卵圆钳	图 1-2-30 图 1-2-37 图 1-2-32
手术野冲洗与引流管放置	常规生理盐水冲洗手术野，必要时可在腹腔吻合口旁置负吸球	腹腔镜无损伤抓钳 腹腔镜肠钳 腹腔镜抓钳 腹腔镜冲洗吸引器	图 1-2-41 图 1-2-42 图 1-2-40 图 1-2-45
解除气腹，关闭腹腔及切口	见表 1-1-7		

第三节　肠手术

一、概述

（一）定义

结肠包括升结肠、横结肠、降结肠和乙状结肠，下接直肠。成人结肠全长平均约 150cm。盲肠的直径约为 7.5cm，结肠处逐渐变细，到乙状结肠末端直径降为 2.5cm。结肠有 3 个解剖标志，即结肠袋、肠脂垂和结肠带。结肠的肠壁分为浆膜层、肌层、黏膜下层和黏膜层。直肠位于盆腔后部，平第 3 骶椎处上接乙状结肠，至尾骨平面穿过盆膈与肛管相连。上部直肠与结肠粗细相同，下部扩大成直肠壶腹，是暂存粪便的部位。直肠长 12 ～ 15cm，以腹膜反折为界，分为上段直肠和下段直肠。常见疾病如下：

1. 乙状结肠扭转　乙状结肠以其系膜为中轴发生旋转，导致肠管部分或完全梗阻。乙状结肠占结肠扭转的 5% ～ 80%。60 岁以上老年人的发生率是年轻人的 20 倍。

2. 结、直肠息肉　结、直肠黏膜上所有的隆起病变，包括肿瘤性和非肿瘤性病变。在未确定其病理性质前统称为息肉，明确病理性质后则按部位直接冠以病理诊断学名称。

3. 结、直肠癌　是常见的恶性肿瘤。按组织学分类可分为腺癌、腺鳞癌和未分化癌。手术切除是结、直肠癌的主要治疗方法。手术切除的范围应包括肿瘤在内的足够的两端肠段，一般要求距肿瘤边缘 10cm，还应包括切除区域的全部结肠系膜。

4. 溃疡性结肠炎　是发生在结、直肠黏膜层和黏膜下层的一种弥散性的炎性病变。通常将溃疡性结肠炎和克罗恩病统称为非特异性炎性肠病，临床上以血性腹泻为最常见的早期症状。

（二）手术方法

1. 结、直肠癌的内镜治疗　包括全套切除、黏膜切除、经肛门内镜显微手术。

2. 右半结肠癌的手术　右半结肠癌应包括盲肠、升结肠、结肠肝区部癌，都应行右半结肠切除术。无法切除时可行回 - 横结肠侧侧吻合，解除梗阻。

3. 横结肠癌的手术　由于横结肠肝曲、脾曲癌在治疗上分别采取右半结肠切除术和左半结肠切除术，因此从治疗角度来说，横结肠癌主要指横结肠中部癌。手术方式为横结肠切除术，切除范围包括横结肠及其系膜、大网膜、部分非居中的横结肠癌需包括部分升结肠或部分降结肠。

4. 左半结肠癌的手术　左半结肠癌包括结肠脾曲、降结肠和乙状结肠癌。其常规手术方式是左半结肠切除术。

5. **直肠癌的手术**　包括局部切除术（完整切除肿瘤及其周围 1cm 的全层肠壁）、腹会阴联合直肠癌切除术（适用于腹膜反折以下的直肠癌）、直肠低位前切除术（适用于距齿状线 5cm 以上的直肠癌）、经腹直肠癌切除近端造口远端封闭手术（即 Hartmann 手术，适用于全身一般情况很差的直肠癌患者）。

（三）常见手术方式

1. 结肠切除手术。

2. 直肠癌根治手术。

3. 腹腔镜结肠切除手术。

4. 腹腔镜直肠癌根治手术。

二、结肠切除手术

（一）手术体位：仰卧位

（二）手术器械配置

基础手术器械

表 1-3-1　结肠切除手术基础手术器械配置表

名称	类别	数量	常用规格	描述	应用范围	使用注意事项	附图	编号
手术刀	刀	1	3# 刀柄 10# 圆刀片	刀柄一般可重复使用，刀片为一次性使用	划皮逐层分离，按照表皮层、肌层、黏膜层依次分离	刀片的无菌包装是否破坏		图 1-3-1
线剪	剪	1	180～230mm	用于手术中剪切缝线。专用的线剪应有锯齿刃口，剪线时以免缝线滑脱，关节处具备防卡线设计	不同深部的剪切，使用合适长度的线剪	不可用于剪敷料等硬物质		图 1-3-2
组织剪	剪	1	180～210mm	头端有直、弯两种类型，大小长短不一。又称为梅奥剪	用于剪切组织和血管，钝性分离组织、血管	组织剪不可用于剪线或敷料等非人体组织		图 1-3-3
解剖剪	剪	2	180～230mm	头端有直、弯两种类型，大小长短不一。又称为梅奥剪	用于剪切组织和血管，钝性分离组织、血管	不可用于剪线或敷料等非人体组织		图 1-3-4
圆头组织剪	剪	1	180mm	头端有直、弯两种类型，圆钝型	用于剪切组织	不可用于剪线或敷料等非人体组织		图 1-3-5
组织镊	镊	2	200～250mm	工作端为真空焊接的碳钨镊片，耐磨损、无损伤，适合习惯用镊子夹持缝针的手术医师使用	适用于连续缝合过程中夹持组织或缝针	不可夹持非常规物体，避免较精细的头端错齿		图 1-3-6

续表

名称	类别	数量	常用规格	描述	应用范围	使用注意事项	附图	编号
蚊式	钳	8	125mm	头部较细小、精巧的止血钳被称为蚊式止血钳，又称为蚊氏钳。根据形状可分为直型和弯型，根据工作端可分为标准型和精细型	适用于分离小血管及神经周围的结缔组织，用于小血管及微血管的止血，临床有时用于夹缝线做牵引	不适宜夹持大块或较硬的组织		图 1-3-7
持针器	钳	6	180～250mm	夹持缝针，缝合组织出血部位等操作。一般分为普通不锈钢工作端和碳钨镶片工作端两种，碳钨镶片上的网格有 0.5、0.4、0.2 和光面四种，分别对应夹持 3/0 及更大针、4/0～6/0、6/0～10/0、9/0～11/0 针	用于缝合组织及缝扎出血部位	使用碳钨镶片持针器应注意其对应的缝针型号，用细密网格的持针器夹持过粗的缝针容易造成镶片断裂		图 1-3-8
中弯	钳	4	140mm	也常称为血管钳，止血钳可分为有齿止血钳和无齿止血钳，根据形状分为直型止血钳和弯型止血钳	主要用于钳夹有出血点的组织器官以止血。也常用于组织牵拉固定等	不可用于钳夹脆弱的器官组织，以免造成器官组织损伤和出血		图 1-3-9
艾利斯	钳	4	155～200mm	也称为组织钳、鼠齿钳、皮钳，根据头端齿纹可分为有损伤艾利斯钳和无损伤艾利斯钳	用于夹持组织等做牵拉或固定	有损伤艾利斯钳头端齿损伤较大，不宜牵拉夹持脆弱的组织器官或血管、神经		图 1-3-10
巴克钳	钳	4	155～200mm	根据工作端可分为有损伤型和无损伤型，也称为持肠钳或阑尾钳	用于夹提阑尾或输尿管等组织	不宜牵拉或夹持脆弱的组织或器官		图 1-3-11
长弯	钳	4	200～240mm	也称为开来钳，可分为有齿止血钳和无齿止血钳，根据形状分为直型止血钳和弯型止血钳	用于夹持组织等做牵拉或固定	不可用于钳夹脆弱的器官组织，以免造成器官组织损伤和出血		图 1-3-12
考克	钳	4	200～240mm	根据工作端可分为直型考克钳和弯型考克钳两种，也称为可可钳、克氏钳	主要用于强韧较厚组织及易滑脱组织的血管止血，如肠系膜、大网膜等。也可提拉切口处部分	不宜夹持血管、神经等组织，前端齿可防止滑脱，但不能用于皮下止血		图 1-3-13

续表

名称	类别	数量	常用规格	描述	应用范围	使用注意事项	附图	编号
来海	钳	4	180～220mm	工作端较为精细的止血钳，相比长弯钳更轻巧，手感更柔和	主要用于钳夹有出血点的组织器官以止血。也常用于组织钳夹分离等	不可用于钳夹脆弱的器官组织，以免造成器官组织损伤和出血		图1-3-14
大转弯	钳	3	180～220mm	工作端较为精细的止血钳，相比长弯钳更轻巧，手感更柔和	主要用于钳夹有出血点的组织器官以止血。也常用于组织钳夹分离等	不可用于钳夹脆弱的器官组织，以免造成器官组织损伤和出血		图1-3-15
直角钳	钳	1	180～230mm	也称为米氏钳，工作端角度为90°或接近90°，有钝性或锐性头端两种	用于分离血管、神经等组织，同时也常会用来带线做结扎等	不可用于钳夹脆弱的器官组织，以免造成器官组织损伤和出血，同时应当注意使用时避免操作不当导致精细工作端变形		图1-3-16
剥离子钳	钳	1	180～230mm	工作端有小孔或凹陷，用于夹持剥离子	用于钝性剥离组织器官粘连等	不可用于钳夹脆弱的器官组织，以免造成器官组织损伤和出血		图1-3-17
肠钳	钳	2	220～250mm	肠钳工作端一般较长且齿槽薄，弹性好，对组织损伤小，也有无损伤肠钳。可分为直型肠钳和弯型肠钳，齿型分为纵齿和斜纹齿	用于肠切断或吻合时夹持肠组织以防止肠内容物流出	可在使用时外套乳胶管，以减少对肠壁的损伤		图1-3-18
S拉钩	拉钩	2	300mm 25～50mm	"S"形腹部深部拉钩，根据牵开的深浅使用不同长度或宽度的拉钩	用于腹部深部软组织牵拉显露手术部位或脏器	使用拉钩时，一般用纱垫将拉钩与组织隔开，以免损伤组织		图1-3-19
深窄 S拉钩	拉钩	2	根据需求定制	"S"形腹部深部拉钩，根据牵开的深浅使用不同长度或宽度的拉钩	用于腹部深部软组织牵拉显露手术部位或脏器	使用拉钩时，一般用纱垫将拉钩与组织隔开，以免损伤组织		图1-3-20
深宽 S拉钩	拉钩	2	根据需求定制	"S"形腹部深部拉钩，根据牵开的深浅使用不同长度或宽度的拉钩	用于腹部深部软组织牵拉显露手术部位或脏器	使用拉钩时，一般用纱垫将拉钩与组织隔开，以免损伤组织		图1-3-21
荷包钳	钳	1	250mm	根据缝合器官管腔大小使用不同工作端长度	用于消化道手术做荷包缝线成型使用	使用前应注意工作端齿型是否能完全对合		图1-3-22

续表

名称	类别	数量	常用规格	描述	应用范围	使用注意事项	附图	编号
下腹部牵开器	拉钩	1	三叶型	中心拉钩片侧面有弧度，可保护腹壁不受损伤，并可根据需要拆卸，多用于腹部较大的手术	用于腹腔、盆腔手术自行固定牵开	牵扯腹壁时，为了避免较大的压力对皮肤造成损伤，常在拉钩和腹壁直接垫纱布进行保护		图 1-3-23

（三）手术步骤及使用器械

表 1-3-2　结肠切除术手术步骤及使用器械表

主要手术步骤 1	主要手术步骤 2	使用器械名称	使用器械编号
腹部正中切口，探查，安装腹部牵开器	见表 1-1-2		
提起横结肠及末端回肠，距肿瘤上、下 10cm 处暂时封闭肠腔	用纱垫包裹肠管并提起；递来海钳用于系膜穿孔处，两根浸湿的纱带穿过结扎上、下肠腔，递中弯牵引	解剖剪 线剪 中弯 长弯 来海	图 1-3-4 图 1-3-2 图 1-3-9 图 1-3-12 图 1-3-14
切开内侧结肠系膜，处理血管，清扫淋巴组织	切开胃结肠韧带，结扎胃网膜右血管分支，清除幽门下方淋巴结；结扎肠系膜上的血管：包括结肠中动静脉、结肠右动静脉、回结肠血管，清理血管旁淋巴结	解剖剪 线剪 中弯 长弯 来海 大转弯	图 1-3-4 图 1-3-2 图 1-3-9 图 1-3-12 图 1-3-14 图 1-3-15
游离结肠外侧：自髂窝至结肠肝曲切开后腹膜，使结肠完全从腹壁游离	递 S 拉钩将盲肠及结肠牵向左侧，电刀切开腹膜，钝性分离腹后壁，如遇出血电凝或结扎止血	解剖剪 线剪 中弯 S 拉钩	图 1-3-4 图 1-3-2 图 1-3-9 图 1-3-19
于预定切线处切除结肠；移除标本	考克 2 把分别夹闭纱带外侧的肠腔，离开约 5cm 处再各夹一肠钳，递纱垫围绕切口，10# 小圆刀切断，氯己定毛纱消毒残端	手术刀 考克 肠钳	图 1-3-1 图 1-3-13 图 1-3-18
回肠、横结肠做端端吻合	递 Vic3-0 可吸收线连续缝合肠壁全层，○ 6×14 针 4-0 丝线间断加固缝合浆肌层	线剪 持针器 蚊式 中弯	图 1-3-2 图 1-3-8 图 1-3-7 图 1-3-9
关闭系膜孔	○ 6×14 针 4-0 丝线缝合系膜孔	线剪 持针器 蚊式 中弯	图 1-3-2 图 1-3-8 图 1-3-7 图 1-3-9
冲洗腹腔，放置引流管，关闭腹腔及切口	见表 1-1-2		

三、直肠癌根治手术

（一）手术体位：截石位

（二）手术器械配置：见表 1-3-1

（三）手术步骤及使用器械

表 1-3-3　直肠癌根治手术手术步骤及使用器械表

主要手术步骤 1	主要手术步骤 2	使用器械名称	使用器械编号
腹部正中切口，探查，安装腹部牵开器	见表 1-1-2，脐上 3～4cm 至耻骨联合		
切开侧腹膜，游离乙状结肠系膜，显露腹膜后组织，清除髂血管前的淋巴结	用纱垫包裹乙状结肠并提起，血管钳协助、电刀切开腹膜，钝性推开或锐性剪开系膜，递血管钳钳夹淋巴结，用组织剪剪除，3-0 丝线结扎	解剖剪 线剪 中弯 长弯 来海 大转弯	图 1-3-4 图 1-3-2 图 1-3-9 图 1-3-12 图 1-3-14 图 1-3-15
游离直肠后侧	于主动脉分叉平面切断、结扎肠系膜下动、静脉；切开乙状结肠系膜，距肿瘤上、下缘 10cm 暂时封闭肠腔；沿直肠固有筋膜与盆壁筋膜之间隙切断、结扎直肠后中央与骶骨间的纤维索	解剖剪 线剪 中弯 长弯 来海 大转弯	图 1-3-4 图 1-3-2 图 1-3-9 图 1 3 12 图 1-3-14 图 1-3-15
游离直肠前侧，向下切开直肠两侧腹膜至腹膜反折处；沿直肠生殖膈平面（或阴道后壁）进行分离	电刀切开膀膜，递 S 拉钩牵开膀胱或子宫，术者用纱垫包裹直肠向上提起，圆头组织剪钝性分离，如出血则电凝或结扎止血	圆头组织剪 S 拉钩 深窄 S 拉钩 深宽 S 拉钩	图 1-3-5 图 1-3-19 图 1-3-20 图 1-3-21
切断两侧直肠侧韧带	向左或向右牵拉直肠显露韧带，递来海 2 把于近盆腔侧钳夹，组织剪剪断，3-0 丝线结扎	解剖剪 线剪 长弯 来海	图 1-3-4 图 1-3-2 图 1-3-12 图 1-3-14
腹腔、会阴两组同时进行手术	腹部手术组： （1）左髂前上棘与脐连线的中点做一长 3～4cm 的切口，直至腹膜，大小以容纳两指为度 （2）通过切口牵出乙状结肠 （3）切断乙状结肠，远端放入盆腔内直肠后方（稍后经肛门拖出），近端拖出腹腔外，最后行人工肛门 会阴手术组： （1）再次消毒会阴部及肛门；闭锁肛门 （2）环绕肛门做梭形切口，切口两侧达坐骨结节内侧缘 （3）自后方及两侧分离、切断肛提肌，直至前列腺（或阴道后壁）附近 （4）分离直肠前壁：切断耻骨尾骨肌、耻骨直肠肌、直肠尿道肌等，移除标本 （5）骶前置一双套引流管从会阴部另行戳口引出，做术后连续负压吸引用；缝合切口	手术刀 解剖剪 线剪 中弯 艾利斯 长弯 来海 手术刀 解剖剪 线剪 持针器 中弯 艾利斯 长弯 来海	图 1-3-1 图 1-3-4 图 1-3-2 图 1-3-9 图 1-3-10 图 1-3-12 图 1-3-14 图 1-3-1 图 1-3-4 图 1-3-2 图 1-3-8 图 1-3-9 图 1-3-10 图 1-3-12 图 1-3-14
清理腹腔，关闭盆腔腹膜；乙状结肠系膜游离缘与侧腹壁固定，关闭结肠旁空隙	检查腹腔内有无出血；递○ 6×14 针 4-0 丝线依次间断缝合盆腔腹膜及乙状结肠系膜	线剪 持针器 中弯	图 1-3-2 图 1-3-8 图 1-3-9
冲洗腹腔，放置引流管，关闭腹腔及切口	见表 1-1-2		
肛门重建	腹壁外预留 3～4cm 肠管做人工肛门；乙状结肠系膜、脂肪垂与腹膜固定；乙状结肠断端与周围皮肤间断缝合	线剪 持针器 中弯	图 1-3-2 图 1-3-8 图 1-3-9

四、腹腔镜结肠切除手术

（一）手术体位：分腿仰卧位

（二）手术器械配置

1. 基础手术器械　见表 1-3-4。

表 1-3-4　腹腔镜结肠切除手术基础手术器械配置表

名称	类别	数量	常用规格	描述	应用范围	使用注意事项	附图	编号
手术刀	刀	1	4# 刀柄、22# 圆刀片	刀柄一般为可重复使用，刀片为一次性使用	划皮逐层分离，按照表皮层、肌层、黏膜层依次分离	刀片的无菌包装是否被破坏		图 1-3-24
长弯	钳	2	200～240mm	也称长弯钳，可分为有齿止血钳和无齿止血钳，根据形状分为直型止血钳和弯型止血钳	用于夹持组织等做牵拉或固定	不可用于钳夹脆弱的器官组织，以免造成器官组织损伤和出血		图 1-3-25
持针器	钳	4	180mm	夹持缝针，缝合组织出血部位等操作。一般分为普通不锈钢工作端和碳钨镶片工作端两种，碳钨镶片上的网格有 0.5、0.4、0.2 和光面四种，分别对应夹持 3/0 及更大针、4/0～6/0、6/0～10/0、9/0～11/0 针	用于缝合组织及缝扎出血部位	使用碳钨镶片持针器应注意其对应的缝针型号，用细密网纹的持针器夹持过粗的缝针容易造成镶片断裂		图 1-3-26
线剪	剪	1	180mm 230mm	用于手术中剪切缝线。专用的线剪应有锯齿刃口，剪线时以免缝线滑脱，关节处具备防卡线设计	不同深部的剪切应使用合适长度的线剪	不可用于剪敷料等硬物质		图 1-3-27
解剖剪	剪	1	180mm	头端有直、弯两种类型，大小长短不一。又称为梅奥剪	用于剪切组织和血管，钝性分离组织、血管	不可用于剪线或敷料等非人体组织		图 1-3-28
卵圆钳	钳	2	245mm	又称为海绵钳、持物钳，分为直型和弯型，工作端分为有齿和光滑两种	用于手术前钳夹纱球进行消毒，有时也用于夹持脏器，此时常用光滑工作端的卵圆钳	夹持脏器，如肺、肠时，需使用光滑工作端的卵圆钳		图 1-3-29
巾钳	钳	4	90～135mm	又称为布巾钳，常用的巾钳工作端为尖锐头，也有钝头巾钳	用于手术中固定手术铺巾	尖锐工作端的巾钳会穿刺敷料，可使用钝头巾钳代替		图 1-3-30

续表

名称	类别	数量	常用规格	描述	应用范围	使用注意事项	附图	编号
考克	钳	4	200～240mm	根据工作端可分为直型考克钳和弯型考克钳两种，也称为可可钳、克氏钳	主要用于强韧较厚组织及易滑脱组织的血管止血，如肠系膜、大网膜等。也可提拉切口处部分	不宜夹持血管、神经等组织，前端齿可防止滑脱，但不能用于皮下止血		图 1-3-31
肠钳	钳	2	200～250mm	肠钳工作端一般较长且齿槽薄，弹性好，对组织损伤小，也有无损伤肠钳。可分为直型肠钳和弯型肠钳，齿型分为纵齿和斜纹齿	用于肠切断或吻合时夹持肠组织以防止肠内容物流出	可在使用时外套乳胶管，以减少对肠壁的损伤		图 1-3-32
中弯	钳	10	140mm	也常称血管钳，可分为有齿止血钳和无齿止血钳，根据形状分为直型止血钳和弯型止血钳	主要用于钳夹有出血点的组织器官以止血。也常用于组织牵拉固定等	不可用于钳夹脆弱的器官组织，以免造成器官组织损伤和出血		图 1-3-33
艾利斯	钳	6	155mm	也称组织钳、鼠齿钳、皮钳，根据头端齿纹可分为有损伤艾利斯钳和无损伤艾利斯钳	用于夹持组织等做牵拉或固定	有损伤艾利斯钳头端齿损伤较大，不宜牵拉夹持脆弱的组织器官或血管、神经		图 1-3-34
皮肤拉钩	拉钩	2	工作端3齿、4齿、5齿，整体长度165mm、180mm	锐性或钝性微弯工作端，中空或长条形手柄便于牵拉	用于肌肉等组织的钝性分离，切皮肤包等操作	不可用于血管、脏器等组织的牵拉，以免造成损伤		图 1-3-35

2. 腹腔镜手术器械

表 1-3-5 腹腔镜结肠切除手术腹腔镜手术器械配置表

名称	类别	数量	常用规格	描述	应用范围	使用注意事项	附图	编号
腹腔镜剪刀	剪	1	5mm	常用的腔镜剪刀分为梅奥剪、钩剪等	用于剪切离断组织、剪线等操作	不可剪切缝线、敷料等，应注意有无损坏变形等，绝缘层破裂有漏电风险，应当及时维修		图 1-3-36
腹腔镜分离钳	钳	2	5mm	常用的腔镜分离钳为马里兰分离钳	用于腔镜下组织的钝性分离	应注意有无损坏变形等，绝缘层破裂有漏电风险，应当及时维修		图 1-3-37

名称	类别	数量	常用规格	描述	应用范围	使用注意事项	附图	编号
腹腔镜抓钳	钳	1	5mm	腔镜抓钳根据抓持部位不同有多种工作端设计,一般器械手柄带锁,便于长时间抓持	在术中用于辅助分离、抓持、翻转、牵拉等操作	应注意有无损坏变形等,绝缘层破裂有漏电风险,应当及时维修		图1-3-38
腹腔镜肠钳	钳	1	5mm	腔镜手术中常用,镂空设计便于抓持组织,一般为无损伤器械	用于抓持肠管、胃等	应注意有无损坏变形等,绝缘层破裂有漏电风险,应当及时维修		图1-3-39
腹腔镜钛夹钳	钳	2	5mm 10mm	配合钛夹使用,也有连发型钛夹钳	用于术中血管、其他管脉的闭合作用	使用前应检查工作端闭合是否有错齿,避免施夹时错位滑脱		图1-3-40
Hem-o-lock钳	钳	3	330mm	分为加大、大、中三种型号,直径有10mm(加大号、大号)、5mm(中号)	钳口分别对应夹持加大、大、中三种类型的Hem-o-lock夹,用于结扎、夹闭血管或组织	注意一次不可钳夹太厚的组织,避免Hem-o-lock夹无法扣合		图1-3-41
腹腔镜冲洗吸引器	钳	1	5mm	一般使用的吸引管带有手控阀门,一路接吸引器,一路可接冲洗液体	腔镜手术中用于术野内冲洗及吸引液体	检查器械零配件有无缺失,密闭性是否完好		图1-3-42
腹腔镜持针器	钳	1	5mm	一般有左弯型、右弯型、自动复位型持针器	用于手术中缝合打结	使用时需注意检查工作端磨损情况,以免在镜下操作时发生转针、打滑等		图1-3-43

(三)手术步骤及使用器械

表 1-3-6　结肠切除手术手术步骤及使用器械表

主要手术步骤1	主要手术步骤2	使用器械名称	使用器械编号
完成腹腔镜仪器设备的自检及正确连接,建立CO_2气腹	见表1-1-7		
套管锥穿刺	递10mm套管锥于脐孔下2cm处进行穿刺并放置30°镜,递12mm套管锥于左锁骨中线肋下5cm穿刺作为主操作孔,递5mm套管锥于右锁骨中线肋下5cm,双侧髂前上棘及脐连线中点穿刺作为辅助操作孔	手术刀	图1-1-22
探查腹腔	探查腹腔及有无转移等情况,确定病变部位	腹腔镜肠钳	图1-3-39
处理肠系膜血管,清扫淋巴结,切除结肠系膜	递超声刀置于主操作孔,分离暴露肠系膜血管,递血管夹或钛夹夹闭,递弯剪剪断回结肠、右结肠和中结肠动静脉,清扫各血管根部淋巴结。注意勿伤肠系膜上动脉,保护十二指肠及输尿管	腹腔镜肠钳 腹腔镜钛夹钳 Hem-o-lock钳 腹腔镜剪刀	图1-3-39 图1-3-40 图1-3-41 图1-3-36

主要手术步骤 1	主要手术步骤 2	使用器械名称	使用器械编号
断离右胃结肠韧带和肝结肠韧带；打开右侧腹膜，游离盲肠和升结肠	递无损伤钳向左牵拉盲肠和升结肠，递超声刀切开右侧腹膜，游离回肠末端约 15cm	腹腔镜肠钳	图 1-3-39
病变肠段的切除吻合	在脐孔下或右侧经腹直肌根据肿瘤大小做一小切口（一般为 4～6cm），递电刀打开腹壁，递 18# 切口保护器保护切口，递卵圆钳将右半结肠拉出腹壁外，按常规切断吻合（同传统切口手术）后回纳肠段。缝合小切口腹膜，递巾钳暂时夹闭小切口	手术刀 解剖剪 线剪 持针器 巾钳 卵圆钳 中弯 艾利斯 考克 肠钳 皮肤拉钩	图 1-3-24 图 1-3-28 图 1-3-27 图 1-3-26 图 1-3-30 图 1-3-29 图 1-3-33 图 1-3-34 图 1-3-31 图 1-3-32 图 1-3-35
检查和冲洗腹腔，放置引流管	重建气腹，腹腔镜下检查创面有无渗血，吻合口有无张力、扭转，血液循环是否良好，腹腔内有无其他组织损伤。递腔镜冲洗器常规生理盐水冲洗腹腔，右侧结肠旁沟置负压引流球	腹腔镜肠钳 腹腔镜抓钳 腹腔镜冲洗吸引器	图 1-3-39 图 1-3-38 图 1-3-42
解除气腹，关闭腹腔及切口	见表 1-1-7		

五、腹腔镜直肠癌根治手术

（一）手术体位：分腿仰卧位

（二）手术器械配置：见表 1-3-4、表 1-3-5

（三）手术步骤及使用器械

表 1-3-7　腹腔镜直肠癌根治手术手术步骤及使用器械表

主要手术步骤 1	主要手术步骤 2	使用器械名称	使用器械编号
完成腹腔镜仪器设备的自检及正确连接，建立 CO_2 气腹	见表 1-1-7		
套管锥穿刺	递 10mm 套管锥于脐孔下 2cm 处进行穿刺并放置 30°镜，递 12mm 套管锥于左锁骨中线肋下 5cm 穿刺作为主操作孔，递 5mm 套管锥于右锁骨中线肋下 5cm、双侧髂前上棘及脐连线中点穿刺作为辅助操作孔	手术刀	图 1-1-22
探查腹腔	探查腹腔及有无转移等情况，确定病变部位	腹腔镜肠钳	图 1-3-39
处理肠系膜血管，清扫淋巴结	向外侧牵拉乙状结肠系膜，递超声刀置于主操作孔，沿腹主动脉向上剥离肠系膜，裸化肠系膜下血管，递血管夹夹闭，弯剪剪断，清扫血管根部淋巴结	腹腔镜肠钳 腹腔镜钛夹钳 Hem-o-lock 钳 腹腔镜剪刀	图 1-3-39 图 1-3-40 图 1-3-41 图 1-3-36
游离乙状结肠、直肠侧壁及前壁，并切除直肠系膜	递无损伤钳向右侧牵拉乙状结肠，递超声刀打开左侧腹膜，向内锐性游离乙状结肠系膜。注意勿伤输尿管。游离直肠至肿瘤远端至 2cm，切除 5cm 直肠系膜，裸化肠管	腹腔镜肠钳	图 1-3-39

主要手术步骤 1	主要手术步骤 2	使用器械名称	使用器械编号
病变肠段的切除	递腔镜线型切割闭合器在肿瘤下方＞2cm 处切断直肠。巡回护士打开无影灯，关气腹机和光源。递大圆刀在耻骨联合上方根据肿瘤大小做一小切口（一般约 4cm），置 18# 切口保护器保护切口。递卵圆钳将直肠近端从切口拉出，按常规切除肿瘤及近端 10cm 肠段及系膜（同传统切口手术），移除标本	手术刀 解剖剪 线剪 卵圆钳 中弯 艾利斯 皮肤拉钩	图 1-3-24 图 1-3-28 图 1-3-27 图 1-3-29 图 1-3-33 图 1-3-34 图 1-3-35
近端结肠做荷包，置入抵钉座	消毒液纱布擦拭近端结肠残面，粗吸引头吸尽肠内容物，递〇 7×17 针 2-0 丝线或荷包器于近端结肠做荷包，递组织钳夹持肠壁，置入合适的吻合器抵钉座，抽紧荷包后回纳腹腔	解剖剪 线剪 中弯 艾利斯	图 1-3-28 图 1-3-27 图 1-3-33 图 1-3-34
关闭小切口	连续缝合小切口腹膜，递巾钳暂时夹闭小切口	线剪 持针器 中弯 巾钳	图 1-3-27 图 1-3-26 图 1-3-33 图 1-3-30
消毒肛门，扩肛，灌洗远端直肠	递卵圆钳夹持消毒液纱布再次消毒肛门，术者手指蘸取肛检油逐步扩肛至 4～5 指，递 TURP 冲洗管以无菌生理盐水灌洗远端直肠	卵圆钳	图 1-3-29
重建肠管连续性	关无影灯，开气腹机和光源，重建气腹。经肛门放入吻合器身，在腔镜下将吻合器身的中心杆与抵钉座连接，检查肠管无扭转、张力、出血后行两端吻合。检查两侧吻合圈是否完整	腹腔镜肠钳 腹腔镜抓钳	图 1-3-39 图 1-3-38
检查和冲洗腹腔，放置引流管	重建气腹，腹腔镜下检查创面有无渗血，吻合口有无张力、扭转，血液循环是否良好，腹腔内有无其他组织损伤。递腔镜冲洗器常规生理盐水冲洗腹腔，于骶前置负吸引流球	腹腔镜肠钳 腹腔镜抓钳 腹腔镜冲洗吸引器	图 1-3-39 图 1-3-38 图 1-3-42
解除气腹，关闭腹腔及切口	见表 1-1-7		

第四节 腹外疝手术

一、概述

（一）腹外疝定义

体内脏器或组织离开其正常解剖部位，通过先天或后天形成的薄弱点、缺损或孔隙进入另一部位，称为疝。疝多发生于腹部，以腹外疝多见。腹外疝是由腹腔内的脏器或组织连同腹膜壁层，经腹壁薄弱点或孔隙向体表突出而致。

（二）手术方法

腹外疝最有效的治疗方法是手术修补。传统的疝修补术基本原则是疝囊高位结扎、加强或修补腹股沟管管壁。传统的疝修补术存在缝合张力大、术后手术部位有牵扯感、疼痛等缺点。无张力疝修补术是在无张力情况下，利用高分子材料网片进行修补，具有术后疼痛轻、恢复快、复发率低等优点。经腹腔镜疝修补术具有创伤小、术后疼痛轻、恢复快、复发率低、无局部牵扯感等优点。

（三）常见手术方式

1. 腹股沟疝修补手术。

2. 股疝修补手术。

3.腹壁切口疝修补手术。

4.腹腔镜疝修补手术。

二、腹股沟斜疝修补手术

（一）手术体位：仰卧位

（二）手术器械配置

基础手术器械

表 1-4-1 腹股沟斜疝修补手术基础手术器械配置表

名称	类别	数量	常用规格	描述	应用范围	使用注意事项	附图	编号
手术刀	刀	1	3# 刀柄 11# 尖刀片	刀柄一般可重复使用，刀片为一次性使用	划皮逐层分离，按照表皮层、肌层、黏膜层依次分离	刀片的无菌包装是否被破坏		图 1-4-1
线剪	剪	1	180～230mm	用于手术中剪切缝线。专用的线剪应有锯齿刃口，剪线时以免缝线滑脱，关节处具备防卡线设计	不同深部的剪切，使用合适长度的线剪	不可用于剪敷料等硬物质		图 1-4-2
组织剪	剪	1	180mm	头端有直、弯两种类型，大小长短不一。又称为梅奥剪	用于剪切组织，钝性分离组织、血管	不可用于剪线或敷料等非人体组织		图 1-4-3
解剖剪	剪	1	180～230mm	头端有直、弯两种类型，大小长短不一。又称为梅奥剪或组织剪	用于剪切组织和血管，钝性分离组织、血管	不可用于剪线或者敷料等非人体组织		图 1-4-4
组织镊	镊	2	180～230mm	工作端为真空焊接的碳钨镶片，耐磨损、无损伤，适合习惯用镊子夹持缝针的手术医师	适用于连续缝合过程中，夹持组织或缝针	不可夹持非常规物体，避免较精细的头端错齿		图 1-4-5
持针器	钳	2	180～250mm	夹持缝针，缝合组织出血部位等操作。一般分为普通不锈钢工作端和碳钨镶片工作端两种，碳钨镶片上的网格有0.5、0.4、0.2和光面四种，分别对应夹持3/0及更大针、4/0～6/0、6/0～10/0、9/0～11/0针	用于缝合组织及缝扎出血部位	使用碳钨镶片持针器应注意其对应的缝针型号，用细密网纹的持针器夹持过粗的缝针容易造成镶片断裂		图 1-4-6
蚊式	钳	4	125mm	头部较细小、精巧的止血钳称为蚊式止血钳，又称为蚊氏钳。根据形状可分为直型和弯型，根据工作端可分为标准型和精细型	适用于分离小血管及神经周围的结缔组织，用于小血管及微血管的止血，临床有时用于夹缝线做牵引	不适宜夹持大块或较硬的组织		图 1-4-7

名称	类别	数量	常用规格	描述	应用范围	使用注意事项	附图	编号
中弯	钳	8	140mm	也常称血管钳，可分为有齿止血钳和无齿止血钳，根据形状分为直型止血钳和弯型止血钳	主要用于钳夹有出血点的组织器官以止血，也常用于组织牵拉固定等	不可用于钳夹脆弱的器官组织，以免造成器官组织损伤和出血		图 1-4-8
艾利斯	钳	4	155～200mm	也称组织钳、鼠齿钳、皮钳，根据头端齿纹可分为有损伤艾利斯钳和无损伤艾利斯钳	用于夹持组织等做牵拉或固定	有损伤艾利斯钳头端齿损伤较大，不宜牵拉夹持脆弱的组织器官或血管、神经		图 1-4-9
巴克钳	钳	1	155～200mm	根据工作端可分为有损伤型和无损伤型，也称为持肠钳或阑尾钳	用于夹提阑尾或输尿管等组织	不宜牵拉或夹持脆弱的组织或器官		图 1-4-10
长弯	钳	2	200～240mm	也称开来钳，可分为有齿止血钳和无齿止血钳，根据形状分为直型止血钳和弯型止血钳	用于夹持组织等做牵拉或固定	不可用于钳夹脆弱的器官组织，以免造成器官组织损伤和出血		图 1-4-11
直角钳	钳	1	180～230mm	也称米氏钳，工作端角度为90°或接近90°，有钝性或锐性头端两种	用于分离血管、神经等组织，同时也常会用来带线做结扎等	不可用于钳夹脆弱的器官组织，以免造成器官组织损伤和出血，同时应当注意使用，避免操作不当导致精细工作端变形		图 1-4-12
剥离子钳	钳	1	180～230mm	工作端有小孔或凹陷用于夹持剥离子	用于钝性剥离组织器官粘连等	不可用于钳夹脆弱的器官组织，以免造成器官组织损伤和出血		图 1-4-13
直角拉钩（小）	拉钩	1	150mm	常用两头直角弯型拉钩，钝头	用于浅部软组织牵拉显露手术部位或脏器	牵拉时注意保护组织		图 1-4-14
S 拉钩（小）	拉钩	1	215mm 22～25mm	"S"形拉钩，根据牵开的深浅使用不同长度或宽度的拉钩	用于浅部软组织牵拉显露手术部位或脏器	使用拉钩时，一般用纱垫将拉钩与组织隔开，以免损伤组织		图 1-4-15
直角拉钩	拉钩	2	220mm	常用两头直角弯型拉钩，钝头	用于浅部软组织牵拉显露手术部位或脏器	牵拉时注意保护组织		图 1-4-16

续表

名称	类别	数量	常用规格	描述	应用范围	使用注意事项	附图	编号
疝匙	拉钩	1	150～200mm	工作端为匙型设计，长条状手柄	用于疝囊的回纳	边缘应无磨损、倒刺等，以免在回纳时损伤		图 1-4-17

（三）手术步骤及使用器械

表 1-4-2　腹股沟斜疝修补术手术步骤及使用器械表

主要手术步骤 1	主要手术步骤 2	使用器械名称	使用器械编号
腹股沟切口	见表 1-1-4		
显露疝囊	沿内环和外环的连线切开腹外斜肌腱膜并提起，在腱膜深面进行分离：递22#刀片或电刀切开，递中弯夹起，用组织剪分离，内上达腹横肌腱膜弓或联合腱，外下至腹股沟韧带	手术刀 组织剪 中弯	图 1-4-1 图 1-4-3 图 1-4-8
	纵行切开提睾肌及精索内筋膜：递22#刀片切开，如出血 3-0 丝线结扎，中弯提起疝囊与输精管，与周围组织钝性分离，游离精索并递一橡皮带牵引	手术刀 线剪 中弯 长弯	图 1-4-1 图 1-4-2 图 1-4-8 图 1-4-11
切开疝囊，检查疝的内容物并回纳	中弯 2 把提起疝囊壁，组织剪剪开，递湿纱布包裹，食指钝性分离疝囊至颈部并回纳	组织剪 线剪 中弯	图 1-4-3 图 1-4-2 图 1-4-8
高位结扎并切除疝囊	○ 7×17 针 2-0 丝线作高位的"8"字贯穿缝扎、荷包或连续缝合，距结扎线 0.5cm 处切断疝囊	线剪 组织剪 中弯 持针器	图 1-4-2 图 1-4-3 图 1-4-8 图 1-4-6
修补内环和腹横筋膜	递直角拉钩或橡皮带牵开精索，暴露内环边缘	小直角拉钩	图 1-4-14
	传统修补法：递○ 11×17 针 2-0 丝线间断缝合内缘及外缘的腹横筋膜 1～2 针，以能容纳食指为度	线剪 中弯 持针器	图 1-4-2 图 1-4-8 图 1-4-6
	补片修补法（平板状）：递○ 11×17 针 2-0 丝线 / 进口疝缝针缝合补片与内环边缘	线剪 中弯 持针器	图 1-4-2 图 1-4-8 图 1-4-6
缝合提睾肌及精索内筋膜	递○ 11×17 针 2-0 丝线缝合	线剪 中弯 持针器	图 1-4-2 图 1-4-8 图 1-4-6
加强腹股沟管前后壁	精索原位修补法：递○ 11×17 针 2-0 丝线，在精索前方	线剪 中弯 持针器	图 1-4-2 图 1-4-8 图 1-4-6
	精索移位修补法：将腹内斜肌下缘和联合腱间断缝合，缝至腹股沟韧带上	线剪 中弯 持针器	图 1-4-2 图 1-4-8 图 1-4-6
重叠缝合腹外斜肌腱，重建外环	○ 11×17 针 2-0 丝线间断缝合，外环大小以容纳示指尖为准	线剪 中弯 持针器	图 1-4-2 图 1-4-8 图 1-4-6
缝合皮下组织及皮肤切口	见表 1-1-4		

三、腹壁切口疝修补手术

（一）手术体位：仰卧位

（二）手术器械配置

基础手术器械

表 1-4-3 　腹壁切口疝修补手术基础手术器械配置表

名称	类别	数量	常用规格	描述	应用范围	使用注意事项	附图	编号
手术刀	刀	2	4# 刀柄 22# 圆刀片 3# 刀柄 10# 圆刀片	刀柄一般可重复使用，刀片为一次性使用	划皮逐层分离，按照表皮层、肌层、黏膜层依次分离	刀片的无菌包装是否被破坏		图 1-4-18
线剪	剪	1	180～230mm	用于手术中剪切缝线。专用的线剪应有锯齿刃口，剪线时以免缝线滑脱，关节处具备防卡线设计	不同深部的剪切，使用合适长度的线剪	不可用于剪敷料等硬物质		图 1-4-19
组织剪	剪	1	180mm	头端有直、弯两种类型，大小长短不一。又称为梅奥剪	用于剪切组织，钝性分离组织、血管	不可用于剪线或敷料等非人体组织		图 1-4-20
解剖剪	剪	1	180～230mm	头端有直、弯两种类型，大小长短不一。又称为梅奥剪或组织剪	用于剪切组织和血管，钝性分离组织、血管	不可用于剪线或敷料等非人体组织		图 1-4-21
组织镊	镊	2	180～230mm	工作端为真空焊接的碳钨镊片，耐磨损、无损伤，适合习惯用镊子夹持缝针的手术医师	适用于连续缝合过程中夹持组织或缝针	不可夹持非常规物体，避免较精细的头端错齿		图 1-4-22
持针器	钳	2	180～250mm	夹持缝针，缝合组织出血部位等操作。一般分为普通不锈钢工作端和碳钨镊片工作端两种，碳钨镊片上的网格有 0.5、0.4、0.2 和光面四种，分别对应夹持 3/0 及更大针、4/0～6/0、6/0～10/0、9/0～11/0 针	用于缝合组织及缝扎出血部位	使用碳钨镊片持针器应注意其对应的缝针型号，用细密网格的持针器夹持过粗的缝针容易造成镊片断裂		图 1-4-23
蚊式	钳	4	125mm	头部较细小、精巧的止血钳称为蚊式止血钳，又称为蚊氏钳。根据形状可分为直型和弯型，根据工作端可分为标准型和精细型	适用于分离小血管及神经周围的结缔组织，用于小血管及微血管的止血，临床有时用于夹缝线做牵引	不适宜夹持大块或较硬的组织		图 1-4-24

名称	类别	数量	常用规格	描述	应用范围	使用注意事项	附图	编号
中弯	钳	8	140mm	也常称血管钳，可分为有齿止血钳和无齿止血钳，根据形状分为直型止血钳和弯型止血钳	主要用于钳夹有出血点的组织器官以止血，也常用于组织牵拉固定等	不可用于钳夹脆弱的器官组织，以免造成器官组织损伤和出血		图 1-4-25
艾利斯	钳	4	155～200mm	也称鼠齿钳、皮钳，根据头端齿纹可分为有损伤艾利斯钳和无损伤艾利斯钳	用于夹持组织等做牵拉或固定	有损伤艾利斯钳头端齿损伤较大，不宜牵拉夹持脆弱的组织器官或血管、神经		图 1-4-26
巴克钳	钳	1	155～200mm	根据工作端可分为有损伤型和无损伤型，也称为持肠钳或阑尾钳	用于夹提阑尾或输尿管等组织	不宜牵拉或夹持脆弱的组织器官或器官		图 1-4-27
长弯	钳	2	200～240mm	也称开来钳，可分为有齿止血钳和无齿止血钳，根据形状分为直型止血钳和弯型止血钳	用于夹持组织等做牵拉或固定	不可用于钳夹脆弱的器官组织，以免造成器官组织损伤和出血		图 1-4-28
直角钳	钳	1	180～230mm	也称米氏钳，工作端角度为 90°或接近 90°，有钝性或锐性头端两种	用于分离血管、神经等组织，同时也常会用来带线做结扎等	不可用于钳夹脆弱的器官组织，以免造成器官组织组织损伤和出血，同时应当注意使用，避免操作不当导致精细工作端变形		图 1-4-29
剥离子钳	钳	1	180～230mm	工作端有小孔或凹陷用于夹持剥离子	用于钝性剥离组织器官粘连等	不可用于钳夹脆弱的器官组织，以免造成器官组织损伤和出血		图 1-4-30
肠钳	钳	1	220～250mm	工作端一般较长且齿槽薄，弹性好，对组织损伤小，也有无损伤肠钳。可分为直型肠钳和弯型肠钳，齿型分为纵齿和斜纹齿	用于浅部软组织牵拉以显露手术部位或脏器	牵拉时注意保护组织		图 1-4-31
双头腹部拉钩	拉钩	1	双头型	拉钩侧面有弧度，多用于腹部较大的手术，分为单头和双头	用于牵拉腹壁，显露腹腔及盆腔脏器	牵扯腹壁时，为了避免较大的压力对皮肤造成损伤，常在拉钩和腹壁直接垫纱布进行保护		图 1-4-32
直角拉钩	拉钩	2	220mm	常用两头直角弯型拉钩，钝头	用于浅部软组织牵拉以显露手术部位或脏器	牵拉时注意保护组织		图 1-4-33

（三）手术步骤及使用器械

表 1-4-4　腹壁切口疝修补术手术步骤及使用器械表

主要手术步骤 1	主要手术步骤 2	使用器械名称	使用器械编号
切口：梭形切除原切口瘢痕，切开皮下组织达疝孔两侧	递 22# 刀切开，干纱布拭血，遇出血递中弯钳夹 3-0 丝线结扎或电凝止血，更换刀片	手术刀 线剪 中弯 长弯	图 1-4-18 图 1-4-19 图 1-4-25 图 1-4-28
分离腹直肌及后鞘、腹膜边缘，分离腹壁与肠管的粘连，切除疝孔周围的瘢痕组织	递中弯协助组织剪或血管钳等钝性或锐性分离，递艾利斯钳夹瘢痕组织，用 22# 刀切除	手术刀 组织剪 中弯 艾利斯	图 1-4-18 图 1-4-20 图 1-4-25 图 1-4-26
对于大块组织缺损者，可用人工材料修补腹壁	递〇 9×24 针 2-0 丝线间断缝合	线剪 中弯 持针器	图 1-4-19 图 1-4-25 图 1-4-23
缝合腹膜及腹直肌后鞘，将腹直肌复位固定，缝合前鞘	递〇 11×17 针 2-0 丝线依次缝合	线剪 中弯 持针器	图 1-4-19 图 1-4-25 图 1-4-23
缝合皮下组织及皮肤切口	递 4-0 丝线缝合皮下组织，递△ 9×24 针 3-0 丝线缝合皮肤；递张力缝针 1 号丝线加橡胶保护套缝合 3～4 针	线剪 中弯 持针器	图 1-4-19 图 1-4-25 图 1-4-23

四、腹腔镜腹股沟疝修补手术（经腹膜前补片植入）

（一）手术体位：仰卧位

（二）手术器械配置

1. 基础手术器械

表 1-4-5　腹腔镜腹股沟疝修补手术基础手术器械配置表

名称	类别	数量	常用规格	描述	应用范围	使用注意事项	附图	编号
手术刀	刀	1	3# 刀柄、11# 尖刀片	刀柄一般可重复使用，刀片为一次性使用	划皮逐层分离，按照表皮层、肌层、黏膜层依次分离	刀片的无菌包装是否被破坏		图 1-4-34
线剪	剪	1	180～230mm	用于手术中剪切缝线。专用的线剪应有锯齿刃口，剪线时以免缝线滑脱，关节处具备防卡线设计	不同深部的剪切，使用合适长度的线剪	不可用于剪敷料等硬物质		图 1-4-35
长弯	钳	2	200～240mm	也称开来钳，可分为有齿止血钳和无齿止血钳，根据形状分为直型止血钳和弯型止血钳	用于夹持组织等做牵拉或固定	不可用于钳夹脆弱的器官组织，以免造成器官组织损伤和出血		图 1-4-36

2. 腹腔镜手术器械

表 1-4-6　腹腔镜腹股沟疝修补手术器械配置表

名称	类别	数量	常用规格	描述	应用范围	使用注意事项	附图	编号
腹腔镜剪刀	剪	1	5mm	常用的腔镜剪刀分为梅奥剪、钩剪等	用于剪切离断组织、剪线等操作	不可剪切缝线、敷料等，应注意有无损坏变形等，绝缘层破裂有漏电风险，应当及时维修		图 1-4-37
腹腔镜分离钳	钳	2	5mm	常用的腔镜分离钳为马里兰分离钳	用于腔镜下组织的钝性分离	应注意有无损坏变形等，绝缘层破裂有漏电风险，应当及时维修		图 1-4-38
腹腔镜抓钳	钳	1	5mm	腔镜抓钳根据抓持部位不同有多种工作端设计，一般器械手柄带锁，便于长时间抓持	在术中用于辅助分离、抓持、翻转、牵拉等操作	应注意有无损坏变形等，绝缘层破裂有漏电风险，应当及时维修		图 1-4-39
腹腔镜无损伤抓钳	钳	1	5mm	腔镜抓钳根据抓持部位不同有多种工作端设计，一般器械手柄带锁，便于长时间抓持	在术中用于辅助分离、抓持、翻转、牵拉等操作	无损伤齿不可抓持钙化组织或用来拔针等操作，避免损伤齿型。同时应注意有无损坏变形等，绝缘层破裂有漏电风险，应当及时维修		图 1-4-40
腹腔镜持针器	钳	1	5mm	一般有左弯型、右弯型、自动复位型持针器	用于手术中缝合打结	使用时需注意检查工作端磨损情况，以免在镜下操作时发生转针、打滑等		图 1-4-41
腹腔镜短直无损伤抓钳	钳	2	5mm 10mm	头端为空心卵圆孔，细齿，短直，有齿长度为18mm，全开角度60°，用于夹持软组织和筋膜	用于夹持软组织和筋膜，可夹持胃肠道	属于低创抓钳，但不适用于夹持血管、输精管等，同样为防止钳齿的磨损，亦不适用于钳夹骨组织等坚韧组织		图 1-4-42
Hem-o-lock 钳	钳	1	330mm	分为加大号、大号、中号三种型号，直径有 10mm（加大号、大号）、5mm（中号）	钳口分别对应夹持加大号、大号、中号三种类型的 Hem-o-lock 夹，用于结扎、夹闭血管或组织	注意一次不可钳夹太厚的组织，避免 Hem-o-lock 夹无法扣合		图 1-4-43
腹腔镜冲洗吸引器		1	5mm	一般使用的吸引管带有手控阀门，一路接吸引器，一路可接冲洗液体	腔镜手术中用于术野内冲洗及吸引液体	检查器械零配件有无缺失，密闭性是否完好		图 1-4-44

（三）手术步骤及使用器械

表 1-4-7　腹腔镜腹股沟疝修补手术步骤及使用器械表

主要手术步骤 1	主要手术步骤 2	使用器械名称	使用器械编号
完成腹腔镜仪器设备的自检及正确连接，建立 CO_2 气腹	见表 1-1-7		
套管锥穿刺	递 10mm 套管锥进行脐孔穿刺并置入 30°镜头，递 5mm 套管锥于略低于脐水平腹直肌鞘两侧穿刺作为操作孔	手术刀	图 1-4-34
置头低足高位	巡回护士将手术床调至头低足高位 10°～15°		
游离腹膜瓣	递无损伤钳和分离钳在内环口上缘腹膜上做一弧形浅切口，内侧不超过脐内韧带，外侧止于髂前上棘。剥离疝囊，钝性分离腹膜前间隙，上至弓状上缘 2cm，下至 Cooper 韧带，内至腹直肌外侧和耻骨联合，外至髂前上棘	腹腔镜分离钳 腹腔镜无损伤抓钳 腹腔镜剪刀	图 1-4-38 图 1-4-40 图 1-4-37
植入补片	选用合适补片，递线剪裁剪至合适尺寸，足以覆盖疝内环口、股环和 Hesselbach 三角尖为宜。补片由观察孔置入，置入钉合器，将补片沿顺时针方向 7 点至 4 点依次固定于 Cooper 韧带、耻骨结节、腹直肌背面外侧和弓状下缘	线剪 腹腔镜短直无损伤抓钳	图 1-4-35 图 1-4-42
腹膜瓣关闭	彻底止血后，递腹腔镜持针器夹持 Vic2-0 间断缝合腹膜	腹腔镜持针器 腹腔镜剪刀 腹腔镜分离钳	图 1-4-41 图 1-4-37 图 1-4-38
检查腹腔	腹腔镜下检查创面有无渗血、有无其他组织损伤		
解除气腹，关闭腹腔及切口	见表 1-1-7		

第五节　肝脏手术

一、概述

（一）疾病定义

肝是人体内最大的实质性脏器，大部分隐匿在右侧膈下和季肋深面，小部分横过腹中线而达左上腹。门静脉、肝动脉和肝总管在肝脏面横沟各自分出左右干进入肝实质内，称为第一肝门。肝静脉是肝血液的流出管道，三条主要的肝静脉在肝后上方的静脉窝进入下腔静脉，称为第二肝门。肝还有小部分血液经数支肝短静脉流入肝后方的下腔静脉，称为第三肝门。根据肝内血管、胆管的分布规律，将肝分为左、右两半。左、右半肝又分成左外叶、左内叶、右前叶、右后叶和尾状叶。临床上则常用以肝静脉及门静脉在肝内分布为基础的 Couinaud 分段法，将肝分为 8 段。国际肝胆胰学会新的术语命名法将肝脏分为两部分：主肝和尾状叶。主肝分为三级结构：半肝、区、段，将对应的传统名称统一为左外区、左内区、右前区、右后区。

肝脏损伤在腹部损伤中占 20%～30%，右肝破裂较左肝为多，肝外伤手术治疗的基本要求是确切止血、彻底清创、清除胆汁溢漏、处理其他脏器损伤和建立通畅的引流。

肝肿瘤分为良性和恶性两种，常见的肝恶性肿瘤是肝癌，包括原发性肝癌和转移性肝癌。肝海绵状血管瘤是最常见的肝良性肿瘤。

（二）手术方法

肝外伤手术治疗包括暂时控制出血、尽快查明伤情，清创缝合术，肝动脉结扎术，肝切除术，纱布填塞法，肝损伤累及主肝静脉或下腔静脉的处理。原发性肝癌手术方式包括部分肝切除和肝移植。手术切除是治疗肝海绵状血管瘤的最有效的方法：一般对肿瘤直径大于10cm，或直径为5～10cm但位于肝缘，有发生外伤性破裂危险，或肿瘤虽小（直径为3～5cm）而有明显症状者，可根据病变范围行肝部分切除或肝叶切除术；病变广泛不能切除者，可行肝动脉结扎术。

（三）常见手术方式

1. 肝破裂修补手术。

2. 肝部分切除手术。

3. 肝叶切除手术。

4. 半肝切除手术。

5. 肝移植手术。

二、肝破裂修补手术

（一）手术体位：仰卧位

（二）手术器械配置

1. 基础手术器械

表 1-5-1　肝破裂修补手术基础器械配置表

名称	类别	数量	常用规格	描述	应用范围	使用注意事项	附图	编号
手术刀	刀	1	3#刀柄 11#尖刀片	刀柄一般可重复使用，刀片为一次性使用	划皮逐层分离，按照表皮层、肌层、黏膜层依次分离	刀片的无菌包装是否被破坏		图 1-5-1
线剪	剪	1	180～230mm	用于手术中剪切缝线。专用的线剪应有锯齿刃口，剪线时以免缝线滑脱，关节处具备防卡线设计	不同深部的剪切，使用合适长度的线剪	不可用于剪敷料等硬物质		图 1-5-2
组织剪	剪	1	180mm	头端有直、弯两种类型，大小长短不一。又称为梅奥剪	用于剪切组织，钝性分离组织、血管	不可用于剪线或敷料等非人体组织		图 1-5-3
解剖剪	剪	2	180～230mm	头端有直、弯两种类型，大小长短不一。又称为梅奥剪或组织剪	用于剪切组织和血管，钝性分离组织、血管	不可用于剪线或敷料等非人体组织		图 1-5-4
组织镊	镊	2	180～230mm	工作端为真空焊接的碳钨镶片，耐磨损、无损伤，适合习惯用镊子夹持缝针的手术医师使用	适用于连续缝合过程中夹持组织或缝针	不可夹持非常规物体，避免较精细的头端错齿		图 1-5-5

续表

名称	类别	数量	常用规格	描述	应用范围	使用注意事项	附图	编号
持针器	钳	6	180～250mm	夹持缝针，缝合组织出血部位等操作。一般分为普通不锈钢工作端和碳钨镶片工作端两种，碳钨镶片上的网格有0.5、0.4、0.2和光面四种，分别对应夹持3/0及更大针、4/0～6/0、6/0～10/0、9/0～11/0针	用于缝合组织以及缝扎出血部位	使用碳钨镶片持针器应注意其对应的缝针型号，用细密网格的持针器夹持过粗的缝针容易造成镶片断裂		图1-5-6
蚊式	钳	8	125mm	头部较细小、精巧的止血钳称为蚊式止血钳，又称为蚊氏钳。根据形状可分为直型和弯型，根据工作端可分为标准型和精细型	适用于分离小血管及神经周围的结缔组织，用于小血管及微血管的止血，临床有时用于夹缝线做牵引	不适宜夹持大块或较硬的组织		图1-5-7
中弯	钳	8	140mm	也常称为血管钳，可分为有齿止血钳和无齿止血钳，根据形状分为直型止血钳和弯型止血钳	主要用于钳夹有出血点的组织器官以止血，也常用于组织牵拉固定等	不可用于钳夹脆弱的器官组织，以免造成器官组织损伤和出血		图1-5-8
艾利斯	钳	4	155～200mm	也称为鼠齿钳、皮钳，根据头端齿纹可分为有损伤艾利斯钳和无损伤艾利斯钳	用于夹持组织等做牵拉或固定	有损伤艾利斯钳头端齿损伤较大，不宜牵拉夹持脆弱的组织器官或血管、神经		图1-5-9
巴克钳	钳	1	155～200mm	根据工作端可分为有损伤型和无损伤型，也称为持肠钳或阑尾钳	用于夹提阑尾或输尿管等组织	不宜牵拉或夹持脆弱的组织或器官		图1-5-10
长弯	钳	4	200～240mm	也称为开来钳，可分为有齿止血钳和无齿止血钳，根据形状分为直型止血钳和弯型止血钳	用于夹持组织等做牵拉或固定	不可用于钳夹脆弱的器官组织，造成器官组织损伤和出血		图1-5-11
来海	钳	4	180～220mm	工作端较为精细的止血钳，相比开来钳更轻巧，手感更柔和	主要用于钳夹有出血点的组织器官以止血，也常用于组织钳夹分离等	不可用于钳夹脆弱的器官组织，造成器官组织损伤和出血		图1-5-12

续表

名称	类别	数量	常用规格	描述	应用范围	使用注意事项	附图	编号
大转弯	钳	3	180～220mm	工作端较为精细的止血钳，相比长弯更轻巧，手感更柔和	主要用于钳夹有出血点的组织器官以止血，也常用于组织钳夹分离等	不可用于钳夹脆弱的器官组织，以免造成器官组织损伤和出血		图1-5-13
直角钳	钳	1	180～230mm	也称为米氏钳，工作端角度为90°或接近90°，有钝性或锐性头端两种	用于分离血管、神经等组织，同时也常会用来带线做结扎等	不可用于钳夹脆弱的器官组织，以免造成器官组织损伤和出血，同时应当注意使用，避免操作不当导致精细工作端变形		图1-5-14
剥离子钳	钳	1	180～230mm	工作端有小孔或凹陷用于夹持剥离子	用于钝性剥离组织器官粘连等	不可用于钳夹脆弱的器官组织，以免造成器官组织损伤和出血		图1-5-15
肠钳	钳	1	220～250mm	肠钳工作端一般较长且齿槽薄，弹性好，对组织损伤小，也有无损伤肠钳。其可分为直型肠钳和弯型肠钳，齿型分为纵齿和斜纹齿	用于肠切断或吻合时夹持肠组织以防止肠内容物流出	可在使用时外套乳胶管，以减少对肠壁的损伤		图1-5-16
静脉拉钩	拉钩	2	155～200mm	工作端为马鞍形设计，牵拉时用于保护静脉或神经不受损伤。也称为神经拉钩或猫耳拉钩等	用于手术中牵拉血管、神经等脆弱的管脉，可以有效保护组织不受压迫损伤	拉钩边缘应无磨损、倒刺等，以免在牵开过程中损伤组织		图1-5-17
S拉钩	拉钩	2	300mm, 25～50mm	"S"形腹部深部拉钩，根据牵开的深浅使用不同长度或宽度的拉钩	用于腹部深部软组织牵拉以显露手术部位或脏器	使用拉钩时，一般用纱垫将拉钩与组织隔开，以免损伤组织		图1-5-18
腹部拉钩	拉钩	3	180～230mm	腹腔脏器深部拉钩，根据牵开的深浅使用不同长度或宽度的拉钩	用于腹腔深部软组织牵拉以显露手术部位或脏器	使用拉钩时，一般用纱垫将拉钩与组织隔开，以免损伤组织		图1-5-19

2. 精密手术器械

表 1-5-2 肝破裂修补手术精密器械配置表

名称	类别	数量	常用规格	描述	应用范围	使用注意事项	附图	编号
超锋利剪刀	剪	1	180～230mm	头端有直、弯两种类型，大小长短不一。刃口比普通组织剪薄，剪切更锋利	用于剪切较薄组织和血管等	不可用于剪线或敷料等，以免损伤刃口		图 1-5-20
血管剪刀	剪	1	180～220mm	根据医师的手术习惯不同可分为标准指环柄血管剪刀或弹簧柄血管剪刀。此外根据材质又分为普通不锈钢和带涂层器械	用于显微手术、血管手术或心脏手术中修剪血管、神经组织或分离组织间隙等	十分精细，在使用和再处理过程中需要小心保护工作端等易变形部位		图 1-5-21
无损伤镊	镊	2	150～200mm	工作端为直 DeBakey 齿形，确保夹持组织、血管过程中无损伤	夹持需保护的组织、器官，根据操作范围选择适合的无损伤镊长度	不可用于拔取缝针，以免造成齿形损坏而损伤组织		图 1-5-22
无损伤艾利斯	钳	4	155～200mm	也称为鼠齿钳、皮钳，根据头端齿纹可分为有损伤艾利斯钳和无损伤艾利斯钳	用于夹持组织等做牵拉或固定	利斯钳头的无损伤齿可牵拉夹持组织器官，不可夹持钙化组织以免无损伤齿磨损		图 1-5-23
血管阻断钳	钳	若干	150～270mm	根据应用部位和功能的不同有不同名称。常用材质分为不锈钢和钛合金。为了能阻断不同部位管脉，工作端有各种不同形状	核心作用是无创伤地进行全部或部分血管的阻断和夹闭	避免使用无损伤阻断钳夹持坚硬物体，以免破坏坏无损伤齿型		图 1-5-24
血管夹	钳	若干	45～70mm	又称为哈巴狗夹，可分为迷你血管夹、弹簧式和反力式，常用的血管夹工作端大多为无损伤齿	用于钳夹血管，临时性阻断血流	由于影响夹闭效果因素很多，普通血管夹一般不区分动脉夹或静脉夹，夹闭不同血管前，需手术医师判断夹闭力大小后施夹		图 1-5-25

（三）手术步骤及使用器械

表 1-5-3 肝破裂修补手术步骤及使用器械

主要手术步骤 1	主要手术步骤 2	使用器械名称	使用器械编号
切口，探查，安装腹部框架牵开器	见表 1-1-2，上腹正中切口或右上腹反 "L" 形切口，探查肝破裂的部位、损伤程度，确定术式	手术刀 中弯 艾利斯 皮肤拉钩	图 1-5-1 图 1-5-8 图 1-5-9 图 1-1-9

续表

主要手术步骤 1	主要手术步骤 2	使用器械名称	使用器械编号
止血	吸尽腹腔内积血并记录，出血较凶猛时，术者宜用 Pringle 手法捏紧，阻断肝十二指肠韧带中的入肝血流，控制出血	血管阻断钳	图 1-5-24
	肝组织有急性大出血，立即用手指压迫止血或肝门阻断以方便处理。可用干有带纱布压迫、充填伤处暂时止血	血管阻断钳 无损伤艾利斯	图 1-5-24 图 1-5-23
	如肝脏无活动性出血，仅有渗血，可用肝脏缝针，做间断褥式缝合 如为肝表面裂伤且出血已停止，亦无胆汁外溢，可用肝脏缝针采用 "8" 字缝合 深裂伤应找到出血的血管后，用血管缝线缝扎止血，同时游离一大网膜瓣，保留其血液供应，填充至肝外伤的腔隙中，并用 3-0 丝线缝扎固定其位置	线剪 持针器 来海	图 1-5-2 图 1-5-6 图 1-5-12
清创	清除裂口内血凝块、异物及离断粉碎或失去活力的肝组织，冲洗创面，递电凝止血或丝线结扎 大块肝组织破损可进行肝叶及肝段切除，递电刀切开，术者用手指钝性分离肝组织，遇小血管或胆管递中弯钳夹，用 3-0 丝线结扎	组织剪 线剪 持针器 中弯 来海 长弯	图 1-5-3 图 1-5-2 图 1-5-6 图 1-5-8 图 1-5-12 图 1-5-11
冲洗腹腔，放置引流管	检查腹腔内其他脏器是否有损伤，并给予相应处理，用温盐水冲洗腹腔。左膈下放置引流管	—	—
关闭腹腔及切口	见表 1-1-2		

三、左半肝切除手术

（一）手术体位：仰卧位

（二）手术器械配置：见表 1-5-1、表 1-5-2

（三）手术步骤及使用器械

表 1-5-4　左半肝切除手术步骤及使用器械表

主要手术步骤 1	主要手术步骤 2	使用器械名称	使用器械编号
切口，探查，安装腹部框架牵开器	见表 1-1-2，行右上腹反 "L" 形切口		
离断肝圆韧带	递长来海、直角钳钳夹肝圆韧带，用长解剖剪离断，断端分别用 2-0 丝线结扎	长解剖剪 长来海 直角钳 长弯 长线剪	图 1-5-4 图 1-5-12 图 1-5-14 图 1-5-11 图 1-5-2
离断镰状韧带	电刀切开镰状韧带直至第二肝门前方	—	—
处理左三角韧带	递长解剖剪在靠近肝面剪开左冠状韧带，显露左三角韧带。递长来海钳夹左三角韧带，长解剖剪离断，近端用 2-0 丝线结扎，并用聚丙烯线缝扎，远端用 2-0 丝线结扎	长解剖剪 长来海 持针器	图 1-5-4 图 1-5-12 图 1-5-6
离断肝胃韧带	递长来海、直角钳钳夹肝胃韧带，用长解剖剪离断，断端分别用 2-0 丝线结扎	长来海 直角钳 长解剖剪	图 1-5-12 图 1-5-14 图 1-5-4
暴露并阻断肝门（时间不宜超过 30min）	递长解剖剪、长来海分离暴露肝门，将普通导尿管套入肝蒂后递开来钳夹，以备阻断肝门血流	长解剖剪 长来海 长弯	图 1-5-4 图 1-5-12 图 1-5-11

续表

主要手术步骤1	主要手术步骤2	使用器械名称	使用器械编号
切开肝包膜	递电刀沿预切线切开肝包膜。遇血管或胆管用血管钳逐一分次钳夹，递 3-0 丝线结扎或用聚丙烯线缝扎	长来海 持针器	图 1-5-12 图 1-5-6
切断第一肝门处的肝内管道	递电刀分离肝实质，递长来海、直角钳在左纵沟与横沟交界处游离显露左门静脉干，在 Glisson 鞘外一并结扎左肝管、肝左动脉和门静脉左支，断端分别用 2-0 丝线结扎	长来海 直角钳	图 1-5-12 图 1-5-14
切断第二肝门处的肝左静脉	递电刀向上分离肝实质，递长来海、直角钳游离显露肝左静脉并钳夹切断，断端分别用 2-0 丝线结扎	长来海 直角钳	图 1-5-12 图 1-5-14
切除左半肝	递血管钳分次钳夹肝脏组织，递长解剖剪剪断，3-0 丝线结扎肝内管道组织，将左半肝完整切除	长来海 长解剖剪	图 1-5-12 图 1-5-4
解除肝门阻断	松开肝门阻断管，用热盐水压迫肝断面。如有出血或胆漏，用聚丙烯线缝扎	持针器 长来海 长线剪	图 1-5-6 图 1-5-12 图 1-5-2
覆盖断面	取一块带蒂大网膜翻转覆盖肝切面，并用○ 7×17 针 3-0 丝线缝合固定	持针器 长来海 长线剪	图 1-5-6 图 1-5-12 图 1-5-2
冲洗腹腔，放置引流管	用温盐水冲洗腹腔，肝创缘下放置引流管		
关闭腹腔及切口	见表 1-1-2		

第六节　胆道手术

一、概述

（一）定义

胆道起于毛细胆管，其终末端与胰管汇合，开口于十二指肠乳头，外有 Oddi 括约肌围绕。肝内胆管起自毛细胆管，汇集成小叶间胆管，肝段、肝叶胆管及肝内部分的胆管汇合成左右肝管。肝外胆道：左右肝管出肝后，在肝门部汇合形成肝总管。肝总管与胆囊管汇合形成胆总管。

胆石症包括发生在胆囊和胆管的结石，是常见病和多发病。肝外胆管结石仍以手术治疗为主，术中应尽量取净结石、解除胆道梗阻，术后保持胆汁引流通畅。肝内胆管结石是我国常见而难治的胆道疾病。肝内胆管结石手术原则为尽可能取净结石、解除胆道狭窄及梗阻、去除结石部位和感染病灶、恢复和建立通畅的胆汁引流、防止结石的复发。

胆囊息肉多为良性，少数可发生癌变。有明显症状的患者宜行手术治疗，直径小于 2cm 的胆囊息肉可行腹腔镜胆囊切除，超过 2cm 或高度怀疑恶变者应剖腹进行手术，以便于行根治切除。胆囊癌是胆道最常见的恶性病变，手术切除的范围依据胆囊癌分期确定。

胆管癌是指发生在肝外胆管，即左、右肝管至胆总管下端的恶性肿瘤。

（二）手术方法

对于有症状和（或）并发症的胆囊结石，首选腹腔镜胆囊切除治疗。肝外胆管结石手术治疗方法有胆总管切开取石、T 管引流术，胆肠吻合术。临床症状反复发作的肝内胆管结石应手术治疗，手术方法包括胆管切开取石、胆肠吻合术、肝切除术。

胆囊癌手术方式有单纯胆囊切除术、胆囊癌根治性切除术、胆囊癌扩大根治术、姑息性手术。

胆管癌手术方式有胆管癌根治性切除术、扩大根治术。

（三）常见手术方式

1. 胆囊切除手术。

2. 胆总管探查引流手术。

3. 胆囊癌根治手术。

4. 肝门胆管癌根治手术。

5. 腹腔镜胆囊切除手术。

二、胆囊切除手术

（一）手术体位：仰卧位

（二）手术器械配置

1. 基础手术器械

表 1-6-1 胆囊切除手术基础手术器械配置表

名称	类别	数量	常用规格	描述	应用范围	使用注意事项	附图	编号
手术刀	刀	1	3# 刀柄 11# 尖刀片	刀柄一般可重复使用，刀片为一次性使用	划皮逐层分离，按照表皮层、肌层、黏膜层依次分离	刀片的无菌包装是否被破坏		图 1-6-1
线剪	剪	1	180～230mm	用于手术中剪切缝线。专用的线剪应有锯齿刃口，剪线时以免缝线滑脱，关节处具备防卡线设计	不同深部的剪切，使用合适长度的线剪	不可用于剪敷料等硬物质		图 1-6-2
组织剪	剪	1	180mm	头端有直、弯两种类型，大小长短不一。又称为梅奥剪	用于剪切组织，钝性分离组织、血管	不可用于剪线或敷料等非人体组织		图 1-6-3
解剖剪	剪	2	180～230mm	头端有直、弯两种类型，大小长短不一。又称为梅奥剪或组织剪	用于剪切组织和血管，钝性分离组织、血管	不可用于剪线或敷料等非人体组织		图 1-6-4
组织镊	镊	2	180～230mm	工作端为真空焊接的碳钨镶片，耐磨损、无损伤，适合习惯用镊子夹持缝针的手术医师使用	适用于连续缝合过程中，夹持组织或缝针	不可夹持非常规物体，避免较精细的头端错齿		图 1-6-5
持针器	钳	6	180～250mm	夹持缝针，缝合组织出血部位等操作。一般分为普通不锈钢工作端和碳钨镶片工作端两种，碳钨镶片上的网格有 0.5、0.4、0.2 和光面四种，分别对应夹持 3/0 及更大针、4/0～6/0、6/0～10/0、9/0～11/0 针	用于缝合组织及缝扎出血部位	使用碳钨镶片持针器应注意其对应的缝针型号，用细密网格的持针器夹持过粗的缝针容易造成镶片断裂		图 1-6-6

续表

名称	类别	数量	常用规格	描述	应用范围	使用注意事项	附图	编号
蚊式	钳	8	125mm	头部较细小、精巧的止血钳称为蚊式止血钳，又称为蚊式钳。根据形状可分为直型和弯型，根据工作端可分为标准型和精细型	适用于分离小血管及神经周围的结缔组织，用于小血管及微血管的止血，临床有时用于夹缝线做牵引	蚊式止血钳不适宜夹持大块或较硬的组织		图 1-6-7
中弯	钳	8	140mm	也常称为血管钳，可分为有齿止血钳和无齿止血钳，根据形状分为直型止血钳和弯型止血钳	主要用于钳夹有出血点的组织器官以止血。也常用于组织牵拉固定等	不可用于钳夹脆弱的器官组织，以免造成器官组织损伤和出血		图 1-6-8
艾利斯	钳	4	155～200mm	也称鼠齿钳、皮钳，根据头端齿纹可分为有损伤艾利斯钳和无损伤艾利斯钳	用于夹持组织等做牵拉或固定	有损伤艾利斯钳头端齿损伤较大，不宜牵拉夹持脆弱的组织或血管、神经		图 1-6-9
巴克钳	钳	1	155～200mm	根据工作端可分为有损伤型和无损伤型，也称为持肠钳或阑尾钳	用于夹提阑尾或输尿管等组织	不宜牵拉或夹持脆弱的组织器官或器官		图 1-6-10
长弯	钳	4	200～240mm	也称为开来钳，可分为有齿止血钳和无齿止血钳，根据形状分为直型止血钳和弯型止血钳	用于夹持组织等做牵拉或固定	不可用于钳夹脆弱的器官组织，以免造成器官组织损伤和出血		图 1-6-11
来海	钳	4	180～220mm	工作端较为精细的止血钳，相比长弯钳更轻巧，手感更柔和	主要用于钳夹有出血点的组织器官以止血。也常用于组织钳夹分离等	不可用于钳夹脆弱的器官组织，以免造成器官组织损伤和出血		图 1-6-12
大转弯	钳	3	180～220mm	工作端较为精细的止血钳，相比长弯钳更轻巧，手感更柔和	主要用于钳夹有出血点的组织器官以止血，也常用于组织钳夹分离等	不可用于钳夹脆弱的器官组织，以免造成器官组织损伤和出血		图 1-6-13
直角钳	钳	1	180～230mm	也称为米氏钳，工作端角度为90°或接近90°，有钝性或锐性头端两种	用于分离血管、神经等组织，同时也常会用来带线做结扎等	不可用于钳夹脆弱的器官组织，以免造成器官组织损伤和出血，同时应当注意使用，避免操作不当导致精细工作端变形		图 1-6-14
剥离子钳	钳	1	180～230mm	工作端有小孔或凹陷用于夹持剥离子	用于钝性剥离组织器官粘连等	不可用于钳夹脆弱的器官组织，以免造成器官组织损伤和出血		图 1-6-15

续表

名称	类别	数量	常用规格	描述	应用范围	使用注意事项	附图	编号
肠钳	钳	1	220～250mm	肠钳工作端一般较长且齿槽薄，弹性好，对组织损伤小，也有无损伤肠钳。可分为直型肠钳和弯型肠钳，齿型分为纵齿和斜纹齿	用于肠切断或吻合时夹持肠组织，以防止肠内容物流出	可在使用时外套乳胶管，以减少对肠壁的损伤		图1-6-16
有齿卵圆钳	钳	1	245mm	又称为海绵钳、持物钳，分为直型和弯型，工作端分为有齿和光滑两种	用于手术前钳夹纱球进行消毒，有时也用于夹持脏器，此时常用光滑工作端的卵圆钳	夹持脏器，如肺、肠时，需使用光滑工作端的卵圆钳		图1-6-17
取石钳	钳	4	160～225mm	通常分为胆取石钳和肾取石钳，常分为微弯和直角两种弧度	用于开放手术时钳夹结石	使用前应检查工作端有无错齿，能否钳夹稳定		图1-6-18
静脉拉钩	拉钩	2	155～200mm	工作端为马鞍形设计，牵拉时用于保护静脉或神经不受损伤。也称为神经拉钩或猫耳拉钩等	用于手术中牵拉血管、神经等脆弱的管脉，可以有效保护组织不受压迫损伤	拉钩边缘应无磨损、倒刺等，以免在牵开过程中损伤组织		图1-6-19
S拉钩	拉钩	2	300mm，25～50mm	"S"形腹部深部拉钩，根据牵开的深浅使用不同长度或宽度的拉钩	用于腹部深部软组织牵拉以显露手术部位或脏器	使用拉钩时，一般用纱垫将拉钩与组织隔开，以免损伤组织		图1-6-20
腹部拉钩	拉钩	3	180～230mm	腹腔脏器深部拉钩，根据牵开的深浅使用不同长度或宽度的拉钩	用于腹腔深部软组织牵拉以显露手术部位或脏器	使用拉钩时，一般用纱垫将拉钩与组织隔开，以免损伤组织		图1-6-21
探条	钳	8	320mm，1.0～8.0mm	常用的胆道探条有各种直径探子，可塑型	用于探查扩张的胆道	注意探子有无磨损或起刺，以免损伤组织		图1-6-22
取石网篮		1	网篮直径：10mm、15mm、20mm、25mm、30mm、40mm 导管长度：9～19cm	主要由手柄、护套（鞘管）、网篮组成。网篮的头分为圆柱头和锉头	在内镜下捕获和取出输尿管结石	通常需要在可视条件或X线透视监视下使用		图1-6-23
纤维胆道镜	内镜	1	内径2.2mm	与光源装置、摄影装置、摄影装置、各种内镜处置具配合	用于胆道胆管的观察、诊断、摄影和治疗	镜子内部为玻璃纤维，轻拿轻放，避免弯折		图1-6-24

2. 精密手术器械

表 1-6-2　胆囊切除手术精密器械配置表

名称	类别	数量	常用规格	描述	应用范围	使用注意事项	附图	编号
血管剪	剪	1	180～220mm	根据医师的手术习惯不同可分为标准指环柄血管剪或弹簧柄血管剪。此外，根据材质又分为普通不锈钢和带涂层器械	用于显微手术、血管手术或心脏手术中修剪血管、神经组织或分离组织间隙等	血管剪刀十分精细，在使用和再处理过程中需要小心保护工作端等易变形部位		图1-6-25
尖头镊	镊	1	180～220mm	极其精细的血管或组织镊，工作端有金刚砂涂层	适用于显微缝合过程中夹持血管组织等，带金刚砂涂层的尖头镊可用于拔针操作	不可夹持过硬、过厚的组织，避免精细的头端错齿		图1-6-26
血管阻断钳	钳	若干	150～270mm	根据应用部位和功能的不同，有不同名称。常用材质分为不锈钢和钛合金。为了能阻断不同部位管脉，工作端有各种不同形状	核心作用是无创伤地进行全部或部分血管的阻断和夹闭	避免使用无损伤阻断钳夹持坚硬物体，以免破坏无损伤齿型		图1-6-27

（三）手术步骤及使用器械

表 1-6-3　胆囊切除手术步骤及使用器械表

主要手术步骤1	主要手术步骤2	使用器械名称	使用器械编号
切口，探查，安装腹部框架牵开器	见表1-1-2，行上腹正中切口或右上腹反"L"形切口		
探查，显露胆囊与胆总管	更换深部手术器械	—	—
胆囊减压：如胆囊张力过高，可先行减压	递○6×14针3-0丝线于胆囊底部浆肌层缝一小荷包，递湿纱布保护切口周围，于荷包中央用12#针头穿刺或电刀烫开，吸引出部分胆汁，拉紧缝针打结，线剪剪线	长线剪 来海 长持针器	图1-6-2 图1-6-12 图1-6-6
分离胆囊周围粘连组织，显露肝十二指肠及胆囊颈部	递有齿卵圆钳夹持胆囊底部轻轻提吊胆囊，递长镊夹湿带纱布将横结肠盖住向下拉，使胆囊暴露，继续分离显露肝十二指肠韧带，有带纱布盖住胃和横结肠。递S拉钩向下拉使胆囊与横结肠隔开。递腹部拉钩向上牵引，显露肝门区。递湿有带纱布垫于网膜孔，防胆汁和血流入小网膜腔。用长解剖剪剪开或用剥离子钳夹持剥离子分离周围粘连组织，并用3-0丝线结扎止血	长线剪 长解剖剪 长组织镊 长弯 有齿卵圆钳 剥离子钳 S拉钩 腹部拉钩	图1-6-2 图1-6-4 图1-6-5 图1-6-11 图1-6-17 图1-6-15 图1-6-20 图1-6-21
切除胆囊（顺行性切除）	显露和处理胆囊管：有齿卵圆钳或止血钳夹住胆囊颈部，向上牵引。递电刀或长解剖剪沿十二指肠韧带外缘切开胆囊颈部右侧腹膜，钝性分离出胆囊管。递直角钳分离胆囊管一直到胆总管汇合处，确认胆囊与胆总管的相互关系，用2-0丝线距胆总管0.3～0.5cm临时结扎，暂不切断	长解剖剪 来海 直角钳 有齿卵圆钳	图1-6-4 图1-6-12 图1-6-14 图1-6-17

主要手术步骤 1	主要手术步骤 2	使用器械名称	使用器械编号
切除胆囊 （顺行性切除）	处理胆囊动脉：递直角钳显露胆囊动脉，递来海钳夹胆囊动脉并用长血管剪剪断，用 2-0 丝线结扎。近端用〇 6×14 针 3-0 丝线加强缝扎一针或双重结扎	长血管剪 长线剪 长弯 来海 直角钳 长持针器	图 1-6-25 图 1-6-2 图 1-6-11 图 1-6-12 图 1-6-14 图 1-6-6
	剥离胆囊、结扎胆囊管：递电刀或解剖剪距肝窗边缘 1cm 处切开胆囊浆膜，由颈部向底部从胆囊床上分离辨认清胆囊三角，肯定胆囊管后递来海钳夹胆囊管，并用 2-0 线结扎，近端处理同胆囊动脉 处理肝脏，必要时缝合胆囊床：递长镊夹干毛纱压迫止血或用电刀电凝止血	长线剪 长解剖剪 来海 长弯 长持针器 长组织镊	图 1-6-2 图 1-6-4 图 1-6-12 图 1-6-11 图 1-6-6 图 1-6-5
切除胆囊 （逆行性切除）	切开胆囊底部浆膜，分离胆囊：递止血钳或卵圆钳夹住胆囊底部牵引，电刀距肝床 1cm 切开浆膜至胆囊颈部。钝性分离两侧浆膜至胆囊边缘，递电刀将胆囊至上而下分离于胆囊床	长解剖剪 来海 有齿卵圆钳	图 1-6-4 图 1-6-12 图 1-6-17
	分离结扎胆囊动脉、胆囊管，处理肝脏时同顺行性胆囊切除	直角钳 组织剪	图 1-5-14 图 1-6-3
冲洗腹腔，放置引流管	肝肾隐窝放置引流管	—	—
关闭腹腔及切口	见表 1-1-2		

三、胆总管探查引流手术

（一）手术体位：仰卧位

（二）手术器械配置：见表 1-6-1、表 1-6-2

（三）手术步骤及使用器械

表 1-6-4　胆总管探查引流手术步骤及使用器械表

主要手术步骤 1	主要手术步骤 2	使用器械名称	使用器械编号
切口，探查，安装腹部框架牵开器	见表 1-1-2，上腹正中切口或右上腹反 "L" 形切口		
确认小网膜孔，检查肝十二指肠韧带内组织，探查胆总管及附近淋巴结	用腹部拉钩时以盐水纱布将肝右叶向上拉开，递长镊夹持湿有带巾隔开胃、十二直肠、横结肠，向左拉开。递 "S" 形拉钩将十二指肠球部和横结肠向下拉开，使肝十二指肠紧张伸直，递长镊夹持纱布填塞于网膜孔内，防止开胆总管胆汁溢出和血液流入，递小吸引头，置于小网膜孔附近，随时吸除胆汁和血液	长组织镊 腹部拉钩 S 拉钩	图 1-6-5 图 1-6-21 图 1-6-20
切开肝十二指肠韧带的浆膜	递电刀或解剖剪纵行切开肝十二指肠韧带右缘稍前方浆膜层，递 3-0 线结扎横行于胆总管表面的血管，防止出血影响手术野	长线剪 长解剖剪 来海 长弯	图 1-6-2 图 1-6-4 图 1-6-12 图 1-6-11
穿刺辨认胆总管	递 5ml 注射器穿刺，抽出胆汁证实胆总管，针筒内胆汁注入培养试管内，送细菌培养及药敏试验	—	—
切开胆总管	递〇 4×10 针 5-0 丝线在胆囊管胆总管交汇下方 0.5～1.0cm 处的胆总管前壁缝两针牵引线，用蚊式牵引，用 11# 刀片行纵行切开胆总管前壁 0.5～1.0cm，递吸引吸净胆汁，电刀或解剖剪沿切口上下延长至 1.5～2.0cm，便于探查和取石	11# 刀片 长解剖剪 蚊式 来海 长持针器	图 1-6-1 图 1-6-4 图 1-6-7 图 1-6-12 图 1-6-6

续表

主要手术步骤1	主要手术步骤2	使用器械名称	使用器械编号
取出结石	可用手法取石或取石钳取石，动作轻柔，取石钳需油球上油。取石钳曲度与胆总管的弯曲度一致，防损伤胆管壁	取石钳	图1-6-18
	递12#导尿管上油后置于左右肝管或胆总管内，用50ml针筒装生理盐水冲洗，边加压冲洗边拔出导尿管，靠压力将小碎石冲出，直至无小碎石冲出，冲出液基本澄清为止	—	—
	若结石嵌顿或有狭窄段胆总管阻塞而其他方法取出困难时，可在纤维胆道镜下用取石网篮取石。取出结石妥善保管，术后交于家属	纤维胆道镜 取石网篮	图1-6-24 图1-6-23
探查胆总管：包括肝内胆管探查，肝外胆管探查及Oddi括约肌探查	涂液状石蜡的探条（从小到大）进一步检查胆总管及下方的壶腹部，能通过Oddi括约肌进入十二指肠，再递导尿管及50ml针筒证明是否已通入十二指肠内	探条	图1-6-22
胆道镜观察：观察左右肝管，胆总管下端、壶腹部、Oddi括约肌	递输液皮条连接于胆道镜，巡回护士将输液皮条针头接生理盐水；医师操作边冲边吸，探查胆管	纤维胆道镜	图1-6-24
冲洗腹腔，放置胆总管T管引流及腹腔引流管	根据胆总管直径放置不同粗细的T管，涂液状石蜡，递长组织镊夹持T管置入胆总管，将其上下移动，以免T管两臂卷曲在胆总管内，造成阻塞	长组织镊	图1-6-5
	递尖头镊及○4×10针5-0间断全层缝合胆总管切口	长线剪 尖头镊 来海 长持针器	图1-6-2 图1-6-26 图1-6-12 图1-6-6
	递50ml针筒盛生理盐水注入T管，在无压力下水能顺利通过十二指肠。检查缝合口有无渗漏，必要时补加缝针。递剪刀剪线，必要时○6×14针4-0丝线间断缝合浆膜切口	长线剪 来海 长持针器	图1-6-2 图1-6-12 图1-6-6
	网膜孔附近放置腹腔引流管	—	—
关闭腹腔及切口	见表1-1-2		

四、胆囊癌根治手术

（一）手术体位：仰卧位

（二）手术器械配置：见表1-6-1、表1-6-2

（三）手术步骤及使用器械

表1-6-5 胆囊癌根治手术步骤及使用器械表

主要手术步骤1	主要手术步骤2	使用器械名称	使用器械编号
切口，探查，安装腹部框架牵开器	见表1-1-2，行上腹正中切口或右上腹反"L"形切口		
显露肝门部，游离肝脏	递湿有带巾、深拉钩将胃、横结肠、小肠推向腹腔下方，尽量显露肝十二指肠韧带及肝门区。递来海、长解剖剪剪开肝镰状韧带两侧三角韧带及圆韧带，递有带巾垫在肝脏背后，使其向前移位，显露肝门部	长解剖剪 长组织镊 来海 腹部拉钩 S拉钩	图1-6-4 图1-6-5 图1-6-12 图1-6-21 图1-6-20
肝门控制	递来海、解剖剪在十二指肠上缘游离切开肝十二指肠韧带，分离肝固有韧带，递橡皮带绕过肝动脉或肝固有动脉，控制肝门，中弯钳夹橡皮带尾端	长解剖剪 来海 中弯	图1-6-4 图1-6-12 图1-6-8

续表

主要手术步骤 1	主要手术步骤 2	使用器械名称	使用器械编号
取胆囊活检送冷冻切片检查	递〇 6×14 针 3-0 丝线在胆囊作一荷包,电刀切开胆囊,湿纱布保护切口周围,用吸引器吸出胆囊内液体,艾利斯夹取胆囊内病变组织,电刀烫下后交巡回护士送冷冻	长线剪 来海 艾利斯 长持针器	图 1-6-2 图 1-6-12 图 1-6-9 图 1-6-6
解剖 Calot 三角,结扎切断胆囊动脉	递直角钳显露胆囊动脉,递来海钳夹胆囊动脉,长血管剪剪断,2-0 丝线结扎。近端用〇 6×14 针 3-0 丝线加强缝扎一针或双重结扎	长线剪 长血管剪 长弯 来海 直角钳 长持针器	图 1-6-2 图 1-6-25 图 1-6-11 图 1-6-12 图 1-6-14 图 1-6-6
切除胆囊及周围部分组织	递来海、长解剖剪游离清除肝十二指肠韧带周围淋巴结缔组织,湿纱布拭血,4-0 或 3-0 线结扎,递来海、电刀切下胆囊及周围 2～3cm 肝脏,将肝十二指肠韧带及两侧淋巴结缔组织连同胆囊及部分肝脏一并取下,肝脏残面电凝止血,也可将大网膜填塞在肝脏切除区以止血	长解剖剪 长线剪 长弯 来海	图 1-6-4 图 1-6-2 图 1-6-11 图 1-6-12
切断肝总管(若肿瘤未侵及肝总管,可保留)	递来海、解剖剪沿胆总管向上分离肝总管,递两把来海钳夹肝总管,用血管剪剪断,湿纱布保护,吸引器吸出胆汁,递开来 3-0 线结扎远端肝总管,递〇 4×10 针 5-0 线在近端肝总管前壁两侧做牵引线,蚊式牵引	长解剖剪 长血管剪 长线剪 长弯 来海 蚊式 长持针器	图 1-6-4 图 1-6-25 图 1-6-2 图 1-6-11 图 1-6-12 图 1-6-7 图 1-6-6
切断胆总管下端	递来海、长解剖剪游离胆总管下端及深部门静脉中的隙间疏松结缔组织。递两把来海钳夹胆总管,长血管剪剪断,吸引器吸除胆汁,电凝止血。胆总管远端以〇 6×14 针 4-0 线间断缝闭或贯穿缝扎	长解剖剪 长血管剪 长线剪 来海 长持针器	图 1-6-4 图 1-6-25 图 1-6-2 图 1-6-12 图 1-6-6
重建胆道:做 Roux-Y 型肝总管空肠端侧吻合	提起横结肠,在结肠中动脉右侧无血管区递中弯、组织剪切开一孔,3-0 或 4-0 丝线结扎,电凝止血。将失功肠襻通过此孔上提,要求与肝总管吻合时无张力,也不宜过长	组织剪 线剪 中弯 长弯	图 1-6-3 图 1-6-2 图 1-6-8 图 1-6-11
	沿肠管长轴平行切开空肠大小与肝总管口径相应,吸引器头吸净分泌液,氯己定毛纱擦拭肠腔,电凝止血	中弯	图 1-6-8
重建胆道:做 Roux-Y 型肝总管空肠端-侧吻合	空肠远端的侧面切小口与肝总管吻合,递〇 6×14 针 4-0 丝线或 3-0 可吸收线全层间断缝合前后壁,黏膜对黏膜外翻褥式缝合。将缝线用蚊式牵引	线剪 中弯 蚊式 长持针器	图 1-6-2 图 1-6-8 图 1-6-7 图 1-6-6
关闭横结肠系膜孔及空肠系膜孔	递〇 6×14 针用 4-0 线在横结肠系膜失功肠襻穿过处将系膜围绕空肠缝合数针,关闭间隙,4-0 丝线关闭空肠系膜孔	线剪 中弯 持针器	图 1-6-2 图 1-6-8 图 1-6-6
冲洗腹腔,放置引流管	于肝肾隐窝安置双腔引流		
关闭腹腔及切口	见表 1-1-2		

五、肝门胆管癌根治手术

（一）手术体位：仰卧位

（二）手术器械配置：见表1-6-1、表1-6-2

（三）手术步骤及使用器械

表 1-6-6　肝门胆管癌根治手术手术步骤及使用器械表

主要手术步骤1	主要手术步骤2	使用器械名称	使用器械编号
切口，探查，安装腹部框架牵开器	见表1-1-2，行上腹正中切口或右上腹反"L"形切口		
离断肝圆韧带	递长来海两把钳夹肝圆韧带，递解剖剪离断，两断端分别用2-0丝线结扎	长解剖剪 长线剪 长来海 长弯	图1-6-4 图1-6-2 图1-6-12 图1-6-11
切断远端胆总管	提起肝圆韧带，将肝脏向上翻转。电刀切开肝方叶基底部自十二指肠上缘横断胆总管，2-0丝线结扎	长解剖剪 长线剪 长来海 长弯	图1-6-4 图1-6-2 图1-6-12 图1-6-11
分离胆管前方	电刀切开胆管前方肝横裂包膜，切断脐裂基底部的肝桥，递长解剖剪或电刀钝性分离肝管前方组织，分出肝管前方肿瘤上界，将近端胆总管与门静脉、肝动脉分离，并将相连的组织和淋巴结一起向上牵拉	长解剖剪 长来海	图1-6-4 图1-6-12
分离门静脉保护肝动脉	递长来海提起整个肝外胆道及相连的组织和淋巴结。用电刀分离门静脉分叉的前壁与肿瘤之间的间隙。如遇出血用丝线结扎	长解剖剪 长来海	图1-6-4 图1-6-12
切断左肝管	递电刀分离肝实质，递长来海、直角钳伸入肝桥后方，从肝蒂上方穿出，打开脐裂暴露左肝管，递直角钳或大转弯钳夹，3-0丝线结扎左肝管，断端用3-0丝线缝线牵引	长解剖剪 长线剪 长来海 长弯	图1-6-4 图1-6-2 图1-6-12 图1-6-11
切断远端胆总管	提起肝圆韧带，将肝脏向上翻转。电刀切开肝方叶基底部自十二指肠上缘横断胆总管，用2-0丝线结扎	长线剪 蚊式 长弯 长来海 大转弯 直角钳 长持针器	图1-6-2 图1-6-7 图1-6-11 图1-6-12 图1-6-13 图1-6-14 图1-6-6
切断右肝管	递来海将左肝管近端与胆管汇合部、肝总管、胆总管及胆囊等一起向右上方牵拉暴露右肝管。递直角钳或大转弯钳夹，3-0丝线结扎右肝管，递长血管剪离断右肝管后，用○6×14针3-0丝线缝扎	长血管剪 长线剪 长来海 大转弯 直角钳 长持针器	图1-6-25 图1-6-2 图1-6-12 图1-6-13 图1-6-14 图1-6-6
切除肿瘤	横断右肝管后，电刀切除肿瘤，电刀予以创面止血或丝线结扎止血	长线剪 长来海 长弯	图1-6-2 图1-6-12 图1-6-11
淋巴结清扫	递电刀、来海在肝十二指肠韧带骨骼化的基础上清除周围淋巴结，包括胰上缘和十二指肠后方	长来海	图1-6-12

续表

主要手术步骤 1	主要手术步骤 2	使用器械名称	使用器械编号
胆总管 - 空肠吻合	提起横结肠，在结肠中动脉右侧无血管区递中弯、组织剪切开一孔，用 3-0 或 4-0 丝线结扎，电凝止血。将失功肠襻通过此孔上提，要求与肝总管吻合时无张力，也不宜过长	长组织剪 长线剪 中弯 长弯	图 1-6-3 图 1-6-2 图 1-6-8 图 1-6-11
	沿肠管长轴平行切开空肠大小与肝总管口径相应，吸引器头吸净分泌液，用氯己定毛纱擦拭肠腔，电凝止血	中弯	图 1-6-8
	空肠远端的侧面切小口与肝总管吻合，递○ 6×14 针 4-0 丝线或 3-0 可吸收线全层间断缝合前后壁，黏膜对黏膜外翻褥式缝合。将缝线用蚊式牵引	长线剪 中弯 蚊式 长持针器	图 1-6-2 图 1-6-8 图 1-6-7 图 1-6-6
关闭横结肠系膜孔及空肠系膜孔	递○ 6×14 针 4-0 线在横结肠系膜失功肠襻穿过处将系膜围绕空肠缝合数针，关闭间隙，4-0 丝线关闭空肠系膜孔	线剪 中弯 持针器	图 1-6-2 图 1-6-8 图 1-6-6
关闭横结肠系膜孔及空肠系膜孔	递○ 6×14 针 4-0 线在横结肠系膜失功肠襻穿过处将系膜围绕空肠缝合数针，关闭间隙，4-0 线丝线关闭空肠系膜孔	线剪 中弯 持针器	图 1-6-2 图 1-6-8 图 1-6-6
冲洗腹腔，放置引流管	于肝肾隐窝安置双腔引流	—	—
关闭腹腔及切口	见表 1-1-2		

六、腹腔镜胆囊切除手术

（一）手术体位：仰卧位

（二）手术器械配置

1. 基础手术器械

表 1-6-7　腹腔镜胆囊切除手术基础手术器械配置表

名称	类别	数量	常用规格	描述	应用范围	使用注意事项	附图	编号
手术刀	刀	1	3# 刀柄 11# 尖刀片	刀柄一般可重复使用，刀片为一次性使用	划皮逐层分离，按照表皮层、肌层、黏膜层依次分离	刀片的无菌包装是否被破坏		图 1-6-28
线剪	剪	1	180～230mm	用于手术中剪切缝线。专用的线剪应有锯齿刃口，剪线时以免缝线滑脱，关节处具备防卡线设计	不同深部的剪切，使用合适长度的线剪	线剪不可用于剪敷料等硬物质		图 1-6-29
长弯	钳	4	200～240mm	也称为长弯钳，可分为有齿止血钳和无齿止血钳，根据形状分为直型止血钳和弯型止血钳	用于夹持组织等做牵拉或固定	不可用于钳夹脆弱的器官组织，以免造成器官组织损伤和出血		图 1-6-30
有齿卵圆钳	钳	1	245mm	又称为海绵钳、持物钳，分直型和弯型，工作端分为有齿和光滑两种	用于手术前钳夹纱球进行消毒，有时也用于夹持脏器，此时常用光滑工作端的卵圆钳	夹持脏器，如肺、肠时，需使用光滑工作端的卵圆钳		图 1-6-31

2.腹腔镜手术器械

表 1-6-8　腹腔镜胆囊切除手术腹腔镜手术器械配置表

名称	类别	数量	常用规格	描述	应用范围	使用注意事项	附图	编号
腹腔镜剪刀	剪	1	5mm	常用的腹腔镜剪刀分为梅奥剪、钩剪等	用于剪切离断组织、剪线等操作	组织剪不可剪切缝线、敷料等，应注意有无损坏变形等，绝缘层破裂有漏电风险，应当及时维修		图 1-6-32
腹腔镜分离钳	钳	4	5mm	常用的腹腔镜分离钳为马里兰分离钳	用于腹腔镜下组织的钝性分离	应注意有无损坏变形等，绝缘层破裂有漏电风险，应当及时维修		图 1-6-33
腹腔镜抓钳	钳	1	5mm	腹腔镜抓钳根据抓持部位不同有多种工作端设计，一般器械手柄带锁，便于长时间抓持	在术中用于辅助分离、抓持、翻转、牵拉等操作	应注意有无损坏变形等，绝缘层破裂有漏电风险，应当及时维修		图 1-6-34
腹腔镜无损伤抓钳	钳	1	5mm	腹腔镜抓钳根据抓持部位不同有多种工作端设计，一般器械手柄带锁，便于长时间抓持	在术中用于辅助分离、抓持、翻转、牵拉等操作	无损伤齿不可抓持钙化组织或用来拔针等操作，避免损伤齿形。同时应注意有无损坏变形等，绝缘层破裂有漏电风险，应当及时维修		图 1-6-35
电钩	钓	1	5mm	根据工作端不同有电钩、电凝棒、电铲等	用于腹腔镜下分离和止血	应注意有无损坏变形等，绝缘层破裂有漏电风险，应当及时维修		图 1-6-36
腹腔镜钛夹钳	钳	2	5mm 10mm	配合钛夹使用，也有连发型钛夹钳	用于术中血管、其他管脉的闭合作用	使用前应检查工作端闭合是否有错齿，避免施夹时错位滑脱		图 1-6-37
Hem-o-lock 钳	钳	1	330mm	分为加大号、大号、中号三种型号，直径有10mm（加大号、大号）、5mm（中号）	钳口分别对应夹持加大号、大号、中号三种类型的Hem-o-lock 夹，用于结扎、夹闭血管或组织	注意一次不可钳夹太厚的组织，避免Hem-o-lock 夹无法扣合		图 1-6-38
腹腔镜冲洗吸引器		1	5mm	一般使用的吸引管带有手控阀门，一路接吸引器，一路可接冲洗液体	腔镜手术中用于术野内冲洗及吸引液体	检查器械零配件有无缺失，密闭性是否完好		图 1-6-39

（三）手术步骤及使用器械

表 1-6-9 胆囊切除手术手术步骤及使用器械表

主要手术步骤 1	主要手术步骤 2	使用器械名称	使用器械编号
完成腹腔镜仪器设备的自检及正确连接，建立 CO_2 气腹	见表 1-1-7		
套管锥穿刺	递 10mm 套管锥进行脐孔和剑突下穿刺，递 5mm 套管锥在右锁骨中线距肋缘下 2～3cm 水平穿刺。腹腔镜镜头置于脐孔套管内，电钩或分离钳置于剑突下套管内（又称为主操作孔），粗头抓钳置于右肋缘下套管内	手术刀 电钩 腹腔镜分离钳 腹腔镜粗头抓钳	图 1-6-28 图 1-6-36 图 1-6-33 图 1-6-34
探查腹腔，置头高足低位	头高足低位 15°，必要时左倾 15°～20°	—	—
显露胆囊三角区	递分离钳将胆囊壶腹提起，向肝上后方推拉	腹腔镜分离钳	图 1-6-33
解剖胆囊三角区	分离出胆囊管，递钛夹钳钳闭（远端钳闭钛夹 2 枚，近端钳闭钛夹 1 枚），递剪断离。同样方法分离胆囊动脉	腹腔镜钛夹钳 腹腔镜剪刀	图 1-6-37 图 1-6-32
胆囊剥离	递电钩分离胆囊床间隙（若胆囊肿大、顺行分离胆囊较困难，可采用逆行分离法）	电钩	图 1-6-36
取出胆囊	递粗头剪撑开剑突下戳孔，递有齿卵圆钳缓慢拉出胆囊，标本取出后，递碘伏纱球消毒切口	线剪 有齿卵圆钳	图 1-6-29 图 1-6-31
手术野冲洗与引流管放置	递腹腔镜冲洗器常规生理盐水冲洗手术野，必要时可在胆囊窝置负压引流球	腹腔镜冲洗吸引器	图 1-6-39
解除气腹，关闭腹腔及切口	见表 1-1-7	腹腔镜冲洗吸引器	图 1-6-39

第七节 胰腺手术

一、概述

（一）胰腺癌定义

胰腺癌是一种发病隐匿，进展迅速，治疗效果及预后极差的消化道恶性肿瘤，其发病率有明显增高的趋势。胰腺癌包括胰头癌、胰体尾部癌。胰头癌占胰腺癌的 70%～80%，常见淋巴转移及癌浸润。淋巴转移多见于胰头前后、幽门上下、肝十二指肠韧带内、肝总动脉、肠系膜根部及腹主动脉旁的淋巴结，晚期可转移至锁骨上淋巴结。癌肿常浸润邻近器官，如胆总管的胰内段、胃、十二指肠、肠系膜根部、胰周腹膜、神经丛、门静脉，肠系膜上动、静脉，甚至下腔静脉及腹主动脉。还可发生癌肿远端的胰管内转移和腹腔内种植。血行转移可至肝、肺、骨、脑等。该病早期诊断困难，手术切除率低，预后很差。

（二）手术方法

手术切除是胰头癌有效的治疗方法。尚无远处转移的胰头癌，均应争取手术切除以延长生存时间和改善生存质量。常用的手术方式有胰头十二指肠切除术（Whipple 手术）：切除范围包括胰头（含钩突）、远端胃、十二指肠、上段空肠、胆囊和胆总管。需同时清除相应区域的淋巴结，切除后再将胰腺、胆总管和胃与空肠重建。保留幽门的胰头十二指肠切除术（PP-PD 手术）：该术式近年来在国外较多采用，适用于幽门上下淋巴结无转移，十二指肠切缘无癌细胞残留者，术后患者生存期与 Whipple 手术相似，最重要的优点是缩短手术时间，减少术中出血，但同时也使患者术后胃溃疡和胃排空障碍的发生率有所增加。姑息性手术：适用于高龄、已有肝转移、肿瘤已不能切除或合并明显心肺功能障碍不能耐受较大手术的患者，包括胆肠吻合术解除胆道梗阻，胃空肠吻合术解除或预防十二指肠梗阻。

（三）常见手术方式

1. 胰头十二指肠切除手术。

2. 胰中段切除手术。

3. 胰体尾切除手术。

二、胰头十二指肠切除手术

（一）手术体位：仰卧位

（二）手术器械配置

1. 基础手术器械

表 1-7-1　胰头十二指肠切除手术基础手术器械配置表

名称	类别	数量	常用规格	描述	应用范围	使用注意事项	附图	编号
手术刀	刀	1	3# 刀柄 11# 尖刀片	刀柄一般可重复使用，刀片为一次性使用	划皮逐层分离，按照表皮层、肌层、黏膜层依次分离	刀片的无菌包装是否被破坏		图 1-7-1
线剪	剪	1	180～230mm	用于手术中剪切缝线。专用的线剪应有锯齿刃口，剪线时以免缝线滑脱，关节处具备防卡线设计	不同深部的剪切，使用合适长度的线剪	不可用于剪敷料等硬物质		图 1-7-2
组织剪	剪	1	180mm	头端有直、弯两种类型，大小长短不一。又称为梅奥剪	用于剪切组织，钝性分离组织、血管	不可用于剪线或敷料等非人体组织		图 1-7-3
解剖剪	剪	2	180～230mm	头端有直、弯两种类型，大小长短不一。又称为梅奥剪或组织剪	用于剪切组织和血管，钝性分离组织、血管	不可用于剪线或敷料等非人体组织		图 1-7-4
组织镊	镊	2	180～230mm	工作端为真空焊接的碳钨镊片，耐磨损、无损伤，适合习惯用镊子夹持缝针的手术医师使用	适用于连续缝合过程中，夹持组织或缝针	不可夹持非常规物体，避免较精细的头端错齿		图 1-7-5
持针器	钳	6	180～250mm	夹持缝针，缝合组织出血部位等操作。一般分为普通不锈钢工作端和碳钨镊片工作端两种，碳钨镊片上的网格有 0.5、0.4、0.2 和光面四种，分别对应夹持 3/0 及更大针、4/0～6/0、6/0～10/0、9/0～11/0 针	用于缝合组织以及缝扎出血部位	使用碳钨镊片持针器应注意其对应的缝针型号，用细密网格的持针器夹持过粗的缝针容易造成镊片断裂		图 1-7-6

续表

名称	类别	数量	常用规格	描述	应用范围	使用注意事项	附图	编号
蚊式	钳	8	125mm	头部较细小、精巧的止血钳称为蚊式止血钳，又称为蚊氏钳。根据形状可分为直型和弯型，根据工作端可分为标准型和精细型	适用于分离小血管及神经周围的结缔组织，用于小血管及微血管的止血，临床有时用于夹缝线做牵引	不适宜夹持大块或较硬的组织		图 1-7-7
中弯	钳	8	140mm	也常称血管钳，可分为有齿止血钳和无齿止血钳，根据形状分为直型止血钳和弯型止血钳	主要用于钳夹有出血点的组织器官以止血。也常用于组织牵拉固定等	不可用于钳夹脆弱的器官组织，以免造成器官组织损伤和出血		图 1-7-8
艾利斯	钳	4	155 ～ 200mm	也称鼠齿钳、皮钳，根据头端齿纹可分为有损伤艾利斯钳和无损伤艾利斯钳	用于夹持组织等做牵拉或固定	有损伤艾利斯钳头端齿损伤较大，不宜牵拉夹持脆弱的组织器官或血管、神经		图 1-7-9
巴克钳	钳	1	155 ～ 200mm	根据工作端可分为有损伤型和无损伤型，也称为持肠钳或阑尾钳	用于夹提阑尾或输尿管等组织	不宜牵拉或夹持脆弱的组织或器官		图 1-7-10
长弯	钳	4	200 ～ 240mm	也称开来钳，可分为有齿止血钳和无齿止血钳，根据形状分为直型止血钳和弯型止血钳	用于夹持组织等做牵拉或固定	不可用于钳夹脆弱的器官组织，以免造成器官组织损伤和出血		图 1-7-11
考克	钳	2	200 ～ 240mm	根据工作端可分为直型考克钳和弯型考克钳两种，也称为可可钳、克氏钳	主要用于强韧较厚组织及易滑脱组织的血管止血，如肠系膜、大网膜等。也可提拉切口处部分	不宜夹持血管、神经等组织，前端齿可防止滑脱，但不能用于皮下止血		图 1-7-12
米海	钳	4	180 ～ 220mm	工作端较为精细的止血钳，相比长弯钳更轻巧，手感更柔和	主要用于钳夹有出血点的组织器官以止血。也常用于组织钳夹分离等	不可用于钳夹脆弱的器官组织，以免造成器官组织损伤和出血		图 1-7-13
大转弯	钳	3	180 ～ 220mm	工作端较为精细的止血钳，相比长弯钳更轻巧，手感更柔和	主要用于钳夹有出血点的组织器官以止血。也常用于组织钳夹分离等	不可用于钳夹脆弱的器官组织，以免造成器官组织损伤和出血		图 1-7-14

续表

名称	类别	数量	常用规格	描述	应用范围	使用注意事项	附图	编号
直角钳	钳	1	180～230mm	也称米氏钳，工作端角度为90°或接近90°，有钝性或锐性头端两种	用于分离血管、神经等组织，同时也常会用来带线做结扎等	不可用于钳夹脆弱的器官组织，以免造成器官组织损伤和出血，同时应当注意使用，避免操作不当导致精细工作端变形		图1-7-15
剥离子钳	钳	1	180～230mm	工作端有小孔或凹陷用于夹持剥离子	用于钝性剥离组织器官粘连等	不可用于钳夹脆弱的器官组织，以免造成器官组织损伤和出血		图1-7-16
肠钳	钳	1	220～250mm	肠钳工作端一般较长且齿槽薄，弹性好，对组织损伤小，也有无损伤肠钳。可分为直型肠钳和弯型肠钳，齿型分为纵齿和斜纹齿	用于肠切断或吻合时夹持肠组织以防止肠内容物流出	可在使用时外套乳胶管，以减少对肠壁的损伤		图1-7-17
静脉拉钩	拉钩	2	155～200mm	工作端为马鞍形设计，牵拉时用于保护静脉或神经不受损伤。也称为神经拉钩或猫耳拉钩等	用于手术中牵拉血管、神经等脆弱的管脉，可以有效保护组织不受压迫损伤	拉钩边缘应无磨损、倒刺等，以免在牵开过程中损伤组织		图1-7-18
S拉钩	拉钩	2	300mm，25～50mm	"S"形腹部深部拉钩，根据牵开的深浅使用不同长度或宽度的拉钩	用于腹部深部软组织牵拉以显露手术部位或脏器	使用拉钩时，一般用纱垫将拉钩与组织隔开，以免损伤组织		图1-7-19

2. 精密手术器械

表1-7-2　胰头十二指肠切除手术精密器械配置表

名称	类别	数量	常用规格	描述	应用范围	使用注意事项	附图	编号
超锋利剪	剪	1	180～230mm	头端有直型、弯型两种，大小长短不一。刀口比普通组织剪薄，剪切更为锋利	用于剪切较薄组织和血管等	不可用于剪线或敷料等，以免损伤刀口		图1-7-20
血管剪	剪	1	180～220mm	根据医师的手术习惯不同，可分为标准指环柄血管剪或弹簧柄血管剪。此外根据材质又分为普通不锈钢和带涂层器械	用于显微手术、血管手术或心脏手术中修剪血管、神经组织或分离组织间隙等	血管剪刀十分精细，在使用和再处理过程中需要小心保护工作端等易变形部位		图1-7-21

续表

名称	类别	数量	常用规格	描述	应用范围	使用注意事项	附图	编号
无损伤镊	镊	2	150～200mm	工作端为直 DeBakey 齿形,确保夹持组织、血管的过程中无损伤	夹持需保护的组织、器官,根据操作范围,选择适合的无损伤镊长度	不可用于拔取缝针,以免造成齿形损坏,损伤组织		图1-7-22
精细持针器	钳	4	180～250mm	夹持缝针,缝合组织出血部位等操作。一般分为普通不锈钢工作端和碳钨镶片工作端两种,碳钨镶片上的网格有0.5、0.4、0.2和光面四种,分别对应夹持3/0及更大针、4/0～6/0、6/0～10/0、9/0～11/0针	用于缝合组织以及缝扎出血部位	使用碳钨镶片持针器应注意其对应的缝针型号,用细密网纹的持针器夹持过粗的缝针容易造成镶片断裂		图1-7-23
精细来海	钳	4	180～200mm	工作端极为精细的止血钳,相比长弯钳更轻巧,手感更柔和	主要用于钳夹有出血点的组织器官以止血。也常用于组织钳夹分离等	不可用于钳夹脆弱的器官组织,以免造成器官组织成损伤和出血,同时应当注意使用,避免操作不当导致精细工作端变形		图1-7-24
精细直角钳	钳	1	180～230mm	也称米氏钳,工作端角度为90°或接近90°,有钝性或锐性头端两种	用于分离血管、神经等组织,同时也常会用来带线做结扎等	不可用于钳夹脆弱的器官组织,以免造成器官组织损伤和出血,同时应当注意使用,避免操作不当导致精细工作端变形		图1-7-25
无损伤艾利斯	钳	4	155～200mm	也称为鼠齿钳、皮钳,根据头端齿纹可分为有损伤艾利斯钳和无损伤艾利斯钳	用于夹持组织等做牵拉或固定	钳头的无损伤齿可牵拉夹持组织器官,不可夹持钙化组织以免无损伤齿磨损		图1-7-26
超声刀	能量器械	1	360mm	是一种既能凝固又可切割的机械能手术刀,对3～5mm以下的血管切割止血效果确切	适用于对需要控制出血和最小程度热损伤的软组织进行切开,可安全用于重要组织的处理,自动分离组织层面,避免脏器损伤	刀头处有较小的侧向热损伤,故使用时避免触及非手术区域的脏器等组织器官,不适用于骨切除和输卵管结扎		图1-7-27

（三）手术步骤及使用器械

表 1-7-3 胰头十二指肠切除手术步骤及使用器械表

主要手术步骤 1	主要手术步骤 2	使用器械名称	使用器械编号
切口，探查，安装腹部框架牵开器	见表 1-1-2，行右上腹反"L"形切口		
探查胰头病变范围	递长组织镊、长解剖剪沿十二指肠外侧剪开后腹膜并行分离，2-0 丝线结扎或缝扎止血，湿有带巾保护肠曲，显露并探查胰头及肠系膜上静脉	长解剖剪 长线剪 长组织镊 长持针器 长弯 来海	图 1-7-4 图 1-7-2 图 1-7-5 图 1-7-6 图 1-7-11 图 1-7-13
常规切除胆囊	顺行性或逆行性切除胆囊	长解剖剪 来海 直角钳	图 1-7-4 图 1-7-13 图 1-7-15
游离肝固有动脉、肝总动脉和胃十二指肠动脉，清扫肝门部及胰头后淋巴结，切断肝总管、胃十二指肠动脉	递长解剖剪、大转弯予以分离，3-0 丝线结扎或缝扎，胃十二指肠动脉予以 2-0 丝线结扎、3-0 丝线缝扎	长解剖剪 大转弯 来海 长持针器 精细来海 精细直角钳	图 1-7-4 图 1-7-14 图 1-7-13 图 1-7-6 图 1-7-24 图 1-7-25
切断肝胃动脉、胃右动脉	递长解剖剪剪开韧带，用大转弯、直角钳分离，切断动脉，用 2-0 丝线结扎，3-0 丝线缝扎	长解剖剪 大转弯 直角钳 长持针器 精细来海 精细直角钳	图 1-7-4 图 1-7-14 图 1-7-15 图 1-7-6 图 1-7-24 图 1-7-25
切断十二指肠，并清除幽门部淋巴结（如有癌细胞浸润，则应行胃大部切除）	有带巾保护十二指肠周围组织，递长组织镊、大转弯、解剖剪游离胃窦幽门部及十二指肠球部，3-0 丝线结扎，递肠钳、考克钳夹十二指肠，10# 刀片切断十二指肠，毛纱保护残端。必要时行胃大部切除术	手术刀 解剖剪 组织镊 大转弯 肠钳 考克	图 1-7-1 图 1-7-4 图 1-7-5 图 1-7-14 图 1-7-17 图 1-7-12
游离近端空肠，于近端空肠 5～10cm 处切断	递来海钳、解剖剪游离，3-0 丝线结扎或 4-0 丝线缝扎，递肠钳、考克钳夹空肠，10# 刀片或电刀切断，用氯己定毛纱包裹残端	手术刀 解剖剪 来海 肠钳 考克	图 1-7-1 图 1-7-4 图 1-7-13 图 1-7-17 图 1-7-12
于胰腺颈部切断胰腺，显露胰管并保留之，移除标本	递大转弯、无损伤艾利斯分别夹住胰腺颈部，递 10# 刀片或电刀切断，用 Pro5-0 线间断缝合，将胰头部、十二指肠、空肠上段和胆总管整块取下，置于碗盘内	大转弯 无损伤艾利斯 精细来海 精细直角钳	图 1-7-14 图 1-7-26 图 1-7-24 图 1-7-25
重建消化道	胰管 - 空肠吻合：找到胰管，将硅胶支撑管或脑室引流管插入胰管内，用 Pro6-0 线行内层缝合，用 Pro3-0 线行外层缝合	长线剪 来海 长持针器	图 1-7-2 图 1-7-13 图 1-7-6
	胆总管 - 空肠吻合（距胰 - 空肠吻合口 5～7cm 处）：递 Pro5-0 线或 PDS5-0 线作吻合	长线剪 来海 长持针器	图 1-7-2 图 1-7-13 图 1-7-6
	胃 - 空肠端侧吻合（距胆总管 - 空肠吻合口 40cm 处）：Vic3-0 线在结肠前或后行胃 - 空肠端侧吻合。4-0 丝线将横结肠和小肠系膜裂孔缝合	线剪 来海 持针器	图 1-7-2 图 1-7-13 图 1-7-6
冲洗腹腔，放置引流管	用温盐水冲洗腹腔，在胆 - 肠、胰 - 肠吻合口放置双腔引流管		
关闭腹腔及切口	见表 1-1-2		

三、胰中段切除 + 胰胃吻合手术

（一）手术体位：仰卧位

（二）手术器械配置：见表 1-7-1、表 1-7-2

（三）手术步骤及使用器械

表 1-7-4　胰中段切除 + 胰胃吻合手术手术步骤及使用器械表

主要手术步骤 1	主要手术步骤 2	使用器械名称	使用器械编号
切口，探查，安装腹部框架牵开器	见表 1-1-2，行上腹正中切口或右上腹反 "L" 形切口或左上腹 "L" 形切口		
切除肿瘤	打开胃结肠韧带，进入小网膜囊，探查肿瘤浸润情况	来海	图 1-7-13
	显露胰腺中段，分离胰腺上、下缘，打通胰腺后隧道显露肠系膜上静脉，显露过程中如遇出血，备 Pro5-0、Pro6-0 血管缝线缝合 探查肿瘤：在贯通胰腺同时，探查肿瘤位置、浸润情况，以及与周围血管、组织的关系	长解剖剪 长线剪 来海 长持针器 精细来海 精细直角钳	图 1-7-4 图 1-7-2 图 1-7-13 图 1-7-6 图 1-7-24 图 1-7-25
	在胰头侧距离肿块约 1cm 处切断胰腺，缝扎胰腺头端残面，以防胰瘘 于胰体尾部距肿块约 1cm 处切断胰腺，缝扎胰腺残面	长线剪 长来海 长持针器	图 1-7-2 图 1-7-13 图 1-7-6
消化道重建（胰 - 胃端侧吻合）	于胰体尾侧胰腺残面寻找主胰管，在主胰管内置硅胶管支撑，将硅胶管口剪成斜面，剪成合适长短 于胃后壁近大弯侧行胰 - 胃端侧吻合，吻合时内层用 Vic4-0 可吸收缝线行黏膜对黏膜间断缝合，外层用 Vic3-0 可吸收缝线间断加固缝合	长线剪 长来海 长持针器	图 1-7-2 图 1-7-13 图 1-7-6
冲洗腹腔，放置引流管	检查无活动性出血及消化道漏后，于胰 - 胃吻合口旁置双腔引流管		
关闭腹腔及切口	见表 1-1-2		

四、胰体尾切除手术

（一）手术体位：仰卧位

（二）手术器械配置：见表 1-7-1、表 1-7-2

（三）手术步骤及使用器械

表 1-7-5　胰体尾切除手术步骤及使用器械表

主要手术步骤 1	主要手术步骤 2	使用器械名称	使用器械编号
切口，探查，安装腹部框架牵开器	见表 1-1-2，行左上腹 "L" 形切口		
显露胰腺	递超声刀切断胃结肠韧带、脾结肠韧带、部分脾胃韧带、胃短血管和胃后血管。递肠钳将胃向上拉起，进一步判断胰腺肿瘤与脾脏的关系	超声刀 长来海 肠钳	图 1-7-27 图 1-7-13 图 1-7-17
分离脾动脉和脾静脉	递来海分离出脾动脉，使脾动脉脱离胰腺。分离脾静脉根部，使脾静脉脱离胰腺，并向胰尾侧分离出至少 2～3cm	长来海 精细来海 精细直角钳	图 1-7-13 图 1-7-24 图 1-7-25
离断胰腺，移除标本	递橡皮带穿过胰腺颈部或肿瘤近端，向左上方提起。用 ENDO-GIA 切割缝合器将胰腺颈部或胰体部离断，或直接用电刀离断。递超声刀或来海离断胰腺附近小血管，注意保留脾脏和脾动、静脉主干	超声刀 长来海 精细来海 精细直角钳	图 1-7-27 图 1-7-13 图 1-7-24 图 1-7-25
冲洗腹腔，放置引流管	用温盐水冲洗腹腔，在胰腺残端放置引流管		
关闭腹腔及切口	见表 1-1-2		

第八节 脾脏手术

一、概述

（一）疾病定义

脾是体内最大的淋巴器官，约占全身淋巴组织总量的 25%，内含大量的淋巴细胞和巨噬细胞，其功能与结构又与淋巴结有许多相似之处，故脾又是一个重要的免疫器官。脾的原发性疾病，如脾肿瘤、脾囊肿等较少，多为继发性病变，如门静脉高压症和某些造血系统疾病的继发性脾功能亢进等，治疗方法主要是脾切除术。

（二）手术方法

脾切除的主要适应证为外伤性脾破裂、门静脉高压症脾功能亢进，其他适应证为脾占位性病变及造血系统疾病等。

脾是腹腔脏器最容易受损的器官之一，脾脏损伤的发生率在腹部创伤中高达 40%～50%。脾发生中心部碎裂、脾门撕裂或有大量失活组织时，缝合修补不能有效止血，高龄及多发伤情况严重者需迅速施行全脾切除术。

门静脉高压症脾功能亢进手术方式有门体分流术及断流术。门体分流术分为非选择性门体分流术及选择性门体分流术：非选择性门体分流术是将入肝的门静脉血完全转流入体循环，代表式是门静脉与下腔静脉端侧或侧侧分流，治疗食管 - 胃底曲张静脉破裂出血效果好，但肝性脑病发生率高，易引起肝衰竭；选择性门体分流术旨在保存门静脉的入肝血流，同时降低食管 - 胃底曲张静脉的压力，代表式是远端脾 - 肾静脉分流术，即将脾静脉远端与左肾静脉进行端侧吻合，同时离断门 - 奇静脉侧支，包括胃冠状静脉和胃网膜静脉。断流手术：即脾切除，同时手术阻断门奇静脉间的反常血流，以达到止血的目的。以脾切除加贲门周围血管离断术最为有效，不仅离断了食管胃底的静脉侧支，还保存了门静脉的入肝血流。

（三）常见手术方式

1. 脾破裂修补手术。

2. 脾切除手术。

3. 脾切除＋分流手术。

4. 脾切除＋断流手术。

二、脾破裂修补手术

（一）手术体位：仰卧位

（二）手术器械配置

1. 基础手术器械

表 1-8-1 脾破裂修补手术基础器械配置表

名称	类别	数量	常用规格	描述	应用范围	使用注意事项	附图	编号
手术刀	刀	1	3# 刀柄 11# 尖刀片	刀柄一般可重复使用，刀片为一次性使用	划皮逐层分离，按照表皮层、肌层、黏膜层依次分离	刀片的无菌包装是否被破坏		图 1-8-1
线剪	剪	1	180～230mm	用于手术中剪切缝线。专用的线剪应有锯齿刃口，剪线时以免缝线滑脱，关节处具备防卡线设计	不同深部的剪切，使用合适长度的线剪	不可用于剪敷料等硬物质		图 1-8-2

续表

名称	类别	数量	常用规格	描述	应用范围	使用注意事项	附图	编号
组织剪	剪	1	180mm	头端有直型、弯型两种，大小长短不一，又称为梅奥剪	用于剪切组织，钝性分离组织、血管	不可用于剪线或敷料等非人体组织		图 1-8-3
解剖剪	剪	2	180～230mm	头端有直型、弯型两种，大小长短不一，又称为梅奥剪或组织剪	用于剪切组织和血管，钝性分离组织、血管	不可用于剪线或敷料等非人体组织		图 1-8-4
组织镊	镊	2	180～230mm	工作端为真空焊接的碳钨镶片，耐磨损、无损伤，适合习惯用镊子夹持缝针的手术医师使用	适用于连续缝合过程中，夹持组织或缝针	不可夹持非常规物体，避免较精细的头端错齿		图 1-8-5
持针器	钳	6	180～250mm	夹持缝针，缝合组织出血部位等操作。一般分为普通不锈钢工作端和碳钨镶片工作端两种，碳钨镶片上的网格有 0.5、0.4、0.2 和光面四种，分别对应夹持 3/0 及更大针、4/0～6/0、6/0～10/0、9/0～11/0 针	用于缝合组织及缝扎出血部位	使用碳钨镶片持针器应注意其对应的缝针型号，用细密网格的持针器夹持过粗的缝针容易造成镶片断裂		图 1-8-6
蚊式	钳	8	125mm	头部较细小、精巧的止血钳称为蚊式止血钳，又称为蚊氏钳。根据形状可分为直型和弯型，根据工作端可分为标准型和精细型	适用于分离小血管及神经周围的结缔组织，用于小血管及微血管的止血，临床有时用于夹缝线做牵引	不适宜夹持大块或较硬的组织		图 1-8-7
中弯	钳	8	140mm	也常称为血管钳，可分为有齿止血钳和无齿止血钳，根据形状分为直型止血钳和弯型止血钳	主要用于钳夹有出血点的组织器官以止血。也常用于组织牵拉固定等	不可用于钳夹脆弱的器官组织，以免造成器官组织损伤和出血		图 1-8-8
艾利斯	钳	4	155～200mm	也称为组织钳、鼠齿钳、皮钳，根据头端齿纹可分为有损伤艾利斯钳和无损伤艾利斯钳	用于夹持组织等做牵拉或固定	有损伤艾利斯钳头端齿损伤较大，不宜牵拉夹持脆弱的组织器官或血管、神经		图 1-8-9

续表

名称	类别	数量	常用规格	描述	应用范围	使用注意事项	附图	编号
巴克钳	钳	1	155～200mm	根据工作端可分为有损伤型和无损伤型，也称为持肠钳或阑尾钳	用于夹提阑尾或输尿管等组织	不宜牵拉或夹持脆弱的组织或器官		图1-8-10
长弯	钳	4	200～240mm	也称为开来钳，可分为有齿止血钳和无齿止血钳，根据形状分为直型止血钳和弯型止血钳	用于夹持组织等做牵拉或固定	不可用于钳夹脆弱的器官组织，以免造成器官组织损伤和出血		图1-8-11
来海	钳	4	180～220mm	工作端较为精细的止血钳，相比长弯钳更轻巧，手感更柔和	主要用于钳夹有出血点的组织器官以止血。也常用于组织钳夹分离等	不可用于钳夹脆弱的器官组织，以免造成器官组织损伤和出血		图1-8-12
大转弯	钳	3	180～220mm	工作端较为精细的止血钳，相比长弯钳更轻巧，手感更柔和	主要用于钳夹有出血点的组织器官以止血。也常用于组织钳夹分离等	不可用于钳夹脆弱的器官组织，以免造成器官组织损伤和出血		图1-8-13
直角钳	钳	1	180～230mm	也称为米氏钳，工作端角度为90°或接近90°，有钝性、锐性头端两种	用于分离血管、神经等组织，同时也常会用来带线做结扎等	不可用于钳夹脆弱的器官组织，以免造成器官组织损伤和出血，同时应当注意使用，避免操作不当导致精细工作端变形		图1-8-14
剥离子钳	钳	1	180～230mm	工作端有小孔或凹陷用于夹持剥离子	用于钝性剥离组织器官粘连等	不可用于钳夹脆弱的器官组织，以免造成器官组织损伤和出血		图1-8-15
肠钳	钳	1	220～250mm	工作端一般较长且齿槽薄，弹性好，对组织损伤小，也有无损伤肠钳。可分为直型肠钳和弯型肠钳，齿型分为纵齿和斜纹齿	用于肠切断或吻合时夹持肠组织以防止肠内容物流出	可在使用时外套乳胶管，以减少对肠壁的损伤		图1-8-16
静脉拉钩	拉钩	2	155～200mm	工作端为马鞍形设计，牵拉时用于保护静脉或神经不受损伤。也称为神经拉钩或猫耳拉钩等	用于手术中牵拉血管、神经等脆弱的管脉，可以有效保护组织不受压迫损伤	拉钩边缘应无磨损、倒刺等，以免在牵开过程中损伤组织		图1-8-17

续表

名称	类别	数量	常用规格	描述	应用范围	使用注意事项	附图	编号
S 拉钩	拉钩	2	300mm，25～50mm	"S" 形腹部深部拉钩，根据牵开的深浅使用不同长度或宽度的拉钩	用于腹部深部软组织牵拉，以显露手术部位或脏器	使用拉钩时，一般用纱垫将拉钩与组织隔开，以免损伤组织		图 1-8-18

2. 精密手术器械

表 1-8-2　脾破裂修补手术精密手术器械配置表

名称	类别	数量	常用规格	描述	应用范围	使用注意事项	附图	编号
超锋利剪	剪	1	180～230mm	头端有直型、弯型两种，大小长短不一。刃口比普通组织剪薄，剪切更为锋利	用于剪切较薄组织和血管等	不可用于剪线或敷料等，以免损伤刃口		图 1-8-19
血管剪	剪	1	180～220mm	根据医师的手术习惯不同可分为标准指环柄血管剪或弹簧柄血管剪。此外根据材质又分为普通不锈钢和带涂层器械血管剪	用于显微手术、血管手术或心脏手术中修剪血管、神经组织或分离组织间隙等	十分精细，在使用和再处理过程中需要小心保护工作端等易变形部位		图 1-8-20
无损伤镊	镊	2	150～200mm	工作端为直 DeBakey 齿形，确保夹持组织、血管的过程中无损伤	夹持需保护的组织、器官，根据操作范围，选择适合的无损伤镊长度	血管剪不可用于拔取缝针，以免造成齿形损坏，损伤组织		图 1-8-21
无损伤艾利斯	钳	4	155～200mm	也称为鼠齿钳、皮钳，根据头端齿纹可分为有损伤艾利斯钳和无损伤艾利斯钳	用于夹持组织等做牵拉或固定	无损伤艾利斯钳头的无损伤齿可牵拉夹持组织器官，不可夹持钙化组织以免无损伤齿磨损		图 1-8-22
血管阻断钳	钳	若干	150～270mm	根据应用部位和功能的不同，有不同名称。常用材质分为不锈钢和钛合金。为了能阻断不同部位管脉，工作端有各种不同形状	核心作用是无创地进行全部或部分血管的阻断和夹闭	避免使用无损伤阻断钳夹持坚硬物体，以免破坏无损伤齿型		图 1-8-23
血管夹	钳	若干	45～70mm	又称为哈巴狗夹，可分为迷你血管夹、弹簧式和反力式，常用的血管夹工作端大都为无损伤齿	用于钳夹血管，临时性阻断血流	由于影响夹闭效果因素很多，普通血管夹一般不区分动脉夹或静脉夹，夹闭不同血管前，需手术医师判断夹闭力大小后施夹		图 1-8-24

（三）手术步骤及使用器械

表 1-8-3　脾破裂修补手术步骤及使用器械表

主要手术步骤 1	主要手术步骤 2	使用器械名称	使用器械编号
切口，探查，安装腹部框架牵开器	见表 1-1-2，行上腹正中切口或左肋缘下切口，探查脾破裂的部位、损伤程度，确定手术方式	—	—
离断胃脾韧带	来海、大转弯钳夹，解剖剪离断，用 2-0 丝线结扎	解剖剪 线剪 来海 大转弯 长弯	图 1-8-4 图 1-8-2 图 1-8-12 图 1-8-13 图 1-8-11
止血	如有活动性出血，可用压迫止血，暂时控制脾蒂止血。如有大出血可递 2-0 丝线将脾动脉结扎	线剪 来海 长弯	图 1-8-2 图 1-8-12 图 1-8-11
清除血凝块和已碎裂断离的脾组织	递〇 7×17 针 2-0 丝线行交锁褥式缝合止血	线剪 来海 持针器	图 1-8-2 图 1-8-12 图 1-8-6
观察	如有出血即再给予有效处理；如无出血，将网膜游离后固定于裂伤处	线剪 来海 持针器	图 1-8-2 图 1-8-12 图 1-8-6
冲洗腹腔，放置引流管	检查腹腔内其他脏器是否有损伤，并给予相应处理，用温盐水冲洗腹腔。左膈下放置引流管	—	—
关闭腹腔及切口	见表 1-1-2		

三、脾切除手术

（一）手术体位：仰卧位

（二）手术器械配置：见表 1-8-1、表 1-8-2

（三）手术步骤及使用器械

表 1-8-4　脾切除手术步骤及使用器械表

主要手术步骤 1	主要手术步骤 2	使用器械名称	使用器械编号
切口，探查，安装腹部框架牵开器	见表 1-1-2，行上腹正中切口或左肋缘下切口，探查肝、胆、胰、小肠、结肠、胃等，最后探查脾脏		
离断胃脾韧带	来海、大转弯钳夹，用解剖剪离断，并用 2-0 丝线结扎	解剖剪 线剪 来海 大转弯 长弯	图 1-8-4 图 1-8-2 图 1-8-12 图 1-8-13 图 1-8-11
离断胃短血管	来海、大转弯钳夹，用解剖剪离断，并用 3-0 丝线结扎	解剖剪 线剪 来海 大转弯 长弯	图 1-8-4 图 1-8-2 图 1-8-12 图 1-8-13 图 1-8-11
结扎脾动脉	解剖剪打开小网膜囊，在胰腺上缘游离脾动脉，用 2-0 丝线双重结扎脾动脉	解剖剪 线剪 来海 长弯	图 1-8-4 图 1-8-2 图 1-8-12 图 1-8-11
处理脾结肠韧带、脾肾韧带	用来海、大转弯、解剖剪离断韧带，并用 2-0 丝线结扎	解剖剪 来海 大转弯	图 1-8-4 图 1-8-12 图 1-8-13

主要手术步骤 1	主要手术步骤 2	使用器械名称	使用器械编号
托出脾脏	干有带巾 2 块，用长镊子塞入脾窝，防止脾脏重新滑入腹腔，同时又可止住后腹膜粗糙面的渗血；再将脾脏后缘翻开，轻轻推开胰尾和脾蒂间的疏松组织	长组织镊	图 1-8-5
切除脾脏	3 把长弯分别钳夹脾动脉、脾静脉、脾蒂，剪断后，○ 9×24 针 3-0 丝线贯穿缝扎脾门血管或用 Pro 4-0 缝扎	线剪 超锋剂剪 长弯 持针器 来海	图 1-8-2 图 1-8-19 图 1-8-11 图 1-8-6 图 1-8-12
止血	脾脏切除后仔细检查胃底部的胃短血管，脾膈韧带的膈面、脾肾韧带的后腹膜面及胰尾处，如有出血点可用○ 7×17 针 3-0 丝线做 "8" 字缝扎	线剪 持针器 来海	图 1-8-2 图 1-8-6 图 1-8-12
冲洗腹腔，放置引流管	用温盐水冲洗腹腔，如渗血较多，在左膈下置单腔引流管	—	—
关闭腹腔及切口	见表 1-1-2		

第九节　乳腺手术

一、概述

（一）疾病定义

乳房主要由腺体、导管、脂肪组织和纤维组织等构成。乳房位于胸大肌上，上界一般位于第 2 肋水平，内侧到胸骨旁线，外侧可达腋中线。乳腺癌是女性最常见的恶性肿瘤之一。全世界每年约有 130 万人被诊断为乳腺癌，约 40 万人死于该疾病。根据病理分型，该病可分为非浸润性癌、早期浸润癌、浸润性特殊癌、浸润性非特殊癌，其中前三种预后较好，后一种分化低，预后较前三种差。

（二）常用体位

1. 仰卧位，胸部下垫一软枕，以暴露切口。

2. 患侧手臂外展 90°并臂下垫一软枕，抬高手臂暴露腋窝。

3. 侧卧位。

二、手术类型及使用器械

（一）乳腺癌改良根治术

1. 适应证

（1）Ⅰ、Ⅱ期乳腺癌。

（2）良性肿瘤有癌变而无远处转移者。

（3）Ⅲ期乳腺癌无禁忌证者。

2. 手术器械配置

基础手术器械

表 1-9-1　乳腺癌改良根治术基础手术器械配置表

名称	类别	数量	常用规格	描述	应用范围	使用注意事项	附图	编号
卵圆钳	钳	2	245mm	又称为海绵钳，工作端为椭圆形，带有横槽，环柄处有棘齿	用于夹持消毒纱布，进行皮肤表面消毒	不可用其夹持脏器，以免造成脏器损伤		图 1-9-1
组织钳	钳	6	145mm	又称为鼠齿钳，对组织的压榨较血管钳轻、不易滑脱	用于提拉牵引组织、牵引被切除的病变部位、固定导线等操作	切勿用力过猛，以免损坏钳端		图 1-9-2
直角钳	钳	20	125～160mm	用于夹闭血管止血、提拉组织等操作	根据操作范围，选择合适的长度使用	不可夹持布类或固定物品，避免血管前端发生变形、错齿等损坏		图 1-9-3
血管钳	钳	6	125mm 直头或弯头	用于夹闭血管止血、提拉组织等操作	微小血管的夹闭、止血等操作	不可夹持布类或固定物品，避免血管前端发生变形、错齿等损坏		图 1-9-4
巾钳	钳	4	110mm	又称为布巾钳	用于夹持固定布类敷料，规整导管导线	不可用其夹持脏器，以免造成脏器损伤		图 1-9-5
长组织钳	钳	1	180mm －230mm	头部为弯曲状，圆润，没有任何锋利突出，顶部也没有齿状设计，防止损伤组织	用于分离组织及远端离断时套扎缝线	不可结扎血管或夹持微小血管		图 1-9-6
考克钳	钳	1	180mm	又称为有齿组织钳，工作端有 1∶2 齿，用于夹闭比较厚的器官及组织	根据手术范围选择，常用于骨科手术夹持、固定骨折部位	夹持骨骼过程中应注意避免操作不当导致工作端错齿		图 1-9-7
持针钳	钳	2	180mm	夹持缝针，缝合组织出血部位等操作	用于缝合组织及缝扎出血部位	夹持缝针，选择合适缝针，避免型号不对引起损坏		图 1-9-8
线剪	剪	1	145mm	用于手术中剪切缝线	用于剪切结扎或缝扎部分缝线	不可用于剪切组织		图 1-9-9

续表

名称	类别	数量	常用规格	描述	应用范围	使用注意事项	附图	编号
组织剪	剪	1	145mm	又称为梅奥剪或解剖剪，用于剪切组织和血管，或钝性分离组织和血管	分离手术范围内组织，剪切血管远端	不可用于剪切缝线		图 1-9-10
手术刀	刀	1	3#刀柄长度125mm　10#圆刀片	刀柄一般可重复使用，刀片为一次性使用	划皮逐层分离，按照表皮层、肌层、黏膜层依次分离	刀片的无菌包装是否被破坏		图 1-9-11
直角拉钩	拉钩	2	180～230mm	多为甲状腺、乳腺等浅部组织牵拉	用于牵拉组织，暴露视野	根据手术不同部位选择合适的型号		图 1-9-12
双头腹部拉钩	拉钩	2	双头型	多为深部组织牵拉	用于牵拉组织，暴露视野	根据手术不同部位选择合适的型号		图 1-9-13
皮肤拉钩	拉钩	2	工作端3齿、4齿、5齿，整体长度165mm、180mm	用于肌肉等的钝性分离组织	用于牵拉组织，暴露视野	皮肤拉钩不可用于血管、脏器等组织的牵拉，以免造成其损伤		图 1-9-14
有齿镊	镊	1	145mm	用于夹持和提起组织，以利于解剖及缝合，分为有齿和无齿两种	有齿镊用于夹持较硬组织或肌腱缝合、整形手术等	因尖端有钩齿，所以夹持牢固，但对组织有一定损伤，避免夹持神经及脆弱组织等		图 1-9-15
平镊	镊	1	230～250mm	用于夹持和提起组织，以利于解剖及缝合，分有齿和无齿两种	又称为无齿镊。用于夹持脆弱的组织、脏器及敷料，也用于血管、神经手术	根据手术不同部位选择合适的型号		图 1-9-16
S拉钩	拉钩	1	300mm　25～50mm	分为大、中、小、直角四种类型	用于牵拉组织，暴露视野	根据手术不同部位选择合适的型号		图 1-9-17

3. 手术步骤及使用器械

表 1-9-2 乳腺癌改良根治手术手术步骤及使用器械表

主要手术步骤 1	主要手术步骤 2	使用器械名称	使用器械编号
乳腺切口	用 0 号刀片呈弧形或放射状切开皮肤，递 2 把组织钳和直角拉钩牵拉切口，暴露术野	组织钳 线剪 持针器 组织剪	图 1-9-2 图 1-9-9 图 1-9-8 图 1-9-10
切除肿瘤，送术中冷冻	递直角拉钩、组织钳牵拉肿物表面，电刀游离肿瘤周围组织，用电刀或刀片进行锐性分离组织，电刀止血，用组织剪或电刀取下肿瘤。巡回护士提前准备好标本袋，核对无误送检	组织钳 直角拉钩 血管钳 线剪 组织剪 持针器	图 1-9-2 图 1-9-12 图 1-9-4 图 1-9-9 图 1-9-10 图 1-9-8
游离胸大肌皮瓣，切除乳房	冷冻结果为恶性，进一步手术，递组织钳、直角拉钩牵拉组织，电刀游离皮瓣。游离范围：上至锁骨，内至腋中线，外至背阔肌前缘，下至肋弓及腹直肌上部。将乳腺及上述游离范围内的皮下组织及腹直肌前鞘一并切除，从胸大肌筋膜面分离	组织钳 直角拉钩 血管钳 线剪 组织剪 持针器	图 1-9-2 图 1-9-12 图 1-9-4 图 1-9-9 图 1-9-10 图 1-9-8
清扫腋窝淋巴结及脂肪组织	递 S 拉钩拉钩牵拉皮瓣，暴露切口。术者切开筋膜，解剖腋静脉，分离周围淋巴结及脂肪组织，备 4 号线结扎出血或缝扎，深部组织可递卵圆钳游离组织	组织钳 S 拉钩 血管钳 线剪 组织剪 持针器	图 1-9-2 图 1-9-17 图 1-9-4 图 1-9-9 图 1-9-10 图 1-9-8
缝合皮肤，放置引流管，加压包扎	用 4-0 三角针可吸收缝线缝合切口，腋窝及胸大肌面皮下放置两根硅胶管引流，大纱布加压覆盖包扎	组织钳 血管钳 线剪 组织剪 持针器	图 1-9-2 图 1-9-4 图 1-9-9 图 1-9-10 图 1-9-8

（二）保留乳头乳晕复合体的乳腺癌改良根治术

1. 复合体的定义　是由乳头及其周围的乳晕和乳晕下薄层组织构成的复合结构（NAC）。一般根据患者自身条件取皮瓣复合体，NAC 分为四种类型。

（1）水凝胶硅胶假体置入。

（2）腹直肌皮瓣。

（3）背阔肌皮瓣。

（4）侧胸壁脂肪筋膜肌肉瓣。

2. 适应证

（1）适用于Ⅰ、Ⅱa 期乳腺癌患者。

（2）患者有强烈的保留 NAC 和（或）乳房外形的愿望，而又不能或不愿行保乳术。

（3）非中央区乳腺癌，肿瘤边缘距乳晕边缘最短直线距离≥3cm。

（4）肿瘤最大径≤3cm。

（5）乳头无溢液、无湿疹样改变、无内陷及歪斜等异常表现。

（6）乳晕无橘皮样改变，未受侵犯。

（7）保留的乳头乳晕区皮下组织深面五点取样冷冻病理报告示无癌细胞浸润。

3. 手术器械配置

基础手术器械：见表 10-5-1 甲状腺全切除术基础手术器械配置表。

4. 手术步骤及使用器械

表 1-9-3　保留乳头乳晕复合体乳腺癌改良根治手术手术步骤及使用器械表

主要手术步骤 1	主要手术步骤 2	使用器械名称	使用器械编号
乳腺切口	用 0 号刀片呈弧形或放射状切开皮肤，递 2 把组织钳和直角拉钩牵拉切口，暴露术野	组织钳 线剪 持针器 组织剪	图 1-9-2 图 1-9-9 图 1-9-8 图 1-9-10
切除肿瘤，送术中冷冻	递直角拉钩、组织钳牵拉肿物表面，电刀游离肿瘤周围组织，用电刀或刀片进行锐性分离组织，电刀止血，用组织剪或电刀取下肿瘤。巡回护士提前准备好标本袋，核对无误送检	组织钳 直角拉钩 血管钳 线剪 组织剪 持针器	图 1-9-2 图 1-9-12 图 1-9-4 图 1-9-9 图 1-9-10 图 1-9-8
游离胸大肌皮瓣切除乳房	冷冻结果为恶性，进一步手术，递组织钳、直角拉钩牵拉皮瓣，电刀游离皮瓣，切除乳房	组织钳 直角拉钩 血管钳 线剪 组织剪 持针器	图 1-9-2 图 1-9-12 图 1-9-4 图 1-9-9 图 1-9-10 图 1-9-8
清扫腋窝淋巴结及脂肪组织	再更换刀片，在腋窝处切开皮肤，递 S 拉钩牵拉皮瓣，暴露切口。术者切开筋膜，解剖腋静脉，分离周围淋巴结及脂肪组织，备 4 号线结扎出血或缝扎，深部组织可递卵圆钳游离组织。巡回准备好病理袋 5 个，即上、下、内、外、基底部切缘送冷冻	组织钳 直角拉钩 血管钳 线剪 组织剪 持针器 S 拉钩	图 1-9-2 图 1-9-12 图 1-9-4 图 1-9-9 图 1-9-10 图 1-9-8 图 1-9-17
冲洗创面，取复合体	43 ～ 45℃的无菌蒸馏水冲洗创面 3 遍，无菌纱布覆盖创面。更换手术器械及无菌手套，用注射器于侧胸壁注射组织肿胀液后，递手术刀锐性切取脂肪筋膜瓣	组织钳 直角拉钩 血管钳 线剪 组织剪	图 1-9-2 图 1-9-12 图 1-9-4 图 1-9-9 图 1-9-10
缝合复合体	递血管钳夹于复合体上，将切取的组织瓣转向胸壁上方乳头乳晕后方，用 2-0 的可吸收线与胸大肌缝合固定重塑乳房外形（如是硅胶假体则分离胸大肌与胸小肌之间，将假体用 2-0 可吸收线缝合固定于肌间）	组织钳 直角拉钩 血管钳 线剪 组织剪 持针器 S 拉钩	图 1-9-2 图 1-9-12 图 1-9-4 图 1-9-9 图 1-9-10 图 1-9-8 图 1-9-17
缝合皮肤，放置引流管，加压包扎	用 4-0 三角针可吸收缝线分别缝合切口，腋窝及胸大肌创面皮下放置两根硅胶管引流，大纱布加压覆盖包扎	组织钳 直角拉钩 血管钳 线剪 组织剪 持针器	图 1-9-2 图 1-9-12 图 1-9-3 图 1-9-9 图 1-9-10 图 1-9-8

第2章 周围血管外科手术

第一节 概述

一、周围血管疾病的定义

周围血管疾病是指除心脏和大脑以外的血管，大致可以分为动脉疾病、静脉疾病和血管相关性疾病。常见的动脉疾病有动脉粥样硬化、动脉硬化闭塞、动脉瘤、动脉夹层等；静脉疾病有大隐静脉曲张、深静脉血栓形成、静脉功能不全，以及动静脉都涉及的动静脉瘘；血管相关性疾病如颈动脉体瘤、累及血管的肿瘤等。

二、常用手术体位

仰卧位：患者仰卧于手术台中线。

三、手术入路及使用器械

（一）中上腹正中切口

1. 手术器械配置

（1）基础手术器械

表 2-1-1 中上腹正中切口入路的基础手术器械配置表

名称	类别	数量	常用规格	描述	应用范围	使用注意事项	附图	编号
卵圆钳	钳	3	250mm 直、弯 有齿、无齿	工作端为圆形或椭圆形，带有横槽或不带横槽，环柄处带有棘齿	用于夹持消毒棉球，进行皮肤表面消毒	不可用卵圆钳夹持脏器，以免对脏器带来损伤		图 2-1-1
巾钳	钳	2	140mm	工作端为穿透式	用于夹持治疗巾，规范固定高频电刀笔和负压吸引导管	不可用巾钳夹持脏器，以免对脏器带来损伤		图 2-1-2
手术刀	刀	3	4#140mm 7#160mm	刀柄一般可重复使用，刀片为一次性使用	用刀片逐层划开、分离。按照表皮层、肌层、黏膜层依次分离	检查刀片无菌包装是否被破坏		图 2-1-3
组织镊	镊	3	125mm	工作端为真空焊接的碳钨镶片。耐磨损，无损伤	适用于缝合过程中夹持组织	组织镊不可夹持血管、脏器及细小组织		图 2-1-4

续表

名称	类别	数量	常用规格	描述	应用范围	使用注意事项	附图	编号
持针器	钳	3	180mm	夹持缝针，缝合组织出血部位等操作。一般分为不锈钢工作端和碳钨镶片工作端两种，碳钨镶片上的网格有 0.5、0.4、0.2 和光面四种	夹持缝针，用于缝合组织及缝扎出血部位	使用碳钨镶片持针器应注意其对应的缝针型号，用细密网格的持针器夹持过粗的缝针会造成镶片断裂		图 2-1-5
皮肤拉钩	拉钩	2	200mm	锐性或钝性微弯工作端	用于牵拉皮下、肌肉组织，暴露手术视野	不可用于血管、脏器等组织的牵拉，以免造成损伤		图 2-1-6
线剪	剪	3	弯圆，180mm，200mm	用于手术中剪切缝线、引流管等	应用手术中所有缝线的剪切，如切口深度跨越大，则需准备相应长度线剪	不可用于剪切敷料等坚硬的物品		图 2-1-7
中弯	钳	16	弯，半齿常见长度160mm，180mm，200mm	用于夹闭血管止血、提拉组织等操作	根据操作范围选择合适长度，钳带线结扎止血	止血钳不可用于夹闭脆弱组织或器官，会造成不可逆转的损伤。避免用止血钳固定敷料、吸引导管等，以免工作端发生变形、错齿等损坏		图 2-1-8
组织钳	钳	6	180mm	工作端类似鼠齿，故称为鼠齿钳，对组织夹持较血管钳较轻，一般夹持软组织不易滑脱	用于肌肉组织夹持及显露手术视野的牵拉	不宜夹持血管及神经等		图 2-1-9
框架拉钩	拉钩	17	180° 的弧形	半圆形，拉钩片有一定弧度，固定牵拉开切口，更好地显露视野	用于腹部正中切开	弧形切口不可使用		图 2-1-10
S 拉钩	拉钩	1	长 300mm宽 48mm深 120mm	钝性、表面光滑，有一定弧度，可暴露深部视野	显露深部组织，保护手术视野周围脏器组织	牵拉力度不宜过度，防止损伤组织		图 2-1-11
无齿镊	镊	8	125mm250mm	工作端有齿形，确保夹持组织过程中无损伤	用于夹持和提起组织，以利于解剖及缝合	根据手术深度选择长、短无齿镊		图 2-1-12
组织剪（长）	剪	2	弯，250mm	又称为梅奥剪或解剖剪，用于剪切组织和血管，或钝性分离组织和血管	用于深部组织、血管分离	组织剪不可用于剪切敷料、导管、缝线		图 2-1-13

续表

名称	类别	数量	常用规格	描述	应用范围	使用注意事项	附图	编号
持针器（长）	钳	2	220mm 细头	夹持缝针，缝合组织出血部位等操作。一般分为不锈钢工作端和碳钨镶片工作端两种，碳钨镶片上的网格有 0.5、0.4、0.2 和光面四种	夹持缝针，缝合深部缝合组织及缝扎出血部位	使用碳钨镶片持针器应注意其对应的缝针型号，用细密网纹的持针器夹持过粗的缝针容易造成镶片断裂		图 2-1-14
蚊式	钳	6	125mm	用于夹闭血管止血、分离离断组织、牵拉组织等	主要用于细小、精细的操作，作为牵引使用	止血钳不可以夹持脆弱组织或器官，会造成不可逆转的损伤。避免夹持敷料、导管引起工作端发生变形、错齿等损伤		图 2-1-15

（2）精密手术器械

表 2-1-2　中上腹正中切口入路精密手术器械配置表

名称	类别	数量	常用规格	描述	应用范围	使用注意事项	附图	编号
小直角钳	钳	2	200mm 230mm	双指环带锁，工作端精细、光滑，45°～90°成角弯曲，不锈钢材质。用于钝性分离组织、血管、器官或肌肉，也可用于套扎缝线。用缝线将血管两头结扎，然后此血管钳即可被离断。分离钳头部圆润，没有任何突出，顶部也没有齿状设计，防止损伤组织	用于血管与周围组织的精细分离，特别是游离管腔组织及其组织与组织之间的分离及远端离断时套扎缝线	不可夹持坚硬的敷料、皮肤、脏器及较脆弱组织		图 2-1-16
无损伤镊	镊	5	150mm 200mm 240mm	工作端为直 DeBakey 齿形，确保夹持组织、血管的过程中无损伤	夹持需保护的组织、器官，根据操作范围，选择长度适合的无损伤镊	无损伤镊不可用于拔取缝针或钳夹缝针，以免造成齿形损坏，损伤组织		图 2-1-17
动静脉阻断钳	钳	14	100mm 130mm 150mm 170mm 200mm 220mm 245mm 260mm	双指环带锁钳子，无损伤鄂部有 DeBakey 和 Cooley 两种类型均匀点状密齿，有各种尺寸和角度，能满足不同血管的临时无创阻断。阻断钳根据应用部位和功能的不同，有不同的名称。用于腹主动脉的阻断钳称为腹主动脉阻断钳，其核心作用是无损伤地进行血管的阻断和夹闭。根据材质不同可分为不锈钢阻断钳及钛合金阻断钳。根据阻断组织解剖不同，阻断钳有各种不同的形状	临时阻断血管。钳夹力以完全阻断血流为准，力度过大有损伤血管内膜的风险	应根据所需阻断血管部位、血管直径、血流压力等选择合适的血管阻断钳，防止阻断钳滑脱或过度牵拉血管		图 2-1-18

名称	类别	数量	常用规格	描述	应用范围	使用注意事项	附图	编号
持针器	钳	2	185mm 200mm	工作端鄂部有光面、有齿、碳坞合金镶片、金刚砂四种，材质有不锈钢和钛合金两种。主要夹持血管滑线	夹持血管缝针及小的可吸收缝线，不同规格缝针使用相应规格的持针器，不可超限	切忌夹持普通缝针，以免对持针器工作端造成损害		图 2-1-19
钢尺	尺	1	200mm	硬质直尺，一般有毫米、厘米和英寸刻度。不锈钢材质	测量尺寸	不适用于组织的分离		图 2-1-20
精细剪	剪	2	180mm 200mm	刀片比标准解剖剪薄，头部比标准解剖剪窄，刀口有超硬镶片和无镶片两种；不锈钢材质	钝性分离和精确锐性断离精细组织	不可用于剪切缝线、敷料等		图 2-1-21
吸引器头	吸引器	2	200mm	铁质，中间有隧道直通。工作端可分为平口、斜口，靠近连接端有小孔，用拇指调节小孔大小，以控制吸力大小	术中血管出血处及切开血管时吸出血液，显露手术野	根据出血情况选择相应型号吸引器头，过大易造成组织损伤，过小不利于显露手术野		图 2-1-22

2. 手术步骤及使用器械

表 2-1-3　中上腹切口入路手术步骤及使用器械表

主要手术步骤 1	主要手术步骤 2	使用器械名称	使用器械编号
自剑突下 2 ～ 3cm 至脐下 4 ～ 5cm 的纵行切口	22# 圆刀片切开皮肤，电刀切开皮下组织、肌肉电凝止血	手术刀 电凝器	图 2-1-3
止血	皮下组织用组织镊夹持住，电刀逐层分离皮下、肌肉组织，电凝止血	组织镊 皮肤拉钩 线剪	图 2-1-4 图 2-1-6 图 2-1-7
切开腹膜	两把中弯止血钳夹住腹膜提起，更换新 20# 圆刀片于腹膜上切一小口，电刀切开腹膜	中弯 手术刀	图 2-1-8 图 2-1-3
显露术野	用腹主动脉框架拉钩牵拉，生理盐水湿纺纱隔离保护胃及肠管，固定安置拉钩片，充分显露后腹膜及扩张的腹主动脉瘤体	框架拉钩 S 拉钩	图 2-1-10 图 2-1-11
游离瘤体	用一次性延长电极电刀，纵行切开小肠系膜根部左侧后腹膜，2-0 丝线结扎出血点，电凝止血	无齿镊（长） 组织剪（长） 中弯	图 2-1-12 图 2-1-13 图 2-1-8
	用小直角钳、血管镊沿腹主动脉瘤右侧游离瘤颈，瘤颈充分游离	小直角钳 组织剪（长） 无损伤镊 蚊式	图 2-1-16 图 2-1-13 图 2-1-17 图 2-1-15
	用小直角钳逐层游离左、右髂总动脉周围组织及血管，暴露两侧髂总动脉后，分别用 8# 硅胶尿管 2 根，绕过髂总动脉，用弯蚊式夹住尿管悬吊固定	小直角钳 组织剪刀（长） 无损伤镊 蚊式	图 2-1-16 图 2-1-13 图 2-1-17 图 2-1-15

主要手术步骤1	主要手术步骤2	使用器械名称	使用器械编号
腹主动脉阻断	门静脉阻断钳、心耳阻断钳（中号）分别阻断左右侧髂总动脉，记录时间	心耳阻断钳（中号） 门静脉阻断钳	图2-1-18 图2-1-18
	全身血液肝素化5min后，用背托式阻断钳阻断瘤体近端腹主动脉	背托式阻断钳	图2-1-18
瘤体切除	血管镊夹住瘤壁，用电刀从瘤体前壁切开瘤壁	中弯 无损伤镊	图2-1-8 图2-1-17
	金属吸引头4#/5#吸除血凝块，用血管镊将瘤腔内硬化斑块、血栓、瘤壁取出，用生理盐水及肝素钠盐水冲洗瘤腔，显露瘤腔，防止血栓附着	无损伤镊 金属吸引器头	图2-1-17 图2-1-22
	中号圆针2-0丝线"8"字缝扎有活动性出血的肠系膜下动脉、腰动脉	持针器（长） 无损伤镊 线剪	图2-1-14 图2-1-17 图2-1-7
关闭切口	逐层缝合肌肉、皮下组织及皮肤	组织镊 持针器 线剪	图2-1-4 图2-1-5 图2-1-7

（二）腹股沟韧带下方纵行切口

1. 手术器械配置

（1）基础手术器械

表2-1-4　腹股沟韧带下方纵行切口入路基础手术器械配置表

名称	类别	数量	常用规格	描述	应用范围	使用注意事项	附图	编号
卵圆钳	钳	3	250mm 直、弯 有齿、无齿	工作端为圆形或椭圆形，带有横槽或不带横槽，环柄处带有棘齿	用于夹持消毒棉球，进行皮肤表面消毒	不可用卵圆钳夹持脏器，以免对脏器造成损伤		图2-1-23
巾钳	钳	2	140mm	工作端为穿透式	用于夹持治疗巾，规范固定高频电刀笔和负压吸引导管	不可用巾钳夹持脏器，以免对脏器造成损伤		图2-1-24
手术刀	刀	3	3#、4#、7#刀柄，10#圆刀片20#圆刀片11#尖刀片	刀柄一般可重复使用，刀片为一次性使用	刀片逐层划开、分离。按照表皮层、肌层、黏膜层一次分离	检查刀片无菌包装是否被破坏		图2-1-25
组织镊	镊	2	125mm	工作端为真空焊接的碳钨镶片。耐磨损，无损伤	适用于缝合过程中夹持组织	组织镊不可夹血管、脏器及细小组织		图2-1-26

续表

名称	类别	数量	常用规格	描述	应用范围	使用注意事项	附图	编号
持针器	钳	3	180mm	夹持缝针,缝合组织出血部位等操作。一般分为不锈钢工作端和碳钨镶片工作端两种,碳钨镶片上的网格有0.5、0.4、0.2和光面四种	夹持缝针,用于缝合组织及缝扎出血部位	使用碳钨镶片持针器应注意其对应的缝针型号,用细密网格的持针器夹持过粗的缝针会造成镶片断裂		图2-1-27
皮肤拉钩	拉钩	2	200mm	锐性或钝性微弯工作端	用于牵拉皮下、肌肉组织,暴露手术视野	不可用于血管、脏器等组织的牵拉,以免造成损伤		图2-1-28
线剪	剪	3	180mm 200mm	用于手术中剪切缝线、引流管等	应用手术中所有缝线的剪切,如切口深度跨越大,则需准备相应长度线剪	不可用于剪切敷料等坚硬的物品		图2-1-29
组织钳	钳	6	180mm	工作端类似鼠齿,故称为鼠齿钳,对组织夹持较血管钳较轻,一般夹持软组织不易滑脱	用于肌肉组织夹持及显露手术视野的牵拉	不宜夹持血管及神经等		图2-1-30
蚊式	钳	4	125mm	用于夹闭血管止血、分离离断组织、牵拉组织等	主要用于细小、精细的操作,作为牵引使用	止血钳不可以夹脆弱组织或器官,会造成不可逆转的损伤。避免夹持敷料、导管引起工作端发生变形、错齿等损伤		图2-1-31
组织剪	剪	1	180mm	又称为梅奥剪或解剖剪,用于剪切组织和血管,或钝性分离组织和血管	分离组织、血管	不可用于剪切敷料、导管、缝线		图2-1-32

（2）精密手术器械

表 2-1-5　腹股沟韧带下纵行切口入路精密手术器械配置表

名称	类别	数量	常用规格	描述	应用范围	使用注意事项	附图	编号
显微弹簧持针器	钳	1	210mm 直、自锁簧式	工作端鄂部精细，有光面、金刚砂、超硬镶片三类，手柄有带锁和无锁，分圆柄和扁柄。材质有不锈钢和钛合金，用于显微手术，肝移植，血管吻合及缝合，手术中夹持精细缝针等；工作端带有金刚砂涂层能够更好地夹持缝针，防止磨损，使寿命更长久	缝合血管、血管置换吻合时夹持缝针及滑线	不能夹持普通缝针及大号缝针		图 2-1-33
显微血管镊	镊	2	210mm	鄂部宽度 ≤ 1mm 的无损伤镊子，直头，尖端精细，富有弹性，用于显微镜或手术放大镜下夹持细小而脆弱的神经、血管等组织。根据材质不同，可分为不锈钢显微镊、钛合金显微镊及铝钛氮合金涂层显微镊。铝钛氮合金涂层可抵御腐蚀	夹持血管、薄壁和缝线	只能夹持细小的组织、血管及专用的细小缝线		图 2-1-34
乳突牵开器	拉钩	2	130mm×16mm	固定式 3×3 钩，头弯 30°	牵开组织便于暴露手术视野，运用于浅表手术	牵开张力，在保证牵开稳定的前提下尽可能减小对组织的损伤及压力，降低损伤风险		图 2-1-35

2. 手术步骤及使用器械

表 2-1-6　腹股沟韧带下纵行切口入路手术步骤及使用器械表

主要手术步骤 1	主要手术步骤 2	使用器械名称	使用器械编号
腹股沟韧带下沿皮肤皱褶方向纵行切口，长度为 3～4cm	10# 圆刀片切开皮肤，电刀切开皮下组织、肌肉电凝止血。皮肤拉钩牵开两侧组织，显露股动脉	手术刀 皮肤拉钩 组织剪 组织镊	图 2-1-25 图 2-1-28 图 2-1-32 图 2-1-26
止血	周围软组织出血点，电凝止血	蚊式	图 2-1-31
显露股动脉	用乳突牵开器撑开切口能更好地暴露股动脉、股深动脉、股浅动脉	乳突牵开器	图 2-1-35
切口股动脉	在股深动脉、股浅动脉汇合部上方，微血管镊夹持血管用 11# 尖刀片切一长 2cm 的横切口	显微血管镊 手术刀	图 2-1-34 图 2-1-25
关闭股动脉切口	用显微弹簧持针器夹持 5/017 血管滑线，缝合股动脉切口	显微弹簧持针器 显微血管镊	图 2-1-33 图 2-1-34
关闭切口	逐层关闭肌肉、皮下组织及皮肤	持针器 组织镊	图 2-1-27 图 2-1-26

第二节　大隐静脉高位结扎 + 曲张静脉抽剥手术

一、概述

（一）大隐静脉曲张定义

大隐静脉曲张指浅静脉瓣膜关闭不全，使静脉内血液倒流。远端静脉淤滞，继而病变静脉壁扩张、变性，出现不规则膨出和扭曲。大隐静脉起自足背静脉网的内侧，沿下肢内侧上行，在腹股沟韧带下穿过卵圆窝注入股总静脉。

（二）手术方法

大隐静脉曲张剥脱术，在股动脉内侧，自腹股沟韧带向下做弯向内侧的纵行或斜行 1～2cm 切口后分离大隐静脉，切断大隐静脉分支并结扎大隐静脉，经内踝上方 2cm 处开口游离大隐静脉主干离断插入推进大隐静脉剥离器抽出整条大隐静脉，根据主干抽剥情况继续分段切除曲张的静脉及瓣膜功能不全的交通支后缝合。

（三）常见手术方式

1. 传统手术：涉及 3 个方面。

（1）高位结扎大隐静脉。

（2）剥除大隐静脉主干及曲张静脉。

（3）结扎功能不全的交通支。

2. 硬化剂注射疗法。

3. 微创疗法：静脉腔内激光治疗、内镜筋膜下交通静脉结扎及静脉内超声消融等微创疗法。

二、大隐静脉高位结扎 + 曲张静脉抽剥手术

（一）手术体位：患者仰卧于手术台中线，患肢保持膝外展，显露腹股沟切口区。

（二）手术器械配置

基础手术器械

表 2-2-1　大隐静脉高位结扎 + 曲张静脉抽剥手术基础手术器械配置表

名称	类别	数量	常用规格	描述	应用范围	使用注意事项	附图	编号
卵圆钳	钳	3	250mm 直、弯 有齿、无齿	工作端为圆形或椭圆形，带有横槽或不带横槽，环柄处带有棘齿	用于夹持消毒棉球，进行皮肤表面消毒	不可用卵圆钳夹取脏器，以避免损伤脏器		图 2-2-1
巾钳	钳	6	140mm	工作端为穿透式	用于夹持治疗巾，规范固定高频电刀笔和负压吸引导管	不可用巾钳夹持脏器，以免对脏器带来损伤		图 2-2-2
组织钳	钳	4	180mm	工作端类似为鼠齿，故又称为鼠齿钳，对组织压榨较血管钳较轻，故一般用以夹持软组织，不易滑脱	用于肌肉组织夹持及显露手术视野的牵拉	不宜夹取血管及神经组织		图 2-2-3

续表

名称	类别	数量	常用规格	描述	应用范围	使用注意事项	附图	编号
手术刀	刀	3	3# 4# 7#	刀柄一般可重复使用，刀片为一次性使用	刀片逐层划开，分离。按照表皮层、肌层、黏膜层依次分离	检查刀片无菌包装是否完整		图 2-2-4
组织镊	镊	2	125mm	工作端为真空焊接的碳钨镶片。耐磨损，无损伤	适用于缝合过程中夹持组织	不可夹持血管、脏器及细小组织		图 2-2-5
持针器	钳	3	180mm ×粗头 2 140mm ×细头 1	夹持缝针，缝合组织出血部位一般分为不锈钢工作端和碳钨镶片工作端两种，碳钨镶片上的网格有 0.5、0.4、0.2 和光面四种	夹持缝针，用于缝合组织及缝扎出血部位	使用碳钨镶片持针器应注意其对应的缝针型号，用细密网格的持针器夹持过粗的缝针会造成镶片断裂		图 2-2-6
皮肤拉钩	拉钩	2	260mm 240mm	锐性或钝性微弯工作端	用于牵拉皮下、肌肉组织以显露手术视野	不能用于血管、脏器等牵拉，以免造成损伤		图 2-2-7
组织剪	剪	1	180mm	又称为梅奥剪或解剖剪，用于剪切组织和血管，或钝性分离组织和血管	分离血管周围组织或离断血管	不可用于剪切敷料、导管、缝线		图 2-2-8
线剪	剪	1	180mm	用于手术中剪切缝线、敷料、引流管等	应用手术中所有缝线的剪切，如切口深度跨越大，则需准备相应长度线剪	不可用于剪切敷料等坚硬的物品		图 2-2-9
中弯	钳	4	160mm 180mm	用于夹闭血管止血，提拉组织等操作	根据操作范围选择合适的长度，钳夹带线结扎止血	止血钳不可用于夹闭脆弱组织或器官，以免造成不可逆损伤，避免使用止血钳用于固定敷料、吸引管等，以免造成工作端发生变形、错齿等损坏		图 2-2-10
蚊式	钳	4	125mm	用于夹闭血管止血、分离离断组织、牵拉组织等	主要用于细小、精细的操作，作为牵引使用	止血钳不可以夹持脆弱组织或器官，会造成不可逆转的损伤。避免夹持敷料、导管引起工作端发生变形、错齿等损伤		图 2-2-11
直角钳	钳	1	180mm 角弯 90°	工作端半齿，分离结扎组织	钝性分离组织、血管	避免夹持血管或脏器，以免造成不可逆转损伤		图 2-2-12

（三）手术步骤及使用器械

表 2-2-2　大隐静脉高位结扎 + 曲张静脉抽剥手术步骤及使用器械表

主要手术步骤 1	主要手术步骤 2	使用器械名称	使用器械编号
从腹股沟韧带处沿皮肤皱褶方向和动脉内侧，向下做弯向内侧的纵行或斜行长 1 ～ 2cm 切口	20 号圆刀片切开皮肤，用蚊式和组织剪在切口下分离脂肪组织	手术刀 组织镊 蚊式 组织剪	图 2-2-4 图 2-2-5 图 2-2-11 图 2-2-8
游离大隐静脉	用皮肤拉钩在股动脉内侧游离浅筋膜并显露卵圆窝，即可发现大隐静脉与股静脉汇合处，用中弯分离出大隐静脉主干	皮肤拉钩 中弯 组织剪	图 2-2-7 图 2-2-10 图 2-2-8
离断大隐静脉分支	用蚊式、组织剪沿静脉干分离，游离出旋髂浅、腹部浅、阴部外浅、腹外侧和股内侧静脉等分支，用 3-0 钳带线分别结扎、离断	蚊式 直角钳 组织剪 线剪	图 2-2-11 图 2-2-12 图 2-2-8 图 2-2-9
结扎大隐静脉	用 2-0 钳带线从大隐静脉后方绕出，在距离股静脉和大隐静脉汇合 0.5 ～ 1.0cm 处结扎大隐静脉。在结扎线的远端钳夹大隐静脉，在两把中弯中间离断，近端用 2-0 的丝线缝扎止血，远端钝性分离约 5cm，中弯夹住，以备插入大隐静脉剥离器	中弯 持针器 组织剪 线剪	图 2-2-10 图 2-2-6 图 2-2-8 图 2-2-9
插入、推进大隐静脉剥离器	用 11 号尖刀片，经内踝上方 2cm 处开口，用蚊式游离大隐静脉主干，暴露大隐静脉远端，用两把蚊式夹住并从中间切 5mm 的小切口，1-0 丝线用作结扎牵引并在开口近端插入剥离器，用 1-0 丝线结扎固定大隐静脉及剥离器，另一端用小圆针 3-0 丝线缝扎，剥离器沿大隐静脉主干向上推至腹股沟切口汇入部，远端分别用 1-0 丝线 +1-0 丝线 + 双股 1-0 丝线结扎固定大隐静脉及剥离器，上 9.5mm 剥离器头	手术刀 蚊式 持针器	图 2-2-4 图 2-2-11 图 2-2-6
下肢驱血	抬高下肢，由足端向近端驱血，用纱布缠绕固定	驱血带	—
大隐静脉抽剥	将剥离器自卵圆窝切口处均匀用力拉出，边抽边压迫止血，完整的大隐静脉随之剥出	大隐静脉抽剥器	—
下段曲张静脉剥离	继续从下段切口以同样方法向下分段抽出曲张静脉，直至踝部	手术刀 中弯 蚊式	图 2-2-4 图 2-2-10 图 2-2-11
切除瓣膜功能不全的交通支	在抽剥主干或分支时遇到阻力并见该处皮肤凹隐，常提示此处有较粗交通支，用 11 号尖刀片做小切口，用蚊式或中弯继续分离、剥脱	手术刀 中弯 蚊式	图 2-2-4 图 2-2-10 图 2-2-11
关闭切口	用圆针 3-0 丝线缝合筋膜、皮下组织用 5-0 17mm 血管滑线缝合皮肤和小切口	持针器 组织镊 线剪	图 2-2-6 图 2-2-5 图 2-2-9
加压包扎	用烧伤纱、卷带以主干剥脱出内侧包扎，最后用弹性绷带加压包扎。检查足背动脉搏动及肢体远端颜色情况良好	—	—

第三节　急性动脉栓塞导管取栓术

一、概述

（一）急性动脉栓塞定义

急性动脉栓塞是指来自于心脏、近端动脉壁或其他来源的栓子随动脉血流冲入并栓塞远端直径较小的分支动脉，继而引起此动脉供血脏器或肢体的缺血性坏死。动脉栓塞后出现肢体苍白、疼痛、无脉、运动感觉障碍，严重者将最终导致截肢，急性动脉栓塞多见于肢体动脉栓塞，其中下肢动脉栓塞较为常见。

（二）手术方法

动脉栓塞的主要治疗方法有动脉切开取栓术和 Fogarty 球囊导管取栓术，能有效解除栓塞的栓子，恢复下肢血供，防止肢体坏死。准确的诊断和成功的取栓避免了患者截肢的痛苦，且使生活质量提高。下面以股动脉切开取栓术为例介绍下肢动脉切开取栓。

（三）常见手术方式

1. 动脉切开取栓术。

2. 介入溶栓。

二、下肢动脉切开取栓术

（一）手术体位

患者仰卧于手术台中线，患肢保持膝外展，显露腹股沟切口区。

（二）手术器械配置

1. 基础手术器械

表 2-3-1　下肢动脉切开取栓术基础手术器械配置表

名称	类别	数量	常用规格	描述	应用范围	使用注意事项	附图	编号
卵圆钳	钳	3	250mm 直、弯 有齿、无齿	工作端为圆形或椭圆形，带有横槽或不带横槽，环柄处带有棘齿	用于夹持消毒棉球，进行皮肤表面消毒	不可用卵圆钳夹取脏器，以避免损伤脏器		图 2-3-1
巾钳	钳	6	140mm	工作端为穿透式	用于夹持治疗巾，规范固定高频电刀笔和负压吸引导管	不可用巾钳夹持脏器，以免对脏器带来损伤		图 2-3-2
手术刀	刀	3	3#、4#、7# 刀柄、10# 圆刀片、20# 圆刀片、11# 尖刀片	刀柄一般可重复使用，刀片为一次性使用	刀片逐层划开，分离。按照表皮层、肌层、黏膜层依次分离	检查刀片无菌包装是否被破坏		图 2-3-3
组织镊	镊	2	125mm	工作端为真空焊接的碳钨镶片。耐磨损，无损伤	适用于缝合过程中夹持组织	不可夹持血管、脏器及细小组织		图 2-3-4

续表

名称	类别	数量	常用规格	描述	应用范围	使用注意事项	附图	编号
持针器	钳	3	180mm	夹持缝针，缝合组织出血部位等操作。一般分为不锈钢工作端和碳钨镶片工作端两种，碳钨镶片上的网格有0.5、0.4、0.2和光面四种	夹持缝针，用于缝合组织及缝扎出血部位	使用碳钨镶片持针器应注意其对应的缝针型号，用细密网格的持针器夹持过粗的缝针会造成镶片断裂		图 2-3-5
皮肤拉钩	拉钩	2	200mm	锐性或钝性微弯工作端	用于牵拉皮下、肌肉组织暴露手术视野	不可用于血管、脏器等组织的牵拉，以免造成损伤		图 2-3-6
线剪	剪	2	180mm	用于手术中剪切缝线、敷料、引流管等	应用手术中所有缝线的剪切，如切口深度跨越大，则需准备相应长度线剪	不可用于剪切敷料等坚硬的物品		图 2-3-7
组织钳	钳	4	160mm	工作端类似鼠齿，故称为鼠齿钳，对组织夹持较血管钳较轻，一般夹持软组织不易滑脱	用于肌肉组织夹持及显露手术视野的牵拉	不宜夹持血管及神经等		图 2-3-8
弯蚊式	钳	4	125mm	用于夹闭血管止血、分离离断组织、牵拉组织等	主要用于细小、精细的操作，作为牵引使用	止血钳不可以夹持脆弱组织或器官，会造成不可逆转的损伤。避免夹持敷料、导管引起工作端发生变形、错齿等损伤		图 2-3-9
组织剪	剪	1	180mm	又称为梅奥剪或解剖剪，用于剪切组织和血管，或钝性分离组织和血管	分离组织、血管	不可用于剪切敷料、导管、缝线		图 2-3-10
直蚊式	钳	2	125mm	分离小血管、周围组织	用于标记线牵拉悬吊。作为胶钳固定滑线一端	止血钳不可以夹持脆弱组织或器官，会造成不可逆转的损伤。避免夹持敷料、导管引起工作端发生变形、错齿等损伤		图 2-3-11
无齿镊	镊	3	125mm 200mm	工作端有齿形，确保夹持组织过程中无损伤	用于夹持和提起组织，以利于解剖及缝合	根据手术深度选择长、短无齿镊		图 2-3-12

续表

名称	类别	数量	常用规格	描述	应用范围	使用注意事项	附图	编号
尖平镊	镊	1	175mm	工作端直带定位销、精细，无损伤，用于细小组织、血管	对组织损伤较轻，可夹持精细脆弱组织	只能夹持细小的组织、血管及专用的细小缝线		图 2-3-13
直角钳	钳	1	180mm	工作端半齿，分离、结扎组织	钝性分离组织、血管	避免夹持血管或脏器，以免造成不可逆转损伤		图 2-3-14
中弯	钳	4	160mm 180mm	用于强韧组织的止血、提拉切口处的部分	根据操作范围，选择合适长度，钳夹带线结扎止血	止血钳不可用于夹闭脆弱组织或器官，会造成不可逆转的损伤。避免用止血钳固定敷料、导管等，以免工作端发生变形、错齿等损坏		图 2-3-15

2. 精密手术器械

表 2-3-2　下肢动脉切开取栓术精密器械配置表

名称	类别	数量	常用规格	描述	应用范围	使用注意事项	附图	编号
显微弹簧持针器	钳	1	210mm 直、自锁簧式	工作端鄂部精细，有光面、金刚砂、超硬镶片三类，手柄有带锁和无锁，分圆柄和扁柄。材质有不锈钢和钛合金，用于显微手术、肝移植、血管吻合及缝合，手术中夹持精细缝针，工作端带有金刚砂涂层，能够更好地夹持缝针，防止磨损，使寿命更长久	缝合血管、血管置换吻合时夹持缝针及滑线	不能夹持普通缝针及大号缝针		图 2-3-16
动静脉阻断钳	钳	2	130mm 150mm	双指环带锁钳子，无损伤鄂部有 DeBakey and Cooley 两种类型均匀点状密齿，有各种尺寸和角度满足不同血管的临时无创阻断。阻断钳根据应用部位和功能的不同，有不同的名称。用于腹主动脉的阻断钳称为腹主动脉阻断钳。其核心作用是无损伤地进行血管的阻断和夹闭。根据材质不同可分为不锈钢阻断钳及钛合金阻断钳。根据阻断组织解剖不同，阻断钳有各种不同的形状	临时阻断血管。钳夹力以完全阻断血流为准，力度过大有损伤血管内膜风险	应根据所需阻断血管部位、血管直径、血流压力等选择合适的血管阻断钳，防止阻断钳滑脱或过度牵拉血管		图 2-3-17

续表

名称	类别	数量	常用规格	描述	应用范围	使用注意事项	附图	编号
显微血管镊	镊	2	210mm	鄂部宽度 ≤ 1mm 的无损伤镊子，直头，尖端精细，富有弹性，用于显微镜或手术放大镜下夹持细小而脆弱的神经、血管等组织。根据材质不同，可分为不锈钢显微镊、钛合金显微镊及铝钛氮合金涂层显微镊。铝钛氮合金涂层可抵御腐蚀	夹持血管、薄壁和缝线	只能夹持细小的组织、血管及专用的细小缝线		图 2-3-18
精细剪	剪	1	180mm	刀片比标准解剖剪薄，头部比标准解剖剪窄，刃口有超硬镶片和无镶片两种。不锈钢材质	钝性分离和精确锐性断离精细组织	不可用于剪切缝线、敷料等		图 2-3-19
乳突牵开器	钩	2	130mm×16mm	固定式 3×3 钩，头弯 30°	牵开组织便于暴露手术视野，运用于浅表手术	牵开张力，在保证牵开稳定的前提下尽可能减小对组织的损伤及压力，降低损伤风险		图 2-3-20
吸引器头	吸引器头	1	200mm	铁质，中通。工作端可分为平口、斜口，靠近连接端有小孔，用拇指调节小孔大小，以控制吸力大小	术中血管出血处及切开血管时吸出血液，显露手术野	根据出血情况选择相应型号的吸引器头，过大易造成组织损伤，过小不利于显露手术野		图 2-3-21

（三）手术步骤及使用器械

表 2-3-3 下肢动脉切开取栓术手术步骤及使用器械表

主要手术步骤 1	主要手术步骤 2	使用器械名称	使用器械编号
腹股沟韧带下方行纵切口	10# 圆刀片切开皮肤，电刀切开皮下组织、肌肉电凝止血。皮肤拉钩牵开两侧组织，显露股动脉 探查股动脉的近心端和远心端，以及股浅动脉、股深动脉，全身肝素化	手术刀 组织镊 皮肤拉钩	图 2-3-3 图 2-3-4 图 2-3-6
显露视野	用乳突牵开器，撑开、切开以显露手术野	乳突牵开器	图 2-3-20
游离股动脉	小直角钳钝性分离动脉旁组织，游离股动脉、股深动脉及股浅动脉，用中弯夹持 3-0 缝线结扎分支血管止血	中弯 小直角钳 组织剪 弯蚊式	图 2-3-15 图 2-3-14 图 2-3-10 图 2-3-9
	直角钳将手术标记线分别从股浅动脉、股深动脉及股动脉后方绕出，用弯蚊式固定牵引	直角钳	图 2-3-14

主要手术步骤1	主要手术步骤2	使用器械名称	使用器械编号
阻断血管	根据术中股动脉口径大小，选择动脉取栓导管，常规选择4F/5F 肝素生理盐水检查取栓导管球囊是否完整 2ml注射器检查导管气囊开口是不居于正中，囊壁是否完整		
	使用手术标记线分别牵拉阻断股动脉、股深动脉及股浅动脉	弯蚊式	图2-3-9
动脉取栓	显微血管镊轻轻夹持住股深动脉、股浅动脉汇合部上方，并用11#尖刀片做一个2mm左右的横行切口	显微血管镊 11#尖刀片 中弯 显微弹簧持针器	图2-3-18 图2-3-3 图2-3-15 图2-3-16
	松开股动脉手术标记线，用显微血管镊夹住股动脉近心开口端，将肝素化后的动脉取栓导管插入，球囊注水后缓慢拖出，取出近心端股动脉腔内栓子。检查近心端股动脉血流喷射情况	显微血管镊 弯蚊式	图2-3-18 图2-3-9
	用动脉取栓导管分别插入股浅动脉及股深动脉，使导管尽量插向远端，球囊注水后缓慢拖出，取出远心端血栓，用肝素钠生理盐水冲洗手术视野，观察回血情况	显微血管镊 弯蚊式	图2-3-18 图2-3-9
关闭股动脉切开	根据血管大小选择5-0/17mm或6-0/9.3mm血管滑线，血管阻断钳阻断股动脉、股浅动脉，用显微弹簧持针器夹持滑线缝合股动脉处切口	显微弹簧持针器 显微血管镊	图2-3-16 图2-3-18
开放阻断血管	依次开放股浅动脉、股深动脉和股动脉的手术标记线，观察血流充盈及创面有无出血、渗血	—	—
	检查足背动脉搏动恢复情况，同时询问患者肢体感觉情况	—	—
	检查小腿张力情况	—	—
关闭切口	逐层分别用1-0丝线关闭肌肉组织，3-0丝线关闭皮下组织及皮肤	组织镊 持针器 皮肤拉钩	图2-3-4 图2-3-5 图2-3-6

第四节 股–腘动脉旁路移植手术

一、概述

（一）股–腘动脉闭塞症的定义

由于下肢股动脉粥样硬化斑块形成，引起下肢动脉狭窄、闭塞，进而导致肢体慢性缺血。常见于老年人，常伴有吸烟、糖尿病、高血压、高血脂等危险因素。外科手术适应证：①股-腘动脉硬化闭塞引起的下肢严重的间歇性跛行；②股-腘动脉硬化闭塞引起的下肢静息痛；③股-腘动脉硬化闭塞引起的下肢缺血性溃疡，组织趋于坏死。

（二）手术方法

股-腘动脉自体大隐静脉旁路移植术又称为股-腘动脉旁路移植术，是下肢动脉硬化经典术式之一。尽管人工血管材料不断更新，并广泛应用于临床实践，在膝上股-腘动脉重建术中，自体大隐静脉和人工血管的通畅率类似。但在膝下动脉重建术中，自体大隐静脉仍是首选的移植材料。

（三）常见手术方式

1. 股 - 腘动脉自体大隐静脉旁路移植术。

2. 股 - 腘动脉人工血管旁路移植术。

二、股 - 腘动脉自体大隐静脉旁路移植术

（一）手术体位

仰卧位，患侧膝下放置布垫，保持下肢外展、外旋位。

（二）手术器械配置

1. 基础手术器械

表 2-4-1　股 - 腘动脉自体大隐静脉旁路移植术基础手术器械配置表

名称	类别	数量	常用规格	描述	应用范围	使用注意事项	附图	编号
卵圆钳	钳	3	250mm 直、弯 有齿、无齿	工作端为圆形或椭圆形，带有横槽或不带横槽，环柄处带有棘齿	用于夹持消毒棉球，进行皮肤表面消毒	不可用卵圆钳夹持脏器，以免对脏器带来损伤		图 2-4-1
巾钳	钳	4	110mm 135mm	工作端为穿透式，规范固定高频电刀笔和负压吸引器导管	用于夹持治疗巾，规范固定高频电刀笔和负压吸引器导管	不可用巾钳夹持脏器，以免对脏器带来损伤		图 2-4-2
手术刀	刀	3	3#、4#、7# 刀柄 10#、20# 圆刀片 11# 尖刀片	刀柄一般可重复使用，刀片为一次性使用	刀片逐层划开，分离。按照表皮层、肌层、黏膜层依次分离	检查刀片无菌包装是否被破坏		图 2-4-3
组织镊	镊	2	125mm	工作端为真空焊接的碳钨镊片。耐磨损，无损伤	适用于缝合过程中夹持组织	组织镊不可夹持血管、脏器及细小组织		图 2-4-4
中弯	钳	8	弯，半齿 160mm	用于夹闭血管止血、提拉组织等操作	根据操作范围，选择合适长度，钳夹带线结扎止血	止血钳不可用于夹闭脆弱组织或器官，以免造成不可逆损伤。避免用止血钳固定敷料、吸引导管等，以免造成工作端发生变形、错齿等损坏		图 2-4-5
组织剪	剪	1	180mm	又称为梅奥剪或解剖剪。用于剪切组织、血管或钝性分离组织和血管	分离股动脉、腘动脉、大隐静脉周围组织，剪切血管远端	不可用于剪切敷料、导管、缝线		图 2-4-6
线剪	剪	3	弯圆 180mm	用于手术中剪切缝线、敷料、引流管等	应用手术中所有缝线的剪切，如切口深度跨越大，则需准备相应长度线剪	不可用于剪切敷料等坚硬的物品		图 2-4-7

名称	类别	数量	常用规格	描述	应用范围	使用注意事项	附图	编号
无齿镊	镊	3	125mm 200mm	工作端有齿形，确保夹持组织过程中无损伤	用于夹持和提起组织，以利于解剖及缝合	根据手术深度选择长、短无齿镊		图 2-4-8
皮肤拉钩	拉钩	2	200mm 180mm	锐性或钝性微弯工作端	用于牵拉皮下、肌肉组织以显露手术野	不可用于血管、脏器等组织的牵拉，以免造成组织损伤		图 2-4-9
持针器	钳	3	140mm 180mm	一般分为不锈钢工作端和碳钨镶片工作端两种，碳钨镶片上的网格有 0.5、0.4、0.2 和光面四种	夹持缝针，用于缝合组织及缝扎出血部位	使用碳钨镶片持针器应注意其对应的缝针型号，用细密网格的持针器夹持过粗的缝针会造成镶片断裂		图 2-4-10
直角钳	钳	1	角弯 90° 180mm	工作端半齿，分离结扎组织	钝性分离组织、血管	避免夹持血管或脏器，以免造成不可逆转损伤		图 2-4-11
组织钳	钳	4	160mm	工作端类似鼠齿，故称为鼠齿钳，对组织夹持较血管钳较轻，一般夹持软组织不易滑脱	用于肌肉组织夹持及显露手术视野的牵拉	不宜夹持血管及神经等		图 2-4-12
弯蚊式	钳	6	125mm	用于夹闭血管止血、分离切断组织、牵拉组织等	主要用于细小、精细的操作，作为牵引使用	止血钳不可以夹持脆弱组织或器官，会造成不可逆转的损伤。避免夹持敷料、导管引起工作端发生变形、错齿等损伤		图 2-4-13

2. 精密手术器械

表 2-4-2　股 - 腘动脉自体大隐静脉旁路移植术精密手术器械配置表

名称	类别	数量	常用规格	描述	应用范围	使用注意事项	附图	编号
无损伤镊（直）	镊	2	150mm 200mm 弯 150mm	工作端为直 DeBakey 齿形，确保夹持组织、血管过程中无损伤	夹持需要保护的血管、组织、器官，根据操作范围选择适合长度的无损伤镊	不可用于拔取缝针或钳夹缝针，以免造成齿形损伤		图 2-4-14
无损伤镊（弯）	镊	1	200mm	头端为特殊角度，工作端为 DeBakey 无创齿形	该特殊角度适用于分离及夹持血管等	不可用于拔取缝针，以免造成齿形损伤		图 2-4-15
显微血管镊	镊	3	180mm	鄂部宽度≤1mm 的无损伤镊子，直头，尖端精细，富有弹性，用于显微镜或手术放大镜下夹持细小而脆弱的神经、血管等组织。根据材质不同，可分为不锈钢显微镊、钛合金显微镊及铝钛氮合金涂层显微镊。铝钛氮合金涂层可抵御腐蚀	夹持血管、薄壁和缝线	只能夹持细小的组织、血管及专用的细小缝线		图 2-4-16
显微弹簧持针器	钳	1	210mm 直、自锁簧式	工作端鄂部精细，有光面、金刚砂、超硬镶片三类，手柄有带锁和无锁，分圆柄和扁柄。材质有不锈钢和钛合金，用于显微手术，如肝移植、血管吻合及缝合，手术中夹持精细缝针，工作端带有金刚砂涂层能够更好地夹持缝针，防止磨损，使寿命更长久	股 - 腘动脉吻合时夹持 7-0 血管滑线	不能夹持普通缝针及大号缝针		图 2-4-17
吸引器头	吸引器头	2	4#、5# 200mm	铁质，中间有隧道直通。工作端可分为平口、斜口，靠近连接端有小孔，用拇指调节小孔大小，以控制吸力大小	术中血管出血处及切开血管时吸出血液，显露手术野	根据出血情况选择相应型号吸引器头，过大易造成组织损伤，过小不利于显露手术野		图 2-4-18

续表

名称	类别	数量	常用规格	描述	应用范围	使用注意事项	附图	编号
动、静脉阻断钳	钳	10	150mm 170mm 190mm	双指环带锁钳子，无损伤鄂部有 DeBakey 和 Cooley 两种类型均匀点状密齿，有各种尺寸和角度满足不同血管的临时无创阻断。阻断钳根据应用部位和功能的不同，有不同的名称。用于腹主动脉的阻断钳称为腹主动脉阻断钳。其核心作用是无损伤地进行血管的阻断和夹闭。根据材质不同可分为不锈钢阻断钳及钛合金阻断钳。根据阻断组织解剖不同，阻断钳有各种不同的形状	临时阻断血管。钳夹力以完全阻断血流为准，力度过大有损伤血管内膜风险	应根据所需阻断血管部位、血管直径、血流压力等选择合适的血管阻断钳，防止阻断钳滑脱或过度牵拉血管		图 2-4-19
小直角钳	钳	1	180mm	双指环带锁，工作端精细、光滑，45°～90°成角弯曲，不锈钢材质。用于钝性分离组织、血管、器官或肌肉，也可用于套扎缝线。用缝线将血管两头结扎，然后此血管钳即可被离断。直角钳头部圆润，没有任何突出，顶部也没有齿状设计，防止损伤组织	用于股动脉、腘动脉及大隐静脉等血管的分离，以及远端离断时套扎缝线	不宜夹持皮肤、脏器及较脆弱组织		图 2-4-20
神经拉钩	钩	4	宽 10mm 长 150～180mm	用于牵拉血管及神经等，对血管、神经起到保护作用	用于股动脉、腘动脉大隐静脉等血管及周围神经的牵拉	不宜牵拉皮肤等厚重组织		图 2-4-21
精细剪	剪	3	125mm 180mm	刀片比标准解剖剪薄，头部比标准解剖剪窄，刃口有超硬镶片和无镶片两种。不锈钢材质	钝性分离和精确锐性离断精细组织	不可用于剪切缝线、敷料等		图 2-4-22
乳突牵开器	钩	2	130mm×16mm	固定式3×3钩，头弯30°	牵开组织便于暴露手术视野，运用于浅表手术	注意牵开张力，在保证牵开稳定的前提下尽可能减小对组织的损伤及压力，降低损伤风险		图 2-4-23

名称	类别	数量	常用规格	描述	应用范围	使用注意事项	附图	编号
精细角剪	剪	1	140～180mm	角弯45°、60°，工作端精细，刀刃口有超硬镶片。不锈钢材质	用于修剪血管	不可用于剪切缝线、敷料等		图2-4-24
哈巴狗夹	血管夹	5	20mm 30mm 40mm 50mm	用于钳夹血管以暂时阻断血流。分为弹簧式可调节血管夹、弹簧式不可调节血管夹及反力式血管夹	用于钳夹血管	为临时阻断夹，不可永久阻断血管		图2-4-25
隧道器	穿刺器	1	180°的圆弧形430mm	工作尖端为钝性，可拆卸，穿刺杆有一定弧度，手柄端控制穿刺方向	用于皮下建立隧道，穿刺引导人工血管的放置部位	不可用力过猛，以防血管、神经损伤		图2-4-26

（三）手术步骤及使用器械

表 2-4-3　股 - 腘动脉自体大隐静脉旁路移植术手术步骤及使用器械表

主要手术步骤1	主要手术步骤2	使用器械名称	使用器械编号
显露股动脉	腹股沟中点沿股动脉行纵行切口，用20#圆刀片切开皮肤，电刀切开皮下组织，电凝止血	手术刀 组织镊	图2-4-3 图2-4-4
	皮肤拉钩拉开皮下组织，切开深筋膜，于腹股沟韧带下方显露股动脉。切开股动脉鞘，用组织剪钝性分离出股动脉、股深动脉和股浅动脉、分别绕以血管牵引带	中弯 皮肤拉钩 组织剪	图2-4-5 图2-4-9 图2-4-6
显露膝上腘动脉	20#圆刀沿膝上大腿前内侧纵行切口，电刀切开皮下组织，电凝止血	手术刀 组织镊	图2-4-3 图2-4-4
	拉开皮下组织，沿缝匠肌后缘游离膝上腘动脉，切开腘动脉鞘，牵开腘静脉。游离腘动脉5cm左右，绕以血管牵引带	皮肤拉钩 组织剪 弯止血钳	图2-4-9 图2-4-6 图2-4-5
切取大隐静脉	腹股沟切口内，在股动脉内侧浅筋膜层内解剖大隐静脉主干，解剖大隐静脉至卵圆窝隐股交界处	无损伤镊 组织剪	图2-4-14 图2-4-6
	在腹股沟切口和膝关节内侧切口间沿大隐静脉行径行多个小切口，钳夹3-0丝线结扎大隐静脉分支	11#尖刀片 弯蚊式 线剪	图2-4-3 图2-4-13 图2-4-7
	距离大隐静脉交界0.5cm处，用阻断钳阻断大隐静脉预估所需长度，切取大隐静脉，结扎所有大隐静脉分支	动、静脉阻断钳 直角钳 精细剪	图2-4-19 图2-4-20 图2-4-22
	肝素盐水冲洗、浸泡取下大隐静脉，哈巴狗夹夹住近端，远端冲入肝素盐水，检查、扩张大隐静脉	哈巴狗夹 无损伤镊	图2-4-25 图2-4-14
建立隧道	用手指或隧道器钝性分离，建立皮下或缝匠肌下隧道。移植物引入隧道，大隐静脉远端在腹股沟，近端在腘窝	隧道器 中弯	图2-4-26 图2-4-5
建立近端吻合口	动静脉阻断钳分别阻断股动脉、股深动脉和股浅动脉	动、静脉阻断钳	图2-4-19
	股动脉前壁病变较轻处，用尖刀做纵行切口，动脉前壁用肝素盐水冲洗后，以精细角剪剪开股动脉1cm	精细角剪 11#尖刀片或 前房穿刺刀（15°）	图2-4-24 图2-4-3
	自体大隐动脉远端纵行剪开1cm，修剪两角，成为斜面	显微血管镊 精细角剪	图2-4-16 图2-4-24
	用显微弹簧持针器夹持6-0血管滑线自股动脉切口远端开始缝合，连续外翻行自体大隐静脉 - 股动脉端侧吻合	显微弹簧持针器 显微血管镊 精细剪	图2-4-17 图2-4-16 图2-4-22

主要手术步骤 1	主要手术步骤 2	使用器械名称	使用器械编号
建立远端吻合	开放近端，移植血管排气，血流通畅，理顺移植血管，防止扭转，缝合切口后再次阻断		
	用无损伤动静脉阻断钳阻断拟行吻合的腘动脉近、远端	动、静脉阻断钳	图 2-4-19
	在腘动脉病变最轻处以尖刀挑开腘动脉前壁全层，用肝素盐水冲洗后，弯头血管剪剪开腘动脉前壁约 0.8cm	精细角剪 11# 尖刀片 或前房穿刺刀（15°）	图 2-4-24 图 2-4-3
	自体大隐静脉远端纵行剪开 0.8cm，修剪两角成斜面	显微血管镊 精细角剪	图 2-4-16 图 2-4-24
	用 6-0 血管滑线自腘动脉切口近端开始缝合，连续外翻行自体大隐静脉 - 腘动脉端侧吻合	显微弹簧持针器 显微血管镊 精细剪	图 2-4-17 图 2-4-16 图 2-4-22
	远端吻合口缝合至最后两针时，松开远端腘动脉阻断钳，观察腘动脉回流血并冲出动脉内的血栓		
	再次阻断腘动脉	动、静脉阻断钳	图 2-4-19
	松开移植物阻断钳，冲出移植物内血凝块，迅速完成吻合	显微弹簧持针器 显微血管镊	图 2-4-17 图 2-4-16
	检查评价移植物和远端动脉血流		
关闭切口	逐层关闭切口	持针器 组织钳 线剪 组织镊	图 2-4-10 图 2-4-12 图 2-4-7 图 2-4-4

第五节　腹主动脉置换术

一、概述

（一）腹主动脉瘤定义

腹主动脉瘤是指肾动脉平面以下腹主动脉的局限性扩张，其直径大于正常腹主动脉直径的 1.5 倍。瘤体一旦形成，必将进行性增大，最后破裂，危及患者生命。腹主动脉瘤是血管外科最常见的危急重症之一，随着我国人口老龄化、饮食结构改变及检测手段的更新，腹主动脉瘤发病率呈明显上升趋势。值得注意的是，多数同时伴有其他部位的动脉瘤，如髂总动脉、髂内动脉及动脉等动脉瘤。

（二）手术方法

腹主动脉瘤切除＋人工血管置换术：通过将瘤体近、远端阻断后，切开瘤壁，清除腔内硬化斑块、血栓、瘤壁，根据肿瘤侵犯血管范围，选择人工血管型号、大小（直型和分叉型）进行血管置换，从而改善血循环。

（三）常见手术方式

1. 传统的开腹行腹主动脉瘤切除＋人工血管置换术。

2. 介入腔内人工血管内支架修复术。

二、腹主动脉瘤切除＋人工血管置换术

（一）手术体位

仰卧于手术台中线。

（二）手术器械配置

1. 基础手术器械

表 2-5-1　腹主动脉瘤切除 + 人工血管置换术基础器械配置表

名称	类别	数量	常用规格	描述	应用范围	使用注意事项	附图	编号
卵圆钳	钳	3	250mm 直、弯 有齿、无齿	工作端为圆形或椭圆形，带有横槽或不带横槽，环柄处带有棘齿	用于夹持消毒棉球，进行皮肤表面消毒	不可用卵圆钳夹持脏器，以免对脏器带来损伤		图 2-5-1
巾钳	钳	2	140mm	工作端为穿透式	用于夹持治疗巾，规范固定高频电刀笔和负压吸引导管	不可用巾钳夹持脏器，以免脏器带来损伤		图 2-5-2
手术刀	刀	3	4#140mm 7#160mm	刀柄一般可重复使用，刀片为一次性使用	刀片逐层划开，分离。按照表皮层、肌层、黏膜层依次分离	检查刀片无菌包装是否被破坏		图 2-5-3
组织镊	镊	2	125mm	工作端为真空焊接的碳钨镶片。耐磨损，无损伤	适用于缝合过程中夹持组织	不可夹持血管、脏器及细小组织		图 2-5-4
皮肤拉钩	钩	2	200mm	锐性或钝性微弯工作端	用于牵拉皮下、肌肉组织以暴露手术视野	不可用于血管、脏器等组织的牵拉，以免造成组织损伤		图 2-5-5
线剪	剪	3	弯圆 180mm 200mm	用于手术中剪切缝线、引流管等	应用手术中所有缝线的剪切，如切口深度跨越大，则需准备相应长度线剪	不可用于剪切敷料等坚硬的物品		图 2-5-6
中弯	钳	16	弯，半齿 160mm 180mm 200mm	用于夹闭血管止血、提拉组织等操作	根据操作范围，选择合适长度，钳夹带线结扎止血	止血钳不可用于夹闭脆弱组织或器官，以免造成不可逆转的损伤。避免用止血钳固定敷料、吸引导管等，以免工作端发生变形、错齿等损坏		图 2-5-7
组织钳	钳	6	180mm	工作端类似鼠齿，故称为鼠齿钳，对组织夹持较血管钳较轻，一般夹持软组织不易滑脱	用于肌肉组织夹持及显露手术野的牵拉	不宜夹持血管及神经等		图 2-5-8
框架拉钩	钩	17	180° 弧形	半圆形，拉钩片有一定弧度，固定牵拉切口，更好地显露手术野	用于腹部正中切开	弧形切口不可使用		图 2-5-9
S 拉钩	拉钩	1	300mm×48mm×120mm	钝性、表面光滑，有一定弧度，可暴露深部手术野	显露深部组织，保护手术野周围脏器组织	牵拉力度不宜过度，防止损伤组织		图 2-5-10

续表

名称	类别	数量	常用规格	描述	应用范围	使用注意事项	附图	编号
无齿镊	镊	3	125mm 250mm	工作端有齿形，确保夹持组织过程中无损伤	用于夹持和提起组织，以利于解剖及缝合	根据手术深度选择长、短无齿镊		图2-5-11
组织剪	剪	2	200mm 弯 250mm 弯	又称为梅奥剪或解剖剪，用于剪切组织和血管，或钝性分离组织和血管	用于深部组织、血管分离	不可用于剪切敷料、导管、缝线		图2-5-12
持针器	钳	5	180mm 220mm 细头	夹持缝针，缝合组织出血部位等操作。一般分为不锈钢工作端和碳钨镶片工作端两种，碳钨镶片上的网格有 0.5、0.4、0.2 和光面四种	夹持缝针，缝合深部缝合组织及缝扎出血部位	使用碳钨镶片持针器应注意其对应的缝针型号，用细密网格的持针器夹持过粗的缝针容易造成镶片断裂		图2-5-13
弯蚊式	钳	6	125mm	用于夹闭血管止血、分离离断组织、牵拉组织等	主要用于细小、精细的操作，作为牵引使用	止血钳不可以夹持脆弱组织或器官，会造成不可逆转的损伤。避免夹持敷料、导管引起工作端发生变形、错齿等损伤		图2-5-14
长弯	钳	4	弯，半齿 240mm	用于夹闭深部血管止血、分离组织，提拉组织等操作	用于深部组织提拉、分离、结扎	止血钳不可用于夹闭脆弱组织或器官，以免造成不可逆转的损伤。避免用止血钳固定敷料、导管等，以免工作端发生变形、错齿等损坏		图2-5-15
直角钳	钳	2	角弯 90° 220mm	工作端半齿，分离结扎组织	钝性分离组织、血管	避免夹持血管或脏器，以免造成不可逆转损伤		图2-5-16
直蚊式	钳	6	125mm	工作端直型，半齿	用于标记线牵拉悬吊。作为胶钳固定滑线一端	止血钳不可以夹持脆弱组织或器官，以免造成不可逆转的损伤。避免夹持敷料、导管引起工作端发生变形、错齿等损伤		图2-5-17

续表

名称	类别	数量	常用规格	描述	应用范围	使用注意事项	附图	编号
剥离子钳	钳	1	弯，220mm	工作端弯有钩，夹持固定住"花生米"	钝性分离组织，尤其是粘连的组织、血管剥离	不可用于细小、脆弱的组织。不可随意取下"花生米"，防止遗漏于体内		图 2-5-18
腹部拉钩	钩	2	280mm	空心柄，双头钝性拉钩	用于牵拉皮肤及肌肉等组织，暴露手术视野	不可用于血管、脏器等组织的牵拉，以免造成组织损伤		图 2-5-19

2. 精密手术器械

表2-5-2　腹主动脉瘤切除术＋人工血管置换术精密手术器械配置表

名称	类别	数量	常用规格	描述	应用范围	使用注意事项	附图	编号
小直角钳	钳	2	200mm 230mm	双指环带锁，工作端精细、光滑，45°～90°成角弯曲，不锈钢材质。用于钝性分离组织、血管、器官或肌肉，也可用于套扎缝线。用缝线将血管两头结扎，然后此血管钳即被离断。分离钳头部圆润，没有任何突出，顶部也没有齿状设计，防止损伤组织	用于血管与周围组织的精细分离，特别是游离管腔组织及其组织与组织之间的分离，以及远端离断时套扎缝线	不可夹持坚硬的敷料、皮肤、脏器及较脆弱组织		图 2-5-20
无损伤镊	镊	5	150mm 200mm 240mm	工作端为直 De Bakey 齿形，确保夹持组织、血管的过程中无损伤	夹持需保护的组织、器官，根据操作范围选择适合的无损伤镊长度	不可用于拔取缝针或钳夹缝针，以免造成齿形损坏，损伤组织		图 2-5-21
测量钳	钳	1	18mm 弯型	工作端有一定弧度，双指环带锁，有精密的刻度	测量血管的大小	避免夹持组织		图 2-5-22
动静脉阻断钳	钳	14	100mm 130mm 150mm 170mm 200mm 220mm 245mm 260mm	双指环带锁钳，无损伤鄂部有 De Bakey 和 Cooley 两种类型均为点状密齿，有各种尺寸和角度满足不同血管的临时无创阻断。阻断钳根据应用部位和功能的不同，有不同的名称。用于腹主动脉的阻断钳称为腹主动脉阻断钳。其核心作用是无损伤地进行血管的阻断和夹闭。根据材质不同可分为不锈钢阻断钳及钛合金阻断钳。根据阻断组织解剖不同，阻断钳有各种不同的形状	临时阻断血管。钳夹力以完全阻断血流为准，力度过大有损伤血管内膜风险	应根据所需阻断血管部位、血管直径、血流压力等选择合适的血管阻断钳，防止阻断钳滑脱或过度牵拉血管		图 2-5-23

名称	类别	数量	常用规格	描述	应用范围	使用注意事项	附图	编号
持针器（血管）	钳	2	185mm 200mm	工作端鄂部有光面、有齿、碳坞合金镶片、金刚砂四种，材质有不锈钢和钛合金两种。主要夹持血管滑线	夹持血管缝针及小的可吸收缝线，不同规格缝针使用相应规格的持针器，不可超限	切忌夹持普通缝针，以免对持针器工作端造成损害		图2-5-24
钢尺	尺	1	200mm	硬质直尺，一般有毫米、厘米和英寸刻度。不锈钢材质	测量尺寸	不适用于组织的分离		图2-5-25
解剖剪	剪	2	180mm 200mm	刀片比标准解剖剪薄，头部比标准解剖剪窄，刃口有超硬镶片和无镶片两种。不锈钢材质	钝性分离和精确锐性断离精细组织	不可用于剪切缝线、敷料等		图2-5-26
吸引器头	吸引器	2	200mm	铁质，中间有隧道直通。工作端可分为平口、斜口，靠近连接端有小孔，用拇指调节小孔大小，以控制吸力大小	术中血管出血处及切开血管时吸出血液，显露手术野	根据出血情况选择相应型号吸引器头，过大易造成组织损伤，过小不利于显露手术野		图2-5-27
显微血管镊	镊	2	210mm	鄂部宽度≤1mm的无损伤镊子，直头，尖端精细，富有弹性，用于显微镜或手术放大镜下夹持细小而脆弱的神经、血管等组织。根据材质不同，可分为不锈钢显微镊、钛合金显微镊及铝钛氮合金涂层显微镊。铝钛氮合金涂层可抵御腐蚀	夹持血管、薄壁和缝线	只能夹持细小的组织、血管及专用的细小缝线		图2-5-28
显微弹簧持针器	钳	1	210mm 直,自锁簧式	工作端鄂部精细，有光面、金刚砂、超硬镶片三类，手柄有带锁和无锁，分圆柄和扁柄。材质有不锈钢和钛合金，用于显微手术、肝移植、血管吻合及缝合手术中夹持精细缝针，工作端带有金刚砂涂层能够更好地夹持缝针，能防止磨损，使寿命更长久	缝合血管、血管置换吻合时夹持缝针及滑线	不能夹持普通缝针及大号缝针		图2-5-29

（三）手术步骤及使用器械

表 2-5-3　腹主动脉瘤切除术 + 人工血管置换术手术步骤及使用器械表

主要手术步骤 1	主要手术步骤 2	使用器械名称	使用器械编号
经中上腹正中切开	20# 圆刀片切开皮肤，电刀切开皮下、肌肉组织，电凝止血	手术刀 组织镊 皮肤拉钩 组织钳	图 2-5-3 图 2-5-4 图 2-5-5 图 2-5-8
切开腹膜	更换新的 20# 圆刀片，两把中弯，夹住腹膜并提起，做 1cm 的切口，电刀切开腹膜	手术刀 中弯	图 2-5-3 图 2-5-7
显露术野	用腹主动脉专用框架拉钩牵拉，并用生理盐水湿纺纱隔离保护胃及肠管，固定安置拉钩片，充分显露后腹膜及扩张的腹主动脉瘤体	框架拉钩 S 拉钩	图 2-5-9 图 2-5-10
游离瘤体	用一次性延长电极电刀，纵行切开小肠系膜根部左侧后腹膜，2-0 丝线结扎出血点，电凝止血	无齿镊（长） 组织剪（长） 中弯	图 2-5-11 图 2-5-12 图 2-5-7
	用小直角钳、血管镊沿腹主动脉瘤右侧游离瘤颈，瘤颈充分游离	小直角钳 组织剪（长） 无损伤镊 弯蚊式	图 2-5-20 图 2-5-12 图 2-5-21 图 2-5-14
	小直角钳逐层游离左右髂总动脉周围组织及血管后，暴露两侧髂总动脉后，分别用 8# 硅胶尿管 2 根，绕过髂总动脉，用弯蚊式夹住尿管悬吊固定	小直角钳 组织剪（长） 无损伤镊 弯蚊式	图 2-5-20 图 2-5-12 图 2-5-21 图 2-5-14
测量瘤体 人工血管肝素化	测量瘤体大小，选择适合的人工血管大小、型号，并根据瘤颈测量大小、瘤体测量长度修剪人工血管（目前医师根据经验，一般选择分叉型18cm×9cm/16cm×8cm 人工血管）	钢尺 测量钳	图 2-5-25 图 2-5-22
	浸润人工血管内、外壁，使人工血管肝素化后备用	—	—
	静脉给予肝素，全身血液肝素化	—	—
腹主动脉阻断	门静脉阻断钳、心耳阻断钳（中号）分别阻断左右侧髂总动脉，记录时间	心耳阻断钳（中号） 门静脉阻断钳	图 2-5-23 图 2-5-23
	全身血液肝素化 5min 后，用背托式阻断钳阻断瘤体近端腹主动脉	背托式阻断钳	图 2-5-23
瘤体切除	血管镊夹住瘤壁，用电刀从瘤体前壁切开瘤壁	中弯 无损伤镊	图 2-5-7 图 2-5-21
	金属吸引头 4#/5# 吸除血凝块，用血管镊将瘤腔内硬化斑块、血栓、瘤壁取出，用生理盐水及肝素钠盐水冲洗瘤腔，显露瘤腔，防止血栓附着	无损伤镊 金属吸引器头	图 2-5-21 图 2-5-27
	中号圆针 2-0 丝线 "8" 字缝扎有活动性出血的肠系膜下动脉、腰动脉	持针器（长） 无损伤镊 线剪	图 2-5-13 图 2-5-21 图 2-5-6
人工血管移植	将备好肝素化的人工血管与正常腹主动脉近端用 GORE CV-3 做连续外翻端端吻合，缝合时用肝素钠生理盐水冲洗吻合口血液，更好地显露视野及防止血栓形成 人工血管与双侧髂总动脉用 GORE CV-5 连续行端端吻合	持针器（血管） 无损伤镊 金属吸引器头 显微血管镊 显微弹簧持针器	图 2-5-24 图 2-5-21 图 2-5-27 图 2-5-28 图 2-5-29
开放循环	近端吻合完成后开放近端阻断钳，远端吻合完成髂总动脉一侧后松开阻断钳，最后吻合完另一侧后开放循环，检查吻合口有无出血、渗血，检查足背动脉搏动情况。用 3-0 滑线连续缝合瘤壁，以包裹人工血管。用 2-0 抗菌可吸收线缝合关闭后腹膜	持针器（血管） 无损伤镊 持针器（长）	图 2-5-24 图 2-5-21 图 2-5-13
关闭切口	清点用物后，用 1-0 PDS 环线关闭腹膜、肌肉组织，2-0 抗菌可吸收线关闭皮下组织，3-0 丝线缝皮	组织镊 持针器 组织钳 线剪	图 2-5-4 图 2-5-13 图 2-5-8 图 2-5-6

第 3 章　妇产科手术

第一节　概述

一、常用手术体位

（一）平卧位

（二）膀胱截石位

二、手术入路及手术使用器械

（一）下腹部正中切口入路手术

1. 手术器械配置

基础手术器械

表 3-1-1　下腹部正中切口入路手术基础手术器械配置表

名称	类别	数量	常用规格	描述	应用范围	使用注意事项	附图	编号
手术刀	刀	3	7# 、4# 刀柄 22# 圆刀片 11# 尖刀片	刀柄一般可重复使用，刀片为一次性使用	划皮逐层分离，按照表皮层、肌层、黏膜层依次分离	刀片的无菌包装是否被破坏		图 3-1-1
线剪	剪	1	180mm	用于手术中剪切缝线。专用的线剪应有锯齿刃口，剪线时以免缝线滑脱，关节处具备防卡线设计	不同深部的剪切使用合适长度的线剪	不可用于剪敷料等硬物质		图 3-1-2
组织剪	剪	3	180mm 直头 180mm 弯头	头端有直、弯两种类型，大小长短不一。又称为梅奥剪	用于剪切组织、钝性分离组织、血管	不可用于剪线或敷料等非人体组织		图 3-1-3
组织镊	镊	4	140mm 粗齿 ×2 140mm 细齿 ×2	工作端为真空焊接的碳钨镊片，耐磨损、无损伤，适合习惯用镊子夹持缝针的手术医师使用	适用于连续缝合过程中夹持组织或缝针	不可夹持非常规物体，避免较精细的头端错齿		图 3-1-4

续表

名称	类别	数量	常用规格	描述	应用范围	使用注意事项	附图	编号
持针器	钳	7	180mm 粗头×2 细头×2 金柄细头×1 220mm×2	夹持缝针,缝合组织出血部位等操作,有时也用于缝线打结	用于缝合组织以及缝扎出血部位	使用碳钨镶片持针器应注意其对应的缝针型号,用细密网纹的持针器夹持过粗的缝针容易造成镶片断裂		图 3-1-5
止血钳 (中弯、大弯)	钳	18	180mm×10 220mm 弯头×6 220mm 直头×2	也常称为血管钳,可分为有齿止血钳和无齿止血钳,根据形状分为直型止血钳和弯型止血钳	主要用于钳夹有出血点的组织器官以止血,也常用于组织牵拉固定等	不可用于钳夹脆弱的器官组织,以免造成器官组织损伤和出血		图 3-1-6
组织钳	钳	6	140mm×4 200mm×2	也称为鼠齿钳、艾利斯钳、皮钳,根据头端齿纹可分为有损伤组织钳和无损伤组织钳	用于夹持组织等做牵拉或固定	有损伤组织钳头端齿损伤较大,不宜牵拉夹持脆弱的组织器官或血管、神经		图 3-1-7
皮肤拉钩	拉钩	2	工作端 3 齿、4 齿、5 齿整体长度为 165mm、180mm	锐性或钝性微弯工作端,中空或长条形手柄,便于牵拉	用于肌肉等组织的钝性分离,切开心包等操作	不可用于血管、脏器等组织的牵拉,以免造成组织损伤		图 3-1-8
S 拉钩	拉钩	5	360mm×2 320mm×2 260mm×1	腹腔脏器深部拉钩,根据牵开的深浅使用不同长度或宽度的拉钩	用于腹腔深部软组织牵拉显露手术部位或脏器	使用拉钩时,一般用纱垫将拉钩与组织隔开,以免损伤组织		图 3-1-9
方头拉钩	拉钩	1	260mm×1	腹腔脏器深部拉钩,根据牵开的深浅使用不同长度或宽度的拉钩	用于腹腔深部软组织牵拉显露手术部位或脏器	使用拉钩时,一般用纱垫将拉钩与组织隔开,以免损伤组织		图 3-1-10

2. 手术步骤及使用器械

表 3-1-2　下腹部正中切口入路手术步骤及使用器械表

主要手术步骤 1	主要手术步骤 2	使用器械名称	使用器械编号
下腹右旁正中切口纵行切开皮肤,依次切开腹壁各层	22# 圆刀切开皮肤,电刀切开皮下组织,电凝止血	手术刀	图 3-1-1
探查盆腹腔	腹壁拉钩牵开腹壁后,探查盆腹腔	中弯 S 拉钩	图 3-1-6 图 3-1-9
缝合盆腔腹膜	小圆针缝合后腹膜,同时压迫或缝扎止血	线剪 持针器 中弯	图 3-1-2 图 3-1-5 图 3-1-6
冲洗、清点、关腹	用蒸馏水冲洗盆腔,放置引流管,关闭腹腔	手术刀 持针器 中弯	图 3-1-1 图 3-1-5 图 3-1-6

（二）阴式入路手术

1. 手术器械配置

基础手术器械

表 3-1-3　阴式入路手术基础手术器械配置表

名称	类别	数量	常用规格	描述	应用范围	使用注意事项	附图	编号
手术刀	刀	1	7# 刀柄 11# 尖刀片	刀柄一般可重复使用，刀片为一次性使用	划皮逐层分离，按照表皮层、肌层、黏膜层依次分离	刀片的无菌包装是否被破坏		图 3-1-11
线剪	剪	1	180mm	用于手术中剪切缝线。专用的线剪应有锯齿刃口，剪线时以免缝线滑脱，关节处具备防卡线设计	不同深部的剪切使用合适长度的线剪	不可用于剪敷料等硬物质		图 3-1-12
组织剪	剪	1	180mm 直头	头端有直、弯两种类型，大小长短不一。又称为梅奥剪	用于剪切组织，钝性分离组织、血管	不可用于剪线或敷料等非人体组织		图 3-1-13
组织镊	镊	1	140mm 有齿	工作端为真空焊接的碳钨镊片，耐磨损、无损伤，适合习惯用镊子夹持缝针的手术医师使用	适用于连续缝合过程中夹持组织或缝针	不可夹持非常规物体，避免较精细的头端错齿		图 3-1-14
持针器	钳	2	180mm×1 220mm×1	夹持缝针，缝合组织出血部位等操作。一般分为普通不锈钢工作端和碳钨镊片工作端两种，碳钨镊片上的网格有 0.5、0.4、0.2 和光面四种，分别对应夹持 3/0 及更大针、4/0～6/0、6/0～10/0、9/0～11/0 针	用于缝合组织及缝扎出血部位	使用碳钨镊片持针器应注意其对应的缝针型号，用细密网纹的持针器夹持过粗的缝针容易造成镊片断裂		图 3-1-15
止血钳（中弯、大弯）	钳	8	180mm×4 220mm×4	也常称为血管钳，可分为有齿止血钳和无齿止血钳，根据形状分为直型止血钳和弯型止血钳	主要用于钳夹有出血点的组织器官以止血，也常用于组织牵拉固定等	不可用于钳夹脆弱的器官组织，以免造成器官组织损伤和出血		图 3-1-16
蚊式	钳	2	125mm	头部较细小、精巧的止血钳称为蚊式止血钳，又称为蚊氏钳。根据形状可分为直型和弯型，根据工作端可分为标准型和精细型	适用于分离小血管及神经周围的结缔组织，用于小血管及微血管的止血，临床有时用于夹缝线做牵引	止血钳不适宜夹持大块或较硬的组织		图 3-1-17
宫颈抓钳	钳	3	有齿抓钳 ×2 二爪抓钳 ×1	用于牵拉，扩张宫颈	术中夹取宫颈以维持宫颈位置，暴露视野	不可用于夹持脏器，以免对脏器造成损伤		图 3-1-18

续表

名称	类别	数量	常用规格	描述	应用范围	使用注意事项	附图	编号
艾利斯	钳	4	140mm×4	也称为鼠齿钳、皮钳艾利斯钳，根据头端齿纹可分为有损伤组织钳和无损伤组织钳	用于夹持组织等做牵拉或固定	有损伤组织钳头端齿损伤较大，不宜牵拉夹持脆弱的组织器官或血管、神经		图 3-1-19
卵圆钳	钳	1	长度245mm直（有齿）	又称为海绵钳、持物钳，分为直型和弯型，工作端分为有齿和光滑两种	用于手术前钳夹纱球进行消毒，有时也用于夹持脏器，此时常用光滑工作端的卵圆钳	夹持脏器，如肺、肠时，需使用光滑工作端的卵圆钳		图 3-1-20
巾钳	钳	4	110mm 135mm	又称为布巾钳，常用的巾钳工作端为尖锐头，也有钝头巾钳	用于手术中固定手术铺巾	尖锐工作端的巾钳会穿刺敷料，可使用钝头巾钳代替		图 3-1-21
固有韧带钩形钳	钳	1	220mm	可以牢固钳夹肌瘤组织，同时不易损伤周围盆腔组织的特点	用于暴露卵巢固有韧带、输卵管及圆韧带	牵拉过程中用力需适中		图 3-1-22
肌瘤剥离器	剥离器	1	280mm	钝性分离，用于剥离肌瘤和子宫	用于术中将肌瘤剥离于子宫	不可用于病变肌瘤剥离		图 3-1-23
阴道拉钩	拉钩	2	深、浅各一	根据形状不同分类，半月拉钩用于阴道前壁，直角拉钩用于阴道后壁	用于阴式操作时，充分暴露阴道，比扩阴器暴露效果好，但需助手协助拉钩	拉钩时，不可用力过猛，以免阴道口损伤或外力致拉钩变形		图 3-1-24
宫颈压板阴道压板	拉钩	2	宫颈压板阴道压板各一	用于隔离宫颈及阴道，防止手术器械误伤	术中充分暴露术野，给操作者足够的空间	选择大小适宜的拉钩		图 3-1-25
扩阴器	拉钩	1	90mm×32mm	根据材质不同分为塑料和金属扩阴器，手术中一般使用金属材质扩阴器	用于阴道检查和阴道操作时使用	使用前需检查各螺帽是否完好；无性生活者不可使用		图 3-1-26
金属导尿管	导尿管	1	直径 6mm	用于一次性导尿	术中用金属导尿管导尿，用于排空膀胱，防止膀胱过度充盈导致术中误伤	操作动作轻柔		图 3-1-27

2. 手术步骤及使用器械

表 3-1-4　阴式入路手术步骤及使用器械表

主要手术步骤 1	主要手术步骤 2	使用器械名称	使用器械编号
固定小阴唇	固定双侧小阴唇于大阴唇外侧皮肤上，以充分显露手术视野，消毒外阴、阴道、子宫颈	持针器 组织镊 线剪	图 3-1-15 图 3-1-14 图 3-1-12
缝合断端，清点器械、纱布、缝针等用物	用 0# 圆针可吸收线缝合断端，剪去小阴唇缝合线，进行直肠检查	持针器 组织镊 线剪	图 3-1-15 图 3-1-14 图 3-1-12
压迫止血、导尿	递适宜油纱卷一个放入阴道行压迫止血，消毒尿道口，留置保留尿管	宫颈抓钳	图 3-1-18

（三）腹腔镜切口入路

1. 手术器械配置

（1）基础手术器械

表 3-1-5　腹腔镜切口入路手术基础手术顺械配置表

名称	类别	数量	常用规格	描述	应用范围	使用注意事项	附图	编号
手术刀	刀	1	3# 刀柄 11# 刀片	刀柄一般可重复使用，刀片为一次性使用	划皮逐层分离，按照表皮层，肌层，黏膜层依次分离	刀片的无菌包装是否被破坏		图 3-1-28
线剪	剪	1	180mm	用于手术中剪切缝线。专用的线剪应有锯齿刃口，剪线时以免缝线滑脱，关节处具备防卡线设计	不同深部的剪切使用合适长度的线剪	不可用于剪敷料等硬物质		图 3-1-29
组织镊	镊	1	140mm 粗齿 ×1	工作端为真空焊接的碳钨镊片，耐磨损、无损伤，适合习惯用镊子夹持缝针的手术医师使用	适用于连续缝合过程中夹持组织或缝针	不可夹持非常规物体，避免较精细的头端错齿		图 3-1-30
持针器	钳	2	180mm	一般分为普通不锈钢工作端和碳钨镊片工作端两种，碳钨镊片上的网格有 0.5、0.4、0.2 和光面四种，分别对应夹持 3/0 及更大针、4/0～6/0、6/0～10/0、9/0～11/0 针	夹持缝针，缝合组织出血部位等操作。于缝合组织及缝扎出血部位	使用碳钨镊片持针器应注意其对应的缝针型号，用细密网纹的持针器夹持过粗的缝针容易造成镊片断裂		图 3-1-31
中弯	钳	6	180mm	也常称为血管钳，可分为有齿止血钳和无齿止血钳，根据形状分为直型止血钳和弯型止血钳	主要用于钳夹有出血点的组织器官以止血，也常用于组织牵拉固定等	不可用于钳夹脆弱的器官组织，以免造成器官组织损伤和出血		图 3-1-32

名称	类别	数量	常用规格	描述	应用范围	使用注意事项	附图	编号
巾钳	钳	4	135mm	又称为布巾钳，常用的巾钳工作端为尖锐头，也有钝头巾钳	用于手术中固定手术铺巾	尖锐工作端的巾钳会穿刺敷料，可使用钝头巾钳代替		图 3-1-33
艾利斯	钳	4	140mm	也称为鼠齿钳、皮钳、艾利斯钳，根据头端齿纹可分为有损伤组织钳和无损伤组织钳	用于夹持组织等做牵拉或固定	有损伤组织钳头端齿损伤较大，不宜牵拉夹持脆弱的组织器官或血管、神经		图 3-1-34
直角拉钩	拉钩	2	120mm	锐性或钝性微弯工作端，中空或长条形手柄，便于牵拉	用于肌肉筋膜等组织的钝性分离	不可用于血管，脏器等组织的牵拉，以免造成线织损伤		图 3-1-35

（2）腹腔镜手术器械

表 3-1-6 腹腔镜手术切口入路腹腔镜手术器械配置表

名称	类别	数量	常用规格	描述	应用范围	使用注意事项	附图	编号
气腹针	穿刺器	1	120～150mm	常用的气腹针分为可重复使用或一次性使用两种	腔镜手术时提供CO_2气体进入的通道，从而建立气腹	使用时应检查气腹针钝头弹性是否良好，能否回弹		图 3-1-36
Trocar	穿刺器	2	10mm 5mm	穿刺器常用直径为3.5mm、5mm、10mm、12.5mm 等，有可重复使用及一次性使用两种	用于腹腔镜手术中穿刺腹壁，提供腔镜、腔镜手术器械、CO_2气体、一次性吻合器通过的通道	术前应检查穿刺器是否存在漏气，穿刺内芯尖头有无磨损等情况		图 3-1-37
Trocar 芯	穿刺器	2	10mm 5mm	根据其型号配合穿刺鞘使用的尖端较尖锐的穿刺器	用于微创外科腔镜手术建立通道，与穿刺鞘相匹配使用的器械	使用与穿刺鞘尺寸相匹配，穿刺时切勿损伤腹腔内各脏器		图 3-1-38
镜头	腹腔镜设备	1	30°	三维 3D 镜头，能 10 倍放大手术野，属于三维立体成像，解剖结构更大、更清晰；根据不同手术选择 0°或 30°镜头	腹腔镜手术	镜头需专用容器保管，头端勿敲打		图 3-1-39

2. 手术步骤及使用器械

表 3-1-7　腹腔镜切口入路手术步骤及使用器械表

主要手术步骤 1	主要手术步骤 2	使用器械名称	使用器械编号
完成腹腔镜仪器设备的自检及正确连接	将气腹管接上气腹机，并预设压力调至 12～15mmHg，打开机组，连接镜头、吸引器等	镜头	图 3-1-39
建立 CO_2 气腹	递 11# 尖刀片在脐孔上或下 1cm 做弧形切口，递巾钳提起腹壁，气腹针穿入腹腔，证实进入腹腔后，接气腹管，打开 CO_2 气腹，观察腹腔内气压的变化及气体流量情况，当腹压升至 15mmHg 时，可拔除气腹针	手术刀 气腹针 巾钳	图 3-1-28 图 3-1-36 图 3-1-33
解除气腹，关闭腹腔及切口	收回器械，放出腹腔内 CO_2 气体，逐层关腹	线剪 中弯 持针器 直角拉钩	图 3-1-29 图 3-1-32 图 3-1-31 图 3-1-35

第二节　产科手术

一、概述

（一）疾病定义

产科手术是指与女性妊娠相关的各类手术。剖宫产术是产科领域中的重要手术，由于麻醉学、输血、输液、水电平衡知识及手术方式、手术缝合材料的改进和控制感染等措施的进步，剖宫产术已成为解决难产和某些产科合并症，挽救产妇和围生儿生命的有效手段。异位妊娠术指受精卵于子宫腔以外着床发育，俗称宫外孕。其是妇产科常见的急腹症之一，若不及时诊断和积极抢救可危及生命。它包括输卵管妊娠，卵巢妊娠，阔韧带妊娠及宫颈妊娠等，其中以输卵管妊娠常见，约占95%。输卵管妊娠发病部位以壶腹部最多见，占 55%～65%，其次为峡部占 20%～25%，伞部占15% 左右。间质部最少见，占 2%～4%。人工流产术是指用手术的方法终止妊娠，也就是"人工"终止妊娠。现代人工流产术方式包括负压吸引术和钳刮术等。负压吸引术就是用一根中空的吸管进到宫腔，通过负压将子宫内的胚胎组织吸出来；而钳刮术是用卵圆钳将子宫内大块的胚胎组织夹出来。在妊娠 14 周以前可以行人工流产术。

（二）手术方法

1. 剖宫产术　是一种经腹壁（剖宫产）和子宫壁（子宫切开术）切口，帮助产妇娩出胎儿的外科手术，即切开膀胱反折暴露子宫下段，于子宫下段横切口取出胎儿，缝合子宫肌层后缝合膀胱反折腹膜的术式。

2. 异位妊娠手术

（1）输卵管妊娠：行输卵管切除术，适用于无生育要求的输卵管妊娠或内出血并发休克的急症患者。一般为患侧输卵管切除，输卵管间质部妊娠时行子宫角和患侧输卵管切除。保守性手术，适用于有生育要求的年轻患者，特别是对侧输卵管已切除或有明显病变者。手术方式主要包括输卵管造口术、输卵管切开术、输卵管三端压出术。

（2）卵巢妊娠：据病灶范围做卵巢部分切除、卵巢楔形切除、卵巢切除或患侧附件切除。

（3）宫颈妊娠：确诊后可行宫颈管搔刮术或吸刮宫颈管术，术前做好输血准备，术后纱布条填塞宫颈管创面，若流血不止可行双侧髂动脉结扎或子宫全切术。

3. 人工流产术　妊娠 10 周内，通过手术用电动吸引器把早期妊娠的产物即囊胚与蜕膜组织吸出体外。刮宫术又称为钳刮术。妊娠达到 10 ～ 13 周,有需要终止妊娠或因疾病等特殊情况不宜妊娠,或是其他流产方法失败者。充分扩张宫颈,使卵圆钳能够顺利到达子宫腔内,然后再通过卵圆钳把胎儿及胎盘夹取出体外;或用刮宫匙把胎儿刮下来以取出体外。通常情况下该方法都与吸引器人工流产相配合使用,以达到彻底终止妊娠的效果。

（三）常见手术方式

1. 子宫下段剖宫产术。

2. 开腹异位妊娠手术。

3. 腹腔镜异位妊娠手术。

4. 人工流产负压吸引术、钳刮术。

二、子宫下段剖宫产术

（一）手术体位：仰卧位

（二）手术器械配置

基础手术器械

表 3-2-1　下腹正中切口入路手术基础手术器械配置表

名称	类别	数量	常用规格	描述	应用范围	使用注意事项	附图	编号
手术刀	刀	2	4# 刀柄 22# 刀片	刀柄一般可重复使用,刀片为一次性使用	划皮逐层分离,按照表皮层、肌层、黏膜层依次分离	刀片的无菌包装是否被破坏		图 3-2-1
线剪	剪	1	145mm 180mm	用于手术中剪切缝线。专用的线剪应有锯齿刃口,剪线时以免缝线滑脱,关节处具备防卡线设计	不同深部的剪切使用合适长度的线剪	不可用于剪敷料等硬物质		图 3-2-2
组织剪	剪	3	180mm 直头 180mm 弯头	头端有直、弯两种类型, 大小长短不一。又称为梅奥剪	用于剪切组织,钝性分离组织、血管	不可用于剪线或敷料等非人体组织		图 3-2-3
子宫剪	剪	1	180mm	头部弯曲 153°, 头尖部圆形 10mm	剖宫产术时剪开子宫	专用于剖宫产时剪子宫		图 3-2-4
组织镊	镊	3	180 ～ 230mm	工作端为真空焊接的碳钨镊片,耐磨损、无损伤,适合习惯用镊子夹持缝针的手术医师使用	适用于连续缝合过程中夹持组织或缝针	不可夹持非常规物体,避免较精细的头端错齿		图 3-2-5

名称	类别	数量	常用规格	描述	应用范围	使用注意事项	附图	编号
持针器	钳	2	180mm	一般分为普通不锈钢工作端和碳钨镶片工作端两种，碳钨镶片上的网格有0.5、0.4、0.2和光面四种，分别对应夹持3/0及更大针、4/0～6/0、6/0～10/0、9/0～11/0针	夹持缝针，缝合组织出血部位等操作。用于缝合组织及缝扎出血部位	使用碳钨镶片持针器应注意其对应的缝针型号，用细密网纹的持针器夹持过粗的缝针容易造成镶片断裂		图3-2-6
卵圆钳	钳	3	245mm 直、弯	又称为海绵钳、持物钳，分直型和弯型，工作端分为有齿和光滑两种	用于手术前钳夹纱球进行消毒，有时也用于夹持脏器，此时常用光滑工作端的卵圆钳	夹持脏器，如肺、肠时，需使用光滑工作端的卵圆钳		图3-2-7
艾利斯	钳	6～8	180mm	也称为鼠齿钳、皮钳，根据头端齿纹可分为有损伤组织钳和无损伤组织钳	用于夹持组织等做牵拉或固定	有损伤组织钳头端齿损伤较大，不宜牵拉夹持脆弱的组织器官或血管、神经		图3-2-8
中弯	钳	6～8	180mm	也常称为血管钳，可分为有齿止血钳和无齿止血钳，根据形状分为直型止血钳和弯型止血钳	主要用于钳夹有出血点的组织器官以止血，也常用于组织牵拉固定等	不可用于钳夹脆弱的器官组织，以免造成器官组织损伤和出血		图3-2-9
双头腹部拉钩	拉钩	2	双头型	拉钩侧面有弧度，多用于腹部较大的手术，分为单头和双头	用于牵拉腹壁，显露腹腔及盆腔脏器	牵扯腹壁时，为了避免较大的压力对皮肤造成损伤，常在拉钩和腹壁直接垫纱布进行保护		图3-2-10
皮肤拉钩	拉钩	2	工作端3齿、4齿、5齿 整体长度为165mm、180mm	锐性或钝性微弯工作端，中空或长条形手柄，便于牵拉	用于肌肉等组织的钝性分离，切开心包等操作	不可用于血管、脏器等组织的牵拉，以免造成组织损伤		图3-2-11
腹腔吸引器	吸引器	2	270mm	一般使用的吸引管带有手控阀门，一路接吸引器，另一路可接冲洗液体	腔镜手术中用于手术野内冲洗及吸引液体	新生儿娩出前应拔除吸引器，以免误伤新生儿		图3-2-12
产钳	钳	2叶	全长26～27cm 重300g	左右两页，每页分钳匙、钳胫、钳锁、钳柄	剖宫产中出现胎头高浮、胎头深嵌、下段横切口剖宫产术式、腹膜外剖宫产、臀位后出头困难	正确掌握手术适应证及禁忌证		图3-2-13

（三）手术步骤及使用器械

表 3-2-2　子宫下段剖宫产术步骤及使用器械

主要手术步骤 1	主要手术步骤 2	使用器械名称	使用器械编号
竖切口：下腹正中切口 横切口：耻骨联合上方两横指	22# 圆刀依次切开皮肤、脂肪层、筋膜，电凝止血。钝性分离腹直肌	手术刀 中弯 艾利斯 皮肤拉钩	图 3-2-1 图 3-2-9 图 3-2-8 图 3-2-11
探查腹腔	洗手，检查子宫旋转，下段形成，胎先露高低，切开子宫膀胱反折腹膜，撕至 11 ～ 12cm，用弯止血钳提起下缘	弯止血钳 艾利斯 组织剪	图 3-2-9 图 3-2-8 图 3-2-3
暴露子宫	用手指钝性分离膀胱与子宫壁之间疏松组织，暴露子宫肌壁 6 ～ 8cm	中弯 双头腹部拉钩 腹腔吸引器	图 3-2-9 图 3-2-10 图 3-2-12
切开子宫	横行切开子宫下段肌壁约 3cm 长小口，用手指向两侧撕开子宫下段肌层宽约 10cm 后破膜，羊水吸出	手术刀 中弯	图 3-2-1 图 3-2-9
胎儿娩出	术者右手从胎头下方进入宫腔，将胎头慢慢托出子宫切口，助手同时压宫底协助娩出胎头。胎头高浮娩出困难者可产钳协助娩出胎头。胎儿娩出后，助手立即在宫底注射缩宫素 20U。胎儿娩出后，术者再次清理呼吸道，断脐后交台下。用组织钳钳夹住子宫切口的血窦	线剪 止血钳 产钳 艾利斯	图 3-2-2 图 3-2-9 图 3-2-13 图 3-2-8
胎盘娩出 清理宫腔	胎盘可自娩，亦可徒手剥离，查胎盘，用卵圆钳夹住浸湿拧干后的盐水巾擦宫腔，注意子宫收缩情况。蜕膜组织过多者，可用有齿卵圆钳伸入宫腔悬空钳夹清除之	卵圆钳 中弯 艾利斯	图 3-2-7 图 3-2-9 图 3-2-8
缝合子宫	用 1-0 薇乔（VICRYL Plus）可吸收线，分两层连续缝合。第一层从术者对侧开始，先用两把艾利斯钳夹好切口顶部，在其外侧 0.5 ～ 1cm 做 "8" 字缝合后，打结，不剪断缝线，然后全层连续缝合至术者侧，最后一针扣锁缝合，也要超出角部 0.5 ～ 1cm	持针器 艾利斯 双头腹部拉钩 组织镊	图 3-2-6 图 3-2-8 图 3-2-10 图 3-2-5
关闭腹腔	关腹前先检查子宫及双附件有无异常。彻底清除盆腹腔积液，仔细清点纱布器械无误，连续缝合腹膜，检查、止血，间断或连续缝合腹直肌前鞘及筋膜，缝合皮肤	无齿卵圆钳 持针器 组织镊	图 3-2-7 图 3-2-6 图 3-2-5

三、异位妊娠手术

（一）手术体位：仰卧位

（二）手术器械配置

1. 基础手术器械

表 3-2-3　异位妊娠手术基础手术器械配置表

名称	类别	数量	常用规格	描述	应用范围	使用注意事项	附图	编号
手术刀	刀	2	4# 刀柄 22# 圆刀片	刀柄一般可重复使用，刀片为一次性使用	划皮逐层分离，按照表皮层、肌层、黏膜层依次分离	刀片的无菌包装是否被破坏		图 3-2-14
线剪	剪	1	145mm 180mm	用于手术中剪切缝线。专用的线剪应有锯齿刃口，剪线时以免缝线滑脱，关节处具备防卡线设计	不同深部的剪切使用合适长度的线剪	线剪不可用于剪敷料等硬物质		图 3-2-15

续表

名称	类别	数量	常用规格	描述	应用范围	使用注意事项	附图	编号
组织剪	剪	2	180mm	头端有直、弯两种类型，大小长短不一。又称为梅奥剪	用于剪切组织，钝性分离组织、血管	不可用于剪线或敷料等非人体组织		图 3-2-16
组织镊	镊	3	180～230mm	工作端为真空焊接的碳钨镶片，耐磨损、无损伤，适合习惯用镊子夹持缝针的手术医师使用	适用于连续缝合过程中夹持组织或缝针	不可夹持非常规物体，避免较精细的头端错齿		图 3-2-17
无损伤组织镊	镊	2	150～200mm	工作端为直DeBakey齿形，确保夹持组织、血管的过程中无损伤	夹持需保护的组织、器官，根据操作范围选择适合的无损伤镊长度	无损伤镊不可用于拔取缝针，以免造成齿形损坏而损伤组织		图 3-2-18
持针器	钳	2	180mm	一般分为普通不锈钢工作端和碳钨镶片工作端两种，碳钨镶片上的网格有0.5、0.4、0.2和光面四种，分别对应夹持3/0及更大针、4/0～6/0、6/0～10/0、9/0～11/0针	夹持缝针，缝合组织出血部位等操作。用于缝合组织及缝扎出血部位	使用碳钨镶片持针器应注意其对应的缝针型号，用细密网纹的持针器夹持过粗的缝针容易造成镶片断裂		图 3-2-19
中弯	钳	10	140mm	也常称为血管钳，可分为有齿止血钳和无齿止血钳，根据形状分为直型止血钳和弯型止血钳	主要用于钳夹有出血点的组织器官以止血，也常用于组织牵拉固定等	不可用于钳夹脆弱的器官组织，以免造成器官组织损伤和出血		图 3-2-20
卵圆钳	钳	3	250mm 直、有齿	又称为海绵钳、持物钳，分直型和弯型，工作端分为有齿和光滑两种	用于手术前钳夹纱球进行消毒，有时也用于夹持脏器，此时常用光滑工作端的卵圆钳	夹持脏器，如肺、肠时，需使用光滑工作端的卵圆钳		图 3-2-21
巾钳	钳	4	110mm 135mm	又称为布巾钳，常用的巾钳工作端为尖锐头，也有钝头巾钳	用于手术中固定手术铺巾	尖锐工作端的巾钳会穿刺敷料，可使用钝头巾钳代替		图 3-2-22
艾利斯	钳	6～8	155mm	也称为鼠齿钳、皮钳，根据头端齿纹可分为有损伤艾利斯钳和无损伤艾利斯钳	用于夹持组织等做牵拉或固定	有损伤艾利斯钳头端齿损伤较大，不宜牵拉夹持脆弱的组织器官或血管、神经		图 3-2-23

续表

名称	类别	数量	常用规格	描述	应用范围	使用注意事项	附图	编号
剥离子钳	钳	1	220mm	又称为花生米钳，顾名思义，夹持颗粒状纱布，进行钝性分离组织	组织粘连时，用于钝性分离组织	不可用组织钳提拉脆弱组织		图 3-2-24
吸引器	吸引器	1	270mm	有不同长度弯度及口径。根据形状可分为直形和弯形，根据使用频率可分为一次性吸引器和可重复多次使用吸引器	用于吸出术野血液、体液及冲洗液，保持术野清晰	操作动作轻柔		图 3-2-25
S 拉钩	拉钩	2	300mm，25～50mm	"S"形腹部深部拉钩，根据牵开的深浅使用不同长度或宽度的拉钩	用于腹部深部软组织牵拉显露手术部位或脏器	使用拉钩时，一般用纱垫将拉钩与组织隔开，以免损伤组织		图 3-2-26
皮肤拉钩	拉钩	2	工作端 3 齿、4 齿、5 齿整体长度为 165mm、180mm	锐性或钝性微弯工作端，中空或长条形手柄，便于牵拉	用于肌肉等组织的钝性分离，切开心包等操作	皮肤拉钩不可用于血管、脏器等组织的牵拉，以免造成组织损伤		图 3-2-27

2. 特殊手术器械

表 3-2-4　腹腔镜异位妊娠手术手术器械配置表

名称	类别	数量	常用规格	描述	应用范围	使用注意事项	附图	编号
腹腔镜剪	剪	1	直径 5mm 长度 320～350mm	常用的腔镜剪分为梅奥剪、钩剪等	用于剪切离断组织、剪线等操作	不可剪切缝线、敷料等，应注意有无损坏变形等，绝缘层破裂有漏电风险，应当及时维修		图 3-2-28
腹腔镜分离钳	钳	2	直径 5mm 长度 320～350mm	常用的腔镜分离钳为马里兰分离钳	用于腔镜下组织的钝性分离	应注意有无损坏变形等，绝缘层破裂有漏电风险，应当及时维修		图 3-2-29
腹腔镜持针器	钳	1	5mm	一般有左弯型、右弯型、自动复位型持针器	用于手术中缝合打结	使用时需注意检查工作端磨损情况，以免在镜下操作时发生转针、打滑等		图 3-2-30

续表

名称	类别	数量	常用规格	描述	应用范围	使用注意事项	附图	编号
腹腔镜抓钳	钳	1	直径 5mm 长度 320～350mm	腔镜抓钳根据抓持部位不同有多种工作端设计，一般器械手柄带锁，便于长时间抓持	在术中用于辅助分离、抓持、翻转、牵拉等操作	无损伤齿不可抓持钙化组织或用来拔针等操作，避免损伤齿型。同时应注意有无损坏变形等，绝缘层破裂有漏电风险，应当及时维修		图 3-2-31
腹腔镜吸引器	吸引器	1	直径≥5mm	一般使用的吸引管带有手控阀门，一路接吸引器，另一路可接冲洗液体	腹腔镜手术中用于术野内冲洗及吸引液体	检查器械零配件有无缺失，密闭性是否完好		图 3-2-32
单极电凝钩	钩	1	5mm	根据工作端不同有电钩、电凝棒、电铲等	用于腹腔镜下分离和止血	应注意有无损坏变形等，绝缘层破裂有漏电风险，应当及时维修		图 3-2-33
双极电凝镊	镊	1	长度 330mm	在有液体如生理盐水、脑脊液、血液存在的情况下，能同样起电凝止血效果	用于微创外科手术切除血供丰富的组织，分离牵引组织，引起血管收缩以达到止血作用	控制使用端两个叶片的距离，不可使两端接触形成电流短路，失去电凝止血作用		图 3-2-34
Trocar	穿刺器	4	直径 12mm	穿刺器常用直径为 3.5mm、5mm、10mm、12.5mm 等，有可重复使用及一次性使用两种	用于腹腔镜手术中穿刺腹壁，提供腹腔镜头、腹腔镜手术器械、CO_2 气体、一次性吻合器通过的通道	术前应检查穿刺器是否存在漏气，穿刺内芯尖头有无磨损等情况		图 3-2-35
气腹针	穿刺器	1	直径 2mm	常用的气腹针分为可重复使用或一次性使用两种	腔镜手术时提供 CO_2 气体进入的通道，从而建立气腹	使用时应检查气腹针钝头弹性是否良好，能否回弹		图 3-2-36
气腹管	管道	1	直径 2.5m	为硅胶材质，可高温高压消毒使用的管道，直径约为 1cm	用于微创外科气体进入体腔的气体管道	使用时勿扭折管道，以免阻止气体进入		图 3-2-37

续表

名称	类别	数量	常用规格	描述	应用范围	使用注意事项	附图	编号
冲洗管	管道	1	直径2.5m	为硅胶材质，可高温高压消毒使用的管道，直径约为2cm	用于微创外科冲洗液进入体腔的冲洗管道	使用时勿扭折管道，以免阻止冲洗液体进出		图3-2-38
冲洗棒	气液转换针	1	直径5mm	设有抽出口和吸入口的冲洗棒	连接冲洗泵，利用虹吸原理将生理盐水、蒸馏水等冲洗液输入体腔	连接冲洗瓶时注意无菌操作		图3-2-39
电凝线	电凝	1	长度3000mm	配合双极电凝钳使用	也可用于连接腔镜分离钳，达到止血分离组织的目的	切勿扭折而降低使用寿命		图3-2-40
双极电线	电凝	1	长度3000mm	配合双极电凝钳使用	用于微创外科手术，配合双极电凝钳达到止血作用	不可扭折，使用前检查电线的完整性，防止漏电		图3-2-41

（三）手术步骤及使用器械

表3-2-5　开腹异位妊娠手术步骤及使用器械表

主要手术步骤1	主要手术步骤2	使用器械名称	使用器械编号
切开皮肤	22#圆刀切开皮肤，干纱布拭血止血钳钳夹、电凝止血；递皮肤拉钩牵开术野，递电刀切开。递中弯腹钳分离并钳夹出血点，电凝止血。无齿组织镊，中弯腹钳夹住腹膜，20#刀划开一小口、电刀切开扩大，止血钳夹住腹膜切缘	手术刀 中弯 皮肤拉钩 组织镊	图3-2-14 图3-2-20 图3-2-27 图3-2-17
探查腹腔	递湿纱布保护切口，递盐水给术者湿手探查，准备深部手术器械，递S拉钩牵开显露术野，组织剪扩大切口	S拉钩 组织剪	图3-2-26 图3-2-16
切除病变部位	递无齿卵圆钳夹住输卵管出血部位，吸引器头吸净腹腔内积血块取出放入弯盘内。递S拉钩牵开显露术野，止血钳剥离病变部位组织，残端3-0可吸收缝线缝扎；递组织镊夹持圆韧带覆盖于表面，防止粘连	卵圆钳 吸引器 组织镊	图3-2-21 图3-2-25 图3-2-17
冲洗、检查腹腔	递生理盐水冲洗腹腔，换干净吸引器头吸引，更换干净物品，探查腹腔，检查对侧附件、卵巢有无病变，清除盆腔积血，避免术后发热和粘连。协助医师更换手套，再次清点手术用物	吸引器 S拉钩 卵圆钳	图3-2-25 图3-2-26 图3-2-21
关闭腹腔	消毒皮肤切口，递9×28圆针4号丝线间断缝合 递9×28圆针1号丝线缝合 递4-0角针不可吸收线皮内缝合或角针、1号丝线间断缝合	持针器 线剪 组织镊 皮肤拉钩	图3-2-19 图3-2-15 图3-2-17 图3-2-27
缝合切口	递9×28圆针1号丝线缝合 递4-0角针不可吸收线皮内缝合，或用角针1号丝线间断缝合	持针器 线剪 组织镊	图3-2-19 图3-2-15 图3-2-17

表 3-2-6　腹腔镜异位妊娠手术步骤及使用器械

主要手术步骤 1	主要手术步骤 2	使用器械名称	使用器械编号
连接系统	将吸引皮条，3L 保护套，镜头，2 把组织钳交与手术医师，手术医师和台下巡回护士一同连接	手术刀 艾利斯	图 3-2-14 图 3-2-23
建立气腹	用 2 把巾钳提起腹壁，置气腹针，用 5ml 注射器试水，确定在腹腔内，巡回护士打开气腹机，当压力维持在 10～13mmHg 时（常规），气腹建立完成	巾钳 气腹针 气腹管	图 3-2-22 图 3-2-36 图 3-2-37
观察穿刺孔	穿入 12mm 穿刺器，顺利放入腹腔镜镜头，进行腹腔、盆腔探查，明确病变部位	Trocar	图 3-2-35
进行操作孔的穿刺	分别在双侧髂前上棘内侧且在显示器下分别用 5mm、10mm 穿刺鞘做第 2、3 穿刺点，如要做第 4 穿刺点，则将手术床摇至头低臀高位 15°～30°	手术刀 Trocar	图 3-2-14 图 3-2-35
手术方式	输卵管切除术：用双极电凝钩凝固输卵管系膜及输卵管峡部切断、输卵管切开取胚胎术、胚胎挤出术或吸出术、同时伴随手术有粘连松解术与输卵管造口术	双极电凝镊 腹腔镜分离钳 腹腔镜吸引器 腹腔镜剪	图 3-2-34 图 3-2-29 图 3-2-32 图 3-2-28
冲洗、止血	生理盐水冲洗腹腔，明确出血点，止血	冲洗管 冲洗棒	图 3-2-38 图 3-2-39
关腹	关闭气腹机，用吸引器排出腹腔内二氧化碳，用 0 号可吸收线关闭腹腔	持针器 中弯	图 3-2-19 图 3-2-20
缝皮	用皮肤拉扣或 3-0、4-0 角针缝合皮肤	组织镊 持针器 线剪	图 3-2-17 图 3-2-19 图 3-2-15

四、人工流产手术

（一）手术体位：截石位

（二）手术器械配置

基础手术器械配置

表 3-2-7　人工流产手术基础手术器械配置表

名称	类别	数量	常用规格	描述	应用范围	使用注意事项	附图	编号
卵圆钳	钳	2	245mm 直、弯 （有齿，各二）	又称为海绵钳、持物钳，分直型和弯型，工作端分为有齿和光滑两种	用于手术前钳夹纱球进行消毒，有时也用于夹持脏器，此时常用光滑工作端的卵圆钳	夹持脏器，如肺、肠时，需使用光滑工作端的卵圆钳		图 3-2-42
艾利斯	钳	6～8	155mm	也称为组织钳、鼠齿钳、皮钳，根据头端齿纹可分为有损伤艾利斯钳和无损伤艾利斯钳	用于夹持组织等做牵拉或固定	有损伤艾利斯钳头端齿损伤较大，不宜牵拉夹持脆弱的组织器官或血管、神经		图 3-2-43
宫颈抓钳	钳	3	250mm	用于牵拉，扩张宫颈	术中夹取宫颈以维持宫颈位置，暴露视野	不可用于夹持脏器，以免对脏器造成损伤		图 3-2-44

续表

名称	类别	数量	常用规格	描述	应用范围	使用注意事项	附图	编号
阴道扩张器	拉钩	1	90mm×32mm 95mm×34mm	上下两页及手柄组成	扩张阴道,暴露宫颈	根据患者情况选择合适的型号		图 3-2-45
子宫刮匙	刮匙	3	24mm 29mm 31mm	顶端是一个不对称的圆环	挂子宫内壁或刮除子宫残渣用	防止穿破子宫		图 3-2-46
子宫探针	探针	1	长 32cm 直径 5mm	头端 4cm 处开始有刻度,刻度间隔为 1cm	探测子宫颈方向和深度用	应按子宫的屈度和方向轻轻送入		图 3-2-47
子宫颈扩张器	扩张器	14	4～11mm	头端光滑,手柄上有型号数字	扩张子宫颈	根据妊娠时间长短和胚胎大小使用不同型号的子宫颈扩张器,以便将器械伸进子宫及将胚胎取出		图 3-2-48
妇科吸引器头	吸引头	4	24mm	有刻度,有直径 5mm、6mm、7mm、8mm 四种规格	装入流产吸引器上,供早期妊娠人工流产用	使用时防止穿破子宫		图 3-2-49

（三）手术步骤及使用器械

表 3-2-8　人工流产手术步骤及使用器械表

主要手术步骤 1	主要手术步骤 2	使用器械名称	使用器械编号
检查子宫	详细复查子宫位置、大小及附件		
暴露宫颈	用阴道扩张器扩开阴道,拭净阴道内积液,暴露出子宫颈,在宫颈及颈管消毒后,用宫颈钳钳夹宫颈前唇或后唇	阴道扩张器 宫颈抓钳 卵圆钳	图 3-2-45 图 3-2-44 图 3-2-42
探查子宫腔	用探针依子宫方向探测宫腔深度	子宫探针	图 3-2-47
扩张宫口	用宫颈扩张器以执笔式逐号轻轻扩张宫口(扩大程度比所用吸管大半号到 1 号)	宫颈扩张器	图 3-2-48
吸引宫腔	将吸管与术前准备好的负压装置连接。依子宫方向将吸管徐徐送入宫腔,达子宫底部后,退出少许,寻找胚胎着床处。松开负压瓶装置上的夹子,感觉有负压后,将吸管顺时针或逆时针方向旋转,上下活动,待感到有物流向吸管,同时有子宫收缩和宫壁粗糙感时,可折叠捏住皮管,取出吸管(注意不要带负压进出子宫颈管),再降低负压到 100～200mmHg,继续以吸管按上述方法在宫腔内吸引 1～2 周后,取出吸管,测量宫腔深度。抽出吸管时,如胚胎组织卡在吸管头部或管腔中时,需开动机器,将组织吸到瓶中再关机器。如组织卡在子宫口,可用卵圆钳将组织取出	妇科吸引器头 宫颈抓钳 阴道扩张器 子宫探针	图 3-2-49 图 3-2-44 图 3-2-45 图 3-2-47

主要手术步骤 1	主要手术步骤 2	使用器械名称	使用器械编号
检查宫腔	可用子宫刮匙轻轻刮宫底及两角，检查是否已吸干净。吸净的标志为：①吸管头紧贴宫腔壁有紧涩感；②宫腔缩小 1.5～2.0cm；③宫颈口有血性泡沫出现 用纱布拭净阴道，除去宫颈钳，取出扩阴器，手术完毕 将吸出物过滤，检查胚胎及绒毛是否完全。分别测量血及组织物的容量，如发现异常情况（无绒毛等），应送病理检查。必要时可行宫腔镜检查	宫颈抓钳 阴道扩张器 子宫刮匙	图 3-2-44 图 3-2-45 图 3-2-46

第三节　妇科手术

一、概述

（一）疾病定义

女性内生殖器位于真骨盆内，包括阴道、子宫、输卵管和卵巢。阴道为性交器官、月经血排出及胎儿娩出的通道。其位于真骨盆下部中央，呈上宽下窄的管道，前壁长 7～9cm，与膀胱和尿道相邻，后壁长 10～12cm，与直肠贴近。子宫分子宫体与子宫颈两部分，形似倒三角形，为空腔器官，是胚胎通过长发育的场所，正常未孕子宫长 7～8cm，宽 4～5cm，厚 2～3cm，宫腔容积约为 5ml。宫体由浆膜层、肌层及内膜层构成。子宫两旁各有阔韧带、圆韧带、主韧带和宫骶韧带牵拉，四对韧带维持子宫轻度前驱位。输卵管为卵子与精子的结合场所及运送受精卵的管道，为两侧子宫角向外伸展的管道，长 8～14cm，由浆膜层、肌层和黏膜层构成。卵巢是产生与排出卵子并分泌甾体激素的性器官，呈扁椭圆形，位于输卵管的后下方，以卵巢系膜连接与阔韧带后叶的部位称为卵巢门，卵巢血管与神经出入于此，其表层为单层立方上皮，无腹膜覆盖，其下为一层纤维组织，称为卵巢白膜。卵巢主要通过两边的韧带固定，其内侧通过卵巢固有韧带附着于子宫的外侧，而外侧则由卵巢悬韧带连接盆侧壁的腹膜。此外，输卵管的卵巢伞附于卵巢的输卵管端，对卵巢也稍有固定作用。常见疾病包括子宫肌瘤、卵巢囊肿、子宫内膜异位症、子宫腺肌症、子宫内膜息肉、卵巢癌等，妇科良性肿瘤生长较慢，一般不破坏周围组织和器官，也不发生转移，且不危及患者生命，但影响着女性的内分泌系统，不及时处理具有恶变风险。近些年其发病率有所增高，给广大女性身体健康造成越来越大的危害。目前，手术治疗是治疗妇科良性肿瘤的最常用的方法。

（二）手术方法

1. **经腹手术**　经腹手术作为传统的手术方式具有术野清晰、手术空间大的优势，为临床妇科医师所熟悉，在多数国家仍占主导手术地位。但对腹腔脏器干扰较大，创伤较大，出血较多，易造成术野污染，引起围手术期感染，且具有术后影响腹部美观等缺点。

2. **阴式手术**　妇科阴式手术因体表不留瘢痕，手术成本低，患者易于接受。随着临床医师手术经验的积累，不断改进的手术技能，妇科阴式手术已由原来的子宫脱垂手术逐渐向非脱垂子宫手术发展，从而经阴道手术操作的适应证进一步拓宽，如阴式全子宫切除术、经阴道子宫肌瘤剔除术、子宫次全切除术、附件及卵巢肿瘤手术、节育器异位手术等。其缺点是并发症发生率较高，如膀胱、输尿管、直肠的损伤；生殖道感染；下肢深静脉血栓等。

3. **腹腔镜手术**　腹腔镜是一种用于检查和治疗的内镜，其实质上是一种纤维光源内镜，包括腹腔镜、能源系统、光源系统、灌流系统和成像系统。腹腔镜手术是新发展起来的微创治疗，妇产科手术领域几乎所有的手术都可被腹腔镜取代，此是手术方法发展的一个必然趋势。随着工业制造技术及材料科学的突飞猛进，加上医师越来越娴熟的操作技术，从 20 世纪 90 年代开始，几乎所有的妇科良性肿瘤都能采用这种手术，如不孕症的矫正、异位妊娠的手术、卵巢肿瘤的剥除、子宫肌瘤的剥除等。腹腔镜手术的优点是非常明显的，如创伤小，仅需 2～3 个小切口，瘢痕小；患者术后伤口疼痛明显减轻；住院天数较少。其缺点是存在皮下气肿；高碳酸血症；盆腔大血管的损伤；盆腔脏器损伤；因严重粘连需中转进腹手术等。

（三）常见手术方式

1. 宫腔镜下子宫内膜息肉切除术。

2. 经腹卵巢癌根治术。

3. 阴式全子宫切除术。

4. 腹腔镜下子宫肌瘤剔除术。

5. 腹腔镜下子宫全切术。

二、宫腔镜下子宫内膜息肉切除术

（一）手术体位：膀胱截石位

（二）手术器械配置

1. 基础手术器械

表 3-3-1　宫腔镜下子宫内膜息肉切除术基础手术器械配置表

名称	类别	数量	常用规格	描述	应用范围	使用注意事项	附图	编号
卵圆钳	钳	3	245mm 直、弯 （有齿，各二）	又称为海绵钳、持物钳，分直型和弯型，工作端分为有齿和光滑两种	用于手术前钳夹纱球进行消毒，有时也用于夹持脏器，此时常用光滑工作端的卵圆钳	夹持脏器，如肺、肠时，需使用光滑工作端的卵圆钳		图 3-3-1
巾钳	钳	4	110mm 135mm	又称为布巾钳，常用的巾钳工作端为尖锐头，也有钝头巾钳	用于手术中固定手术铺巾	尖锐工作端的巾钳会穿刺敷料，可使用钝头巾钳代替		图 3-3-2
手术刀	刀	2	7# 11# 刀片	刀柄一般可重复使用，刀片为一次性使用	划皮逐层分离，按照表皮层、肌层、黏膜层依次分离	刀片的无菌包装是否被破坏		图 3-3-3
组织剪	剪	1	180mm 直头	头端有直、弯两种类型，大小长短不一。又称为梅奥剪	用于剪切组织，钝性分离组织、血管	不可用于剪线或敷料等非人体组织		图 3-3-4
蚊式	钳	1	125mm	头部较细小、精巧的止血钳称为蚊式止血钳，又称为蚊氏钳。根据形状可分为直型和弯型；根据工作端可分为标准型和精细型	适用于分离小血管及神经周围的结缔组织，用于小血管及微血管的止血，临床有时用于夹缝线做牵引	不适宜夹持大块或较硬的组织		图 3-3-5

名称	类别	数量	常用规格	描述	应用范围	使用注意事项	附图	编号
艾利斯	钳	4	140mm×4	也称为鼠齿钳、皮钳，根据头端齿纹可分为有损伤艾利斯钳和无损伤艾利斯钳	用于夹持组织等做牵拉或固定	有损伤艾利斯钳头端齿损伤较大，不宜牵拉夹持脆弱的组织器官或血管、神经		图3-3-6
扩阴器	拉钩	1	90mm×32mm	用于阴道检查	用于探测阴道内部和宫颈的情况	扩阴器进入阴道前加润滑剂，无性生活史者禁用		图3-3-7
子宫探针	针	1	28cm	工作端直钝口，手柄椭圆中空	用于探测子宫颈方向和深度	操作要轻柔，有阻力时切勿强行通过，以免造成子宫穿孔		图3-3-8
宫颈抓钳	钳	3	22cm	用于牵拉，扩张宫颈	术中夹取宫颈以维持宫颈位置，显露视野	不可用于夹持脏器，以免对脏器造成损伤		图3-3-9
子宫刮匙	钩	2	28cm	锐口，六角柄	用于刮取子宫内壁组织	动作轻柔		图3-3-10
流产吸引器	钩	3	24cm	单腔，各种型号各一个	用于早期人工流产吸引	根据孕囊大小选取不同大小的吸引器头		图3-3-11
子宫颈扩张器	针	18	4～10.5号	钝性	用于扩张宫颈	进入阴道前用润滑剂润滑，并从小到大扩张宫颈		图3-3-12

2. 专科手术器械

表3-3-2　宫腔镜下子宫内膜息肉切除术专科手术器械配置表

名称	类别	数量	常用规格	描述	应用范围	使用注意事项	附图	编号
高频电极线	电线	1	双极线	高频电缆，双极	提供切割组织和电凝的电流	清洗时尽量保持头端干燥，拔除电线时从根部拔除		图3-3-13
内管鞘	鞘	1	用于26Fr外鞘	是绝缘体管鞘，有释放按钮、主动固锁环	用于妇科内镜诊断和治疗	使用及清洗时注意鞘管上的螺丝		图3-3-14

续表

名称	类别	数量	常用规格	描述	应用范围	使用注意事项	附图	编号
外管鞘	鞘	1	8.8mm/26F	双旋阀，可旋转	用于妇科内镜诊断和治疗	使用及清洗时注意鞘管上的螺丝		图 3-3-15
闭孔器		1	A220xxA	—	用于打通宫颈隧道	—		图 3-3-16
环形电极	电极	1	WA22302D 型号，电切环 12°，中型	又称为切割电极	切除子宫内膜，切削和切除肌瘤及息肉	使用时注意环的完整性		图 3-3-17
蘑菇电极	电极	1	WA22557C 用于等离子汽化	循轴转动，电流比较集中	用于电凝止血或去除子宫内膜	使用时注意蘑菇头的完整性		图 3-3-18
针状电极	电极	1	WA22355C 针型电极	—	适于划开子宫内膜和肌层，切除壁间肌瘤	操作时用力适宜		图 3-3-19
工作手柄		1	主动式工作把手	安装电切环，操作器械，连接高频电极	按照指定的方式移动高频电极，定位内镜，通过高频电缆线将高频电极连接在高频装置上，连接切除管鞘	使用时注意手柄上的螺丝		图 3-3-20

（三）手术步骤及使用器械

表 3-3-3　宫腔镜下子宫内膜息肉切除术手术步骤及使用器械表

主要手术步骤 1	主要手术步骤 2	使用器械名称	使用器械编号
连接仪器设备	使用双极电刀设备，电切功率调至 160W，电凝功率调至 90W	宫腔镜机组	—
扩张子宫颈	（1）放置扩阴器，消毒阴道及子宫颈后用宫颈抓钳夹持子宫颈前唇，用子宫探针探明深度和方向 （2）根据外管鞘外径用扩宫棒依次由小到大从 4 号扩张至 10～11 号，扩张至能放置宫腔镜外管鞘	扩阴器 宫颈抓钳 子宫探针 子宫颈扩张器	图 3-3-7 图 3-3-9 图 3-3-8 图 3-3-12
宫腔镜下了解息肉大小和附着部位	（1）打来光源和膨宫泵，排尽水管空气，注入膨宫液 （2）放置内镜，待宫腔充盈，视野明亮后，先观察宫底、宫腔的前后左右，再观察息肉大小部位及肌层关系、蒂宽度等	环形电极 外管鞘 内管鞘	图 3-3-17 图 3-3-15 图 3-3-14
切除息肉	宫腔镜下钳夹息肉蒂部旋转取出或用环形电极自蒂部向外电切，然后卵圆钳夹并顺时针旋转 3～4 周摘除，取出息肉送活检，如蒂有出血用蘑菇电极电凝止血	外管鞘 内管鞘 卵圆钳 环形电极 蘑菇电极 高频电极线	图 3-3-15 图 3-3-14 图 3-3-1 图 3-3-17 图 3-3-18 图 3-3-13

续表

主要手术步骤1	主要手术步骤2	使用器械名称	使用器械编号
检查清点	清点纱布，检查子宫颈内口和子宫颈，缓慢退出内镜，整理术野，手术结束	内管鞘 外管鞘 环形电极	图 3-3-14 图 3-3-15 图 3-3-17

三、经腹卵巢癌根治术

（一）手术体位：仰卧位

（二）手术器械配置

1. 基础手术器械

表 3-3-4　经腹卵巢癌根治术基础手术器械配置表

名称	类别	数量	常用规格	描述	应用范围	使用注意事项	附图	编号
手术刀	刀	3	7#、4# 刀柄 22# 圆刀片 11# 尖刀片	刀柄一般可重复使用，刀片为一次性使用	划皮逐层分离，按照表皮层、肌层、黏膜层依次分离	刀片的无菌包装是否被破坏		图 3-3-21
线剪	剪	1	180mm	用于手术中剪切缝线。专用的线剪应有锯齿刃口，剪线时以免缝线滑脱，关节处具备防卡线设计	不同深部的剪切使用合适长度的线剪	不可用于剪敷料等硬物质		图 3-3-22
组织剪	剪	3	180mm 直头 180mm 弯头 250mm 弯头	头端有直、弯两种类型，大小长短不一。又称为梅奥剪	用于剪切组织，钝性分离组织、血管	不可用于剪线或敷料等非人体组织		图 3-3-23
组织镊	镊	4	140mm 粗齿 ×2 140mm 细齿 ×2	工作端为真空焊接的碳钨镊片，耐磨损、无损伤，适合习惯用镊子夹持缝针的手术医师使用	适用于连续缝合过程中夹持组织或缝针	不可夹持非常规物体，避免较精细的头端错齿		图 3-3-24
无损伤镊	镊	2	220mm 250mm	工作端为直 DeBakey 齿形，确保夹持组织、血管的过程中无损伤	夹持需保护的组织、器官，根据操作范围选择适合的无损伤镊长度	不可用于拔取缝针，以免造成齿形损坏而损伤组织		图 3-3-25
卵圆钳	钳	3	长度245mm 直、（有齿、无齿各一） 弯、（有齿、无齿各一）	又称为海绵钳、持物钳，分直型和弯型，工作端分为有齿和光滑两种	用于手术前钳夹纱球进行消毒，有时也用于夹持脏器，此时常用光滑工作端的卵圆钳	夹持脏器，如肺、肠时，需使用光滑工作端的卵圆钳		图 3-3-26
巾钳	钳	4	110mm 135mm	又称为布巾钳，常用的巾钳工作端为尖锐头，也有钝头巾钳	用于手术中固定手术铺巾	尖锐工作端的巾钳会穿刺敷料，可使用钝头巾钳代替		图 3-3-27

续表

名称	类别	数量	常用规格	描述	应用范围	使用注意事项	附图	编号
持针器	钳	7	180mm（粗头×2，细头×2金柄细头×1）220mm×2	一般分为普通不锈钢工作端和碳钨镶片工作端两种，碳钨镶片上的网格有0.5、0.4、0.2和光面四种，分别对应夹持3/0及更大针、4/0～6/0、6/0～10/0、9/0～11/0针	用于夹持缝针，缝合组织及缝扎出血部位	使用碳钨镶片持针器应注意其对应的缝针型号，用细密网纹的持针器夹持过粗的缝针容易造成镶片断裂		图3-3-28
止血钳（中弯、长弯）	钳	20	180mm×10 220mm弯头×6 220mm直头×2	也常称为血管钳，可分为有齿止血钳和无齿止血钳，根据形状分为直型止血钳和弯型止血钳	主要用于钳夹有出血点的组织器官以止血，也常用于组织牵拉固定等	不可用于钳夹脆弱的器官组织，以免造成器官组织损伤和出血		图3-3-29
蚊式	钳	4	125mm	头部较细小、精巧的止血钳称为蚊式止血钳，又称为蚊氏钳。根据形状可分为直型和弯型，根据工作端可分为标准型和精细型	适用于分离小血管及神经周围的结缔组织，用于小血管及微血管的止血，临床有时用于夹缝线做牵引	不适宜夹持大块或较硬的组织		图3-3-30
扁桃体钳	钳	6	180mm	扁桃体止血钳用于加持扁桃体做止血或分离组织用	进腹腔后，用于提拉组织、分离组织、夹闭血管	钳齿精细，不宜夹持皮肤或肌肉组织		图3-3-31
肠钳	钳	4	230mm	肠钳工作端一般较长且齿槽薄，弹性好，对组织损伤小，也有无损伤肠钳。其可分为直型肠钳和弯型肠钳，齿型分为纵齿和斜纹齿	用于肠切断或吻合时夹持肠组织以防止肠内容物流出	可在使用时外套乳胶管以减少对肠壁的损伤		图3-3-32
艾利斯	钳	6	140mm×4 200mm×2	也称为鼠齿钳、皮钳，根据头端齿纹可分为有损伤艾利斯钳和无损伤艾利斯钳	用于夹持组织等做牵拉或固定	有损伤艾利斯钳头端齿损伤较大，不宜牵拉夹持脆弱的组织器官或血管、神经		图3-3-33
考克	钳	1	220mm，弯	又称为花生米钳，顾名思义，夹持颗粒状纱布，进行钝性分离组织	组织粘连时，用于钝性分离组织	不可用组织钳提拉脆弱组织		图3-3-34

续表

名称	类别	数量	常用规格	描述	应用范围	使用注意事项	附图	编号
小直角钳	钳	2	220mm	也称为米氏钳,工作端角度为90°或接近90°,有钝性或锐性头端两种	用于分离血管、神经等组织,同时也常会用来带线做结扎等	不可用于钳夹脆弱的器官组织,以免造成器官组织损伤和出血,同时应当注意使用,避免操作不当导致精细工作端变形		图3-3-35
皮肤拉钩	拉钩	2	工作端3齿、4齿、5齿整体长度为165mm、180mm	锐性或钝性微弯工作端,中空或长条形手柄,便于牵拉	用于肌肉等组织的钝性分离,切开心包等操作	不可用于血管、脏器等组织的牵拉,以免造成组织损伤		图3-3-36
S拉钩	拉钩	5	360mm×2 320mm×2 260mm×1	腹腔脏器深部拉钩,根据牵开的深浅使用不同长度或宽度的拉钩	用于腹腔深部软组织牵拉以显露手术部位或脏器	使用拉钩时,一般用纱垫将拉钩与组织隔开,以免损伤组织		图3-3-37
方头拉钩	拉钩	1	260mm	进行腹腔深部手术时,提拉肌肉组织帮助主刀暴露手术视野	用于提拉肌肉组织	使用拉钩时,一般用纱垫将拉钩与组织隔开,以免损伤组织		图3-3-38
压肠板	拉钩	1	330mm	用于隔离肠子,以防被手术器械误伤	关闭腹腔时候,压住肠管,防止被针扎伤,或腹腔内操作时,隔离肠管,防止误伤	选择大小适宜的压肠板		图3-3-39

2. 专科手术器械

表3-3-5　经腹卵巢癌根治术专科手术器械配置表

名称	类别	数量	常用规格	描述	应用范围	使用注意事项	附图	编号
腹壁牵开器	拉钩	1	320mm	腹壁牵开器,用于切口牵开,以暴露手术视野,使用方便,又节省人力	用于腹壁牵开,暴露视野	牵开器牵开切口时,可先在切口上垫敷料,避免损伤组织		图3-3-40
输尿管拉钩	拉钩	1	20mm×250mm	手术时,方便深入腹腔,协助血管及神经或输尿管等管道组织的暴露,防止其损伤	用于牵开输尿管、血管	使用时注意用力适度		图3-3-41

（三）手术步骤及使用器械

表 3-3-6　经腹卵巢癌根治术手术步骤及使用器械表

主要手术步骤 1	主要手术步骤 2	使用器械名称	使用器械编号
探查 / 留取腹腔冲洗液	下腹右旁正中切口纵行切开皮肤约 25cm，依次切开腹壁各层，探查盆腔各器官，备大弯 2 把提起双侧子宫角，湿大号盐水巾垫肠管，妇科牵开器牵开腹壁	手术刀 中弯 长弯 皮肤拉钩 腹壁牵开器	图 3-3-21 图 3-3-29 图 3-3-29 图 3-3-36 图 3-3-40
附件切除	（1）高位切断骨盆漏斗韧带，于骨盆入口处打开骨盆漏斗韧带，内侧距输尿管 1cm 处，沿其行径伸延至阔韧带后叶基底及宫旁；外侧沿腰大肌表面伸延至宫圆韧带外 1/3 下方，再沿其行径至宫角部。提起骨盆漏斗韧带，分离其周围组织，认清输尿管走向后，于骨盆入口处结扎切断该韧带，近端双重结扎或缝扎 （2）切断输卵管及卵巢固有韧带，提起骨盆漏斗韧带远端，将阔韧带内疏松组织分离至宫角部，紧贴宫角部，钳夹切断卵巢固有韧带及输卵管根部，残端缝扎	中弯 扁桃体钳 S 拉钩 组织剪 线剪 持针器	图 3-3-29 图 3-3-31 图 3-3-37 图 3-3-23 图 3-3-22 图 3-3-28
子宫切除	（1）缝扎盆漏斗韧带及圆韧带 （2）切断韧带及切开子宫膀胱腹膜反折 （3）游离子宫体 （4）游离子宫颈 （5）切除子宫	组织剪 扁桃体钳 直角钳 S 拉钩 输尿管拉钩	图 3-3-23 图 3-3-31 图 3-3-35 图 3-3-37 图 3-3-41
盆腔淋巴结切除	盆腔淋巴结清除包括左右髂总、髂内外、闭孔、腹股沟及骶前各区域的淋巴结切除	扁桃体钳 中弯 组织剪	图 3-3-31 图 3-3-29 图 3-3-23
大网膜切除	沿结肠后带自大网膜后叶与横结肠腹膜移行处从右向左剪开直至结肠脾曲。用纱布钝性分离，将大网膜延续到结肠下面、前面，与上面的腹膜剥离开来。剪开大网膜前叶，进入网膜囊，分离切断、结扎胃网膜右动、静脉	扁桃体钳 中弯 组织剪 线剪	图 3-3-31 图 3-3-29 图 3-3-23 图 3-3-22
切除阑尾	分离阑尾，钳夹切断阑尾系膜，结扎止血，于阑尾根部切下阑尾，4-0 丝线双道结扎残端，电刀烧阑尾残端	扁桃体钳 中弯 组织剪 线剪	图 3-3-31 图 3-3-29 图 3-3-23 图 3-3-22
缝合阴道断端及盆腔腹膜	（1）1-0 可吸收线连续缝合阴道壁 （2）小圆针缝合后腹膜，同时压迫或缝扎止血	持针器 线剪	图 3-3-28 图 3-3-22
冲洗、清点、关腹	用蒸馏水冲洗盆腔，放置引流管，关闭腹腔	手术刀 中弯 持针器	图 3-3-21 图 3-3-29 图 3-3-28

四、阴式全子宫切除术

（一）手术体位：膀胱截石位

（二）手术器械配置

基础手术器械

表 3-3-7　阴式全子宫切除术基础器械配置表

名称	类别	数量	常用规格	描述	应用范围	使用注意事项	附图	编号
手术刀	刀	1	7# 刀柄 11# 尖刀片	刀柄一般可重复使用，刀片为一次性使用	划皮逐层分离，按照表皮层、肌层、黏膜层依次分离	刀片的无菌包装是否被破坏		图 3-3-42
线剪	剪	1	180mm	用于手术中剪切缝线。专用的线剪应有锯齿刀口，剪线时以免缝线滑脱，关节处具备防卡线设计	不同深部的剪切使用合适长度的线剪	不可用于剪敷料等硬物质		图 3-3-43
组织剪	剪	2	180mm 直头 250mm 弯头	头端有直、弯两种类型，大小长短不一。又称为梅奥剪	用于剪切组织，钝性分离组织、血管	不可用于剪线或敷料等非人体组织		图 3-3-44
组织镊	镊	1	140mm 有齿	工作端为真空焊接的碳钨镊片，耐磨损、无损伤，适合习惯用镊子夹持缝针的手术医师使用	适用于连续缝合过程中夹持组织或缝针	不可夹持非常规物体，避免较精细的头端错齿		图 3-3-45
持针器	钳	2	180mm×1 220mm×1	一般分为普通不锈钢工作端和碳钨镊片工作端两种，碳钨镊片上的网格有 0.5、0.4、0.2 和光面四种，分别对应夹持 3/0 及更大针、4/0～6/0、6/0～10/0、9/0～11/0针	用于夹持缝针、缝合组织及缝扎出血部位	使用碳钨镊片持针器应注意其对应的缝针型号，用细密网纹的持针器夹持过粗的缝针容易造成镊片断裂		图 3-3-46
止血钳（中弯、长弯）	钳	8	180mm×4 220mm×4	也常称为血管钳，可分为有齿止血钳和无齿止血钳，根据形状分为直型止血钳和弯型止血钳	主要用于钳夹有出血点的组织器官以止血，也常用于组织牵拉固定等	不可用于钳夹脆弱的器官组织，以免造成器官组织损伤和出血		图 3-3-47
蚊式	钳	2	125mm	头部较细小、精巧的止血钳称为蚊式止血钳，又称为蚊式钳。根据形状可分为直型和弯型，根据工作端可分为标准型和精细型	适用于分离小血管及神经周围的结缔组织，用于小血管及微血管的止血，临床有时用于夹缝线做牵引	不适宜夹持大块或较硬的组织		图 3-3-48
宫颈抓钳	钳	3	有齿抓钳×2 二爪抓钳×1	用于牵拉，扩张宫颈	术中夹取宫颈以维持宫颈位置，显露视野	不可用于夹持脏器，以免对脏器造成损伤		图 3-3-49

续表

名称	类别	数量	常用规格	描述	应用范围	使用注意事项	附图	编号
艾利斯	钳	4	140mm×4	也称为鼠齿钳、皮钳，根据头端齿纹可分为有损伤艾利斯钳和无损伤艾利斯钳	用于夹持组织等做牵拉或固定	有损伤艾利斯钳头端齿损伤较大，不宜牵拉夹持脆弱的组织器官或血管、神经		图 3-3-50
卵圆钳	钳	1	长度 245mm 直（有齿）	又称为海绵钳、持物钳，分直型和弯型，工作端分为有齿和光滑两种	用于手术前钳夹纱球进行消毒，有时也用于夹持脏器，此时常用光滑工作端的卵圆钳	夹持脏器，如肺、肠时，需使用光滑工作端的卵圆钳		图 3-3-51
巾钳	钳	4	110mm 135mm	又称为布巾钳，常用的巾钳工作端为尖锐头，也有钝头巾钳	用于手术中固定手术铺巾	尖锐工作端的巾钳会穿刺敷料，可使用钝头巾钳代替		图 3-3-52
固有韧带钩形钳	钳	1	220mm	可以牢固钳夹肌瘤组织，同时不易损伤周围盆腔组织的特点	用于显露卵巢固有韧带、输卵管及圆韧带	牵拉过程中用力需适中		图 3-3-53
肌瘤剥离器	剥离器	1	280mm	钝性分离，用于剥离肌瘤和子宫	用于术中将肌瘤剥离于子宫	不可用于病变肌瘤剥离		图 3-3-54
阴道拉钩	拉钩	2	深、浅各一	根据形状不同分类，半月拉钩用于阴道前壁，直角拉钩用于阴道后壁	用于阴式操作时，充分暴露阴道，比扩阴器暴露效果好，但需助手协助拉钩	拉钩时，不可用力过猛，以免阴道口损伤或外力致拉钩变形		图 3-3-55
宫颈压板阴道压板	拉钩	2	宫颈压板阴道压板各一	用于隔离宫颈及阴道，防止手术器械误伤	术中充分暴露视野，给操作者足够的空间	选择大小适宜的拉钩		图 3-3-56
扩阴器	拉钩	1	拉钩 0mm×32mm	双翼阴道扩张器	用于探测阴道内部和宫颈情况	扩阴器进入阴道前加润滑剂，无性生活史者禁用		图 3-3-57
金属导尿管	导尿管	1	直径 6mm	用于一次性导尿	术中用金属导尿管导尿，用于排空尿液，防止膀胱过度充盈导致术中误伤	操作动作轻柔		图 3-3-58

（三）手术步骤及使用器械

表 3-3-8　阴式子宫切除术手术步骤及使用器械

主要手术步骤 1	主要手术步骤 2	使用器械名称	使用器械编号
固定小阴唇	见表 3-1-4		
牵引子宫颈，探查膀胱	阴道拉钩，宫颈抓钳夹子宫颈前唇，向阴道外口牵引，显露子宫颈，探查膀胱	阴道拉钩 宫颈抓钳	图 3-3-55 图 3-3-49
分离阴道前壁	（1）阴道拉钩显露视野，在阴道前壁子宫颈的黏膜与附着膀胱褶皱的阴道分界处注入水垫 （2）做横行切口，11# 刀片切开，用蚊式分离阴道壁，递组织剪剪开阴道前壁	阴道拉钩 宫颈抓钳 7# 刀柄 蚊式 组织剪	图 3-3-55 图 3-3-49 图 3-3-42 图 3-3-48 图 3-3-44
分离膀胱	（1）探清膀胱下界，提起阴道切口缘，用剪刀或示指钝性分离，看清膀胱下界，剪开膀胱后壁附着于子宫颈前壁的疏松组织，打开膀胱子宫颈间隙，递艾利斯提住分离的筋膜，递蚊式分离间隙，暴露两侧膀胱子宫颈韧带，贴近子宫颈将其剪断分离，游离膀胱 （2）7×17 小圆针 1 号线缝扎止血，推开膀胱达膀胱子宫反折腹膜处 （3）剪开腹膜，7×17 小圆针 1 号线于腹膜中点处缝合腹膜做标记，蚊式止血钳固定于手术野的敷料上	组织剪 艾利斯 蚊式 持针器 线剪	图 3-3-44 图 3-3-50 图 3-3-48 图 3-3-46 图 3-3-43
分离阴道后壁	递子宫颈钳向上牵拉子宫，暴露后穹窿，在子宫颈直肠黏膜分界处注入水垫，用 11 号刀片做横行切口，递剪刀剪开阴道后穹的阴道壁，7×17 小圆针 1 号丝线缝扎止血	宫颈抓钳 7# 刀柄 持针器 线剪	图 3-3-49 图 3-3-42 图 3-3-46 图 3-3-43
分离直肠	（1）艾利斯提拉阴道壁切缘，沿阴道壁切口钝性分离间隙组织，直到子宫直肠陷凹腹膜反折处 （2）7×17 小圆针 1 号丝线于腹膜中点处缝合腹膜做标记，蚊式固定于手术野的敷料上	艾利斯 持针器 线剪 蚊式	图 3-3-50 图 3-3-46 图 3-3-43 图 3-3-48
检查各韧带，双附件	从子宫颈上剥离阴道壁，显露主韧带及宫骶韧带，切开后穹窿部的腹壁，检查各韧带，双附件及子宫无粘连	肌瘤剥离器 7# 刀柄	图 3-3-54 图 3-3-42
切断宫骶韧带	将子宫向一侧牵拉，显露对侧宫骶韧带，递止血钳夹住一侧骶韧带，电刀切断后用 13×24 圆针 7 号丝线贯穿缝合，方法同对侧	宫颈抓钳 止血钳 持针器 线剪	图 3-3-49 图 3-3-47 图 3-3-46 图 3-3-43
切断子宫动脉	将子宫颈向一侧牵拉，检查子宫动脉与输尿管交叉处，避开输尿管，递血管钳 2 把贴近子宫颈夹住子宫动脉，电刀切断后用 13×24 圆针 7 号线双重缝扎	宫颈抓钳 中弯 持针器 线剪	图 3-3-49 图 3-3-47 图 3-3-46 图 3-3-43
切断圆韧带、卵巢固有韧带及输卵管	（1）用艾利斯或宫颈钳夹住子宫底部，将子宫翻出至阴道内，韧带拉钩夹住圆韧带及子宫旁组织向下、向外牵拉，使宫体进一步下移 （2）2 把蚊式止血钳夹一侧圆韧带，切断后用 13×24 圆针 7 号线贯穿缝扎 2 次，同法处理对侧 （3）切除子宫圆韧带，接着递蚊式夹输卵管、卵巢固有韧带，提起子宫并切断，递艾利斯钳夹阴道壁，用碘棉球消毒断端，弯盘接住子宫及棉球	艾利斯 宫颈抓钳 固有韧带钩形钳 蚊式 持针器 持针器 线剪	图 3-3-50 图 3-3-49 图 3-3-53 图 3-3-48 图 3-3-42 图 3-3-46 图 3-3-43
缝合腹膜	抬起标志线，显露腹膜切口边缘，用 7×17 圆针 1 号线缝合腹膜，并将各韧带断端留置腹膜外	持针器 线剪	图 3-3-46 图 3-3-43
缝合断端，剪去小阴唇缝线，压迫止血	见表 3-1-4		

五、腹腔镜下子宫肌瘤剔除术

（一）手术体位：仰卧位或膀胱截石位

（二）手术器械配置

1. 基础手术器械　见表 3-1-5。

2. 腹腔镜手术器械

表 3-3-9　腹腔镜下子宫肌瘤剔除术腹腔镜手术器械配置表

名称	类别	数量	常用规格	描述	应用范围	使用注意事项	附图	编号
Trocar	穿刺器	2	10mm 5mm	为中空可放置腔镜器械和镜头的穿刺鞘	用于微创外科手术中气体的输送及内镜和手术器械从外界进出体腔的通道的创建	穿刺孔皮肤切口大小要合适，一般建议切口大小为套管印记的长轴		图 3-3-59
Trocar 芯	穿刺器	2	10mm 5mm	根据其型号配合穿刺鞘使用的尖端较尖锐的穿刺器	用于微创外科腔镜手术建立通道，与穿刺鞘相匹配使用的器械	使用与穿刺鞘尺寸相匹配，穿刺时切勿损伤腹腔内各脏器		图 3-3-60
冲洗管	管	1	长度 2.5m	为硅胶可高温高压消毒使用的管道，直径约为 2cm	用于微创外科冲洗液进入体腔的冲洗管道	使用时勿扭折管道，以免阻止冲洗液体的进出		图 3-3-61
气腹管	管	1	长度 2.5m	为硅胶可高温高压消毒使用的管道，直径约为 1cm	用于微创外科气体进入体腔的气体管道	使用时勿扭折管道，以免阻止气体的进入		图 3-3-62
腹腔镜分离钳	钳	2	长度 330mm	常用的腔镜分离钳为马里兰分离钳	用于腔镜下组织的钝性分离	应注意有无损坏变形等，绝缘层破裂有漏电风险，应当及时维修		图 3-3-63
电凝钩	电凝	1	长度 330mm	根据工作端不同有电钩、电凝棒、电铲等	用于腔镜下分离和止血	应注意有无损坏变形等，绝缘层破裂有漏电风险，应当及时维修		图 3-3-64
电凝线	电凝	1	长度 3000mm	与电凝钩配套使用的电线	也可用于连接腔镜分离钳，达到止血分离组织的目的	切勿扭折而降低使用寿命		图 3-3-65
腹腔镜吸头	吸引器	1	长度 330mm	一般使用的吸引管带有手控阀门，一路接吸引器，另一路可接冲洗液体	腔镜手术中用于术野内冲洗及吸引液体	检查器械零配件有无缺失，密闭性是否完好		图 3-3-66

续表

名称	类别	数量	常用规格	描述	应用范围	使用注意事项	附图	编号
腹腔镜剪刀	剪	1	长度 330mm	常用的腔镜剪刀分为梅奥剪、钩剪等	用于剪切离断组织、钩剪线等操作	不可剪切缝线、敷料等，应注意有无损坏变形等，绝缘层破裂有漏电风险，应当及时维修		图 3-3-67
冲洗棒	气液转换针	1	直径 5mm	设有抽出口和吸入口的冲洗棒	连接冲洗泵，利用虹吸原理将生理盐水蒸馏水等冲洗液输入体腔	连接冲洗瓶时注意无菌操作		图 3-3-68
腹腔镜持针器	钳	1	长度 330mm	一般有左弯型、右弯型、自动复位型持针器	用于手术中缝合打结	使用时需注意检查工作端磨损情况，以免在镜下操作时发生转针、打滑等		图 3-3-69
双极电凝钳	钳	1	长度 330mm	在有液体如生理盐水脑脊液血液存在的情况下，能同样起电凝止血效果	用于微创外科手术切除血供丰富的组织，分离牵引组织，引起血管收缩达到止血作用	控制使用端两个叶片的距离，不可使两端接触形成电流短路，失去电凝止血作用		图 3-3-70
双极电凝线	电凝	1	长度 3000mm	配合双极电凝钳使用	用于微创外科手术配合双极电凝钳达到止血作用	不可扭折，使用前检查电线的完整性，防止漏电		图 3-3-71
短肠钳	钳	1	长度 330mm	钳杆及柄绝缘，对组织抓持损伤程度较小，又称为无损伤抓钳，器械手柄处有棘轮结构状锁扣	用于对组织的钳夹、牵引及固定	注意使用前检查器械完整性		图 3-3-72

3.腹腔镜手术器械中组织粉碎器械

表 3-3-10　腹腔镜子宫肌瘤剔除术中组织粉碎器械配置表

名称	类别	数量	常用规格	描述	应用范围	使用注意事项	附图	编号
肌瘤钻	钻	2	长度 420mm 分直径 10mm 和 5mm 两个型号	工作端为螺旋形尖端锐利的钻头，分为 10mm 和 5mm 两个型号，并根据肌瘤的大小选择	用于肌瘤的钝性螺旋形剔除	使用时注意避免损伤周围血管组织		图 3-3-73

续表

名称	类别	数量	常用规格	描述	应用范围	使用注意事项	附图	编号
圈套器	推结器	1	长度 330mm	可用于结扎胆囊管、阑尾根部，以及含血管的较大块组织	用可吸收线或合成线，先做好一个滑结，套扎拉紧滑结后，在组织液的作用下，线结会部分膨胀，使其更紧不易松脱			图 3-3-74
长穿刺针	针	2	长度 330mm	带针头的中空长腔器械	用于微创外科手术中抽取囊肿、积液、血液等，也可用于体腔注射	使用时因其头端锐利勿损伤周围组织		图 3-3-75
转换棒	转换器	1	直径 15～10mm	为带有密封圈的可通过相匹配型号的腔镜器械，密封圈可防止体腔内气体外漏	适用于需较小型号腔镜器械通过，并且防止漏气	注意检查密封圈的完整性		图 3-3-76
鳄齿钳	钳	2	长度 420mm	工作端有齿，抓持组织较有力，不带绝缘层	用于抓持已离断的肿瘤，便于其分离	损伤较大，不可用于血管神经等的抓持		图 3-3-77
钩剪	剪	1	长度 330mm	钳杆及柄带绝缘层，手柄处有棘钩，工作端为一钩形剪	适用于血供不足或已离断的肿瘤的切割	不可剪切用于血管神经的离断		图 3-3-78
电动马达手柄	电动马达	1		带有开关的电动组织粉碎器手柄	用于组织粉碎连接控制器的手柄	注意检查其完整性		图 3-3-79
穿刺套管	电动子宫切除器	1	长度 95mm	带有密封帽的套管，可通过组织粉碎刀管	配合扩张器将微创手术切口稍扩大，用于组织粉碎刀头的通过	注意检查密封帽的完整性，防止术中漏气		图 3-3-80
扩张器	电动子宫切除器	1	直径 10～15mm	带有密封圈，头端为螺纹，配合穿刺套管使用	与穿刺套管一起使用，以扩大微创切口，使通过粉碎刀管	注意检查密封圈性能		图 3-3-81
引导棒	引导棒	1	长度 370mm	为中空两头密闭的长腔棒	配合使用穿刺套管，以扩张微创切口	注意检查是否有磨损		图 3-3-82

续表

名称	类别	数量	常用规格	描述	应用范围	使用注意事项	附图	编号
电动子宫切除器	切除刀管（碎宫器）	1	长度330mm	工作端为一圈锯齿状刀头，合电动马达手柄使用	用于粉碎已离断质地较硬的肿瘤，如子宫肌瘤，也可用于子宫等较硬组织的粉碎	使用时勿损伤周围组织血管		图3-3-83
举宫棒	量棒	1	长度500mm	杆柄带有刻度，用于固定子宫的量棒	经阴道配合扩阴器用于固定托举子宫	注意检查尾端用于固定的螺丝的松紧		图3-3-84

（三）手术步骤及使用器械

表3-3-11　腹腔镜下子宫肌瘤剔除术手术步骤及使用器械表

主要手术步骤1	主要手术步骤2	使用器械名称	使用器械编号
完成腹腔镜仪器设备的自检及正确连接，建立CO₂气腹	见表3-1-7		
打孔	用30°腔镜镜头观察腹腔，再于左侧及右侧下腹部各建立5mm操作孔	手术刀 5mm Trocar 5mm Trocar芯	图3-1-28 图3-3-59 图3-3-60
挖除肌瘤	探查盆腔及子宫肌瘤情况，用长穿刺针注射垂体后叶素避开膀胱处，用电凝钩在子宫肌瘤处做一切口，做钝性分离，完整剥除子宫肌瘤	腹腔镜分离钳 短肠钳 长穿刺针 肌瘤钻10mm 肌瘤钻5mm 鳄齿钳10mm 鳄齿钳5mm 单极电凝钩 单极电凝线 双极电凝钳 双极电凝线	图3-3-63 图3-3-72 图3-3-75 图3-3-73 图3-3-73 图3-3-77 图3-3-77 图3-3-64 图3-3-65 图3-3-70 图3-3-71
缝合子宫创面	递持针器，用一号可吸收线缝合子宫创面	腹腔镜持针器 腹腔镜剪刀 腹腔镜分离钳	图3-3-69 图3-3-67 图3-3-63
缝合子宫创面	递持针器，用一号可吸收线缝合子宫创面	腹腔镜持针器 腹腔镜剪刀 腹腔镜分离钳	图3-3-69 图3-3-67 图3-3-63
旋切肌瘤	根据肌瘤大小递15mm或18mm穿刺套管以取代10mm穿刺套管，递10mm鳄齿钳和连接好的肌瘤旋切器及马达，旋切肌瘤并取出	穿刺套管 扩张器 引导棒 鳄齿钳10mm 鳄齿钳5mm 电动马达手柄 电动子宫切除器	图3-3-80 图3-3-81 图3-3-82 图3-3-77 图3-3-77 图3-3-79 图3-3-83
用温盐水冲洗盆腔	递冲洗器冲洗盆腔，同时检查手术野，出血处用双极电凝钳止血	转换棒 冲洗棒 冲洗管 双极电凝钳 双极电凝线	图3-3-76 图3-3-68 图3-3-61 图3-3-70 图3-3-71

续表

主要手术步骤 1	主要手术步骤 2	使用器械名称	使用器械编号
清点手术物品	清点器械，缝针和纱布无误后，放置引流管	腹腔镜分离钳	图 3-3-63
关闭仪器，拔出穿刺套管	用负压吸引器吸尽腹腔内 CO_2 气体	腹腔镜吸头	图 3-3-66
缝合手术切口	见表 3-1-7		

六、腹腔镜下全子宫 + 双附件切除术

（一）手术体位：膀胱截石位

（二）手术器械配置

1. 基础手术器械配置

表 3-3-12　腹腔镜下全子宫 + 双附件切除术基础手术器械配置表

名称	类别	数量	常用规格	描述	应用范围	使用注意事项	附图	编号
扩阴器	拉钩	1	90mm×32mm	双翼阴道扩张器	用于探测阴道内部和宫颈情况	扩阴器进入阴道前加润滑剂，无性生活史者禁用		图 3-3-85
宫颈夹持钳	钳	2	27cm	钳门夹持面面积大且与宫颈唇形相似	术中夹取宫颈以维持宫颈位置，暴露视野	不可用于夹持脏器，以免对脏器带来损伤		图 3-3-86
宫腔探针	探针	1	28cm	探针头端有刻度	探查宫腔深度、方向及宫内节育器的位置	使用时注意防止穿孔		图 3-3-87

2. 腹腔镜手术器械配置

表 3-3-13　腹腔镜下全子宫 + 双附件切除术腹腔镜手术器械配置表

名称	类别	数量	常用规格	描述	应用范围	使用注意事项	附图	编号
杯式举宫器	拉钩	9	301.027D	包括手把主杆、操纵主杆、引导棒。举宫杯和操纵头	用于子宫全切术时举宫用，便于术者操作	根据患者宫颈情况选择不同大小的举宫杯杯头		图 3-3-88

（三）手术步骤及使用器械

表 3-3-14　腹腔镜下全子宫 + 双附件切除术手术步骤及使用器械表

主要手术步骤 1	主要手术步骤 2	使用器械名称	使用器械编号
完成腹腔镜仪器设备的自检及正确连接，建立 CO_2 气腹	见表 3-1-7		
打孔	30° 腔镜镜头观察腹腔，再于左侧及右侧下腹部各建立 5mm 操作孔	手术刀 5mm Trocar 5mm Trocar 芯	图 3-1-28 图 3-3-59 图 3-3-60

续表

主要手术步骤 1	主要手术步骤 2	使用器械名称	使用器械编号
切除子宫、双附件	（1）凝切骨盆漏斗韧带、圆韧带、卵巢和输卵管 （2）打开阔韧带前、后叶，打开膀胱反折腹膜，下推膀胱 （3）凝切子宫动脉、子宫主韧带和子宫骶韧带 （4）切开阴道穹窿，取出子宫和双附件，填塞阴道	腹腔镜分离钳 短肠钳 双极电凝钳 杯式举宫器	图 3-3-63 图 3-3-72 图 3-3-70 图 3-3-88
关闭阴道残端和盆腹膜		腹腔镜持针器 腹腔镜剪刀	图 3-3-69 图 3-3-67
用温盐水冲洗盆腔	递冲洗器冲洗盆腔，同时检查手术野，出血处用双极电凝止血	冲洗棒 冲洗管 双极电凝钳	图 3-3-68 图 3-3-61 图 3-3-70
清点手术物品	清点器械，缝针和纱布无误后，放置引流管	腹腔镜分离钳	图 3-3-63
关闭仪器，拔出穿刺套管	用负压吸引器吸尽腹腔内 CO_2 气体	腹腔镜吸头	图 3-3-66
缝合手术切口	见表 3-1-7		

第4章 泌尿外科手术

一、常用手术体位

（一）仰卧位

（二）折刀位

（三）截石位

二、手术入路及使用器械

（一）腹部正中切口

1.手术器械配置

基础手术器械配置

表 4-1-1　腹部正中切口入路基础手术器械配置表

名称	类别	数量	常用规格	描述	应用范围	使用注意事项	附图	编号
手术刀	刀	3	3# 刀柄 4# 刀柄	刀柄一般可重复使用，刀片为一次性使用	划皮逐层分离，按照表皮层、肌层、黏膜层依次分离	刀片的无菌包装是否被破坏		图 4-1-1
中弯	钳	10	160mm	可重复使用，常称为血管钳，有齿钳和无齿	钝性分离组织筋膜，用于分离组织、夹持组织	有损伤，不能夹持血管器官等		图 4-1-2
大弯钳	钳	10	180mm	可重复使用，工作精细止血钳	钝性分离组织筋膜，用于分离组织、夹持组织	有损伤，不能夹持血管器官等		图 4-1-3
长弯钳	钳	4	200mm	可重复使用，根据形状可分为直型和弯型	钝性分离组织筋膜，用于分离组织、夹持组织	有损伤，不能夹持血管器官等		图 4-1-4
直角钳	钳	3	180～230mm	工作端90°，用于组织分离	钝性分离组织、血管等	有损伤，不能夹持血管及脏器		图 4-1-5

名称	类别	数量	常用规格	描述	应用范围	使用注意事项	附图	编号
肾蒂钳	钳	2	220～280mm	无损伤 DeBakey 齿型	阻断血管、肾盂等	无损伤器械，不能夹针及坚硬物		图 4-1-6
组织钳	钳	4	180～230mm	可重复使用，对组织的压榨较血管钳轻，不易滑脱	夹持组织	有损伤，不能夹持血管及脏器		图 4-1-7
持针器	钳	4	180～230mm	一般分为普通不锈钢工作端和碳钨镶片工作端两种，碳钨镶片上有不同网格结构	持缝针，缝合组织出血部位等操作。	使用碳钨镶片持针器应注意其对应的缝针型号，用细密网纹的持针器夹持过粗的缝针容易造成镶片断裂		图 4-1-8
巾钳	钳	2	110mm	工作端锐利，不锈钢材质，可以穿透皮肤及敷料	用于规范导管、导线	不可用巾钳夹持脏器，以免对脏器造成损伤		图 4-1-9
卵圆钳	钳	4	245mm	分为直型、弯型，工作端还分别分为光滑及有齿型	用于夹持消毒纱球进行皮肤表面消毒	不可用卵圆钳夹持脏器，以免对脏器造成损伤		图 4-1-10
组织剪	剪	1	180～230mm	用于术中剪断组织	分离、剪断组织	不能剪线		图 4-1-11
线剪	剪	2	180～230mm	用于手术中剪切缝线。专用的线剪应有锯齿刃口，剪线时以免缝线滑脱，关节处具备防卡线设计	剪断缝扎线	不可用于剪敷料等硬物质		图 4-1-12
无损伤镊	镊	2	145～250mm	工作端为直 DeBakey 齿形，确保夹持组织、血管的过程中无损伤	适用于组织的夹持，无损伤器械	不可用于拔取缝针，以免造成齿形损坏，损伤组织		图 4-1-13
Adson 镊	镊	2	120～180mm	工作端特别精细	夹持脂肪等组织，有损伤	为有损伤器械，不可用于夹持血管及脏器		图 4-1-14

名称	类别	数量	常用规格	描述	应用范围	使用注意事项	附图	编号
小齿镊	镊	2	145～250mm	用于夹持组织或协助夹针	适用于连续缝合过程中夹持组织或缝针	为有损伤器械，不可用于夹持血管及脏器		图4-1-15
小平镊	镊	1	145～250mm	用于夹持组织或协助夹针	适用于连续缝合过程中夹持组织或缝针	为有损伤器械，不可用于夹持血管及脏器		图4-1-16
直角拉钩	拉钩	2	26mm×15mm 43mm×15mm 23mm×15mm 40mm×15mm	钝性微弯工作端，中空或长条形手柄，便于牵拉	用于肌肉等组织的钝性分离，切开心包等操作	不可用于血管、脏器等组织的牵拉，以免造成组织损伤		图4-1-17
腹部拉钩	拉钩	2	250mm 深度：121～180mm	单头工作端，便于牵拉组织	用于组织的牵拉和遮挡，以便充分暴露术野	不可用于血管、脏器等组织的牵拉，以免造成组织损伤		图4-1-18
S拉钩	拉钩	2	19～25mm	张开切口，暴露手术部位	拉钩边缘避免对脏器的压伤，应注意保护	不可用于血管、脏器等组织的牵拉，以免造成组织损伤		图4-1-19
压肠板	拉钩	1	305mm	可弯折不同形状，方便遮挡	用于肠管及组织的遮挡，以便充分暴露术野	不可用于血管、脏器等组织的牵拉，以免造成组织损伤		图4-1-20

2. 手术步骤及使用器械

表4-1-2　腹部正中切口入路手术步骤及使用器械表

主要手术步骤1	主要手术步骤2	使用器械名称	使用器械编号
腹部正中切口	手术野粘贴手术膜。由耻骨联合上缘延腹中线下或绕脐达上腹部切开皮肤皮下，递小纱布擦拭血迹，电刀切开钳夹止血	手术刀	图4-1-1
切开腹白线显露膀胱前脂肪及腹膜	递直角拉钩牵开术野，组织剪剪开，湿纱布钝性分离组织暴露膀胱前壁。递湿纱布垫切开腹膜，用S拉钩牵开以显露手术野	直角拉钩 S拉钩 组织剪	图4-1-17 图4-1-19 图4-1-11
缝合切口	冲洗，清点纱布器械。放置引流管。12×24圆针和0号线缝合肌层。12×24圆针缝合皮下，13×34三角针缝合皮肤。切口覆盖敷料	无损伤镊 小齿镊 持针器 线剪	图4-1-13 图4-1-15 图4-1-8 图4-1-12

（二）腰部斜切口

1.手术器械配置

基础手术器械配置

表 4-1-3　腰部斜切口入路基础手术器械配置表

名称	类别	数量	常用规格	描述	应用范围	使用注意事项	附图	编号
小弯钳	钳	10	140mm	可重复使用	用于分离组织、夹持组织，钝性分离组织筋膜	有损伤，不能夹持血管和器官等		图 4-1-21
中弯钳	钳	10	160mm	可重复使用	用于分离组织、夹持组织，钝性分离组织筋膜	有损伤，不能夹持血管器官等		图 4-1-22
长弯钳	钳	4	200mm	可重复使用	用于分离组织、夹持组织，钝性分离组织筋膜	有损伤，不能夹持血管器官等		图 4-1-23
直角钳	钳	3	180～230mm	工作端90°，用于组织分离	钝性分离组织、血管等	有损伤，不能夹持血管及脏器		图 4-1-24
肾蒂钳	钳	2	220～280mm	可重复使试	用于阻断血管、肾盂等	无损伤器械，不能夹针及坚硬物		图 4-1-25
组织钳	钳	4	180～230mm	可重复使用	用于夹持组织	有损伤，不能夹持血管及脏器		图 4-1-26
持针器	钳	4	180～230mm	一般分为普通不锈钢工作端和碳钨镶片工作端两种，碳钨镶片上有不同网格结构	持缝针，缝合组织出血部位等操作	使用碳钨镶片持针器应注意其对应的缝针型号，用细密网纹的持针器夹持过粗的缝针容易造成镶片断裂		图 4-1-27
次直钳	钳	2	110mm	工作端锐利，不锈钢材质，可以穿透皮肤及敷料	用于规范导管、导线	不可用巾钳夹持脏器，以免对脏器造成损伤		图 4-1-28
3#手术刀	刀	1	3#刀柄	刀柄一般可重复使用，刀片为一次性使用	划皮逐层分离，按照表皮层、肌层、黏膜层依次分离	刀片的无菌包装是否被破坏		图 4-1-29
4#手术刀	刀	1	4#刀柄	刀柄一般可重复使用，刀片为一次性使用	划皮逐层分离，按照表皮层、肌层、黏膜层依次分离	刀片的无菌包装是否被破坏		图 4-1-30

续表

名称	类别	数量	常用规格	描述	应用范围	使用注意事项	附图	编号
直角拉钩	拉钩	2	26mm×15mm 43mm×15mm 23mm×15mm 40mm×15mm	钝性微弯工作端，中空或长条形手柄，便于牵拉	用于肌肉等组织的钝性分离，切开心包等操作	不可用于血管、脏器等组织的牵拉，以免造成组织损伤		图 4-1-31
S 拉钩	拉钩	2	19～25mm	张开切口，暴露手术部位	拉钩边缘避免对脏器的压伤，应注意保护	不可用于血管、脏器等组织的牵拉，以免造成组织损伤		图 4-1-32
腹部拉钩	拉钩	2	250mm 深度： 121～180mm	单头工作端，便于牵拉组织	用于组织的牵拉和遮挡，以便充分暴露术野	不可用于血管、脏器等组织的牵拉，以免造成组织损伤		图 4-1-33
压肠板	拉钩	1	305mm	可弯折不同形状，方便遮挡	用于肠管及组织的遮挡，以便充分暴露术野	不可用于血管、脏器等组织的牵拉，以免造成组织损伤		图 4-1-34
组织剪	剪	1	180～230mm	头端有直型弯型两种	术中分离、剪断组织	不能剪线		图 4-1-35
线剪	剪	2	180～230mm	专用的线剪应有锯齿刃口，剪线时以免缝线滑脱，关节处具备防卡线设计	用于手术中剪断缝扎线	不可用于剪敷料等硬物质		图 4-1-36
无损伤镊	镊	2	145～250mm	工作端为直 DeBakey 齿形，确保夹持组织、血管的过程中无损伤	适用于组织的夹持，无损伤器械	无损伤镊不可用于拔取缝针，以免造成齿形破坏，损伤组织		图 4-1-37
尖镊子	镊	2	120～180mm	工作端特别精细	夹持脂肪等组织，有损伤	为有损伤器械，不可用于夹持血管及脏器		图 4-1-38
小平镊	镊	2	145～250mm	金属材质，可重复使用	适用于连续缝合过程中夹持组织或缝针	为有损伤器械，不可用于夹持血管及脏器		图 4-1-39
小齿镊	镊	1	145～250mm	金属材质，可重复使用	适用于连续缝合过程中夹持组织或缝针	为有损伤器械，不可用于夹持血管及脏器		图 4-1-40

名称	类别	数量	常用规格	描述	应用范围	使用注意事项	附图	编号
卵圆钳	钳	4	245mm	分为直型、弯型，工作端还分别分为光滑及有齿型	用于夹持消毒纱球进行皮肤表面消毒	不可用卵圆钳夹持脏器，以免对脏器造成损伤		图4-1-41

2.手术步骤及使用器械

表 4-1-4　腰部斜切口入路手术步骤及使用器械表

主要手术步骤1	主要手术步骤2	使用器械名称	使用器械编号
切开皮肤、皮下组织	4# 手术刀切皮，电刀切开皮下组织	4# 手术刀 小齿镊	图4-1-30 图4-1-40
暴露术野	用S拉钩、腹部拉钩充分暴露手术野	S拉钩 腹部拉钩	图4-1-32 图4-1-33
放置引流	消毒皮肤后，用尖刀切开皮肤皮下，将引流管内端置于肾脏创面处，用角针7号线固定引流管	3# 手术刀 持针器 线剪	图4-1-29 图4-1-27 图4-1-36
缝合切口	逐层关闭切口	持针器 线剪	图4-1-27 图4-1-36

（三）腹腔镜手术切口

1.手术器械配置

（1）基础手术器械配置

表 4-1-5　腹腔镜手术切口基础手术器械配置表

名称	类别	数量	常用规格	描述	应用范围	使用注意事项	附图	编号
小弯钳	钳	10	140mm	可重复使用	用于分离组织、夹持组织，钝性分离组织筋膜	有损伤，不能夹持血管器官等		图4-1-42
中弯钳	钳	10	160mm	可重复使用，用于分离组织、夹持组织	钝性分离组织筋膜	有损伤，不能夹持血管器官等		图4-1-43
长弯钳	钳	4	200mm	可重复使用，用于分离组织、夹持组织	钝性分离组织筋膜	有损伤，不能夹持血管器官等		图4-1-44
直角钳	钳	3	180～230mm	工作端90°，用于组织分离	钝性分离组织、血管等	有损伤，不能夹持血管及脏器		图4-1-45
肾蒂钳	钳	2	220～280mm	金属材质，可重复使用	用于阻断血管、肾盂等	无损伤器械，不能夹针及坚硬物		图4-1-46

续表

名称	类别	数量	常用规格	描述	应用范围	使用注意事项	附图	编号
组织钳	钳	4	180～230mm	可重复使用，用于夹持组织	用于夹持组织	有损伤，不能夹持血管及脏器		图4-1-47
持针器	钳	4	180～230mm	一般分为普通不锈钢工作端和碳钨镶片工作端两种，碳钨镶片上有不同网格结构	持缝针，缝合组织出血部位等操作	使用碳钨镶片持针器应注意其对应的缝针型号，用细密网纹的持针器夹持过粗的缝针容易造成镶片断裂		图4-1-48
次直钳	钳	2	110mm	工作端锐利，不锈钢材质，可以穿透皮肤及敷料	用于规范导管、导线	不可用巾钳夹持脏器，以免对脏器造成损伤		图4-1-49
3号手术刀	刀	1	3# 刀柄	刀柄一般可重复使用，刀片为一次性使用	划皮逐层分离，按照表皮层、肌层、黏膜层依次分离	刀片的无菌包装是否被破坏		图4-1-50
4号手术刀	刀	1	4# 刀柄	刀柄一般可重复使用，刀片为一次性使用	划皮逐层分离，按照表皮层、肌层、黏膜层依次分离	刀片的无菌包装是否被破坏		图4-1-51
直角拉钩	拉钩	2	26mm×15mm 43mm×15mm 23mm×15mm 40mm×15mm	钝性微弯工作端，中空或长条形手柄，便于牵拉	用于肌肉等组织的钝性分离，切开心包等操作	皮肤拉钩不可用于血管、脏器等组织的牵拉，以免造成组织损伤		图4-1-52
S拉钩	拉钩	2	19～25mm	张开切口，暴露手术部位	拉钩边缘避免对脏器的压伤，应注意保护	不可用于血管、脏器等组织的牵拉，以免造成组织损伤		图4-1-53
腹部拉钩	拉钩	2	250mm 深度： 121～180mm	单头工作端，便于牵拉组织	用于组织的牵拉和遮挡，以便充分暴露术野	不可用于血管、脏器等组织的牵拉，以免造成组织损伤		图4-1-54
压肠板	拉钩	1	305 mm	可弯折不同形状，方便遮挡	用于肠管及组织的遮挡，以便充分暴露术野	不可用于血管、脏器等组织的牵拉，以免造成组织损伤		图4-1-55
组织剪	剪	1	180～230mm	头部有直弯两种，可重复使用	分离，剪断组织	组织剪不能剪线		图4-1-56

续表

名称	类别	数量	常用规格	描述	应用范围	使用注意事项	附图	编号
线剪	剪	2	180～230mm	专用的线剪应有锯齿刃口，剪线时以免缝线滑脱，关节处具备防卡线设计	剪断缝扎线	线剪不可用于剪敷料等硬物质		图4-1-57
无损伤镊	镊	2	145～250mm	工作端为直 DeBakey 齿形，确保夹持组织、血管的过程中无损伤	适用于组织的夹持，无损伤器械	无损伤镊不可用于拔取缝针，以免造成齿形损坏，损伤组织		图4-1-58
尖镊子	镊	2	120～180mm	工作端特别精细	夹持脂肪等组织，有损伤	为有损伤器械，不可用于夹持血管及脏器		图4-1-59
小平镊	镊	2	145～250mm	纹平镊，金属材质，可重复使用	适用于连续缝合过程中夹持组织或缝针	为有损伤器械，不可用于夹持血管及脏器		图4-1-60
小齿镊	镊	1	145～250mm	金属材质，带齿	适用于连续缝合过程中夹持组织或缝针	为有损伤器械，不可用于夹持血管及脏器		图4-1-61
卵圆钳	钳	4	245mm	分为直型弯型，工作端分为光滑及有齿两种	用于夹持消毒纱球，进行皮肤表面消毒	不可用卵圆钳夹持脏器，以免对脏器带来损伤		图4-1-62

（2）腹腔镜手术器械配置

表 4-1-6　腹腔镜手术切口的腹腔镜手术器械配置表

名称	类别	数量	常用规格	描述	应用范围	使用注意事项	附图	编号
腹腔镜分离钳	钳	2	5/310mm	不锈钢材质，工作端60°，用于组织分离	钝性分离组织血管等	有损伤，不能夹持血管及脏器		图4-1-63
腹腔镜直角钳	钳	1	5/310mm	不锈钢材质，工作端90°，用于组织分离	钝性分离组织血管等	有损伤，不能夹持血管及脏器		图4-1-64

续表

名称	类别	数量	常用规格	描述	应用范围	使用注意事项	附图	编号
腹腔镜吸引器	吸引器	1	5/330mm	不锈钢材质	用于术区冲洗	避免碰触创面造成出血		图 4-1-65
腹腔镜剪	剪	1	5/310mm	不锈钢材质，分普通及 Noir 涂层剪刀，无锁扣	用于组织剪切	不可用于剪线		图 4-1-66
腹腔镜持针器	持针	1	5/310mm	持缝针，缝合组织出血部位等操作。碳钨镶片工作端，碳钨镶片上有网格，分为左弯、右弯及自动复位持针器	缝合组织	使用碳钨镶片持针器应注意其对应的缝针型号，用细密网纹的持针器夹持过粗的缝针容易造成镶片断裂		图 4-1-67
12mm Trocar	戳克	2	13/110mm	不锈钢材质，有三角锥型和圆锥形	用于腹腔穿刺，为腔镜器械通道	避免戳伤腹腔内组织及器官		图 4-1-68
5mm Trocar	戳克	1	5.5/110mm	不锈钢材质，有三角锥型和圆锥形	用于腹腔穿刺，为腔镜器械通道	避免戳伤腹腔内组织及器官		图 4-1-69
超声刀	能量器械	1	360mm	是一种既能凝固又可切割的机械能手术刀，对 3～5mm 以下的血管切割、止血效果确切	适用于对需要控制出血和最小程度热损伤的软组织进行切开，可安全用于重要组织的处理，自动分离组织层面，避免损伤脏器	刀头处有较小的侧向热损伤，故使用避免触及非手术区域的脏器等组织器官，不适用于骨切除和输卵管结扎		图 4-1-70
专用施夹钳	钳	1	5/310mm	不锈钢材质	施放钛夹	不可用于抓持较硬物及拔针		图 4-1-71
哈巴狗夹	钳	1	25mm 45mm	分为动脉夹和静脉夹	阻断血管	禁止超负荷阻断		图 4-1-72

2. 手术步骤及使用器械

表 4-1-7　腹腔镜手术切口的手术步骤及使用器械表

主要手术步骤 1	主要手术步骤 2	使用器械名称	使用器械编号
建立操作通道	切开皮肤、皮下组织	3# 手术刀 小齿镊 中弯钳	图 4-1-50 图 4-1-61 图 4-1-43
戳克穿刺	第一穿刺孔位于腋中髂嵴上方 2 横指，第 2、3 穿刺孔分别位于第 12 肋缘下腋前线和腋后线与肋缘交界处	12mm Trocar 5mm Trocar	图 4-1-68 图 4-1-69
止血，放置引流管	仔细检查手术创面无出血后，将引流管内端置于肾脏创面处，用角针 7 号线固定引流管	腹腔镜吸引器 持针器 线剪	图 4-1-65 图 4-1-48 图 4-1-57
缝合切口	逐层关闭切口	持针器 线剪	图 4-1-48 图 4-1-57

第二节　膀胱手术

一、膀胱部分切除术

（一）概述

1. **膀胱肿瘤定义**　膀胱肿瘤是泌尿系统最常见的肿瘤，也是全身比较常见的肿瘤之一，膀胱壁由内向外依次为黏膜层、黏膜下层和肌层，在肌层外分为脂肪蜂窝组织及覆盖于膀胱顶部的膜，膀胱的内壁可分为三角区、三角后区、颈部、两侧壁及前壁。两输尿管口之间连线为三角区底线。三角区是膀胱内腔的主要部分。膀胱肿瘤大部分发生在三角区、两侧壁及颈部。

2. **常见手术方式**

（1）经尿道膀胱肿瘤电切术。

（2）膀胱切开肿瘤切除术。

（3）膀胱部分切除术。

（4）膀胱全切除术。

（二）膀胱部分切除术

1. **手术适应证**　不能经尿道电切的膀胱局限性、表浅性肿瘤和孤立性浸润癌。

2. **常用手术体位**　平卧位（腰部垫高）。

3. **手术入路及使用器械**

（1）手术入路：腹部正中切口。

（2）手术器械配置。

基础手术器械配置

表 4-2-1　膀胱部分切除术基础手术器械配置表

名称	类别	数量	常用规格	描述	应用范围	使用注意事项	附图	编号
手术刀	刀	2	3# 刀柄 4# 刀柄	刀柄一般可重复使用，刀片为一次性使用	划皮逐层分离，按照表皮层、肌层、黏膜层依次分离	刀片的无菌包装是否被破坏		图 4-2-1

名称	类别	数量	常用规格	描述	应用范围	使用注意事项	附图	编号
小弯钳	钳	10	160mm	可重复使用	用于分离组织、夹持组织，钝性分离组织筋膜	有损伤，不能夹持血管器官等		图 4-2-2
大弯钳	钳	10	180mm	可重复使用	用于分离组织、夹持组织，钝性分离组织筋膜	有损伤，不能夹持血管器官等		图 4-2-3
长弯钳	钳	4	200mm	可重复使用	用于分离组织、夹持组织，钝性分离组织筋膜	有损伤，不能夹持血管器官等		图 4-2-4
直角钳	钳	3	180～230mm	工作端90°，用于组织分离	钝性分离组织血管等	有损伤，不能夹持血管及脏器		图 4-2-5
肾蒂钳	钳	2	220～280mm	不锈钢材质，可重复使质	用于阻断血管、肾盂等	无损伤器械，不能夹针及坚硬物		图 4-2-6
组织钳	钳	4	180～230mm	可重复使用	用于夹持组织	有损伤，不能夹持血管及脏器		图 4-2-7
持针器	钳	4	180～230mm	一般分为普通不锈钢工作端和碳钨镶片工作端两种，碳钨镶片上的网格有0.5、0.4、0.2和光面四种，分别对应夹持3/0及更大针、4/0～6/0、6/0～10/0、9/0～11/0针	夹持缝针，缝合组织出血部位等操作	使用碳钨镶片持针器应注意其对应的缝针型号，用细密网纹的持针器夹持过粗的缝针容易造成镶片断裂		图 4-2-8
次直钳	钳	2	110mm	工作端锐利，不锈钢材质，可以穿透皮肤及敷料	用于规范导管、导线	不可用巾钳夹持脏器，以免对脏器造成损伤		图 4-2-9
卵圆钳	钳	4	245mm	分为直型、弯型，工作端分为光滑及有齿型	用于夹持消毒纱球进行皮肤表面消毒	不可用卵圆钳夹持脏器，以免对脏器造成损伤		图 4-2-10

名称	类别	数量	常用规格	描述	应用范围	使用注意事项	附图	编号
组织剪	剪	1	180～230mm		分离，剪断组织	不能剪线		图4-2-11
线剪	剪	2	180～230mm	专用的线剪应有锯齿刃口，剪线时可免缝线滑脱，关节处具备防卡线设计	用于手术中剪切缝线。	不可用于剪敷料等硬物质		图4-2-12
组织镊	镊	2	180～230mm	工作端为真空焊接的碳钨镊片，耐磨损、无损伤，适合习惯用镊子夹持缝针的手术医师使用	适用于连续缝合过程中夹持组织并拔针	避免夹持较坚硬组织		图4-2-13
尖镊子	镊	2	120～180mm	工作端特别精细	夹持脂肪等组织，有损伤	为有损伤器械，不可用于夹持血管及脏器		图4-2-14
小齿镊	镊	2	145～250mm	金属材质，重复使用	适用于连续缝合过程中夹持组织或缝针	为有损伤器械，不可用于夹持血管及脏器		图4-2-15
小平镊	镊	1	145～250mm	金属材质，重复使用	适用于连续缝合过程中夹持组织或缝针	为有损伤器械，不可用于夹持血管及脏器		图4-2-16
直角拉钩	拉钩	2	26mm×15mm 43mm×15mm 23mm×15mm 40mm×15mm	钝性微弯工作端，中空或长条形手柄，便于牵拉	用于肌肉等组织的钝性分离，切开心包等操作	不可用于血管、脏器等组织的牵拉，以免造成组织损伤		图4-2-17
腹部拉钩	拉钩	2	250mm 深度： 121～180mm	单头工作端，便于牵拉组织	用于组织的牵拉和遮挡，以便充分暴露术野	不可用于血管、脏器等组织的牵拉，以免造成组织损伤		图4-2-18
S拉钩	拉钩	2	300mm	张开切口，暴露手术部位	拉钩边缘避免对脏器的压伤，应注意保护	不可用于血管、脏器等组织的牵拉，以免造成组织损伤		图4-2-19

名称	类别	数量	常用规格	描述	应用范围	使用注意事项	附图	编号
压肠板	拉钩	1	305mm	可弯折不同形状，方便遮挡	用于肠管及组织的遮挡，以便充分暴露术野	不可用于血管、脏器等组织的牵拉，以免造成组织损伤		图 4-2-20

（3）手术步骤及使用器械

表 4-2-2　膀胱部分切除术手术步骤及使用器械表

主要手术步骤 1	主要手术步骤 2	使用器械名称	使用器械编号
腹部正中切口	手术野粘贴手术膜。由耻骨联合上缘延腹中线下或绕脐达上腹部切开皮肤皮下，递小纱布擦拭血迹，电刀切开钳夹止血	手术刀	图 4-2-1
切开腹白线，显露膀胱前脂肪及腹膜	递直角拉钩牵开术野，用组织剪剪开，并用湿纱布钝性分离组织以显露膀胱前壁。递湿纱布垫切开腹膜，S 拉钩牵开以显露手术野	直角拉钩 S 拉钩 组织剪	图 4-2-17 图 4-2-19 图 4-2-11
切除肿瘤及部分膀胱壁	靠近肿瘤侧切开膀胱。递纱布保护周围组织，显露肿瘤组织并用电刀切除肿瘤，包括部分膀胱壁	大弯钳 长弯钳 组织镊	图 4-2-3 图 4-2-4 图 4-2-13
杀灭残留癌细胞	配制盐水和表柔霉素或丝裂霉素溶液冲洗，更换器械和敷料	腹部拉钩 S 拉钩	图 4-2-18 图 4-2-19
尿管置入	递液状石蜡和尿管，经尿道插入 20F 三腔气囊导尿管	小弯钳	图 4-2-2
缝合残存膀胱壁	递组织镊和 VCP317H 可吸收缝线缝合膀胱黏膜。递组织镊 VCP345 可吸收缝线连续缝合膀胱全层	组织镊 持针器 线剪	图 4-2-13 图 4-2-8 图 4-2-12
缝合切口	冲洗，清点纱布器械。放置引流管。12×24 圆针和 0 号线缝合肌层。12×24 圆针缝合皮下，13×34 三角针缝合皮肤。切口覆盖敷料	组织镊 小齿镊 持针器 线剪	图 4-2-13 图 4-2-15 图 4-2-8 图 4-2-12

二、全膀胱切除肠代膀胱术

（一）概述

1. **膀胱癌定义**　膀胱癌是指发生在膀胱黏膜上的恶性肿瘤，是泌尿系统最常见的恶性肿瘤，在尿路系统肿瘤组织学分类中，膀胱癌的病理类型包括膀胱尿路上皮癌、膀胱鳞状细胞癌、膀胱腺癌，其他罕见的还有膀胱透明细胞癌、膀胱小细胞癌、膀胱类癌。其中最常见的是膀胱尿路上皮癌，占膀胱癌患者总数的 90% 以上，通常所说的膀胱癌就是指膀胱尿路上皮癌，既往被称为膀胱移行细胞癌。

2. **常见手术方式**

（1）经尿道膀胱肿瘤电切术。

（2）膀胱部分切除术。

（3）膀胱全切除肠代膀胱术。

（二）全膀胱切除肠代膀胱术

1. **手术适应证**　不能经尿道电切的膀胱局限性、表浅性肿瘤及孤立性浸润癌。

2. **常用手术体位**　平卧位。

3. 手术入路及使用器械

（1）手术入路：脐下腹部正中切口。

（2）手术器械配置。

1）基础手术器械配置

表 4-2-3　全膀胱切除肠代膀胱术基础手术器械配置表

名称	类别	数量	常用规格	描述	应用范围	使用注意事项	附图	编号
手术刀	刀	2	3# 刀柄 4# 刀柄	刀柄一般可重复使用，刀片为一次性使用	划皮逐层分离，按照表皮层、肌层、黏膜层依次分离	刀片的无菌包装是否被破坏		图 4-2-21
小弯钳	钳	10	160mm	可重复使用	用于分离组织、夹持组织，钝性分离组织筋膜	有损伤，不能夹持血管器官等		图 4-2-22
大弯钳	钳	10	180mm	可重复使用	用于分离组织、夹持组织，钝性分离组织筋膜	有损伤，不能夹持血管器官等		图 4-2-23
长弯钳	钳	4	200mm	可重复使用	用于分离组织、夹持组织，钝性分离组织筋膜	有损伤，不能夹持血管器官等		图 4-2-24
直角钳	钳	3	180～230mm	工作端 90°	用于组织分离，钝性分离组织血管等	有损伤，不能夹持血管及脏器		图 4-2-25
肾蒂钳	钳	2	180～270mm	无损伤 DeBakey 齿型	用于阻断肾蒂	不能夹针等可能破坏齿型的坚硬物		图 4-2-26
组织钳	钳	4	155～190mm	可重复使用	用于夹持组织，用于夹持组织	不能用于夹持骨头等防止错齿		图 4-2-27
持针器	钳	4	180～230mm	一般分为普通不锈钢工作端和碳钨镶片工作端两种，碳钨镶片上有不同网格	持缝针，缝合组织出血部位等操作	使用碳钨镶片持针器应注意其对应的缝针型号，用细密网纹的持针器夹持过粗的缝针容易造成镶片断裂		图 4-2-28

续表

名称	类别	数量	常用规格	描述	应用范围	使用注意事项	附图	编号
次直钳	钳	2	110mm	工作端锐利，不锈钢材质，可以穿透皮肤及敷料	用于规范导管、导线	不可用布巾钳夹持脏器，以免对脏器造成损伤		图4-2-29
卵圆钳	钳	4	245mm	分为直型、弯型，工作端分为光滑及有齿型	用于夹持消毒纱球进行皮肤表面消毒	不可用卵圆钳夹持脏器，以免对脏器造成损伤		图4-2-30
组织剪	剪	1	180～230mm	用于术中剪断组织	分离，剪断组织	组织剪不能剪线		图4-2-31
线剪	剪	2	180～230mm	专用的线剪应有锯齿刃口，剪线时以免缝线滑脱，关节处具备防卡线设计	用于手术中剪切缝线	线剪不可用于剪敷料等硬物质		图4-2-32
组织镊	镊	2	180～230mm	工作端为真空焊接的碳钨镶片，耐磨损、无损伤，适合习惯用镊子夹持缝针的手术医师	适用于连续缝合过程中夹持组织并拔针	避免夹持较坚硬组织		图4-2-33
尖镊子	镊	2	120～180mm	工作端特别精细	夹持脂肪等组织，有损伤	为有损伤器械，不可用于夹持血管及脏器		图4-2-34
小齿镊	镊	2	145～250mm	—	适用于连续缝合过程中夹持组织或缝针	为有损伤器械，不可用于夹持血管及脏器		图4-2-35
小平镊	镊	1	145～250mm	—	适用于连续缝合过程中夹持组织或缝针	为有损伤器械，不可用于夹持血管及脏器		图4-2-36
直角拉钩	拉钩	2	26mm×15mm 43mm×15mm 23mm×15mm 40mm×15mm	钝性微弯工作端，中空或长条形手柄，便于牵拉	用于肌肉等组织的钝性分离，切开心包等操作	不可用于血管、脏器等组织的牵拉，以免造成组织损伤		图4-2-37

名称	类别	数量	常用规格	描述	应用范围	使用注意事项	附图	编号
腹部拉钩	拉钩	2	250mm 深度： 121～180mm	单头工作端，便于牵拉组织	用于组织的牵拉和遮挡，以便充分暴露术野	不可用于血管、脏器等组织的牵拉，以免造成组织损伤		图4-2-38
S拉钩	拉钩	2	300mm	单头工作端，便于牵拉组织	用于组织的牵拉和遮挡，以便充分暴露术野	不可用于血管、脏器等组织的牵拉，以免造成组织损伤		图4-2-39
压肠板	拉钩	1	305mm	可弯折不同形状，方便遮挡	用于肠管及组织的遮挡，以便充分暴露术野	不可用于血管、脏器等组织的牵拉，以免造成组织损伤		图4-2-40

2）特殊手术器械配置

表 4-2-4　全膀胱切除肠代膀胱术特殊手术器械配置表

名称	类别	数量	常用规格	描述	应用范围	使用注意事项	附图	编号
肠钳	钳	4	170～330mm	不锈钢材质，工作端无损伤，分为直型和弯型	用于暂时性夹持肠管	不用夹持缝针及坚硬物，防止工作端损伤		图4-2-41
长持针器	针持	2	260～305mm	一般分为普通不锈钢工作端和碳钨镶片工作端两种，碳钨镶片上的网格有，工作端及工作杆有直型及弯型	用于夹持缝针行缝合组织出血部位等操作	使用碳钨镶片持针器应注意其对应的缝针型号，用细密网格的持针器夹持过粗的缝针容易造成镶片断裂		图4-2-42
精细组织剪	剪	3	220mm 280mm	不锈钢材质，带有碳钨合金镶片，工作端有角度	剪切组织	组织剪不能剪线		图4-2-43
考克	钳	4	145～280mm	不锈钢材质，工作端有钩	抓持不易损伤组织，抓持更有力量	不能用于拔针，防止损伤工作端		图4-2-44
无损伤钳	钳	2	100～360mm	不锈钢材质，工作端不同形状可夹闭不同位置	暂时性夹闭血管、肾盂等组织	不可用于拔针，不可夹持较硬组织，防止损伤工作端		图4-2-45

3）手术步骤及使用器械

表 4-2-5　全膀胱切除肠代膀胱术手术步骤及使用器械表

主要手术步骤 1	主要手术步骤 2	使用器械名称	使用器械编号
脐下腹部正中切口	手术野粘贴手术膜。由耻骨联合上缘延腹中线下或绕脐达上腹部切开皮肤皮下，递小纱布擦拭血迹，电刀切开并钳夹止血	手术刀 小弯钳	图 4-2-21 图 4-2-22
切开腹白线，显露膀胱前脂肪及腹膜	递直角拉钩牵开术野，用组织剪剪开，湿纱布钝性分离组织以显露膀胱前壁。递湿纱布垫切开腹膜，S 拉钩牵开以显露手术野	直角拉钩 组织剪 S 拉钩	图 4-2-37 图 4-2-31 图 4-2-39
靠近膀胱处切断双侧输尿管，注意保存血供	准备 12F 导尿管。递大弯钳，用组织剪剪断，远端用 4 号线结扎，近端递尿管插入肾盂，临时引流肾盂残尿，用 1 号线固定	大弯钳 组织剪 组织镊	图 4-2-23 图 4-2-31 图 4-2-33
游离切除膀胱 （1）切断膀胱脐韧带 （2）切断膀胱后韧带 （3）切除膀胱	递纱布保护周围组织，显露膀胱组织，止血钳、10 号刀片或电刀实施膀胱全切 （1）大弯钳、精细弯剪剪扎，用 7 号线结扎 （2）长弯钳、精细弯剪剪断，用 1/2 弧 12×20 圆针 7 号线缝扎 （3）长弯钳夹膀胱，组织剪剪断，用 1/2 弧 12×20 圆针 2-0 可吸收线缝合膀胱颈断端 拔出临时引流尿管	大弯钳 线剪 组织剪 精细组织剪 长持针器 组织镊	图 4-2-23 图 4-2-32 图 4-2-31 图 4-2-43 图 4-2-42 图 4-2-33
左侧输尿管牵入腹腔	递弯钳，术者在乙状结肠系膜后方做钝性分离，分出一通道，将左侧输尿管下端经此通道牵入腹腔	大弯钳 组织镊	图 4-2-23 图 4-2-33
阑尾切除	找到阑尾行阑尾切除。育龄妇女施行双侧输卵管结扎	组织钳	图 4-2-23
切取游离带系膜回肠，以供回肠代膀胱之用	递弯钳分离回肠及系膜，4 号线结扎，于回肠末端距回盲瓣 10cm 处，取 15～20cm（18cm）带系膜的游离回肠段，准备代膀胱之用。4 把肠钳夹住，10 号刀切断，两断端碘伏擦拭、消毒，递 6×14 圆针 3-0 丝线或 6×14 圆针 3-0 线行肠端端吻合，以恢复肠管连续性	大弯钳 肠钳 长持针器 线剪	图 4-2-23 图 4-2-41 图 4-2-42 图 4-2-32
	用 4 把肠钳夹住，10 号刀切断，两断端碘伏擦拭、消毒，递 6×14 圆针 3-0 丝线或 6×14 圆针 3-0 线进行端 - 端吻合，以恢复肠管连续性	长持针器 线剪 组织镊	图 4-2-42 图 4-2-32 图 4-2-33
输尿管回肠膀胱吻合	递弯钳、手术刀，在距回肠膀胱闭合处 1～2cm 处做一小切口，递组织剪修整左侧输尿管断端，将输尿管与回肠膀胱 4-0 可吸收线吻合 在距离左侧输尿管吻合口 1~2cm 处，用同样方法行右侧输尿管吻合术	大弯钳 长持针器 线剪 手术刀 组织剪	图 4-2-23 图 4-2-42 图 4-2-32 图 4-2-21 图 4-2-31
缝合后腹膜，固定回肠膀胱	用 7×17 圆针 4 号线固定吻合口及回肠膀胱于腹膜外	持针器 线剪	图 4-2-28 图 4-2-32
回肠膀胱腹壁造口（右髂前上棘与脐连线中点行 2cm 切口）	腹壁局部皮肤消毒，递小弯钳、电刀和结扎线，在腹壁切开肌肉、肌腱直达腹膜，电刀、结扎止血。递剪刀纵行切开回肠膀胱造口处，用 12×20 圆针 7 号线外翻缝合，呈乳头状。将其与腹壁用 4-0 可吸收线缝合固定，造口放置引流管	小弯钳 线剪 组织剪 持针器	图 4-2-22 图 4-2-32 图 4-2-31 图 4-2-28
关腹	冲洗、清点关腹，放置切口敷料	持针器 小齿镊 线剪	图 4-2-28 图 4-2-35 图 4-2-32

第三节 肾手术

一、肾部分切除手术

（一）概述

1. **肾部分切除术定义** 肾部分切除术除了适用于肾脏良性肿瘤、孤立肾恶性肿瘤、一侧肾脏肿瘤伴发对侧肾脏功能不全等情况之外，也适用于部分体积较小的单侧肾脏恶性肿瘤，尤其适合位于肾脏上、下极或边缘的肿瘤。

2. **常见手术方式**

（1）肾部分切除术。

（2）腹腔镜下肾部分切除术。

（3）肾根治性切除术。

（4）腹腔镜下肾根治性切除术。

（二）肾部分切除术

1. **常用手术体位** 肾体位，腰下垫软垫，腹侧和背侧各放置一个沙袋，两腿之间放一软垫，下侧下肢屈髋、屈膝约60°，上侧下肢伸直。

2. **手术入路及使用器械**

（1）手术入路：多采用患侧经第12肋及第11肋间的腰部斜切口。

（2）手术器械配置

表4-3-1 肾部分切除术手术器械配置表

名称	类别	数量	常用规格	描述	应用范围	使用注意事项	附图	编号
小弯钳	钳	10	160mm	可重复使用	用于分离组织、夹持组织，钝性分离组织筋膜	有损伤，不能夹持血管、器官等		图4-3-1
中弯	钳	10	180mm	可重复使用	用于分离组织、夹持组织，钝性分离组织筋膜	有损伤，不能夹持血管、器官等		图4-3-2
长弯钳	钳	4	200mm	可重复使用	用于分离组织、夹持组织，钝性分离组织筋膜	有损伤，不能夹持血管、器官等		图4-3-3
直角钳	钳	1	180～230mm	工作端90°	用于组织分离，钝性分离组织血管等	有损伤，不能夹持血管及脏器		图4-3-4
肾蒂钳	钳	2	180～270mm	无损伤DeBakey齿型	阻断血管肾盂等	无损伤器械，不能夹针及坚硬物		图4-3-5

续表

名称	类别	数量	常用规格	描述	应用范围	使用注意事项	附图	编号
组织钳	钳	4	155～190mm	一般为5×6齿	用于夹持组织	不能用于夹持骨头等防止错齿		图4-3-6
持针器	钳	4	180～230mm	一般分为普通不锈钢工作端和碳钨镶片工作端两种，碳钨镶片上的网格有0.50.40.2和光面四种，分别对应夹持3/0及更大针、4/0～6/0、6/0～10/0、9/0～11/0针	用于夹持缝针，缝合组织出血部位等操作	使用碳钨镶片持针器应注意其对应的缝针型号，用细密网纹的持针器夹持过粗的缝针容易造成镶片断裂		图4-3-7
次直钳	钳	2	110mm	工作端锐利，不锈钢材质，可以穿透皮肤及敷料	用于规范导管、导线	不可用巾钳夹持脏器，以免对脏器造成损伤		图4-3-8
3号刀柄	刀	1	3# 刀柄	刀柄一般可重复使用，刀片为一次性使用	切开皮肤	刀片的无菌包装是否被破坏		图4-3-9
4号刀柄	刀	1	4# 刀柄	刀柄一般可重复使用，刀片为一次性使用	切开皮肤	刀片的无菌包装是否被破坏		图4-3-10
直角拉钩	拉钩	2	26mm×15mm 43mm×15mm 23mm×15mm 40mm×15mm	钝性微弯工作端，中空或长条形手柄，便于牵拉	用于肌肉等组织的钝性分离，切开心包等操作	不可用于血管、脏器等组织的牵拉，以免造成组织损伤		图4-3-11
S拉钩	拉钩	4	300mm 19～25mm	单头工作端，便于牵拉组织	用于组织的牵拉和遮挡，以便充分暴露术野	不可用于血管、脏器等组织的牵拉，以免造成组织损伤		图4-3-12
腹部拉钩	拉钩	2	250mm 深度： 121～180mm	单头工作端，便于牵拉组织	用于组织的牵拉和遮挡，以便充分暴露术野	不可用于血管、脏器等组织的牵拉，以免造成组织损伤		图4-3-13
压肠板	拉钩	1	305mm	可弯折不同形状，方便遮挡	用于肠管及组织的遮挡，以便充分暴露术野	不可用于血管、脏器等组织的牵拉，以免造成组织损伤		图4-3-14

名称	类别	数量	常用规格	描述	应用范围	使用注意事项	附图	编号
组织剪	剪	1	180～230mm		用于分离，剪断组织	不能剪线		图 4-3-15
线剪	剪	2	180～230mm	专用的线剪应有锯齿刃口，剪线时以免缝线滑脱，关节处具备防卡线设计	用于手术中剪断缝扎线	不可用于剪敷料等硬物质		图 4-3-16
无损伤镊	镊	2	180～230mm	工作端为直 DeBakey 齿形，确保夹持组织、血管的过程中无损伤	适用于组织的夹持，无损伤器械	不可用于拔取缝针，以免造成齿形损坏，损伤组织		图 4-3-17
尖镊子	镊	2	120～180mm	工作端特别精细	夹持脂肪等组织，有损伤	为有损伤器械，不可用于夹持血管及脏器		图 4-3-18
小平镊	镊	2	145～250mm	金属材质，可重复使用	适用于连续缝合过程中夹持组织或缝针	为有损伤器械，不可用于夹持血管及脏器		图 4-3-19
小齿镊	镊	2	145～250mm	金属材质，可重复使用	适用于连续缝合过程中夹持组织或缝针	为有损伤器械，不可用于夹持血管及脏器		图 4-3-20
卵圆钳	钳	4	245mm	分为直型、弯型，工作端分为光滑及有齿型	用于夹持消毒纱球进行皮肤表面消毒	不可用卵圆钳夹持脏器，以免对脏器造成损伤		图 4-3-21

3. 手术步骤及使用器械

表 4-3-2　肾部分切除术手术步骤及使用器械表

主要手术步骤 1	主要手术步骤 2	使用器械名称	使用器械编号
切开皮肤、皮下组织	22# 手术刀片切皮，用电刀切开皮下组织	手术刀 小齿镊	图 4-3-10 图 4-3-20
暴露手术野	用 S 拉钩、腹部拉钩充分暴露手术野	S 拉钩 腹部拉钩	图 4-3-12 图 4-3-13
显露肾动脉及肾脏肿瘤	用 S 拉钩将肾脏向腹侧牵拉，暴露肾门，用无损伤镊、直角钳游离肾周脂肪，解剖肾蒂，显露肾动脉。仔细游离肾脏肿瘤周围及表面的肾周脂肪组织以便完整显露肿瘤及肿瘤与周围正常肾组织的分界	S 拉钩 无损伤镊 直角钳 组织剪	图 4-3-12 图 4-3-17 图 4-3-4 图 4-3-15

续表

主要手术步骤1	主要手术步骤2	使用器械名称	使用器械编号
阻断肾脏血流	充分显露肾动脉，哈巴狗血管夹在直视下夹闭阻断肾动脉，开始记录时间	组织剪 中弯	图 4-3-15 图 4-3-2
切除肾脏肿瘤	用手术刀对良性肿瘤紧贴边缘或恶性肿瘤距肿瘤边缘 0.5～0.8cm 处切开肾脏表面的肾固有包膜，将肿瘤完整切除	手术刀	图 4-3-9
缝合肾脏切口	用 3-0 倒刺线缝合创面边缘，再用 2-0 可吸收线对创口行"8"字缝合，以争取闭合创腔。用 S 拉钩向腹侧拉开肾脏，直视下松开夹在肾动脉上的哈巴狗血管夹	S 拉钩 持针器 线剪	图 4-3-12 图 4-3-7 图 4-3-16
放置引流	消毒皮肤后，用尖刀切开皮肤、皮下，将引流管内端置于肾脏创面处，用角针 7 号线固定引流管	手术刀 持针器 线剪	图 4-3-9 图 4-3-7 图 4-3-16
缝合切口	逐层关闭切口	持针器 线剪	图 4-3-7 图 4-3-16

二、根治性肾切除手术

（一）概述

1. 根治性肾切除术定义　肾切除术的适应证较广泛，大多为良性疾病所致肾脏功能不可逆或永久性损害，如一侧肾脏因严重的肾积水、肾结石、肾损伤、肾结核、肾积脓及肾动脉严重狭窄等导致肾功能丧失，而对侧肾功能良好或基本正常，可行患肾切除术。

2. 常见手术方式

（1）根治性肾切除手术。

（2）腔镜下肾根治手术。

（3）肾部分切除术。

（4）腔镜下肾部分切除术。

（二）根治性肾切除术

1. 常用手术体位　肾体位，腰下垫软垫，腹侧和背侧各放置一个沙袋，两腿之间放一软垫，下侧下肢屈髋、屈膝约 60°，上侧下肢伸直。

2. 手术入路及使用器械

（1）手术入路：多采用患侧经第 12 肋及第 11 肋间的腰部斜切口。

（2）手术器械配置

表 4-3-3　根治性肾切除术手术器械配置表

名称	类别	数量	常用规格	描述	应用范围	使用注意事项	附图	编号
小弯钳	钳	10	160mm	可重复使用	用于分离组织、夹持组织，钝性分离组织筋膜	有损伤，不能夹持血管、器官等		图 4-3-22
中弯	钳	10	160mm	可重复使用	用于分离组织、夹持组织，钝性分离组织筋膜	有损伤，不能夹持血管、器官等		图 4-3-23

名称	类别	数量	常用规格	描述	应用范围	使用注意事项	附图	编号
持针器	钳	4	180mm	一般分为普通不锈钢工作端和碳钨镶片工作端两种，碳钨镶片上的网格有 0.5、0.4、0.2 和光面四种，分别对应夹持 3/0 及更大针、4/0 ～ 6/0、6/0 ～ 10/0、9/0 ～ 11/0 针	用于夹持缝针、缝合组织出血部位、钝性分离组织筋膜等作用	有损伤，不能夹持血管、器官等		图 4-3-24
直角钳	钳	1	180 ～ 230mm	工作端 90°，用于组织分离	钝性分离组织血管等	有损伤，不能夹持血管及脏器		图 4-3-25
肾蒂钳	钳	2	180 ～ 270mm	无损伤 DeBakey 齿型	用于阻断肾蒂	不能夹针等可能破坏齿型的坚硬物		图 4-3-26
组织钳	钳	4	155 ～ 190mm	一般为 5×6 齿	用于夹持组织	不能用于夹持骨头等防止错齿		图 4-3-27
次直钳	钳	2	110mm	工作端锐利，不锈钢材质，可以穿透皮肤及敷料	用于规范导管、导线	不可用巾钳夹持脏器，以免对脏器造成损伤		图 4-3-28
3 号刀柄	刀	1	3# 刀柄	刀柄一般可重复使用，刀片为一次性使用	切开皮肤	刀片的无菌包装是否被破坏		图 4-3-29
4 号刀柄	刀	1	4# 刀柄	刀柄一般可重复使用，刀片为一次性使用	切开皮肤	刀片的无菌包装是否被破坏		图 4-3-30
直角拉钩	拉钩	2	26mm×15mm 43mm×15mm 23mm×15mm 40mm×15mm	钝性微弯工作端，中空或长条形手柄，便于牵拉	用于肌肉等组织的钝性分离，切开心包等操作	皮肤拉钩不可用于血管、脏器等组织的牵拉，以免造成组织损伤		图 4-3-31
S 拉钩	拉钩	4	300mm	单头工作端，便于牵拉组织	用于组织的牵拉和遮挡，以便充分暴露术野	不可用于血管、脏器等组织的牵拉，以免造成组织损伤		图 4-3-32

续表

名称	类别	数量	常用规格	描述	应用范围	使用注意事项	附图	编号
腹部拉钩	钩	2	250mm 深度：121～180mm	单头工作端，便于牵拉组织	用于组织的牵拉和遮挡，以便充分暴露术野	不可用于血管、脏器等组织的牵拉，以免造成组织损伤		图 4-3-33
压肠板	钩	1	305mm	可弯折不同形状，方便遮挡	用于肠管及组织的遮挡，以便充分暴露术野	不可用于血管、脏器等组织的牵拉，以免造成组织损伤		图 4-3-34
组织剪	剪	1	180～230mm		用于术中分离、剪断组织	组织剪不能剪线		图 4-3-35
线剪	剪	2	180～230mm	专用的线剪应有锯齿刃口，剪线时以免缝线滑脱，关节处具备防卡线设计	用于手术中剪断缝扎线	不可用于剪敷料等硬物质		图 4-3-36
组织镊	镊	2	180～230mm	工作端为真空焊接的碳钨镊片，耐磨损、无损伤，适合习惯用镊子夹持缝针的手术医师使用	适用于连续缝合过程中夹持组织并拔针	避免夹持较坚硬组织		图 4-3-37
尖镊子	镊	2	120～180mm	工作端特别精细	夹持脂肪等组织，有损伤	为有损伤器械，不可用于夹持血管及脏器		图 4-3-38
小齿镊	镊	2	145～250mm	金属材质，可重复使用	适用于连续缝合过程中夹持组织或缝针	为有损伤器械，不可用于夹持血管及脏器		图 4-3-39
小平镊	镊	2	145～250mm	金属材质，可重复使用	适用于连续缝合过程中夹持组织或缝针	为有损伤器械，不可用于夹持血管及脏器		图 4-3-40
卵圆钳	钳	4	245mm	分为直型、弯型，工作端分为光滑及有齿型	用于夹持消毒纱球进行皮肤表面消毒	不可用卵圆钳夹持脏器，以免对脏器造成损伤		图 4-3-41

表 4-3-4　根治性肾切除术手术步骤及使用器械表

主要手术步骤 1	主要手术步骤 2	使用器械名称	使用器械编号
切开皮肤、皮下组织	22# 手术刀片切皮，电刀切开皮下组织	手术刀	图 4-3-30
暴露术野	用 S 拉钩、腹部拉钩充分暴露手术野	S 拉钩 腹部拉钩	图 4-3-32 图 4-3-33
切开肾周筋膜，游离肾脏	电刀在其切口后方纵行切开肾周筋膜，在肾周脂肪囊内分别游离肾脏的背侧、腹侧和上下两极，遇有血管侧支时应予以钳夹、切断后结扎处理。应由浅入深、钝锐结合完全游离肾脏，轻提下极，即可显露肾蒂	组织镊 中弯 组织剪 线剪	图 4-3-37 图 4-3-23 图 4-3-35 图 4-3-36
游离及处理输尿管	钝性分离输尿管上段，用小弯钳钳夹牵引后继续向远端游离输尿管，在远端适当的位置用中弯钳夹后切断输尿管，7 号线结扎远端，再沿输尿管向上游离到肾门	小弯钳 中弯 组织剪 线剪	图 4-3-22 图 4-3-23 图 4-3-35 图 4-3-36
处理肾蒂	仔细分离并显露肾动脉、肾静脉、用肾蒂钳钳夹肾动脉、肾静脉，在血管近心端行双重钳夹，远心端行单一钳夹。用组织剪在双重钳夹的远心端剪断肾动脉，肾静脉，取出肾脏后用双 7 号线结扎肾蒂近心端，在分别用 7 号线和 4 号线对肾蒂行三重结扎。仔细查看创面并进行止血	组织镊 肾蒂钳 中弯 组织剪 线剪	图 4-3-37 图 4-3-26 图 4-3-23 图 4-3-35 图 4-3-36
放置引流	在切口下段后方用尖手术刀切开皮肤、皮下，内端置于肾脏切除的创面处，用角针 7 号线固定引流管	中弯 持针器 线剪	图 4-3-23 图 4-3-24 图 4-3-36
缝合切口	用 2-0 可吸收线分层间断缝合肌层、皮下脂肪组织，用角针 1 号线缝合皮肤	持针器 线剪	图 4-3-24 图 4-3-36

三、腹腔镜肾部分切除手术

（一）概述

1. 肾部分切除术定义　肾部分切除术除了适用于肾脏良性肿瘤、孤立肾恶性肿瘤、一侧肾脏肿瘤伴发对侧肾脏功能不全等情况之外，也适用于部分体积较小的单侧肾脏恶性肿瘤，尤其适合位于肾脏上、下极或边缘的肿瘤。

2. 常见手术方式

（1）肾部分切除术。

（2）腔镜下肾部分切除术。

（3）肾根治性切除术。

（4）腔镜下肾根治性切除术。

（二）腹腔镜肾部分切除术

1. 常用手术体位　肾体位，腰下垫软垫，腹侧和背侧各放置一个沙袋，两腿之间放一软垫，下侧下肢屈髋、屈膝约 60°，上侧下肢伸直。

2. 手术入路及使用器械

（1）手术入路：第 1 穿刺孔位于腋中髂嵴上方 2 横指，第 2、3 穿刺孔分别位于第 12 肋缘下腋前线和腋后线与肋缘交界处。

（2）手术器械配置

表 4-3-5　腹腔镜肾部分切除术基础器械配置表

名称	类别	数量	常用规格	描述	应用范围	使用注意事项	附图	编号
小弯钳	钳	10	160mm	可重复使用	用于分离组织、夹持组织，钝性分离组织筋膜	有损伤，不能夹持血管、器官等		图 4-3-42
中弯	钳	10	160mm	可重复使用	用于分离组织、夹持组织，钝性分离组织筋膜	有损伤，不能夹持血管、器官等		图 4-3-43
长弯钳	钳	4	200mm	可重复使用	用于分离组织、夹持组织，钝性分离组织筋膜	有损伤，不能夹持血管、器官等		图 4-3-44
直角钳	钳	1	180～230mm	工作端90°	用于组织分离，钝性分离组织血管等	有损伤，不能夹持血管及脏器		图 4-3-45
肾蒂钳	钳	2	180～270mm	无损伤 DeBakey 齿型	用于阻断肾蒂	不能夹针等可能破坏齿型的坚硬物		图 4-3-46
组织钳	钳	4	155～190mm	一般为5×6齿	用于夹持组织	不能用于夹持骨等防止错齿		图 4-3-47
持针器	钳	4	180～230mm	一般分为普通不锈钢工作端和碳钨镶片工作端两种，碳钨镶片上的网格有0.5、0.4、0.2和光面四种，分别对应持 3/0 及更大针、4/0～6/0、6/0～10/0、9/0～11/0 针	用于夹持缝针、缝合组织出血部位等操作	使用碳钨镶片持针器应注意其对应的缝针型号，用细密网纹的持针器夹持过粗的缝针容易造成镶片断裂		图 4-3-48
次直钳	钳	2	110mm	工作端锐利，不锈钢材质，可以穿透皮肤及敷料	用于规范导管、导线	不可用巾钳夹持脏器，以免对脏器造成损伤		图 4-3-49
3 号刀柄	刀	1	3# 刀柄	刀柄一般可重复使用，刀片为一次性使用	切开皮肤	刀片的无菌包装是否被破坏		图 4-3-50

续表

名称	类别	数量	常用规格	描述	应用范围	使用注意事项	附图	编号
4号刀柄	刀	1	4#刀柄	刀柄一般可重复使用，刀片为一次性使用	切开皮肤	刀片的无菌包装是否被破坏		图4-3-51
直角拉钩	拉钩	2	26mm×15mm 43mm×15mm 23mm×15mm 40mm×15mm	钝性微弯工作端，中空或长条形手柄，便于牵拉	用于肌肉等组织的钝性分离，切开心包等操作	皮肤拉钩不可用于血管、脏器等组织的牵拉，以免造成组织损伤		图4-3-52
S拉钩	拉钩	4	300mm	单头工作端，便于牵拉组织	用于组织的牵拉和遮挡，以便充分暴露术野	不可用于血管、脏器等组织的牵拉，以免造成组织损伤		图4-3-53
腹部拉钩	拉钩	2	250 mm 深度： 121～180mm	单头工作端，便于牵拉组织	用于组织的牵拉和遮挡，以便充分暴露术野	不可用于血管、脏器等组织的牵拉，以免造成组织损伤		图4-3-54
压肠板	拉钩	1	305mm	可弯折不同形状，方便遮挡	用于肠管及组织的遮挡，以便充分暴露术野	不可用于血管、脏器等组织的牵拉，以免造成组织损伤		图4-3-55
组织剪	剪	1	180～230mm	金属材质，可重复使用	用于术中分离、剪断组织	组织剪不能剪线		图4-3-56
线剪	剪	2	180～230mm	专用的线剪应有锯齿刃口，剪线时以免缝线滑脱，关节处具备防卡线设计	用于手术中剪断缝扎线	线剪不可用于剪敷料等硬物质		图4-3-57
组织镊	镊	2	180～230mm	工作端为真空焊接的碳钨镶片，耐磨损、无损伤，适合习惯用镊子夹持缝针的手术医师	适用于连续缝合过程中夹持组织并拔针	避免夹持较坚硬组织		图4-3-58
尖镊子	镊	2	120～180mm	工作端特别精细	夹持脂肪等组织，有损伤	为有损伤器械，不可用于夹持血管及脏器		图4-3-59
小平镊	镊	2	145～250mm	金属材质，可重复使用	适用于连续缝合过程中夹持组织或缝针	为有损伤器械，不可用于夹持血管及脏器		图4-3-60

续表

名称	类别	数量	常用规格	描述	应用范围	使用注意事项	附图	编号
小齿镊	镊	2	145～250mm		适用于连续缝合过程中夹持组织或缝针	为有损伤器械，不可用于夹持血管及脏器		图 4-3-61
卵圆钳	钳	4	245mm	分为直型、弯型，工作端分为光滑及有齿型	用于夹持消毒纱球进行皮肤表面消毒	不可用卵圆钳夹持脏器，以免对脏器造成损伤		图 4-3-62

表 4-3-6　腹腔镜肾部分切除术腹腔镜手术器械配置表

名称	类别	数量	常用规格	描述	应用范围	使用注意事项	附图	编号
腹腔镜分离钳	钳	2	5/310mm	不锈钢材质，工作端60°，用于组织分离	钝性分离组织、血管等	有损伤，不能夹持血管及脏器		图 4-3-63
腹腔镜直角钳	钳	1	5/310mm	不锈钢材质，工作端90°，用于组织分离	钝性分离组织、血管等	有损伤，不能夹持血管及脏器		图 4-3-64
腹腔镜吸引器	吸引器	1	5/330mm	不锈钢材质	用于术区冲洗	避免碰触创面造成出血		图 4-3-65
腹腔镜剪刀	剪	1	5/310mm	不锈钢材质，分为普通及 Noir 涂层剪，无锁扣	用于组织剪切	不可用于剪线		图 4-3-66
腹腔镜持针器	持针	1	5/310mm	碳钨镶片工作端，碳钨镶片上有网格，分为左弯、右弯及自动复位持针器	用于夹来持缝针、缝合组织出血部位等操作	使用碳钨镶片持针器应注意其对应的缝针型号，用细密网格的持针器夹持过粗的缝针容易造成镶片断裂		图 4-3-67
12mm Trocar	戳克	2	13/110mm	不锈钢材质，有三角锥形和圆锥形	用于腹腔穿刺，为腔镜器械通道	避免戳伤腹腔内组织及器官		图 4-3-68

续表

名称	类别	数量	常用规格	描述	应用范围	使用注意事项	附图	编号
5mm Trocar	戳克	1	5.5/110mm	不锈钢材质，有三角锥形和圆锥形	用于腹腔穿刺，为腔镜器械通道	避免戳伤腹腔内组织及器官		图 4-3-69
超声刀	能量器械	1	360mm	是一种既能凝固又可切割的机械能手术刀，对 5mm 以下的血管切割止血效果确切	适用于对需要控制出血和最小程度热损伤的软组织进行切开，可安全用于重要组织的处理，自动分离组织层面，避免损伤脏器	刀头处有较小的侧向热损伤，故使用时避免触及非手术区域的脏器，不适用于骨切除和输卵管结扎		图 4-3-70
专用施夹钳	钳	1	5/310mm	不锈钢材质	施放钛夹	不可用于抓持较硬物及拔针		图 4-3-71
哈巴狗阻断夹	钳	1	45～65mm	分为动脉和静脉夹	阻断血管	禁止超负荷阻断		图 4-3-72

（3）手术步骤及使用器械

表 4-3-7　腹腔镜肾部分切除术手术步骤及使用器械表

主要手术步骤 1	主要手术步骤 2	使用器械名称	使用器械编号
建立操作通道	切开皮肤、皮下组织。用 Trocar 穿刺，第 1 穿刺孔位于腋中髂嵴上方 2 横指，第 2、3 穿刺孔分别位于第 12 肋缘下腋前线和腋后线与肋缘交界处	3 号刀柄 小齿锯 中弯钳 12mm Trocar 5mm Trocar	图 4-3-50 图 4-3-61 图 4-3-43 图 4-3-68 图 4-3-69
显露肾动脉及肾脏肿瘤	超声刀游离肾周筋膜外的脂肪组织以显露肾周筋膜。纵行切开肾周筋膜后，游离肾周脂肪囊，达到肾脏表面，向肾门区游离。用超生刀和腹腔镜直角钳仔细游离出肾动脉。游离肾脏肿瘤周围及表面的肾周脂肪组织以便完整显露肿瘤及肿瘤与周围正常肾组织的分界	超声刀 腹腔镜分离钳 腹腔镜直角钳	图 4-3-70 图 4-3-63 图 4-3-64
阻断肾动脉	递专用施夹钳夹持哈巴狗阻断夹在直视下夹闭阻断肾动脉，开始记录时间	专用施夹钳 哈巴狗阻断夹	图 4-3-71 图 4-3-72
切除肿瘤	用腹腔镜剪沿肿瘤包膜将肿瘤完整切下，如疑为恶性肿瘤，则应从距肿瘤边缘 0.5cm 的正常肾实质处进行切割，以保证完整切除肿瘤	腔镜剪刀	图 4-3-66
缝合创面	用 3-0 倒刺线从距创缘 0.5～0.8cm 的肾脏表面出进针，深达创面基底，再从创缘对侧肾实质相应处出针，对合关闭肾脏创面。待肾脏创面缝合完毕后，取下哈巴狗阻断夹	腹腔镜持针器 腹腔镜剪 专用施夹钳	图 4-3-67 图 4-3-66 图 4-3-71
取出肿瘤	用取物袋将标本取出		

主要手术步骤1	主要手术步骤2	使用器械名称	使用器械编号
止血，放置引流管	仔细检查手术创面无出血后，将引流管内端置于肾脏创面处，用角针7号线固定引流管	腹腔镜吸引器 持针器 线剪	图4-3-65 图4-3-48 图4-3-57
缝合切口	逐层关闭切口	持针器 线剪	图4-3-48 图4-3-57

四、腹腔镜根治性肾切除手术

（一）概述

1. 肾切除术定义　肾切除术的适应证较广泛，大多为良性疾病所致肾脏功能不可逆或永久性损害，如一侧肾脏因严重的肾积水、肾结石、肾损伤、肾结核、肾积脓及肾动脉严重狭窄等导致肾功能丧失，而对侧肾功能良好或基本正常可行患肾切除术。

2. 常见手术方式

（1）根治性肾切除手术。

（2）腹腔镜根治性肾切除手术。

（3）肾部分切除术。

（4）腔镜肾部分切除术。

（二）根治性肾切除手术

1. 常用手术体位　肾体位，腰下垫软垫，腹侧和背侧各放置一个沙袋，两腿之间放一软垫，下侧下肢屈髋、屈膝约60°，上侧下肢伸直。

2. 手术入路及使用器械

（1）手术入路：第1穿刺孔位于腋中髂嵴上方2横指，第2、3穿刺孔分别位于第12肋缘下腋前线和腋后线与肋缘交界处。

（2）手术器械配置

1）基础手术器械

表4-3-8　腹腔镜根治性肾切除手术基础器械配置表

名称	类别	数量	常用规格	描述	应用范围	使用注意事项	附图	编号
小弯钳	钳	10	160mm	可重复使用	用于分离组织、夹持组织，钝性分离组织筋膜	有损伤，不能夹持血管、器官等		图4-3-73
中弯	钳	10	160mm	可重复使用	用于分离组织、夹持组织，钝性分离组织筋膜	有损伤，不能夹持血管、器官等		图4-3-74
长弯钳	钳	4	200mm	可重复使用	用于分离组织、夹持组织，钝性分离组织筋膜	有损伤，不能夹持血管、器官等		图4-3-75

名称	类别	数量	常用规格	描述	应用范围	使用注意事项	附图	编号
直角钳	钳	1	180～230mm	工作端90°，用于组织分离	钝性分离组织血管等	有损伤，不能夹持血管及脏器		图4-3-76
肾蒂钳	钳	2	180～270mm	无损伤DeBakey齿型	用于阻断肾蒂	不能夹针等可能破坏齿型的坚硬物		图4-3-77
组织钳	钳	4	155～190mm	一般为5×6齿	用于夹持组织	不能用于夹持骨等防止错齿		图4-3-78
持针器	钳	4	180～230mm	一般分为普通不锈钢工作端和碳钨镶片工作端两种，碳钨镶片上的网格有0.5、0.4、0.2和光面四种，分别对应夹持3/0及更大针、4/0～6/0、6/0～10/0、9/0～11/0针	用于夹持缝针、缝合组织出血部位等操作	使用碳钨镶片持针器应注意其对应的缝针型号，用细密网格的持针器夹持过粗的缝针容易造成镶片断裂		图4-3-79
次直钳	钳	2	110mm	工作端锐利，不锈钢材质，可以穿透皮肤及敷料	用于规范导管、导线	不可用巾钳夹持脏器，以免对脏器造成损伤		图4-3-80
3号刀柄	刀	1	3#刀柄	刀柄一般可重复使用，刀片为一次性使用	切开皮肤	刀片的无菌包装是否被破坏		图4-3-81
4号刀柄	刀	1	4#刀柄	刀柄一般可重复使用，刀片为一次性使用	切开皮肤	刀片的无菌包装是否被破坏		图4-3-82
直角拉钩	拉钩	2	26mm×15mm 43mm×15mm 23mm×15mm 40mm×15mm	钝性微弯工作端，中空或长条形手柄，便于牵拉	用于肌肉等组织的钝性分离，切开心包等操作	不可用于血管、脏器等组织的牵拉，以免造成组织损伤		图4-3-83
S拉钩	拉钩	4	300mm	单头工作端，便于牵拉组织	用于组织的牵拉和遮挡，以便充分暴露术野	不可用于血管、脏器等组织的牵拉，以免造成组成损伤		图4-3-84

续表

名称	类别	数量	常用规格	描述	应用范围	使用注意事项	附图	编号
腹部拉钩	拉钩	2	250mm 深度：121～180mm	单头工作端，便于牵拉组织	用于组织的牵拉和遮挡，以便充分暴露术野	不可用于血管、脏器等组织的牵拉，以免造成组织损伤		图 4-3-85
压肠板	拉钩	1	305mm	可弯折不同形状，方便遮挡	用于肠管及组织的遮挡，以便充分暴露术野	不可用于血管、脏器等组织的牵拉，以免造成组织损伤		图 4-3-86
组织剪	剪	1	180～230mm		用于术中分离、剪断组织	不能剪线		图 4-3-87
线剪	剪	2	180～230mm	专用的线剪应有锯齿刃口，剪线时以免缝线滑脱，关节处具备防卡线设计	用于手术中剪断缝扎线	不可用于剪敷料等硬物质		图 4-3-88
组织镊	镊	2	180～230mm	工作端为真空焊接的碳钨镊片，耐磨损、无损伤，适合习惯用镊子夹持缝针的手术医师使用	适用于连续缝合过程中夹持组织并拔针	避免夹持较坚硬组织		图 4-3-89
尖镊子	镊	2	120～180mm	工作端特别精细	夹持脂肪等组织，有损伤	为有损伤器械，不可用于夹持血管及脏器		图 4-3-90
小平镊	镊	2	145～250mm		适用于连续缝合过程中夹持组织者缝针	为有损伤器械，不可用于夹持血管及脏器		图 4-3-91
小齿镊	镊	2	145～250mm		适用于连续缝合过程中夹持组织或缝针	为有损伤器械，不可用于夹持血管及脏器		图 4-3-92
卵圆钳	钳	4	245mm	分为直型、弯型，工作端分为光滑及有齿型	用于夹持消毒纱球进行皮肤表面消毒	不可用卵圆钳夹持脏器，以免对脏器造成损伤		图 4-3-93

2）腹腔镜手术器械

表 4-3-9 腹腔镜根治性肾切除手术腹腔镜手术器械配置表

名称	类别	数量	常用规格	描述	应用范围	使用注意事项	附图	编号
腹腔镜分离钳	钳	2	5/310mm	不锈钢材质，工作端60°，用于组织分离	钝性分离组织、血管等	有损伤，不能夹持血管及脏器		图 4-3-94
腹腔镜直角钳	钳	1	5/310mm	不锈钢材质，工作端90°，用于组织分离	钝性分离组织、血管等	有损伤，不能夹持血管及脏器		图 4-3-95
腹腔镜吸引器	吸引器	1	5/330mm	不锈钢材质	用于术区冲洗	避免碰触创面造成出血		图 4-3-96
腹腔镜剪	剪	1	5/310mm	不锈钢材质，分为普通及 Noir 涂层剪，无锁扣	用于组织剪切	不可用于剪线		图 4-3-97
腹腔镜持针器	钳	1	5/310mm	碳钨镶片工作端，碳钨镶片上有网格，分为左弯、右弯及自动复位持针器	用于夹持缝针、缝合组织出血部位等操作	使用碳钨镶片持针器应注意其对应的缝针型号，用细密网格的持针器夹持过粗的缝针容易造成镶片断裂		图 4-3-98
12mm Trocar	戳克	2	13/110mm	不锈钢材质，有三角锥形和圆锥形	用于腹腔穿刺，为腔镜器械通道	避免戳伤腹腔内组织及器官		图 4-3-99
5mm Trocar	戳克	1	5.5/110mm	不锈钢材质，有三角锥形和圆锥形	用于腹腔穿刺，为腔镜器械通道	避免戳伤腹腔内组织及器官		图 4-3-100
超声刀	能量器械	1	360mm	是一种既能凝固又可切割的机械能手术刀，对3～5mm 以下的血管切割止血效果确切	适用于对需要控制出血和最小程度热损伤的软组织进行切开，可安全用于重要组织的处理，自动分离组织层面，避免损伤脏器	刀头处有较小的侧向热损伤，故使用时避免触及非手术区域的脏器，不适用于骨切除和输卵管结扎		图 4-3-101
专用施夹钳	钳	1	5/310mm	不锈钢材质	施放钛夹	不可用于抓持较硬物及拔针		图 4-3-102
哈巴狗阻断夹	钳	1	45～65mm	分为动脉和静脉夹	阻断血管	禁止超负荷阻断		图 4-3-103

（3）手术步骤及使用器械

表 4-3-10　腹腔镜根治性肾切除术手术步骤及使用器械表

主要手术步骤 1	主要手术步骤 2	使用器械名称	使用器械编号
建立操作通道	切开皮肤、皮下组织。用戳克穿刺，第 1 穿刺孔位于腋中髂嵴上方 2 横指，第 2、3 穿刺孔分别位于第 12 肋缘下腋前线和腋后线与肋缘交界处	手术刀 小齿镊 中弯 12mm 戳克 5mm 戳克	图 4-3-81 图 4-3-92 图 4-3-74 图 4-3-99 图 4-3-100
游离肾脏，显露肾蒂	右手持超声刀，左手持分离钳，暴露肾周筋膜和腹膜反折。沿背侧肾周筋膜外向上分离，依次显露肾脏的背侧、上极、腹侧和下极，完整地分离肾周脂肪囊。沿肾下极内侧用超声刀切开肾周筋膜并向上扩大显露输尿管和肾蒂。继续沿输尿管向上游离至肾门	超声刀 腹腔镜分离钳	图 4-3-101 图 4-3-94
游离、结扎肾蒂及输尿管	充分游离和显露肾脏的动脉、静脉。分别在肾动脉静脉的近心端夹 2 个结扎钉、远心端夹 1 个结扎钉，输尿管远端夹 1 个结扎钉，递腔镜剪刀，分别剪断肾动脉、肾静脉和输尿管。完全游离并切除肾脏	专用施夹钳 腹腔镜剪	图 4-3-102 图 4-3-97
取出肾脏	将以切除的肾脏放入大号标本袋中，收拢袋口，防止标本漏出。在髂嵴上缘处操作孔与腋后线操作孔之间适当延长切口，取出肾脏	手术刀 中弯钳 线剪	图 4-3-81 图 4-3-74 图 4-3-88
止血，放置引流管	仔细检查手术创面无出血后，将引流管内端置于肾脏创面处，用角针 7 号线固定引流管	中弯钳 持针器 线剪	图 4-3-74 图 4-3-79 图 4-3-88
缝合切口	逐层关闭切口	持针器 线剪	图 4-3-79 图 4-3-88

第四节　肾上腺手术

一、肾上腺切除术

（一）概述

1. 肾上腺定义　肾上腺是人体相当重要的内分泌器官，由于位于两侧肾脏的上方，故名肾上腺。肾上腺左、右各一，位于肾的上方，共同为肾筋膜和脂肪组织所包裹。左肾上腺呈半月形，右肾上腺为三角形。肾上腺两侧共重约 30g。从侧面观察，腺体分为肾上腺皮质和肾上腺髓质两部分，周围部分是皮质，内部是髓质。两者在发生、结构与功能上均不相同，实际上是两种内分泌腺。

2. 常见手术方式

（1）肾上腺全切除术。

（2）肾上腺次全切除术。

（3）腹腔镜下肾上腺切除术。

（二）肾上腺切除术概述

1. 常用手术体位　肾体位（折刀位）。

2. 手术入路及使用器械

（1）手术入路：第 11 肋间或去第 12 肋切口。

（2）手术器械配置

基础手术器械

表 4-4-1 肾上腺切除术的基础手术器械配置表

名称	类别	数量	常用规格	描述	应用范围	使用注意事项	附图	编号
手术刀	刀	2	3# 刀柄 4# 刀柄	刀柄一般可重复使用，刀片为一次性使用	划皮逐层分离，按照表皮层、肌层、黏膜层依次分离	刀片的无菌包装是否被破坏		图 4-4-1
小弯钳	钳	10	160mm	可重复使用	用于钝性分离组织筋膜、夹持组织	有损伤，不能夹持血管、器官等		图 4-4-2
大弯钳	钳	10	180mm	可重复使用	用于钝性分离组织筋膜、夹持组织	有损伤，不能夹持血管、器官等		图 4-4-3
长弯钳	钳	4	200mm	可重复使用	用于钝性分离组织筋膜、夹持组织	有损伤，不能夹持血管、器官等		图 4-4-4
直角钳	钳	3	180～230mm	工作端 90°	钝性分离组织血管等	有损伤，不能夹持血管及脏器		图 4-4-5
持针器	钳	4	180～230mm	一般分为普通不锈钢工作端和碳钨镶片工作端两种，碳钨镶片上有不同网格结构	用于夹持缝针、缝合组织出血部位等操作	使用碳钨镶片持针器应注意其对应的缝针型号，用细密网格的持针器夹持过粗的缝针容易造成镶片断裂		图 4-4-6
次直钳	钳	2	110mm	工作端锐利，不锈钢材质，可以穿透皮肤及敷料	用于规范导管、导线	不可用巾钳夹持脏器，以免对脏器造成损伤		图 4-4-7
卵圆钳	钳	4	245mm	分为直型、弯型，工作端分为光滑及有齿型	用于夹持消毒纱球进行皮肤表面消毒	不可用卵圆钳夹持脏器，以免对脏器造成损伤		图 4-4-8
组织剪	剪	1	180～230mm		用于术中分离、剪断组织	不能剪线		图 4-4-9

续表

名称	类别	数量	常用规格	描述	应用范围	使用注意事项	附图	编号
线剪	剪	2	180～230mm	专用的线剪应有锯齿刃口，剪线时以免缝线滑脱，关节处具备防卡线设计	用于手术中剪断缝扎线	不可用于剪敷料等硬物质		图4-4-10
组织镊	镊	2	180～230mm	工作端为真空焊接的碳钨镶片，耐磨损、无损伤，适合习惯用镊子夹持缝针的手术医师使用	适用于连续缝合过程中夹持组织并拔针	避免夹持较坚硬组织		图4-4-11
尖镊子	镊	2	120～180mm	工作端特别精细	夹持脂肪等组织，有损伤	为有损伤器械，不可用于夹持血管及脏器		图4-4-12
小齿镊	镊	2	145～250mm		适用于连续缝合过程中夹持组织或缝针	为有损伤器械，不可用于夹持血管及脏器		图4-4-13
小平镊	镊	1	145～250mm		适用于连续缝合过程中夹持组织或缝针	为有损伤器械，不可用于夹持血管及脏器		图4-4-14
直角拉钩	拉钩	2	26mm×15mm 43mm×15mm 23mm×15mm 40mm×15mm	钝性微弯工作端，中空或长条形手柄，便于牵拉	用于肌肉等组织的钝性分离、切开心包等操作	不可用于血管、脏器等组织的牵拉，以免造成组织损伤		图4-4-15
腹部拉钩	拉钩	2	250mm 深度：121～180mm	单头工作端，便于牵拉组织	用于组织的牵拉和遮挡，以便充分暴露术野	不可用于血管、脏器等组织的牵拉，以免造成组织损伤		图4-4-16
S拉钩	拉钩	2	300mm	张开切口，暴露手术部位	拉钩边缘避免对脏器的压伤，应注意保护	不可用于血管、脏器等组织的牵拉，以免造成组织损伤		图4-4-17
压肠板	拉钩	1	305mm	可弯折不同形状，方便遮挡	用于肠管及组织的遮挡，以便充分暴露术野	不可用于血管、脏器等组织的牵拉，以免造成损伤		图4-4-18

（3）手术步骤及使用器械

表 4-4-2　肾上腺切除术的手术步骤及使用器械表

主要手术步骤 1	主要手术步骤 2	使用器械名称	使用器械编号
切开皮肤、皮下组织	递 22 号手术刀切皮、电刀切开皮下、干纱布拭血，用小齿镊、小弯钳、电刀止血	手术刀 小齿镊 小弯钳 直角拉钩	图 4-4-1 图 4-4-13 图 4-4-2 图 4-4-15
切开肾周筋膜、分离肾周脂肪	游离肾周脂肪，分离过程中如有出血以钳夹 4 号线结扎	大弯钳 线剪 组织镊 S 拉钩 腹部拉钩	图 4-4-3 图 4-4-10 图 4-4-11 图 4-4-17 图 4-4-16
切除肾上腺及肿瘤	解剖并游离肾上腺上、中、下动脉，弯钳夹闭后切断，亦可用超声波刀边游离边切断。用组织剪及电刀切除肾上腺和肿瘤	组织剪 长弯钳 组织镊	图 4-4-9 图 4-4-4 图 4-4-11
彻底检查肾上腺窝并止血	彻底检查肾上腺窝并缝扎止血，用 4 号线结扎，并可吸收线缝扎	持针器 线剪 组织镊	图 4-4-6 图 4-4-10 图 4-4-11
放置引流管，逐层缝合	放置止血材料，放置引流管，将手术床的桥部放平，逐层缝合：肌层以 13×34 圆针 7 号线缝合，皮下组织以 13×34 圆针 1 号线缝合，皮肤以 13×34 角针缝合	小齿镊 持针器 线剪	图 4-4-13 图 4-4-6 图 4-4-10

二、腹腔镜肾上腺切除术

（一）概述

1. 肾上腺定义　肾上腺是人体相当重要的内分泌器官，由于位于两侧肾脏的上方，故称为肾上腺。肾上腺左、右各一，位于肾的上方，共同为肾筋膜和脂肪组织所包裹。左肾上腺呈半月形，右肾上腺呈三角形。肾上腺两侧共重约 30g。从侧面观察，腺体分肾上腺皮质和肾上腺髓质两部分，周围部分是皮质，内部是髓质。两者在发生、结构与功能上均不相同，实际上是两种内分泌腺。

2. 常见手术方式

（1）肾上腺全切除术。

（2）肾上腺次全切除术。

（3）腹腔镜肾上腺切除术。

（二）腹腔镜肾上腺切除术概述

1. 常用手术体位　肾体位（折刀位）。

2. 手术入路及使用器械

（1）手术入路

1）第 1 穿刺孔：腋中线髂嵴上方 2 横指。

2）第 2、3 穿刺孔：位于第 12 肋缘下腋前线和腋后线与肋缘交界处。

（2）手术器械配置

1）基础手术器械

表 4-4-3　腹腔镜肾上腺切除术基础手术器械配置表

名称	类别	数量	常用规格	描述	应用范围	使用注意事项	附图	编号
手术刀	刀	2	3# 刀柄 4# 刀柄	刀柄一般可重复使用，刀片为一次性使用	划皮逐层分离，按照表皮层、肌内层、黏膜层依次分离	刀片的无菌包装是否被破坏		图 4-4-19
小弯钳	钳	10	160mm	可重复使用	用于钝性分离组织筋膜、夹持组织	有损伤，不能夹持血管、器官等		图 4-4-20
大弯钳	钳	10	180mm	可重复使用	用于钝性分离组织筋膜、夹持组织	有损伤，不能夹持血管、器官等		图 4-4-21
长弯钳	钳	4	200mm	可重复使用	用于钝性分离组织筋膜、夹持组织	有损伤，不能夹持血管、器官等		图 4-4-22
直角钳	钳	3	180～230mm	工作端90°，用于组织分离	钝性分离组织血管等	有损伤，不能夹持血管及脏器		图 4-4-23
持针器	钳	4	180～230mm	一般分为普通不锈钢工作端和碳钨镶片工作端两种，碳钨镶片上有不同网格结构	用于夹持缝针、缝合组织出血部位等操作缝合组织	使用碳钨镶片持针器应注意其对应的缝针型号，用细密网格的持针器夹持过粗的缝针容易造成镶片断裂		图 4-4-24
次直钳	钳	2	110mm	工作端锐利，不锈钢材质，可以穿透皮肤及敷料	用于规范导管、导线	不可用巾钳夹持脏器，以免对脏器造成损伤		图 4-4-25
卵圆钳	钳	4	245mm	分为直型、弯型，工作端分为光滑及有齿型	用于夹持消毒纱球进行皮肤表面消毒	不可用卵圆钳夹持脏器，以免对脏器造成损伤		图 4-4-26
组织剪	剪	1	180～230mm	金属材质，可重复使用	用于术中分离，剪断组织	不能用于剪线		图 4-4-27

续表

名称	类别	数量	常用规格	描述	应用范围	使用注意事项	附图	编号
线剪	剪	2	180～230mm	专用的线剪应有锯齿刃口，剪线时以免缝线滑脱，关节处具备防卡线设计	用于手术中剪断缝扎线	不可用于剪敷料等硬物质		图4-4-28
无损伤镊	镊	2	145～250mm	工作端为直DeBakey齿形，确保夹持组织、血管能过程中无损伤	适用于组织的夹持，为无损伤器械	不可用于拔取缝针，以免造成齿形损坏，损伤组织		图4-4-29
尖镊子	镊	2	120～180mm	工作端特别精细	用于夹持脂肪等组织，有损伤	为有损伤器械，不可用于夹持血管及脏器		图4-4-30
小齿镊	镊	2	145～250mm	金属材质，重复使用	适用于连续缝合过程中夹持组织或缝针	为有损伤器械，不可用于夹持血管及脏器		图4-4-31
小平镊	镊	1	145～250mm	金属材质，重复使用	适用于连续缝合过程中夹持组织或缝针	为有损伤器械，不可用于夹持血管及脏器		图4-4-32
直角拉钩	拉钩	2	26mm×15mm 43mm×15mm 23mm×15mm 40mm×15mm	钝性微弯工作端，中空或长条形手柄，便于牵拉	用于肌肉等组织的钝性分离，切开心包等操作	不可用于血管、脏器等组织的牵拉，以免造成组织损伤		图4-4-33

2）特殊手术器械

表 4-4-4　腹腔镜肾上腺切除术特殊手术器械配置表

名称	类别	数量	常用规格	描述	应用范围	使用注意事项	附图	编号
腹腔镜分离钳	钳	2	5/310mm	不锈钢材质，工作端60°，用于组织分离	钝性分离组织、血管等	有损伤，不能夹持血管及脏器		图4-4-34
腹腔镜直角钳	钳	1	5/310mm	不锈钢材质，工作端90度，用于组织分离	钝性分离组织血管等	有损伤，不能夹持血管及脏器		图4-4-35

续表

名称	类别	数量	常用规格	描述	应用范围	使用注意事项	附图	编号
腹腔镜剪	剪	1	5/310mm	不锈钢材质，分为普通及 Noir 涂层剪，无锁扣	用于组织剪切	不可用于剪线		图 4-4-36
腹腔镜吸引器	吸引器	1	5/330mm	不锈钢材质	用于术区冲洗	避免碰触创面造成出血		图 4-4-37
腹腔镜持针器	钳	1	5/310mm	碳钨镶片工作端，碳钨镶片上有网格，分为左弯、右弯及自动复位持针器	用于夹持缝针、缝合组织出血部位等操作	使用碳钨镶片持针器应注意其对应的缝针型号，用细密网格的持针器夹持过粗的缝针容易造成镶片断裂		图 4-4-38
5mm Trocar	戳克	1	5.5/110mm	不锈钢材质，有三角锥形和圆锥形	用于腹腔穿刺，为腔镜器械通道	避免戳伤腹腔内组织及器官		图 4-4-39
12mm Trocar	戳克	2	13/110mm	不锈钢材质，有三角锥形和圆锥形	用于腹腔穿刺，为腔镜器械通道	避免戳伤腹腔内组织及器官		图 4-4-40
腹腔镜连发钛夹钳	钳	2	10/370mm	不锈钢，可以进行连续发射	用于施放钛夹	避免夹持错误组织		图 4-4-41
腹腔镜超声刀	能量器械	1	360mm	是一种既能凝固又可切割的机械能手术刀，对 3～5mm 的血管切割止血效果确切	适用于对需要控制出血和最小程度热损伤的软组织进行切开，可安全用于重要组织的处理，自动分离组织层面，避免损伤脏器	刀头处有较小的侧向热损伤，故使用时避免触及非手术区域的脏器，不适用于骨切除和输卵管结扎		图 4-4-42

（3）手术步骤及使用器械

表 4-4-5　腹腔镜肾上腺切除术的手术步骤及使用器械表

主要手术步骤1	主要手术步骤2	使用器械名称	使用器械编号
打戳克孔，切开皮肤、皮下组织	沿腋后线第12肋下缘1cm横行切开皮肤1.5cm，钝性分离各肌层，递22号手术刀切皮、电刀切开皮下、干纱布拭血，递齿镊、小弯钳、电刀止血。Trocar穿刺：第1穿刺孔，腋中线髂嵴上方2横指；第2、3穿刺孔，位于第12肋缘下腋前线和腋后线与肋缘交界处	手术刀 小齿镊 小弯钳 直角拉钩 5mm Trocar 12mm Trocar	图 4-4-19 图 4-4-31 图 4-4-20 图 4-4-17 图 4-4-39 图 4-4-40
切开肾周筋膜、分离肾周脂肪	游离肾周脂肪，切开肾周筋膜，将肾周筋膜前叶内与肾周脂肪间充分游离，建立手术大空间，暴露肾上腺前面及外侧缘	腹腔镜分离钳 腹腔镜剪 腹腔镜直角钳 腹腔镜超声刀 腹腔镜吸引器	图 4-4-34 图 4-4-36 图 4-4-35 图 4-4-42 图 4-4-37
切除肾上腺及肿瘤	解剖并游离肾上腺上、中、下动脉，钛夹钳夹闭后切断，亦可用超声波刀边游离边切断。腔镜剪刀及超声刀切除肾上腺及肿瘤	腹腔镜连发钛夹钳 腹腔镜分离钳 腹腔镜超声刀 腹腔镜剪	图 4-4-41 图 4-4-34 图 4-4-42 图 4-4-36
彻底检查肾上腺窝并止血	彻底检查肾上腺窝，缝扎止血，用可吸收线缝扎	腹腔镜持针器 腹腔镜剪 腹腔镜分离钳	图 4-4-38 图 4-4-36 图 4-4-34
放置引流管、逐层缝合	放置止血材料，放置引流管，将手术床的桥部放平，逐层缝合，如肌层以13×34圆针7号线缝合，皮下组织以13×34圆针1号线缝合，皮肤以13×34角针缝合	小齿镊 持针器 线剪	图 4-4-31 图 4-4-24 图 4-4-28

第五节　输尿管手术

一、概述

（一）肾、输尿管结石定义

肾、输尿管结石又称为上尿路结石，多发生于中壮年，男、女比例为（3～9）：1，左右侧发病相似，双侧结石占10%。肾、输尿管结石的主要症状是绞痛和血尿，常见并发症是梗阻和感染。通过病史、体检、必要的X线和实验室检查，多数病例可确诊。肾、输尿管结石治疗目的不仅是解除病痛，保护肾脏功能，而且应尽可能找到并解除病因，防止结石复发。

（二）常见手术方式

1. 体外冲击波碎石（ESWL）。

2. 输尿管镜碎石。

3. 经皮肾镜碎石。

4. 腹腔镜输尿管切开取石术。

5. 输尿管切开取石术。

二、输尿管切开取石术

（一）常用手术体位：侧卧位

（二）手术入路及使用器械

1. **手术入路**　第11肋间腰部斜切口。

2. 手术器械配置
基础手术器械

表 4-5-1　输尿管切开取石术基础手术器械配置表

名称	类别	数量	常用规格	描述	应用范围	使用注意事项	附图	编号
手术刀	刀	2	3# 刀柄 4# 刀柄	刀柄一般可重复使用，刀片为一次性使用	划皮逐层分离，按照表皮层、肌层、黏膜层依次分离	刀片的无菌包装是否被破坏		图 4-5-1
小弯钳	钳	10	160mm	可重复使用	用于钝性分离组织筋膜、夹持组织	有损伤，不能夹持血管、器官等		图 4-5-2
大弯钳	钳	10	180mm	可重复使用	用于钝性分离组织筋膜、夹持组织	有损伤，不能夹持血管、器官等		图 4-5-3
长弯钳	钳	4	200mm	可重复使用	用于钝性分离组织筋膜、夹持组织	有损伤，不能夹持血管、器官等		图 4-5-4
直角钳	钳	3	180～230mm	工作端90°	用于钝性分离组织血管等	有损伤，不能夹持血管及脏器		图 4-5-5
持针器	钳	4	180～230mm	一般分为普通不锈钢工作端和碳钨镶片工作端两种，碳钨镶片上有不同网格结构	用于夹持缝针、缝合组织出血部位等操作	使用碳钨镶片持针器应注意其对应的缝针型号，用细密网格的持针器夹持过粗的缝针容易造成镶片断裂		图 4-5-6
次直钳	钳	2	110mm	工作端锐利，不锈钢材质，可以穿透皮肤及敷料	用于规范导管、导线	不可用巾钳夹持脏器，以免对脏器造成损伤		图 4-5-7
卵圆钳	钳	4	245mm	分为直型、弯型，工作端分为光滑及有齿型	用于夹持消毒纱球进行皮肤表面消毒	不可用卵圆钳夹持脏器，以免对脏器造成损伤		图 4-5-8
组织剪	剪	1	180～230mm	金属材质，可重复使用	用于术中分离、剪断组织	组织剪不能剪线		图 4-5-9

续表

名称	类别	数量	常用规格	描述	应用范围	使用注意事项	附图	编号
线剪	剪	2	180～230mm	专用的线剪应有锯齿刃口,剪线时以免缝线滑脱,关节处具备防卡线设计	用于手术中剪断缝扎线	线剪不可用于剪敷料等硬物质		图 4-5-10
无损伤镊	镊	2	145～250mm	工作端为直 DeBakey 齿形,确保夹持组织、血管的过程中无损伤	适用于组织的夹持,为无损伤器械	无损伤镊不可用于拔取缝针,以免造成齿形损坏,损伤组织		图 4-5-11
尖镊子	镊	2	120～180mm	工作端特别精细	用于夹持脂肪等组织,有损伤	为有损伤器械,不可用于夹持血管及脏器		图 4-5-12
小齿镊	镊	2	145～250mm		适用于连续缝合过程中夹持组织或缝针	为有损伤器械,不可用于夹持血管及脏器		图 4-5-13
小平镊	镊	1	145～250mm		适用于连续缝合过程中夹持组织或缝针	为有损伤器械,不可用于夹持血管及脏器		图 4-5-14
直角拉钩	拉钩	2	26mm×15mm 43mm×15mm 23mm×15mm 40mm×15mm	钝性微弯工作端,中空或长条形手柄,便于牵拉	用于肌肉等组织的钝性分离,切开心包等操作	皮肤拉钩不可用于血管、脏器等组织的牵拉,以免造成组织损伤		图 4-5-15
腹部拉钩	拉钩	2	250mm 深度: 121～180mm	单头工作端,便于牵拉组织	用于组织的牵拉和遮挡,以便充分暴露术野	不可用于血管、脏器等组织的牵拉,以免造成组织损伤		图 4-5-16
S 拉钩	拉钩	2	300mm	张开切口,暴露手术部位	拉钩边缘避免对脏器的压伤,应注意保护	不可用于血管、脏器等组织的牵拉,以免造成组织损伤		图 4-5-17
取石钳	钳	1	200mm		用于夹取输尿管、肾盂内的结石,避免夹到正常组织和黏膜	有损伤,不能夹持血管、器官等		图 4-5-18

3. 手术步骤及使用器械

表 4-5-2　输尿管切开取石术手术步骤及使用器械表

主要手术步骤 1	主要手术步骤 2	使用器械名称	使用器械编号
切开皮肤、皮下组织	递 22 号手术刀切皮、电刀切开皮下、干纱布拭血，递小齿镊、小弯钳、电刀止血	手术刀 小齿镊 小弯钳 直角拉钩	图 4-5-1 图 4-5-13 图 4-5-2 图 4-5-15
切开肌肉和筋膜	推开腹膜，剪开腹内斜肌、腹横肌和腹横筋膜	组织剪	图 4-5-9
止血	肌层电凝止血，血管用两把止血钳夹闭，剪断，结扎	大弯钳 长弯钳 组织剪	图 4-5-3 图 4-5-4 图 4-5-9
显露肾盂和输尿管	拉钩暴露术野，便于操作	S 拉钩	图 4-5-17
切开输尿管	尖刀按照输尿管长轴方向切开	手术刀	图 4-5-1
输尿管取石	用取石钳取石，避免扎碎结石和划伤输尿管	取石钳	图 4-5-18
缝合输尿管	放置输尿管支架，用 4-0 可吸收缝线缝合输尿管	持针器	图 4-5-6
关闭切口	逐层缝合肌肉、皮下组织及皮肤	小齿镊 持针器 线剪	图 4-5-13 图 4-5-6 图 4-5-10

三、输尿管整形手术

（一）概述

1. 输尿管肾盂成形术定义　输尿管肾盂成形术又称为肾盂输尿管连接部成形术，主要是用于解决患者肾盂与输尿管连接部分的血管异位现象，常见手术方式有肾盂输尿管连接部 Y-V 成形术和舌状肾盂瓣成形术。

2. 常见手术方式

（1）肾盂成形术。

（2）腹腔镜肾盂成形术。

（3）顺行及逆行肾盂内切开术。

（4）腹腔镜下输尿管整形手术。

（5）输尿管整形手术。

（二）输尿管整形手术

1. 常用手术体位　侧卧位。

2. 手术入路及使用器械

（1）手术入路：第 11 肋间腰部斜切口。

（2）手术器械配置

基础手术器械

表 4-5-3　输尿管整形手术基础器械配置表

名称	类别	数量	常用规格	描述	应用范围	使用注意事项	附图	编号
手术刀	刀	2	3# 刀柄 4# 刀柄	刀柄一般可重复使用，刀片为一次性使用	划皮逐层分离，按照表皮层、肌层、黏膜层依次分离	刀片的无菌包装是否被破坏		图 4-5-19

续表

名称	类别	数量	常用规格	描述	应用范围	使用注意事项	附图	编号
小弯钳	钳	10	160mm	可重复使用	用于钝性分离组织筋膜、夹持组织	有损伤，不能夹持血管、器官等		图 4-5-20
大弯钳	钳	10	180mm	可重复使用	用于钝性分离组织筋膜、夹持组织	有损伤，不能夹持血管、器官等		图 4-5-21
长弯钳	钳	4	200mm	可重复使用	用于钝性分离组织筋膜、夹持组织	有损伤，不能夹持血管、器官等		图 4-5-22
直角钳	钳	3	180～230mm	工作端90°	用于钝性分离组织血管等	有损伤，不能夹持血管及脏器		图 4-5-23
持针器	钳	4	180～230mm	一般分为普通不锈钢工作端和碳钨镶片工作端两种，碳钨镶片上有不同网格结构	用于夹持缝针、缝合组织出血部位等操作	使用碳钨镶片持针器应注意其对应的缝针型号，用细密网格的持针器夹持过粗的缝针容易造成镶片断裂		图 4-5-24
次直钳	钳	2	110mm	工作端锐利，不锈钢材质，可以穿透皮肤及敷料	用于规范导管、导线	不可用巾钳夹持脏器，以免对脏器造成损伤		图 4-5-25
卵圆钳	钳	4	245mm	分为直型、弯型，工作端分为光滑及有齿型	用于夹持消毒纱球进行皮肤表面消毒	不可用卵圆钳夹持脏器，以免对脏器造成损伤		图 4-5-26
组织剪	剪	1	180～230mm	金属材质，可重复使用	用于术中分离、剪断组织	组织剪不能剪线		图 4-5-27
线剪	剪	2	180～230mm	专用的线剪应有锯齿刃口，剪线时以免缝线滑脱，关节处具备防卡线设计	用于手术中剪断缝扎线	线剪不可用于剪敷料等硬物质		图 4-5-28

续表

名称	类别	数量	常用规格	描述	应用范围	使用注意事项	附图	编号
组织镊	镊	2	145 ~ 250mm	工作端为直 DeBakey 齿形,确保夹持组织、血管的过程中无损伤	适用于组织的夹持,无损伤器械	无损伤镊不可用于拔取缝针,以免造成齿形损坏,损伤组织		图 4-5-29
尖镊子	镊	2	120 ~ 180mm	工作端特别精细	用于夹持脂肪等组织,有损伤	为有损伤器械,不可用于夹持血管及脏器		图 4-5-30
小齿镊	镊	2	145 ~ 250mm	金属材质,重复使用	适用于连续缝合过程中夹持组织或缝针	为有损伤器械,不可用于夹持血管及脏器		图 4-5-31
小平镊	镊	1	145 ~ 250mm	金属材质,重复使用	适用于连续缝合过程中,夹持组织或者缝针	为有损伤器械,不可用于夹持血管及脏器		图 4-5-32
直角拉钩	拉钩	2	26mm×15mm 43mm×15mm 23mm×15mm 40mm×15mm	钝性微弯工作端,中空或长条形手柄,便于牵拉	用于肌肉等组织的钝性分离、切开心包等操作	皮肤拉钩不可用于血管、脏器等组织的牵拉,以免造成组织损伤		图 4-5-33
腹部拉钩	拉钩	2	250mm 深度: 121 ~ 180mm	单头工作端,便于牵拉组织	用于组织的牵拉和遮挡,以便充分暴露术野	不可用于血管、脏器等组织的牵拉,以免造成损伤		图 4-5-34
S 拉钩	拉钩	2	300mm	金属材质,重复使用	张开切口,暴露手术部位	不可用于血管、脏器等组织的牵拉,以免造成组织损伤		图 4-5-35
压肠板	拉钩	1	305mm	可弯折不同形状,方便遮挡	用于肠管及组织的遮挡,以便充分暴露术野	不可用于血管、脏器等组织的牵拉,以免造成组织损伤		图 4-5-36

（3）手术步骤及使用器械

表 4-5-4　输尿管整形手术步骤及使用器械表

主要手术步骤 1	主要手术步骤 2	使用器械名称	使用器械编号
切开皮肤、皮下组织	递 22 号手术刀切皮、电刀切开皮下、干纱布拭血，递小齿镊、小弯钳、电刀止血	手术刀 小齿镊 小弯钳 直角拉钩	图 4-5-19 图 4-5-31 图 4-5-20 图 4-5-33
切开肌肉和筋膜	推开腹膜，剪开腹内斜肌、腹横肌和腹横筋膜	组织剪	图 4-5-27
止血	肌层电凝止血，血管用两把止血钳夹闭，剪断，结扎	大弯钳 长弯钳 组织剪	图 4-5-21 图 4-5-22 图 4-5-27
显露肾盂和输尿管	拉钩暴露术野，便于操作	S 拉钩	图 4-5-35
切开输尿管	尖刀按照输尿管长轴方向切开	手术刀	图 4-5-19
修剪输尿管	用组织剪裁剪输尿管，避免划伤输尿管	组织剪	图 4-5-27
缝合输尿管	放置输尿管支架，用 4-0 可吸收缝线缝合输尿管	持针器	图 4-5-24
关闭切口	逐层缝合肌肉、皮下组织及皮肤	组织镊 持针器 线剪	图 4-5-29 图 4-5-24 图 4-5-28

四、腹腔镜输尿管切开取石手术

（一）概述

1. 输尿管结石定义　输尿管结石绝大多数来源于肾脏，多为单侧结石，多发生于中年，男性较女性为高，结石成因及成分与肾结石相似。结石常见于以下部位：①肾盂输尿管连接部；②输尿管跨越髂血管部位；③女性输尿管经过子宫阔韧带的基底部，男性输精管跨越输尿管处；④输尿管膀胱壁段包括膀胱开口处。主要的继发病变有尿路梗阻、感染和上皮损伤、癌变等，较大或表面粗糙的结石易嵌顿于输尿管狭窄部位致严重梗阻和肾功能损害，严重的双侧输尿管结石甚至引起肾衰竭。

2. 常见手术方式

（1）体外冲击波碎石（ESWL）。

（2）输尿管镜碎石。

（3）经皮肾镜碎石。

（4）腹腔镜输尿管切开取石术。

（二）腹腔镜输尿管切开取石术

1. 常用手术体位　健侧卧位（腰部垫高）。

2. 手术入路及使用器械

（1）手术入路

1）第 1 穿刺孔：腋后线与骶棘肌外侧缘夹角外 1cm 交叉点。

2）第 2 穿刺孔：肋缘下 1～2cm 与腋前线交叉点。

3）第 3 穿刺孔：腋中线髂嵴上 2cm。

（2）手术器械配置

1）基础手术器械

表 4-5-5　腹腔镜输尿管切开取石术基础手术器械配置表

名称	类别	数量	常用规格	描述	应用范围	使用注意事项	附图	编号
手术刀	刀	2	3# 刀柄 4# 刀柄	刀柄一般可重复使用，刀片为一次性使用	划皮逐层分离，按照表皮层、肌层、黏膜层依次分离	刀片的无菌包装是否被破坏		图 4-5-37
小弯钳	钳	10	160mm	可重复使用	用于钝性分离组织筋膜、夹持组织	有损伤，不能夹持血管、器官等		图 4-5-38
大弯钳	钳	10	180mm	可重复使用	用于钝性分离组织筋膜、夹持组织	有损伤，不能夹持血管、器官等		图 4-5-39
长弯钳	钳	4	200mm	可重复使用	用于钝性分离组织筋膜、夹持组织	有损伤，不能夹持血管、器官等		图 4-5-40
直角钳	钳	3	180～230mm	工作端 90°	用于钝性分离组织血管等	有损伤，不能夹持血管及脏器		图 4-5-41
持针器	钳	4	180～230mm	一般分为普通不锈钢工作端和碳钨镶片工作端两种，碳钨镶片上有不同网格结构	用于夹持缝针、缝合组织出血部位等操作	使用碳钨镶片持针器应注意其对应的缝针型号，用细密网格的持针器夹持过粗的缝针容易造成镶片断裂		图 4-5-42
次直钳	钳	2	110mm	工作端锐利，不锈钢材质，可以穿透皮肤及敷料	用于规范导管、导线	不可用巾钳夹持脏器，以免对脏器造成损伤		图 4-5-43
卵圆钳	钳	4	245mm	分为直型、弯型，工作端分为光滑及有齿型	用于夹持消毒纱球进行皮肤表面消毒	不可用卵圆钳夹持脏器，以免对脏器造成损伤		图 4-5-44
组织剪	剪	1	180～230mm	金属材质，得复使用	用于术中分离、剪断组织	组织剪不能剪线		图 4-5-45

续表

名称	类别	数量	常用规格	描述	应用范围	使用注意事项	附图	编号
线剪	剪	2	180～230mm	专用的线剪应有锯齿刃口,剪线时以免缝线滑脱,关节处具备防卡线设计	用于手术中剪断缝扎线	不可用于剪敷料等硬物质		图4-5-46
无损伤镊	镊	2	145～250mm	工作端为直 DeBakey 齿形,确保夹持组织、血管的过程中无损伤	适用于组织的夹持,无损伤器械	无损伤镊不可用于拔取缝针,以免造成齿形损坏,损伤组织		图4-5-47
尖镊子	镊	2	120～180mm	工作端特别精细	用于夹持脂肪等组织,有损伤	为有损伤器械,不可用于夹持血管及脏器		图4-5-48
小齿镊	镊	2	145～250mm	金属材质,重复使用	适用于连续缝合过程中夹持组织或缝针	为有损伤器械,不可用于夹持血管及脏器		图4-5-49
小平镊	镊	1	145～250mm	金属材质,重复使用	适用于连续缝合过程中夹持组织或缝针	为有损伤器械,不可用于夹持血管及脏器		图4-5-50
直角拉钩	拉钩	2	26mm×15mm 43mm×15mm 23mm×15mm 40mm×15mm	钝性微弯工作端,中空或长条形手柄,便于牵拉	用于肌肉等组织的钝性分离、切开心包等操作	皮肤拉钩不可用于血管、脏器等组织的牵拉,以免造成组织损伤		图4-5-51

2）特殊手术器械

表 4-5-6　腹腔镜输尿管切开取石术特殊手术器械配置表

名称	类别	数量	常用规格	描述	应用范围	使用注意事项	附图	编号
腹腔镜分离钳	钳	2	5/310mm	不锈钢材质,工作端60°,用于组织分离	钝性分离组织、血管等	有损伤,不能夹持血管及脏器		图4-5-52
腹腔镜直角钳	钳	1	5/310mm	不锈钢材质,工作端90°,用于组织分离	钝性分离组织、血管等	有损伤,不能夹持血管及脏器		图4-5-53

续表

名称	类别	数量	常用规格	描述	应用范围	使用注意事项	附图	编号
腹腔镜剪	剪	1	5/310mm	不锈钢材质，分为普通及 Noir 涂层剪，无锁扣	用于组织剪切	不可用于剪线		图 4-5-54
腹腔镜吸引器	吸引器	1	5/330mm	不锈钢材质	用于术区冲洗	避免碰触创面造成出血		图 4-5-55
腹腔镜持针器	钳	1	5/310mm	碳钨镶片工作端，碳钨镶片上有网格，分为左弯、右弯及自动复位持针器	用于夹持缝针、缝合组织出血部位等操作	使用碳钨镶片持针器应注意其对应的缝针型号，用细密网格的持针器夹持过粗的缝针容易造成镶片断裂		图 4-5-56
5mm Trocar	戳克	1	5.5/110mm	不锈钢材质，有三角锥形和圆锥形	用于腹腔穿刺，为腔镜器械通道	避免戳伤腹腔内组织及器官		图 4-5-57
12mm Trocar	戳克	2	13/110mm	不锈钢材质，有三角锥形和圆锥形	用于腹腔穿刺，为腔镜器械通道	避免戳伤腹腔内组织及器官		图 4-5-58
腹腔镜抓钳	钳	1	5/310mm	不锈钢材质，无损伤工作端	抓持组织	不可用于抓持较硬物及拔针		图 4-5-59
超声刀	能量器械	1	360mm	是一种既能凝固又可切割的机械能手术刀，对 3 ~ 5mm 的血管切割止血效果确切	适用于对需要控制出血和最小程度热损伤的软组织进行切开，可安全用于重要组织的处理，自动分离组织层面，避免损伤脏器	刀头处有较小的侧向热损伤，故使用时避免触及非手术区域的脏器，不适用于骨切除和输卵管结扎		图 4-5-60
电钩	电钩	1		不锈钢材质，分为点状、L 形及球头状三种	用于电切分离组织	避免烫伤其他组织		图 4-5-61
腹腔镜取石钳	钳	1	5/310mm	不锈钢材质	用于腹腔镜下取石	不可用于夹取组织		图 4-5-62

（3）手术步骤及使用器械

表 4-5-7　腹腔镜输尿管切开取石术手术步骤及使用器械表

主要手术步骤 1	主要手术步骤 2	使用器械名称	使用器械编号
打戳克孔，切开皮肤、皮下组织	沿腋后线第 12 肋下缘 1cm 横行切开皮肤 1.5cm，钝性分离各肌层，递第 22 号手术刀切皮、电刀切开皮下、干纱布拭血、递小齿镊、小弯钳、电刀止血。Trocar 穿刺：第 1 穿刺孔，腋后线与骶棘肌外侧缘夹角外 1cm 交叉点；第 2 穿刺孔，肋缘下 1～2cm 与腋前线交叉点；第 3 穿刺孔，腋中线髂嵴上 2cm	手术刀 小齿镊 小弯钳 直角拉钩 5mm Trocar 12mm Trocar	图 4-5-37 图 4-5-49 图 4-5-38 图 4-5-51 图 4-5-57 图 4-5-58
游离输尿管	用强劲超声刀于腰大肌前方切开肾周筋膜，在肾下极和腰大肌之间寻找输尿管，用分离钳和直角钳分离扩张积水的输尿管，于结石上方游离输尿管，防止结石移动进入肾盂	腹腔镜分离钳 腹腔镜直角钳 超声刀 腹腔镜吸引器	图 4-5-52 图 4-5-53 图 4-5-60 图 4-5-55
取出结石	用抓钳在结石上方夹住输尿管，避免结石逆行进入肾盂，用电钩或剪刀再结石膨大处上 2/3 处纵行切开输尿管管壁，用取石钳取出结石，结石可经第 1 穿刺孔取出	腹腔镜抓钳 腹腔镜剪 腹腔镜取石钳 电钩	图 4-5-59 图 4-5-54 图 4-5-62 图 4-5-61
放置输尿管支架	把导丝插入双 J 管中，经第 1 穿刺孔插入，用分离钳引导，将双 J 管朝膀胱方向插入输尿管远端，拔出导丝，再将双 J 管上端用腹腔镜分离钳插入肾盂内	腹腔镜分离钳	图 4-5-52
缝合输尿管切口	用 4-0 缝线间断缝合输尿管	腹腔镜持针器 腹腔镜剪 腹腔镜分离钳	图 4-5-56 图 4-5-54 图 4-5-52
插入引流管和缝合伤口	从髂嵴内上穿刺孔置入引流管到切开取石处下方，拔出穿刺器，固定引流管，缝合伤口	小齿镊 持针器 线剪	图 4-5-49 图 4-5-42 图 4-5-46

五、腹腔镜输尿管整形手术

（一）概述

1.**输尿管狭窄**　输尿管狭窄包括先天性肾盂输尿管连接部狭窄，炎症及手术损伤后狭窄。近年来广泛开展的输尿管镜操作也容易引起输尿管损伤，特别是输尿管口损伤狭窄，狭窄越完全、越接近肾脏，对肾脏的损害出现得越早、程度也越重，最终将导致肾功能丧失。

2.**常见手术方式**

（1）肾盂成形术。

（2）腹腔镜肾盂成形术。

（3）顺行及逆行肾盂内切开术。

（4）腹腔镜输尿管整形手术。

（二）腹腔镜输尿管整形手术

1.**常用手术体位**　健侧卧位（腰部垫高）。

2.**手术入路及使用器械**

（1）手术入路

1）第 1 穿刺孔：腋中线髂嵴上方 2 横指。

2）第 2、3 穿刺孔：位于第 12 肋缘下腋前线和腋后线与肋缘交界处。

（2）手术器械配置

1）基础手术器械

表 4-5-8　腹腔镜输尿管整形基础器械配置表

名称	类别	数量	常用规格	描述	应用范围	使用注意事项	附图	编号
手术刀	刀	2	3# 刀柄 4# 刀柄	刀柄一般可重复使用，刀片为一次性使用	划皮逐层分离，按照表皮层、肌层、黏膜层依次分离	刀片的无菌包装是否被破坏		图 4-5-63
小弯钳	钳	10	160mm	可重复使用	用于钝性分离组织筋膜、夹持组织	有损伤，不能夹持血管、器官等		图 4-5-64
大弯钳	钳	10	180mm	可重复使用	用于钝性分离组织筋膜、夹持组织	有损伤，不能夹持血管、器官等		图 4-5-65
长弯钳	钳	4	200mm	可重复使用	用于钝性分离组织筋膜、夹持组织	有损伤，不能夹持血管、器官等		图 4-5-66
直角钳	钳	3	180～230mm	工作端 90°	用于钝性分离组织血管等	有损伤，不能夹持血管及脏器		图 4-5-67
持针器	钳	4	180～230mm	一般分为普通不锈钢工作端和碳钨镶片工作端两种，碳钨镶片上有不同网格结构	用于夹持缝针、缝合组织出血部位等操作	使用碳钨镶片持针器应注意其对应的缝针型号，用细密网格的持针器夹持过粗的缝针容易造成镶片断裂		图 4-5-68
次直钳	钳	2	110mm	工作端锐利，不锈钢材质，可以穿透皮肤及敷料	用于规范导管、导线	不可用巾钳夹持脏器，以免对脏器造成损伤		图 4-5-69
卵圆钳	钳	4	245mm	分为直型、弯型，工作端分为光滑及有齿型	用于夹持消毒纱球进行皮肤表面消毒	不可用卵圆钳夹持脏器，以免对脏器造成损伤		图 4-5-70
组织剪	剪	1	180～230mm		用于术中分离、剪断组织	组织剪不能剪线		图 4-5-71

名称	类别	数量	常用规格	描述	应用范围	使用注意事项	附图	编号
线剪	剪	2	180～230mm	专用的线剪应有锯齿刃口,剪线时以免缝线滑脱,关节处具备防卡线设计	用于手术中剪断缝扎线	不可用于剪敷料等硬物质		图 4-5-72
无损伤镊	镊	2	145～250mm	工作端为直 DeBakey 齿形,确保夹持组织、血管的过程中无损伤	适用于组织的夹持,无损伤器械	不可用于拔取缝针,以免造成齿形损坏,损伤组织		图 4-5-73
尖镊子	镊	2	120～180mm	工作端特别精细	用于夹持脂肪等组织,有损伤	为有损伤器械,不可用于夹持血管及脏器		图 4-5-74
小齿镊	镊	2	145～250mm	金属材质,重复使用	适用于连续缝合过程中夹持组织或缝针	为有损伤器械,不可用于夹持血管及脏器		图 4-5-75
小平镊	镊	1	145～250mm	金属材质,重复使用	适用于连续缝合过程中夹持组织或缝针	为有损伤器械,不可用于夹持血管及脏器		图 4-5-76
直角拉钩	拉钩	2	26mm×15mm 43mm×15mm 23mm×15mm 40mm×15mm	钝性微弯工作端,中空或长条形手柄,便于牵拉	用于肌肉等组织的钝性分离、切开心包等操作	不可用于血管、脏器等组织的牵拉,以免造成组织损伤		图 4-5-77

2)特殊手术器械

表 4-5-9 腹腔镜输尿管整形手术特殊器械配置表

名称	类别	数量	常用规格	描述	应用范围	使用注意事项	附图	编号
腹腔镜分离钳	钳	2	5/310mm	不锈钢材质,工作端 60°,用于组织分离	钝性分离组织、血管等	有损伤,不能夹持血管及脏器		图 4-5-78
腹腔镜直角钳	钳	1	5/310mm	不锈钢材质,工作端 90°,用于组织分离	钝性分离组织、血管等	有损伤,不能夹持血管及脏器		图 4-5-79

续表

名称	类别	数量	常用规格	描述	应用范围	使用注意事项	附图	编号
腹腔镜剪	钳	1	5/310mm	不锈钢材质，分普通及 Noir 涂层剪，无锁扣	用于组织剪切	不可用于剪线		图4-5-80
腹腔镜吸引器	吸引器	1	5/330mm	不锈钢材质	用于术区冲洗	避免碰触创面造成出血		图4-5-81
腹腔镜持针器	钳	1	5/310mm	碳钨镶片工作端，碳钨镶片上有网格，分为左弯、右弯及自动复位持针器	用于夹持缝针、缝合组织出血部位等操作	使用碳钨镶片持针器应注意其对应的缝针型号，用细密网格的持针器夹持过粗的缝针容易造成镶片断裂		图4-5-82
5mm Trocar	戳克	1	5.5/110mm	不锈钢材质，有三角锥形和圆锥形	用于腹腔穿刺，为腔镜器械通道	避免戳伤腹腔内组织及器官		图4-5-83
12mm Trocar	戳克	2	13/110mm	不锈钢材质，有三角锥形和圆锥形	用于腹腔穿刺，为腔镜器械通道	避免戳伤腹腔内组织及器官		图4-5-84
钛夹钳	钳	2	12.5/350mm	不锈钢，可以进行连续发射	用于施放钛夹	避免夹持错误组织		图4-5-85
超声刀	能量器械	1	360mm	是一种既能凝固又可切割的机械能手术刀，对 3～5mm 的血管切割止血效果确切	适用于对需要控制出血和最小程度热损伤的软组织进行切开，可安全用于重要组织的处理，自动分离组织层面，避免损伤脏器	刀头处有较小的侧向热损伤，故使用时避免触及非手术区域的脏器，不适用于骨切除和输卵管结扎		图4-5-86

（3）手术步骤及使用器械

表 4-5-10　腹腔镜输尿管整形手术步骤及使用器械表

主要手术步骤 1	主要手术步骤 2	使用器械名称	使用器械编号
打戳克孔，切开皮肤、皮下组织	沿腋后线第 12 肋下缘 1cm 横行切开皮肤 1.5cm，钝性分离各肌层，递 22 号手术刀切皮、电刀切开皮下、干纱布拭血，递齿镊、小弯钳、电刀止血、Trocar 穿刺、第 1 穿刺孔，腋中线髂嵴上方 2 横指，第 2、3 穿刺孔，位于第 12 肋缘下腋前线和腋后线与肋缘交界处	手术刀 小齿镊 小弯钳 直角拉钩 5mm Trocar 12mm Trocar	图 4-5-63 图 4-5-75 图 4-5-64 图 4-5-77 图 4-5-83 图 4-5-84
游离输尿管	超声刀打开健侧筋膜，用分离钳和直角钳在腰大肌与 Gerota 筋膜之间分离，先找到肾下极，在肾下极与腰大肌之间分离可找到输尿管	腹腔镜分离钳 腹腔镜直角钳 超声刀 腹腔镜吸引器	图 4-5-78 图 4-5-79 图 4-5-86 图 4-5-81
暴露狭窄部位	超声刀于腰大肌前缘打开 Gerota 筋膜和脂肪囊，找到肾脏，游离出肾下极，暴露肾盂及输尿管上段 7～8cm，确认狭窄部位	腹腔镜分离钳 超声刀	图 4-5-78 图 4-5-86
粘连松解异位血管离断	狭窄若为纤维条索压迫所致，用超声刀局部松解切断，切除狭窄段，再缝合断端。若为异位的动脉压迫，可用分离钳先将其阻断，观察肾脏缺血范围，在 3cm 之间，用钛夹钳夹闭切断后缝合断端	超声刀 钛夹钳 腹腔镜持针器 腹腔镜剪 腹腔镜分离钳	图 4-5-86 图 4-5-85 图 4-5-82 图 4-5-80 图 4-5-78
留置引流关闭切口	检查无明显出血后，腹膜后留置引流管一根，逐层关闭伤口	小齿镊 持针器 线剪	图 4-5-75 图 4-5-68 图 4-5-72

第六节　前列腺手术

一、前列腺摘除手术

概述

1. 前列腺定义　前列腺是男性特有的性腺器官。前列腺是不成对的实质性器官，由腺组织和肌组织构成。前列腺形状如栗子，底朝上，与膀胱相贴，尖朝下，抵泌尿生殖膈，前面贴耻骨联合，后面依直肠，所以前列腺肿大时做直肠指诊可触及前列腺的背面。前列腺腺体的中间有尿道穿过，扼守着尿道上口，因此前列腺有病时排尿首先受影响。前列腺是人体非常少有的，具有内、外双重分泌功能的性分泌腺。作为外分泌腺，前列腺每天分泌约 2ml 前列腺液，是构成精液的主要成分；作为内分泌腺，前列腺分泌的激素称为前列腺素。

2. 常见手术方式

（1）根治性前列腺切除术。

（2）前列腺单纯摘除手术。

3. 常用手术体位　平卧位（腰部垫高）。

4. 手术入路及使用器械

（1）手术入路：下腹部正中切口或耻骨上横切口。

（2）手术器械配置

基础手术器械

表 4-6-1　前列腺摘除术基础器械配置表

名称	类别	数量	常用规格	描述	应用范围	使用注意事项	附图	编号
手术刀	刀	2	3# 刀柄 4# 刀柄	刀柄一般可重复使用，刀片为一次性使用	划皮逐层分离，按照表皮层、肌层、黏膜层依次分离	刀片的无菌包装是否被破坏		图 4-6-1
小弯钳	钳	10	160mm	可重复使用	用于钝性分离组织筋膜、夹持组织	有损伤，不能夹持血管、器官等		图 4-6-2
大弯钳	钳	10	180mm	可重复使用	用于钝性分离组织筋膜、夹持组织	有损伤，不能夹持血管、器官等		图 4-6-3
长弯钳	钳	4	200mm	可重复使用	用于钝性分离组织筋膜、夹持组织	有损伤，不能夹持血管、器官等		图 4-6-4
直角钳	钳	3	180～230mm	工作端 90°	用于钝性分离组织血管等	有损伤，不能夹持血管及脏器		图 4-6-5
肾蒂钳	钳	2	180～270mm	无损伤，有 DeBakey 齿型	用于阻断肾蒂	不能夹针等可能破坏齿型的坚硬物		图 4-6-6
组织钳	钳	4	155～190mm	可重复使用	用于夹持组织	不能用于夹持骨等防止错齿		图 4-6-7
持针器	钳	4	180～230mm	一般分为普通不锈钢工作端和碳钨镶片工作端两种，碳钨镶片上有不同网格结构	用于夹持缝针、缝合组织出血部位等操作	使用碳钨镶片持针器应注意其对应的缝针型号，用细密网格的持针器夹持过粗的缝针容易造成镶片断裂		图 4-6-8
次直钳	钳	2	110mm	工作端锐利，不锈钢材质，可以穿透皮肤及敷料	用于规范导管、导线	不可用巾钳夹持脏器，以免对脏器造成损伤		图 4-6-9

续表

名称	类别	数量	常用规格	描述	应用范围	使用注意事项	附图	编号
卵圆钳	钳	4	245mm	分为直型、弯型，工作端分为光滑及有齿型	用于夹持消毒纱球进行皮肤表面消毒	不可用卵圆钳夹持脏器，以免对脏器造成损伤		图 4-6-10
组织剪	剪	1	180～230mm		用于术中分离、剪断组织	不能用于剪线		图 4-6-11
线剪	剪	2	180～230mm	专用的线剪应有锯齿刃口，剪线时以免缝线滑脱，关节处具备防卡线设计	用于手术中剪断缝扎线	不可用于剪敷料等硬物质		图 4-6-12
组织镊	镊	2	180～230mm	工作端为真空焊接的碳钨镶片，耐磨损、无损伤，适合习惯用镊子夹持缝针的手术医师	适用于连续缝合过程中夹持组织并拔针	避免夹持较坚硬组织		图 4-6-13
尖镊子	镊	2	120～180mm	工作端特别精细	夹持脂肪等组织，有损伤	为有损伤器械，不可用于夹持血管及脏器		图 4-6-14
小齿镊	镊	2	145～250mm	金属材质，重复使用	适用于连续缝合过程中夹持组织或缝针	为有损伤器械，不可用于夹持血管及脏器		图 4-6-15
小平镊	镊	1	145～250mm	金属材质，重复使用	适用于连续缝合过程中夹持组织或缝针	为有损伤器械，不可用于夹持血管及脏器		图 4-6-16
直角拉钩	拉钩	2	26mm×15mm 43mm×15mm 23mm×15mm 40mm×15mm	钝性微弯工作端，中空或长条形手柄，便于牵拉	用于肌肉等组织的钝性分离、切开心包等操作	不可用于血管、脏器等组织的牵拉，以免造成组织损伤		图 4-6-17
腹部拉钩	拉钩	2	250mm 深度： 121～180mm	单头工作端，便于牵拉组织	用于组织的牵拉和遮挡，以便充分暴露手术野	不可用于血管、脏器等组织的牵拉，以免造成组织损伤		图 4-6-18

名称	类别	数量	常用规格	描述	应用范围	使用注意事项	附图	编号
S拉钩	拉钩	2	300mm	单头工作端，便于牵拉组织	用于组织的牵拉和遮挡，以便充分暴露术野	不可用于血管、脏器等组织的牵拉，以免造成损伤		图4-6-19
压肠板	拉钩	1	305mm	可弯折成不同形状，方便遮挡	用于肠管及组织的遮挡，以便充分暴露术野	不可用于血管、脏器等组织的牵拉，以免造成组成损伤		图4-6-20

（3）手术步骤及使用器械

表4-6-2 前列腺摘除手术步骤及使用器械表

主要手术步骤1	主要手术步骤2	使用器械名称	使用器械编号
下腹部正中或耻骨上横切口	递22#圆刀切开皮肤、电刀切开皮下组织，电凝止血	手术刀	图4-6-1
切开皮肤、皮下、腹直肌前鞘、钝性分离肌肉，显露膀胱	递小纱布、小弯钳、直角拉钩牵开分离，显露膀胱；递湿纱布包裹术者手指分离，用S拉钩牵开显露膀胱，用吸引器吸净膀胱内尿液	小弯钳 大弯钳 直角拉钩 S拉钩	图4-6-2 图4-6-3 图4-6-17 图4-6-19
切开膀胱探查	递剪刀、长弯钳切开膀胱，用腹部拉钩牵拉，探查膀胱，显露膀胱颈部，注意输尿管口位置	组织剪 长弯钳 腹部拉钩	图4-6-11 图4-6-4 图4-6-18
切开膀胱颈后唇（1.5～2cm），深达前列腺腺体	递尖刀弧形切开膀胱后壁，分离膀胱颈黏膜及前列腺包膜，徒手沿包膜剥离增生的前列腺腺体并剜除，递剪刀剪断前列腺尖部的尿道，留取标本。递纱布压迫止血5～10min，观察出血情况	手术刀 组织剪	图4-6-1 图4-6-11
修整前列腺窝	剜出后，用可12×20#圆针7号缝线缝合膀胱出口	持针器 线剪 尖镊子	图4-6-8 图4-6-12 图4-6-14
插入气囊导尿管	递导尿管和液状石蜡，从尿道放入较粗的三腔气囊尿管，注射器打上气囊压迫膀胱出口处，以便止血	组织镊	图4-6-13
缝合膀胱	用尖镊子及可吸收线缝合，膀胱放置引流管	尖镊子 持针器 线剪	图4-6-14 图4-6-8 图4-6-12
缝合	关闭前，膀胱内注入冲洗水，冲净膀胱内血块。逐层缝合肌肉、皮下、皮肤。伤口覆盖敷料	尖镊子 小齿镊 持针器 线剪	图4-6-14 图4-6-15 图4-6-8 图4-6-12

二、前列腺癌根治手术

（一）概述

1. 前列腺癌定义　前列腺癌是指发生在前列腺的上皮性恶性肿瘤。前列腺癌病理类型上包括腺癌（腺泡腺癌）、导管腺癌、尿路上皮癌、鳞状细胞癌、腺鳞癌。其中，前列腺腺癌占95%以上，因此通常我们所说的前列腺癌就是指前列腺腺癌。2012年，我国肿瘤登记地区前列腺癌发病率为9.92/10万，居男性恶性肿瘤发病率的第6位。发病年龄在55岁前处于较低水平，55岁后逐渐升高，发病率随着年龄的增长而增长，高峰年龄是 70～80 岁。家族遗传性前列腺癌患者发病年龄稍早，年龄≤55 岁的患者占43%。

2. 常见手术方式

（1）放射性粒子植入术。

（2）根治性前列腺切除术。

（3）根治性外放射治疗。

（二）根治性前列腺切除术

1. 常用手术体位　平卧位（腰部垫高）。

2. 手术入路及使用器械

（1）手术入路：下腹部正中切口或耻骨上横切口。

（2）手术器械配置

基础手术器械

表 4-6-3　根治性前列腺切除术基础器械配置

名称	类别	数量	常用规格	描述	应用范围	使用注意事项	附图	编号
手术刀	刀	2	3# 刀柄 4# 刀柄	刀柄一般可重复使用，刀片为一次性使用	划皮逐层分离，按照表皮层、肌层、黏膜层依次分离	刀片的无菌包装是否被破坏		图 4-6-21
小弯钳	钳	0	160mm	可重复使用	用于钝性分离组织筋膜、夹持组织	有损伤，不能夹持血管、器官等		图 4-6-22
大弯钳	钳	10	180mm	可重复使用	用于钝性分离组织筋膜、夹持组织	有损伤，不能夹持血管、器官等		图 4-6-23
长弯钳	钳	4	200mm	可重复使用	用于钝性分离组织筋膜、夹持组织	有损伤，不能夹持血管、器官等		图 4-6-24
直角钳	钳	3	180～230mm	工作端 90°	组织分离钝性分离组织血管等	有损伤，不能夹持血管及脏器		图 4-6-25
肾蒂钳	钳	2	180～270mm	无损伤 DeBakey 齿型	用于阻断肾蒂	不能夹针等可能破坏齿型的坚硬物		图 4-6-26

续表

名称	类别	数量	常用规格	描述	应用范围	使用注意事项	附图	编号
组织钳	钳	4	155～190mm	一般为5×6齿	用于夹持组织	不能用于夹持骨头等防止错齿		图4-6-27
持针器	钳	4	180～230mm	一般分为普通不锈钢工作端和碳钨镶片工作端两种，碳钨镶片上有不同网格结构	用于夹持缝针、缝合组织出血部位等操作	使用碳钨镶片持针器应注意其对应的缝针型号，用细密网格的持针器夹持过粗的缝针容易造成镶片断裂		图4-6-28
次直钳	钳	2	110mm	工作端锐利，不锈钢材质，可以穿透皮肤及敷料	用于规范导管、导线	不可用巾钳夹持脏器，以免对脏器造成损伤		图4-6-29
卵圆钳	钳	4	245mm	分为直型、弯型，工作端分为光滑及有齿型	用于夹持消毒纱球进行皮肤表面消毒	不可用卵圆钳夹持脏器，以免对脏器造成损伤		图4-6-30
组织剪	剪	1	180～230mm		用于术中分离、剪断组织	不能用于剪线		图4-6-31
线剪	剪	2	180～230mm	专用的线剪应有锯齿刃口，剪线时以免缝线滑脱，关节处具备防卡线设计	用于手术中剪断缝扎线	不可用于剪敷料等硬物质		图4-6-32
组织镊	镊	2	180～230mm	工作端为真空焊接的碳钨镶片，耐磨损、无损伤，适合习惯用镊子夹持缝针的手术医师	适用于连续缝合过程中夹持组织并拔针	避免夹持较坚硬组织		图4-6-33
尖镊子	镊	2	120～180mm	工作端特别精细	用于夹持脂肪等组织，有损伤	为有损伤器械，不可用于夹持血管及脏器		图4-6-34
小齿镊	镊	2	145～250mm	金属材质，重复使用	适用于连续缝合过程中夹持组织或缝针	为有损伤器械，不可用于夹持血管及脏器		图4-6-35

续表

名称	类别	数量	常用规格	描述	应用范围	使用注意事项	附图	编号
小平镊	镊	1	145～250mm	金属材质，重复使用	适用于连续缝合过程中夹持组织或缝针	为有损伤器械，不可用于夹持血管及脏器		图 4-6-36
直角拉钩	拉钩	2	26mm×15mm 43mm×15mm 23mm×15mm 40mm×15mm	钝性微弯工作端，中空或长条形手柄，便于牵拉	用于肌肉等组织的钝性分离、切开心包等操作	不可用于血管、脏器等组织的牵拉，以免造成组织损伤		图 4-6-37
腹部拉钩	拉钩	2	250mm 深度： 121～180mm	单头工作端，便于牵拉组织	用于组织的牵拉和遮挡，以便充分暴露术野	不可用于血管、脏器等组织的牵拉，以免造成组织损伤		图 4-6-38
S 拉钩	拉钩	2	300mm	单头工作端，便于牵拉组织	用于组织的牵拉和遮挡，以便充分暴露术野	不可用于血管、脏器等组织的牵拉，以免造成组织损伤		图 4-6-39
压肠板	拉钩	1	305mm	可弯折成不同形状，方便遮挡	用于肠管及组织的遮挡，以便充分暴露术野	不可用于血管、脏器等组织的牵拉，以免造成组织损伤		图 4-6-40

（3）手术步骤及使用器械

表 4-6-4　根治性前列腺切除术手术步骤及使用器械表

主要手术步骤 1	主要手术步骤 2	使用器械名称	使用器械编号
下腹部正中或耻骨上横切口	递 22# 圆刀切开皮肤，电刀切开皮下组织，电凝止血	手术刀	图 4-6-21
切开皮肤、皮下、腹直肌前鞘、钝性分离肌肉，显露膀胱	递小纱布、止血钳、直角拉钩牵开分离，显露膀胱 递湿纱布包裹术者手指进行分离，用 S 拉钩牵开显露膀胱，用吸引器吸净膀胱内尿液	小弯钳 大弯钳 直角拉钩 S 拉钩	图 4-6-22 图 4-6-23 图 4-6-37 图 4-6-39
切开膀胱探查	用剪刀、止血钳切开膀胱，用腹部拉钩牵拉，探查膀胱，显露膀胱颈部，注意输尿管口位置	组织剪 长弯钳 腹部拉钩	图 4-6-31 图 4-6-24 图 4-6-38
切开膀胱颈后唇 1.5～2cm，深达前列腺腺体	递尖刀弧形切开膀胱后壁，分离膀胱颈黏膜及前列腺包膜，徒手沿包膜剥离增生的前列腺腺体并剜除，递剪刀剪断前列腺尖部的尿道，留取标本。递纱布压迫止血 5～10min，观察出血情况	手术刀 组织剪	图 4-6-21 图 4-6-31
修整前列腺窝	剜出后，用可 12×20# 圆针 7 号缝线缝合膀胱出口	持针器 线剪 尖镊子	图 4-6-28 图 4-6-32 图 4-6-34
插入气囊导尿管	递导尿管和液状石蜡，从尿道放入较粗的三腔气囊尿管，注射器打上气囊压迫膀胱出口处，以便止血	组织镊	图 4-6-33

主要手术步骤 1	主要手术步骤 2	使用器械名称	使用器械编号
缝合膀胱	递尖镊子和可吸收线缝合，膀胱放置引流管	尖镊子 持针器 线剪	图 4-6-34 图 4-6-28 图 4-6-32
缝合	关闭前，膀胱内注入冲洗水，冲洗净膀胱内血块。逐层缝合肌肉、皮下、皮肤。伤口覆盖敷料	尖镊子 小齿镊 持针器 线剪	图 4-6-34 图 4-6-35 图 4-6-28 图 4-6-32

第七节 经尿道微创手术

一、经尿道前列腺电切手术

（一）概述

1. 前列腺增生定义 良性前列腺增生症俗称前列腺肥大，是老年男性的常见疾病。发病年龄大都在 50 岁以上。发生增生的部分是围绕在尿道周围的腺体，即尿道外周腺体区和移行区。良性前列腺增生症病理改变主要为前列腺组织及上皮增生，腺泡呈囊性扩张，结缔组织及平滑肌结节样增生。正因如此，前列腺增生后压迫了经过前列腺中的尿道，导致尿道梗阻、排尿困难、尿潴留。

2. 常见手术方式

（1）经尿道前列腺电切手术。

（2）前列腺摘除手术。

（二）经尿道前列腺电切手术

1. 常用手术体位 截石位。

2. 手术入路及使用器械

（1）手术入路：经尿道。

（2）手术器械配置

1）基础手术器械

表 4-7-1 经尿道前列腺电切手术基础器械配置表

名称	类别	数量	常用规格	描述	应用范围	使用注意事项	附图	编号
卵圆钳	钳	2	245mm	分为直型、弯型，工作端分为光滑及有齿型	用于夹持消毒纱球进行皮肤表面消毒	不可用卵圆钳夹持脏器，以免对脏器造成损伤		图 4-7-1

2）精细手术器械

表 4-7-2 经尿道前列腺电切手术特殊内镜器械配置表

名称	类别	数量	常用规格	描述	应用范围	使用注意事项	附图	编号
前列腺电切镜	内镜	1 套	—	直型内镜	用于经尿道电镜切除	防止尿道损伤		图 4-7-2
Ellik	泌尿内镜	1 套	与所用内镜规格相同	根据所用内镜选择配套接口	冲洗膀胱内血块或漂浮在膀胱内的切除组织	配件为玻璃材质，拿取应避免破碎		图 4-7-3

（3）手术步骤及使用器械

表 4-7-3　经尿道前列腺电切手术步骤及使用器械表

主要手术步骤 1	主要手术步骤 2	使用器械名称	使用器械编号
消毒会阴	会阴部皮肤用碘伏消毒，用卵圆钳夹持消毒纱球消毒会阴部	卵圆钳	图 4-7-1
连接使用电切镜	直视下进入尿道，切出标致沟，顺序切除前列腺中叶、两侧和尖部	前列腺电切镜	图 4-7-2
冲洗出切除组织	用 Ellik 冲洗器反复将前列腺组织块冲出，检查膀胱颈、前列腺窝及尖部创面和出血情况	Ellik	图 4-7-3

二、经尿道膀胱结石钬激光碎石手术

（一）概述

1. 定义　膀胱结石是指在膀胱内形成的结石，分为原发性膀胱结石和继发性膀胱结石。前者是指在膀胱内形成的结石，多由营养不良引起，多发于儿童。随着我国经济的不断发展，儿童膀胱结石现已呈下降趋势。后者则是指来源于上尿路或继发于下尿路梗阻、感染、膀胱异物或神经源性膀胱等因素而形成的膀胱结石。在经济发达地区，膀胱结石主要发生于老年男性，且多患前列腺增生症或尿道狭窄；而在贫困地区则多见于儿童，女性少见。

2. 常见手术方式

（1）体外冲击波碎石。

（2）输尿管镜碎石。

（3）经皮肾镜碎石。

（4）腹腔镜输尿管切开取石术。

（二）经尿道膀胱结石钬激光碎石手术

1. 常用手术体位　截石位。

2. 手术入路及使用器械

（1）手术入路：经尿道。

（2）手术器械配置

1）基础手术器械

表 4-7-4　经尿道膀胱结石钬激光碎石手术基础手术器械配置表

名称	类别	数量	常用规格	描述	应用范围	使用注意事项	附图	编号
卵圆钳	钳	2	245mm	分为直型、弯型，工作端分为光滑及有齿型	用于夹持消毒纱球进行皮肤表面消毒	不可用卵圆钳夹持脏器，以免对脏器造成损伤		图 4-7-4

2）精细手术器械

表 4-7-5　经尿道膀胱结石钬激光碎石手术特殊内镜器械配置表

名称	类别	数量	常用规格	描述	应用范围	使用注意事项	附图	编号
纤维膀胱镜	泌尿内镜	1 套 4 件	22F 或 20F	膀胱内检查用 70°镜，直视下进入尿道用 0°镜	膀胱疾病的检查及治疗	操作轻柔，避免损伤尿道		图 4-7-5

续表

名称	类别	数量	常用规格	描述	应用范围	使用注意事项	附图	编号
Ellik	泌尿内镜	1套	与所用内镜规格相同	根据所用内镜选择配套接口	冲洗膀胱内血块或漂浮在膀胱内的切除组织	配件为玻璃材质，拿取应避免破碎		图4-7-6
钬激光光纤	激光碎石配套	1根	200～500μm	回冲率低，光纤可弯曲，安全省时	粉碎泌尿系结石，同时可治疗尿路肿瘤、息肉等	避免暴力弯曲光纤，最小弯曲直径10cm		图4-7-7

（3）手术步骤及使用器械

表4-7-6　经尿道膀胱结石钬激光碎石手术步骤及使用器械表

主要手术步骤1	主要手术步骤2	使用器械名称	使用器械编号
消毒会阴	会阴部皮肤用碘伏消毒，用卵圆钳夹持消毒纱球消毒会阴部	卵圆钳	图4-7-4
连接使用膀胱镜	直视下进入膀胱，找到膀胱结石	纤维膀胱镜	图4-7-5
钬激光光纤	发射激光，击碎结石	钬激光光纤	图4-7-7
冲洗出切除组织	用Ellik冲洗器反复将碎石块冲出，并检查膀胱是否有出血	Ellik	图4-7-6

三、经尿道输尿管结石钬激光碎石手术

（一）概述

1.肾、输尿管结石定义　肾、输尿管结石又称为上尿路结石，多发生于中壮年，男、女比例为（3～9）：1，左右侧发病相似，双侧结石占10%。肾、输尿管结石的主要症状是绞痛和血尿，常见并发症是梗阻和感染。通过病史、体检、必要的X线和检验检查，多数病例可确诊。肾、输尿管结石治疗目的不仅是解除病痛、保护肾脏功能，而且应尽可能找到并解除病因，防止结石复发。

2.常见手术方式

（1）体外冲击波碎石。

（2）输尿管镜碎石。

（3）经皮肾镜碎石。

（4）腹腔镜输尿管切开取石术。

（二）经尿道输尿管结石钬激光碎石手术

1.常用手术体位　截石位

2.手术入路及使用器械

（1）手术入路：经尿道。

（2）手术器械配置

1）基础手术器械

表4-7-7　经尿道输尿管结石钬激光碎石手术基础器械配置表

名称	类别	数量	常用规格	描述	应用范围	使用注意事项	附图	编号
卵圆钳	钳	2	245mm	分为直型、弯型，工作端分为光滑及有齿型	用于夹持消毒纱球进行皮肤表面消毒	不可用卵圆钳夹持脏器，以免对脏器造成损伤		图4-7-8

续表

名称	类别	数量	常用规格	描述	应用范围	使用注意事项	附图	编号
长弯	钳	2	160mm	可重复使用	用于分离组织、夹持组织，固定输尿管支架和导丝，防止滑脱	有损伤，不能夹持血管、器官等		图4-7-9
线剪	剪	2	210mm	可重复用于剪线	剪断支架管尾部的线	避免剪切敷料		图4-7-10

2）精细手术器械

表4-7-8　经尿道输尿管结石钬激光碎石手术特殊内镜器械配置表

名称	类别	数量	常用规格	描述	应用范围	使用注意事项	附图	编号
输尿管镜	泌尿内镜	1套	9.8Fr 42cm	鹅头设计，渐进扩张镜体	输尿管相关检查及治疗	镜体纤细，注意用力平衡，避免弯曲		图4-7-11
钬激光光纤	激光碎石配套	1根	200～500μm	回冲率低，光纤可弯曲，安全省时	粉碎泌尿系结石，同时可治疗尿路肿瘤、息肉等	避免暴力弯曲光纤，最小弯曲直径10cm		图4-7-12

（3）手术步骤及使用器械

表4-7-9　经尿道输尿管结石钬激光碎石手术步骤及使用器械表

主要手术步骤1	主要手术步骤2	使用器械名称	使用器械编号
消毒会阴	会阴部皮肤用碘伏消毒，用卵圆钳夹持消毒纱球消毒会阴部	卵圆钳	图4-7-8
连接使用输尿管镜	直视下进入膀胱，找到输尿管口在直视下顺行置入导丝，沿导丝输尿管进入输尿管	输尿管镜	图4-7-11
钬激光光纤	发射激光，击碎结石	钬激光光纤	图4-7-12
放置输尿管支架	用止血钳固定输尿管支架和导丝	长弯	图4-7-9
撤出导丝	将支架放置到位后，用剪刀剪断支架尾端的撤出线	线剪	图4-7-10

四、无张力阴道吊带术

（一）概述

1. 压力性尿失禁定义　压力性尿失禁（stress urinary incontinence, SUI）指喷嚏或咳嗽等腹压增高时出现不自主的尿液自尿道外口渗漏。症状表现为咳嗽、喷嚏、大笑等腹压增加时不自主溢尿。体征是腹压增加时能观测到尿液不自主地从尿道流出。尿动力学检查表现为充盈性膀胱测压时，在腹压增加而无逼尿肌收缩的情况下出现不随意漏尿。

2. 常见手术方式

（1）膀胱颈悬吊术。

（2）耻骨阴道悬吊术。

（3）尿道中段悬吊术。

（4）无张力阴道吊带术（TVT吊带术）。

（二）TVT 吊带术

1. 常用手术体位　截石位。

2. 手术入路及使用器械

（1）手术入路：经阴道。

（2）手术器械配置

基础手术器械

表 4-7-10　经尿道输尿管结石钬激光碎石手术基础器械配置表

名称	类别	数量	常用规格	描述	应用范围	使用注意事项	附图	编号
卵圆钳	钳	2	245mm	分为直型、弯型，工作端分为光滑及有齿型	用于夹持消毒球进行皮肤表面消毒	不可用卵圆钳夹持脏器，以免对脏器造成损伤		图 4-7-13
手术刀	刀	1	4# 刀柄	刀柄一般可重复使用，刀片为一次性使用	划破皮肤	刀片的无菌包装是否被破坏		图 4-7-14
止血钳	钳	10	125～200mm	可重复使用	用于钝性分离组织筋膜、夹持组织	有损伤，不能夹持血管、器官等		图 4-7-15
线剪	剪	2	180～230mm	专用的线剪应有锯齿刃口，剪线时以免缝线滑脱，关节处具备防卡线设计	用于手术中剪断缝扎线	不可用于剪敷料等硬物质		图 4-7-16
组织剪	剪	1	180～230mm		用于术中分离、剪断组织	不能用于剪线		图 4-7-17
持针器	钳	4	180～230mm	一般分为普通不锈钢工作端和碳钨镶片工作端两种，碳钨镶片上的网格有 0.5、0.4、0.2 和光面四种，分别对应夹持 3/0 及更大针、4/0～6/0、6/0～10/0、9/0～11/0 针	用于夹持缝针、缝合组织出血部位等操作	使用碳钨镶片持针器应注意其对应的缝针型号，用细密网格的持针器夹持过粗的缝合容易造成镶片断裂		图 4-7-18
直角拉钩	拉钩	2	26mm×15mm 43mm×15mm 23mm×15mm 40mm×15mm	锐性或钝性微弯工作端，中空或长条形手柄，便于牵拉	暴露术野	避免组织的损伤		图 4-7-19
组织镊	镊	1	200mm 250mm		适用于连续缝合过程中夹持组织或缝针	镶片镊既是无损伤镊，又是可以夹持缝针的镊		图 4-7-20

3. 手术步骤及使用器械

表 4-7-11　经尿道输尿管结石钬激光碎石手术步骤及使用器械表

主要手术步骤 1	主要手术步骤 2	使用器械名称	使用器械编号
固定大阴唇	用持针器夹取 9×24 角针固定大阴唇，暴露术野，导尿	持针器 组织镊	图 4-7-18 图 4-7-20
阴道前壁切口	将阴道壁与尿道分开	组织剪	图 4-7-17
两侧股部吊带的出口	尖刀在螺旋推进器的配合下，划破吊带皮肤出口处	手术刀	图 4-7-13
剪断吊带	调整吊带至合适长度，剪断外侧的吊带	组织镊 线剪	图 4-7-20 图 4-7-16
缝合皮肤切口	使用可吸收缝线缝合切口，贴敷料	持针器 线剪	图 4-7-18 图 4-7-16

第 5 章 胸外科手术

第一节 概述

一、常用手术体位

（一）仰卧位

（二）胸 90° 左侧卧位

（三）胸 90° 右侧卧位

（四）仰卧位，左胸抬高 30°

二、手术入路及使用器械

（一）胸骨正中切口

1. 手术器械配置

基础手术器械。

表 5-1-1　胸骨正中切口入路手术器械配置表

名称	类别	数量	常用规格	描述	应用范围	使用注意事项	附图	编号
卵圆钳	钳	2	长度 245mm 直、弯	又称为海绵钳、持物钳，分为直型和弯型，工作端分为有齿和光滑两种	用于手术前钳夹纱球进行消毒，有时也用于夹持脏器，此时常用光滑工作端的卵圆钳	夹持脏器，如肺、肠时，需使用光滑工作端的卵圆钳		图 5-1-1
巾钳	钳	4	110mm 135mm	又称为布巾钳，常用的巾钳工作端为尖锐头，也有钝头巾钳	用于手术中固定手术铺巾	尖锐工作端的巾钳会穿刺敷料，可用钝头巾钳代替		图 5-1-2
手术刀	刀	3	3#、4# 刀柄 22#、15# 圆刀片 11# 尖刀片	刀柄一般可重复使用，刀片为一次性使用	划皮逐层分离，按照表皮层、肌层、黏膜层依次分离	刀片的无菌包装是否被破坏		图 5-1-3
线剪	剪	2	145mm 180mm	用于手术中剪切缝线。专用的线剪应有锯齿刃口，剪线时以免缝线滑脱，关节处具备防卡线设计	不同深部的剪切，使用合适长度的线剪	不可用于剪敷料等硬物质		图 5-1-4

续表

名称	类别	数量	常用规格	描述	应用范围	使用注意事项	附图	编号
钢丝剪	剪	1	180～240mm	剪切钢丝	关闭胸腔时，普通缝线往往不能应对胸廓较大的张力，故需使用钢丝进行闭合。钢丝剪用于剪断钢丝	使用前应注意所剪切钢丝的粗细是否符合剪切范围，超过剪切范围的材质容易造成钢丝剪刃口变钝		图 5-1-5
组织镊	镊	2	180～230mm	工作端为真空焊接的碳钨镶片，耐磨损、无损伤，适合习惯用镊子夹持缝针的手术医师使用	适用于连续缝合过程中夹持组织或缝针	不可夹持非常规物体，避免较精细的头端错齿		图 5-1-6
持针器	钳	2	150～250mm	夹持缝针，缝合组织出血部位等操作。一般分为普通不锈钢工作端和碳钨镶片工作端两种，碳钨镶片上的网格有 0.5、0.4、0.2 和光面四种，分别对应夹持 3/0 及更大针、4/0～6/0、6/0～10/0、9/0～11/0 针	用于缝合组织及缝扎出血部位	使用碳钨镶片持针器应注意其对应的缝针型号，用细密网纹的持针器夹持过粗的缝针容易造成镶片断裂		图 5-1-7
钢丝持针器	钳	2	180mm	夹持钢丝缝针，用于骨科或胸外科。工作端为碳钨镶片，夹持缝针相比普通不锈钢持针器更稳固	关闭胸腔时，普通缝线往往不能应对胸廓较大的张力，故需使用钢丝进行闭合，钢丝持针器用于夹持钢丝缝针	使用前应注意钢丝的粗细是否符合规范		图 5-1-8
有齿止血钳（可可钳）	钳	2	180～220mm	工作端有 1∶2 齿，用于夹闭比较厚的器官、组织	开胸时，可用于夹持剑突，以便胸骨锯开胸操作	夹持骨骼过程中应注意避免操作不当导致的工作端变形、错齿		图 5-1-9
钢丝钳	钳	2	200mm	夹持钢丝	关闭胸腔时，普通缝线往往不能应对胸廓较大的张力，故需使用钢丝进行闭合，钢丝钳可用于拧紧钢丝尾端以便固定胸骨	拧紧钢丝尾端时注意张力，不宜过高或过低		图 5-1-10
皮肤拉钩	拉钩	2	工作端 3 齿、4 齿、5 齿，整体长度为 165mm、180mm	锐性或钝性微弯工作端，中空或长条形手柄，便于牵拉	用于肌肉等组织的钝性分离，切开心包等操作	不可用于血管、脏器等组织的牵拉，以免造成损伤		图 5-1-11

续表

名称	类别	数量	常用规格	描述	应用范围	使用注意事项	附图	编号
胸骨牵开器	拉钩	1	150mm	由固定器和活动支架组成，固定器可将胸骨卡入凹槽，活动支架将肋间撑开	牵开胸骨	使用前注意胸骨止血，使用过程中注意慢速牵开		图 5-1-12
胸骨锯	动力系统	1	一般分为往复锯与摆动锯。往复锯适用于首次开胸的成人患者。摆动锯又称为二次开胸锯，适用于二次开胸患者或小儿患者。其胸骨锯主机及锯片设计均不同	包含胸骨锯主机、胸骨保护鞘、电池、充电器，一次性使用耗材为胸骨锯锯片	适用于正中胸骨劈开	根据患者选用不同的胸骨锯及锯片，避免损伤胸廓内组织		图 5-1-13

2. 手术步骤及使用器械

表 5-1-2　胸骨正中切口入路手术步骤及使用器械表

主要手术步骤 1	主要手术步骤 2	使用器械名称	使用器械编号
自胸骨切迹 1cm，至剑突尖端下 1～2cm 的纵行切口	常规消毒。22# 圆刀切开皮肤，电刀切开皮下组织，电凝止血。用电刀切开胸骨中线的骨膜，作为劈开胸骨的标记	卵圆钳 巾钳 手术刀	图 5-1-1 图 5-1-2 图 5-1-3
劈开胸骨	暂停呼吸，用胸骨锯自下而上（或自上而下切开两锁骨头之间的纤维带）沿胸骨正中线劈开胸骨	有齿止血钳 胸骨锯	图 5-1-9 图 5-1-13
止血	胸骨前后的骨膜电凝止血，骨髓腔断面涂骨蜡止血	皮肤拉钩	图 5-1-11
牵开胸骨	胸骨牵开器牵开胸骨	胸骨牵开器	图 5-1-12
关胸	用钢丝通过两侧胸骨的两边肋间做 3～4 针"8"字缝合，严密止血。分别拧转钢丝使胸骨断缘紧密对合	钢丝持针器 钢丝钳 钢丝剪	图 5-1-8 图 5-1-10 图 5-1-5
关闭切口	逐层缝合肌肉、皮下组织及皮肤	组织镊 持针器 线剪	图 5-1-6 图 5-1-7 图 5-1-4

（二）胸部后外侧切口

1. 手术器械配置

表 5-1-3　胸部后外侧切口手术器械配置表

名称	类别	数量	常用规格	描述	应用范围	使用注意事项	附图	编号
卵圆钳	钳	2	长度 245mm 直型、弯型	又称为海绵钳、持物钳，分直型和弯型，工作端分为有齿和光滑两种	用于手术前钳夹纱球进行消毒，有时也用于夹持脏器，此时常用光滑工作端的卵圆钳	夹持脏器，如肺、肠时，需使用光滑工作端的卵圆钳		图 5-1-14

续表

名称	类别	数量	常用规格	描述	应用范围	使用注意事项	附图	编号
巾钳	钳	2	110mm 135mm	又称为布巾钳，常用的巾钳工作端为尖锐头，也有钝头巾钳	用于手术中固定手术铺巾	尖锐工作端的巾钳会穿刺敷料，可用钝头巾钳代替		图 5-1-15
手术刀	刀	3	3#、4#刀柄, 22#、15#圆刀片, 11#尖刀片	刀柄一般可重复使用，刀片为一次性使用	划皮逐层分离，按照表皮层、肌层、黏膜层依次分离	刀片的无菌包装是否被破坏		图 5-1-16
线剪	剪	2	145mm 180mm	用于手术中剪切缝线。专用的线剪应有锯齿刃口，剪线时以免缝线滑脱，关节处具备防卡线设计	不同深部的剪切，使用合适长度的线剪	不可用于剪敷料等硬物质		图 5-1-17
组织镊	镊	2	180～230mm	工作端为真空焊接的碳钨镶片，耐磨损、无损伤，适合习惯用镊子夹持缝针的手术医师使用	适用于连续缝合过程中夹持组织或缝针	不可夹持非常规物体，避免较精细的头端错齿		图 5-1-18
持针器	钳	2	150～250mm	夹持缝针，缝合组织出血部位等操作。一般分为普通不锈钢工作端和碳钨镶片工作端两种，碳钨镶片上的网格有 0.5、0.4、0.2 和光面四种，分别对应夹持 3/0 及更大针、4/0～6/0、6/0～10/0、9/0～11/0 针	用于缝合组织及缝扎出血部位	使用碳钨镶片持针器应注意其对应的缝针型号，用细密网纹的持针器夹持过粗的缝针容易造成镶片断裂		图 5-1-19
有齿止血钳（可可钳）	钳	2	180～220mm	工作端有 1∶2 齿，用于夹闭比较厚器官、组织	开胸时，可用于夹持剑突，以便胸骨锯开胸操作	夹持骨骼过程中应注意避免操作不当导致的工作端变形错齿		图 5-1-20
皮肤拉钩	拉钩	2	工作端 3 齿、4 齿、5 齿整体长度为 165mm、180mm	锐性或钝性微弯工作端，中空或长条形手柄，便于牵拉	用于肌肉等组织的钝性分离，切开心包等操作	不可用于血管、脏器等组织的牵拉，以免造成损伤		图 5-1-21
肩胛拉钩	拉钩	1	195mm	工作端平宽，手持端带把手，便于牵拉	供胸腔镜手术时牵拉肩胛骨	仅用于牵拉肩胛骨		图 5-1-22
肋骨牵开器	拉钩	2	150mm	由固定器和活动支架组成，固定器可将胸骨卡入凹槽，活动支架将肋间撑开	牵开胸骨	注意慢速操作以防过快操作致肋骨骨折		图 5-1-23

续表

名称	类别	数量	常用规格	描述	应用范围	使用注意事项	附图	编号
无损伤止血钳	钳	12	125～160mm	根据操作范围选择适合的长度，建立入路一般使用125mm蚊式止血钳或140mm小弯钳	用于夹闭血管止血、提拉组织等操作	止血钳不可用于夹闭脆弱组织或器官，会造成不可逆的损伤。避免用止血钳固定敷料、导管等，以免工作端发生变形、错齿等损坏		图5-1-24
肋骨剪	剪	1	340mm	单关节，供咬剪、修整人体部位骨骼用	切断肋骨	注意平整切断肋骨，便于止血和重塑肋骨		图5-1-25
肋骨闭合器	拉钩	1	200mm	由固定器和活动支架组成，双爪，钝性	闭合肋间	注意减少肌肉损伤，闭合时张力适当		图5-1-26

2. 手术步骤及使用器械

表5-1-4 胸部后外侧切口入路手术步骤及使用器械表

主要手术步骤1	主要手术步骤2	使用器械名称	使用器械编号
患者取侧卧位，皮肤切口呈新月形或"S"形，由背阔肌前沿附近（腋前线）开始，向后在肩胛角下2～3cm处绕行，而后向上沿肩胛骨后缘与脊柱中线之间走行。长度及经过的肋间根据手术决定	常规消毒。22#圆刀切开皮肤，电刀切开皮下组织，电凝止血	卵圆钳 巾钳 手术刀	图5-1-14 图5-1-15 图5-1-16
切开肌肉至肋骨	使用电刀切开第一层肌肉：斜方肌和背阔肌，继续切开第二层肌肉：菱形肌、后锯肌、前锯肌。肌肉表面血管可予以结扎止血	皮肤拉钩 无损伤止血钳	图5-1-21 图5-1-24
切开肋间肌进胸	用肩胛拉钩将肩胛骨抬起，于肩胛下用手自上而下扪数肋骨，如此可确定所要切开肋间的位置，沿肋骨上缘用电刀切开肋间肌	肩胛拉钩	图5-1-22
切断后肋（可选）	游离切口后肋周围骨膜，以肋骨剪切断肋骨	肋骨剪	图5-1-25
关胸	留置胸腔闭式引流管，用0号可吸收缝线绕肋骨"8"字缝合	肋骨闭合器 持针器 组织镊 线剪	图5-1-26 图5-1-19 图5-1-18 图5-1-17
关闭切口	逐层缝合肌肉、皮下组织及皮肤	组织镊 持针器 线剪	图5-1-18 图5-1-19 图5-1-17

第二节　肺手术

一、肺叶切除术

（一）手术体位：侧卧位

（二）手术器械配置

表 5-2-1　肺叶切除术手术器械配置表

名称	类别	数量	常用规格	描述	应用范围	使用注意事项	附图	编号
卵圆钳	钳	2	长度 245mm 直、弯	又称为海绵钳、持物钳，分直型和弯型，工作端分为有齿和光滑两种	用于手术前钳夹纱球进行消毒，有时也用于夹持脏器，此时常用光滑工作端的卵圆钳	夹持脏器，如肺、肠时，需使用光滑工作端的卵圆钳		图 5-2-1
巾钳	钳	4	110mm 135mm	又称为布巾钳，常用的巾钳工作端为尖锐头，也有钝头巾钳	用于手术中固定手术铺巾	尖锐工作端的巾钳会穿刺敷料，可用钝头巾钳代替		图 5-2-2
三角肺叶钳	钳	2	长度 200mm 头宽 27mm	工作端为三角形，带有横槽	用于钳夹肺组织	轻柔操作，避免损伤肺组织		图 5-2-3
手术刀	刀	3	3#、4# 刀柄 22#、15# 圆刀片 11# 尖刀片	刀柄一般可重复使用，刀片为一次性使用	划皮逐层分离，按照表皮层、肌层、黏膜层依次分离	刀片的无菌包装是否被破坏		图 5-2-4
线剪	剪	2	145mm 180mm	专用的线剪应有锯齿刃口，剪线时以免缝线滑脱，关节处具备防卡线设计	用于手术中剪切缝线。不同深部的剪切，使用合适长度的线剪	线剪不可用于剪敷料等硬物质		图 5-2-5
组织剪	剪	2	145mm 180mm	头端有直、弯两种类型，大小长短不一。又称为梅奥剪	用于剪切组织，钝性分离组织、血管	组织剪不可用于剪线或敷料等非人体组织		图 5-2-6
肋骨剪	剪	1	340mm	单关节，供咬剪、修整人体部位骨骼用	切断肋骨	注意平整切断肋骨，便于止血和重塑肋骨		图 5-2-7
组织镊	镊	2	180～230mm	工作端为真空焊接的碳钨镊片，耐磨损、无损伤，适合习惯用镊子夹持缝针的手术医师使用	适用于连续缝合过程中夹持组织或缝针	不可夹持非常规物体，避免较精细的头端错齿		图 5-2-8

续表

名称	类别	数量	常用规格	描述	应用范围	使用注意事项	附图	编号
持针器	钳	2	180～250mm	一般分为普通不锈钢工作端和碳钨镶片工作端两种，碳钨镶片上的网格有0.5、0.4、0.2和光面四种，分别对应夹持3/0及更大针、4/0～6/0、6/0～10/0、9/0～11/0针	夹持缝针，缝合组织出血部位等操作。用于缝合组织及缝扎出血部位	使用碳钨镶片持针器应注意其对应的缝针型号，用细密网纹的持针器夹持过粗的缝针容易造成镶片断裂		图5-2-9
有齿止血钳（可可钳）	钳	2	180～220mm	工作端有1：2齿，用于夹闭比较厚的器官、组织	开胸时，可用于夹持剑突，以便胸骨锯开胸操作	夹持骨骼过程中应注意避免操作不当导致的工作端变形错齿		图5-2-10
无损伤止血钳	钳	12	125～160mm	根据操作范围选择适合的长度，建立入路一般使用125mm蚊式止血钳或145mm小弯钳	用于夹闭血管止血、提拉组织等操作	止血钳不可用于夹闭脆弱组织或器官，会造成不可逆的损伤。避免用止血钳固定敷料、导管等，以免工作端发生变形、错齿等损坏		图5-2-11
直角止血钳	钳	2	260mm	用于游离和绕过血管及组织后壁	肺血管的游离及食管的游离	注意轻柔游离，防止损伤后壁		图5-2-12
皮肤拉钩	拉钩	2	工作端3齿、4齿、5齿整体长度为165mm、180mm	锐性或钝性微弯工作端，中空或长条形手柄，便于牵拉	用于肌肉等组织的钝性分离，切开心包等操作	皮肤拉钩不可用于血管、脏器等组织的牵拉，以免造成损伤		图5-2-13
肩胛拉钩	拉钩	1	195mm	工作端平宽，手持端带把手，便于牵拉	供胸腔镜手术时牵拉肩胛骨用	仅用于牵拉肩胛骨		图5-2-14
肋骨牵开器	拉钩	1	150mm	由固定器和活动支架组成，固定器可将肋骨卡入凹槽，活动支架将肋间撑开	牵开肋骨	注意慢速操作以防过快操作致肋骨骨折		图5-2-15

名称	类别	数量	常用规格	描述	应用范围	使用注意事项	附图	编号
肋骨闭合器	拉钩	1	200mm	由固定器和活动支架组成，双爪，钝性	闭合肋间	注意减少肌肉损伤，闭合时张力适当		图 5-2-16
阻断钳	钳	2	190mm	钝性工作端，工作端有纵行凹槽	用于较大动脉主干阻断	注意夹闭完全，避免牵拉损伤		图 5-2-17

（三）手术步骤及使用器械

表 5-2-2　肺叶切除术手术步骤及使用器械表

主要手术步骤 1	主要手术步骤 2	使用器械名称	使用器械编号
胸部后外侧切口	见表 5-1-4		
处理肺静脉	打开纵隔胸膜，自肺门游离出肺叶静脉 用 2-0 丝线结扎 3 道后切断肺叶静脉，于近心端保留 2 道结扎线	三角肺叶钳 组织剪 线剪 组织镊 直角止血钳 卵圆钳	图 5-2-3 图 5-2-6 图 5-2-5 图 5-2-8 图 5-2-12 图 5-2-1
处理肺动脉	自肺裂及肺门处游离出肺动脉主干及待切除肺叶的各肺动脉分支。用 2-0 丝线结扎 3 道后切断待切肺叶各分支动脉，于近心端保留 2 道结扎线	组织剪 线剪 组织镊 直角止血钳 三角肺叶钳 卵圆钳 阻断钳	图 5-2-6 图 5-2-5 图 5-2-8 图 5-2-12 图 5-2-3 图 5-2-1 图 5-2-17
处理支气管	游离支气管周围组织，剔除淋巴结。直角钳夹闭支气管后用刀切断支气管。标本离体，支气管断端使用可吸收线间断缝合	组织剪 线剪 组织镊 直角止血钳 三角肺叶钳 卵圆钳 持针器	图 5-2-6 图 5-2-5 图 5-2-8 图 5-2-12 图 5-2-3 图 5-2-1 图 5-2-9
关胸	见表 5-1-4		

二、肺叶袖式切除术

（一）手术体位：侧卧位

（二）手术器械配置

表 5-2-3　肺叶袖式切除术手术器械配置表

名称	类别	数量	常用规格	描述	应用范围	使用注意事项	附图	编号
卵圆钳	钳	2	长度 245mm 直、弯	又称为海绵钳、持物钳，分直型和弯型，工作端分为有齿和光滑两种	用于手术前钳夹纱球进行消毒，有时也用于夹持脏器，此时常用光滑工作端的卵圆钳	夹持脏器，如肺、肠时，需使用光滑工作端的卵圆钳		图 5-2-18
巾钳	钳	4	110mm 135mm	又称为布巾钳，常用的巾钳工作端为尖锐头，也有钝头巾钳	用于手术中固定手术铺巾	尖锐工作端的巾钳会穿刺敷料，可用钝头巾钳代替		图 5-2-19
三角肺叶钳	钳	2	长度 200mm 头宽 27mm	工作端为三角形，带有横槽	用于钳夹肺组织	轻柔操作，避免损伤肺组织		图 5-2-20
手术刀	刀	3	3#、4# 刀柄 22#、15# 圆刀片 11# 尖刀片	刀柄一般可重复使用，刀片为一次性使用	划皮逐层分离，按照表皮层、肌层、黏膜层依次分离	刀片的无菌包装是否被破坏		图 5-2-21
线剪	剪	2	145mm 180mm	专用的线剪应有锯齿刃口，剪线时以免缝线滑脱，关节处具备防卡线设计	用于手术中剪切缝线。不同深部的剪切，使用合适长度的线剪	不可用于剪敷料等硬物质		图 5-2-22
组织剪	剪	2	145mm 180mm	头端有直、弯两种类型，大小长短不一。又称为梅奥剪	用于剪切组织、钝性分离组织、血管	不可用于剪线或敷料等非人体组织		图 5-2-23
肋骨剪	剪	1	340mm	单关节，供咬剪、修整人体部位骨骼用	切断肋骨	注意平整切断肋骨，便于止血和重塑肋骨		图 5-2-24
组织镊	镊	2	180～230mm	工作端为真空焊接的碳钨镶片，耐磨损、无损伤，适合习惯用镊子夹持缝针的手术医师使用	适用于连续缝合过程中夹持组织或缝针	不可夹持非常规物体，避免较精细的头端错齿		图 5-2-25

续表

名称	类别	数量	常用规格	描述	应用范围	使用注意事项	附图	编号
持针器	钳	2	180～250mm	夹持缝针，缝合组织出血部位等操作。一般分为普通不锈钢工作端和碳钨镶片工作端两种，碳钨镶片上的网格有 0.5、0.4、0.2 和光面四种，分别对应夹持 3/0 及更大针、4/0～6/0、6/0～10/0、9/0～11/0 针	用于缝合组织以及缝扎出血部位	使用碳钨镶片持针器应注意其对应的缝针型号，用细密网纹的持针器夹持过粗的缝针容易造成镶片断裂		图5-2-26
有齿止血钳（可可钳）	钳	2	180～220mm	工作端有 1∶2 齿，用于夹闭比较厚的器官、组织	开胸时，可用于夹持剑突，以便胸骨锯开胸操作	夹持骨骼过程中应注意避免操作不当导致的工作端变形错齿		图5-2-27
无损伤止血钳	钳	12	125～160mm	根据操作范围选择适合的长度，建立入路一般使用125mm蚊式止血钳或145mm小弯钳	用于夹闭血管止血、提拉组织等操作	止血钳不可用于夹闭脆弱组织或器官，会造成不可逆的损伤。避免用止血钳固定敷料、导管等，以免工作端发生变形、错齿等损坏		图5-2-28
直角止血钳	钳	2	260mm	金属材质，可重复使用	用于游离和绕过血管及组织后壁肺血管的游离及食管的游离	注意轻柔游离，防止损伤后壁		图5-2-29
皮肤拉钩	拉钩	2	工作端3齿、4齿、5齿整体长度为165mm、180mm	锐性或钝性微弯工作端，中空或长条形手柄，便于牵拉	用于肌肉等组织的钝性分离，切开心包等操作	皮肤拉钩不可用于血管、脏器等组织的牵拉，以免造成损伤		图5-2-30
肩胛拉钩	拉钩	1	195mm	工作端平宽，手持端带把手，便于牵拉	供胸腔镜手术时牵拉肩胛骨	仅用于牵拉肩胛骨		图5-2-31
肋骨牵开器	拉钩	2	150mm	由固定器和活动支架组成，固定器可将肋骨卡入凹槽，活动支架将肋间撑开	牵开肋骨	注意慢速操作以防过快操作致肋骨骨折		图5-2-32

续表

名称	类别	数量	常用规格	描述	应用范围	使用注意事项	附图	编号
肋骨闭合器	拉钩	1	200mm	由固定器和活动支架组成，双爪，钝性	闭合肋间	注意减少肌肉损伤，闭合时张力适当		图 5-2-33
阻断钳	钳	2	190mm	钝性工作端，工作端有纵行凹槽	用于较大动脉主干阻断	注意夹闭完全，避免牵拉损伤		图 5-2-34

（三）手术步骤及使用器械

表 5-2-4 肺袖式切除术手术步骤及使用器械表

主要手术步骤 1	主要手术步骤 2	使用器械名称	使用器械编号
胸部后外侧切口	见表 5-1-4		
处理肺静脉	打开纵隔胸膜，自肺门游离出肺叶静脉。用 2-0 丝线结扎 3 道后切断肺叶静脉，于近心端保留 2 道结扎线	组织剪 线剪 组织镊 直角止血钳 三角肺叶钳 卵圆钳	图 5-2-23 图 5-2-22 图 5-2-25 图 5-2-29 图 5-2-20 图 5-2-18
处理肺动脉	自肺裂及肺门处游离出肺动脉主干及待切除肺叶的各肺动脉分支。用 2-0 丝线结扎 3 道后切断待切肺叶各分支动脉，于近心端保留 2 道结扎线	组织剪 线剪 组织镊 直角止血钳 三角肺叶钳 卵圆钳 阻断钳	图 5-2-23 图 5-2-22 图 5-2-25 图 5-2-29 图 5-2-20 图 5-2-18 图 5-2-34
处理支气管	游离支气管周围组织，剔除淋巴结。用刀切断主支气管及剩余肺叶的叶气管。标本离体，剩余肺叶支气管与主支气管用 2-0 可吸收线间断缝合。首先缝合膜部，缝离软骨环最远处的膜部，由术者或一助打结，打结后线结于气管腔外。间断缝合软骨环及其余膜部，不打结。待全部缝合完成后自纵隔面开始逐步打结	组织剪 线剪 组织镊 直角止血钳 三角肺叶钳 卵圆钳 持针器 无损伤止血钳	图 5-2-23 图 5-2-22 图 5-2-25 图 5-2-29 图 5-2-20 图 5-2-18 图 5-2-26 图 5-2-28
纵隔胸膜覆盖吻合口	游离吻合口周围胸膜，将胸膜组织包绕吻合口后以 4-0 可吸收线粗略固定	组织剪 线剪 组织镊 直角止血钳 三角肺叶钳 持针器	图 5-2-23 图 5-2-22 图 5-2-25 图 5-2-29 图 5-2-20 图 5-2-26
关胸	见表 5-1-4		

三、肺癌根治术

（一）手术体位：侧卧位

（二）手术器械配置

表 5-2-5　肺癌根治术手术器械配置表

名称	类别	数量	常用规格	描述	应用范围	使用注意事项	附图	编号
卵圆钳	钳	2	长度 245mm 直、弯	又称为海绵钳、持物钳，分直型和弯型，工作端分为有齿和光滑两种	用于手术前钳夹纱球进行消毒，有时也用于夹持脏器，此时常用光滑工作端的卵圆钳	夹持脏器，如肺、肠时，需使用光滑工作端的卵圆钳		图 5-2-35
巾钳	钳	4	110mm 135mm	又称为布巾钳，常用的巾钳工作端为尖锐头，也有钝头巾钳	用于手术中固定手术铺巾	尖锐工作端的巾钳会穿刺敷料，可用钝头巾钳代替		图 5-2-36
三角肺叶钳	钳	2	长度 200mm 头宽 27mm	工作端为三角形，带有横槽	用于钳夹肺组织	轻柔操作，避免损伤肺组织		图 5-2-37
手术刀	刀	3	3#、4# 刀柄 22#、15# 圆刀片 11# 尖刀片	刀柄一般可重复使用，刀片为一次性使用	划皮逐层分离，按照表皮层、肌层、黏膜层依次分离	刀片的无菌包装是否被破坏		图 5-2-38
线剪	剪	2	145mm 180mm	用于手术中剪切缝线。专用的线剪应有锯齿刃口，剪线时以免缝线滑脱，关节处具备防卡线设计	不同深部的剪切，使用合适长度的线剪	不可用于剪敷料等硬物质		图 5-2-39
组织剪	剪	2	145mm 180mm	头端有直、弯两种类型，大小长短不一。又称为梅奥剪	用于剪切组织，钝性分离组织、血管	不可用于剪线或敷料等非人体组织		图 5-2-40
肋骨剪	剪	1	340mm	单关节，供咬剪、修整人体部位骨骼用	切断肋骨	注意平整切断肋骨，便于止血和重塑肋骨		图 5-2-41
组织镊	镊	2	180 ～ 230mm	工作端为真空焊接的碳钨镶片，耐磨损、无损伤，适合习惯用镊子夹持缝针的手术医师	适用于连续缝合过程中夹持组织或缝针	不可夹持非常规物体，避免较精细的头端错齿		图 5-2-42

续表

名称	类别	数量	常用规格	描述	应用范围	使用注意事项	附图	编号
持针器	钳	2	180～250mm	夹持缝针，缝合组织及出血部位等操作。一般分为普通不锈钢工作端和碳钨镶片工作端两种，碳钨镶片上的网格有 0.5、0.4、0.2 和光面四种，分别对应夹持 3/0 及更大针、4/0～6/0、6/0～10/0、9/0～11/0 针	用于缝合组织及缝扎出血部位	使用碳钨镶片持针器应注意其对应的缝针型号，用细密网纹的持针器夹持过粗的缝针容易造成镶片断裂		图 5-2-43
有齿止血钳（可可钳）	钳	2	180～220mm	工作端有 1：2 齿，用于夹闭比较厚的器官、组织	开胸时，可用于夹持剑突，以便胸骨锯开胸操作	夹持骨骼过程中应注意避免操作不当导致的工作端变形错齿		图 5-2-44
无损伤止血钳	钳	12	125～160mm	根据操作范围选择适合的长度，建立入路一般使用 125mm 蚊式止血钳或 145mm 小弯钳	用于夹闭血管止血、提拉组织等操作	止血钳不可用于夹闭脆弱组织或器官，会造成不可逆的损伤。避免用止血钳固定敷料、导管等，以免工作端发生变形、错齿等损坏		图 5-2-45
直角止血钳	钳	2	260mm	用于游离和绕过血管及组织后壁	肺血管的游离及食管的游离	注意轻柔游离，防止损伤后壁		图 5-2-46
皮肤拉钩	拉钩	2	工作端 3 齿、4 齿、5 齿 整体长度为 165mm、180mm	锐性或钝性微弯工作端，中空或长条形手柄，便于牵拉	用于肌肉等组织的钝性分离，切开心包等操作	不可用于血管、脏器等组织的牵拉，以免造成损伤		图 5-2-47
肩胛拉钩	拉钩	1	195mm	工作端平宽，手持端带把手，便于牵拉	供胸腔镜手术时牵拉肩胛骨	仅用于牵拉肩胛骨		图 5-2-48
肋骨牵开器	拉钩	2	150mm	由固定器和活动支架组成，固定器可将胸骨卡入凹槽，活动支架将肋间撑开	牵开肋骨	注意慢速操作以防过快操作致肋骨骨折		图 5-2-49

名称	类别	数量	常用规格	描述	应用范围	使用注意事项	附图	编号
肋骨闭合器	拉钩	1	200mm	由固定器和活动支架组成，双爪，钝性	闭合肋间	注意减少肌肉损伤，闭合时张力适当		图 5-2-50
阻断钳	钳	2	190mm	钝性工作端，工作端有纵行凹槽	用于较大动脉主干阻断	注意夹闭完全，避免牵拉损伤		图 5-5-51

（三）手术步骤及使用器械

表 5-2-6　肺癌根治术手术步骤及使用器械表

主要手术步骤 1	主要手术步骤 2	使用器械名称	使用器械编号
胸部后外侧切口	见表 5-1-4		
处理肺静脉	打开纵隔胸膜，自肺门游离出肺叶静脉 用 2-0 丝线结扎 3 道后切断肺叶静脉，于近心端保留 2 道结扎线	三角肺叶钳 组织剪 线剪 组织镊 直角止血钳 卵圆钳	图 5-2-37 图 5-2-40 图 5-2-39 图 5-2-42 图 5-2-46 图 5-2-35
处理肺动脉	自肺裂及肺门处游离出肺动脉主干和待切除肺叶的各肺动脉分支。用 2-0 丝线结扎 3 道后切断待切除肺叶各分支动脉，于近心端保留 2 道结扎线	组织剪 线剪 组织镊 直角止血钳 三角肺叶钳 卵圆钳 阻断钳	图 5-2-40 图 5-2-39 图 5-2-42 图 5-2-46 图 5-2-37 图 5-2-35 图 5-2-51
处理支气管	游离支气管周围组织，剔除淋巴结。直角止血钳夹闭支气管后用刀切断支气管。标本离体，支气管断端使用可吸收线间断缝合	组织剪 线剪 组织镊 直角止血钳 三角肺叶钳 卵圆钳 持针器	图 5-2-40 图 5-2-39 图 5-2-42 图 5-2-46 图 5-2-37 图 5-2-35 图 5-2-43
清扫淋巴结	用电刀打开纵隔胸膜，将各组淋巴结区内淋巴结连同周围脂肪组织一并切除，注意保护淋巴结完整	组织镊 三角肺叶钳 卵圆钳	图 5-2-42 图 5-2-37 图 5-2-35
关胸	见表 5-1-4		

四、胸腔镜肺大疱切除术

（一）手术体位：侧卧位

（二）手术器械配置

表 5-2-7　胸腔镜肺大疱切除术手术器械配置表

名称	类别	数量	常用规格	描述	应用范围	使用注意事项	附图	编号
卵圆钳	钳	2	长度 245mm 直、弯	又称为海绵钳、持物钳，分直型和弯型，工作端分为有齿和光滑两种	用于手术前钳夹纱球进行消毒，有时也用于夹持脏器，此时常用光滑工作端的卵圆钳	夹持脏器，如肺、肠时，需使用光滑工作端的卵圆钳		图 5-2-52
腔镜卵圆钳	钳	2	长度 340mm	双关节，工作端为椭圆形，带有横槽	用于牵引组织	使用卵圆钳夹持肺时需注意轻柔，以免对肺造成损伤		图 5-2-53
巾钳	钳	4	110mm 135mm	又称为布巾钳，常用的巾钳工作端为尖锐头，也有钝头巾钳	用于手术中固定手术铺巾	尖锐工作端的巾钳会穿刺敷料，可用钝头巾钳代替		图 5-2-54
手术刀	刀	3	3#、4# 刀柄 22#、15# 圆刀片 11# 尖刀片	刀柄一般可重复使用，刀片为一次性使用	划皮逐层分离，按照表皮层、肌层、黏膜层依次分离	刀片的无菌包装是否被破坏		图 5-2-55
线剪	剪	2	145mm 180mm	用于手术中剪切缝线。专用的线剪应有锯齿刃口，剪线时以免缝线滑脱，关节处具备防卡线设计	不同深部的剪切，使用合适长度的线剪	不可用于剪敷料等硬物质		图 5-2-56
腔镜剪	剪	1	330mm	常用的腔镜剪分为梅奥剪、钩剪等	用于剪切离断组织、剪线等操作	不可剪切缝线、敷料等，应注意有无损坏变形等，绝缘层破裂有漏电风险，应当及时维修		图 5-2-57
电钩	钩	1	330mm	根据工作端不同有电钩、电凝棒、电铲等	用于腔镜下分离和止血	应注意有无损坏变形等，绝缘层破裂有漏电风险，应当及时维修		图 5-2-58
组织镊	镊	2	180～230mm	工作端为真空焊接的碳钨镶片，耐磨损、无损伤，适合习惯用镊子夹持缝针的手术医师使用	适用于连续缝合过程中夹持组织或缝针	不可夹持非常规物体，避免较精细的头端错齿		图 5-2-59

续表

名称	类别	数量	常用规格	描述	应用范围	使用注意事项	附图	编号
持针器	钳	2	180～250mm	夹持缝针，缝合组织出血部位等操作。一般分为普通不锈钢工作端和碳钨镶片工作端两种，碳钨镶片上的网格有 0.5、0.4、0.2 和光面四种，分别对应夹持3/0及更大针、4/0～6/0、6/0～10/0、9/0～11/0针	用于缝合组织及缝扎出血部位	使用碳钨镶片持针器应注意其对应的缝针型号，用细密网纹的持针器夹持过粗的缝针容易造成镶片断裂		图 5-2-60
腔镜持针器	钳	1	330mm	一般有左弯型、右弯型、自动复位型持针器	用于手术中缝合打结	使用时需注意检查工作端磨损情况，以免在镜下操作时发生转针、打滑等		图 5-2-61
腔镜打结器	钳	1	330mm	包括手柄和设置在手柄前端的压线部，前端为叉状或圈形	用于腔镜手术打结	灭菌装载时注意打结器保护头端，避免碰撞		图 5-2-62
无损伤止血钳	钳	12	125～160mm	根据操作范围，选择适合的长度，建立入路一般使用125mm蚊式止血钳或145mm小弯止血钳	用于夹闭血管止血、提拉组织等操作	止血钳不可用于夹闭脆弱组织或器官，会造成不可逆的损伤。避免用止血钳固定敷料、导管等，以免工作端发生变形、错齿等损坏		图 5-2-63
腔镜止血钳	钳	2	330mm	用于夹闭血管止血、提拉组织等操作	腔镜手术中夹闭深部血管及提拉深部组织	禁止夹闭脆弱组织或器官		图 5-2-64
皮肤拉钩	拉钩	2	工作端3齿、4齿、5齿整体长度为165mm、180mm	锐性或钝性微弯工作端，中空或长条形手柄，便于牵拉	用于肌肉等组织的钝性分离，切开心包等操作	不可用于血管、脏器等组织的牵拉，以免造成组织损伤		图 5-2-65
穿刺套管	套管	1	13mm 110mm	穿刺器常用直径为 3.5mm、5mm、10mm、12.5mm等，有可重复使用及一次性使用两种	用于腔镜手术中穿刺腹壁，提供腔镜、腔镜手术器械、CO_2 气体、一次性吻合器通过的通道	术前应检查穿刺器是否存在漏气，穿刺内芯头有无磨损等情况		图 5-2-66

（三）手术步骤及使用器械

表 5-2-8　胸腔镜肺大疱切除术手术步骤及使用器械表

主要手术步骤 1	主要手术步骤 2	使用器械名称	使用器械编号
腋中线平第 8 肋间做 1cm 切口，腋前线平第 4 肋间做 2cm 切口	22# 圆刀切开皮肤，电刀切开皮下组织，电凝止血 使用电刀切开肋骨外肌肉，沿肋骨上缘用电刀切开肋间肌，建立通道	手术刀 巾钳 皮肤拉钩 无损伤止血钳 穿刺套管	图 5-2-55 图 5-2-54 图 5-2-65 图 5-2-63 图 5-2-66
处理胸腔内粘连	电钩切开胸腔内粘连带，有时可以见到胸膜顶与肺尖粘连带内小动脉，需仔细烧灼或 clip 夹闭处理	电钩 卵圆钳 腔镜卵圆钳	图 5-2-58 图 5-2-52 图 5-2-53
仔细探查，找出肺大疱并予以切除、结扎或烧灼	腔镜下直线切割缝合器切除较大肺大疱，较小肺大疱予以结扎，微小肺大疱以电刀烧灼表面	卵圆钳 腔镜卵圆钳 线剪 腔镜止血钳 腔镜持针器 腔镜打结器	图 5-2-52 图 5-2-53 图 5-2-56 图 5-2-64 图 5-2-61 图 5-2-62
视病情决定是否行胸膜固定	卵圆钳夹纱布摩擦 2～5 肋间胸膜，可配合碘酊烧灼或用电刀烧灼	卵圆钳	图 5-2-52
关胸	留置胸引管，逐层关闭肌肉、皮下组织及皮肤	卵圆钳 线剪 组织镊 持针器 皮肤拉钩	图 5-2-52 图 5-2-56 图 5-2-59 图 5-2-60 图 5-2-65

五、胸腔镜肺癌根治术

（一）手术体位：侧卧位

（二）手术器械配置

表 5-2-9　胸腔镜肺癌根治术手术器械配置表

名称	类别	数量	常用规格	描述	应用范围	使用注意事项	附图	编号
卵圆钳	钳	2	长度 245mm 直、弯	又称为海绵钳、持物钳，分为直型和弯型，工作端分为有齿和光滑两种	用于手术前钳夹纱球进行消毒，有时也用于夹持脏器，此时常用光滑工作端的卵圆钳	夹持脏器，如肺、肠时，需使用光滑工作端的卵圆钳		图 5-2-67
腔镜卵圆钳	钳	2	长度 340mm	双关节，工作端为椭圆形，带有横槽	用于牵引组织	使用卵圆钳夹持肺时需注意轻柔，以免对肺造成损伤		图 5-2-68
腔镜淋巴结式卵圆钳	钳	1	330mm	双关节，工作端为椭圆形	用于夹取淋巴结	注意轻柔操作，不要暴力拉扯		图 5-2-69

续表

名称	类别	数量	常用规格	描述	应用范围	使用注意事项	附图	编号
巾钳	钳	4	110mm 135mm	又称为布巾钳，常用的巾钳工作端为尖锐头，也有钝头巾钳	用于手术中固定手术铺巾	尖锐工作端的巾钳会穿刺敷料，可用钝头巾钳代替		图 5-2-70
手术刀	刀	3	3#、4# 刀柄 22#、15# 圆刀片 11# 尖刀片	刀柄一般可重复使用，刀片为一次性使用	划皮逐层分离，按照表皮层、肌层、黏膜层依次分离	刀片的无菌包装是否被破坏		图 5-2-71
线剪	剪	2	145mm 180mm	专用的线剪应有锯齿刃口，剪线时以免缝线滑脱，关节处具备防卡线设计	用于手术中剪切缝线。不同深部的剪切，使用合适长度的线剪	不可用于剪敷料等硬物质		图 5-2-72
组织剪	剪	2	145mm 180mm	头端有直、弯两种类型，大小长短不一，又称为梅奥剪	用于剪切组织，钝性分离组织、血管	不可用于剪线或敷料等非人体组织		图 5-2-73
腔镜剪	剪	1	330mm	常用的腔镜剪分为梅奥剪、钩剪等	用于剪切离断组织、剪线等操作	不可剪切缝线、敷料等，应注意有无损坏变形等，绝缘层破裂有漏电风险，应当及时维修		图 5-2-74
电钩	钩	1	330mm	根据工作端不同有电钩、电凝棒、电铲等	用于腔镜下分离和止血	应注意有无损坏变形等，绝缘层破裂有漏电风险，应当及时维修		图 5-2-75
组织镊	镊	2	180～230mm	工作端为真空焊接的碳钨镶片，耐磨损、无损伤，适合习惯用镊子夹持缝针的手术医师	适用于连续缝合过程中夹持组织或缝针	不可夹持非常规物体，避免较精细的头端错齿		图 5-2-76
持针器	钳	2	180～250mm	一般分为普通不锈钢工作端和碳钨镶片工作端两种，碳钨镶片上的网格有 0.5、0.4、0.2 和光面四种，分别对应夹持 3/0 及更大针、4/0～6/0、6/0～10/0、9/0～11/0 针	夹持缝针，缝合组织出血部位等操作。用于缝合组织及缝扎出血部位	使用碳钨镶片持针器应注意其对应的缝针型号，用细密网纹的持针器夹持过粗的缝针容易造成镶片断裂		图 5-2-77

名称	类别	数量	常用规格	描述	应用范围	使用注意事项	附图	编号
腔镜持针器	钳	1	330mm	一般有左弯型、右弯型、自动复位型持针器	用于手术中缝合打结	使用时需注意检查工作端磨损情况，以免在镜下操作时发生转针、打滑等		图 5-2-78
腔镜打结器	钳	1	330mm	包括手柄和设置在手柄前端的压线部，前端为叉状或圈形	用于腔镜手术打结	灭菌装载时注意打结器保护头端，避免碰撞		图 5-2-79
无损伤止血钳	钳	12	125～160mm	根据操作范围，选择适合的长度，建立入路一般使用125mm蚊式止血钳或145mm小弯止血钳	用于夹闭血管止血、提拉组织等操作	止血钳不可用于夹闭脆弱组织或器官，会造成不可逆的损伤。避免用止血钳固定敷料、导管等，以免工作端发生变形、错齿等损坏		图 5-2-80
直角止血钳	钳	2	260mm	金属材质，可重复使用	用于游离和绕过血管及组织后壁肺血管的游离及食管的游离	注意轻柔游离，防止损伤后壁		图 5-2-81
腔镜止血钳	钳	2	330mm	用于夹闭血管止血、提拉组织等操作	腔镜手术中夹闭深部血管及提拉深部组织	禁止夹闭脆弱组织或器官		图 5-2-82
腔镜分离钳	钳	2	330mm	常用的腔镜分离钳为马里兰分离钳	用于腔镜下组织的钝性分离	应注意有无损坏变形等，绝缘层破裂有漏电风险，应当及时维修		图 5-2-83
皮肤拉钩	拉钩	2	工作端3齿、4齿、5齿整体长度165mm、180mm	锐性或钝性微弯工作端，中空或长条形手柄，便于牵拉	用于肌肉等组织的钝性分离，切开心包等操作	不可用于血管、脏器等组织的牵拉，以免造成组织损伤		图 5-2-84
穿刺套管	套管	1	12mm 110mm	穿刺器常用直径为 3.5mm、5mm、10mm、12.5mm等，有可重复使用及一次性使用两种	用于腔镜手术中穿刺腹壁，提供腔镜、腔镜手术器械、CO_2 气体、一次性吻合器通过的通道	术前应检查穿刺器是否存在漏气，穿刺内芯尖头有无磨损等情况		图 5-2-85

名称	类别	数量	常用规格	描述	应用范围	使用注意事项	附图	编号
超声刀	能量器械	1	360mm	是一种既能凝固又可切割的机械能手术刀，对5mm以下的血管切割止血效果确切	适用于控制出血和用最小程度热的损伤切开软组织，可安全用于重要组织的处理，自动分离组织层面，避免损伤脏器	刀头处有较小的侧向热损伤，故使用时避免触及非手术区域的脏器等组织器官，不适用于骨切除和输卵管结扎		图 5-2-86

（三）手术步骤及使用器械

表 5-2-10　胸腔镜肺癌根治术手术步骤及使用器械表

主要手术步骤 1	主要手术步骤 2	使用器械名称	使用器械编号
患者取侧卧位，腋中线第 7 或第 8 肋间、腋后线第 8 或第 9 肋间做 1cm 切口，腋前线第 4、5 肋间做 3cm 切口	22# 圆刀切开皮肤，电刀切开皮下组织，电凝止血 使用电刀切开肋骨外肌肉，沿肋骨上缘用电刀切开肋间肌，建立通道	手术刀 巾钳 皮肤拉钩 卵圆钳 穿刺套管	图 5-2-71 图 5-2-70 图 5-2-84 图 5-2-67 图 5-2-85
处理肺静脉	打开纵隔胸膜，自肺门游离出肺叶静脉。胸腔镜直线切割缝合器切断闭合肺静脉	电钩 卵圆钳 腔镜卵圆钳 直角止血钳 腔镜分离钳 腔镜止血钳	图 5-2-75 图 5-2-67 图 5-2-68 图 5-2-81 图 5-2-83 图 5-2-82
处理肺动脉	自肺裂及肺门出游离出肺动脉主干及待切除肺叶的各肺动脉分支。胸腔镜直线切割缝合器切断闭合肺动脉各分支。较小的难以使用闭合器的分支可用 2-0 丝线结扎 3 道后切断，于近心端保留 2 道结扎线	电钩 组织剪 腔镜剪 卵圆钳 腔镜持针器 直角止血钳 腔镜淋巴结式卵圆钳 腔镜分离钳 腔镜止血钳 腔镜卵圆钳 腔镜打结器	图 5-2-75 图 5-2-73 图 5-2-74 图 5-2-67 图 5-2-78 图 5-2-81 图 5-2-69 图 5-2-83 图 5-2-82 图 5-2-68 图 5-2-79
处理支气管	游离支气管周围组织，剔除淋巴结。卵圆钳夹闭支气管确定通气情况后，以内镜切割闭合器切断闭合支气管。必要时支气管残端间断以 2-0 可吸收线缝合加固	电钩 组织剪 线剪 腔镜淋巴结式卵圆钳 卵圆钳 腔镜卵圆钳 腔镜持针器 腔镜打结器	图 5-2-75 图 5-2-74 图 5-2-72 图 5-2-69 图 5-2-67 图 5-2-68 图 5-2-78 图 5-2-79

主要手术步骤 1	主要手术步骤 2	使用器械名称	使用器械编号
清扫淋巴结	打开纵隔胸膜，将各组淋巴结区内淋巴结连同周围脂肪组织一并切除，注意保护淋巴结完整	电钩 腔镜淋巴结式卵圆钳 卵圆钳 腔镜卵圆钳	图 5-2-75 图 5-2-69 图 5-2-67 图 5-2-68
关胸	留置胸引管，逐层关闭肌肉、皮下组织及皮肤	卵圆钳 线剪 组织镊 持针器 皮肤拉钩	图 5-2-67 图 5-2-72 图 5-2-76 图 5-2-77 图 5-2-84

六、胸腔镜胸交感神经切断手术

（一）手术体位：仰卧，上身抬高 30°

（二）手术器械配置

表 5-2-11　胸腔镜胸交感神经切断术手术器械配置表

名称	类别	数量	常用规格	描述	应用范围	使用注意事项	附图	编号
卵圆钳	钳	2	长度 245mm 直、弯	又称为海绵钳、持物钳，分直型和弯型，工作端分为有齿和光滑两种	用于手术前钳夹纱球进行消毒，有时也用于夹持脏器，此时常用光滑工作端的卵圆钳	夹持脏器，如肺、肠时，需使用光滑工作端的卵圆钳		图 5-2-87
腔镜卵圆钳	钳	2	长度 340mm	双关节，工作端为椭圆形，带有横槽	用于牵引组织	使用卵圆钳夹持肺时需注意轻柔，以免对肺造成损伤		图 5-2-88
巾钳	钳	4	110mm 135mm	又称为布巾钳，常用的巾钳工作端为尖锐头，也有钝头巾钳	用于手术中固定手术铺巾	尖锐工作端的巾钳会穿刺敷料，可用钝头巾钳代替		图 5-2-89
手术刀	刀	3	3#、4# 刀柄 22#、15# 圆刀片 11# 尖刀片	刀柄一般可重复使用，刀片为一次性使用	划皮逐层分离，按照表皮层、肌层、黏膜层依次分离	刀片的无菌包装是否被破坏		图 5-2-90
线剪	剪	2	145mm 180mm	专用的线剪应有锯齿刃口，剪线时以免缝线滑脱，关节处具备防卡线设计	用于手术中剪切缝线。不同深部的剪切，使用合适长度的线剪	线剪不可用于剪敷料等硬物质		图 5-2-91

名称	类别	数量	常用规格	描述	应用范围	使用注意事项	附图	编号
电钩	钩	1	330mm	根据工作端不同有电钩、电凝棒、电铲等	用于腔镜下分离和止血	应注意有无损坏变形等，绝缘层破裂有漏电风险，应当及时维修		图5-2-92
组织镊	镊	2	180～230mm	工作端为真空焊接的碳钨镶片，耐磨损、无损伤，适合习惯用镊子夹持缝针的手术医师使用	适用于连续缝合过程中夹持组织或缝针	不可夹持非常规物体，避免较精细的头端错齿		图5-2-93
持针器	钳	2	180～250mm	一般分为普通不锈钢工作端和碳钨镶片工作端两种，碳钨镶片上的网格有0.5、0.4、0.2和光面四种，分别对应夹持3/0及更大针、4/0～6/0、6/0～10/0、9/0～11/0针	用于夹持缝针、缝合组织以及缝扎出血部位	使用碳钨镶片持针器应注意其对应的缝针型号，用细密网纹的持针器夹持过粗的缝针容易造成镶片断裂		图5-2-94
无损伤止血钳	钳	12	125～160mm	根据操作范围，选择适合的长度，建立入路一般使用125mm蚊式止血钳或145mm小弯止血钳	用于夹闭血管止血、提拉组织等操作	止血钳不可用于夹闭脆弱组织或器官，会造成不可逆的损伤。避免用止血钳固定敷料、导管等，以免工作端发生变形、错齿等损坏		图5-2-95
皮肤拉钩	拉钩	2	工作端3齿、4齿、5齿 整体长度为165mm、180mm	锐性或钝性微弯工作端，中空或长条形手柄，便于牵拉	用于肌肉等组织的钝性分离，切开心包等操作	不可用于血管、脏器等组织的牵拉，以免造成组织损伤		图5-2-96
穿刺套管	套管	1	12mm 110mm	穿刺器常用直径为3.5mm、5mm、10mm、12.5mm等，有可重复使用及一次性使用两种	用于腔镜手术中穿刺腹壁，提供腔镜、腔镜手术器械、CO_2气体、一次性吻合器通过的通道	术前应检查穿刺器是否存在漏气，穿刺内芯尖头有无磨损等情况		图5-2-97

（三）手术步骤及使用器械

表 5-2-12　胸腔镜胸交感神经切断手术步骤及使用器械表

主要手术步骤 1	主要手术步骤 2	使用器械名称	使用器械编号
仰卧位，上身抬高 30°，双臂外展 90°。左侧进胸	22# 圆刀切开皮肤，电刀切开皮下组织，电凝止血。常规消毒。右侧单肺通气，于左腋中线第 5 肋间做 1cm 切口，逐层切开皮肤、皮下组织及肌肉，自第 3 肋上缘切开肋间肌肉，置入胸腔镜。如探查发现胸腔内有粘连等因素导致的操作困难，可于腋前线第 3 肋间做 1cm 切口作为操作孔	巾钳 穿刺套管 手术刀 皮肤拉钩	图 5-2-89 图 5-2-97 图 5-2-90 图 5-2-96
切断 T_3 或 T_4 交感神经链	交感神经链位于肋骨小头旁外侧与脊柱平行，确认肋平面后在第 3 肋骨表面或第 4 肋骨表面将相应神经干电凝烧灼，断端点烧以确定两断端间有 3～5mm 距离	电钩 卵圆钳 腔镜卵圆钳	图 5-2-92 图 5-2-87 图 5-2-88
关胸	确认无出血后，置入 16F 胸引管至胸膜顶，胸引管体外管口置入生理盐水碗中，构成临时胸腔闭式引流瓶。嘱麻醉师充分鼓肺后拔出引流管。逐层缝合肌肉、皮下组织及皮肤	卵圆钳 线剪 组织镊 无损伤止血钳 持针器 皮肤拉钩	图 5-2-87 图 5-2-91 图 5-2-93 图 5-2-95 图 5-2-94 图 5-2-96
右侧进胸	左侧单肺通气，余同左侧操作	—	—
切断 T_3 或 T_4 交感神经链	同左侧操作	—	—
关胸	同左侧操作	—	—

第三节　食管手术

一、食管癌根治术

（一）手术体位：仰卧位转左侧卧位

（二）手术器械配置

表 5-3-1　食管癌根治术手术器械配置表

名称	类别	数量	常用规格	描述	应用范围	使用注意事项	附图	编号
卵圆钳	钳	2	长度 245mm 直、弯	又称为海绵钳、持物钳，分直型和弯型，工作端分为有齿和光滑两种	用于手术前钳夹纱球进行消毒，有时也用于夹持脏器，此时常用光滑工作端的卵圆钳	夹持脏器，如肺、肠时，需使用光滑工作端的卵圆钳		图 5-3-1
三角肺叶钳	钳	2	长度 200mm 头宽 27mm	工作端为三角形，带有横槽	用于钳夹肺组织	轻柔操作，避免损伤肺组织		图 5-3-2
巾钳	钳	4	110mm 135mm	又称为布巾钳，常用的巾钳工作端为尖锐头，也有钝头巾钳	用于手术中固定手术铺巾	尖锐工作端的巾钳会穿刺敷料，可用钝头巾钳代替		图 5-3-3

续表

名称	类别	数量	常用规格	描述	应用范围	使用注意事项	附图	编号
手术刀	刀	3	3#、4# 刀柄 22#、15# 圆刀片 11# 尖刀片	刀柄一般可重复使用，刀片为一次性使用	划皮逐层分离，按照表皮层、肌层、黏膜层依次分离	刀片的无菌包装是否被破坏		图 5-3-4
线剪	剪	2	145mm 180mm	用于手术中剪切缝线。专用的线剪应有锯齿刃口，剪线时以免缝线滑脱，关节处具备防卡线设计	不同深部的剪切，使用合适长度的线剪	不可用于剪敷料等硬物质		图 5-3-5
组织剪	剪	2	145mm 180mm	头端有直、弯两种类型，大小长短不一。又称为梅奥剪	用于剪切组织，钝性分离组织、血管	不可用于剪线或敷料等非人体组织		图 5-3-6
肋骨剪	剪	1	370mm	单关节，供咬剪、修整人体部位骨骼用	切断肋骨	注意平整切断肋骨，便于止血和重塑肋骨		图 5-3-7
组织镊	镊	2	180～230mm	工作端为真空焊接的碳钨镶片，耐磨损、无损伤，适合习惯用镊子夹持缝针的手术医师使用	适用于连续缝合过程中夹持组织或缝针	不可夹持非常规物体，避免较精细的头端错齿		图 5-3-8
持针器	钳	2	180～250mm	一般分为普通不锈钢工作端和碳钨镶片工作端两种，碳钨镶片上的网格有 0.5、0.4、0.2 和光面四种，分别对应夹持 3/0 及更大针、4/0～6/0、6/0～10/0、9/0～11/0 针	用于夹持缝针、缝合组织及缝扎出血部位	使用碳钨镶片持针器应注意其对应的缝针型号，用细密网纹的持针器夹持过粗的缝针容易造成镶片断裂		图 5-3-9
组织钳（艾利斯钳）	钳	4	155～200mm	也称为鼠齿钳、皮钳，根据头端齿纹可分为有损伤艾利斯钳和无损伤艾利斯钳	用于夹持组织等做牵拉或固定	有损伤艾利斯钳头端齿损伤较大，不宜牵拉夹持脆弱的组织器官或血管、神经		图 5-3-10

续表

名称	类别	数量	常用规格	描述	应用范围	使用注意事项	附图	编号
有齿止血钳（可可钳）	钳	2	180～220mm	工作端有 1∶2 齿，用于夹闭比较厚器官、组织	开胸时，可用于夹持剑突，以便胸骨锯开胸操作	夹持骨骼过程中应注意避免操作不当导致工作端变形错齿		图 5-3-11
无损伤止血钳	钳	12	125～160mm	根据操作范围，选择适合的长度，建立入路一般使用 125mm 蚊式止血钳或 145mm 小弯止血钳	用于夹闭血管止血、提拉组织等操作	止血钳不可用于夹闭脆弱组织或器官，会造成不可逆的损伤。避免用止血钳固定敷料、导管等，以免工作端发生变形、错齿等损坏		图 5-3-12
直角止血钳	钳	2	260mm	金属材质，可重复使用	肺血管的游离及食管的游离。用于游离和绕过血管及组织后壁	注意轻柔游离，防止损伤后壁		图 5-3-13
皮肤拉钩	拉钩	2	工作端 3 齿、4 齿、5 齿整体长度为 165mm、180mm	锐性或钝性微弯工作端，中空或长条形手柄，便于牵拉	用于肌肉等组织的钝性分离，切开心包等操作	不可用于血管、脏器等组织的牵拉，以免造成组织损伤		图 5-3-14
肩胛拉钩	拉钩	1	195mm	工作端平宽，手持端带把手，便于牵拉	供胸腔镜手术时牵拉肩胛骨	仅用于牵拉肩胛骨		图 5-3-15
肋骨牵开器	拉钩	1	150mm	由固定器和活动支架组成，固定器可将胸骨卡入凹槽，活动支架将肋间撑开	牵开肋骨	注意慢速操作以防过快操作致肋骨骨折		图 5-3-16
压肠板	拉钩	1	330mm	长条形金属板，两端呈弧形。可根据需要弯成各种形状	暴露术野，推开胃肠等空腔脏器	可缠绕纱布增加摩擦力		图 5-3-17
肋骨闭合器	拉钩	1	120mm	由固定器和活动支架组成，双爪，钝性	闭合肋间	注意减少肌肉损伤，闭合时张力适当		图 5-3-18

名称	类别	数量	常用规格	描述	应用范围	使用注意事项	附图	编号
超声刀	能量器械	1	360mm	分为反复使用的超声刀主机和一次性使用的超声刀头	分离组织间隙，止血	注意烧灼范围，避免副损伤		图 5-3-19
荷包钳	钳	1	270mm	工作端与钳身呈直角，夹闭组织后可穿入长针做荷包缝合	用于食管吻合前的荷包缝合	注意进针顺序，剪断食管时注意不要误伤周围组织及荷包线		图 5-3-20

（三）手术步骤及使用器械

表 5-3-2　食管癌根治术手术步骤及使用器械表

主要手术步骤 1	主要手术步骤 2	使用器械名称	使用器械编号
仰卧位，自剑突至脐上 3cm 做腹正中切口	常规消毒。逐层切开皮肤、皮下组织及肌肉至腹膜。中弯交替夹起腹膜后切开腹膜进腹	巾钳 手术刀 皮肤拉钩 无损伤止血钳	图 5-3-3 图 5-3-4 图 5-3-14 图 5-3-12
游离全胃	切断三角韧带，将肝脏挡向右侧。用电刀结合超声刀将全胃游离，胃短动脉用无损伤止血钳夹闭，双重结扎后切断。将胃左血管用有齿止血钳夹闭，双重结扎后切断。保留胃右血管及胃网膜右血管组成的血管弓	压肠板 无损伤止血钳 组织镊 有齿止血钳 超声刀 线剪 组织剪	图 5-3-17 图 5-3-12 图 5-3-8 图 5-3-11 图 5-3-19 图 5-3-5 图 5-3-6
清扫淋巴结	清扫腹腔干、脾动脉旁、胃左淋巴结	超声刀 组织镊 组织剪 压肠板	图 5-3-19 图 5-3-8 图 5-3-6 图 5-3-17
做管胃	直线切割器在距离食管胃交界 7～10cm 处切断胃，沿大弯弧度做管形胃，以 2-0 缝线间断缝合加固钉线	持针器 组织镊 线剪	图 5-3-9 图 5-3-8 图 5-3-5
留置空肠营养管	在距离胃十二指肠韧带 60～80cm 处留置空肠营养管，营养管外侧穿出皮肤，外端固定。腹腔内将空肠与腹壁固定	持针器 组织镊 线剪	图 5-3-9 图 5-3-8 图 5-3-5
关腹	将管胃与残余胃缝合固定，逐层关闭腹膜、肌肉、皮下组织及皮肤	持针器 组织镊 线剪	图 5-3-9 图 5-3-8 图 5-3-5
左侧卧位，做右侧后外侧切口	见表 5-1-4		
游离食管	结扎奇静脉后切断，使用超声刀、电刀游离全程胸段食管	超声刀 组织剪 卵圆钳 三角肺叶钳 组织镊	图 5-3-19 图 5-3-6 图 5-3-1 图 5-3-2 图 5-3-8

主要手术步骤 1	主要手术步骤 2	使用器械名称	使用器械编号
清扫淋巴结	清扫气管旁、隆嵴下、食管旁、下肺韧带、右支气管旁淋巴结	超声刀 卵圆钳 组织镊 组织剪	图 5-3-19 图 5-3-1 图 5-3-8 图 5-3-6
食管吻合	将食管自胸膜顶切断，以吻合器吻合食管及管胃	组织钳 荷包钳 持针器	图 5-3-10 图 5-3-20 图 5-3-9
放置胃管	将胃管放入管胃，闭合置入吻合器的切口，以 2-0 缝线间断缝合加固钉线	组织钳 卵圆钳 持针器	图 5-3-10 图 5-3-1 图 5-3-9
关胸	见表 5-1-2		

二、胸腔镜食管癌根治术

（一）手术体位：左侧卧位转仰卧位

（二）手术器械配置

表 5-3-3　胸腔镜食管癌根治术手术器械配置表

名称	类别	数量	常用规格	描述	应用范围	使用注意事项	附图	编号
卵圆钳	钳	2	长度 245mm 直、弯	又称为海绵钳、持物钳，分直型和弯型，工作端分为有齿和光滑两种	用于手术前钳夹纱球进行消毒，有时也用于夹持脏器，此时常用光滑工作端的卵圆钳	夹持脏器，如肺、肠时，需使用光滑工作端的卵圆钳		图 5-3-21
腔镜卵圆钳	钳	2	长度 340mm	双关节，工作端为椭圆形，带有横槽	用于牵引组织	使用卵圆钳夹持肺时需注意轻柔，以免对肺造成损伤		图 5-3-22
腔镜淋巴结卵圆钳	钳	1	330m	双关节，工作端为椭圆形	用于夹取淋巴结	注意轻柔操作，不暴力拉扯		图 5-3-23
巾钳	钳	4	110mm 135mm	又称为布巾钳，常用的巾钳工作端为尖锐头，也有钝头巾钳	用于手术中固定手术铺巾	尖锐工作端的巾钳会穿刺敷料，可使用钝头巾钳代替		图 5-3-24
手术刀	刀	3	3#、4# 刀柄 22#、15# 圆刀片 11# 尖刀片	刀柄一般可重复使用，刀片为一次性使用	划皮逐层分离，按照表皮层、肌层、黏膜层依次分离	刀片的无菌包装是否被破坏		图 5-3-25
线剪	剪	2	145mm 180mm	用于手术中剪切缝线。专用的线剪应有锯齿刃口，剪线时以免缝线滑脱，关节处具备防卡线设计	不同深部的剪切，使用合适长度的线剪	不可用于剪敷料等硬物质		图 5-3-26

续表

名称	类别	数量	常用规格	描述	应用范围	使用注意事项	附图	编号
组织剪	剪	2	145mm 180mm	头端有直、弯两种类型，大小长短不一。又称为梅奥剪	用于剪切组织、钝性分离组织、血管	不可用于剪线或敷料等非人体组织		图 5-3-27
组织镊	镊	2	180～230mm	工作端为真空焊接的碳钨镶片，耐磨损、无损伤，适合习惯用镊子夹持缝针的手术医师使用	适用于连续缝合过程中夹持组织或缝针	不可夹持非常规物体，避免较精细的头端错齿		图 5-3-28
持针器	钳	2	180～250mm	一般分为普通不锈钢工作端和碳钨镶片工作端两种，碳钨镶片上的网格有0.5、0.4、0.2和光面四种，分别对应夹持3/0及更大针、4/0～6/0、6/0～10/0、9/0～11/0针	用于夹持缝针、缝合组织及缝扎出血部位	使用碳钨镶片持针器应注意其对应的缝针型号，用细密网纹的持针器夹持过粗的缝针容易造成镶片断裂		图 5-3-29
腔镜持针器	钳	1	5mm	一般有左弯型、右弯型、自动复位型持针器	用于手术中缝合打结	使用时需注意检查工作端磨损情况，以免在镜下操作时发生转针、打滑等		图 5-3-30
腔镜打结器	钳	1	330mm	包括手柄和设置在手柄前端的压线部，前端为叉状或圈形	用于腔镜手术打结	灭菌装载时注意打结器保护头端，避免碰撞		图 5-3-31
组织钳（艾利斯钳）	钳	1	155～200mm	也称为鼠齿钳、皮钳，根据头端齿纹可分为有损伤艾利斯钳和无损伤艾利斯钳	用于夹持组织等做牵拉或固定	有损伤艾利斯钳头端齿损伤较大，不宜牵拉夹持脆弱的组织器官或血管、神经		图 5-3-32
无损伤止血钳	钳	12	125～160mm	根据操作范围，选择适合的长度，建立入路一般使用125mm蚊式止血钳或145mm小弯止血钳	用于夹闭血管止血、提拉组织等操作	止血钳不可用于夹闭脆弱组织或器官，会造成不可逆的损伤。避免用止血钳固定敷料、导管等，以免工作端发生变形、错齿等损坏		图 5-3-33

续表

名称	类别	数量	常用规格	描述	应用范围	使用注意事项	附图	编号
直角止血钳	钳	2	260mm	金属材质，可重复使用	肺血管的游离及食管的游离，用于游离和绕过血管及组织后壁	注意轻柔游离，防止损伤后壁		图 5-3-34
腔镜止血钳	钳	2	330mm	金属材质	腔镜手术中夹闭深部血管及提拉深部组织	禁止夹闭脆弱组织或器官		图 5-3-35
腔镜分离钳	钳	2	330mm	常用的腔镜分离钳为马里兰分离钳	用于腔镜下组织的钝性分离	应注意有无损坏变形等，绝缘层破裂有漏电风险，应当及时维修		图 5-3-36
皮肤拉钩	拉钩	2	工作端 3 齿、4 齿、5 齿整体长度为165mm、180mm	锐性或钝性微弯工作端，中空或长条形手柄，便于牵拉	用于肌肉等组织的钝性分离，切开心包等操作	不可用于血管、脏器等组织的牵拉，以免造成组织损伤		图 5-3-37
Trocar	套管	5	12mm 110mm	Trocar 常用直径为 3.5mm、5mm、10mm、12.5mm 等，有可重复使用及一次性使用两种	用于腔镜手术中穿刺腹壁，提供腔镜、腔镜手术器械、CO_2 气体、一次性吻合器通过的通道	术前应检查穿刺器是否存在漏气，Trocar 芯尖头有无磨损等情况		图 5-3-38
气腹针	针	1	330mm	常用的气腹针分为可重复使用或一次性使用两种	腔镜手术时提供 CO_2 气体进入的通道，从而建立气腹	使用时应检查气腹针钝头弹性是否良好，能否回弹		图 5-3-39
超声刀	能量器械	1	360mm	分为反复使用的超声刀主机和一次性使用的超声刀头	分离组织间隙，止血	注意烧灼范围，避免副损伤		图 5-3-40
荷包钳	钳	1	270mm	工作端与钳身呈直角，夹闭组织后可穿入长针做荷包缝合	用于食管吻合前的荷包缝合	注意进针顺序，剪断食管时注意不要误伤周围组织及荷包线		图 5-3-41

（三）手术步骤及使用器械

表 5-3-4 胸腹腔镜联合食管癌根治术手术步骤及使用器械表

主要手术步骤 1	主要手术步骤 2	使用器械名称	使用器械编号
左侧卧位，腋前线第 9 肋间做 1cm 切口为观察孔，腋前线第 4 肋间做 4cm 切口	常规消毒。22# 圆刀切开皮肤，电刀切开皮下组织，电凝止血。使用电刀切开肋骨外肌肉。沿肋骨上缘用电刀切开肋间肌	卵圆钳 巾钳 手术刀 皮肤拉钩 Trocar	图 5-3-21 图 5-3-24 图 5-3-25 图 5-3-37 图 5-3-38
游离食管	打开纵隔胸膜，游离奇静脉后以腔镜切断并闭合奇静脉，使用超声刀、电刀游离全程胸段食管	超声刀 卵圆钳 腔镜卵圆钳 腔镜分离钳 腔镜止血钳	图 5-3-40 图 5-3-21 图 5-3-22 图 5-3-36 图 5-3-35
清扫淋巴结	清扫气管旁、隆嵴下、食管旁、下肺韧带、右支气管旁淋巴结	超声刀 腔镜淋巴结卵圆钳 腔镜卵圆钳	图 5-3-40 图 5-3-23 图 5-3-22
置入胸腔引流管后关胸	腔镜下置入引流管后固定引流管，逐层缝合伤口	卵圆钳 持针器 组织镊 线剪	图 5-3-21 图 5-3-29 图 5-3-28 图 5-3-26
仰卧位，常规消毒。建立气腹，做操作孔	在左右锁骨中线肋弓下 1cm 和锁骨中线脐上 2cm 做操作孔，紧贴脐上做腹腔镜观察孔	气腹针 Trocar 手术刀 卵圆钳 巾钳	图 5-3-39 图 5-3-38 图 5-3-25 图 5-3-21 图 5-3-24
游离胃	器械处理胃结肠韧带，保留胃网膜右动脉。血管弓旁沿胃大弯向上分离大网膜，超声刀切断胃短动脉，切开脾胃韧带。在小弯侧解剖出胃左动脉，用器械处理。如动脉器械处理后仍有渗血，可予以缝扎。清扫腹腔淋巴结	卵圆钳 腔镜卵圆钳 超声刀 腔镜持针器 腔镜打结器 腔镜分离钳 直角止血钳 腔镜止血钳 腔镜淋巴结卵圆钳	图 5-3-21 图 5-3-22 图 5-3-40 图 5-3-30 图 5-3-31 图 5-3-36 图 5-3-34 图 5-3-35 图 5-3-23
做管胃	剑突下腹部正中切口，切开长约 5cm，提出食管及食管下端。用直线切割器在距离食管胃交界 7～10cm 处切断胃，沿大弯弧度做管形胃，以 2-0 缝线间断缝合加固钉线	持针器 组织镊 线剪	图 5-3-29 图 5-3-28 图 5-3-26
留置空肠营养管	在距离胃十二指肠韧带 60～80cm 处留置空肠营养管，营养管外侧穿出皮肤，外端固定。腹腔内将空肠与腹壁固定	手术刀 腔镜持针器 持针器 线剪	图 5-3-25 图 5-3-30 图 5-3-29 图 5-3-26
关腹	将管胃与残余胃缝合固定，逐层关闭腹膜、肌肉、皮下组织及皮肤	组织镊 持针器 线剪	图 5-3-28 图 5-3-29 图 5-3-26
颈部切口	甲状软骨下方做横行切口，从中线至左胸锁乳肌内缘，在颈动脉鞘及带状肌群间向下分离至椎体前，暴露颈段食管	手术刀 组织剪 无损伤止血钳	图 5-3-25 图 5-3-27 图 5-3-33

续表

主要手术步骤 1	主要手术步骤 2	使用器械名称	使用器械编号
食管吻合	经切口将食管拉出，将食管自预进行吻合处切断，用吻合器吻合食管及管胃。将胃管置入管胃。食管胃浆肌层包埋吻合口	组织钳 荷包钳 组织镊 持针器 线剪	图 5-3-32 图 5-3-41 图 5-3-28 图 5-3-29 图 5-3-26
关闭颈部切口	逐层关闭颈部切口	组织镊 持针器 线剪	图 5-3-28 图 5-3-29 图 5-3-26

第四节　纵隔手术

一、全胸腺切除术
（一）手术体位：仰卧位
（二）手术器械配置

表 5-4-1　全胸腺切除术手术器械配置表

名称	类别	数量	常用规格	描述	应用范围	使用注意事项	附图	编号
卵圆钳	钳	2	长度 245mm 直、弯	又称为海绵钳、持物钳，分直型和弯型，工作端分为有齿和光滑两种	用于手术前钳夹纱球进行消毒，有时也用于夹持脏器，此时常用光滑工作端的卵圆钳	夹持脏器，如肺、肠时，需使用光滑工作端的卵圆钳		图 5-4-1
巾钳	钳	4	110mm 135mm	又称为布巾钳，常用的巾钳工作端为尖锐头，也有钝头巾钳	用于手术中固定手术铺巾	尖锐工作端的巾钳会穿刺敷料，可使用钝头巾钳代替		图 5-4-2
手术刀	刀	3	3#、4# 刀柄 22#、15# 圆刀片 11# 尖刀片	刀柄一般可重复使用，刀片为一次性使用	划皮逐层分离，按照表皮层、肌层、黏膜层依次分离	刀片的无菌包装是否被破坏		图 5-4-3
线剪	剪	2	145mm 180mm	专用的线剪应有锯齿刃口，剪线时以免缝线滑脱，关节处具备防卡线设计	用于手术中剪切缝线。不同深部的剪切使用合适长度的线剪	不可用于剪敷料等硬物质		图 5-4-4
组织剪	剪	2	145mm 180mm	头端有直、弯两种类型，大小长短不一。又称为梅奥剪	用于剪切组织，钝性分离组织、血管	不可用于剪线或敷料等非人体组织		图 5-4-5

续表

名称	类别	数量	常用规格	描述	应用范围	使用注意事项	附图	编号
钢丝剪	剪	1	180～240mm	剪切钢丝	关闭胸腔时，普通缝线往往不能应对胸廓较大的张力，故需使用钢丝进行闭合。钢丝剪用于剪断钢丝	使用前应注意所剪切钢丝的粗细是否符合剪切范围，超过剪切范围的材质容易造成钢丝剪刃口变钝		图 5-4-6
组织镊	镊	2	180～230mm	工作端为真空焊接的碳钨镊片，耐磨损、无损伤，适合习惯用镊子夹持缝针的手术医师使用	适用于连续缝合过程中夹持组织或缝针	不可夹持非常规物体，避免较精细的头端错齿		图 5-4-7
持针器	钳	2	150～250mm	一般分为普通不锈钢工作端和碳钨镊片工作端两种，碳钨镊片上的网格有0.5、0.4、0.2和光面四种，分别对应夹持3/0及更大针、4/0～6/0、6/0～10/0、9/0～11/0针	用于夹持缝针、缝合组织及缝扎出血部位	使用碳钨镊片持针器应注意其对应的缝针型号，用细密网纹的持针器夹持过粗的缝针容易造成镊片断裂		图 5-4-8
钢丝持针器	钳	2	180mm	夹持钢丝缝针，用于骨科或胸外科。工作端为碳钨镊片，夹持缝针相比普通不锈钢持针器更稳固	关闭胸腔时，普通缝线往往不能应对胸廓较大的张力，故需使用钢丝进行闭合，钢丝持针器用于夹持钢丝缝针	使用前应注意钢丝的粗细是否符合规范		图 5-4-9
有齿止血钳（可可钳）	钳	2	180～220mm	工作端有1：2齿，用于夹闭比较厚器官、组织	开胸时，可用于夹持剑突，以便胸骨锯开胸操作	夹持骨骼过程中应注意避免操作不当导致工作端变形、错齿		图 5-4-10
无损伤止血钳	钳	12	125～160mm	根据操作范围，选择适合的长度，建立入路一般使用125mm蚊式止血钳或145mm小弯止血钳	用于夹闭血管止血、提拉组织等操作	止血钳不可用于夹闭脆弱组织或器官，会造成不可逆的损伤。避免用止血钳固定敷料、导管等，以免工作端发生变形、错齿等损坏		图 5-4-11

续表

名称	类别	数量	常用规格	描述	应用范围	使用注意事项	附图	编号
直角止血钳	钳	2	260mm	可重复使用	肺血管的游离及食管的游离	注意轻柔游离，防止损伤后壁		图 5-4-12
钢丝钳	钳	2	200mm	夹持钢丝	关闭胸腔时，普通缝线往往不能应对胸廓较大的张力，故需使用钢丝进行闭合，钢丝钳可用于拧紧钢丝尾端以便固定胸骨	拧紧钢丝尾端时注意张力，不宜过高或过低		图 5-4-13
皮肤拉钩	拉钩	2	工作端 3 齿、4 齿、5 齿整体长度为 165mm、180mm	锐性或钝性微弯工作端，中空或长条形手柄，便于牵拉	用于肌肉等组织的钝性分离，切开心包等操作	不可用于血管、脏器等组织的牵拉，以免造成组织损伤		图 5-4-14
胸骨牵开器	拉钩	1	150mm	由固定器和活动支架组成，固定器可将胸骨卡入凹槽，活动支架将肋间撑开	牵开胸骨	使用前注意胸骨止血，使用过程注意慢速牵开		图 5-4-15
胸骨锯	动力系统	1	一般分为往复锯与摆动锯。往复锯适用于首次开胸的成人患者。摆动锯又称为二次开胸锯，适用于二次开胸患者或小儿患者。其胸骨锯主机及锯片设计均不同	包含胸骨锯主机、胸骨保护鞘、电池、充电器，一次性使用耗材为胸骨锯锯片	适用于正中胸骨劈开	根据患者选用不同的胸骨锯及锯片，避免损伤胸廓内组织		图 5-4-16
超声刀	能量器械	1	360mm	分为反复使用的超声刀主机和一次性使用的超声刀头	分离组织间隙，止血	注意烧灼范围，避免副损伤		图 5-4-17

（三）手术步骤及使用器械

表 5-4-2　全胸腺切除术手术步骤及使用器械

主要手术步骤 1	主要手术步骤 2	使用器械名称	使用器械编号
仰卧位，胸骨正中切口	见表 5-1-2		
处理胸腺双下极	胸骨牵开器牵开胸骨，暴露胸腺，使用超声刀沿膈神经内侧向下分离，切除全部纵隔脂肪至膈面	胸骨牵开器 组织镊 超声刀	图 5-4-15 图 5-4-7 图 5-4-17
处理右上极	继续沿右膈神经内侧缘向上分离胸膜至胸腺右上极、注意保护无名静脉、胸腺静脉及来自甲状腺下动脉的供血，动脉使用 clip 夹闭后超声刀切断，或结扎后切断	胸骨牵开器 组织剪 组织镊 超声刀 无损伤止血钳 线剪	图 5-4-15 图 5-4-5 图 5-4-7 图 5-4-17 图 5-4-11 图 5-4-4
处理左上极	沿左膈神经内侧缘向上分离胸膜至胸腺左上极，来自甲状腺下动脉的供血动脉使用 clip 夹闭后用超声刀切断	胸骨牵开器 组织剪 组织镊 超声刀 无损伤止血钳 线剪	图 5-4-15 图 5-4-5 图 5-4-7 图 5-4-17 图 5-4-11 图 5-4-4
关胸	留置胸引管，逐层关闭肌肉、皮下组织及皮肤	卵圆钳 线剪 组织镊 持针器 皮肤拉钩	图 5-4-1 图 5-4-4 图 5-4-7 图 5-4-8 图 5-4-14

二、胸腔镜全胸腺切除术

（一）手术体位：仰卧右侧抬高 30°

（二）手术器械配置

表 5-4-3　胸腔镜全胸腺切除术手术器械配置表

名称	类别	数量	常用规格	描述	应用范围	使用注意事项	附图	编号
卵圆钳	钳	2	长度 245mm 直、弯	又称为海绵钳、持物钳，分为直型和弯型，工作端分为有齿和光滑两种	用于手术前钳夹纱球进行消毒，有时也用于夹持脏器，此时常用光滑工作端的卵圆钳	夹持脏器，如肺、肠时，需使用光滑工作端的卵圆钳		图 5-4-18
腔镜卵圆钳	钳	2	长度 340mm	双关节，工作端为椭圆形，带有横槽	用于牵引组织	使用卵圆钳夹持肺时需注意轻柔，以免对肺造成损伤		图 5-4-19
巾钳	钳	4	110mm 135mm	又称为布巾钳，常用的巾钳工作端为尖锐头，也有钝头巾钳	用于手术中固定手术铺巾	尖锐工作端的巾钳会穿刺敷料，可使用钝头巾钳代替		图 5-4-20

续表

名称	类别	数量	常用规格	描述	应用范围	使用注意事项	附图	编号
手术刀	刀	3	3#、4#刀柄 22#、15#圆刀片 11#尖刀片	刀柄一般可重复使用，刀片为一次性使用	划皮逐层分离，按照表皮层、肌层、黏膜层依次分离	刀片的无菌包装是否被破坏		图 5-4-21
线剪	剪	2	145mm 180mm	用于手术中剪切缝线。专用的线剪应有锯齿刃口，剪线时以免缝线滑脱，关节处具备防卡线设计	不同深部的剪切，使用合适长度的线剪	不可用于剪敷料等硬物质		图 5-4-22
组织剪	剪	2	145mm 180mm	头端有直、弯两种类型，大小长短不一。又称为梅奥剪	用于剪切组织，钝性分离组织、血管	不可用于剪线或敷料等非人体组织		图 5-4-23
腔镜剪	剪	1	330mm	常用的腔镜剪分为梅奥剪、钩剪等	用于剪切离断组织、剪线等操作	不可剪切缝线、敷料等，应注意有无损坏变形等，绝缘层破裂有漏电风险，应当及时维修		图 5-4-24
组织镊	镊	2	180 ～ 230mm	工作端为真空焊接的碳钨镶片，耐磨损、无损伤，适合习惯用镊子夹持缝针的手术医师使用	适用于连续缝合过程中夹持组织或缝针	不可夹持非常规物体，避免较精细的头端错齿		图 5-4-25
持针器	钳	2	180 ～ 250mm	一般分为普通不锈钢工作端和碳钨镶片工作端两种，碳钨镶片上的网格有0.5、0.4、0.2和光面四种，分别对应夹持 3/0 及更大针、4/0 ～ 6/0、6/0 ～ 10/0、9/0 ～ 11/0 针	用于夹持缝针、缝合组织及缝扎出血部位	使用碳钨镶片持针器应注意其对应的缝针型号，用细密网纹的持针器夹持过粗的缝针容易造成镶片断裂		图 5-4-26
腔镜持针器	钳	1	330mm	一般有左弯型、右弯型、自动复位型持针器	用于手术中缝合打结	使用时需注意检查工作端磨损情况，以免在镜下操作时发生转针、打滑等		图 5-4-27

名称	类别	数量	常用规格	描述	应用范围	使用注意事项	附图	编号
腔镜打结器	钳	1	330mm	包括手柄和设置在手柄前端的压线部，前端为叉状或圈形	用于腔镜手术打结	灭菌装载时注意打结器保护头端，避免碰撞		图5-4-28
无损伤止血钳	钳	12	125～160mm	根据操作范围，选择适合的长度，建立入路一般使用125mm蚊式止血钳或145mm小弯止血钳	用于夹闭血管止血、提拉组织等操作	止血钳不可用于夹闭脆弱组织或器官，会造成不可逆的损伤。避免用止血钳固定敷料、导管等，以免工作端发生变形、错齿等损坏		图5-4-29
直角止血钳	钳	2	260mm	可重复使用	肺血管的游离及食管的游离用于游离和绕过血管及组织后壁	注意轻柔游离，防止损伤后壁		图5-4-30
腔镜止血钳	钳	2	330mm	可重复使用	用于夹闭血管止血、提拉组织等操作，腔镜手术中夹闭深部血管及提拉深部组织	禁止夹闭脆弱组织或器官		图5-4-31
腔镜分离钳	钳	2	330mm	常用的腔镜分离钳为马里兰分离钳	用于腔镜下组织的钝性分离	应注意有无损坏变形等，绝缘层破裂有漏电风险，应当及时维修		图5-4-32
皮肤拉钩	拉钩	2	工作端3齿、4齿、5齿整体长度为165mm、180mm	锐性或钝性微弯工作端，中空或长条形手柄，便于牵拉	用于肌肉等组织的钝性分离，切开心包等操作	皮肤拉钩不可用于血管、脏器等组织的牵拉，以免造成组织损伤		图5-4-33
Trocar	套管	5	12mm 110mm	Trocar常用直径为3.5mm、5mm、10mm、12.5mm等，有可重复使用及一次性使用两种	用于腔镜手术中穿刺腹壁，提供腔镜、腔镜手术器械、CO_2气体、一次性吻合器通过的通道	术前应检查穿刺器是否存在漏气，Trocar芯尖头有无磨损等情况		图5-4-34
胸骨牵开器	拉钩	1	150mm	由固定器和活动支架组成，固定器可将胸骨卡入凹槽，活动支架将肋间撑开	牵开胸骨	使用前注意胸骨止血，使用过程注意慢速牵开		图5-4-35

续表

名称	类别	数量	常用规格	描述	应用范围	使用注意事项	附图	编号
胸骨锯	动力系统	1	一般分为往复锯与摆动锯。往复锯适用于首次开胸的成人患者。摆动锯又称为二次开胸锯，适用于二次开胸患者或小儿患者。其胸骨锯主机及锯片设计均不同	包含胸骨锯主机、胸骨保护鞘、电池、充电器，一次性使用耗材为胸骨锯锯片	适用于正中胸骨劈开	根据患者选用不同的胸骨锯及锯片，避免损伤胸廓内组织		图 5-4-36
超声刀	能量器械	1	360mm	分为反复使用的超声刀主机和一次性使用的超声刀头	分离组织间隙，止血	注意烧灼范围，避免副损伤		图 5-4-37

（三）手术步骤及使用器械

表 5-4-4　胸腔镜全胸腺切除术手术步骤及使用器械表

主要手术步骤 1	主要手术步骤 2	使用器械名称	使用器械编号
腋中线第 5 肋间做观察孔，锁骨中线第 5 肋间和腋前线第 3 肋间做操作孔	常规消毒。手术刀切开皮肤，电刀切开皮下组织，电凝止血。使用电刀切开肋骨外肌肉。沿肋骨上缘用电刀切开肋间肌	手术刀 巾钳 卵圆钳 皮肤拉钩	图 5-4-21 图 5-4-20 图 5-4-18 图 5-4-33
处理胸腺双下极	沿膈神经内侧打开纵隔胸膜，使用超声刀向上下游离胸膜，切除全部纵隔脂肪至膈面。左侧切除纵隔脂肪至膈神经内侧	超声刀 卵圆钳 腔镜卵圆钳	图 5-4-37 图 5-4-18 图 5-4-19
处理右上极	继续沿右膈神经内侧缘向上分离胸膜至胸腺右上极，注意保护无名静脉、胸腺静脉及来自甲状腺下动脉的供血，动脉使用 clip 夹闭或结扎后用超声刀切断	超声刀 卵圆钳 腔镜卵圆钳 腔镜持针器 腔镜打结器 腔镜分离钳 腔镜止血钳 腔镜剪	图 5-4-37 图 5-4-18 图 5-4-19 图 5-4-27 图 5-4-28 图 5-4-32 图 5-4-31 图 5-4-24
处理左上极	沿左膈神经内侧缘向上分离胸膜至胸腺左上极，来自甲状腺下动脉的供血动脉使用 clip 夹闭后用超声刀切断	超声刀 卵圆钳 腔镜卵圆钳 腔镜持针器 腔镜打结器 腔镜分离钳 腔镜止血钳 腔镜剪	图 5-4-37 图 5-4-18 图 5-4-19 图 5-4-27 图 5-4-28 图 5-4-32 图 5-4-31 图 5-4-24
关胸	留置胸引管，逐层关闭切口	组织镊 卵圆钳 持针器 线剪	图 5-4-25 图 5-4-18 图 5-4-26 图 5-4-22

第 6 章　心脏大血管外科手术

第一节　概述

（一）疾病定义

一般情况下，心脏位于下纵隔内，横径的 1/3 位于中线右侧，2/3 位于中线左侧。从心尖沿心脏长轴观察，心脏近三棱锥形，有 3 个面、2 个缘。其前面紧贴胸壁为胸壁面，下面紧贴膈肌为膈面，心脏后面主要由左心房后壁组成。胸壁面和膈面以锐角相连形成右侧的锐缘为右心室，左下方胸壁面和膈面以弧形相连形成的钝缘为左心室。三尖瓣孔与右心房室孔位于右心房内面的前下部，正常瓣孔可容纳三指尖。在下腔静脉入口的内上方，与三尖瓣孔之间，有冠状窦口，称为冠状窦瓣，其距离房室结的后方约 0.5cm，故其是房间隔上的重要解剖标识。冠状窦是确认房间隔缺损类型最明显的标志，当房间隔缺损位于冠状窦后可确认为继发孔缺损；反之，缺损位于冠状窦前则可确认为原发孔缺损。右心室主要由两部分组成：一部分是流入道，为右心室的体部或窦部；另一部分是流出道，为右心室的漏斗部。右心室漏斗部的上界是肺动脉瓣；漏斗部的下界为室上嵴，肺动脉瓣由 3 个半月瓣组成。左心房后壁有 4 个孔，左右各二，为肺静脉的入口。心脏共有 4 个瓣膜，分为房室瓣和半月瓣两类。瓣膜损伤时可能形成狭窄或关闭不全。房室瓣分隔心房和心室，右心房和右心室之间是三尖瓣，左心房和左心室之间是二尖瓣。主动脉起自左心室主动脉的前庭部，主动脉根部有 3 个膨出处，相当于 3 个主动脉瓣的部位，称为主动脉窦。主动脉瓣呈半月形，故称为半月瓣，分别是左冠状动脉瓣、右冠状动脉瓣和无冠状动脉瓣。供应心脏的动脉有左冠状动脉和右冠状动脉。右冠状动脉开口略低于主动脉瓣的游离缘，经主动脉切口施行主动脉瓣手术时，为避免撕裂右冠状动脉开口，切口下端需弯向右侧，正对无冠状动脉瓣。心脏大血管疾病分为先天性心脏病和后天性心脏病。先天性心脏病是胎儿期心脏和大血管在母体内发育异常所导致的心脏疾病，主要有动脉导管未闭、房间隔缺损、室间隔缺损、法洛四联症等；后天性心脏病是出生后由各种原因所导致的心脏疾病，常见的有心脏瓣膜病、冠状动脉、粥样硬化性心脏病、主动脉瘤等。

（二）常用手术体位

1. 仰卧位。

2. 胸 90° 右侧卧位。

3. 右胸抬高 45°。

（三）手术入路及使用器械

1. 胸骨正中切口

（1）基础手术器械配置

表 6-1-1 胸骨正中切口入路开关胸手术基础器械配置表

名称	类别	数量	常用规格	描述	应用范围	使用注意事项	附图	编号
巾钳	钳	3	140mm	工作端为尖型，夹持布类治疗巾	用于夹持治疗巾，规范导管、导线等	不可用巾钳夹持脏器，以免对脏器造成损伤		图 6-1-1
手术刀	刀	1	4# 刀柄 22# 圆刀片	刀柄一般可重复使用，刀片为一次性使用	划皮逐层分离，按照表皮层、肌层、黏膜层依次分离	刀片的无菌包装是否被破坏		图 6-1-2
线剪	剪	1	180mm	专用的线剪应有锯齿刃口，剪线时以免缝线滑脱，关节处具备防卡线设计	用于手术中剪切缝线。不同深部的剪切使用合适长度的线剪	线剪不可用于剪敷料等硬物质		图 6-1-3
组织剪	剪	1	200mm	头端有直、弯两种类型，大小长短不一。又称为梅奥剪	不同深部的剪切，使用合适长度的解剖剪分离组织	不可用于剪敷料等硬物质，剪线尽量使用线剪		图 6-1-4
组织镊	镊	2	125mm	有齿镊工作端可分为单齿、双齿镊和多齿镊	用于术中夹持坚韧组织，夹持较牢固。适用于开关胸夹持表浅组织或者皮肤	不能夹血管和深部组织		图 6-1-5
直角拉钩	拉钩	2	200mm	根据工作端深度以宽度选择适合的拉钩	用于牵开肌肉等组织的钝性分离、切开心包等操作时用	皮肤拉钩不可用于血管、脏器等组织的牵拉，以免造成组织损伤		图 6-1-6
有齿止血钳	钳	12	180mm	根据工作端可分为直型和弯型两种，也称为可可钳、克氏钳	开胸时，可用于夹持剑突，以便胸骨锯开胸操作。关胸时，夹钢丝尖端，以便拧紧钢丝	夹持骨骼过程中应注意避免操作不当导致工作端变形错齿		图 6-1-7
钝性剥离钳	钳	1	240mm	工作端有小孔或凹陷，用于夹持剥离子	分离胸骨与心包壁层间隙及粘连组织的钝性分离	注意"花生米"不要掉入胸腔		图 6-1-8
胸骨锯	动力系统	1	摆动锯往复锯	根据实际情况可选择不同尺寸的锯片	适用于正中胸骨劈开	根据患者选用不同的胸骨锯及锯片，避免损伤胸廓内组织		图 6-1-9
无损伤镊	镊	4	220mm	工作端为直 DeBakey 齿形，确保夹持组织、血管能过程中无损伤	供夹持血管或细软组织用	如前端有细齿，不能夹持血管滑线等易切割物品		图 6-1-10

名称	类别	数量	常用规格	描述	应用范围	使用注意事项	附图	编号
持针器	钳	5	180mm	一般分为普通不锈钢工作端和碳钨镶片工作端两种，碳钨镶片上的网格有 0.5、0.4、0.2 和光面四种，分别对应夹持 3/0 及更大针、4/0 ～ 6/0、6/0 ～ 10/0、9/0 ～ 11/0 针	用于夹持缝针、缝合组织及缝扎出血部位	应注意其对应的缝针型号		图 6-1-11
扁桃体止血钳	钳	4	220mm	也称为长弯钳，可分为有齿止血钳和无齿止血钳，根据形状分为直型止血钳和弯型止血钳	用于体外钝性分离浅部组织及扩大切口用	相对于中弯精细，避免操作不当导致工作端变形、错齿		图 6-1-12
胸骨牵开器	拉钩	1	成人：叶片宽 28mm 叶片高 22mm 齿条长 220mm 臂长 150mm 新生儿：叶片宽 15mm 叶片高 15mm 齿条长 70mm 臂长 70mm 儿童：叶片宽 25mm 叶片高 10mm 齿条长 75mm 臂长 85mm	根据工作端深度及宽度选择适合的拉钩	牵开胸骨显露术野	注意叶片的完整		图 6-1-13
钢丝持针器	钳	1	200mm	用于钳夹钢丝进行手术操作	关闭胸腔时，普通缝线不能应对胸廓较大的张力，故需使用钢丝进行闭合，钢丝钳可用于拧紧钢丝尾端以便固定胸骨	只能用于夹持钢丝，不能当持针器使用		图 6-1-14
钢丝剪	剪	1	180mm 或 200mm	用于剪钢丝或克氏针	关闭胸腔时，普通缝线不能应对胸廓较大的张力，需使用钢丝进行闭合。钢丝剪用于剪断钢丝	使用前应注意所剪钢丝或克氏针的粗细是否符合剪切范围，超过剪切范围的材质容易造成钢丝剪刀口变钝		图 6-1-15

（2）手术步骤及使用器械

表 6-1-2　胸骨正中切口入路开关胸手术步骤及使用器械表

主要手术步骤 1	主要手术步骤 2	使用器械名称	使用器械编号
手术切口	胸骨正中切口上缘距胸骨切迹下 2～3cm，下缘至剑突下 1～2cm，用 20 号圆刀切开皮肤，用电刀切皮下组织，电凝止血，用电刀切开胸骨中线骨膜，作为劈开胸骨的标记	手术刀	图 6-1-2
劈开胸骨	暂停呼吸，用胸骨锯自上而下或自下而上沿胸骨正中线劈开胸骨	直角拉钩 有齿止血钳 钝性剥离钳 胸骨锯	图 6-1-6 图 6-1-7 图 6-1-8 图 6-1-9
止血	胸骨前后的骨膜电凝止血，骨髓腔断面涂骨蜡止血	直角拉钩 高频电刀一套	图 6-1-6
切开心包，暴露心脏	用胸骨牵开器牵开胸骨，电刀切开心包，用 7mm×20mm 的圆针，2-0/T 丝线悬吊心包，将牵开器置入心包腔后，缓慢撑开，暴露心脏	组织剪 无损伤镊 持针器 扁桃体止血钳 胸骨牵开器	图 6-1-4 图 6-1-10 图 6-1-11 图 6-1-12 图 6-1-13
关闭心包	心包及纵隔各放置 1 根引流管，并予以固定。清点器械、纱布、纱球、缝针，数目正确后，用 7mm×20mm 的圆针，2-0/T 丝线关闭心包腔	扁桃体止血钳 持针器 线剪	图 6-1-12 图 6-1-11 图 6-1-3
关胸	用带针钢丝通过两侧胸骨的两边肋间缝合，严密止血，再次清点器械、纱布、纱球、缝针。分别拧转钢丝，使胸骨断缘紧密对合	钢丝持针器 钢丝剪 有齿止血钳	图 6-1-14 图 6-1-15 图 6-1-7
关闭切口	逐层缝合肌肉、皮下组织及皮肤	线剪 持针器 组织镊	图 6-1-3 图 6-1-11 图 6-1-5

2. 建立体外循环

（1）基础手术器械配置

表 6-1-3　建立体外循环基础手术器械配置表

名称	类别	数量	常用规格	描述	应用范围	使用注意事项	附图	编号
3L 手术刀	刀	1	195mm	刀柄一般可重复使用，刀片为一次性使用	深部组织的切开	检查刀片的无菌包装是否被破坏，刀片用持针器夹持安装，避免割伤手指，使用时不能戳穿无菌面		图 6-1-16
线剪	剪	1	180mm	专用的线剪应有锯齿刃口，剪线时以免缝线滑脱，关节处具备防卡线设计	用于手术中剪切缝线。不同深部的剪切使用合适长度的线剪	不可用于剪切血管及精细组织		图 6-1-3
血管剪	剪	1	180mm	根据医师的手术习惯不同可分为标准指环柄血管剪或弹簧柄血管剪。此外，根据材质又分为普通不锈钢器械和带涂层器械	分离股动脉周围组织	不可用于剪切缝线		图 6-1-17

续表

名称	类别	数量	常用规格	描述	应用范围	使用注意事项	附图	编号
无损伤镊	镊	4	直头 2.4mm×3.2mm（220mm 长）	工作端为直 DeBakey 齿形，确保夹持组织、血管能过程中无损伤	供夹持血管或细软组织用	如前端有细齿，不能夹持血管滑线等易切割物品		图 6-1-10
过线钩	拉钩	2	自制（240mm 细）	可以根据术者要求选择左弯或右弯辅助缝合	内置过线钩的套管，用于插管后收紧荷包线	使用前后注意检查尖端钢丝钩是否完整		图 6-1-18
皮肤拉钩	拉钩	1 套	三齿长 145mm	根据工作端深度及宽度选择适合的拉钩	用于牵开下肢皮瓣，暴露股动脉	使用前检查其完整性		图 6-1-19
持针器	钳	5	180mm	一般分为普通不锈钢工作端和碳钨镶片工作端两种，碳钨镶片上的网格有 0.5、0.4、0.2 和光面四种，分别对应夹持 3/0 及更大针、4/0～6/0、6/0～10/0、9/0～11/0 针	用于夹持缝针、缝合组织及缝扎出血部位	应注意其对应的缝针型号		图 6-1-20
弯蚊式	钳	10	125mm	头部较细小、精巧的止血钳称为蚊式止血钳，又称为蚊氏钳。根据形状可分为直型和弯型，根据工作端可分为标准型和精细型	供夹持人体内血管、组织作止血用，还用于固定荷包线及套管，收紧荷包，固定插管	避免操作不当导致工作端变形、错齿		图 6-1-21
中弯	钳	2	180mm	也称为血管钳，可分为有齿止血钳和无齿止血钳，根据形状分为直型止血钳和弯型止血钳	供夹持人体内血管、组织作止血用，钳带线用于固定插管	避免操作不当导致工作端变形、错齿		图 6-1-22
组织钳（艾利斯钳）	钳	4	180mm	也称为鼠齿钳、皮钳，根据头端齿纹可分为有损伤艾利斯钳和无损伤艾利斯钳	用以对软组织的夹持、牵引，如皮瓣、筋膜或即将被切除的组织器官，更好地暴露术野，利于手术进行，也用于心肺转流管道的固定	避免操作不当导致工作端变形、错齿		图 6-1-23

名称	类别	数量	常用规格	描述	应用范围	使用注意事项	附图	编号
直角钳	钳	1	90° 220mm	也称为米氏钳，工作端角度为90°或接近90°，有钝性或锐性头端两种	钝性分离组织、结扎用	避免操作不当导致工作端变形、错齿		图6-1-24
扁桃体止血钳	钳	4	200mm 弯全齿	也称为长弯钳，可分为有齿止血钳和无齿止血钳，根据形状分为直型止血钳和弯型止血钳	用于体外钝性分离浅部组织及扩大切口用	相对于中弯止血钳精细，避免操作不当导致工作端变形、错齿		图6-1-12
管道钳	钳	2	190mm	工作端为直型	用于夹闭循环管道	注意检查闭合功能状态，及时维护更换		图6-1-25
腔静脉阻断钳	钳	2	60mm 双角弯60°、240mm 海更式双角弯	根据应用部位和功能的不同，有不同名称。常用材质分为不锈钢和钛合金。为了能阻断不同部位管脉，工作端有各种不同形状	用于暴露腔静脉	不能对血管有切割作用，注意检查闭合功能状态，及时维护更换		图6-1-26
吸引器头	吸引器	2	儿童：5孔细5孔粗 成人：长180mm、200mm	根据工作端，分为直型吸引器头及弯型吸引器头	用于吸引手术野血液	避免操作不当导致吸引器头变形		图6-1-27
组织剪	剪	1	200mm	头端有直、弯两种类型，大小长短不一。又称为梅奥剪	不同深部的剪切，使用合适长度的解剖剪分离组织	不可用于剪敷料等硬物质，剪线尽量使用线剪		图6-1-28
动脉阻断钳	钳	1	120～240mm	根据应用部位和功能的不同，有不同名称。常用材质分为不锈钢和钛合金。为了能阻断不同部位管脉，工作端有各种不同形状	用于主动脉完全阻断	注意检查闭合功能状态		图6-1-29
肾蒂钳	钳	1	220mm	工作端有一定曲线形设计，无损伤齿形	用于暴露腔静脉	不能对血管有切割作用，注意检查闭合功能状态，及时维护更换		图6-1-30

（2）建立体外循环精密手术器械配置

表 6-1-4　建立体外循环精密手术器械配置表

名称	类别	数量	常用规格	描述	应用范围	使用注意事项	附图	编号
显微持针器	钳	2	225mm	根据材质又分为普通不锈钢和带涂层器械	用于夹持细小的滑线	不可用于夹持普通缝针		图 6-1-31
无损伤镊	镊	1	195mm	工作端为直 DeBakey 齿形，确保夹持组织、血管的过程中无损伤	游离血管时用于抓持血管	不可用于拔取缝针，以免造成齿形损坏，从而损伤组织		图 6-1-32

（3）手术步骤及使用器械

表 6-1-5　股动脉插管建立体外循环手术步骤及使用器械表

主要手术步骤1	主要手术步骤2	使用器械名称	使用器械编号
股动脉插管	游离并显露股动脉：用 20 号手术刀经右侧腹股沟韧带下股动脉处切开皮肤、皮下组织及脂肪，乳突牵开器撑开皮下组织、肌肉。血管剪、无损伤镊游离并显露股动脉，切开动脉表面包绕组织。完全游离股动脉，结扎阻断区域股动脉分支，用直角钳探查确保股动脉后方无分支	皮肤拉钩 无损伤镊 血管剪 直角钳	图 6-1-19 图 6-1-10 图 6-1-17 图 6-1-24
	插管准备：用 5-0（13mm）血管缝线在股动脉外膜缝荷包，剪下缝针，缝线分别套入内置过线钩的细阻断管内，用弯蚊式牵引。用 16G 留置针在荷包中间插入股动脉，拔出针芯后从留置针处置入导丝，退出留置针外鞘，用动脉阻断钳阻断股动脉	过线钩 弯蚊式 动脉阻断钳	图 6-1-18 图 6-1-21 图 6-1-29
腔静脉插管	插管准备：管道钳夹住静脉转流管，断管后心肺转流静脉端接上接头，静脉插管接上接头备用	管道钳	图 6-1-25
	插管：腔静脉阻断钳夹住右心耳尖部，用 4-0（17mm）血管缝线缝荷包，剪下缝针，缝线套入内置过线钩的细阻断管内，用弯蚊式牵引。剪去部分心耳尖、分离心耳组织后，插入腔房静脉插管，用弯蚊式收紧荷包线，并用 1 号丝线结扎 腔静脉插管与准备好的心肺转流静脉管连接	腔静脉阻断钳 过线钩 弯蚊式	图 6-1-26 图 6-1-18 图 6-1-21
安置左心房引流	传递 4-0（17mm）血管缝线在右上肺静脉上缝荷包，剪下缝针，缝线套入内置过线钩的细阻断管内，用弯蚊式牵引。用 11 号手术刀在荷包中做一小切口，扁桃体止血钳扩大切口后插入心内吸引管，弯蚊式收紧荷包并告知体外循环医师	弯蚊式 11# 刀片、3L 手术刀 扁桃体止血钳 线剪	图 6-1-21 图 6-1-16 图 6-1-12 图 6-1-3
人工肺转流	手术医师取下所有管道钳，人工心肺转流开始，记录尿量	—	—
预防栓塞	手术医师和器械护士用无菌生理盐水洗手，检查手套有无破损，以及洗掉手套上的血痂，防止血痂进入体循环造成栓塞	—	—

表 6-1-6 腔房管插管建立体外循环手术步骤及使用器械表

主要手术步骤 1	主要手术步骤 2	使用器械名称	使用器械编号
主动脉插管	插管准备：2 针 2-0/T 涤纶线在主动脉前壁缝合内外荷包，剪下缝针，缝线分别套入内置过线钩阻断管的细阻断管内，用弯蚊式牵引	持针器 无损伤镊 线剪 过线钩 弯蚊式	图 6-1-20 图 6-1-10 图 6-1-3 图 6-1-18 图 6-1-21
	插管：解剖剪分离剪开荷包缝线内的主动脉外膜，11# 手术刀切出与插管口径相适宜的切口，同时插入主动脉插管，用弯蚊式收紧荷包线，1/T 丝线（中弯带线）结扎管道和荷包线阻断管	组织剪 11# 刀片、3L 手术刀 线剪 中弯	图 6-1-28 图 6-1-16 图 6-1-3 图 6-1-22
	心肺流转管准备：用管道钳阻断心肺流转管静脉端，用组织剪剪断心肺流转管	管道钳 组织剪	图 6-1-25 图 6-1-28
	连接插管：主动脉插管与心肺流转管动脉端连接，用无损止血钳和纱布固定稳妥后，用组织钳将管道固定于无菌单上	有齿止血钳 组织钳	图 6-1-7 图 6-1-23
腔房管插管	插管准备：用 4-0（17mm）血管缝线在右心耳缝荷包，剪下缝针，缝线套入细阻断管内，用弯蚊式止血钳牵引	持针器 无损伤镊 线剪 过线钩 弯蚊式	图 6-1-20 图 6-1-10 图 6-1-3 图 6-1-18 图 6-1-21
	插管：用腔静脉阻断钳夹住右心耳基底部，剪去心耳尖，分离心耳组织，插入腔房管，弯蚊式收紧荷包，用 1# 丝线结扎	无损伤镊 组织剪 腔静脉阻断钳 扁桃体止血钳 线剪 中弯	图 6-1-10 图 6-1-28 图 6-1-26 图 6-1-12 图 6-1-3 图 6-1-22
	连接插管：将腔房管与准备好的心肺转流静脉管	—	—
灌注插管	插管准备：2-0 涤纶线在主动脉插管下方缝灌注荷包，剪下缝针，缝线套入细阻断管内，用弯蚊式牵引	持针器 无损伤镊 线剪 过线钩 弯蚊式	图 6-1-20 图 6-1-10 图 6-1-3 图 6-1-18 图 6-1-21
	插管：手术医师在缝线荷包中间插入灌注插管，用弯蚊式收紧荷包线，并用 1/T 丝线（中弯带线）结扎	无损伤镊 弯蚊式 线剪 中弯	图 6-1-10 图 6-1-21 图 6-1-3 图 6-1-22
	连接插管：体外循环医师用停搏液进行灌注管道排气，手术医师插管后将其与灌注插管连接	—	—
安置左心房引流	插管准备：4-0（17mm）血管缝线在右上肺静脉上缝荷包，剪下缝针，缝线分别套细阻断管内，用弯蚊式牵引	持针器 无损伤镊 线剪 过线钩 弯蚊式	图 6-1-20 图 6-1-10 图 6-1-3 图 6-1-18 图 6-1-21
	安置左心房引流：用 11# 手术刀在荷包中间做一小切口，用扁桃体止血钳扩大后插入心内吸引头，收紧荷包，并告知灌注师	组织剪 扁桃体止血钳 线剪	图 6-1-28 图 6-1-12 图 6-1-3

主要手术步骤1	主要手术步骤2	使用器械名称	使用器械编号
人工肺转流	手术医师取下所有管道钳，人工心肺转流开始，记录尿量	—	—
预防栓塞	手术医师和器械护士用无菌生理盐水检查手套有无破损，以及洗掉手套上的血痂，防止血痂进入体循环造成栓塞	—	—
停跳心脏	（1）动脉阻断钳阻断升主动脉 （2）主动脉根部用4℃低温心脏停跳液行心肌灌注 （3）灌注心肌停跳液的同时用无菌冰盐水在心脏表面降温以保护心肌辅助停跳 （4）室温降至20℃ （5）血液降温，体温降至32～34℃	动脉阻断钳	图6-1-29

表6-1-7　上、下腔静脉插管建立体外循环手术步骤及使用器械表

主要手术步骤1	主要手术步骤2	使用器械名称	使用器械编号
主动脉插管	插管准备：2针2-0/T涤纶线在主动脉前壁缝合内外荷包，剪下缝针，缝线分别套入内置过线钩的阻断管的细阻断管内，用弯蚊式牵引	持针器 无损伤镊 线剪 过线钩 弯蚊式	图6-1-20 图6-1-10 图6-1-3 图6-1-18 图6-1-21
	插管：解剖剪分离剪开荷包缝线内的主动脉外膜，11#手术刀切出与插管口径相适宜的切口，同时插入主动脉插管，弯蚊式收紧荷包线，1/T丝线（中弯带线）结扎管道和荷包线阻断管	组织剪 11#刀片、3L手术刀柄 线剪 中弯	图6-1-28 图6-1-16 图6-1-3 图6-1-22
	心肺流转管准备：管道钳阻断心肺流转管静脉端，组织剪剪断心肺流转管	管道钳 组织剪	图6-1-25 图6-1-28
	连接插管：主动脉插管与心肺流转管动脉端连接，用有齿止血钳和纱布固定稳妥后，用组织钳将管道固定于无菌单上	有齿止血钳 组织钳	图6-1-7 图6-1-23
上、下腔静脉插管	插管准备 上腔静脉：4-0（17mm）血管缝线缝荷包，剪下缝针，缝线套入内置过线钩的细阻断管内，用弯蚊式牵引。管道钳夹住静脉流转管，断管后心肺转流静脉端接上接头，静脉插管接上接头备用 下腔静脉：传递4-0（17mm）血管缝线和无损伤镊在右心房前壁缝另一荷包，剪下缝针，缝线套入内置过线钩的阻断管的细阻断管内	长持针器 无损伤镊 线剪 过线钩 弯蚊式	图6-1-20 图6-1-10 图6-1-3 图6-1-18 图6-1-21
	上、下腔静脉插管 上腔静脉：手术医师用腔静脉钳夹住右心耳尖部，手术医师剪去部分心耳尖，分离心耳组织后，插入上腔静脉插管，弯蚊式收紧荷包线，用1/T丝线（中弯带线）结扎 下腔静脉：11#手术刀做小切口，扁桃体止血钳将小切口撑开，插入下腔静脉插管，用弯蚊式收紧荷包线，并用1/T丝线（中弯带线）结扎	组织剪 肺静脉钳 11#刀片、3L手术刀 扁桃体止血钳 线剪 中弯	图6-1-28 图6-1-26 图6-1-16 图6-1-12 图6-1-3 图6-1-22
	连接插管：上、下腔静脉与准备好的心肺转流静脉管	—	—

第二节 先天性心脏病手术

一、动脉导管结扎术

（一）概述

1. 疾病定义 动脉导管未闭是常见的小儿先天性心脏病，占先心病发病总数的 15%。功能导管是胚胎时期的主动脉弓形成，连接于主动脉峡部和肺动脉分叉处，是胎儿时期赖以生存的生理血液管道，绝大多数小儿出生后 24h 产生功能性闭合，2～3 周完全自行闭合形成动脉导管韧带，若 1 周岁以后持续开放，则为动脉导管未闭，约 10% 的患者合并其他心脏病和大血管畸形。

2. 手术方法 在复杂先天性心脏病中，动脉导管作为代偿通道时则不能单独闭合，大多数导管未闭可以选择微创介入治疗，只有少部分患者需要外科方式结扎导管。

3. 常见手术方式

（1）动脉导管结扎术。

（2）动脉导管切断缝合术。

（3）体外循环心包内动脉导管结扎术。

（4）体外循环经肺动脉导管内口缝合术。

（二）动脉导管未闭结扎术

1. 手术体位 右侧卧位。

2. 手术器械配置

基础手术器械配置

表 6-2-1 动脉导管未闭结扎术基础手术器械配置表

名称	类别	数量	常用规格	描述	应用范围	使用注意事项	附图	编号
手术刀	刀	3	3#、4# 刀柄 20# 圆刀 11# 尖刀	刀柄一般可重复使用，刀片为一次性使用	划皮逐层分离，按照表皮层、肌层、黏膜层依次分离	刀片型号和无菌包装是否破损，是否在有效期内		图 6-2-1
手术剪	剪	5	组织剪 180mm×2 直线剪 180mm×1 剥离剪 200mm×1 250mm×1	头端有直、弯两种类型，大小长短不一。又称为梅奥剪	手术中剪切缝线或组织时使用	不可用于剪切敷料等坚硬材质		图 6-2-2
直角拉钩	拉钩	2	26mm×15mm 43mm×15mm 或 23mm×15mm 40mm×15mm	根据工作端深度及宽度选择适合的拉钩	用于皮肤、肌肉等组织的暴露	不可用于血管、脏器等组织的牵拉，以免造成组织损伤		图 6-2-3
组织镊	镊	2	125mm	用于术中夹持坚韧组织，夹持较牢固。有齿镊工作端可分为单齿镊、双齿镊和多齿镊	用于夹持皮肤和脂肪组织	不能夹血管和深部组织		图 6-2-4

续表

名称	类别	数量	常用规格	描述	应用范围	使用注意事项	附图	编号
持针器	钳	5	180mm×3 220mm×2	一般分为普通不锈钢工作端和碳钨镶片工作端两种，碳钨镶片上的网格有 0.5、0.4、0.2 和光面四种，分别对应夹持 3/0 及更大 针、4/0 ～ 6/0、6/0 ～ 10/0、9/0 ～ 11/0 针	用于夹持缝针、缝合组织及缝扎出血部位	使用碳钨镶片持针器时注意其对应的缝针型号，避免缝针过粗导致镶片断裂		图 6-2-5
无损伤镊	镊	4	220mm	工作端为直DeBakey齿形，确保夹持组织、血管的过程中无损伤	用于夹持组织或腔内缝合时夹持缝针	如 前 端 有 细齿，不可夹血管滑线或血管内膜		图 6-2-6
弯蚊式	钳	6	125mm	也常称为血管钳，可分为有齿止血钳和无齿止血钳，根据形状分为直型止血钳和弯型止血钳	可用于夹闭小血管或牵引缝线悬吊	避免操作不当导致工作端变形、错齿		图 6-2-7
弯止血钳	钳	10	180mm	也常称为血管钳，可分为有齿止血钳和无齿止血钳，根据形状分为直型止血钳和弯型止血钳	夹持深部组织或小血管	避免操作不当导致工作端变形、错齿		图 6-2-8
直角钳	钳	2	90° 220mm	也称为米氏钳，工作端角度为 90° 或接近 90°，有钝性或锐性头端两种	作钝性游离或游离血管牵引	避免操作不当导致工作端变形错齿		图 6-2-9
胸腔撑开器	牵开器	2	有多种框架设计及不同的叶片尺寸，可按患者体格及手术需求选择	根据工作端深度及宽度选择适合的拉钩	撑开胸腔，完全暴露手术野	注意叶片完整，撑开张力不宜过大，以免造成胸骨损伤		图 6-2-10
胸骨闭合器	合拢器	1	200mm	根据工作端尺寸及牵开距离选择适合的拉钩	关闭胸腔，闭合肋间肌	注意叶片、螺钉完整		图 6-2-11

3. 手术步骤及使用器械

表 6-2-2　动脉导管未闭结扎术手术步骤及使用器械表

主要手术步骤 1	主要手术步骤 2	使用器械名称	使用器械编号
经左胸腋下第 4 肋间切口	用 20# 圆刀片的手术刀切开皮肤、皮下组织和肌肉	手术刀 组织镊	图 6-2-1 图 6-2-4
打开胸腔	切断肋间肌和胸膜，止血，撑开器暴露胸腔	弯止血钳 直角拉钩 胸腔撑开器	图 6-2-8 图 6-2-3 图 6-2-10
暴露动脉导管	切开纵隔胸膜，圆针 2-0/T 丝线牵引胸膜四角，弯蚊式悬吊牵引，确定动脉导管位置	无损伤镊 弯蚊式 手术剪	图 6-2-6 图 6-2-7 图 6-2-2
游离动脉导管	织剪剥开导管周围组织，直角钳游离导管后缘并套双股 1 号丝线	无损伤镊 手术剪 直角钳 弯止血钳	图 6-2-6 图 6-2-2 图 6-2-9 图 6-2-8
结扎动脉导管	备涤纶垫，结扎时将涤纶垫平行放于导管上，减少丝线切割避免导管破裂，麻醉医师将血压适当降低，先结扎导管主动脉端，减少血管压力，再结扎肺动脉端，最后需要再次结扎导管主动脉端以确保完全阻断导管血流，检查导管震颤消失后，麻醉医师恢复血压，术毕超声评估结扎效果	无损伤镊 手术剪	图 6-2-6 图 6-2-2
关闭纵隔胸膜	用圆针 3-0 丝线间断缝合纵隔胸膜	持针器 无损伤镊 手术剪	图 6-2-5 图 6-2-6 图 6-2-2
关胸	圆针 1 号丝线间断缝合肋骨，关胸器闭合肋骨，再逐一打结丝线	持针器 组织镊 胸骨闭合器 手术剪	图 6-2-5 图 6-2-4 图 6-2-11 图 6-2-2
关闭切口	逐层缝合肌肉、皮下组织及皮肤	组织镊 持针器 手术剪	图 6-2-4 图 6-2-5 图 6-2-2

二、房间隔缺损修补术

（一）概述

1. **疾病定义**　房间隔缺损是胚胎发育过程中，第一房间隔过度消退或第二房间隔生长停滞，未与心内膜垫相连接，导致左心房、右心房之间异常沟通的先天性心脏畸形，分为原发孔房间隔缺损和继发孔房间隔缺损。原发孔房间隔缺损的实质是部分性心内膜垫缺损；继发孔房间隔缺损按缺损的位置常分为中央型、静脉窦型、下腔型、卵圆孔型和混合型等，可单独存在，也常伴发与其他心脏畸形。

2. **手术方法**　房间隔缺损修补术是最基本的体外循环手术，常作为心脏外科手术配合训练的示范手术。根据缺损大小和位置可选择直接缝合、补片修补等。体外循环方式可选择主动脉阻断停搏、心脏诱颤、心脏窦律不停搏等。

3. **常见手术方式**　体外循环下胸部正中切口房间隔缺损修补术。

（二）体外循环下胸部正中切口房间隔缺损修补术

1. **手术体位**　仰卧位。

2. **手术器械配置**

基础手术器械

表 6-2-3　胸部正中切口房间隔缺损修补术基础器械配置表

名称	类别	数量	常用规格	描述	应用范围	使用注意事项	附图	编号
吸引器头	吸引器	2	220mm 5 孔细 ×2	根据工作端，分为直型吸引器头及弯型吸引器头	用于心内吸引	防止吸引器头堵塞		图 6-2-12
动脉阻断钳	钳	1	120～240mm	根据应用部位和功能的不同有不同名称。常用材质分为不锈钢和钛合金。为了能阻断不同部位管脉，工作端有各种不同形状	用于主动脉完全阻断	注意检查闭合功能状态		图 6-2-13
手术刀	刀	1	7#	刀柄一般可重复使用，刀片为一次性使用	深部组织的切开	刀片的无菌包装是否破坏，使用时不能戳穿无菌桌面		图 6-2-14
血管剪	剪	1	180mm	根据医师的手术习惯不同可分为标准指环柄血管剪或弹簧柄血管剪。此外根据材质又分为普通不锈钢器械和带涂层器械	用于心脏内组织的剪切	血管剪属于精细器械，不可用于其他		图 6-2-15
持针器	钳	2	170mm，190mm	工作端为直型，带碳钨镶片	用于缝合组织及结扎出血部位	持针器应注意对应相应的缝针型号		图 6-2-16
心脏拉钩	拉钩	4	头宽 0.5cm×2 1.0cm×2	根据工作端深度及宽度选择适合的拉钩	用于牵拉心房、心室，暴露手术视野	具有一定的硬度和可塑性，手术医师可根据术野暴露需要对拉钩弧度进行调整		图 6-2-17
无损伤镊	镊	4	2mm 180mm×2 220mm×2	工作端为直 DeBakey 齿形，确保夹持组织、血管的过程中无损伤	夹持需保护的组织、器官	不可用于夹持皮肤等粗糙组织		图 6-2-18

3. 胸部正中切口手术步骤及使用器械

表 6-2-4 胸部正中切口房间隔缺损修补术手术步骤及使用器械表

主要手术步骤 1	主要手术步骤 2	使用器械名称	使用器械编号
胸骨正中切口	见表 6-1-2		
建立体外循环	见表 6-1-6		
探查房间隔缺损情况	切开右心房，心内拉钩牵开暴露房间隔缺损，探查缺损部位、大小、位置及合并的畸形	手术刀 心脏拉钩 无损伤镊 直角钳	图 6-2-14 图 6-2-17 图 6-2-18 图 6-2-9
房间隔缺损缝合（缺损小边缘齐可单纯缝合，缺损大需补片修补）	单纯缝合直接选择合适的血管缝线进行连续缝合，补片修补选用涤纶补片或自体心包修剪成合适大小形状进行修补	血管剪 无损伤镊 心脏拉钩 持针器 吸引头	图 6-2-15 图 6-2-18 图 6-2-17 图 6-2-16 图 6-2-12
关闭右心房切口	选用合适的血管缝线连续缝合右心房切口	无损伤镊 持针器 线剪	图 6-2-18 图 6-2-16 图 6-2-2
并行循环，恢复心脏功能	切口缝合完毕，松开阻断钳，开放主动脉及上、下腔静脉		
停止人工心肺转流	夹闭上下腔静脉插管，拔出腔静脉插管并荷包打结，拔出主动脉插管并荷包打结，检查手术野充分止血	管道钳 无损伤镊 手术剪	图 6-1-25 图 6-2-18 图 6-2-2
关胸	见表 6-1-2		

三、室间隔缺损修补术

（一）概述

1. 室间隔缺损心脏病定义 室间隔缺损是指心脏室间隔在胚胎期发育不全，形成异常交通，于心室水平产生由左向右的分流，可单独存在或伴发于其他心脏畸形，是常见的先天性心脏病，约占先天性心脏病发病总数的 20%。

2. 手术方法

（1）单纯直接缝合法：适用于缺损直径小于 1.0cm 而缺损边缘为白色纤维者，膜周型室间隔或缺损较小伴轻度主动脉瓣脱垂的干下型室间隔缺损，一般采用间断带小垫片褥式缝合法，直接缝在纤维组织上使缺损闭合，有时为了加固在褥式缝线间再用"8"字缝合一针，直接缝合时应注意纤维组织于肌性组织之间是否粘连融合紧密，防止撕脱。

（2）补片修补法：适用于较大的缺损、周边纤维组织不全及较大的干型室间隔缺损、隔瓣下型等特殊部位的缺损，可采用尖端褥式缝合四周,也可连续缝合,如采用尖端（右后下缘）和连续（上方和左侧缘）混合缝合法。

3. 常见手术方式

（1）体外循环下室间隔缺损修补术。

（2）室间隔缺损封堵术。

（二）体外循环下室间隔缺损修补术

1. 手术体位 仰卧位。

2. 手术器械配置

（1）基础手术器械

表 6-2-5　体外循环下室间隔缺损修补术基础器械配置表

名称	类别	数量	常用规格	描述	应用范围	使用注意事项	附图	编号
剥离剪	剪	1	200mm	头端有直、弯两种类型，大小长短不一	分离周围组织	剥离剪不可用于剪切缝线		图 6-2-19
直蚊式	钳	10	125mm	头部较细小、精巧的止血钳称为蚊式止血钳，又称为蚊式钳。根据形状可分为直型和弯型，根据工作端可分为标准型和精细型	根据操作范围，选择适合的长度，建立入路一般使用125mm蚊式止血钳	止血钳不可用于夹闭脆弱组织或器官，以免造成不可逆的损伤。避免用止血钳固定敷料、导管等，以免工作端发生变形、错齿等损坏		图 6-2-20
弯蚊式	钳	10	125mm	头部较细小、精巧的止血钳称为蚊式止血钳，又称为蚊式钳。根据形状可分为直型和弯型，根据工作端可分为标准型和精细型	供夹持人体内血管、组织进行止血用	避免操作不当导致工作端变形、错齿		图 6-2-21
长弯止血钳	钳	4	180mm	也称为长弯钳，可分为有齿止血钳和无齿止血钳，根据形状分为直型止血钳和弯型止血钳	用于体外钝性分离浅部组织及扩大切口用	相对于中弯精细，避免操作不当导致工作端变形、错齿		图 6-2-22
直角钳	钳	1	90° 220mm	也称为米氏钳，工作端角度为90°或接近90°，有钝性或锐性头端两种	钝性分离组织、结扎用	避免操作不当导致工作端变形、错齿		图 6-2-23
组织钳（艾利斯钳）	钳	4	180mm	也称为鼠齿钳、皮钳，根据头端齿纹可分为有损伤艾利斯钳和无损伤艾利斯钳	用以对软组织的夹持、牵引，如皮瓣、筋膜或即将被切除的组织器官，更好地暴露术野，利于手术进行，也用于心肺转流管道的固定	避免操作不当导致工作端变形、错齿		图 6-2-24

（2）精密手术器械

表 6-2-6　体外循环下室间隔缺损修补术精密器械配置表

名称	类别	数量	常用规格	描述	应用范围	使用注意事项	附图	编号
心脏拉钩	拉钩	6	肺动脉拉钩×1 钝头神经拉钩×1 头宽（5mm×2 1mm×2）	根据工作端深度及宽度选择适合的拉钩	心脏外科手术中用于牵拉心房、心室，暴露手术视野	具有一定的硬度及可塑性，手术医师能根据术野暴露需要对拉钩弧度进行调整		图6-2-25
血管剪	剪	1	180mm	头端有直、弯两种类型，大小长短不一。又称为梅奥剪	用于血管修剪	不可用于剪切缝线		图6-2-26
显微血管剪	剪	2	常用角度为135°及45°弹簧手柄，长度180mm	根据医师的手术习惯不同可分为标准指环柄血管剪或弹簧柄血管剪。此外，根据材质又分为普通不锈钢器械和带涂层器械	显微手术或心脏、血管手术中用于修剪血管或分离组织间隙	不可用于剪切缝线		图6-2-27
无损伤镊	镊	4	200mm 头端1.8mm×3、2.5mm×3	工作端为直DeBakey齿形，确保夹持组织、血管过程中无损伤	夹持需保护的组织、器官，根据操作范围，选择适合的无损伤镊长度	不可用于拔取缝针，以免造成齿形损坏，损伤组织		图6-2-28
持针钳	钳	2	170mm 190 mm	一般分为普通不锈钢工作端和碳钨镶片工作端两种，碳钨镶片上的网格有 0.5、0.4、0.2 和光面四种，分别对应夹持3/0 及更大 针、4/0 ～ 6/0、6/0 ～ 10/0、9/0 ～ 11/0针	用于夹持缝针、缝合组织及缝扎出血部位	使用碳钨镶片持针器应注意其对应的缝针型号，用细密网纹的持针器夹持过粗的缝针容易造成镶片断裂		图6-2-29
显微血管镊	镊	2	185mm 200mm	工作端为直DeBakey齿形，确保夹持组织、血管的过程中无损伤	吻合时夹持血管	金刚砂涂层工作端可以夹持缝针。无损伤齿不可夹持缝针		图6-2-30
显微持针器	钳	2	170mm 220mm	工作端带金刚砂涂层，根据材质不同分为不锈钢显微持针器、钛合金显微持针器和铝钛氮合金显微持针器。根据工作端不同分为不锈钢显微持针器、碳钨合金镶片显微持针器和金刚砂涂层显微持针器	用于显微手术、心外旁路移植手术或肝移植手术等用于夹持精细缝针和持针器	需夹持对应尺寸的缝针		图6-2-31

续表

名称	类别	数量	常用规格	描述	应用范围	使用注意事项	附图	编号
进口吸引器头	吸引器	3	5孔细×2 5孔细×1	根据工作端，分为直型吸引器头及弯型吸引器头	用于心内吸引	防止吸引头堵塞		图6-2-32

3. 手术步骤及使用器械

表6-2-7 体外循环下室间隔缺损修补术手术步骤及使用器械表

主要手术步骤1	主要手术步骤2	使用器械名称	使用器械编号
胸骨正中切口	见表6-1-2		
建立体外循环，阻断主动脉	见表6-1-7		
矫治畸形：根据缺损部位选择不同切口	右心室切口（适用于肌部缺损）：在右心室切口边缘做2针牵引线，切开右心室，扩大切口。探查并修补室间隔缺损。目前几乎很少使用	7#手术刀柄11#刀片 弯蚊式 心脏拉钩 直角钳 显微血管镊 显微持针器 血管剪	图6-2-1 图6-2-21 图6-2-25 图6-2-23 图6-2-30 图6-2-31 图6-2-26
	右心房切口（适用于膜部缺损或流入部缺损）：平行房间沟在距其约1cm处向下静脉入口方向剪开右心房，经卵圆窝放置左心引流，将右心房切口前缘牵开，如果缺损不能充分暴露，在三尖瓣处切开部分三尖瓣隔瓣，可显露和修补大部分膜周部的缺损。单纯的膜部缺损一般较小，可用4-0室缺线直接缝合。缺损大的可用涤纶片或心包片修补，缝合方法同右心室切口修补。5-0（13mm）血管缝线或6-0（13mm）血管缝线重建三尖瓣隔瓣。5-0（13mm）血管缝线连续缝合右心房切口	7#手术刀柄11#刀片 心脏拉钩 血管剪 显微血管镊 显微持针器	图6-2-1 图6-2-25 图6-2-26 图6-2-30 图6-2-31
	肺动脉切口（适用于干下型） 距肺动脉瓣环5mm纵行切开主肺动脉，显露切口，这类缺损常需涤纶或心包片修补，方法同右心室切口。5-0（13mm）血管缝线或6-0（13mm）血管缝线连续缝合肺动脉切口，缺损较小时可用4-0室缺线2～3针作褥式缝合	7#手术刀柄11#刀片 心脏拉钩 血管剪 显微血管镊 显微持针器	图6-2-1 图6-2-25 图6-2-26 图6-2-30 图6-2-31
复温	巡回护士将手术床头部放低，手术医师松开阻断钳开放主动脉，主动脉根部动脉灌注管逆流排气，恢复全流量体外循环，观察心脏复跳情况及心肌颜色。连接心内除颤电极备用 同时通过体外循环辅助，患者体温恢复正常，心脏功能逐步恢复 手术医师拔出左心房引流管，预留荷包线结扎止血，剪线	手术线剪	图6-2-2
关胸	见表6-1-2		

四、房间隔缺损封堵术

（一）概述

参见"房间隔缺损修补术"。

（二）手术方式

1. 经胸小切口房间隔缺损封堵术。

2. 经股静脉穿刺房间隔缺损封堵术。

（三）经胸小切口房间隔缺损封堵术

1. 手术体位　仰卧位。

2. 手术器械配置

（1）基础手术器械配置

表 6-2-8　房间隔缺损封堵术基础手术器械配置表

名称	类别	数量	常用规格	描述	应用范围	使用注意事项	附图	编号
手术剪	组织剪 线剪 剥离剪	1 1 1	180mm 180mm 200mm	头端有直、弯两种类型，大小长短不一。又称为梅奥剪	游离组织间隙，剪去不要的组织、线头	用完及时擦去血迹，放置妥当，避免掉落，不可混用		图 6-2-33
手术刀	刀	2	4# 刀柄 7# 刀柄	刀柄一般可重复使用，刀片为一次性使用	深部组织的切开	刀片的无菌包装是否破损，使用时不能戳穿无菌面		图 6-2-34
组织镊	镊	1	125mm	用于术中夹持坚韧组织，夹持较牢固。有齿镊工作端可分为单齿、双齿镊和多齿镊	用于夹持皮肤或缝针	不可夹持脆弱组织和脏器，避免造成损伤		图 6-2-35
无损伤镊	镊	2	220mm	工作端为直 DeBakey 齿形，确保夹持组织、血管的过程中无损伤	夹持心脏各组织及血管	不可夹取其他坚硬物品，避免损伤镊子前端细齿		图 6-2-36
持针器	钳	3	180mm 粗头 ×1 血管持针器 200mm×1 220mm×1	一般分为普通不锈钢工作端和碳钨镶片工作端两种，碳钨镶片上的网格有 0.5、0.4、0.2 和 光面四种，分别对应夹持 3/0 及更大针、4/0～6/0、6/0～10/0、9/0～11/0 针	用于夹持缝针、缝合组织及缝扎出血部位	应注意对应的缝针型号		图 6-2-37
拉钩	拉钩	3	直角 拉钩 ×1 肺动脉 拉钩 ×1	根据工作端深度及宽度选择适合的拉钩	直角拉钩用于皮肤及表浅组织；肺动脉拉钩用于胸腔内的操作	两者不可混用		图 6-2-38

续表

名称	类别	数量	常用规格	描述	应用范围	使用注意事项	附图	编号
过线钩	拉钩	1	细 220mm 单头 ×1	可以根据术者要求选择左弯或右弯辅助缝合	内置过线钩的套管，用于插管后收紧荷包线	使用前后注意检查尖端钢丝钩是否完整		图 6-2-39
弯蚊式	钳	6	125mm×6	头部较细小、精巧的止血钳称为蚊式止血钳，又称为蚊式钳。根据形状可分为直型和弯型，根据工作端可分为标准型和精细型	供夹持人体内血管、组织作止血用，还用于固定荷包线及套管，收紧荷包，固定插管	导致工作端变形、错位		图 6-2-40
扁桃体止血钳	钳	4	200mm×4	也称为长弯钳，可分为有齿止血钳和无齿止血钳，根据形状分为直型止血钳和弯型止血钳	用于体外钝性分离浅部组织及扩大切口用	相对于中弯精细，避免操作不当导致工作端变形、错齿		图 6-2-41
考克	钳	4	180mm×4	根据工作端可分为直型和弯型两种，也称为可可钳、克氏钳	开胸时，可用于夹持剑突，以便胸骨锯开胸操作。关胸时，夹钢丝尖端以便拧紧钢丝	夹持骨骼过程中应注意避免操作不当导致工作端变形、错齿		图 6-2-42
巾钳	钳	2	140mm×2	工作端为尖型，夹持布类治疗巾	用于夹持治疗巾，规范导管、导线	不可用巾钳夹持脏器，以免对脏器造成损伤		图 6-2-43
组织钳（艾利斯钳）	钳	2	180mm×2	也称为鼠齿钳、皮钳，根据头端齿纹可分为有损伤艾利斯钳和无损伤艾利斯钳	用以对软组织的夹持牵引，如皮瓣、筋膜或即将被切除的组织器官，更好地暴露术野，利于手术进行，也用于心肺转流管道的固定	避免操作不当导致工作端变形、错位		图 6-2-44
腔静脉阻断钳	钳	2	60mm 双角弯60°、240mm 海更式双角弯	根据应用部位和功能的不同，有不同名称。常用材质分为不锈钢和钛合金。为了能阻断不同部位管脉，工作端有各种不同形状	用于暴露腔静脉	不能对血管有切割作用，注意检查闭合功能状态，及时维护更换		图 6-2-45
卵圆钳	钳	2	250mm 弯无齿×1 弯有齿×1	又称为海绵钳、持物钳，分直型和弯型，工作端分为有齿和光滑两种	用于夹持敷料消毒皮肤	不可用于夹持管道或血管组织		图 6-2-46

续表

名称	类别	数量	常用规格	描述	应用范围	使用注意事项	附图	编号
钢丝剪	剪	1	160mm×1	用于剪钢丝或克氏针	关闭胸腔时，普通缝线不能应对胸廓较大的张力，需使用钢丝进行闭合。钢丝剪用于剪断钢丝	使用前应注意所剪钢丝或克氏针的粗细是否符合剪切范围，超过剪切范围的材质容易造成钢丝剪刃口变钝		图6-2-47
钢丝持针器	钳	1	200mm×1	用于钳夹钢丝进行手术操作	关闭胸腔时，普通缝线不能应对胸廓较大的张力，故需使用钢丝进行闭合，钢丝钳可用于拧紧钢丝尾端以便固定胸骨	只能用于夹持钢丝，不能当持针器使用		图6-2-48
不锈钢碗	碗	1	300ml	用于盛放液体或术中物品	盛装无菌盐水和无菌冰盐水	注意根据实际需求选择合适大小的不锈钢碗		图6-2-49

（2）精密手术器械配置

表6-2-9　房间隔缺损封堵术精密手术器械配置表

名称	类别	数量	常用规格	描述	应用范围	使用注意事项	附图	编号
弹簧持针器	钳	2	530 170～225mm 538r （220mm、170mm）	工作端为直型，带金刚砂涂层	夹取血管缝线	及时清理血迹，不可用于夹持普通缝针		图6-2-50
吸引器头	吸引器	3	5孔细×1	根据工作端，分为直型吸引器头及弯型吸引器头	用于心内吸引	防止吸引头堵塞		图6-2-51
钛夹钳	钳	2	头端25°角长度203mm	工作端为弯型，带角度	用于永久性夹闭分支血管	只实用于细小血管，过粗的活动性血管出血则无法夹闭		图6-2-52

3. 手术步骤及使用器械

表6-2-10　房间隔缺损封堵术手术步骤及使用器械表

主要手术步骤1	主要手术步骤2	使用器械名称	使用器械编号
开胸	沿胸骨正中切口切开皮肤后，游离周围组织，经第4、5肋间隙进入胸腔，此时应暴露出乳内动脉，用钛夹钳夹持钛夹夹闭动脉后将其断开，暴露心包，悬吊心包，暴露心脏	手术刀 无损伤镊 手术剪 弯蚊式 钛夹钳 持针器	图6-2-34 图6-2-36 图6-2-33 图6-2-40 图6-2-52 图6-2-37

主要手术步骤 1	主要手术步骤 2	使用器械名称	使用器械编号
穿刺点定位	在食管超声引导下用无损伤镊在右心房壁标记穿刺点，用带垫片血管缝线在穿刺点处做荷包缝合，剪下缝针，将缝线套入内置过线钩的细阻断管（12 号硅胶尿管剪段制成）内，用弯蚊式牵引	无损伤镊 持针器 过线钩 弯蚊式 手术剪	图 6-2-36 图 6-2-37 图 6-2-39 图 6-2-40 图 6-2-33
封堵器准备	用 1%～2% 的肝素生理盐水溶液冲洗 16G 留置针及房间隔缺损封堵输送系统的各个部件，将鞘管芯插入 1 号鞘管待用，将封堵器泡入 37°生理盐水溶液中，根部旋入输送钢丝。在封堵器螺帽根部用血管缝线穿过少量网格后剪去缝针，线尾打结后放入 2 号鞘管，当缝线尾部穿出鞘管后拉住再将钢丝穿入 2 号鞘管，再次将带钢丝及缝线的封堵器浸入 37℃生理盐水溶液中，边抖动边拉住钢丝将封堵器收入鞘管内，此动作的意义为排出封堵器内的气体，放在一旁待用	不锈钢碗 持针器 手术剪	图 6-2-49 图 6-2-37 图 6-2-33
放置封堵器	用 16G 留置针从荷包中心刺入心房，取出针芯，将导丝从留置针鞘管内穿过，在食管超声引导下穿过房间隔缺损处，退出留置针鞘，将 1 号鞘管顺导丝插入心房，通过缺损处后连着管芯及导丝一起拔出，插入带有封堵器的 16G 鞘管，将左伞盘释放外拉使其紧贴房间隔缺损边沿，再释放右侧伞盘。抖动钢丝，进行推拉试验，经超声评估后旋转并取出钢丝及鞘管，剪断并抽出封堵器上的预制血管缝线	手术剪 弯蚊式	图 6-2-33 图 6-2-40
关闭切口	拔出阻断管将荷包打结，手术野充分止血，逐层关闭心包、肌肉、皮下组织及皮肤	手术剪 持针器 组织镊	图 6-2-33 图 6-2-37 图 6-2-35

五、法洛四联症手术

（一）概述

1. 法洛四联症心脏病定义 在发绀型先天性心脏病中，法洛四联症最多见。其发病率约占先天性心脏病的 10%，占发绀型先天性心脏病的 50%。由于法洛四联症的解剖变化很大，可以极其严重并伴有肺动脉闭锁和大量的侧支血管，也可仅为室间隔缺损伴流出道或肺动脉轻度狭窄，因此其手术疗效和结果有较大差异。目前一般法洛四联症手术治疗死亡率已降至 5% 以下，如不伴有肺动脉缺如或完全性房室通道等，其死亡率低于 2%。

2. 手术方法

（1）经右心房途径：先处理流出道梗阻，注意室间隔缺损前缘和主动脉瓣位置，并仔细辨认漏斗隔的壁束范围，示指抵于心外右心室游离壁处有助于显露。一般只要离断壁束，不需要处理隔束，仅切开肥厚梗阻的异常肌束即可。流出道通畅后可经三尖瓣行肺动脉瓣膜交界切开，如显露不佳，可行肺动脉干直切口完成肺动脉瓣膜交界切开。室间隔缺损采用连续缝合或间断缝合。

（2）经右心室途径：先处理流出道梗阻，限制漏斗部心室切口的长度很重要，切口的长度由圆锥隔的长度决定，四联征患者的圆锥隔长度变化相当大。如果圆锥隔发育不良或缺如，切口的长度应当限制在 5～6mm。切口不该超过调节束和右心室游离壁连接处，即三尖瓣前乳头肌起源处。

离断壁束和隔束在圆锥隔的融合，一般只需要切断圆锥隔的壁束。切口尽量离开上述融合点，保留 VSD 的心内膜缝闭合面，因为缝线缝在切断的肌肉上时很容易撕脱。心内膜为 VSD 的缝线提供支持，关闭 VSD 时缝线缝合部位的心内膜都不能破坏，否则易产生术后残余分流。

保留调节束尤其重要。它连接前游离壁到后室间隔，起右心室的中流砥柱作用。儿童的调节束或许十分肥大，能造成右心室流出道阻塞。这种情况下调节束应当部分但不是完全切除。在较大儿童中，连接隔束的室间隔表面可能有异常的肌肉束，也应当切除。新生儿和小婴儿很少有肌束需要切除。单纯肌束的切除是很有效的。

室间隔缺损可以选择间断缝合或连续缝合技术。间断缝合应用 5-0 双头针带垫片缝线，每一针间断缝合后进行牵拉可以暴露下一针缝合的位置。当圆锥乳头肌沿顺时针方向行走时，缝线应位于 VSD 下缘约 2mm 的位置。虽然传导束没有像膜部 VSD 和流入道 VSD 暴露良好，但它的位置在 VSD 的后下缘。缝合 VSD 后下角时仍应当小心。利用三尖瓣和主动脉瓣之间存在的纤维连接，通过三尖瓣隔瓣的右心房面放置缝线，垫片位于右心房侧。三尖瓣腱索相当纤细，尽量避免挂住腱索影响术后三尖瓣功能。

流出道切口补片扩大或跨瓣补片扩大，补片的前端要剪成椭圆形，而不是三角形，这非常重要，否则将导致补片远端狭窄。用补片的远端扩大左肺动脉，用补片的末端扩大心室切开后下端。应用 6-0 或 5-0 的 Prolene 线连续缝合。一般从切开肺动脉的左侧，距顶端 1cm 处开始缝合。补片应当有足够的宽度，当有血流充盈时肺动脉有正常的外观。为了检查补片是否有足够的宽度，放置一个有相同于扩大直径的 Hegar 扩张器以防止缝合缩小，在瓣环水平尤其重要。在心室切开的顶端，缝线应在补片上有足够的宽度，这样补片与心室的缝合处鼓起，防止心室切口处残余梗阻。

3. 常见手术方式

（1）体外循环下法洛四联症手术。

（2）法洛四联症 Hybrid 手术。

（二）体外循环下法洛四联症手术

1. 手术体位　仰卧位。

2. 手术器械配置

（1）基础手术器械配置

表 6-2-11　体外循环下法洛四联症手术基础器械配置表

名称	类别	数量	常用规格	描述	应用范围	使用注意事项	附图	编号
剥离剪	剪	1	200mm	头端有直、弯两种类型，大小长短不一	分离周围组织	不可用于剪切缝线		图 6-2-53
直蚊式	钳	10	125mm	头部较细小、精巧的止血钳称为蚊式止血钳，又称为蚊式钳。根据形状可分为直型和弯型，根据工作端可分为标准型和精细型	根据操作范围，选择适合的长度，建立入路一般使用 125mm 蚊式止血钳	止血钳不可用于夹闭脆弱组织或器官，会造成不可逆的损伤。避免用止血钳固定敷料、导管等，以免工作端发生变形、错齿等损坏		图 6-2-54
弯蚊式	钳	10	125mm	头部较细小、精巧的止血钳称为蚊式止血钳，又称为蚊式钳。根据形状可分为直型和弯型，根据工作端可分为标准型和精细型	供夹持人体内血管、组织作止血用	避免操作不当导致工作端变形、错齿		图 6-2-55

名称	类别	数量	常用规格	描述	应用范围	使用注意事项	附图	编号
长弯	钳	4	180mm	也称为长弯钳,可分为有齿止血钳和无齿止血钳,根据形状分为直型止血钳和弯型止血钳	用于体外钝性分离浅部组织及扩大切口	相对于中弯止血钳精细,避免操作不当导致工作端变形、错齿		图 6-2-56
直角钳	钳	1	90° 220mm	也称为米氏钳,工作端角度为90°或接近90°,有钝性或锐性头端两种	钝性分离组织、结扎	避免操作不当导致工作端变形、错齿		图 6-2-57
组织钳(艾利斯钳)	钳	4	180mm	也称为鼠齿钳、皮钳,根据头端齿纹可分为有损伤艾利斯钳和无损伤艾利斯钳	供外科手术时夹持组织	避免操作不当导致工作端变形、错齿		图 6-2-58
主动脉阻断钳	钳	3	45° 130mm×2	根据应用部位和功能的不同,有不同名称。常用材质分为不锈钢和钛合金。为了能阻断不同部位管脉,工作端有各种不同形状	用于主动脉完全阻断	注意检查闭合功能状态,及时维护更换		图 6-2-59

(2)精密手术器械配置

表 6-2-12 法洛四联症精密手术器械配置表

名称	类别	数量	常用规格	描述	应用范围	使用注意事项	附图	编号
血管剪	剪	1	180mm	头端有直、弯两种类型,大小长短不一。又称为梅奥剪	用于血管修剪	不可用于剪切缝线		图 6-2-60
显微血管剪	剪	2	常用角度为135°及45°弹簧手柄,长度180mm	根据医师的手术习惯不同可分为标准指环柄血管剪刀或弹簧柄血管剪刀。此外,根据材质又分为普通不锈和带涂层器械	显微手术或心脏、血管手术中用于修剪血管或分离组织间隙	不可用于剪切缝线		图 6-2-61
无损伤镊	镊	4	200mm 头端 1.8mm×2、2.5mm×2	工作端为直 DeBakey 齿形,确保夹持组织、血管的过程中无损伤	夹持需保护的组织、器官,根据操作范围,选择适合的无损伤镊长度	无损伤镊不可用于拔取缝针,以免造成齿形损坏,损伤组织		图 6-2-62

续表

名称	类别	数量	常用规格	描述	应用范围	使用注意事项	附图	编号
持针器	钳	2	170mm 190mm	一般分为普通不锈钢工作端和碳钨镶片工作端两种，碳钨镶片上的网格有 0.5、0.4、0.2 和光面四种，分别对应夹持 3/0 及更大针、4/0～6/0、6/0～10/0、9/0～11/0 针	用于夹持缝针、缝合组织及缝扎出血部位	使用碳钨镶片持针器应注意其对应的缝针型号，用细密网格的持针器夹持过粗的缝针容易造成镶片断裂		图 6-2-63
显微血管镊	镊	2	185mm 200mm	工作端常见 DeBakey 齿形设计或金刚砂涂层设计，确保夹持组织、血管的过程中无损伤	吻合时夹持血管	金刚砂涂层工作端可以夹持缝针。无损伤齿不可夹持缝针		图 6-2-64
显微持针器	钳	2	170mm 220mm	工作端带金刚砂涂层，根据材质不同分为不锈钢显微持针器、钛合金显微持针器和铝钛氮合金显微持针器。根据工作端不同分为不锈钢显微持针器、碳钨合金镶片显微持针器和金刚砂涂层显微持针器	用于显微手术、心外旁路移植手术或肝移植手术等时夹持精细缝针和持针器	需夹持对应尺寸的缝针		图 6-2-65
进口吸引器头	吸引器	3	5 孔细 ×2 5 孔细 ×1	根据工作端分为直型吸引器头及弯型吸引器头	用于心内吸引	防止吸引头堵塞		图 6-2-66
心脏拉钩	拉钩	6	肺动脉拉钩 ×1 钝头神经拉钩 ×1 头宽 5mm×2 1mm×2	根据工作端深度及宽度选择适合的拉钩	用于牵拉心房、心室，暴露手术视野	具有一定的硬度和可塑性，手术医师可根据术野暴露需要对拉钩弧度进行调整		图 6-2-67
肺动脉探条	探条	4	320mm, 1.0～8.0mm	有各种直径探子，可塑型	探查肺动脉或流出道	注意探子有无磨损或起刺，以免损伤组织		图 6-2-68

3. 手术步骤及使用器械

表 6-2-13　体外循环下法洛四联症手术步骤及使用器械表

主要手术步骤 1	主要手术步骤 2	使用器械名称	使用器械编号
胸骨正中切口	见表 6-1-1		
建立体外循环，阻断主动脉	见表 6-1-7		
明确诊断，矫治畸形	心脏切口：单纯心内修复时，采用右心室纵行切口和平行房室间沟的右心房切口。对跨瓣环右心室流出道补片，沿肺动脉干近端做纵行切口直至右心室，充分暴露肺动脉瓣，沿二瓣叶或三瓣叶交界融合处切开；有肺动脉干和（或）一侧或两侧肺动脉开口狭窄时，则沿切口向上延伸至两侧肺动脉分叉和（或）切开一侧或两侧肺动脉开口	7# 手术刀柄 11# 刀片 心脏拉钩 显微血管镊 血管剪	图 6-2-1 图 6-2-67 图 6-2-64 图 6-2-60
	单纯心内修复：剪开右心房，暴露心内手术野，探查室间隔缺损情况。牵引右心室，切开右心室探查漏斗口，切除肥厚的隔壁束和大部分室上嵴，切除或切断右心室内异常柱。如有肺动脉瓣狭窄，则向上延长切口在瓣膜交界处切开直至瓣环，并加以扩张，解除其狭窄。肺动脉探条探查肺动脉瓣大小，评估狭窄解除情况。探条选择可根据患者体表面积计算（表 6-2-14）。手术医师修剪好适宜的补片（可选用涤纶布补片、外科生物补片或自体心包补片），并用 5-0（13mm）血管缝线或 6-0（13mm）血管缝线做室间隔缺损修补，行单纯连续的缝合，或者在危险区先用数个 4-0 室间隔缺损线做间断褥式缝合、再做连续缝合	7# 手术刀柄 11# 刀片 心脏拉钩 弯蚊式 肺动脉探条 血管剪 显微血管镊 显微持针器	图 6-2-1 图 6-2-67 图 6-2-55 图 6-2-68 图 6-2-60 图 6-2-64 图 6-2-65
	右心室流出道加宽：根据肺动脉狭窄的部位和室间隔缺损的类型，有以下几种手术方式 （1）漏斗部管状狭窄或高位漏斗部狭窄的类型：用心包补片加宽右心室流出道，用 5-0（13mm）血管缝线做连续缝合至右心室纵行切口的边缘上 （2）有肺动脉干狭窄的类型：手术医师将肺动脉切口延伸至其远端探查并做两侧肺动脉开口的扩张，后行跨瓣环右心室流出道补片 （3）肺动脉瓣发育不良的类型：跨瓣环带单瓣的右心室流出道补片	7# 手术刀柄 11# 刀片 心脏拉钩 显微血管剪 显微血管镊 显微持针器 肺动脉探条	图 6-2-1 图 6-2-67 图 6-2-61 图 6-2-64 图 6-2-65 图 6-2-68
复温	巡回护士将手术床头部放低，手术医师松开阻断钳开放主动脉，主动脉根部动脉灌注管逆流排气，观察心脏复跳情况及心肌颜色。连接心内除颤电极备用 同时通过体外循环辅助，患者体温恢复正常，心脏功能逐步恢复 手术医师检查各吻合口有无出血 停机血流动力学稳定后、超滤后、鱼精蛋白中和后分别测量右心室压、肺动脉压和主动脉根部压	手术剪 管道钳 无损伤镊	图 6-2-33 图 6-1-25 图 6-2-6
关胸	见表 6-1-2		

表 6-2-14　正常瓣膜直径均值

体表面积（m²）	肺动脉瓣直径（mm）	体表面积（m²）	肺动脉瓣直径（mm）
0.25	8.4	0.80	14.2
0.30	9.3	0.90	14.8
0.35	10.1	1.00	15.3
0.40	10.7	1.20	16.2
0.45	11.3	1.40	17.0
0.50	11.9	1.60	17.6
0.60	12.8	1.80	18.2
0.70	13.5	2.00	18.0

第三节　心脏瓣膜手术

一、二尖瓣瓣膜疾病

（一）概述

1.二尖瓣瓣膜疾病定义　二尖瓣是左心室的附属结构，连接左心房与左心室并保证血液的单项流动，包括前瓣和后瓣，通过腱索和前乳头肌相连。在心室舒张期二尖瓣开放，血液从左心房进入左心室；心室收缩期二尖瓣关闭，主动脉瓣开放，血液被泵入主动脉，任何原因导致的二尖瓣不能充分打开或闭合，即为二尖瓣狭窄或关闭不全。二尖瓣病变在心脏瓣膜疾病中最为常见，其原因可能分为风湿性、退行性、缺血性、先天性和感染性等。二尖瓣组织增厚钙化，瓣叶活动度差，腱索和乳头肌的变化不能修复时就要置换二尖瓣。

2.手术方法　切除病变二尖瓣，置换成人工制造的机械二瓣瓣膜或生物二尖瓣瓣膜。

3.常见手术方式　二尖瓣置换术。

（二）二尖瓣置换手术

1.手术体位　仰卧位。

2.手术器械配置

（1）基础手术器械

表 6-3-1　二尖瓣置换手术心内操作的基础器械配置表

名称	类别	数量	常用规格	描述	应用范围	使用注意事项	附图	编号
无损伤镊	镊	4	220mm	工作端为直 DeBakey 齿形，确保夹持组织、血管的过程中无损伤	夹持需保护的组织、器官	不可用于夹持皮肤等粗糙组织		图 6-3-1
吸引器头	吸引器	2	200mm 5 孔或 9 孔	根据工作端，分为直型吸引器头及弯型吸引器头	用于心内吸引	防止吸引头堵塞		图 6-3-2

续表

名称	类别	数量	常用规格	描述	应用范围	使用注意事项	附图	编号
3L手术刀	刀	1	195mm	刀柄一般可重复使用，刀片为一次性使用	深部组织的切开	检查刀片的无菌包装是否被破坏，刀片用持针器夹持安装，避免割伤手指，使用时不能戳穿无菌桌面		图6-3-3
心脏瓣膜剪	剪	1	250mm	头端有直、弯两种类型，大小长短不一。刀口比普通组织剪薄，剪切更为锋利	用于心脏内层瓣膜等组织剪切	瓣膜剪精细，不用于其他使用		图6-3-4
心脏拉钩	拉钩	7	拉钩头宽10mm、15mm或20mm	根据工作端深度及宽度选择适合的拉钩	用于牵拉心房、心室，暴露手术视野	具有一定的硬度和可塑性，手术医师可根据术野暴露需要对拉钩弧度进行调整		图6-3-5
心脏瓣膜钳	钳	2	260mm	工作端侧弯，带齿，用于抓取瓣膜	用于抓取、暴露心脏瓣膜用	避免操作不当导致工作端变形、错齿		图6-3-6
长弯止血钳	钳	4	200mm×4	也称为长弯钳，可分为有齿止血钳和无齿止血钳，根据形状分为直型止血钳和弯型止血钳	用于体外钝性分离浅部组织及扩大切口	相对于中弯止血钳精细，避免操作不当导致工作端变形、错齿		图6-3-7
换瓣圈	—	1	—	—	对缝好心脏组织的换瓣线暂时予以固定，便于缝合人工瓣膜	调整换瓣圈的松紧度，避免切割换瓣线		图6-3-8
持针器	钳	6	220mm或250mm（金柄）	一般分为普通不锈钢工作端和碳钨镶片工作端两种，碳钨镶片上的网格有0.5、0.4、0.2和光面四种，分别对应夹持3/0及更大针、4/0～6/0、6/0～10/0、9/0～11/0针	用于夹持缝针、缝合组织及缝扎出血部位	持针器应注意对应的缝针型号		图6-3-9

续表

名称	类别	数量	常用规格	描述	应用范围	使用注意事项	附图	编号
弯蚊式	钳	10	125mm	头部较细小、精巧的止血钳称为蚊式止血钳，又称为蚊式钳。根据形状可分为直型和弯型，根据工作端可分为标准型和精细型	用于夹闭小血管或缝线悬吊	避免操作不当导致工作端变形、错齿		图 6-3-10
弯止血钳	钳	2	180mm	也常称为血管钳，可分为有齿止血钳和无齿止血钳，根据形状分为直型止血钳和弯型止血钳	钳带线或根据操作范围使用	不可用于夹闭脆弱组织或器官，避免造成不可逆损伤，也不能用于固定敷料或导管等，以免工作端错齿、变形		图 6-3-11
过线钩	过线钩	2	细 220mm 单头 ×1	可以根据术者要求选择左弯或右弯辅助缝合	内置过线钩的套管，用于插管后收紧荷包线	注意检查钢丝钩的完整性		图 6-3-12
腔静脉阻断钳	钳	2	60mm 双角弯 60°、240mm 海更式双角弯	根据应用部位和功能的不同，有不同名称。常用材质分为不锈钢和钛合金。为了能阻断不同部位管脉，工作端有各种不同形状	用于暴露腔静脉	不能对血管有切割作用，注意检查闭合功能状态，及时维护更换		图 6-3-13
肾蒂钳	钳	1	220mm	工作端有一定曲线形设计，无损伤齿型	用于暴露腔静脉	不能对血管有切割作用，注意检查闭合功能状态，及时维护更换		图 6-3-14
手术剪	剪	4	180mm 直尖 ×1 组织剪 ×2 超锋利 250mm	头端有直、弯两种类型，大小长短不一。又称为梅奥剪	线剪用于剪切缝线，组织剪用于切割组织和锐性剥离	线剪不可用于剪敷料或钢丝等硬物质		图 6-3-15
不锈钢碗	碗	2	300ml	用于盛放液体或术中物品	盛装无菌盐水和无菌冰盐水	注意根据实际需求选择合适大小的不锈钢碗		图 6-3-16
管道钳	钳	12	180mm	工作端为直型	用于夹闭循环管道	不可用于固定连接线和布类		图 6-3-17

续表

名称	类别	数量	常用规格	描述	应用范围	使用注意事项	附图	编号
无损止血钳	钳	4	180mm×4	根据工作端可分为直型和弯型两种，也称为可可钳、克氏钳	开胸时，可用于夹持剑突，以便胸骨锯开胸操作。关胸时，夹钢丝尖端，以便拧紧钢丝	夹持骨骼过程中应注意避免操作不当导致工作端变形、错齿		图 6-3-18
进口动脉阻断钳	钳	1	150～270mm	根据应用部位和功能的不同，有不同名称。常用材质分为不锈钢和钛合金。为了能阻断不同部位管脉，工作端有各种不同形状	用于主动脉完全阻断	注意检查闭合功能状态		图 6-3-19

（2）精密手术器械

表 6-3-2　二尖瓣置换手术精密器械配置表

名称	类别	数量	常用规格	描述	应用范围	使用注意事项	附图	编号
测瓣器	测量器	1	—	心脏瓣膜置换手术中与主动脉瓣或二尖瓣配合使用。头部由聚砜材料制成，手柄由不锈钢材料制成	瓣膜测量	测瓣器材料构成不同，注意灭菌方式		图 6-3-20
持瓣器	钳	10	—	心脏瓣膜置换手术中与主动脉瓣或二尖瓣配合使用。有不锈钢材质、镍钛合金材质，辅助瓣膜置入	固定瓣膜	厂家标注一次性，不可重复使用		图 6-3-21
试瓣器	钳	抓持器	—	高分子材料，用于瓣膜在患者的环内进行最终定位后，帮助对瓣叶的移动性进行评价	测验人工瓣膜的开闭情况	为一次性使用无菌产品，不可重复使用		图 6-3-22

3. 手术步骤及使用器械

表 6-3-3　二尖瓣置换手术步骤及使用器械表

主要手术步骤 1	主要手术步骤 2	使用器械名称	使用器械编号
胸骨正中切口	见表 6-1-2		
建立体外循环	见表 6-1-7		
灌注插管后开机转流	插管准备：2-0 涤纶线在主动脉插管下方缝灌注荷包，剪下缝针，缝线套入内置过线钩的阻断管的细阻断管内，用弯蚊式牵引。备用合适的灌注插针	持针器（金柄） 无损伤镊 手术剪 过线钩 弯蚊式	图 6-3-9 图 6-3-1 图 6-3-15 图 6-3-12 图 6-3-10
	插管：在缝线荷包中间插入灌注插管、弯蚊式收紧荷包线，中弯带 1/T 丝线结扎管道和荷包线阻断管。取出灌注针针芯，连接已经排气后的灌注管道	无损伤镊 弯蚊式 手术剪 弯止血钳	图 6-3-1 图 6-3-10 图 6-3-15 图 6-3-11

主要手术步骤 1	主要手术步骤 2	使用器械名称	使用器械编号
暴露上、下腔静脉	用直角钳和解剖剪游离上腔静脉，扁桃体止血钳夹阻断带，阻断带套住血管带再套入内置过线钩的粗管阻断管，用有损止血钳牵引，同法用于肾蒂钳游离下腔静脉并套带，分别阻断上、下腔静脉	无损伤镊 腔静脉阻断钳 肾蒂钳 长弯止血钳 过线钩 有损止血钳	图 6-3-1 图 6-3-13 图 6-3-14 图 6-3-7 图 6-3-12 图 6-3-18
停跳心脏	用动脉阻断钳阻断升主动脉 主动脉根部灌注心肌停跳液 收紧上、下腔静脉阻断带，并用有损止血钳固定 灌注心肌停跳液的同时用无菌冰盐水在心脏表面降温以保护心肌、辅助停跳	进口动脉阻断钳 无损伤镊 进口动脉阻断钳 不锈钢碗 吸引器头	图 6-3-19 图 6-3-1 图 6-3-19 图 6-3-16 图 6-3-2
探查二尖瓣	11# 手术刀切开右心房及房间隔，吸尽心腔内残留血液，用 2-0 涤纶线牵拉悬吊心房，心内拉钩牵开暴露二尖瓣瓣膜，探查二尖瓣瓣叶情况	3L 手术刀 心脏瓣膜剪 吸引器头 无损伤镊 心脏拉钩 持针器（金柄） 手术剪 弯蚊式	图 6-3-3 图 6-3-4 图 6-3-2 图 6-3-1 图 6-3-5 图 6-3-9 图 6-3-15 图 6-3-10
二尖瓣瓣膜置换	（1）切除病变二尖瓣瓣膜：瓣膜钳夹住病变二尖瓣，用 3L 手术刀 11# 刀片在腱索乳头肌处切断腱索，用扁桃体止血钳或无损伤钳夹住，然后用瓣膜剪将瓣膜切除	心脏瓣膜钳 无损伤镊 3L 手术刀柄 心脏瓣膜剪 长弯止血钳	图 6-3-6 图 6-3-1 图 6-3-3 图 6-3-4 图 6-3-7
	（2）测量二尖瓣瓣环尺寸：选择合适的测瓣器测量二尖瓣瓣环径的大小	无损伤镊 测瓣器	图 6-3-1 图 6-3-20
	（3）人工二尖瓣瓣膜置入：将选择好的人工二尖瓣瓣膜固定在持瓣器上，用双色 2-0 软扣带针线将瓣膜和二尖瓣瓣环按顺序缝合，剪下缝针并清点，将人工瓣膜送入二尖瓣瓣环后取下持瓣器，逐一打结缝线将人工瓣膜紧贴固定于二尖瓣瓣环上，试瓣器检查瓣膜开闭情况正常后剪除多余缝线	持瓣器 无损伤镊 持针器（金柄） 换瓣圈 试瓣器 心脏瓣膜剪	图 6-3-21 图 6-3-1 图 6-3-9 图 6-3-8 图 6-3-22 图 6-3-4
关闭房间隔	用无损伤镊和 4-0（17mm）血管缝线缝合房间隔	持针器（金柄） 无损伤镊 手术剪	图 6-3-9 图 6-3-1 图 6-3-15
关闭心房切口	用无损伤镊和 4-0（17mm）血管缝线缝合右心房	持针器（金柄） 无损伤镊 手术剪	图 6-3-9 图 6-3-1 图 6-3-15
并行循环，恢复心脏的功能	松开阻断钳，开放主动脉，主动脉根部动脉灌注管逆流排气，恢复全流量体外循环。通过体外循环辅助，恢复患者体温至正常，可用无菌温生理盐水冲洗创腔，心脏功能逐步恢复	不锈钢碗 吸引器头	图 6-3-16 图 6-3-2
停止人工心肺转流	管道钳夹闭上、下腔静脉插管，拔除腔静脉插管，去掉荷包线套管，收紧荷包线打结。拔除主动脉插管，主动脉插管内外荷包缝线结扎，手术野充分止血	管道钳 手术剪	图 6-3-17 图 6-3-15
关闭心包及各类切口	见表 6-1-2		

二、主动脉瓣置换术

（一）概述

1. 主动脉瓣的生理解剖和主动脉瓣置换术适应证 主动脉瓣位于主动脉从左心室发出处，由瓣叶、瓣环瓣间纤维和瓣窦组成，使血流向主动脉单向流动并完成血液循环。常见的主动脉瓣病变有先天性二叶化畸形、退行性变化脱垂、风湿性狭窄钙化伴关闭不全等。

主动脉瓣置换术适用于主动脉瓣中度以上狭窄、关闭不全，瓣膜钙化或细菌性心内膜炎所致的瓣膜损毁等，是主动脉疾病的重要治疗手段之一，在风湿性病变中应用尤为广泛。置换的主动脉瓣有人工机械瓣、人工生物瓣及同种瓣，分别应用于不同的病因和年龄段人群。

2. 手术方法 主动脉瓣置换术是将病变的瓣膜切除后，换上合适的人工机械瓣或人工生物瓣的外科手术。

3. 常见手术方式 主动脉瓣置换术。

（二）主动脉瓣置换手术

1. 手术体位 仰卧位。

2. 手术器械的配置

基础手术器械配置

表 6-3-4　主动脉瓣置换手术基础手术器械配置表

名称	类别	数量	常用规格	描述	应用范围	使用注意事项	附图	编号
吸引器头	吸引器	2	220mm 5孔或9孔	根据工作端，分为直型吸引器头及弯型吸引器头	用于心内吸引	防止吸引头堵塞		图 6-3-23
动脉阻断钳	钳	1	180～220mm	根据应用部位和功能的不同，有不同名称。常用材质分为不锈钢和钛合金。为了能阻断不同部位管脉，工作端有各种不同的形状	用于主动脉完全阻断	注意检查闭合功能状态		图 6-3-24
管道钳	钳	4	190mm	工作端为直型	用于夹闭循环管道	注意检查闭合功能状态，及时维护更换		图 6-3-25
3L手术刀	刀	1	195mm	刀柄一般可重复使用，刀片为一次性使用	深部组织的切开	刀片的无菌包装是否被破坏，使用时不能戳穿无菌桌面		图 6-3-26
心脏瓣膜剪	剪	1	250mm	头端有直、弯两种类型，大小长短不一。刀口比普通组织剪薄，剪切更为锋利	用于心脏内层瓣膜等组织剪切	瓣膜剪精细，不用于他用		图 6-3-27

续表

名称	类别	数量	常用规格	描述	应用范围	使用注意事项	附图	编号
扁桃体止血钳	钳	4	180mm	也称为长弯钳，可分为有齿止血钳和无齿止血钳，根据形状分为直型止血钳和弯型止血钳	用于体外钝性分离浅部组织及扩大切口	相对于中弯止血钳精细，避免操作不当导致工作端变形、错齿		图 6-3-28
心脏拉钩	拉钩	7	拉钩头宽10mm、15mm或20mm	根据工作端深度及宽度选择适合的拉钩	心脏外科手术中用于牵拉心房、心室，暴露手术视野	具有一定的硬度及可塑性，手术医师能根据术野暴露需要对拉钩弧度进行调整		图 6-3-29
换瓣圈		1	—	—	对缝好心脏组织的换瓣线暂时予以固定，便于缝合人工瓣膜	调整换瓣圈的松紧度，避免切割换瓣线		图 6-3-30
无损伤镊	镊	4	200mm头端1.8mm×3、2.5mm×3	工作端为直DeBakey齿形，确保夹持组织、血管的过程中无损伤	夹持需保护的组织、器官，根据操作范围选择适合的无损伤镊长度	无损伤镊不可用于拔取缝针，以免造成齿形损坏，损伤组织		图 6-3-31
不锈钢碗	碗	2	300ml	用于盛放液体或术中物品	盛装无菌盐水和无菌冰盐水	注意根据实际需求选择合适大小的不锈钢碗		图 6-3-32
弯蚊式	钳	10	125mm	头部较细小、精巧的止血钳称为蚊式止血钳，又称为蚊式钳。根据形状可分为直型和弯型，根据工作端可分为标准型和精细型	供夹持人体内血管、组织作止血用	避免操作不当导致工作端变形、错齿		图 6-3-33
管道钳	钳	4	190mm	工作端为直型	用于夹闭循环管道	不可用于固定连接线和布类		图 6-3-34
组织剪	剪	2	180mm	头端有直、弯两种类型，大小长短不一。又称为梅奥剪	用于切割组织和锐性剥离	不可用于剪敷料或钢丝等硬物质		图 6-3-35
长持针器	钳	6	250mm	一般分为普通不锈钢工作端和碳钨镶片工作端两种，碳钨镶片上的网格有0.5、0.4、0.2和光面四种，分别对应夹持3/0及更大针、4/0～6/0、6/0～10/0、9/0～11/0针	用于夹持缝针、缝合组织及缝扎出血部位	应注意对应的缝针型号		图 6-3-36

3. 手术步骤及使用器械

表 6-3-5 主动脉瓣置换术手术步骤及使用器械表

主要手术步骤 1	主要手术步骤 2	使用器械名称	使用器械编号
胸骨正中切口	见表 6-1-2		
建立体外循环	见表 6-1-6		
主动脉瓣切除	递心内吸引头吸尽主动脉内残留血液，用心脏拉钩显露主动脉瓣，用无损伤镊夹住病变主动脉瓣，然后用心脏瓣膜剪沿瓣环切除病变主动脉瓣，清除钙化斑块	吸引器头 心脏拉钩 心脏瓣膜剪 无损伤镊 弯蚊式	图 6-3-23 图 6-3-29 图 6-3-27 图 6-3-31 图 6-3-33
主动脉瓣植入	瓣膜测量器测量瓣环的大小，换瓣线在瓣环上做间断褥式缝合，并固定于换瓣圈上。测瓣器测量主动脉瓣环大小，选择合适的瓣膜，将换瓣线按顺序逐一缝合于人工瓣膜缝合环，剪下缝针并清点。将瓣膜送入主动脉瓣环后，去除瓣膜持瓣器固定缝线，取出持瓣器，逐一打结瓣膜缝线，将人工瓣膜固定于主动脉瓣瓣环上，用试瓣器测试人工瓣膜的开闭情况，确认瓣膜开闭正常后剪除多余缝线	3L 手术刀 11# 刀片 心脏瓣膜剪 无损伤镊 长持针器 换瓣圈 心脏拉钩	图 6-3-26 图 6-3-27 图 6-3-31 图 6-3-36 图 6-3-30 图 6-3-29
关闭主动脉切口	4-0（17mm）血管缝线带毛毡垫片连续缝合关闭主动脉切口壁，同时体外循环医师开始血液复温	长持针器 无损伤镊 组织剪	图 6-3-36 图 6-3-31 图 6-3-35
并行循环，恢复心脏功能，停止人工心肺转流	切口缝合完毕，手术床头部放低，开放主动脉，灌注管逆转做主动脉根部排气。辅助循环，待体温、心功能恢复后，逐步撤除体外循环	组织剪 管道钳	图 6-3-35 图 6-3-34
关胸	见表 6-1-2		

三、二尖瓣瓣膜成形术

（一）概述

1. 疾病概述　二尖瓣是左心室的附属结构，连接左心房与左心室并保证血液的单项流动，包括前瓣和后瓣，通过腱索和前乳头肌相连。在心室舒张期二尖瓣开放，血液从左心房进入左心室；心室收缩期二尖瓣关闭，主动脉瓣开放，血液被泵入主动脉，任何原因导致的二尖瓣不能充分打开或闭合，即为二尖瓣狭窄或关闭不全。二尖瓣病变在心脏瓣膜疾病中最为常见，其原因可能分为风湿性、退行性、缺血性、先天性和感染性等。

2. 手术方法　可分为加用成形环的成形术和用缝线缩环术两类。主要原理是缩小扩张的后叶瓣环使后叶向前叶方向靠拢，增加前、后叶的对合，矫正关闭不全。单用人造成形环矫正因瓣环扩大所致的关闭不全，或结合对瓣叶、腱索等成形时使用人造成形环做缩环术。

3. 常见手术方式

（1）人造成形环行瓣环成形术。

（2）Reed 法缩环术。

（3）交界区折叠缩环术。

（4）后叶瓣环半荷包缩环术。

（二）二尖瓣瓣膜成形术

1. 手术体位　仰卧位。

2. 手术器械配置

（1）基础手术器械

表 6-3-6　二尖瓣瓣膜成形术心内操作基础器械配置表

名称	类别	数量	常用规格	描述	应用范围	使用注意事项	附图	编号
无损伤镊	镊	4	220mm	工作端为直 DeBakey 齿形，确保夹持组织、血管的过程中无损伤	夹持需保护的组织、器官	不可用于夹持皮肤等粗糙组织		图 6-3-37
吸引器头	吸引器	2	200mm 5孔或9孔	根据工作端，分为直型吸引器头及弯型吸引器头	用于心内吸引	防止吸引器头堵塞		图 6-3-38
3L 手术刀	刀	1	195mm	刀柄一般可重复使用，刀片为一次性使用	深部组织的切开	检查刀片的无菌包装是否被破坏，刀片用持针器夹持安装，避免割伤手指，使用时不能戳穿无菌面		图 6-3-39
心脏瓣膜剪	剪	1	250mm	头端有直、弯两种类型，大小长短不一。刃口比普通组织剪薄，剪切更为锋利	用于心脏内层瓣膜等组织剪切	瓣膜剪精细，不用于其他方面		图 6-3-40
心脏拉钩	拉钩	7	拉钩头宽10mm、15mm或20mm	根据工作端深度及宽度选择适合的拉钩	用于牵拉心房、心室，暴露手术视野	具有一定的硬度和可塑性，手术医师可根据术野暴露需要对拉钩弧度进行调整		图 6-3-41
换瓣圈		1	—	—	对缝好心脏组织的换瓣线暂时予以固定，便于缝合人工瓣膜	调整换瓣圈的松紧度，避免切割换瓣线		图 6-3-42
弯蚊式	钳	10	125mm	头部较细小、精巧的止血钳称为蚊式止血钳，又称为蚊式钳。根据形状可分为直型和弯型，根据工作端可分为标准型和精细型	用于夹闭小血管或缝线悬吊	避免操作不当导致变形、错齿		图 6-3-43
扁桃体止血钳	钳	4	200mm 弯全齿	也称为长弯钳，可分为有齿止血钳和无齿止血钳，根据形状分为直型止血钳和弯型止血钳	用于体外钝性分离浅部组织及扩大切口	相对于中弯止血钳精细，避免操作不当导致工作端变形、错齿		图 6-3-44

名称	类别	数量	常用规格	描述	应用范围	使用注意事项	附图	编号
过线钩	拉钩	1	细220mm 单头×1	可以根据术者要求选择左弯或右弯辅助缝合	内置过线钩的套管,用于插管后收紧荷包线	注意检查钢丝钩完整性		图6-3-45
直角钳	钳	1	90° 220mm	也称为米氏钳,工作端角度为90°或接近90°,有钝性头端和锐性头端两种	钝性分离组织,结扎细小血管	避免操作不当导致工作端变形、错齿		图6-3-46
腔静脉阻断钳	钳	2	60mm 双角弯60°、240mm 海更式双角弯	根据应用部位和功能的不同,有不同名称。常用材质分为不锈钢和钛合金。为了能阻断不同部位管脉,工作端有各种不同形状	用于暴露腔静脉	不能对血管有切割作用,注意检查闭合功能状态,及时维护更换		图6-3-47
肾蒂钳	钳	1	220mm	工作端有一定曲线形设计,无损伤齿型	用于暴露腔静脉	不能对血管有切割作用,注意检查闭合功能状态,及时维护更换		图6-3-48
不锈钢碗	碗	2	300ml	用于盛放液体或术中物品	盛装无菌盐水和无菌冰盐水	注意根据实际需求选择合适大小的不锈钢碗		图6-3-49
管道钳	钳	4	190mm	工作端为直型	用于夹闭循环管道	不可用于固定连接线和布类		图6-3-50
有齿止血钳	钳	12	180mm	根据工作端可分为直型和弯型两种,也称为可可钳、克氏钳	开胸时,可用于夹持剑突,以便胸骨锯开胸操作。关胸时,夹钢丝尖端,以便拧紧钢丝	夹持骨骼过程中应注意避免操作不当导致工作端变形、错齿		图6-3-51
进口动脉阻断钳	钳	1	180～220mm	根据应用部位和功能的不同,有不同名称。常用材质分为不锈钢和钛合金。为了能阻断不同部位管脉,工作端有各种不同形状	用于主动脉完全阻断	注意检查闭合功能状态		图6-3-52

（2）精密手术器械配置

表 6-3-7　二尖瓣瓣膜成形术精密手术器械配置表

名称	类别	数量	常用规格	描述	应用范围	使用注意事项	附图	编号
测瓣器	测量器	1	—	心脏瓣膜置换手术中与主动脉瓣或二尖瓣配合使用。头部由聚砜材料制成，手柄由不锈钢材料制成	瓣膜测量	测瓣器材料构成不同，注意灭菌方式		图 6-3-53
持瓣器	抓持器	10	—	心脏瓣膜置换手术中与主动脉瓣或二尖瓣配合使用。有不锈钢材质、镍钛合金材质，辅助瓣膜置入	固定瓣膜	厂家标注一次性，不可重复使用		图 6-3-54
神经拉钩	拉钩	3	长 235mm 幅度为 45°、90°、135°	根据不同的操作需求选择合适的拉钩	检测人工瓣环的开闭情况	避免操作不当导致工作端变形		图 6-3-55

3. 手术步骤及使用器械

表 6-3-8　二尖瓣瓣膜成形术（人造成形环行瓣环成形术）步骤及使用器械表

主要手术步骤1	主要手术步骤2	使用器械名称	使用器械编号
胸骨正中切口	见表 6-1-2		
建立体外循环	见表 6-1-7		
灌注插管后开机转流	插管准备：2-0 涤纶线在主动脉插管下方缝灌注荷包，剪下缝针，缝线套入内置过线钩的阻断管的细阻断管内，用弯蚊式止血钳牵引。备用合适的灌注插针	持针器（金柄）无损伤镊 手术剪 过线钩 弯蚊式	图 6-3-9 图 6-3-37 图 6-3-15 图 6-3-45 图 6-3-43
	插管：在缝线荷包中间插入灌注插管，用弯蚊式收紧荷包线，用中弯止血钳带 1/T 丝线结扎管道和荷包线阻断管。取出灌注针针芯，连接已经排气后的灌注管道	无损伤镊 弯蚊式 手术剪	图 6-3-37 图 6-3-43 图 6-3-15
暴露上、下腔静脉	用直角钳和解剖剪游离上腔静脉，扁桃体止血钳夹阻断带，阻断带套住血管带再套入内置过线钩的粗管阻断管，用有齿止血钳牵引，同法用肾蒂钳游离下腔静脉并套带，分别阻断上、下腔静脉	无损伤镊 直角钳 腔静脉阻断钳 肾蒂钳 扁桃体止血钳 过线钩 有齿止血钳 弯蚊式	图 6-3-37 图 6-3-46 图 6-3-47 图 6-3-48 图 6-3-44 图 6-3-45 图 6-3-51 图 6-3-43
停跳心脏	用动脉阻断钳阻断升主动脉 主动脉根部灌注心肌停跳液 收紧上、下腔静脉阻断带，并用有齿止血钳固定 灌注心肌停跳液的同时用无菌冰盐水在心脏表面降温以保护心肌辅助停跳	进口动脉阻断钳 无损伤镊 有齿止血钳 不锈钢碗 吸引器头	图 6-3-52 图 6-3-37 图 6-3-51 图 6-3-49 图 6-3-38

续表

主要手术步骤 1	主要手术步骤 2	使用器械名称	使用器械编号
探查二尖瓣瓣膜	11# 手术刀切开右心房及房间隔，吸尽心腔内残留血液，2-0 涤纶线牵引心房，心脏拉钩牵开暴露二尖瓣瓣膜，探查二尖瓣瓣叶情况	3L 手术刀 心脏瓣膜剪 吸引头 无损伤镊 心脏拉钩 持针器（金柄） 手术剪 弯蚊式 神经拉钩	图 6-3-39 图 6-3-40 图 6-3-38 图 6-3-37 图 6-3-41 图 6-3-9 图 6-3-15 图 6-3-43 图 6-3-55
二尖瓣瓣膜成形	（1）修剪二尖瓣瓣膜组织：用瓣膜剪剥离增厚的纤维组织，减除瓣叶局灶性片状钙化，用 3L 手术刀 11# 刀片留下正常腱索及劈开融合的腱索，同时劈开乳头肌，用神经拉钩探查瓣膜，然后取自体心包补片修补	心脏瓣膜钳 无损伤镊 3L 手术刀 心脏瓣膜剪 神经拉钩	图 6-3-6 图 6-3-37 图 6-3-39 图 6-3-40 图 6-3-55
	（2）测量二尖瓣成形瓣环尺寸：选择合适的测瓣器测量二尖瓣瓣环径的大小	无损伤镊 测瓣器	图 6-3-37 图 6-3-53
	（3）人造二尖瓣成形环置入：将选择好的人造二尖瓣成形环固定在持环器上，双色 2-0 带针线将瓣膜和成形环缝合、贴紧、打结，检查瓣膜开闭情况	持瓣器 无损伤镊 持针器（金柄） 换瓣圈 试瓣器 心脏瓣膜剪	图 6-3-54 图 6-3-37 图 6-3-9 图 6-3-42 图 6-3-22 图 6-3-40
关闭房间隔	用 4-0（17mm）滑线缝合	持针器（金柄） 无损伤镊 手术剪	图 6-3-9 图 6-3-37 图 6-3-15
关闭心房切口	用 4-0（17mm）滑线缝合	持针器（金柄） 无损伤镊 手术剪	图 6-3-9 图 6-3-37 图 6-3-15
并行循环，恢复心脏的功能	松开阻断钳，开放主动脉，主动脉根部动脉灌注管逆流排气，恢复全流量体外循环。通过体外循环辅助，恢复患者体温至正常，可用无菌温生理盐水冲洗创腔，心脏功能逐步恢复	不锈钢碗 吸引头	图 6-3-49 图 6-3-38
停止人工心肺转流	用管道钳夹闭上、下腔静脉插管，拔除腔静脉插管，去掉荷包线套管，收紧荷包线打结。拔除主动脉插管，主动脉插管内外行荷包缝线结扎，手术野充分止血	管道钳 手术剪	图 6-3-50 图 6-3-15
关闭心包及各类切口	见 6-1-2		

四、三尖瓣瓣膜成形术

（一）概述

1. **三尖瓣瓣膜疾病概述**　三尖瓣是右心房室口由致密结缔组织构成的纤维支架环上附着的 3 个三角形瓣膜，三尖瓣如同一个"单向阀门"，保证血液循环通过一定流量由右心房向右心室方向流动，当右心室收缩时挤压室内血流，血液冲击瓣膜，三尖瓣关闭，血流不倒流入右心房。三尖瓣病变主要为三尖瓣闭锁、关闭不全和下移畸形仰卧位。

2. **手术方法**　有三尖瓣成形手术或置换手术，手术适应证为经明确诊断有明显的三尖瓣关闭不全、右心功能不全者。通常三尖瓣不做瓣膜置换手术，只有当瓣膜症状加重或成形效果不好时才实施瓣膜置换手术。

三尖瓣成形手术可分为用缝线缩环术和加用成形环的成形手术两类。

3. 常见手术方式

（1）Kay 瓣环成形手术。

（2）Devega 瓣环成形手术。

（3）人工瓣环置入三尖瓣瓣环成形手术。

（二）胸骨正中切口入路三尖瓣瓣环成形手术

1. 手术体位　仰卧位。

2. 手术器械配置

（1）基础手术器械

表 6-3-9　胸骨正中切口入路三尖瓣瓣环成形手术基础器械配置表

名称	类别	数量	常用规格	描述	应用范围	使用注意事项	附图	编号
吸引器头	吸引器	2	200mm 5 孔或 9 孔	根据工作端，分为直型吸引器头及弯型吸引器头	用于心内吸引	防止吸引器头堵塞		图 6-3-56
3L 手术刀	刀	1	195mm	刀柄一般可重复使用，刀片为一次性使用	深部组织的切开	刀片的无菌包装是否被破坏，使用时不能戳穿无菌面		图 6-3-57
线剪	剪	1	200mm	用于手术中剪切缝线。专用的线剪应有锯齿刃口，剪线时以免缝线滑脱，关节处具备防卡线设计	不同深部的剪切使用合适长度的线剪	不可用于剪敷料等硬物质		图 6-3-58
心脏瓣膜剪	剪	1	250mm	头端有直、弯两种类型，大小长短不一。刃口比普通组织剪薄，剪切更为锋利	用于心脏内层瓣膜等组织剪切	瓣膜剪精细，不用于其他方面		图 6-3-59
无损伤镊	镊	4	直头 2.4mm× 3.2mm 220mm 长	工作端为直 DeBakey 齿形，确保夹持组织、血管的过程中无损伤	供夹持血管或细软组织	如前端有细齿，不能夹持血管滑线等易切割物品		图 6-3-60
心脏拉钩	拉钩	7	拉钩头宽 10mm、15mm 或 20mm	根据工作端深度及宽度选择适合的拉钩	用于牵拉心房、心室，暴露手术视野	具有一定的硬度和可塑性，手术医师可根据术野暴露需要对拉钩弧度进行调整		图 6-3-61

续表

名称	类别	数量	常用规格	描述	应用范围	使用注意事项	附图	编号
长持针器	钳	6	220mm 250mm	一般分为普通不锈钢工作端和碳钨镶片工作端两种，碳钨镶片上的网格有0.5、0.4、0.2和光面四种，分别对应夹持3/0及更大针、4/0～6/0、6/0～10/0、9/0～11/0针	用于夹持缝针、缝合组织以缝扎出血部位	持针器应注意对应的缝针型号		图6-3-62
扁桃体止血钳	钳	4	200mm 弯全齿	也称为长弯钳，可分为有齿止血钳和无齿止血钳，根据形状分为直型止血钳和弯型止血钳	用于体外钝性分离浅部组织及扩大切口用	相对于中弯精细，避免操作不当导致工作端变形、错齿		图6-3-63
心脏瓣膜钳	钳	1	E0180R 侧弯长220	工作端侧弯，带齿，用于抓取瓣膜	用于抓取、暴露心脏瓣膜用	避免操作不当导致工作端变形、错齿		图6-3-64
管道钳	钳	4	190mm 进口 MD454R×1 MD453R×2	工作端为直型	用于夹闭循环管道	注意检查闭合功能状态，及时维护更换		图6-3-65
线剪	剪	1	180mm	用于手术中剪切缝线。专用的线剪应有锯齿刃口，剪线时以免缝线滑脱，关节处具备防卡线设计	不同深部的剪切，使用合适长度的线剪	不可用于剪敷料等硬物质		图6-3-66
组织剪	剪	2	180mm	头端有直、弯两种类型，大小长短不一。又称为梅奥剪	用于切割组织和锐性剥离	不可用于剪敷料或钢丝等硬物质		图6-3-67

（2）精密手术器械

表 6-3-10　胸骨正中切口入路三尖瓣瓣环成形手术精密器械配置表

名称	类别	数量	常用规格	描述	应用范围	使用注意事项	附图	编号
三尖瓣/环测瓣器	测量器	3	—	心脏瓣膜置换手术中与主动脉瓣或二尖瓣配合使用。头部由聚砜材料制成，手柄由不锈钢材料制成	用于三尖瓣瓣环测量	测瓣器材料构成不同，注意灭菌方式		图 6-3-68
三尖瓣持瓣器	抓持器	1	—	心脏瓣膜置换手术中与主动脉瓣或二尖瓣配合使用。有不锈钢材质、镍钛合金材质，辅助瓣膜置入	用于三尖瓣人工瓣环抓持器	厂家标注一次性，不可重复使用		图 6-3-69
神经拉钩	拉钩	3	长 235mm 幅度为 45°90°、135°	根据不同的操作需求选择合适的拉钩	用于三尖瓣探查	避免操作不当导致工作端变形		图 6-3-70

3. 手术步骤及使用器械

表 6-3-11　胸骨正中切口入路三尖瓣瓣环成形术的手术步骤及使用器械表

主要手术步骤 1	主要手术步骤 2	使用器械名称	使用器械编号
胸骨正中切口	见表 6-1-2		
建立体外循环	见表 6-1-6		
探查三尖瓣	递 3L 手术刀柄 11# 刀片切开右心房，用心脏瓣膜剪扩大右心房切口，用心脏拉钩、无损伤镊暴露三尖瓣，用心内吸引器头吸尽心腔内残留血液，传递注满生理盐水的冲洗器，通过三尖瓣瓣环向右心室注水，观察三尖瓣叶情况，若瓣叶无器质性病变，行瓣环成形手术	3L 手术刀 心脏瓣膜剪 心脏拉钩 无损伤镊 吸引器头 扁桃体止血钳 心脏瓣膜钳 神经拉钩 三尖瓣/环测瓣器	图 6-3-57 图 6-3-59 图 6-3-61 图 6-3-60 图 6-3-56 图 6-3-63 图 6-3-64 图 6-3-70 图 6-3-68
三尖瓣成形手术	Kay 瓣环成形手术：用 3-0（26mm）血管缝线带涤纶垫片（涤纶补片剪制）从前后瓣交界的前瓣进针，从隔后瓣交界的隔瓣出针，"8"字缝合后瓣	长持针钳 无损伤镊 线剪	图 6-3-62 图 6-3-60 图 6-3-66
	Devega 瓣环成形手术：用 3-0（26mm）血管缝线带涤纶垫片（涤纶补片剪制）从前隔瓣交界进针顺时针向前绕瓣环缝合，缝至后隔叶交界处，将瓣膜测量器放置于三尖瓣瓣环处，测量并确定合适口径后拉紧缝线打结，折叠缩小瓣环	长持针钳 无损伤镊 线剪	图 6-3-62 图 6-3-60 图 6-3-66
	人工瓣环置入三尖瓣成形手术适用于瓣环高度扩大、反流量大或伴有肺动脉高压者。用瓣环测量器测量瓣环的大小，用 2-0 瓣膜成形线在瓣环上做间断缝合，然后穿过选用的成型环缝合，剪下缝针并清点，缝线用弯蚊式夹住。在成形环送入心腔时，器械护士用冲洗器吸入生理盐水浸湿成形环，成形环放置于适宜位置后，用 3L 手术刀柄加 11# 刀片切断成形持瓣器，缝线打结。待心脏复跳后再做一次注水试验，观察三尖瓣叶的对合是否有反流	长持针钳 无损伤镊 线剪 三尖瓣持瓣器	图 6-3-62 图 6-3-60 图 6-3-66 图 6-3-69

主要手术步骤 1	主要手术步骤 2	使用器械名称	使用器械编号
关闭心房切口	传递无损伤镊和 4-0（17mm）血管缝线缝合右心房	长持针器 无损伤镊 线剪	图 6-3-62 图 6-3-60 图 6-3-66
并行循环，恢复心脏功能，停止人工心肺转流	切口缝合完毕，手术床头部放低，开放主动脉，灌注管逆流主动脉根部排气。通过体外循环，辅助恢复患者体温 36℃。心功能恢复正常后，拔出左心房引流管，停止人工心肺转流，分别拔出灌注插管、腔房静脉插管、主动脉插管	组织剪 管道钳	图 6-3-67 图 6-3-65
关闭心包及各类切口	见表 6-1-2		

五、微创二尖瓣成形术

（一）概述

1. 微创二尖瓣成形术定义　二尖瓣成形术的目的是尽可能早期保护心室功能，防止肺动脉高压及肺血管病变发展，减少瓣叶结构变形。对于二尖瓣狭窄和关闭不全的患者，瓣叶无钙化、肥厚，纤维化不严重，瓣下结构无严重挛缩都可以选择微创切口做二尖瓣成形，如二尖瓣裂缺、二尖瓣脱垂等。微创手术切口相对于传统正中切口，手术创伤小，切口隐蔽不影响美观，术后恢复也较快。

2. 手术方法　二尖瓣成形有多种方式，因二尖瓣病理改变不同而选择相应的手术方式，原则上尽可能行二尖瓣成形恢复其功能，而不是置换瓣膜。对乳头肌正常的二尖瓣狭窄，可选择切开二尖瓣交界，行乳头肌开窗，去除继发腱束。对于二尖瓣上环狭窄者，仔细探查环下二尖瓣结构，去除纤维环即可。先天性二尖瓣关闭不全主要使用交界环缩或折叠来矫正瓣环扩大，缩短腱索或人工腱索，矫正瓣叶脱垂。

（二）微创二尖瓣成形术

1. 手术体位　患者平卧，右胸抬高 45°，右手置于腋后线后方。

2. 手术器械配置

（1）基础手术器械

表 6-3-12　微创二尖瓣成形术基础手术器械配置表

名称	类别	数量	常用规格	描述	应用范围	使用注意事项	附图	编号
直角拉钩	拉钩	2	26mm×15mm 43mm×15mm 或 23mm×15mm 40mm×15mm	根据工作端深度及宽度选择适合的拉钩	用于皮肤、肌肉等组织的暴露	皮肤拉钩不可用于血管、脏器等组织的牵拉，以免造成组织损伤		图 6-3-71
手术刀	刀	4	4#×2 7#×1 3L×1 长 195mm	刀柄一般可重复使用，刀片为一次性使用	安置相应大小的刀片，逐层分离表皮层、肌层、黏膜层	刀片无菌包装是否损坏，是否在有效期内		图 6-3-72
组织镊	镊	2	125mm	用于术中夹持坚韧组织，夹持较牢固。有齿镊工作端可分为单齿镊、双齿镊和多齿镊	用于关闭切口缝合过程中夹持组织或缝针	不可用于夹持血管和脏器等脆弱组织		图 6-3-73

续表

名称	类别	数量	常用规格	描述	应用范围	使用注意事项	附图	编号
弯蚊式	钳	10	125mm	头部较细小、精巧的止血钳称为蚊式止血钳，又称为蚊氏钳。根据形状可分为直型和弯型，根据工作端可分为标准型和精细型	用于夹闭小血管或缝线悬吊	避免操作不当导致变形、错齿		图 6-3-74
弯止血钳	钳	2	180mm	也常称为血管钳，可分为有齿止血钳和无齿止血钳，根据形状分为直型止血钳和弯型止血钳	钳带线或根据操作范围使用	不可用于夹闭脆弱组织或器官，避免造成不可逆损伤，也不能用于固定敷料或导管等，以免工作端错齿、变形		图 6-3-75
组织钳	钳	4	180mm	也称为鼠齿钳、皮钳，根据头端齿纹可分为有损伤艾利斯钳和无损伤艾利斯钳	可用于牵引较韧的组织或用于固定敷料和管道	不可夹持脆弱脏器组织，避免不可逆损伤		图 6-3-76
持针器	钳	5	180mm×3 250mm×2	一般分为普通不锈钢工作端和碳钨镶片工作端两种，碳钨镶片上的网格有 0.5、0.4、0.2 和光面四种，分别对应夹持 3/0 及更大针、4/0～6/0、6/0～10/0、9/0～11/0 针	用于夹持缝针、缝合组织及缝扎出血部位	使用碳钨镶片持针钳应注意对应的缝针型号，避免夹持过粗造成镶片断裂		图 6-3-77
手术剪	剪	4	180mm 直尖 ×1 组织剪 ×2 超锋利 250mm	头端有直型、弯型两种，大小长短不一。又称为梅奥剪	线剪用于剪切缝线，组织剪用于切割组织和锐性剥离	线剪不可用于剪敷料或钢丝等硬物质		图 6-3-78
无损伤镊	镊	4	220mm	工作端为直 DeBakey 齿形，确保夹持组织、血管的过程中无损伤	用于夹持组织或腔内缝合时夹持缝针	如前端有细齿，不可夹血管滑线或血管内膜		图 6-3-79

名称	类别	数量	常用规格	描述	应用范围	使用注意事项	附图	编号
扁桃体止血钳	钳	4	200mm 半横齿	也称为长弯钳，可分为有齿止血钳和无齿止血钳，根据形状分为直型止血钳和弯型止血钳	用于体外钝性分离浅部组织及扩大切口	相对于中弯止血钳精细，避免操作不当导致工作端变形、错齿		图 6-3-80
腔静脉阻断钳	钳	1	160mm 双角弯 60°	根据应用部位和功能的不同，有不同名称。常用材质分为不锈钢和钛合金。为了能阻断不同部位管脉，工作端有各种不同形状	核心作用是无创伤地进行全部或部分血管的阻断和夹闭	避免使用无损伤阻断钳夹持坚硬物体，因而破坏无损伤齿形		图 6-3-81
直角钳	钳	1	90° 220mm	也称米氏钳，工作端角度为90°或接近90°，有钝性或锐性头端两种	钝性分离组织、结扎	避免操作不当导致工作端变形、错齿		图 6-3-82
乳突牵开器	牵开器	1	3×4 齿 长 180mm	根据工作端深度及宽度选择适合的拉钩	用于手术切口暴露	注意牵开张力，在保证充分暴露术野的前提下尽量减少对周围软组织的压力，减少组织损伤风险		图 6-3-83
胸骨牵开器	牵开器	2	有多种框架设计及不同的叶片尺寸，可按患者体格及手术需求选择	根据工作端深度及宽度选择适合的拉钩	用于手术切口暴露	注意牵开张力，在保证充分暴露术野的前提下尽量减少对周围软组织的压力，减少组织损伤风险		图 6-3-84
卵圆钳	钳	2	250mm	又称为海绵钳、持物钳，分为直型和弯型，工作端分为有齿和光滑两种	用于夹持消毒纱球进行皮肤表面消毒	不可用于夹持脏器，以免对脏器造成损伤		图 6-3-85
巾钳	钳	2	140mm	工作端为尖形，夹持布类治疗巾	用于夹持治疗巾，规范导管、导线等	不可用巾钳夹持脏器，以免对脏器造成损伤		图 6-3-86
不锈钢碗	碗	2	300ml	用于盛放液体或术中物品	盛装无菌盐水和无菌冰盐水	注意根据实际需求选择合适大小的不锈钢碗		图 6-3-87

名称	类别	数量	常用规格	描述	应用范围	使用注意事项	附图	编号
过线钩	过线钩	2	细220mm 单头×1	可以根据术者要求选择左弯或右弯辅助缝合	内置过线钩的套管,用于插管后收紧荷包线	注意检查钢丝钩完整性		图6-3-88
管道钳	钳	4	140～200mm	工作端为直型,分为带保护装置和不带保护装置	用于夹闭循环管道	不可用于固定连接线和布类		图6-3-89
心脏拉钩	拉钩	4	265mm	根据工作端深度及宽度选择适合的拉钩	暴露心脏切口	不可作为胸壁拉钩		图6-3-90
神经拉钩	拉钩	2	160～250mm	根据工作端深度及宽度选择适合的拉钩	探查牵拉瓣膜腱索或缝合过程中牵拉缝线	避免操作不当导致工作端变形		图6-3-91

（2）精密手术器械

表6-3-13 微创二尖瓣成形术精密器械配置表

名称	类别	数量	常用规格	描述	应用范围	使用注意事项	附图	编号
微创弯头持针器	钳	2	360mm	工作端为弯型,带碳钨镶片	用于夹持细小缝针	避免操作不当导致工作端变形、错齿		图6-3-92
微创瓣膜镊	镊	2	365mm	工作端为直型	微创手术中用于夹持瓣膜组织	避免操作不当导致工作端变形、错齿		图6-3-93
微创弯剪	剪	2	370mm	工作端为弯型	修剪无钙化或增厚的瓣膜和细滑线	不可用于坚硬组织和过粗的缝线		图6-3-94
主动脉阻断钳	钳	1	330mm	根据应用部位和功能的不同,有不同名称。常用材质分为不锈钢和钛合金。为了能阻断不同部位管脉,工作端有各种不同形状	动脉阻断,核心作用是无创伤地进行全部或部分血管的阻断和夹闭	避免使用无损伤阻断钳夹持坚硬物体,因而破坏无损伤齿形		图6-3-95

续表

名称	类别	数量	常用规格	描述	应用范围	使用注意事项	附图	编号
心包过线器	过线器	1	315mm	可以根据术者要求选择左弯或右弯辅助缝合	牵拉心包牵引线	避免操作不当导致工作端变形断裂		图6-3-96
防滑推结器	推结器	1	295mm	工作端为独特设计,用于腔镜下打结及推结	缝线打结	避免操作不当导致工作端变形		图6-3-97
无损伤镊	镊	2	250mm	工作端为直型,带无损伤齿	夹持需保护的组织、器官,根据操作范围,选择适合的无损伤镊长度	注意操作不当导致工作端变形、错齿		图6-3-98
穿刺鞘	穿刺鞘	1	105mm	有光滑的螺纹外壳,直径5mm,10mm,12mm	微创手术	术前应检查穿刺鞘是否有磨损现象		图6-3-99
三关节持针器	钳	1	280mm	夹持缝针,一般分为普通不锈钢工作端和碳钨镶片工作端两种,碳钨镶片上的网格有0.5、0.4、0.2和光面四种,分别对应夹持3/0及更大针、4/0～6/0、6/0～10/0、9/0～11/0针	用于微创手术,缝合组织出血部位等操作。	避免操作不当导致工作端变形、错齿		图6-3-100

（三）手术步骤及使用器械

表6-3-14　微创二尖瓣成形术的手术步骤及使用器械表

主要手术步骤1	主要手术步骤2	使用器械名称	使用器械编号
切开股动静脉	与腹股沟韧带下方3cm处用20#圆刀切开皮肤及皮下组织,电凝止血,乳突牵开器撑开手术切口,组织剪剪开股动静脉周围组织,直角钳从血管后壁穿过,套一根血管牵引带	4#手术刀 乳突牵开器 手术剪 直角钳 弯蚊式	图6-3-72 图6-3-83 图6-3-78 图6-3-82 图6-3-74
股动静脉插管荷包	确认ACT,股动静脉分别用5-0 13mm滑线缝合荷包,用钢丝钩牵引荷包线,用弯蚊式悬吊,将16G留置针置入股动静脉,沿留置针鞘管置入PA超滑导丝并退出留置针鞘管,用腔静脉钳短暂阻断动、静脉,沿超滑导丝置入动静脉插管,插管同时开放股动、静脉	三关节持针器 过线钩 弯蚊式 腔静脉阻断钳 管道钳	图6-3-100 图6-3-88 图6-3-74 图6-3-81 图6-3-89

续表

主要手术步骤 1	主要手术步骤 2	使用器械名称	使用器械编号
建立体外循环	1 号丝线固定插管和荷包套管，连接动静脉插管，循环建立	管道钳 弯止血钳 手术剪	图 6-3-89 图 6-3-75 图 6-3-78
胸骨右缘切口	在胸骨右缘锁骨中线第 4 肋间弧形切开 6~8cm，从肋上缘分离肌肉，用双胸骨撑开器撑开。直视下纵行切开心包，前方心包以丝线固定于切口缘，后方心包用过线器穿过胸壁牵拉向后外侧固定在皮肤外面。在右腋中线第 6 肋间用穿刺鞘开一个小口，用主动脉阻断钳经此切口放置	$4^\#$ 手术刀 胸骨牵开器 心包过线器 弯蚊式 穿刺鞘	图 6-3-72 图 6-3-84 图 6-3-96 图 6-3-74 图 6-3-99
灌注，停跳	4-0 Prolene 线于右冠开口上方缝荷包并安置灌注针，阻断主动脉，灌注停跳液，做心肌保护，心腔内冰盐水做心脏表面降温	三关节持针器 过线钩 弯蚊式 主动脉阻断钳 不锈钢碗 无损伤镊	图 6-3-100 图 6-3-88 图 6-3-74 图 6-3-95 图 6-3-87 图 6-3-98
暴露二尖瓣	切开左心房前先置入 CO_2，一直保持到关闭切口，游离房间沟 1～2cm，在右上肺静脉中点做一左心房切口，用丝线牵引左心房后壁，完全显露二尖瓣	3L 手术刀 手术剪 心内拉钩 微创弯头持针器 微创瓣膜镊	图 6-3-72 图 6-3-78 图 6-3-90 图 6-3-92 图 6-3-93
探查二尖瓣，修复成形	经二尖瓣口向左心室腔内注水以了解脱垂部位和程度，用神经拉钩挑起瓣叶检查二尖瓣的病理情况，由腱索过长或断裂导致的后叶脱垂者，病变多在瓣叶中部，将此行矩形切除，用 4-0 Prolene 线加垫间断缝合瓣环，用 5-0 Prolene 线至瓣尖缝合剩余瓣叶，缝合完毕瓣叶无张力自动对合，注入生理盐水检查瓣叶是否完全关闭即可	神经拉钩 微创瓣膜镊 微创弯头持针器 心内拉钩 3L 手术刀 防滑推结器 微创弯剪	图 6-3-91 图 6-3-93 图 6-3-92 图 6-3-90 图 6-3-72 图 6-3-97 图 6-3-94
关闭心房切口	完成心内操作后，用 4-0 Prolene 线缝合房间沟切口，心脏复温，开放主动脉，待心脏复跳术中食管超声再次评估二尖瓣关闭情况，确保成形成功后可停机拔管，鱼精蛋白中和体内肝素，复查 ACT，术毕在第 6 肋间（术中动脉阻断钳的位置）安置胸腔引流管并固定	微创弯头持针器 微创弯剪 微创瓣膜镊 防滑推结器 管道钳 $7^\#$ 手术刀 扁桃体止血钳 持针器 手术剪	图 6-3-92 图 6-3-94 图 6-3-93 图 6-3-97 图 6-3-89 图 6-3-72 图 6-3-80 图 6-3-77 图 6-3-78
关闭切口	用 2-0 T 丝线缝合心包，逐层缝合肌肉、皮下组织及皮肤	持针器 直角拉钩 手术剪	图 6-3-77 图 6-3-71 图 6-3-78

第四节　大血管手术

一、主动脉根部替换手术（Bentall 手术）

（一）概述

1. 定义　胸主动脉瘤是由于胸主动脉壁中层局部损伤、管壁薄弱，在管腔内压力的冲击下向外膨胀、扩大而形成。最常见的病因是动脉粥样硬化，其次是主动脉中层囊性坏死、梅毒、感染、损伤及先天性发育不全，如马方综合征。该病发病率随年龄增长而增加，以中老年多见。动脉粥样硬化多发生在 50 岁以后，马方综合征多在 30～40 岁发病。手术方法主要有主动脉根部替换术和单纯的升主动脉置换术。

2. 手术方法　主动脉根部替换手术又称为 Bentall 手术，即应用带瓣人工血管替代升主动脉根部和主动脉瓣膜，并移植左右冠状动脉的手术。Bentall 手术主要适用于以下方面：

（1）马方综合征。

（2）DeBakey Ⅱ型主动脉夹层合并主动脉瓣中 - 重度关闭不全。

（3）升主动脉瘤合并主动脉瓣关闭不全。Bentall 手术是马方综合征外科治疗的首选手术方法。

3. 手术体位　仰卧位。

（二）手术器械配置

1. 基础手术器械

表 6-4-1　主动脉根部替换手术基础器械配置表

名称	类别	数量	常用规格	描述	应用范围	使用注意事项	附图	编号
线剪	剪	2	180mm	用于手术中剪切缝线。专用的线剪应有锯齿刃口，剪线时以免缝线滑脱，关节处具备防卡线设计	不同深部的剪切，使用合适长度的线剪	不可用于剪敷料等硬物质		图 6-4-1
组织剪	剪	2	200mm	头端有直、弯两种类型，大小长短不一。又称为梅奥剪	游离周围组织；剪切血管远端	不可用于剪切缝线		图 6-4-2
止血钳	钳	23	125 ～ 240mm	也常称为血管钳，可分为有齿止血钳和无齿止血钳，根据形状分为直型止血钳和弯型止血钳	根据操作范围，选择适合的长度，建立入路一般使用125 ～ 180mm蚊式	止血钳不可用于夹闭脆弱组织或器官，会造成不可逆的损伤。避免用止血钳固定敷料、导管等，以免工作端发生变形、错齿等损坏		图 6-4-3
直蚊式	钳	10	125mm	头部较细小、精巧的止血钳称为蚊式止血钳，又称为蚊式钳。根据形状可分为直型和弯型，根据工作端可分为标准型和精细型	供夹持人体内血管、组织作止血用	避免操作不当导致工作端变形、错齿		图 6-4-4
弯蚊式	钳	10	125mm	头部较细小、精巧的止血钳称为蚊式止血钳，又称为蚊式钳。根据形状可分为直型和弯型，根据工作端可分为标准型和精细型	供夹持人体内血管、组织作止血用	避免操作不当导致工作端变形、错齿		图 6-4-5

续表

名称	类别	数量	常用规格	描述	应用范围	使用注意事项	附图	编号
中弯	钳	2	180mm	也常称为血管钳，可分为有齿止血钳和无齿止血钳，根据形状分为直型为和弯型止血钳	供夹持人体内血管、组织作止血用	避免操作不当导致工作端变形、错齿		图 6-4-6
大弯止血钳	钳	1	240mm	也常称为血管钳，可分为有齿止血钳和无齿止血钳，根据形状分为直型止血钳和弯型止血钳	供夹持人体内血管、组织作止血用	避免操作不当导致工作端变形、错齿		图 6-4-7
分离钳（直角钳）	钳	1	90°长 220mm	也称为米氏钳，工作端角度为 90° 或接近 90°，有钝性头端或锐性头端两种	用于周围组织的分离及远端离断时套扎缝线	避免操作不当导致工作端变形、错齿		图 6-4-8
手术刀	刀	3	7#、4# 刀柄20#、15# 圆刀片11# 尖刀片	刀柄一般可重复使用，刀片为一次性使用	划皮逐层分离，按照表皮层、肌层、黏膜层依次分离	刀片的无菌包装是否被破坏		图 6-4-9
组织镊	镊	1	250mm	用于术中夹持坚韧组织，夹持较牢固。有齿镊工作端可分为单齿镊、双齿镊和多齿镊	适用于开关胸夹持表浅组织或皮肤	不能夹血管和深部组织		图 6-4-10
持针器	钳	5	180mm	一般分为普通不锈钢工作端和碳钨镶片工作端两种，碳钨镶片上的网格有 0.5、0.4、0.2 和光面四种，分别对应夹持 3/0 及更大针、4/0 ~ 6/0、6/0 ~ 10/0、9/0 ~ 11/0 针	用于夹持缝针、缝合组织及缝扎出血部位	应注意对应的缝针型号		图 6-4-11
组织钳	钳	4	180mm	也称为鼠齿钳、皮钳，根据头端齿纹可分为有损伤艾利斯钳和无损伤艾利斯钳	供外科手术时夹持组织	避免操作不当导致工作端变形、错齿		图 6-4-12
直角拉钩	拉钩	2	26mm×15mm43mm×15mm或 23mm×15mm40mm×15mm	根据工作端深度及宽度选择适合的拉钩	用于皮肤肌肉等组织的暴露	不可用于血管、脏器等组织的牵拉、以免造成损伤		图 6-4-13

名称	类别	数量	常用规格	描述	应用范围	使用注意事项	附图	编号
扁桃体止血钳（半横齿）	钳	4	200mm 弯全齿	也称为长弯钳，可分为有齿止血钳和无齿止血钳，根据形状分为直型止血钳和弯型止血钳	用于体外钝性分离浅部组织及扩大切口	相对于中弯止血钳精细，避免操作不当导致工作端变形、错齿		图 6-4-14
心脏拉钩	拉钩	1	肺动脉拉钩	根据工作端深度及宽度选择适合的拉钩	心脏外科手术中用于牵拉心房、心室，暴露手术视野	具有一定的硬度及可塑性，手术医师能根据术野暴露需要对拉钩弧度进行调整		图 6-4-15
		3	拉钩头宽 1cm					
		2	拉钩头宽 1.5cm					
		1	拉钩头宽 2cm					
无损伤镊	镊	4	220mm	工作端为直 DeBakey 齿形，确保夹持组织、血管的过程中无损伤	夹持需保护的组织、器官，根据操作范围，选择适合的无损伤镊长度	如前端有细齿，不能夹持血管滑线等易切割物品		图 6-4-16
腔静脉阻断钳	钳	2	60mm 双角弯 60°、240mm 海更式双角弯	根据应用部位和功能的不同，有不同名称。常用材质分为不锈钢和钛合金。为了能阻断不同部位管脉，工作端有各种不同形状	用于暴露腔静脉	不能对血管有切割作用，注意检查闭合功能状态并及时维护更换		图 6-4-17
肾蒂钳	钳	1	220mm	工作端有一定曲线形设计，无损伤齿形	用于暴露腔静脉	不能对血管有切割作用，注意检查闭合功能状态并及时维护更换		图 6-4-18
主动脉阻断钳	钳	1	90° 220mm×1	根据应用部位和功能的不同，有不同名称。常用材质分为不锈钢和钛合金。为了能阻断不同部位管脉，工作端有各种不同形状	供夹持主动脉、动脉导管作阻断血流	不能对血管有切割作用，注意检查闭合功能状态并及时维护更换		图 6-4-19
管道钳	钳	4	2×190mm 进口（MD454R）2×190mm 进口（MD453R）	工作端为直型	用于体外循环夹持管道	注意检查闭合功能状态并及时维护更换		图 6-4-20

续表

名称	类别	数量	常用规格	描述	应用范围	使用注意事项	附图	编号
过线钩	过线钩	2	长 240mm	可以根据术者要求选择左弯或右弯辅助缝合	配上套管后使用,用于心脏体外循环插管固定管	使用前后注意检查尖端钢丝钩是否完整		图 6-4-21
吸引器头	吸引器	2	长 180mm 200mm	根据工作端,分为直型吸引器头及弯型吸引器头	用于吸引手术野血液	避免操作不当导致吸引器变形		图 6-4-22
心脏瓣膜钳	钳	1	侧弯长 220mm	工作端侧弯,带齿,用于抓取瓣膜	用于抓取、暴露心脏瓣膜用	避免操作不当导致工作端变形、错齿		图 6-4-23
心脏瓣膜剪	剪	1	超锋利进口 250mm	头端有直、弯两种类型,大小长短不一。刃口比普通组织剪薄,剪切更为锋利	用于心脏内层瓣膜等组织剪切	瓣膜剪精细,不用于其他方面		图 6-4-24
换瓣圈		1	—	—	用于更换心脏瓣膜时固定缝线用	使用前后注意所有配件是否完整		图 6-4-25

2. 精密手术器械

表 6-4-2　主动脉根部替换手术精密手术器械配置表

名称	类别	数量	常用规格	描述	应用范围	使用注意事项	附图	编号
显微持针器	钳	1	225mm	工作端为直型带金刚砂涂层	用于夹持细小的滑线	不可用于夹持普通缝针		图 6-4-26
血管镊	镊	2	150～200mm	工作端为直 DeBakey 齿形,确保夹持组织、血管的过程中无损伤	用于血管吻合时的夹持	无损伤血管镊不可用于拔取缝针,以免造成齿形损坏而损伤组织		图 6-4-27
钛夹钳	钳	2	小号黄色	工作端成角度	用于永久性夹闭分支血管	避免操作不当导致工作端变形、错齿		图 6-4-28

名称	类别	数量	常用规格	描述	应用范围	使用注意事项	附图	编号
小直角钳	钳	1	长 185mm 头宽 1.5mm	也称为米氏钳，工作端角度为 90° 或接近 90°，有钝性或锐性头端两种	用于股动脉与周围组织的分离及远端离断时套扎缝线	避免操作不当导致工作端变形、错齿		图 6-4-29
血管探子	探条	2	头径 1.0mm/1.5mm	有各种直径探子，可塑型	用于探查冠状动脉切口远端血管是否通畅	根据血管直径选择合适尺寸的探条		图 6-4-30
哈巴狗夹	血管夹	4	弯 ×3 FB363R×2 FB369R 直 FB362R	又称为哈巴狗夹，可分为迷你血管夹、弹簧式和反力式，常用的血管夹工作端大都为无损伤齿	用于钳夹血管以暂时阻断血流	由于影响夹闭效果的因素很多，普通血管夹一般不区分动脉夹或静脉夹，夹闭不同血管前需手术医师判断夹闭力大小后再施夹		图 6-4-31
血管剪	剪	4	常用角度为45° 及 125°弹簧手柄长度 165 ~ 180mm	根据医师的手术习惯不同可分为标准指环柄血管剪或弹簧柄血管剪。此外根据材质又分为普通不锈钢和带涂层器械	显微手术或心脏、血管手术中用于修剪血管或分离组织间隙	不可用于剪切缝线		图 6-4-32
侧壁阻断钳	钳	2	长 20mm 头 4mm	根据应用部位和功能的不同，有不同名称。常用材质分为不锈钢和钛合金。为了能阻断不同部位管脉，工作端有各种不同形状	用于暴露股动脉	不能对血管有切割作用，注意检查闭合功能状态，及时维护更换		图 6-4-33
乳突牵开器	牵开器	1	3×4 齿 145mm	根据工作端深度及宽度选择适合的拉钩	用于牵开股动脉与周围组织，暴露股动脉	使用前后注意乳突牵开器尖端是否完整		图 6-4-34
排气针	针	1	35mm	直径不同，为 1.0 ~ 2.5mm，工作端根据手术需求选择	用于血管排气	血管排气针较小，排气后应及时拿出		图 6-4-35

（三）手术步骤及使用器械

表 6-4-3　主动脉根部替换手术步骤及使用器械表

主要手术步骤 1	主要手术步骤 2	使用器械名称	使用器械编号
胸骨正中切口	见表 6-1-2		
建立体外循环	见表 6-1-7		
阻断主动脉，心肌保护措施	用动脉阻断钳阻断升主动脉，用灌注针直接插入主动脉根部灌注心肌停搏液。心脏表面用冰盐水降温，待心室颤动后停止灌注	主动脉阻断钳	图 6-4-19
	用 11# 手术刀沿升主动脉根部做一纵行切口，用解剖剪延长切口，下至主动脉瓣的无冠状动脉窦，上至升主动脉远端较正常的部分。牵开主动脉壁，分别行左、右冠状动脉灌注，心脏表面用冰盐水降温	11# 手术刀 组织剪 无损伤镊	图 6-4-9 图 6-4-2 图 6-4-16
	巡回护士将室温降至 20℃ 左右，体外循环医师进行血液降温，使体温降至 28 ~ 32℃，手术医师利用 4℃ 低温心脏停搏液行心肌灌注。心脏表面用冰水或冰屑降温	—	—
主动脉瓣膜及人工血管置换	（1）主动脉瓣切除：4 针 2-0 涤纶线牵引主动脉壁，探查主动脉病变。用心内拉钩显露主动脉瓣。心脏瓣膜剪沿瓣环切除主动脉瓣膜及钙化组织，用冲洗器注满常温生理盐水冲洗手术野，避免瓣膜脱落组织残留于心腔内造成动脉栓塞。瓣膜测瓣器测量瓣环大小，选择合适带人工瓣膜的人工血管或生物瓣的人工血管	持针器 线剪 心脏拉钩 心脏瓣膜剪	图 6-4-11 图 6-4-1 图 6-4-15 图 6-4-24
	（2）主动脉及瓣膜置换 1）采用带瓣人工血管：手术医师将选好的瓣膜分为 3 个象限，用 2-0 换瓣线间断缝合，每个象限 4 ~ 5 针，顺次穿过选用的带瓣人工血管缝合环，平整地结扎缝线，剪线	线剪 持针器 无损伤镊	图 6-4-1 图 6-4-25 图 6-4-16
	2）采用生物瓣及人工血管联合置换：用 4-0（17mm）血管线将生物瓣膜环与直行人工血管一端缝合固定。再将生物瓣瓣膜分为 3 个象限，用 2-0 换瓣线间断缝合，每个象限 4 ~ 5 针，顺次穿过选用的带瓣人工血管缝合环及直型人工血管，剪下缝针并清点数目。送人工瓣，平整地结扎缝线，剪线	持针器 无损伤镊 线剪 换瓣圈	图 6-4-11 图 6-4-16 图 6-4-1 图 6-4-25
吻合左右冠状动脉	用打孔器在人工血管上的左冠状动脉开口的对应位置打孔，用 5-0（13mm）血管缝线将冠状动脉开口连接缝合吻合于对应的人工血管打孔处，缝最后一针时缝线加垫片打结。同法吻合右冠状动脉开口于人工血管上	显微持针器 血管镊 线剪	图 6-4-26 图 6-4-27 图 6-4-1
人工血管远端与升主动脉远端吻合	（1）用组织剪将人工血管修剪成适当的长度	组织剪	图 6-4-2
	（2）用 4-0（17mm）血管缝线或 4-0（20mm）血管缝线将人工血管远端与升主动脉远端连续吻合	持针器 无损伤镊 线剪	图 6-4-11 图 6-4-16 图 6-4-1
并行循环，恢复心脏功能	巡回护士将手术床头部降低，手术医师松开主动脉阻断钳，开放主动脉血液循环，排气针插入主动脉根部，传递 4-0（17mm）血管缝线和无损伤镊在排气针处行荷包缝合，心功能恢复正常后，拔出左心房引流管，预留荷包线结扎止血，组织剪剪线当吻合口出血时，可行主动脉瘤壁 - 右心房分流	主动脉阻断钳 排气针 无损伤镊 持针器 组织剪	图 6-4-19 图 6-4-35 图 6-4-16 图 6-4-11 图 6-4-2

续表

主要手术步骤1	主要手术步骤2	使用器械名称	使用器械编号
主动脉瘤壁 - 右心房分流	（1）腔静脉阻断钳钳夹部分右心房壁，用11#手术刀切开右心房壁，用组织剪修剪切口至所需大小，用 5-0（13mm）血管缝线将 8mm 人工血管一端与切开的右心房壁吻合	腔静脉阻断钳 11#手术刀 无损伤镊 组织剪 显微持针器 线剪	图 6-4-17 图 6-4-9 图 6-4-16 图 6-4-2 图 6-4-26 图 6-4-1
	（2）用 5-0（13mm）血管缝线将 8mm 人工血管另一端同法与主动脉壁吻合	显微持针器 组织剪 无损伤镊 线剪	图 6-4-26 图 6-4-2 图 6-4-16 图 6-4-1
	（3）用 4-0（17mm）血管缝线将切开的主动脉瘤壁包裹人工血管、缝合，闭合瘤腔	显微持针器 无损伤镊 线剪	图 6-4-26 图 6-4-16 图 6-4-1
停止人工心肺转流	心脏功能恢复正常后，停止左心房引流并拔出，停止体外循环，管道钳钳闭拔除腔房静脉插管，拔除股动脉插管	管道钳	图 6-4-20
关胸	见表 6-1-2		
股动脉切口缝合	逐层缝合肌肉、皮下组织及皮肤	乳突牵开器 线剪 持针器 直角拉钩 组织镊	图 6-4-34 图 6-4-1 图 6-4-11 图 6-4-13 图 6-4-10

二、升主动脉的置换手术

（一）概述

1. **升主动脉瘤心脏病定义**　升主动脉瘤是由主动脉壁中层囊性变性引起的。患者多为青中年，常伴有主动脉瓣窦和瓣环扩大。扩大程度严重者，主动脉瓣叶在心脏舒张时不能对拢闭合，呈现主动脉瓣关闭不全。然而，主动脉瓣瓣叶本身并无明显病变。一部分患者可呈现长头，上腭高拱，躯干、四肢、手指细长，关节过度伸展，鸡胸或漏斗胸畸形，先天性眼晶状体脱位等马方综合征的体征。升主动脉瘤的其他病因尚有动脉粥样硬化、梅毒性主动脉炎和胸部创伤等。升主动脉瘤病情凶险，严重威胁患者生命健康，手术治疗是挽救生命的有效办法。

2. **手术方法**　升主动脉置换术是指用人工血管置换病变的升主动脉，从而达到治疗的目的。

升主动脉置换术适用于：

（1）升主动脉梭形动脉瘤、巨大的囊形动脉瘤或混合性动脉瘤的病变范围较广泛者，应将病变的主动脉整段切除，然后做人造血管移植。

（2）Ⅱ型胸主动脉夹层病变仅限于升主动脉者，需做升主动脉切除与血管移植术。

（3）必须无主动脉瓣关闭不全，也无主动脉窦或窦管界明显扩大。否则，应同时做主动脉瓣置换术或成形术，或行复合带瓣管道手术。

3. **常见手术方式**　升主动脉人工血管置换术。

（二）体外循环下升主动脉人工血管置换术

1.手术体位　仰卧位。

2.手术器械配置

（1）基础手术器械

表 6-4-4　升主动脉置换术基础器械配置表

名称	类别	数量	常用规格	描述	应用范围	使用注意事项	附图	编号
手术刀	刀	1	7#	刀柄一般为重复使用，刀片为一次性使用	用于深部组织的切开	刀片的无菌包装是否被破坏，使用时不能戳穿无菌面		图 6-4-36
直线剪	剪	1	200mm	用于手术中剪切缝线。专用的线剪应有锯齿刃口，剪线时以免缝线滑脱，关节处具备防卡线设计	不同深部的剪切使用合适长度的线剪	不可用于剪敷料等硬物质		图 6-4-37
解剖剪	剪	1	200mm	头端有直、弯两种类型，大小长短不一。又称为梅奥剪	不同深部的剪切使用合适长度的组织剪分离组织	不可用于剪敷料等硬物质，剪线尽量使用线剪		图 6-4-38
剥离剪	剪	1	超锋利进口 250mm	根据医师的手术习惯不同可分为标准指环柄血管剪或弹簧柄血管剪。此外根据材质又分为普通不锈钢和带涂层器械	用于心脏血管等组织的剪切	血管剪精细，不用于他用		图 6-4-39
无损伤镊	镊	4	直头 2.4mm×3.2mm 220mm 长	工作端为直 DeBakey 齿形，确保夹持组织、血管的过程中无损伤	供夹持血管或细软组织	如前端有细齿，不能夹持血管滑线等易切割物品		图 6-4-40
过线钩	拉钩	2	自制（24cm 细）	可以根据术者要求选择左弯或右弯辅助缝合	配上套管后使用，用于心脏体外循环插管固定管	使用前后注意检查尖端钢丝钩是否完整		图 6-4-41
持针器	钳	2	金把（细头 ×2 长 220mm 粗头 ×4 长 250mm）	一般分为普通不锈钢工作端和碳钨镶片工作端两种，碳钨镶片上的网格有 0.5、0.4、0.2 和光面四种，分别对应夹持 3/0 及更大针、4/0～6/0、6/0～10/0、9/0～11/0 针	用于夹持缝针、缝合组织及缝扎出血部位	使用碳钨镶片持针器应注意其对应的缝针型号，用细密网格的持针器夹持过粗的缝针容易造成镶片断裂		图 6-4-42

名称	类别	数量	常用规格	描述	应用范围	使用注意事项	附图	编号
弯蚊式	钳	10	125mm	头部较细小、精巧的止血钳称为蚊式止血钳，又称为蚊式钳。根据形状可分为直型和弯型，根据工作端可分为标准型和精细型	供夹持人体内血管、组织作止血用	避免操作不当导致工作端变形、错齿		图 6-4-43
弯止血钳	钳	4	180mm	也常称为血管钳，可分为有齿止血钳和无齿止血钳，根据形状分为直型止血钳和弯型止血钳	供夹持人体内血管、组织作止血用	避免操作不当导致工作端变形、错齿		图 6-4-44
组织钳	钳	2	180mm	也称为鼠齿钳、皮钳，根据头端齿纹可分为有损伤艾利斯钳和无损伤艾利斯钳	供外科手术时夹持组织用	避免操作不当导致工作端变形、错齿		图 6-4-45
考克钳	钳	2	180mm	根据工作端可分为直型和弯型考克钳两种，也称为可可钳、克氏钳	开胸时，可用于夹持剑突，以便胸骨锯开胸操作。关胸时，夹钢丝尖端，以便拧紧钢丝	夹持骨骼过程中应注意避免操作不当导致工作端变形、错齿		图 6-4-46
直角钳	钳	1	90° 长 220mm	也称为米氏钳，工作端角度为90°或接近90°，有钝性或锐性头端两种	钝性分离组织、结扎用	避免操作不当导致工作端变形、错齿		图 6-4-47
扁桃体止血钳	钳	4	200mm 弯全齿	也称为长弯钳，可分为有齿止血钳和无齿止血钳，根据形状分为直型止血钳和弯型止血钳	用于体外钝性分离浅部组织及扩大切口	相对于中弯止血钳精细，避免操作不当导致工作端变形、错齿		图 6-4-48
管道钳	钳	2	190mm 进口	工作端为直型	用于夹闭循环管道	注意检查闭合功能状态，及时维护更换		图 6-4-49
		2	190mm 进口					

续表

名称	类别	数量	常用规格	描述	应用范围	使用注意事项	附图	编号
主动脉阻断钳	钳	1	蛇牌 45°	根据应用部位和功能的不同，有不同名称。常用材质分为不锈钢和钛合金。为了能阻断不同部位管脉，工作端有各种不同形状	供夹持主动脉、动脉导管作阻断血流	避免使用无损伤阻断钳夹持坚硬物体，因而破坏无损伤齿形		图 6-4-50
		1	90° 220mm×1					图 6-4-51
肺静脉钳	钳	1	160mm 双角弯 60°	根据应用部位和功能的不同，有不同名称。常用材质分为不锈钢和钛合金。为了能阻断不同部位管脉，工作端有各种不同形状	用于暴露腔静脉	避免使用无损伤阻断钳夹持坚硬物体，因而破坏无损伤齿形		图 6-4-52
		1	240mm 海更式 双角弯					图 6-4-53

（2）精密手术器械

表 6-4-5　升主动脉置换术精密器械配置表

名称	类别	数量	常用规格	描述	应用范围	使用注意事项	附图	编号
血管排气针	针	1	长 4.5cm	直径不同，为 1.0～2.5mm，工作端根据手术需求选择	用于人工血管置换后排气	血管排气针较小，排气后应及时拿出		图 6-4-54
神经拉钩	拉钩	3	长 235mm，幅度为 45°、90°、135°	根据工作端深度及宽度选择适合的拉钩	用于三尖瓣探查	避免操作不当导致工作端变形		图 6-4-55
多齿牵开器	拉钩	1	有多种框架设计及不同的叶片尺寸，可按患者体格及手术需求选择	根据工作端深度及宽度选择适合的拉钩	用于股动脉插管时暴露股动脉	避免操作不当损伤牵开器的功能		图 6-4-56
显微持针器	钳	1	225mm	工作端为直型带金刚砂涂层	血管缝合时用	避免用力过大影响持针器的夹闭		图 6-4-57

3. 手术步骤及使用器械

表 6-4-6　升主动脉置换术步骤及使用器械表

主要手术步骤 1	主要手术步骤 2	使用器械名称	使用器械编号
胸骨正中切口	见表 6-1-2		
建立体外循环	股动脉插管建立体外循环（表 6-1-5）		
人工血管置换	（1）手术切口：用 11 号手术刀和血管剪沿升主动脉根部做一条纵行切口，下至主动脉瓣的无冠状动脉窦，上至升主动脉远端较正常部分，用 4 针 2-0 涤纶线和弯蚊式牵引，暴露升主动脉。手术医师决定直型人工血管型号	手术刀 剥离剪	图 6-4-36 图 6-4-39
	（2）人工血管近端吻合：传递适宜型号的人工血管和 4-0（20mm）血管缝线将人工血管近端吻合于主动脉窦上方管腔较正常的部分，缝线用神经拉钩提拉紧，打结时加垫片（涤纶补片剪制）	持针器 弯蚊式 无损伤镊 神经拉钩	图 6-4-42 图 6-4-43 图 6-4-40 图 6-4-55
	（3）手术医师根据病变长度修剪直型人工血管，用 4-0（17mm）血管缝线将人工血管远端吻合于升主动脉远侧，缝线用神经拉钩提拉紧，打结时加垫片	直线剪 神经拉钩 无损伤镊	图 6-4-37 图 6-4-55 图 6-4-40
并行循环，恢复心脏功能	松开阻断钳开放主动脉，用排气针逆流主动脉远端排气。通过体外循环辅助，逐渐恢复患者体温。传递 4-0（20mm）血管缝线在排气针处行荷包缝合	血管排气针 无损伤镊 持针器	图 6-4-54 图 6-4-40 图 6-4-42
停止体外循环，关胸	见表 6-1-2		

三、升主动脉置换 + 主动脉瓣置换手术

（一）概述

1. **升主动脉瘤的疾病概述**　升主动脉瘤即升主动脉的永久性异常性扩张和膨大。其发生于升主动脉根部至无名动脉起始部的任何节段和部位。升主动脉是最常见的胸主动脉，占胸主动脉的45%。其病因有主动脉中层囊性坏死动脉硬化和主动脉退行性变、创伤、感染、先天疾病及主动脉夹层等。

2. **手术方法**　目前升主动脉瘤的基本术式为动脉瘤切除、人工血管替换。但由于升主动脉瘤的解剖特点，病变经常累及主动脉根部造成瓣环扩大主动脉瓣关闭不全及冠状动脉开口的抬高移位等。因此针对不同病变，采用不同的手术方式：Bentall 术、David 术及 Wheat 术。Wheat 术是保留主动脉窦的主动脉瓣和升主动脉替换术，适用于非马方综合征造成主动脉根部或升主动脉瘤合并主动脉瓣膜病变者，多由动脉粥样硬化引起。此时主动脉瓣环无明显扩张，左右冠状动脉口明显上移，其周围动脉壁组织相对较好。

（二）胸骨正中切口入路体外循环下升主动脉置换 + 主动脉瓣置换手术（Wheat 手术）

1. 手术体位 仰卧位。

2. 手术器械配置

（1）基础手术器械

表 6-4-7 胸骨正中切口体外循环下 Wheat 手术基础器械配置表

名称	类别	数量	常用规格	描述	应用范围	使用注意事项	附图	编号
直角拉钩	拉钩	2	26mm×15mm 43mm×15mm 或 23mm×15mm 40mm×15mm	根据工作端深度及宽度选择适合的拉钩	用于肌肉等组织的钝性分离，切开心包等操作	不可用于血管、脏器等组织的牵拉，以免造成组织损伤		图 6-4-58
手术刀	刀柄	3	4# 7#	刀柄一般可重复使用，刀片为一次性使用	划皮逐层分离，按照表皮层、肌层、黏膜层依次分离	刀片的无菌包装是否被破坏		图 6-4-59
组织镊	镊	2	125mm	用于术中夹持坚韧组织，夹持较牢固。有齿镊工作端可分为单齿镊、双齿镊和多齿镊	用于连续缝合过程中夹持组织或缝针	不能夹血管和深部组织		图 6-4-60
直蚊式	钳	10	125mm	头部较细小、精巧的止血钳称为蚊式止血钳，又称为蚊式钳。根据形状可分为直型和弯型，根据工作端可分为标准型和精细型	供夹持人体内血管、组织作止血用	避免操作不当导致工作端变形、错齿		图 6-4-61
弯蚊式	钳	10	125mm	头部较细小、精巧的止血钳称为蚊式止血钳，又称为蚊式钳。根据形状可分为直型和弯型，根据工作端可分为标准型和精细型	供夹持人体内血管、组织作止血用	避免操作不当导致工作端变形、错齿		图 6-4-62
弯止血钳	钳	2	180mm	也常称为血管钳，止血钳可分为有齿和无齿止血钳，根据形状分为直型和弯型止血钳	供夹持人体内血管、组织作止血用	避免操作不当导致工作端变形、错齿		图 6-4-63

续表

名称	类别	数量	常用规格	描述	应用范围	使用注意事项	附图	编号
大弯止血钳	钳	5	240mm	也常称为血管钳，止血钳可分为有齿和无齿止血钳，根据形状分为直型和弯型止血钳	用18F硅胶尿管制作胶钳	避免操作不当导致工作端变形、错齿		图6-4-64
直角钳	钳	1	90°长220mm	也称为米氏钳，工作端角度为90°或接近90°，有钝性或锐性头端两种	分离钳头部圆润，没有任何锋利突出，顶部也没有齿状设计，防止损伤组织	用于周围组织的分离及远端离断时套扎缝线		图6-4-65
"花生米"钝性剥离器	钳	1	240mm	工作端有小孔或凹陷用于夹持剥离子	分离胸骨与心包壁层间隙及粘连组织的钝性分离	注意"花生米"不要掉入胸腔		图6-4-66
考克钳	钳	12	180mm	根据工作端可分为直型考克钳和弯型考克钳两种，也称为可可钳、克氏钳	开胸时，可用于夹持剑突，以便胸骨锯开胸操作，夹钢丝尾端	应注意避免操作不当导致工作端变形、错齿		图6-4-67
组织钳	钳	4	180mm	也称为鼠齿钳、皮钳，根据头端齿纹可分为有损伤艾利斯钳和无损伤艾利斯钳	供外科手术时夹持组织	避免操作不当导致工作端变形、错齿		图6-4-68
持针器	钳	5	180mm细头×2粗头×3	一般分为普通不锈钢工作端和碳钨镶片工作端两种，碳钨镶片上的网格有0.5、0.4、0.2和光面四种，分别对应夹持3/0及更大针、4/0～6/0、6/0～10/0、9/0～11/0针	用于夹持缝针、缝合组织及缝扎出血部位	使用碳钨镶片持针器应注意其对应的缝针型号，用细密网格的持针器夹持过粗的缝针容易造成镶片断裂		图6-4-69
手术剪	剪	4	组织剪180mm×2直线剪180mm×1剥离剪200mm×1	头端有直、弯两种类型，大小长短不一。又称为梅奥剪	线剪用于剪切缝线，组织剪用于切割组织和锐性剥离	线剪不可用于剪敷料或钢丝等硬物质		图6-4-70

续表

名称	类别	数量	常用规格	描述	应用范围	使用注意事项	附图	编号
卵圆钳	钳	2	250mm 弯无齿×1 弯有齿×1	又称为海绵钳、持物钳，分为直型和弯型，工作端分为有齿和光滑两种	用于夹持消毒纱球进行皮肤表面消毒	不可用于夹持脏器，以免对脏器造成损伤		图6-4-71
不锈钢碗	碗	2	300ml	用于盛放液体或术中物品	盛装无菌盐水和无菌冰盐水	注意根据实际需求选择合适大小的不锈钢碗		图6-4-72
无损伤镊	镊	4	头宽2.4mm×3.2mm（220mm×4）	工作端为直DeBakey齿形，确保夹持组织、血管的过程中无损伤	夹持需保护的组织、器官	不可用于夹持皮肤等粗糙组织		图6-4-73
扁桃体止血钳	钳	4	200mm 弯全齿	也称为长弯钳，可分为有齿止血钳和无齿止血钳，根据形状分为直型止血钳和弯型止血钳	用于体外钝性分离浅部组织及扩大切口	相对于中弯止血钳精细，避免操作不当导致工作端变形、错齿		图6-4-74
管道钳	钳	4	190mm 进口 MD454R×1 MD453R×2	工作端为直型	用于夹闭循环管道	相对于中弯精细，避免操作不当导致工作端变形、错齿		图6-4-75
腔静脉阻断钳	钳	2	60mm 双角弯60°、 240mm 海更式双角弯	根据应用部位和功能的不同，有不同名称。常用材质分为不锈钢和钛合金。为了能阻断不同部位管脉，工作端有各种不同形状	用于暴露腔静脉	不能对血管有切割作用，注意检查闭合功能状态，及时维护更换		图6-4-76
肾蒂钳	钳	1	220mm	工作端有一定曲线形设计，无损伤齿形	用于暴露腔静脉	不能对血管有切割作用，注意检查闭合功能状态，及时维护更换		图6-4-77
吸引器头	吸引器	2	长200mm 5孔×1、 9孔×1	根据工作端，分为直型吸引器头及弯型吸引器头	用于吸引手术野血液	避免操作不当导致吸引器变形		图6-4-78

续表

名称	类别	数量	常用规格	描述	应用范围	使用注意事项	附图	编号
心脏拉钩	拉钩	7	肺动脉拉钩×1 拉钩头宽×6	根据工作端深度及宽度选择适合的拉钩	用于牵开暴露心脏视野	牵拉时根据操作范围，注意保护组织、器官		图6-4-79
进口动脉阻断钳	钳	1	蛇牌 45°	根据应用部位和功能的不同，有不同名称。常用材质分为不锈钢和钛合金。为了能阻断不同部位管脉，工作端有各种不同形状	用于主动脉完全阻断	不能对血管有切割作用，注意检查闭合功能状态，及时维护更换		图6-4-80
动脉阻断钳	钳	3	90° 220mm×1	根据应用部位和功能的不同，有不同名称。常用材质分为不锈钢和钛合金。为了能阻断不同部位管脉，工作端有各种不同形状	用于阻断三根分支血管	避免使用无损伤阻断钳夹持坚硬物体，因而破坏无损伤齿形		图6-4-81
过线钩	过线钩	3	自制 240mm 细×2 粗×1	可以根据术者要求选择左弯或右弯辅助缝合	用于缝合荷包时套线	使用前后注意检查尖端钢丝钩是否完整		图6-4-82
钢尺	尺	1	200mm	用于测量，一般为不锈钢	用于测量心脏瓣膜及血管的长度	使用时注意不要损伤组织		图6-4-83
持针器	钳	6	金柄（细头×2 长220mm 粗头×4 长250mm	一般分为普通不锈钢工作端和碳钨镶片工作端两种，碳钨镶片上的网格有0.5、0.4、0.2和光面四种，分别对应夹持3/0或更大针、4/0～6/0、6/0～10/0、9/0～11/0针	用于夹持缝针、缝合组织及缝扎出血部位	使用碳钨镶片持针器应注意其对应的缝针型号，用细密网格的持针器夹持过粗的缝针容易造成镶片断裂		图6-4-84
3L手术刀	刀	1	195mm	刀柄一般为重复使用，刀片为一次性使用	用于心内的手术组织切割	检查刀片的无菌包装是否被破坏，刀片用持针器夹持安装，避免割伤手指，使用时不能戳穿无菌面		图6-4-85

名称	类别	数量	常用规格	描述	应用范围	使用注意事项	附图	编号
心脏瓣膜钳	钳	1	侧弯长220mm	工作端侧弯，带齿，用于抓取瓣膜	用于钳心脏瓣膜	避免操作不当导致工作端变形、错齿		图 6-4-86
心脏瓣膜剪	剪	1	超锋利250mm	头端有直、弯两种类型，大小长短不一。刃口比普通组织剪薄，剪切更为锋利	用于瓣膜或血管的修剪	不可用于剪切缝线		图 6-4-87

（2）精密手术器械

表 6-4-8　Wheat 手术精密手术器械配置表

名称	类别	数量	常用规格	描述	应用范围	使用注意事项	附图	编号
显微持针器	钳	2	225mm	工作端为直型带金刚砂涂层	用于夹持细小的滑线	不可用于夹持普通缝针		图 6-4-88
神经拉钩	拉钩	2	160mm	根据工作端深度及宽度选择适合的拉钩	用于牵拉血管缝线	避免尖端损伤		图 6-4-89
血管镊	镊	2	长 195mm 头宽 12mm	工作端为直 DeBakey 齿形，确保夹持组织、血管的过程中无损伤	用于血管吻合时的夹持	无损伤血管镊不可用于拔取缝针，以免造成齿形损坏而损伤组织		图 6-4-90
钛夹钳	钳	2	FB223R×2 小号黄色	工作端呈角度	用于永久性夹闭分支血管	避免操作不当导致工作端变形、错齿		图 6-4-91
直角钳	钳	1	长 185mm 头宽 15mm	也称为米氏钳，工作端角度为 90°或接近 90°，有钝性头端或锐性头端两种	用于股动脉与周围组织的分离及远端离断时套扎缝线	避免操作不当导致工作端变形、错齿		图 6-4-92

续表

名称	类别	数量	常用规格	描述	应用范围	使用注意事项	附图	编号
血管剪	剪	1	长 180mm 刃宽 2mm	根据医师的手术习惯不同可分为标准指环柄血管剪或弹簧柄血管剪。此外根据材质又分为普通不锈钢和带涂层器械	显微手术或心脏、血管手术中用于修剪血管或分离组织间隙	不可用于剪切缝线		图 6-4-93
乳突牵开器	拉钩	1	三齿、长 145mm	根据工作端深度及宽度选择适合的拉钩	用于牵开股动脉与周围组织，暴露股动脉	使用前检查其完整性		图 6-4-94
血管排气针	针	1	35mm	直径不同，为 1.0～2.5mm，工作端根据手术需求选择	用于血管排气	注意完整性		图 6-4-95

（三）手术步骤及使用器械

表 6-4-9　Wheat 手术步骤及使用器械表

主要手术步骤 1	主要手术步骤 2	使用器械名称	使用器械编号
胸骨正中切口	见表 6-1-2		
建立体外循环	见表 6-1-5		
阻断主动脉，心肌保护措施	（1）动脉阻断钳阻断升主动脉，用灌注针直接插入主动脉根部灌注心肌停搏液。心脏表面用冰盐水降温，待心脏心室颤动后停止灌注	进口动脉阻断钳	图 6-4-80
	（2）用 11 号手术刀沿升主动脉根部做一纵行切口，用组织剪延长切口，下至主动脉瓣的无冠状动脉窦，上至升主动脉远端较正常的部分。牵开主动脉壁，传递左、右冠状动脉灌注分别行左、右冠状动脉灌注，心脏表面冰盐水降温	手术刀 手术剪	图 6-4-59 图 6-4-70
	（3）巡回护士将室温降至 20℃ 左右，体外循环医师进行血液降温，使体温降至 28～32℃，手术医师利用 4℃ 低温心脏停搏液行心肌灌注。心脏表面用冰水或冰屑降温	—	—
主动脉瓣膜置换	（1）主动脉瓣切除：4 针 2-0 涤纶线牵引主动脉壁，探查主动脉病变。心内拉钩显露主动脉瓣。心脏瓣膜剪沿瓣环切除主动脉瓣膜及钙化组织，用冲洗器注满常温生理盐水冲洗，避免瓣膜脱落组织残留于心腔内造成动脉栓塞。用瓣膜测瓣器测量瓣环大小，选择合适的人工机械瓣或生物瓣	心脏拉钩 心脏瓣膜剪 心脏瓣膜钳 钢尺	图 6-4-79 图 6-4-87 图 6-4-86 图 6-4-83
	（2）瓣膜置换：手术医师将选好的瓣膜分为三个象限，用 2-0 换瓣线间断缝合，每个象限 4～5 针，顺次穿过选用的带瓣人工血管缝合环，平整地结扎缝线，剪线	手术剪 持针器	图 6-4-70 图 6-4-69

续表

主要手术步骤1	主要手术步骤2	使用器械名称	使用器械编号
置换升主动脉	沿主动脉瓣环切除主动脉窦，仅留 5～6mm 边缘，将合适口径的人工血管近心端剪一约为直径2/3 的缺口，并将起始及终点修剪呈扇贝样，将两者对端吻合	心脏瓣膜剪 血管镊 显微持针器	图 6-4-87 图 6-4-90 图 6-4-88
并行循环，恢复心脏功能	（1）松开主动脉阻断钳，开放主动脉血液循环，排气针插入主动脉根部排气 （2）体外循环辅助，逐步恢复患者体温至正常	血管排气针 显微持针器 无损伤镊	图 6-4-95 图 6-4-88 图 6-4-73
停止人工心肺转流	心脏功能恢复正常后，停止左心房引流并拔出，停止体外循环，管道钳钳闭拔除腔房静脉插管，拔除股动脉插管	管道钳	图 6-4-75
止血、关胸	见表 6-1-2		
股动脉切口缝合	逐层缝合肌肉、皮下组织及皮肤	组织镊 组织剪 持针器	图 6-4-60 图 6-4-70 图 6-4-69

四、保留瓣膜的主动脉根部替换手术

（一）概述

1. **疾病定义**　升主动脉瘤即升主动脉的永久性异常性扩张和膨大。其发生于升主动脉根部至无名动脉起始部的任何节段和部位。升主动脉是最常见的胸主动脉，占胸主动脉的45%。其病因有主动脉中层囊性坏死动脉硬化和主动脉退行性变、创伤、感染、先天疾病及主动脉夹层等。

2. **手术方法**　目前升主动脉瘤的基本术式为动脉瘤切除、人工血管替换。但由于升主动脉瘤的解剖特点，病变经常累及主动脉根部，造成瓣环扩大主动脉瓣关闭不全及冠状动脉开口的抬高移位等。因此针对不同病变，采用不同的手术方式：Bentall 术、David 术及 Wheat 术。David 术是保留主动脉瓣的主动脉根部替换手术。1992 年 David 首次应用，用于主动脉瓣无病变但其根部扩张造成主动脉关闭不全的患者。

3. **常见手术方式**　保留瓣膜的主动脉根部替换手术（David 手术）。

（二）胸骨正中切口入路体外循环下 David 手术

1. **手术体位**　仰卧位。

2. **手术器械配置**

（1）基础手术器械

表 6-4-10　胸骨正中切口体外循环下 David 手术基础器械配置表

名称	类别	数量	常用规格	描述	应用范围	使用注意事项	附图	编号
直角拉钩	拉钩	2	26mm×15mm 43mm×15mm 或 23mm×15mm 40mm×15mm	根据工作端深度及宽度选择适合的拉钩	用于肌肉等组织的钝性分离，切开心包等操作	不可用于血管、脏器等组织的牵拉，以免造成组织损伤		图 6-4-96
手术刀	刀柄	3	4# 7#	刀柄一般可重复使用，刀片为一次性使用	划皮逐层分离，按照表皮层、肌层、黏膜层依次分离	刀片的无菌包装是否被破坏		图 6-4-97

续表

名称	类别	数量	常用规格	描述	应用范围	使用注意事项	附图	编号
组织镊	镊	2	125mm	用于术中夹持坚韧组织,夹持较牢固。有齿镊工作端可分为单齿镊、双齿镊和多齿镊	用于连续缝合过程中夹持组织或缝针	不能夹血管和深部组织		图6-4-98
直蚊式	钳	10	125mm	头部较细小、精巧的止血钳称为蚊式止血钳,又称为蚊式钳。根据形状可分为直型和弯型,根据工作端可分为标准型和精细型	供夹持人体内血管、组织作止血用	避免操作不当导致工作端变形、错齿		图6-4-99
弯蚊式	钳	10	125mm	头部较细小、精巧的止血钳称为蚊式止血钳,又称为蚊式钳。根据形状可分为直型和弯型,根据工作端可分为标准型和精细型	供夹持人体内血管、组织作止血用	避免操作不当导致工作端变形、错齿		图6-4-100
弯止血钳	钳	2	180mm	也常称为血管钳,可分为有齿止血钳和无齿止血钳,根据形状分为直型止血钳和弯型止血钳	供夹持人体内血管、组织作止血用	避免操作不当导致工作端变形、错齿		图6-4-101
大弯止血钳	钳	5	240mm	也常称为血管钳,可分为有齿止血钳和无齿止血钳,根据形状分为直型止血钳和弯型止血钳	用18F硅胶尿管制作胶钳	避免操作不当导致工作端变形、错齿		图6-4-102
直角钳	钳	1	90° 长220mm	也称为米氏钳,工作端角度为90°或接近90°,有钝性头端或锐性头端两种	分离钳头部圆润,没有任何锋利突出,顶部也没有齿状设计,防止损伤组织	用于周围组织的分离及远端离断时套扎缝线		图6-4-103
"花生米"钝性剥离器	钳	1	240mm	工作端有小孔或凹陷用于夹持剥离子	分离胸骨与心包壁层间隙及粘连组织的钝性分离	注意"花生米"不要掉入胸腔		图6-4-104

名称	类别	数量	常用规格	描述	应用范围	使用注意事项	附图	编号
考克钳	钳	12	180mm	根据工作端可分为直型考克钳和弯型考克钳两种，也称为可可钳、克氏钳	开胸时，可用于夹持剑突，以便胸骨锯开胸操作，夹钢丝尾端	应注意避免操作不当导致工作端变形、错齿		图 6-4-105
组织钳	钳	4	180mm	也称为鼠齿钳、皮钳，根据头端齿纹可分为有损伤艾利斯钳和无损伤艾利斯钳	供外科手术时夹持组织	避免操作不当导致工作端变形、错齿		图 6-4-106
持针器	钳	5	180mm 细头 ×2 粗头 ×3	一般分为普通不锈钢工作端和碳钨镶片工作端两种，碳钨镶片上的网格有 0.5、0.4、0.2 和光面四种，分别对应夹持 3/0 及更大针、4/0 ～ 6/0、6/0 ～ 10/0、9/0 ～ 11/0 针	用于夹持缝针、缝合组织及缝扎出血部位	使用碳钨镶片持针器应注意其对应的缝针型号，用细密网格的持针器夹持过粗的缝针容易造成镶片断裂		图 6-4-107
手术剪	剪	4	组织剪 180mm×2 直线剪 180mm×1 剥离剪 200mm×1	头端有直、弯两种类型，大小长短不一。又称为梅奥剪	用于剪线或人工血管的修剪	不可用于剪敷料等硬物质		图 6-4-108
卵圆钳	钳	2	250mm 弯无齿 ×1 弯有齿 ×1	又称为海绵钳、持物钳，分为直型和弯型，工作端分为有齿和光滑两种	用于夹持消毒纱球进行皮肤表面消毒	不可用于夹持脏器，以免对脏器造成损伤		图 6-4-109
不锈钢碗	碗	2	300ml	用于盛放液体或术中物品	盛装无菌盐水和无菌冰盐水	注意根据实际需求选择合适大小的不锈钢碗		图 6-4-110
无损伤镊	镊	4	头宽 2.4mm×3.2mm （220mm×4）	工作端为直 DeBakey 齿形，确保夹持组织、血管的过程中无损伤	夹持需保护的组织、器官	不可用于夹持皮肤等粗糙组织		图 6-4-111

续表

名称	类别	数量	常用规格	描述	应用范围	使用注意事项	附图	编号
扁桃体止血钳	钳	4	200mm 弯全齿	也称为长弯钳，可分为有齿止血钳和无齿止血钳，根据形状分为直型止血钳和弯型止血钳	用于体外钝性分离浅部组织及扩大切口用	相对于中弯止血钳精细，避免操作不当导致工作端变形、错齿		图6-4-112
管道钳	钳	4	190mm	工作端为直型	用于夹闭循环管道	注意检查闭合功能状态，及时维护更换		图6-4-113
腔静脉阻断钳	钳	2	60mm 双角弯60° 240mm 海更式双角弯	根据应用部位和功能的不同，有不同名称。常用材质分为不锈钢和钛合金。为了能阻断不同部位管脉，工作端有各种不同形状	用于暴露腔静脉	不能对血管有切割作用，注意检查闭合功能状态，及时维护更换		图6-4-114
肾蒂钳	钳	1	220mm	工作端有一定曲线形设计，无损伤齿形	用于暴露腔静脉	不能对血管有切割作用，注意检查闭合功能状态，及时维护更换		图6-4-115
吸引器头	吸引器	2	长200mm 5孔×1 9孔×1	根据工作端，分为直型吸引器头及弯型吸引器头	用于吸引手术野血液	避免操作不当导致吸引器变形		图6-4-116
心脏拉钩	拉钩	7	肺动脉拉钩×1 拉钩头宽×6	根据工作端深度及宽度选择适合的拉钩	用于牵开暴露心脏视野	牵拉时根据操作范围，注意保护组织、器官		图6-4-117
进口动脉阻断钳	钳	1	蛇牌 45°	根据应用部位和功能的不同，有不同名称。常用材质分为不锈钢和钛合金。为了能阻断不同部位管脉，工作端有各种不同形状	用于主动脉完全阻断	不能对血管有切割作用，注意检查闭合功能状态，及时维护更换		图6-4-118

续表

名称	类别	数量	常用规格	描述	应用范围	使用注意事项	附图	编号
动脉阻断钳	钳	3	90° 220mm×1	根据应用部位和功能的不同，有不同名称。常用材质分为不锈钢和钛合金。为了能阻断不同部位管脉，工作端有各种不同形状	用于阻断 3 根分支血管	避免使用无损伤阻断钳夹持坚硬物体，因而破坏无损伤齿形		图 6-4-119
过线钩	过线钩	3	自制 240mm 细 ×2 粗 ×1	可以根据术者要求选择左弯或右弯辅助缝合	用于缝合荷包时套线	使用前后注意检查尖端钢丝钩是否完整		图 6-4-120
钢尺	尺	1	200mm	用于测量，一般为不锈钢	用于测量心脏瓣膜及血管的长度	使用时注意不要损伤组织		图 6-4-121
持针器	钳	6	金柄（细头 ×2 长 220mm 粗头 ×4 长 250mm	一般分为普通不锈钢工作端和碳钨镶片工作端两种，碳钨镶片上的网格有 0.5、0.4、0.2 和光面四种，分别对应夹持 3/0 及更大针、4/0 ～ 6/0、6/0 ～ 10/0、9/0 ～ 11/0 针	用于夹持换瓣缝针，缝合组织出血部位等操作。	使用碳钨镶片持针器应注意其对应的缝针型号，用细密网格的持针器夹持过粗的缝针容易造成镶片断裂		图 6-4-122
3L 手术刀	刀	1	195mm	刀柄一般可重复使用，刀片为一次性使用	心内组织切割	检查刀片的无菌包装是否被破坏，刀片用持针器夹持安装，避免割伤手指，使用时不能戳穿无菌面		图 6-4-123
心脏瓣膜钳	钳	2	侧弯长 220mm	工作端侧弯，带齿，用于抓取瓣膜	用于钳心脏瓣膜	避免操作不当导致工作端变形、错齿		图 6-4-124
心脏瓣膜剪	剪	1	超锋利 250mm	头端有直、弯两种类型，大小长短不一。刃口比普通组织剪薄，剪切更为锋利	用于瓣膜或血管修剪	不可用于剪切缝线		图 6-4-125

（2）精密手术器械

表 6-4-11　David 手术精密手术器械配置表

名称	类别	数量	常用规格	描述	应用范围	使用注意事项	附图	编号
显微持针器	钳	2	225mm	根据材质又分为普通不锈钢和带涂层器械	用于夹持细小的滑线	不可用于夹持普通缝针		图 6-4-126
神经拉钩	拉钩	2	160mm	根据工作端深度及宽度选择适合的拉钩	用于牵拉血管缝线	避免尖端损伤		图 6-4-127
血管镊	镊	2	长 195mm 头宽 12mm	工作端为直 DeBakey 齿形，确保夹持组织、血管的过程中无损伤	用于血管吻合时的夹持	无损伤血管镊不可用于拔取缝针，以免造成齿形损坏，损伤组织		图 6-4-128
钛夹钳	钳	2	FB223R×2 小号黄色	工作端呈角度	用于永久性夹闭分支血管	避免操作不当导致工作端变形、错齿		图 6-4-129
直角钳	钳	1	长 185mm 头宽 15mm	也称为米氏钳，工作端角度为 90°或接近 90°，有钝性头端或锐性头端两种	用于股动脉与周围组织对的分离及远端离断时套扎缝线	避免操作不当导致工作端变形、错齿		图 6-4-130
血管剪	剪	1	长 180mm 刃宽 2mm	根据医师的手术习惯不同可分为标准指环柄血管剪或弹簧柄血管剪。此外根据材质又分为普通不锈钢和带涂层器械	显微手术或心脏、血管手术中用于修剪血管或分离组织间隙	不可用于剪切缝线		图 6-4-131
乳突牵开器	拉钩	1	三齿，长 145mm	根据工作端深度及宽度选择适合的拉钩	用于牵开股动脉与周围组织，暴露股动脉	使用前检查其完整性		图 6-4-132
血管排气针	针	1	35mm	直径不同，为 1.0～2.5mm，工作端根据手术需求选择	用于血管排气	注意完整性		图 6-4-133

3. 手术步骤及使用器械

表 6-4-12　David 手术步骤及使用器械表

主要手术步骤 1	主要手术步骤 2	使用器械名称	使用器械编号
胸骨正中切口	见表 6-1-2		
建立体外循环	见表 6-1-5		
阻断主动脉，心肌保护措施	（1）用动脉阻断钳阻断升主动脉，用灌注针直接插入主动脉根部灌注心肌停搏液。心脏表面用冰盐水降温，待心脏心室颤动后停止灌注	进口动脉阻断钳	图 6-4-118
	（2）用 11 号手术刀沿升主动脉根部做一纵行切口，用组织剪延长切口，下至主动脉瓣的无冠状动脉窦，上至升主动脉远端较正常的部分。牵开主动脉壁，行左、右冠状动脉灌注，心脏表面用冰盐水降温	3L 手术刀 手术剪	图 6-4-123 图 6-4-108
	（3）巡回护士将室温降至 20℃ 左右，体外循环医师进行血液降温，使体温降至 28～32℃，手术医师利用 4℃ 低温心脏停搏液行心肌灌注。心脏表面用冰水或冰屑降温	—	—
游离主动脉根部	切开升主动脉后，仔细检查主动脉瓣瓣叶的结构和功能，确定可以行 David 手术后切除病变主动脉壁，保留主动脉瓣和交界	心脏瓣膜剪 3L 手术刀 无损伤镊	图 6-4-125 图 6-4-123 图 6-4-111
置换人工血管	根据手术方式和主动脉瓣环大小确定人工血管直径，沿瓣环纤维组织下方自内向外预置间断褥式缝线 1 周，同时备大量蚊式夹牵引线，防止线的互相缠绕，也可用金属弹簧圈	无损伤镊 显微持针器 手术剪	图 6-4-111 图 6-4-126 图 6-4-108
吻合左右冠状动脉	用血管烧灼器在人工血管上打两个小孔，将左右冠状动脉开口吻合于其上	无损伤镊 显微持针器 手术剪 神经拉钩	图 6-4-111 图 6-4-126 图 6-4-108 图 6-4-127
并行循环，恢复心脏功能	（1）松开主动脉阻断钳，开放主动脉血液循环，用血管排气针插入主动脉根部排气 （2）体外循环辅助，逐步恢复患者体温至正常	血管排气针 显微持针器 无损伤镊	图 6-4-133 图 6-4-126 图 6-4-111
停止人工心肺转流	心脏功能恢复正常后，停止左心房引流并拔出，停止体外循环，管道钳钳闭并拔除腔房静脉插管，拔除股动脉插管	管道钳	图 6-4-113
止血、关胸	见表 6-1-2		
股动脉切口缝合	逐层缝合肌肉、皮下组织及皮肤	组织镊 手术剪 持针器	图 6-4-98 图 6-4-108 图 6-4-107

五、全弓置换 + 降主动脉支架置入手术

（一）概述

1. 主动脉夹层的定义　　主动脉夹层是指主动脉内膜撕裂导致血液通过内膜的破口流入主动脉壁各层之间形成夹层血肿，迫使主动脉壁各层分开。主动脉夹层是一种危险的急性病，即使及时进行积极的治疗，仍然可能快速致死。如果主动脉夹层完全撕裂将会迅速大规模失血而导致循环衰竭死亡。主动脉夹层破裂的死亡率为 80%，有 50% 的患者甚至还没来得及到达医院就已经死亡。因此，如果主动脉夹层达到 6cm，患者必须采取紧急手术治疗。

　　根据主动脉夹层内膜裂口的位置和夹层累及的范围可分为三型（DeBakey 分型法）。Ⅰ型：主动脉夹层累及范围自升主动脉到降主动脉，甚至到腹主动脉。Ⅱ型：主动脉夹层累及范围仅限于升

主动脉。Ⅲ型：主动脉夹层累及降主动脉，向下未累及腹主动脉者为Ⅲ A 型；向下累及腹主动脉者为Ⅲ B 型。

主动脉夹层手术治疗的适应证为急性近端主动脉夹层、急性远端主动脉夹层合并一个或多个并发症。并发症包括累及重要器官、主动脉破裂或即将破裂、夹层逆行剥离至升主动脉，以及有马方综合征或 Ehlers-Danlos 综合征的病史等。

主动脉夹层手术治疗的目的是切除破坏最严重的主动脉段，阻止血液进入假腔（包括主动脉的原始撕裂口及后续的撕裂段）。虽然也可以进行撕裂内膜的切除术，但这并不会显著改变死亡率。

全弓置换手术主要是指用人工血管置换病变的主动脉弓达到治疗的目的。其主要适用于 DeBakey Ⅰ 型和 DeBakey Ⅱ 型的患者。

2. 手术方法　Bentall 联合全动脉弓置换 + 远端血管内支架置入手术。

（二）体外循环下主动脉弓全弓置换 + 降主动脉支架置入手术

1. 手术体位　仰卧位。

2. 手术器械配置

（1）基础手术器械

表 6-4-13　体外循环下全弓置换手术基础手术器械配置表

名称	类别	数量	常用规格	描述	应用范围	使用注意事项	附图	编号
直角拉钩	拉钩	2	26mm×15mm 43mm×15mm 或 23mm×15mm 40mm×15mm	根据工作端深度及宽度选择适合的拉钩	用于肌肉等组织的钝性分离，切开心包等操作	不可用于血管、脏器等组织的牵拉，以免造成组织损伤		图 6-4-134
手术刀	刀柄	3	4# 7#	刀柄一般可重复使用，刀片为一次性使用	划皮逐层分离，按照表皮层、肌层、黏膜层依次分离	刀片的无菌包装是否被破坏		图 6-4-135
无损伤镊	镊	4	220mm	工作端为直 DeBakey 齿形，确保夹持组织、血管的过程中无损伤	供夹持血管或细软组织用	如前端有细齿，不能夹持血管滑线等易切割物品		图 6-4-136
组织镊	镊	2	125mm	用于术中夹持坚韧组织，夹持较牢固。有齿镊工作端可分为单齿镊、双齿镊和多齿镊	用于连续缝合过程中夹持组织或缝针	不能夹血管和深部组织		图 6-4-137
直蚊式	钳	10	125mm	头部较细小、精巧的止血钳为蚊式止血钳，又称为蚊式钳。根据形状可分为直型和弯型，根据工作端可分为标准型和精细型	供夹持人体内血管、组织作止血用	避免操作不当导致工作端变形、错齿		图 6-4-138

名称	类别	数量	常用规格	描述	应用范围	使用注意事项	附图	编号
弯蚊式	钳	10	125mm	头部较细小、精巧的止血钳称为蚊式止血钳，又称为蚊式钳。根据形状可分为直型和弯型，根据工作端可分为标准型和精细型	供夹持人体内血管、组织作止血用	避免操作不当导致工作端变形、错齿		图 6-4-139
中弯	钳	2	180mm	也常称为血管钳，可分为有齿止血钳和无齿止血钳，根据形状分为直型止血钳和弯型止血钳	供夹持人体内血管、组织作止血用	避免操作不当导致工作端变形、错齿		图 6-4-140
大弯钳	钳	1	240mm	也常称为血管钳，可分为有齿止血钳和无齿止血钳，根据形状分为直型止血钳和弯型止血钳	用 18F 硅胶尿管制作胶钳	避免操作不当导致工作端变形、错齿		图 6-4-141
分离钳（直角钳）	钳	1	90°长 220mm	也称为米氏钳，工作端角度为 90° 或接近 90°，有钝性头端或锐性头端两种	用于与周围组织的分离，以及远端离断时套扎缝线	避免操作不当导致工作端变形、错齿		图 6-4-142
钝性剥离器	钳	1	240mm	工作端有小孔或凹陷用于夹持剥离子	分离胸骨与心包壁层间隙及粘连组织的钝性分离	注意"花生米"不要掉入胸腔		图 6-4-143
考克钳	钳	12	180mm	根据工作端可分为直型考克钳和弯型考克钳两种，也称为可可钳、克氏钳	开胸时，可用于夹持剑突，以便胸骨锯开胸操作，夹钢丝尾端	应注意避免操作不当导致工作端变形、错齿		图 6-4-144
组织钳	钳	4	180mm	也称为鼠齿钳、皮钳，根据头端齿纹可分为有损伤艾利斯钳和无损伤艾利斯钳	供外科手术时夹持组织	避免操作不当导致工作端变形、错齿		图 6-4-145

续表

名称	类别	数量	常用规格	描述	应用范围	使用注意事项	附图	编号
持针器	钳	5	180mm 细头×2 粗头×3	一般分为普通不锈钢工作端和碳钨镶片工作端两种，碳钨镶片上的网格有0.5、0.4、0.2和光面四种，分别对应夹持3/0及更大针、4/0～6/0、6/0～10/0、9/0～11/0针	用于夹持缝针、缝合组织及缝扎出血部位	使用碳钨镶片持针器应注意其对应的缝针型号，用细密网格的持针器夹持过粗的缝针容易造成镶片断裂		图 6-4-146
手术剪	剪	4	组织剪 180mm×2 直线剪 180mm×1 剥离剪 200mm×1	头端有直、弯两种类型，大小长短不一。又称为梅奥剪	用于剪线或人工血管的修剪	不可用于剪敷料等硬物质		图 6-4-147
卵圆钳	钳	2	250mm 弯无齿×1 弯有齿×1	又称为海绵钳、持物钳，分直型和弯型，工作端分为有齿和光滑两种	用于夹持消毒纱球进行皮肤表面消毒	不可用于夹持脏器，以免对脏器造成损伤		图 6-4-148
不锈钢碗	碗	2	300ml	用于盛放液体或术中物品	盛装无菌盐水和无菌冰盐水	注意根据实际需求选择合适大小的不锈钢碗		图 6-4-149
无损伤镊	镊	4	头宽 2.4mm×3.2mm （220mm×4）	工作端为直 DeBakey 齿形，确保夹持组织、血管的过程中无损伤	夹持需保护的组织、器官	不可用于夹持皮肤等粗糙组织		图 6-4-150
扁桃体止血钳（半横齿）	钳	4	200mm 弯全齿	也称为长弯钳，可分为有齿止血钳和无齿止血钳，根据形状分为直型止血钳和弯型止血钳	用于体外钝性分离浅部组织及扩大切口	相对于中弯止血钳精细，避免操作不当导致工作端变形、错齿		图 6-4-151
管道钳	钳	4	190mm 进口 219mm 进口	工作端为直型	用于体外循环夹持管道	注意检查闭合功能状态，及时维护更换		图 6-4-152

续表

名称	类别	数量	常用规格	描述	应用范围	使用注意事项	附图	编号
腔静脉阻断钳	钳	2	60mm 双角弯 60°、240mm 海更式双角弯	根据应用部位和功能的不同，有不同名称。常用材质分为不锈钢和钛合金。为了能阻断不同部位管脉，工作端有各种不同形状	用于暴露腔静脉	不能对血管有切割作用，注意检查闭合功能状态，及时维护更换		图6-4-153
肾蒂钳	钳	1	220mm	工作端有一定曲线形设计，无损伤齿形	用于暴露腔静脉	不能对血管有切割作用，注意检查闭合功能状态，及时维护更换		图6-4-154
吸引器头	吸引器	2	长180mm、200mm	根据工作端，分为直型吸引器头及弯型吸引器头	用于吸引手术野血液	避免操作不当导致吸引器变形		图6-4-155
心脏拉钩	拉钩	1	肺动脉拉钩	根据工作端深度及宽度选择合适的拉钩	心脏外科手术中用于牵拉心房、心室，暴露手术视野	具有一定的硬度及可塑性，手术医师能根据手术野暴露需要对拉钩弧度进行调整		图6-4-156
		3	拉钩头宽1cm					
		2	拉钩头宽1.5cm					
		1	拉钩头宽2cm					
主动脉阻断钳	钳	2	蛇牌 FB493R 90° 220mm	根据应用部位和功能的不同，有不同名称。常用材质分为不锈钢和钛合金。为了能阻断不同部位管脉，工作端有各种不同形状	供夹持主动脉、动脉导管进行阻断血流	不能对血管有切割作用，注意检查闭合功能状态，及时维护更换		图6-4-157
动脉阻断钳	钳	3	90° 220mm	根据应用部位和功能的不同，有不同名称。常用材质分为不锈钢和钛合金。为了能阻断不同部位管脉，工作端有各种不同形状	用于阻断三根分支血管	避免使用无损伤阻断钳夹持坚硬物体，因而破坏无损伤齿型		图6-4-158
过线钩	过线钩	3	自制 240mm 细×2 粗×1	可以根据术者要求选择左弯或右弯辅助缝合	用于缝合荷包时套线	使用前后注意检查尖端钢丝钩是否完整		图6-4-159

续表

名称	类别	数量	常用规格	描述	应用范围	使用注意事项	附图	编号
持针器	钳	6	金柄 （细头×2 长 220mm 粗头 ×4 长 250mm	夹持缝针，一般分为普通不锈钢工作端和碳钨镶片工作端两种，碳钨镶片上的网格有 0.5、0.4、0.2 和光面四种，分别对应夹持 3/0 及更大针、4/0～6/0、6/0～10/0、9/0～11/0 针	用于夹持换瓣缝针，缝合组织出血部位等操作。	使用碳钨镶片持针器应注意其对应的缝针型号，用细密网格的持针器夹持过粗的缝针容易造成镶片断裂		图 6-4-160
3L 手术刀	刀	1	195mm	刀柄一般可重复使用，刀片为一次性使用	心内组织切割	检查刀片的无菌包装是否被破坏，刀片用持针器夹持安装，避免割伤手指，使用时不能戳穿无菌面		图 6-4-161
心脏瓣膜钳	钳	2	侧弯长 220mm	工作端侧弯，带齿，用于抓取瓣膜	用于抓取、暴露心脏瓣膜	避免操作不当导致工作端变形、错齿		图 6-4-162
心脏瓣膜剪	剪	1	超锋利进口 250mm	头端有直、弯两种类型，大小长短不一。刃口比普通组织剪薄，剪切更为锋利	用于心脏内层瓣膜等组织剪切	瓣膜剪精细，不用于他用		图 6-4-163

（2）精密手术器械

表 6-4-14　体外循环下全弓置换手术精密器械配置表

名称	类别	数量	常用规格	描述	应用范围	使用注意事项	附图	编号
显微持针器	钳	2	225mm	根据材质又分为普通不锈钢和带涂层器械	用于夹持细小的滑线	不可用于夹持普通缝针		图 6-4-164
神经拉钩	拉钩	2	160mm	根据工作端深度及宽度选择适合的拉钩	用于牵拉血管缝线	避免尖端损伤		图 6-4-165

续表

名称	类别	数量	常用规格	描述	应用范围	使用注意事项	附图	编号
20# 探条	探条	1	180mm	有各种直径探子，可塑型	用于扩张象鼻支架血管	注意探子有无磨损或起刺，以免损伤组织		图 6-4-166
血管镊	镊	2	长 195mm 头宽 12mm	工作端为直 DeBakey 齿形，确保夹持组织、血管的过程中无损伤	游离血管时用于抓持乳内动脉及大隐静脉	不可用于拔取缝针，以免造成齿形损坏而损伤组织		图 6-4-167
钛夹钳	钳	2	FB223R×2 小号黄色	工作端呈角度	用于永久性夹闭分支血管	避免操作不当导致工作端变形、错齿		图 6-4-168
直角钳	钳	1	长 185mm 头宽 15mm	也称为米氏钳，工作端角度为90°或接近90°，有钝性头端或锐性头端两种	用于股动脉与周围组织的分离及远端离断时套扎缝线	避免操作不当导致工作端变形、错齿		图 6-4-169
血管剪	剪	1	长 180mm 刃宽 2mm	根据医师的手术习惯不同可分为标准指环柄血管剪或弹簧柄血管剪。此外，根据材质又分为普通不锈钢和带涂层器械	显微手术或心脏、血管手术中用于修剪血管或分离组织间隙	不可用于剪切缝线		图 6-4-170
乳突牵开器	拉钩	1	三齿，长 145mm	根据工作端深度及宽度选择适合的拉钩	用于牵开股动脉与周围组织，暴露股动脉	使用前检查其完整性		图 6-4-171
血管排气针	针	1	35mm	直径不同，为1.0～2.5mm，工作端根据手术需求选择	用于血管排气	注意完整性		图 6-4-172

3. 手术步骤及使用器械

表 6-4-15　体外循环下全弓置换手术步骤及使用器械表

主要手术步骤 1	主要手术步骤 2	使用器械名称	使用器械编号
胸骨正中切口	见表 6-1-2		
建立体外循环	见表 6-1-5		
阻断主动脉，心肌保护措施	（1）用主动脉阻断钳阻断升主动脉，用灌注针直接插入主动脉根部灌注心肌停搏液。心脏表面冰盐水降温，待心脏心室颤动后停止灌注	主动脉阻断钳	图 6-4-157
	（2）用 11 号手术刀沿升主动脉根部做一纵行切口，并且组织剪延长切口，下至主动脉瓣的无冠状动脉窦，上至升主动脉远端较正常的部分。牵开主动脉壁行左、右冠状动脉灌注，心脏表面用冰盐水降温	3L 手术刀 手术剪	图 6-4-161 图 6-4-147
	（3）巡回护士将室温降至 20℃ 左右，体外循环医师进行血液降温，使体温降至 28～32℃，手术医师利用 4℃ 低温心脏停搏液行心肌灌注。心脏表面用冰水或冰屑降温	—	—
主动脉瓣膜及人工血管置换	（1）主动脉瓣切除：4 针 2-0 涤纶线牵引主动脉壁，探查主动脉病变。心内拉钩显露主动脉瓣。心脏瓣膜剪沿瓣环切除主动脉瓣膜及钙化组织，用冲洗器注满常温生理盐水进行冲洗，避免瓣膜脱落组织残留于心腔内造成动脉栓塞。用瓣膜测瓣器测量瓣环大小，选择合适带人工瓣膜的人工血管或生物瓣的人工血管	心脏拉钩 心脏瓣膜剪 心脏瓣膜钳 钢尺	图 6-4-156 图 6-4-163 图 6-4-162 图 6-4-121
	（2）主动脉及瓣膜置换 1）采用带瓣人工血管：手术医师将选好的瓣膜分为 3 个象限，用 2-0 换瓣线间断缝合，每个象限 4～5 针，顺次穿过选用的带瓣人工血管缝合环，平整地结扎缝线，剪线	手术剪 持针器	图 6-4-147 图 6-4-160
	2）采用生物瓣及人工血管联合置换：用 4-0（17mm）血管线将生物瓣瓣膜环与直型人工血管一端缝合固定。再将生物瓣瓣膜分为 3 个象限，用 2-0 换瓣线间断缝合，每个象限 4～5 针，顺次穿过选用的带瓣人工血管缝合环及直型人工血管，剪下缝针并清点数目。送入人工瓣，平整地结扎缝线，剪线	持针器 手术剪	图 6-4-160 图 6-4-147
吻合左、右冠状动脉	用打孔器在人工血管上的左冠状动脉开口的对应位置打孔，5-0（13mm）血管缝线将冠状动脉开口连接缝合吻合于对应的人工血管打孔处，缝最后一针时缝线加垫片打结。同法吻合右冠状动脉开口于人工血管上	显微持针器 血管镊	图 6-4-164 图 6-4-167

主要手术步骤 1	主要手术步骤 2	使用器械名称	使用器械编号
深低温停循环，吻合主动脉	（1）用血管阻断钳依次阻断头臂干、左颈总动脉、左锁骨下动脉开口。此时可通过头臂干插管进行选择性脑灌注 （2）探查主动脉弓，横断动脉，此时打开适宜型号的四分支人工血管并对其进行裁剪 （3）放置术中支架系统，准备毛毡条 4-0（22mm）血管缝线，将四分支人工血管主干远端、术中支架、降主动脉血管壁中间垫毛毡条，呈"三明治"样连续吻合 （4）取出股动脉插管，将 24F 主动脉插管置入四分支人工血管灌注支并接体外循环动脉管，用动脉阻断钳阻断四分支人工血管其他分支，此时可开放管道钳恢复下身供血 （5）裁剪四分支人工血管对应分支，用 5-0（13mm）血管缝线将其与左颈总动脉端吻合，开放动脉阻断钳，恢复双侧颈总动脉供血 （6）裁剪四分支人工血管主干近端及带瓣人工血管，将两者用 4-0（20mm）血管缝线连续吻合并排气	动脉阻断钳 组织剪 主动脉阻断钳 大弯钳 血管排气针 无损伤镊 持针器 手术剪 显微持针器	图 6-4-158 图 6-4-147 图 6-4-157 图 6-4-141 图 6-4-172 图 6-4-150 图 6-4-160 图 6-4-147 图 6-4-164
并行循环，恢复心脏功能	（1）松开主动脉阻断钳，开放主动脉血液循环，将血管排气针插入主动脉根部排气 （2）体外循环辅助，逐步恢复患者体温至正常 （3）裁剪四分支人工血管对应分支，5-0（13mm）血管缝线将其与头臂干端吻合，并开放阻断 （4）用管道钳钳闭头臂干动脉插管并拔除，两根 1 号丝线结扎人工血管，残端用 5-0（13mm）血管缝线封闭。此时仅保留四分支人工血管灌注支动脉插管作为体外循环动脉灌注管 （5）手术医师将四分支人工血管对应分支吻合于左锁骨下（方法同头臂干重建） （6）手术医师用主动脉瘤壁包裹人工血管，并行主动脉瘤壁 - 右心房分流（当术中吻合口出现较多时，可行此步以达到止血目的）	血管排气针 显微持针器 血管镊	图 6-4-172 图 6-4-164 图 6-4-167
主动脉瘤壁 - 右心房分流	（1）肺静脉钳、血管剪钳夹部分右心房壁，用 11 号手术刀切开右心房壁，血管剪修剪切口至所需大小，用 5-0（13mm）血管缝线将 8mm 人工血管一端与切开的右心房壁吻合	腔静脉阻断钳 血管剪 3L 手术刀	图 6-4-153 图 6-4-170 图 6-4-161
	（2）用 5-0（13mm）血管缝线将 8mm 人工血管另一端同法与主动脉壁吻合	血管剪 血管镊 显微持针器	图 6-4-170 图 6-4-167 图 6-4-164
	（3）用 4-0（17mm）血管缝线将切开的主动脉瘤壁包裹人工血管、缝合，闭合瘤腔	血管剪 血管镊 显微持针器	图 6-4-170 图 6-4-167 图 6-4-164
停止人工心肺转流	心脏功能恢复正常后，停止左心房引流并拔出，停止体外循环，用管道钳钳闭并拔除腔房静脉插管，拔除股动脉插管	管道钳	图 6-4-152
止血、关胸	见表 6-1-2		
股动脉切口缝合	逐层缝合肌肉、皮下组织及皮肤	组织镊 手术剪 持针器	图 6-4-137 图 6-4-147 图 6-4-160

第五节　冠状动脉旁路移植手术

一、体外循环下冠状动脉旁路移植手术

（一）概述

1. **冠状动脉粥样硬化性心脏病定义**　冠状动脉粥样硬化性心脏病简称冠心病，主要病变是冠状动脉内膜脂质沉着、局部结缔组织增生、纤维化、钙化，形成粥样硬化斑块，造成管壁增厚、管腔狭窄或阻塞。本病主要侵犯冠状动脉主干及其近端分支，左冠状动脉的前降支与回旋支发病率较右冠状动脉高。冠状动脉粥样硬化性狭窄会导致心肌供血不足、缺血、缺氧的疾病，表现为心绞痛、心律失常、瓣膜反流、心力衰竭及猝死等。

2. **手术方法**　冠状动脉旁路移植手术又称为冠状动脉搭桥手术，以最佳的再血管化效果、更好的远期通畅率而成为缺血性心脏病的重要治疗方式。通过获取自体的动脉、静脉或其他血管替代物，将冠状动脉的重要分支（左冠状动脉前降支、回旋支、右冠状动脉）行旁路移植，从而实现缺血心肌的再血管化。冠状动脉搭桥手术主要选用的血管桥包括胸廓内动脉（乳内动脉）、桡动脉、大隐静脉。乳内动脉是远期通畅率最高的血管桥，对前降支病变应选用左侧乳内动脉。桡动脉为肌性动脉，可单独用于冠状动脉再血管化或与乳内动脉联合搭桥，远期通畅率优于或相当于大隐静脉。大隐静脉为最常用血管桥，其优点为取材方便，长度足够，血流量满意，受竞争性血流及血管活性药物的影响相对较小。

3. **常见手术方式**

（1）体外循环下冠状动脉旁路移植手术（CABG）。

（2）非体外循环下冠状动脉旁路移植手术（OPCAB）。

（二）体外循环下冠状动脉旁路移植手术

1. **手术体位**　仰卧位。

2. **手术器械配置**

（1）基础手术器械

表 6-5-1　体外循环下冠状动脉旁路移植手术基础手术器械配置表

名称	类别	数量	常用规格	描述	应用范围	使用注意事项	附图	编号
3L 手术刀	刀	1	195mm	刀柄一般可重复使用，刀片为一次性使用	安装 15# 刀片，用于切开拟做移植的冠状动脉外脂肪组织及冠状动脉外膜	检查刀片的无菌包装是否被破坏，刀片用持针器夹持安装，避免割伤手指，使用时不能戳穿无菌面		图 6-5-1
手术刀	刀柄	2	140mm	刀柄一般可重复使用，刀片为一次性使用	划皮逐层分离，按照表皮层、肌层、黏膜层依次分离	刀片的无菌包装是否被破坏		图 6-5-2
线剪	剪	1	180mm	用于手术中剪切缝线。专用的线剪应有锯齿刃口，剪线时以免缝线滑脱，关节处具备防卡线设计	不同深部的剪切，使用合适长度的线剪	不可用于剪切血管及精细组织		图 6-5-3

名称	类别	数量	常用规格	描述	应用范围	使用注意事项	附图	编号
解剖剪	剪	1	145mm 180mm	头端有直、弯两种类型，大小长短不一。又称为梅奥剪	分离乳内动脉周围组织，剪切血管远端	不可用于剪切缝线		图 6-5-4
血管剪	钳	4	180mm	根据医师的手术习惯不同可分为标准指环柄血管剪或弹簧柄血管剪。此外根据材质又分为普通不锈钢和带涂层器械	分离大隐静脉周围组织，剪切血管远端	不可用于剪切缝线		图 6-5-5
组织镊	镊	1	250mm	用于术中夹持坚韧组织，夹持较牢固。有齿镊工作端可分为单齿镊、双齿镊和多齿镊	适用于开关胸时夹持表浅组织或皮肤	不能夹血管和深部组织		图 6-5-6
无损伤镊	镊	4	200mm 直头 2.4mm×3.2mm	工作端为直DeBakey齿形，确保夹持组织、血管的过程中无损伤	供夹持血管或细软组织	如前端有细齿，不能夹持血管滑线等易切割物品		图 6-5-7
血管镊	镊	2	195mm	工作端为直DeBakey齿形，确保夹持组织、血管的过程中无损伤	游离血管时用于抓持乳内动脉及大隐静脉	血管镊不可用于拔取缝针，以免造成齿形损坏而损伤组织		图 6-5-8
过线钩	过线钩	2	自制 240mm 细	可以根据术者要求选择左弯或右弯辅助缝合	内置过线钩的套管，用于插管后收紧荷包线	使用前后注意检查尖端钢丝钩是否完整		图 6-5-9
乳内动脉牵开器	拉钩	1 套	有多种框架设计及不同的叶片尺寸，可按患者体格及手术需求选择	根据工作端深度及宽度选择适合的拉钩	用于牵开胸腔，充分暴露乳内动脉	注意牵开张力，在保证牵开稳定的前提下尽可能减小对胸骨肋骨的压力，降低损伤风险		图 6-5-10
乳突牵开器	拉钩	1	三齿，长145mm	根据工作端深度及宽度选择适合的拉钩	用于牵开下肢皮瓣，暴露大隐静脉	使用前检查其完整性		图 6-5-11

续表

名称	类别	数量	常用规格	描述	应用范围	使用注意事项	附图	编号
持针器	钳	2	220mm	一般分为普通不锈钢工作端和碳钨镶片工作端两种，碳钨镶片上的网格有0.5、0.4、0.2和光面四种，分别对应夹持3/0及更大针、4/0～6/0、6/0～10/0、9/0～11/0针	用于夹持缝针、缝合组织及缝扎出血部位	使用碳钨镶片持针器应注意其对应的缝针型号，用细密网格的持针器夹持过粗的缝针容易造成镶片断裂		图6-5-12
弯蚊式	钳	10	125mm	头部较细小、精巧的止血钳称为蚊式止血钳，又称为蚊式钳。根据形状可分为直型和弯型，根据工作端可分为标准型和精细型	供夹持人体内血管、组织作止血用，还用于固定荷包线及套管，收紧荷包，固定插管	避免操作不当导致工作端变形、错齿		图6-5-13
中弯	钳	2	180mm	也常称为血管钳，可分为有齿止血钳和无齿止血钳，根据形状分为直型止血钳和弯型止血钳	供夹持人体内血管、组织作止血用，钳带线用于固定插管	避免操作不当导致工作端变形、错齿		图6-5-14

（2）精密手术器械

表6-5-2　体外循环下冠状动脉旁路移植手术精密手术器械配置表

名称	类别	数量	常用规格	描述	应用范围	使用注意事项	附图	编号
冠状动脉显微刀15°前房穿刺刀	刀	1	140mm	刀柄一般可重复使用，刀片为一次性使用	用于切开冠状动脉	传递时避免刀刺伤		图6-5-15
超锋利剪刀	剪	2	160mm	头端有直、弯两种类型，大小长短不一。刃口比普通组织剪薄，剪切更为锋利	用于血管修剪	不可用于剪切缝线		图6-5-16
血管剪	剪	1	弹簧手柄长度160mm	根据材质又分为普通不锈钢和带涂层器械	显微手术或心脏、血管手术中用于修剪血管或分离组织间隙	不可用于剪切缝线		图6-5-17

名称	类别	数量	常用规格	描述	应用范围	使用注意事项	附图	编号
圈镊	镊	1	205mm 头宽 1mm	工作端为直型,带圈	吻合时夹持血管	不可用于拔取缝针		图 6-5-18
显微血管镊	镊	1	185mm	工作端为直 DeBakey 齿形,确保夹持组织、血管的过程中无损伤	吻合时夹持血管	金刚砂涂层工作端可以夹持缝针。无损伤齿不可夹持缝针		图 6-5-19
神经拉钩	拉钩	3	225mm	根据工作端深度及宽度选择适合的拉钩	用于牵拉神经,也用于对血管吻合时缝线的牵拉	尖端锋利,避免意外损伤		图 6-5-20
弹簧持针器	钳	1	195mm 头宽 1mm 170mm 头宽 1.5mm	根据材质又分为普通不锈钢和带涂层器械	用于冠状动脉远端吻合时夹持 7-0 缝针,用于近端吻合时夹持 6-0 缝针	根据血管缝线的型号选择合适大小的持针器		图 6-5-21
小直角钳	钳	1	185mm 头宽 1.5mm	也称为米氏钳,工作端角度为 90° 或接近 90°,有钝性头端或锐性头端两种	用于乳内动脉及大隐静脉与周围组织的分离及远端离断时套扎缝线	避免操作不当导致工作端变形、错齿		图 6-5-22
血管探子	探条	1	190mm 头端直径 1mm 1.5mm	有各种直径探子,可塑型	用于探查冠状动脉切口远端血管是否通畅	根据血管直径选择合适尺寸的探子		图 6-5-23
哈巴狗夹	钳类-血管夹	4	50mm,工作端直,角弯,弧弯	又称为哈巴狗夹,可分为迷你血管夹、弹簧式和反力式,常用的血管夹工作端大都为无损伤齿	用于钳夹乳内动脉及大隐静脉	不能对血管有切割作用,注意检查闭合功能状态,及时维护更换		图 6-5-24
钛夹钳	钳	2	头端25°角长度 203mm 用于小号钛夹	工作端呈角度	用于永久性夹闭分支血管	避免操作不当导致工作端变形、错齿		图 6-5-25

名称	类别	数量	常用规格	描述	应用范围	使用注意事项	附图	编号
侧壁阻断钳	钳	1	长 200mm 头 4mm	根据应用部位和功能的不同，有不同名称。常用材质分为不锈钢和钛合金。为了能阻断不同部位管脉，工作端有各种不同形状	将桥血管进行近端吻合时部分夹闭主动脉	注意检查闭合功能状态，及时维护更换		图 6-5-26
橄榄针头	针头	1	45mm	直径不同，为 1.0～2.5mm，工作端根据手术需求选择	用于向血管内灌入肝素生理盐水，进行冲洗，以及检查血管完整性	用后及时冲洗干净，避免堵塞		图 6-5-27
打孔器	针头	1	4.0mm 4.4mm 5.0mm	工作端为直型	用于在主动脉近端吻合位置做边缘光滑的吻合口	根据桥血管粗细选择合适的型号		图 6-5-28

3. 手术步骤及使用器械

表 6-5-3 体外循环下冠状动脉旁路移植手术步骤及使用器械表

主要手术步骤 1	主要手术步骤 2	使用器械名称	使用器械编号
胸骨正中切口	见表 6-1-2		
乳内动脉获取	牵开左侧胸骨，电刀切开筋膜，顺脂肪与肋间肌间隙进行分离，游离乳内动脉，动脉侧支血管用钛夹钳钳夹止血	乳内动脉牵开器 血管镊 钛夹钳	图 6-5-10 图 6-5-8 图 6-5-25
	小直角钳钳夹乳内动脉远端，哈巴狗夹夹闭近心端	小直角钳 哈巴狗夹	图 6-5-22 图 6-5-24
	切断乳内动脉远端，用 0 号慕丝线结扎。用 10ml 生理盐水加佩尔 2mg 湿润纱布包裹乳内动脉	超锋利剪 中弯 线剪	图 6-5-16 图 6-5-14 图 6-5-3
大隐静脉获取	沿左下肢内踝内侧做一纵行切口以显露大隐静脉	手术刀 组织镊 乳突牵开器	图 6-5-2 图 6-5-6 图 6-5-11
	游离内踝部大隐静脉，内踝部切断大隐静脉，静脉近端用 2-0 慕丝线将血管结扎于橄榄针头上，并用配好的肝素水注入血管内抗凝。静脉远端用 2-0 慕丝线结扎	血管剪 血管镊 小直角钳 橄榄针头	图 6-5-5 图 6-5-8 图 6-5-22 图 6-5-27

主要手术步骤 1	主要手术步骤 2	使用器械名称	使用器械编号
	沿下肢大隐静脉走向游离大隐静脉，静脉侧支用钛夹钳夹闭。大隐静脉游离至所需长度后用 0 号及 2-0 慕丝线分次结扎、离断近心端	钛夹钳 小直角钳 血管剪 线剪	图 6-5-25 图 6-5-22 图 6-5-5 图 6-5-3
	取下的大隐静脉用配好的肝素水冲洗检查确认完好后备用	—	—
	缝合下肢切口（圆针 2-0 可吸收线缝合皮下组织，三角针 3-0 可吸收线皮内缝合，术毕予以弹力绷带加压包扎）	组织镊 持针器 线剪	图 6-5-6 图 6-5-12 图 6-5-3
建立体外循环	见表 6-1-6	—	—
检查血管	检查左侧乳内动脉及大隐静脉，修剪后备用	显微血管镊 超锋利剪	图 6-5-19 图 6-5-16
自体大隐静脉远端与冠状动脉远端吻合	15 号刀片锐性切开拟做移植的冠状动脉外脂肪组织及冠状动脉外膜，15°前房穿刺刀切开冠状动脉前壁，用前向剪及后向剪将动脉壁切口延长至 8mm，血管探子探查冠状动脉远端是否通畅。将修剪好的大隐静脉远端剪成斜面，与冠状动脉远端用 7-0 血管缝线连续行端侧吻合。吻合完成后用空针抽吸含血肝素稀释液检查吻合状态，吻合操作时用生理盐水冲洗吻合口，保持术野清晰	3L 手术刀 冠状动脉显微刀 15°前房穿刺刀 血管剪 圈镊 显微血管镊 神经拉钩 弹簧持针器 血管探子	图 6-5-1 图 6-5-15 图 6-5-17 图 6-5-18 图 6-5-19 图 6-5-20 图 6-5-21 图 6-5-23
乳内动脉与冠状动脉前降支远端吻合	吻合步骤相同：吻合完毕打前，开放乳内动脉近端哈巴狗夹，测试吻合口是否完好及有无漏血，并排气打结	同"自体大隐静脉远端与冠状动脉远端吻合"器械	
复温	血管桥远端吻合完成后，体外循环医师开始复温	—	—
血管桥与主动脉近端吻合	并行循环，恢复心脏功能，开放主动脉阻断钳。侧壁钳部分阻断升主动脉，拔出灌注针，用打孔器在预备近端吻合位置打一个边缘光滑的吻合口。用 6-0 血管缝线做大隐静脉 - 主动脉端侧吻合。吻合完毕后，开放侧壁钳，用缝针轻扎血管桥排气，检查吻合口是否渗血	手术刀 侧壁阻断钳 打孔器 超锋利剪 显微血管镊 弹簧持针器	图 6-5-2 图 6-5-26 图 6-5-28 图 6-5-16 图 6-5-19 图 6-5-21
停止人工心肺转流	心脏功能逐渐恢复，拔出左心房引流管。心脏功能恢复正常，管道钳夹闭腔房管，停止人工心肺转流。拔出腔房管，中心静脉注射等量鱼精蛋白中和肝素。拔出主动脉插管，术野充分止血	无损伤镊 线剪	图 6-5-7 图 6-5-3
关胸	见表 6-1-2		

二、非体外循环下冠状动脉旁路移植手术

（一）概述

同体外循环下冠状动脉旁路移植手术。

（二）非体外循环下冠状动脉旁路移植手术

1. 手术体位　仰卧位。

2. 手术器械配置

（1）基础手术器械

表 6-5-4　非体外循环下冠状动脉旁路移植手术基础器械配置表

名称	类别	数量	常用规格	描述	应用范围	使用注意事项	附图	编号
3L 手术刀	刀	1	195mm	刀柄一般可重复使用，刀片为一次性使用	安装 15# 刀片，用于切开拟做移植的冠状动脉外脂肪组织及冠状动脉外膜	检查刀片的无菌包装是否被破坏，刀片用持针器夹持安装，避免割伤手指，使用时不能戳穿无菌面		图 6-5-29
手术刀	刀柄	2	140mm	刀柄一般可重复使用，刀片为一次性使用	划皮逐层分离，按照表皮层、肌层、黏膜层依次分离	刀片的无菌包装是否被破坏		图 6-5-30
线剪	剪	1	180mm	用于手术中剪切缝线。专用的线剪应有锯齿刃口，剪线时以免缝线滑脱，关节处具备防卡线设计	不同深部的剪切，使用合适长度的线剪	不可用于剪切血管及精细组织		图 6-5-31
解剖剪	剪	1	145mm 180mm	头端有直、弯两种类型，大小长短不一。又称为梅奥剪	分离乳内动脉周围组织，剪切血管远端	不可用于剪切缝线		图 6-5-32
无损伤镊	镊	4	200mm 直头 2.4mm×3.2mm	工作端为直 DeBakey 齿形，确保夹持组织、血管的过程中无损伤	供夹持血管或细软组织	如前端有细齿，不能夹持血管滑线等易切割物品		图 6-5-33
血管镊	镊	2	195mm	工作端为直 DeBakey 齿形，确保夹持组织、血管的过程中无损伤	游离血管时用于抓持乳内动脉及大隐静脉	不可用于拔取缝针，以免造成齿型损坏，损伤组织		图 6-5-34
乳内动脉牵开器	拉钩	1 套	有多种框架设计及不同的叶片尺寸，可按患者体格及手术需求选择	根据工作端深度及宽度选择适合的拉钩	用于牵开胸腔，充分暴露乳内动脉	注意牵开张力，在保证牵开稳定的前提下尽可能减小对胸骨肋骨的压力，降低损伤风险		图 6-5-35
多齿牵开器	拉钩	1	三齿，长 145mm	根据工作端深度及宽度选择适合的拉钩	用于牵开下肢皮瓣，暴露大隐静脉	使用前检查其完整性		图 6-5-36

续表

名称	类别	数量	常用规格	描述	应用范围	使用注意事项	附图	编号
直角钳	钳	1	90° 220mm	也称为米氏钳，工作端角度为90°或接近90°，有钝性头端或锐性头端两种	钝性分离组织、结扎用	避免操作不当导致工作端变形、错齿		图6-5-37
钛夹钳	钳	2	头端25°角 长度203mm 用于小号钛夹	工作端呈角度	用于永久性夹闭分支血管	根据血管情况选择不同型号的钛夹钳，使用时确认钛夹是否夹合稳妥		图6-5-38
侧壁钳	钳	1	长200mm 头4mm	根据应用部位和功能的不同，有不同名称。常用材质分为不锈钢和钛合金。为了能阻断不同部位管脉，工作端有各种不同形状	将桥血管进行近端吻合时部分夹闭主动脉	注意检查闭合功能状态，及时维护更换		图6-5-39

（2）精密手术器械

表6-5-5 非体外循环下冠状动脉旁路移植手术精密手术器械配置表

名称	类别	数量	常用规格	描述	应用范围	使用注意事项	附图	编号
冠状动脉显微刀15°前房穿刺刀	刀	1	140mm	刀柄一般可重复使用，刀片为一次性使用	用于切开冠状动脉	传递时避免刀刺伤		图6-5-40
超锋利剪	剪	2	160mm	头端有直、弯两种类型，大小长短不一。刃口比普通组织剪薄，剪切更为锋利	用于血管修剪	不可用于剪切缝线		图6-5-41
血管剪	剪	1	弹簧手柄 长度160mm	根据材质又分为普通不锈钢和带涂层器械	显微手术或心脏、血管手术中用于修剪血管或分离组织间隙	不可用于剪切缝线		图6-5-42
圈镊	镊	1	205mm 头宽1mm	工作端为直型,带圈	吻合时夹持血管	不可用于拔取缝针		图6-5-43

续表

名称	类别	数量	常用规格	描述	应用范围	使用注意事项	附图	编号
显微血管镊	镊	3	185mm	工作端为直 DeBakey 齿形，确保夹持组织、血管的过程中无损伤	吻合时夹持血管	金刚砂涂层工作端可以夹持缝针。无损伤齿不可夹持缝针		图 6-5-44
弹簧持针器	钳	2	195mm 头宽 1mm 170mm 头宽 1.5mm	根据材质又分为普通不锈钢和带涂层器械	用于冠状动脉远端吻合时夹持 7-0 缝针；用于近端吻合时夹持 6-0 缝针	根据血管缝线的型号选择合适大小的持针器		图 6-5-45
小直角钳	钳	1	185mm 头宽 1.5mm	也称为米氏钳，工作端角度为 90° 或接近 90°，有钝性头端或锐性头端两种	用于乳内动脉及大隐静脉与周围组织的分离及远端离断时套扎缝线	避免操作不当导致工作端变形、错齿		图 6-5-46
神经拉钩	拉钩	1	225mm	根据工作端深度及宽度选择适合的拉钩	用于牵拉神经，也用于对血管吻合时缝线的牵拉	尖端锋利，避免意外损伤		图 6-5-47
血管探子	探条	1	190mm 头端直径 1mm 1.5mm	有各种直径探子，可塑型	用于探查冠状动脉切口远端血管是否通畅	根据血管直径选择合适尺寸的探子		图 6-5-48
哈巴狗夹	钳类-血管夹	4	50mm，工作端直，角弯，弧弯	又称为哈巴狗夹，可分为迷你血管夹、弹簧式和反力式，常用的血管夹工作端大都为无损伤齿	用于钳夹乳内动脉及大隐静脉	不能对血管有切割作用，注意检查闭合功能状态，及时维护更换		图 6-5-49
橄榄针头	针头	1	45mm		用于向血管内灌入肝素生理盐水进行冲洗，以及检查血管完整性	用后及时冲洗干净，避免堵塞		图 6-5-50
打孔器	针头	1	4.0mm 4.4mm 5.0mm	工作端为直型	用于在主动脉近端吻合位置做边缘光滑的吻合口	根据桥血管粗细选择合适的型号		图 6-5-51

续表

名称	类别	数量	常用规格	描述	应用范围	使用注意事项	附图	编号
固定器		1	Medtronic Octopus 固定器	一个固定臂上有8个吸引盘,采用负压方式将心脏局部稳定。可安装于胸腔牵开器上	用于非体外循环下旁路移植固定心脏	保持固定器与胸腔牵开器固定稳当		图 6-5-52
吹雾管		1	220mm		吻合桥血管时使吻合口术野更加清晰	根据术野情况调整流量大小		图 6-5-53
冠状动脉分流栓		1	1.0mm 1.25mm 1.5mm 2.0mm 2.5mm		用于冠状动脉内血液分流	根据血管直径选择合适大小的分流栓		图 6-5-54

3. 手术步骤及使用器械

表 6-5-6 非体外循环下冠状动脉旁路移植手术步骤及使用器械表

主要手术步骤 1	主要手术步骤 2	使用器械名称	使用器械编号
胸骨正中切口	见表 6-1-2(备人工心肺机但不预充)		
乳内动脉获取	牵开左侧胸骨,电刀切开筋膜,顺脂肪与肋间肌间隙进行分离,游离乳内动脉,动脉侧支血管用钛夹钳钳夹止血	乳内动脉牵开器 血管镊 钛夹钳	图 6-5-35 图 6-5-34 图 6-5-38
	小直角钳钳夹乳内动脉远端,哈巴狗夹夹闭近心端	小直角钳 哈巴狗夹	图 6-5-46 图 6-5-49
	切断乳内动脉远端,用 0 号慕丝线结扎。用 10ml 生理盐水加佩尔 2mg 湿润纱布包裹乳内动脉	超锋利剪 线剪	图 6-5-41 图 6-5-31
大隐静脉获取	沿左下肢内踝内侧做一纵行切口以显露大隐静脉	3L 手术刀 多齿牵开器	图 6-5-29 图 6-5-36
	游离内踝部大隐静脉,内踝部切断大隐静脉,静脉近端用 2-0 慕丝线将血管结扎于橄榄针头上,并用配好的肝素生理盐水注入血管内抗凝。静脉远端用 2-0 慕丝线结扎	超锋利剪 血管镊 小直角钳 橄榄针头	图 6-5-41 图 6-5-34 图 6-5-46 图 6-5-50
	沿下肢大隐静脉走向游离大隐静脉,静脉侧支用钛夹钳夹闭。大隐静脉游离至所需长度后用 0 号及 2-0 慕丝线分次结扎、离断近心端	钛夹钳 小直角钳 超锋利剪 线剪	图 6-5-38 图 6-5-46 图 6-5-41 图 6-5-31
	取下的大隐静脉用配好的肝素生理盐水冲洗检查确认完好后备用	—	—
	缝合下肢切口(用圆针 2-0 可吸收线缝合皮下组织,用三角针 3-0 可吸收线行皮内缝合,术毕予以弹力绷带加压包扎)	线剪	图 6-5-31
全身肝素化	1mg/kg		
检查血管	检查左侧乳内动脉及大隐静脉,修剪后备用	显微血管镊 超锋利剪	图 6-5-44 图 6-5-41
固定心脏	用 Medtronic Octopus 固定器固定心脏	固定器	图 6-5-52

续表

主要手术步骤 1	主要手术步骤 2	使用器械名称	使用器械编号
自体大隐静脉远端与冠状动脉远端吻合	用 15 号刀片锐性切开拟做移植的冠状动脉外脂肪组织及冠状动脉外膜，15° 前房穿刺刀切开冠状动脉前壁，置入合适型号的冠状动脉分流栓，用血管剪将动脉壁切口延长至 8mm，血管探子探查冠状动脉远端是否通畅。将修剪好的大隐静脉远端剪成斜面，与冠状动脉远端用 7-0 血管缝线连续行端侧吻合。吻合完成后用空针抽吸含血肝素稀释液检查吻合状态，吻合操作时使用吹雾管保持吻合口术野清晰	3L 手术刀 冠状动脉显微刀 15° 前房穿刺刀 血管剪 显微血管镊 弹簧持针器 冠状动脉分流栓 神经拉钩 血管探子	图 6-5-29 图 6-5-40 图 6-5-42 图 6-5-44 图 6-5-45 图 6-5-54 图 6-5-47 图 6-5-48
乳内动脉与冠状动脉前降支远端吻合	吻合步骤相同：吻合完毕打结前，开放乳内动脉近端哈巴狗夹，测试吻合口是否完好及有无漏血，并排气打结	同"自体大隐静脉远端与冠状动脉远端吻合"器械	
血管桥与主动脉近端吻合	侧壁钳部分阻断升主动脉，用打孔器在预备近端吻合位置打一个边缘光滑的吻合口。用 6-0 血管缝线做大隐静脉 - 主动脉端侧吻合。吻合完毕后，开放侧壁钳，用缝针轻扎血管桥排气，检查吻合口是否渗血	手术刀 侧壁钳 超锋利剪 显微血管镊 弹簧持针器 打孔器	图 6-5-30 图 6-5-39 图 6-5-41 图 6-5-44 图 6-5-45 图 6-5-51
鱼精蛋白中和肝素	中心静脉注射等量鱼精蛋白中和肝素	—	—
关胸	见表 6-1-2		

第六节　迷宫手术

全胸腔镜下 Box Lesion 双极射频治疗心房颤动手术

（一）概述

1. 心房颤动定义　心房颤动（atrial fibrillation，AF）简称房颤，一种室上性心律失常，特点为心房电机活动不协调。为临床上最常见且危害严重的心律失常。

2. 手术方式　全胸腔镜下 Box Lesion 双极射频治疗心房颤动手术是在患者右侧第 4 肋间腋前线做一 10mm 切口，置入 1 个 5mm 穿刺鞘。经此灌入 CO_2（压力为 5 ～ 8mmHg）。放入 0° 胸腔镜，在胸腔镜可视条件下分别在第 3 肋间腋前线水平、第 5 肋间腋前线附近置入另外 2 个 5mm 穿刺鞘。将第 1 个 5mm 穿刺鞘换成 12mm 穿刺鞘作为操作口，定位右侧膈神经，并在其前方 2cm，平行于膈神经纵行打开心包，分别至上、下腔静脉及心包反折处，钝性分离出斜窦和横窦，由横窦和斜窦分别置入 1 个 Cardioblate Navigator 引导器。改行右侧单肺通气，在左侧对应部位做切口，打开心包，从左侧肺静脉上下缘分别引出引导器。用 Medtronic Cardioblate Geminis 双极射频消融钳分别从双侧胸腔沿引导器置入，然后经左、右胸腔分别钳夹消融双侧肺静脉和左心房后壁。

3. 常见手术方式　全胸腔镜下 Box Lesion 双极射频治疗心房颤动手术。

（二）全胸腔镜下 Box Lesion 双极射频治疗心房颤动手术

1. 手术体位　患者取仰卧位，垫高患者背部正中是患者胸部上抬，双手置于躯体两侧，双上臂背伸 15° 使双侧胸壁完全显露。

2. 手术器械配置

（1）基础手术器械

表6-6-1　全胸腔镜下 Box Lesion 双极射频治疗心房颤动手术基础手术器械配置表

名称	类别	数量	常用规格	描述	应用范围	使用注意事项	附图	编号
弯止血钳	钳	12a	125～160mm	也常称为血管钳，可分为有齿止血钳和无齿止血钳，根据形状分为直型止血钳和弯型止血钳	供夹持人体内血管、组织作止血用	避免操作不当导致工作端变形、错齿		图6-6-1
线剪	剪	2	145mm 180mm	用于手术中剪切缝线。专用的线剪应有锯齿刃口，剪线时以免缝线滑脱，关节处具备防卡线设计	不同深部的剪切，使用适合长度线剪	不可用于剪切敷料等坚硬物		图6-6-2
手术刀	刀柄	2	3#、4#刀柄 11#尖刀片	刀柄一般可重复使用，刀片为一次性使用	划皮逐层分离，按照表皮层、肌层、黏膜层依次分离	刀片的无菌包装是否被破坏		图6-6-3
持针器	钳	5	180mm	一般分为普通不锈钢工作端和碳钨镶片工作端两种，碳钨镶片上的网格有0.5、0.4、0.2和光面四种，分别对应夹持3/0及更大针、4/0～6/0、6/0～10/0、9/0～11/0针	用于夹持缝针、缝合组织及缝扎出血部位	使用碳钨镶片持针器应注意其对应的缝针型号，用细密网格的持针器夹持过粗的缝针容易造成镶片断裂		图6-6-4

（2）精密手术器械

表6-6-2　全胸腔镜下 Box Lesion 双极射频治疗心房颤动手术精密器械配置表

名称	类别	数量	常用规格	描述	应用范围	使用注意事项	附图	编号
电凝钩	电钩	1	3.3cm 4.1cm	根据工作端不同可分为不同形状的电钩	用于分离组织和局部出血	不要接触其他金属器械，容易导电损伤周围组织		图6-6-5
波浪钳	钳	1	33mm 41mm	工作端为波浪形组织	用于提拉周围组织	不要夹取过厚的组织，容易损坏钳子的功能		图6-6-6

名称	类别	数量	常用规格	描述	应用范围	使用注意事项	附图	编号
分离钳	钳	1	33mm 41mm	工作端带一定角度，便于进行分离	分离组织	不要夹取过厚的组织，容易损坏钳子的功能		图6-6-7
冲水刀	刀	1	16mm	—	连接冲洗水的物品	—	—	—
吸引杆	吸引器	1	33mm 41mm	通过阀门可对吸引杆进行调节	吸走流出的血液或冲洗水	吸取血液和冲洗水时不要用力过大，防止损伤组织	—	—
有齿抓钳	钳	1	33mm	工作端带齿，可牢固夹取组织	夹取组织	不要夹取或牵拉血管，容易损坏血管		图6-6-10
0°光学试管	镜	1	1.9mm，2.7mm，3mm，4mm，5mm，10mm	手术镜头	能在密闭腔体内观察到患者体内的组织和器官	如遇镜头有雾而视野不清晰时，可用艾力克或无菌热水擦拭镜头		图6-6-11
电源线	线	1	30mm	连接设备与器械的线	连接电凝器械的线	电源线固定在无菌布类时防止固定钳穿透电源线导致漏电		图6-6-12
腔镜剪	剪	1	33～41mm	头端精细，用于电视镜下剪切	离断腔内组织的剪	不能剪切过于坚硬的物质，否则容易造成刃口变钝		图6-6-13
组织镊	镊	2	125mm	用于术中夹持坚韧组织，夹持较牢固。有齿镊工作端可分为单齿镊、双齿镊和多齿镊	适用于开关胸时夹持表浅组织或皮肤	不能夹血管和深部组织		图6-6-14

3. 手术步骤及使用器械

表6-6-3　全胸腔镜下 Box Lesion 双极射频治疗心房颤动手术步骤及使用器械表

主要手术步骤1	主要手术步骤2	使用器械名称	使用器械编号
定位、放置穿刺鞘	单侧左肺通气，塌陷右肺，在患者右侧第4肋间腋前线至腋中线之间（该点与胸骨上窝、剑突三点组成等边三角形为该点的最佳定位）做一10mm切口，置入一5mm穿刺鞘，放入0°胸腔镜，在胸腔镜可视条件下分别在第3肋间腋前线水平、第5肋间腋前线附近置入另外两个5mm穿刺鞘	手术刀	图6-6-3

主要手术步骤 1	主要手术步骤 2	使用器械名称	使用器械编号
分离斜窦和横窦	第 3、4 肋间穿刺鞘作为操作口,第 5 肋间穿刺鞘为放入 0°光学试管,经第 3 肋间穿刺鞘处放入侧孔灌入 CO_2(压力 2~8L/min)将纵隔稍向左推送,以利于显露。定位右侧膈神经,并在其前方约 2cm,平行于膈神经纵行腔镜剪刀剪开心包,分别至上下腔静脉及心包反折处。特制"花生米"与腔镜吸引器配合,钝性分离出斜窦和横窦	腔镜剪 0°光学试管 吸引杆	图 6-6-13 图 6-6-11 图 6-6-9
放置引导器	将第 4 肋间 5mm 穿刺鞘换成 12mm 穿刺鞘,由此置入引导器。我们习惯将灰色引导器经横窦置入对侧,将蓝色引导器经斜窦置入对侧	手术刀柄 胸骨牵开器 心包过线器 弯蚊式钳 5mm 穿刺鞘 12mm 穿刺鞘 引导器	图 6-3-73 图 6-3-85 图 6-3-97 图 6-3-75 图 6-3-100 —
左侧打孔、打开左侧心包	改行右侧单肺通气,左侧同样需三个孔来完成操作,打孔位置基本与右侧对称,第 4、5 肋间 5mm 穿刺鞘作为操作口,第 3 肋间 5mm 穿刺鞘作为腔镜口,经第 5 肋间穿刺鞘侧孔灌入 CO_2(压力 2~8L/min)将纵隔稍向右推,以利于显露,在左侧膈神经后方 2cm 平行膈神经打开心包,下方尽量靠近膈肌平面,上方至心包反折	腔镜剪 0°光学试管 吸引杆	图 6-6-13 图 6-6-11 图 6-6-9
左侧射频消融钳置入	将第 4 肋间穿刺鞘换为 12mm 穿刺鞘,使用有齿抓钳经该鞘将 2 根引导器分别从左肺动脉上方(灰色)和左肺动脉下方(蓝色)抓出,退出 12mm 穿刺鞘,拔除引导器头端,露出其接口,将引导器接口与射频消融钳相连,在引导器引导下将射频消融钳导入	有齿抓钳	图 6-6-10
左侧射频消融	经静脉给肝素 1mg/kg 抗凝,用波浪钳夹左侧肺静脉及部分左心房后壁,消融 5~6 次,退出射频消融钳至胸腔外,与引导器分离	波浪钳	图 6-6-6
右侧射频消融	改单侧左肺通气,将右侧引导器接口与射频消融钳相连,在引导器引导下将射频消融钳导入横窦、斜窦。波浪钳钳夹右侧肺静脉及部分左心房后壁,消融 5~6 次。此时,左右消融线相交,即双侧肺静脉和部分左心房后壁被整体隔离,退出射频消融钳至胸腔外,与引导器分离	波浪钳	图 6-6-6
关闭切口	充分止血后,经第 5 肋间放入骨科引流管。关闭两侧切口	持针器 组织镊	图 6-6-4 图 6-6-14

第 7 章　神经外科手术

第一节　概述

一、常用手术体位

（一）仰卧位

（二）侧卧位

（三）俯卧位

（四）坐位（半坐卧位）

二、手术入路及使用器械

（一）额部入路

1. 手术器械配置

（1）基础手术器械

表 7-1-1　额部入路手术基础手术器械配置表

名称	类别	数量	常用规格	描述	应用范围	使用注意事项	附图	编号
卵圆钳	钳	5	长度 245mm 直型、弯型	工作端为圆形或椭圆形，带有横槽，环柄处带有棘齿	用于夹持消毒纱布进行皮肤表面消毒	不可用卵圆钳夹持脏器，以免对脏器造成带来损伤		图 7-1-1
小弯钳	钳	6	长度 145mm 尖端有弧度	工作端有横行齿纹，尖端光滑圆钝，两叶闭合性完好	用于夹闭血管止血、提拉组织等操作	止血钳不可用于夹闭脆弱组织或器官，会造成不可逆的损伤。避免用止血钳固定敷料、导管等，以免工作端发生变形、错齿等损坏		图 7-1-2
直有齿钳	钳	2	长度 180mm	工作端有粗横行齿，尖端有 1:2 齿	用于夹持线、提拉锯末端（缺少线锯拉钩时备用）	不可夹任何脑部组织，会造成不可逆的损伤		图 7-1-3

名称	类别	数量	常用规格	描述	应用范围	使用注意事项	附图	编号
持针器	钳	4	180mm	一般分为普通不锈钢工作端和碳钨镶片工作端两种，工作端内侧有网格或凹槽	用于夹持缝针、缝合组织出血部位等操作	使用碳钨镶片持针器应注意对应的缝针型号，用细密网格的持针器夹持过粗的缝针容易造成镶片断裂		图 7-1-4
头皮夹钳	钳	3	145mm		夹取头皮夹用于头皮止血	不可用于其他部位的操作		图 7-1-5
组织钳	钳	8	长度 145～185mm	又称为鼠齿钳，对组织的压力较血管钳轻，不易滑脱	用于夹、提拉皮瓣肌肉等组织，或固定布单、管路等	组织钳不可用于分离组织或颅脑深部手术操作		图 7-1-6
巾钳	钳	4	135mm	工作端有穿透、半穿透、不穿透三种类型，要根据铺巾选择。若铺巾为棉布，建议使用穿透、半穿透巾钳；若铺巾为一次性无纺布，建议使用不穿透型巾钳	用于夹持治疗巾或中单	不可用巾钳夹持脏器，以免对脏器造成损伤		图 7-1-7
手术刀	刀	2	7#、4# 刀柄 22#、11# 刀片	刀柄一般可重复使用，刀片为一次性使用	划皮逐层分离，按照头皮层、骨膜、硬脑膜层依次分离	刀片的无菌包装是否被破坏		图 7-1-8
剪刀	剪	4	长度 145～185mm	可分为弯组织剪、直组织剪、脑膜剪和线剪	用于手术中分离、剪切相应的组织或缝线	除线剪外其他剪刀不可用于剪敷料等硬物质		图 7-1-9
组织镊	镊	6	180～230mm	分为短有齿镊 2 把、长有齿镊 2 把和枪状镊 2 把；有齿镊工作端有 1∶2 鼠齿，枪状镊工作端无损伤	适用于手术过程中夹持组织或协助缝合	清点时注意尖端鼠齿		图 7-1-10
咬骨钳	钳	4	180～230mm	根据工作端的大小和形态分为大尖嘴咬骨钳、小尖嘴咬骨钳、鸭嘴咬骨钳和枪状咬骨钳	适用于手术过程中颅骨的咬除	清点时注意咬骨钳尖端的完整性及轴节处的螺丝		图 7-1-11

续表

名称	类别	数量	常用规格	描述	应用范围	使用注意事项	附图	编号
骨膜剥离器	剥离器	1	180mm	工作端有刃口但光滑	适用于分离颅骨表面的骨膜	注意剥离器前端的刃口是否有缺损		图 7-1-12
刮匙	刮匙	1	135mm	工作端有半球形凹槽	适用于颅骨钻孔后清除骨孔内的碎骨粉	注意刮匙边缘是否有缺损		图 7-1-13
黏膜剥离子	锯	2	180～200mm	根据工作端的宽窄可分为宽剥离子（5mm）和窄剥离子（3mm），上下两端均有韧性，可弯折	适用于颅骨与硬脑膜、硬脑膜与蛛网膜层面之间的分离	使用过程中切勿用力弯折		图 7-1-14
直角拉钩	拉钩	2	200mm	工作端呈直角，工作端两头大小深度不同，便于牵拉	用于肌肉等组织的钝性分离，多用于牵拉皮瓣	不可用于血管、脏器等组织的牵拉，以免造成损伤		图 7-1-15
脑压板	拉钩	5	180mm	根据宽度不同可分为 1mm，2mm，3mm、4mm、5mm	适用于脑组织的按压、牵拉暴露	仅用于牵拉脑组织时使用，不可用力弯折，保证边缘无缺损		图 7-1-16
开颅钻头	动力系统	1套	—	一般分为扳手、起子、套筒、钻芯、钻头及钻头套六件	适用于开颅骨钻孔	紧急情况下可快速用于颅骨的钻孔		图 7-1-17
脑室穿刺针	穿刺针	1套	100mm	一般有内芯和外套管两件组成	适用于颅内的穿刺	使用前应检查其通畅性，蘸水后递给主刀医师；清洗时要注意管腔内		图 7-1-18
线锯导板	导板	1	350mm	有一定韧性	用于引导线锯通过颅骨	使用过程中动作轻柔切不可过度弯折，以免造成断裂		图 7-1-19
线锯拉钩	拉钩	2	—	尖端锐利	用于使用线锯时钩住线锯两端	注意线锯拉钩的尖端是否完整，有无弯折缺失		图 7-1-20

续表

名称	类别	数量	常用规格	描述	应用范围	使用注意事项	附图	编号
吸引器头	吸引器	3	350mm	根据粗细分为大（直径为4mm）、中（直径为3mm）、小（直径为2mm）三个，前端有保护头	用于神经外科手术中各个不同部位的吸引	术后清洗要彻底，侧孔容易滞留血渍		图 7-1-21
乳突牵开器	拉钩	2	135mm	前端有两个三爪型齿	用于牵拉，撑开组织	注意牵开张力，在保证充分暴露手术野的前提下尽量减少对周围软组织的压力，减少损伤风险		图 7-1-22

（2）精密手术器械

表 7-1-2　额部入路精密手术器械配置表

名称	类别	数量	常用规格	描述	应用范围	使用注意事项	附图	编号
显微剪	剪刀	1	185mm	又称为弹簧剪，工作端有尖头、钝头之分	常用于深部脑组织的分离	清洗消毒时要注意保护工作端		图 7-1-23
显微剥离子	剥离子	3	185～230mm	根据头端形状可分为圆头、扁头和直角拉钩三种	用于深部脑组织的分离	使用中注意保护前端以免断裂		图 7-1-24
显微肿瘤镊	镊	3	185～230mm	根据工作端大小可分为大号（直径为4mm）、中号（直径为3mm）、小号（直径为2mm）三种	适用于颅内肿瘤的钳取	不可用于拔取缝针，以免造成齿形损坏，损伤组织		图 7-1-25
显微肿瘤钳	钳	3	185～230mm	根据工作端大小可分为大号（直径为4mm）、中号（直径为3mm）、小号（直径为2mm）三种	适用于颅内肿瘤的钳取	不可用于拔取缝针，以免造成齿形损坏，损伤组织		图 7-1-26
冲洗针头	针	2	10mm	工作端可弯折，前端无针尖，有滴水保护头	适用于手术全程冲水	冲洗针头前端为柔性可塑材质，注意不要用力过大造成其折断		图 7-1-27

续表

名称	类别	数量	常用规格	描述	应用范围	使用注意事项	附图	编号
自动牵开器	拉钩	2	—	也称为蛇形拉钩，由软轴串成，末端可固定脑压板，用于牵拉	适用于脑组织深部显微操作时的牵拉	使用时动作轻柔，使用后，轴节处需润滑保养		图7-1-28
自动拉杆	拉钩	1	—	与自动牵开器配合使用，另一端固定于手术床旁	用于配套牵开器牵开组织，暴露术野	与相配套牵开器搭配		图7-1-29
动力系统	动力	1套	—	分为开颅钻、铣刀、磨钻三部分	适用于开颅钻孔，铣骨瓣，深部或精细操作时的打磨	按照手术需求选择不同配件使用		图7-1-30

2. 手术步骤及使用器械

表7-1-3　额部入路手术步骤及使用器械表

主要手术步骤1	主要手术步骤2	使用器械名称	使用器械编号
起自耳屏前1cm以内，在发际线内向上及稍向后延长到达而不过中线或跨中线	递22#圆刀切开皮肤、皮下组织、帽状腱膜层，电凝止血，用头皮夹钳夹止血	手术刀 头皮夹钳	图7-1-8 图7-1-5
掀开皮瓣	用△9×24，2-0丝线悬吊皮瓣，分离骨膜，暴露颅骨	持针器 组织钳 骨膜剥离器	图7-1-4 图7-1-6 图7-1-12
开骨瓣	用动力系统或开颅钻钻开颅骨，线锯导板、用线锯拉钩锯开颅骨或铣刀铣开骨瓣，涂抹骨蜡止血	开颅钻头 线锯导板 线锯拉钩 动力系统	图7-1-17 图7-1-19 图7-1-20 图7-1-30
打开硬脑膜	用11#尖刀片切开硬膜，用脑膜剪剪开硬脑膜，用○6×17、3-0丝线悬吊硬脑膜	持针器 手术刀 剪刀 组织镊	图7-1-4 图7-1-8 图7-1-9 图7-1-10
显微操作	用自动牵开器暴露脑组织深部的具体位置，逐步分离，切除肿瘤或清除血肿等显微操作	自动牵开器 自动拉杆 显微剪 显微剥离子 显微肿瘤镊 冲洗针头	图7-1-28 图7-1-29 图7-1-23 图7-1-24 图7-1-25 图7-1-27
关颅	逐层缝合硬脑膜，还原颅骨并固定，用○8×20、2-0丝线缝合骨膜，用可吸收线缝合帽状腱膜层和皮下，用丝线缝合皮肤	持针器 剪刀 组织镊	图7-1-4 图7-1-9 图7-1-10

（二）颞部入路

1. 手术器械配置（同额部入路）

（1）　基础手术器械（参见表 7-1-1）

（2）　精密手术器械（参见表 7-1-2）

2. 手术步骤及使用器械

表 7-1-4　颞部入路手术步骤及使用器械表

主要手术步骤 1	主要手术步骤 2	使用器械名称	使用器械编号
切口紧靠耳屏前，起自颧弓，向上到达上颞线，向前到达额部发际内	22# 圆刀切开皮肤、皮下组织、帽状腱膜层，电凝止血，用头皮夹钳止血	手术刀 头皮夹钳	图 7-1-8 图 7-1-5
掀开皮瓣	用△ 9×24，2-0 丝线悬吊皮瓣，分离骨膜，暴露颅骨	持针器 组织钳 骨膜剥离器	图 7-1-4 图 7-1-6 图 7-1-12
开骨瓣	用动力系统或开颅钻钻开颅骨，线锯导板、线锯拉钩锯开颅骨或铣刀铣开骨瓣，涂抹骨蜡止血	开颅钻头 线锯导板 线锯拉钩 动力系统	图 7-1-17 图 7-1-19 图 7-1-20 图 7-1-30
打开硬脑膜	用 11# 尖刀片切开硬膜，脑膜剪剪开硬脑膜，○ 6×17，3-0 丝线悬吊硬脑膜	持针器 手术刀 剪刀 组织镊	图 7-1-4 图 7-1-8 图 7-1-9 图 7-1-10
显微操作	用自动牵开器暴露脑组织深部具体位置，逐步分离，切除肿瘤或清除血肿等显微操作	自动牵开器 自动拉杆 显微剪 显微剥离子 显微肿瘤镊 冲洗针头	图 7-1-28 图 7-1-29 图 7-1-23 图 7-1-24 图 7-1-25 图 7-1-27
关颅	逐层缝合硬脑膜，还原颅骨并固定，○ 8×20，2-0 丝线缝合骨膜，用可吸收线缝合帽状腱膜层和皮下组织，用丝线缝合皮肤	持针器 剪刀 组织镊	图 7-1-4 图 7-1-9 图 7-1-10

（三）翼点入路

1. 手术器械配置（同额部入路）

（1）基础手术器械（参见表 7-1-1）

（2）精密手术器械（参见表 7-1-2）

2. 手术步骤及使用器械

表 7-1-5　翼点入路手术步骤及使用器械表

主要手术步骤 1	主要手术步骤 2	使用器械名称	使用器械编号
切口在耳屏前 1cm 以内，起自颧弓，发际内向上越过颞嵴抵达中线	22# 圆刀切开皮肤、皮下组织、帽状腱膜层，电凝止血，用头皮夹钳止血	手术刀 头皮夹钳	图 7-1-8 图 7-1-5
掀开皮瓣	用△ 9×24，2-0 丝线悬吊皮瓣，分离骨膜，暴露颅骨	持针器 组织钳 骨膜剥离器	图 7-1-4 图 7-1-6 图 7-1-12
开骨瓣	用动力系统或开颅钻钻开颅骨，线锯导板、线锯拉钩锯开颅骨或铣刀铣开骨瓣，涂抹骨蜡止血	开颅钻头 线锯导板 线锯拉钩 动力系统	图 7-1-17 图 7-1-19 图 7-1-20 图 7-1-30

续表

主要手术步骤 1	主要手术步骤 2	使用器械名称	使用器械编号
打开硬脑膜	用 11# 尖刀片切开硬膜，用脑膜剪剪开硬脑膜，○ 6×17、3-0 丝线悬吊硬脑膜	持针器 手术刀 剪刀 组织镊	图 7-1-4 图 7-1-8 图 7-1-9 图 7-1-10
显微操作	用自动牵开器暴露脑组织深部的具体位置，逐步分离，切除肿瘤或清除血肿等显微操作	自动牵开器 自动拉杆 显微剪 显微剥离子 显微肿瘤镊 冲洗针头	图 7-1-28 图 7-1-29 图 7-1-23 图 7-1-24 图 7-1-25 图 7-1-27
关颅	逐层缝合硬脑膜，还原颅骨并固定，○ 8×20、2-0 丝线缝合骨膜，可吸收线缝合帽状腱膜层和皮下，用丝线缝合皮肤	持针器 剪刀 组织镊	图 7-1-4 图 7-1-9 图 7-1-10

（四）经胼胝体入路

1. 手术器械配置（同额部入路）

（1）基础手术器械（参见表 7-1-1）

（2）精密手术器械（参见表 7-1-2）

2. 手术步骤及使用器械

表 7-1-6　胼胝体入路手术步骤及使用器械表

主要手术步骤 1	主要手术步骤 2	使用器械名称	使用器械编号
冠状缝后 2cm 沿中线或稍偏左向前约 6cm，向外 3～4cm，再拐向后方	22# 圆刀切开皮肤、皮下组织、帽状腱膜层、电凝止血，用头皮夹钳夹止血	手术刀 头皮夹钳	图 7-1-8 图 7-1-5
掀开皮瓣	用△ 9×24，2-0 丝线悬吊皮瓣，分离骨膜，暴露颅骨	持针器 组织钳 骨膜剥离器	图 7-1-4 图 7-1-6 图 7-1-12
开骨瓣	用动力系统或开颅钻钻开颅骨，用线锯导板、线锯拉钩锯开颅骨或铣刀铣开骨瓣，涂抹骨蜡止血	开颅钻头 线锯导板 线锯拉钩 动力系统	图 7-1-17 图 7-1-19 图 7-1-20 图 7-1-30
打开硬脑膜	用 11# 尖刀片切开硬膜，用脑膜剪剪开硬脑膜，○ 6×17、3-0 丝线悬吊硬脑膜	持针器 手术刀 剪刀 组织镊	图 7-1-4 图 7-1-8 图 7-1-9 图 7-1-10
显微操作	用自动牵开器暴露脑组织深部的具体位置，逐步分离，切除肿瘤或清除血肿等显微操作	自动牵开器 自动拉杆 显微剪 显微剥离子 显微肿瘤镊 冲洗针头	图 7-1-28 图 7-1-29 图 7-1-23 图 7-1-24 图 7-1-25 图 7-1-27
关颅	逐层缝合硬脑膜，还原颅骨并固定，○ 8×20、2-0 丝线缝合骨膜，可吸收线缝合帽状腱膜层和皮下，用丝线缝合皮肤	持针器 剪刀 组织镊	图 7-1-4 图 7-1-9 图 7-1-10

（五）枕后入路

1. 手术器械配置（同额部入路）

（1）基础手术器械（表 7-1-1）

（2）精密手术器械（表 7-1-2）

2. 手术步骤及使用器械

表 7-1-7　枕后入路手术步骤及使用器械表

主要手术步骤 1	主要手术步骤 2	使用器械名称	使用器械编号
可采用直线切口或拐杖形切口，自枕外隆凸上 2cm 至颈 5～7 棘突	22# 圆刀切开皮肤、皮下组织、帽状腱膜层，电凝止血，用头皮夹钳止血	手术刀 头皮夹钳	图 7-1-8 图 7-1-5
掀开皮瓣	用△ 9×24，2-0 丝线悬吊皮瓣，分离骨膜，暴露颅骨	持针器 组织钳 骨膜剥离器	图 7-1-4 图 7-1-6 图 7-1-12
开骨瓣	用动力系统或开颅钻钻开颅骨，用线锯导板、线锯拉钩锯开颅骨或铣刀铣开骨瓣，涂抹骨蜡止血	开颅钻头 线锯导板 线锯拉钩 动力系统	图 7-1-17 图 7-1-19 图 7-1-20 图 7-1-30
打开硬脑膜	用 11# 尖刀片切开硬膜，并用脑膜剪剪开硬脑膜，○ 6×17、3-0 丝线悬吊硬脑膜	持针器 手术刀 剪刀 组织镊	图 7-1-4 图 7-1-8 图 7-1-9 图 7-1-10
显微操作	用自动牵开器暴露脑组织深部的具体位置，逐步分离，切除肿瘤或清除血肿等显微操作	自动牵开器 自动拉杆 显微剪 显微剥离子 显微肿瘤镊 冲洗针头	图 7-1-28 图 7-1-29 图 7-1-23 图 7-1-24 图 7-1-25 图 7-1-27
关颅	逐层缝合硬脑膜，还原颅骨并固定，○ 8×20，2-0 丝线缝合骨膜，用可吸收线缝合帽状腱膜层和皮下，用丝线缝合皮肤	持针器 剪刀 组织镊	图 7-1-4 图 7-1-9 图 7-1-10

第二节　颅内肿瘤切除手术

一、概述

1. 定义　颅内肿瘤又称为脑瘤，指发生于颅腔内的神经系统肿瘤。依其原发部位可分为两大类：起源于颅内组织的肿瘤称为原发性颅内肿瘤；从身体远隔部位转移或由邻近部位延伸至颅内的肿瘤称为继发性颅内肿瘤。另外，以小脑幕为界，位于大脑半球内、外的肿瘤，脑室内肿瘤及鞍区肿瘤等称为幕上肿瘤；位于小脑蚓蚓、小脑半球、第四脑室、枕大孔、脑桥延髓内肿瘤等称为幕下肿瘤。

2. 手术方法　开颅肿瘤显微切除术。

3. 常见手术方式

（1）经鼻蝶垂体腺瘤切除手术。

（2）枕下入路听神经瘤切除手术。

（3）幕上深部病损显微切除手术。

二、经鼻蝶垂体腺瘤切除手术

1. 手术体位　仰卧位（头后仰 15°～ 30°）。

2. 手术器械配置

（1）基础手术器械

表 7-2-1　经鼻蝶垂体腺瘤切除手术基础器械配置表

名称	类别	数量	常用规格	描述	应用范围	使用注意事项	附图	编号
直角拉钩（小）	拉钩	2	120mm	工作端呈直角，工作端两头大小、深度不同，便于牵拉	用于肌肉等组织的钝性分离，多用于牵拉皮瓣	不可用于血管、脏器等组织的牵拉，以免造成组织损伤		图 7-2-1
鼻中隔剥离子	剥离子	1	长 185mm 两头宽 4mm 圆形	直形，两端直叶片头	主要供肿瘤分离、脑血管、脑神经分离减压用	使用过程中切勿用力弯折		图 7-2-2
手术刀	刀	2	3#、7# 刀柄 15# 圆刀片 11# 尖刀片	刀柄一般可重复使用，刀片为一次性使用	划皮逐层分离，按照表皮层、肌层、黏膜层依次分离	刀片的无菌包装是否被破坏		图 7-2-3
鼻窥器	牵开器	5	72mm 82mm 92mm	头端分为内翻与外翻，手柄分为手握式与螺旋式	手术开始用内翻，手术操作到蝶窦开口后使用外翻	根据鼻腔大小选用不同型号的鼻窥器		图 7-2-4
吸引器头	吸引器	2	350mm	根据粗细分为大、小两个，侧孔调节负压吸引力量的大小	用于神经外科手术中各个不同部位的吸引	术后清洗要彻底，侧孔容易滞留血渍		图 7-2-5
咬骨钳	钳	1	工作长度 210mm 咬合面 2mm 斜面 45°	枪状咬骨钳	适用于手术过程中蝶骨鞍底骨质的咬除	清点时注意咬骨钳尖端的完整性及轴节处的螺丝		图 7-2-6
髓核钳	钳	1	工作长度 210mm 水平咬口	枪状髓核钳	适用于手术过程中鞍膈、蝶骨、鞍底骨质的咬除	清点时注意髓核钳尖端的完整性及轴节处的螺丝		图 7-2-7
枪状镊	镊	2	200 ～ 220mm	200mm 枪型有齿 220mm 枪型 1×2 钩	适用于连续缝合过程中夹持组织并或缝针，填塞凡士林纱布	使用前后注意检查闭合面的齿与钩的完整性		图 7-2-8

续表

名称	类别	数量	常用规格	描述	应用范围	使用注意事项	附图	编号
剪刀	剪	1	长度145mm	线剪	用于手术中剪缝线	除线剪外其他剪刀不可用于剪敷料等硬物质		图 7-2-9
持针器	钳	1	180mm	一般分为普通不锈钢工作端和碳钨镶片工作端两种，工作端内侧有网格或凹槽	用于夹持缝针、缝合组织及缝扎出血部位	使用碳钨镶片持针器应注意其对应的缝针型号，用细密网格的持针器夹持过粗的缝针容易造成镶片断裂		图 7-2-10
冲洗针头	针	2	10mm	工作端可弯折，前端无针尖，有滴水保护头	适用于手术全程冲水	冲洗针头前端为柔性可塑材质，注意不要用力过大造成其折断		图 7-2-11

（2）精密手术器械

表 7-2-2　经鼻蝶垂体腺瘤切除手术精密器械配置表

名称	类别	数量	常用规格	描述	应用范围	使用注意事项	附图	编号
显微肿瘤钳	钳	2	200mm圆头	脑活体取样钳	用于咬切颅内肿瘤或病变组织做病理切片	清洗时注意凹槽的清洗度及轴关节的灵活度		图 7-2-12
显微剪	剪	3	230mm	枪状剪，工作端为尖头	用于深部鞍底硬膜、脑组织的分离	清洗、消毒时要注意保护工作端，轴关节是否灵活，及时清洗润滑		图 7-2-13
显微刮匙	刮匙	2	210mm	200mm枪型有齿枪型、角弯长圆，刮匙的外形光滑，无棱角、毛刺、裂纹，头部为钝口，连接部位牢固	供刮除颅内肿瘤提取标本用	清洗消毒时要注意保护工作端，不可随意扭曲		图 7-2-14
显微剥离子	剥离子	3	230mm枪型下弯叶片头宽1.5mm	根据头端形状可分为圆头、扁头和直角拉钩三种	用于深部脑组织的分离	注意头端的清洗与保护		图 7-2-15

名称	类别	数量	常用规格	描述	应用范围	使用注意事项	附图	编号
动力系统	动力	1套	手柄230mm 磨头4mm、 5mm	磨钻前端长度分为三种，即40mm、70mm、100mm，磨头分为磨砂头与铣刮头	经鼻解剖位置深，选用前端为100mm的手柄及磨砂头进行打磨	磨头清洗要彻底，做好手柄的清洗与润滑		图7-2-16

3. 手术步骤及使用器械

表 7-2-3　经鼻蝶垂体腺瘤切除手术步骤及使用器械表

主要手术步骤 1	主要手术步骤 2	使用器械名称	使用器械编号
局部浸润，切开鼻黏膜	用10ml注射器抽取1～2ml盐水或0.05%肾上腺素盐水在鼻中隔黏膜下做局部浸润，便于分离黏膜减少出血；直角拉钩拉开鼻腔，15#刀片"丨"形切开鼻黏膜，剥离子分离骨性鼻中隔，放入大小合适的鼻窥器	直角拉钩 鼻中隔剥离子 手术刀 鼻窥器	图7-2-1 图7-2-2 图7-2-3 图7-2-4
处理骨性组织	髓核钳咬除骨性鼻中隔，保留较完整的骨片放入过氧化氢溶液中浸泡备用，充分暴露两侧蝶窦开口前后壁，用磨钻和微型枪状咬骨钳打开鞍底骨质	咬骨钳 髓核钳 动力系统	图7-2-6 图7-2-7 图7-2-16
切除肿瘤	去除鞍底骨质后，在基底硬脑膜中央用显微剪将鞍底硬膜呈正方形剪开，递显微肿瘤钳及刮匙提取肿瘤，用盛有生理盐水的小杯保存标本以及时送检	显微剪 显微肿瘤钳 显微剥离子	图7-2-13 图7-2-12 图7-2-15
修补鞍底	肿瘤取尽后检查有无脑脊液漏并彻底止血，取大腿阔筋膜、脂肪组织或人工硬膜修补鞍底。清点用物，选取平整骨片填入鼻腔后取出鼻窥器	显微刮匙 显微肿瘤钳 冲洗针头	图7-2-14 图7-2-12 图7-2-11
缝合鼻中隔黏膜	缝线缝合鼻中隔黏膜，把准备好的凡士林纱条对鼻腔进行加压填塞，最后用过氧化氢溶液清洗面部血迹，取出口腔内小纱布	持针器 枪状镊 剪刀 鼻窥器	图7-2-10 图7-2-8 图7-2-9 图7-2-4

三、枕下入路听神经瘤切除手术

（一）手术体位

侧俯卧位或坐位。

（二）手术器械配置

1. **基础手术器械**　见表7-1-1、表7-1-2和表7-2-4。

表 7-2-4　枕下入路听神经瘤切除手术基础器械配置表

名称	类别	数量	常用规格	描述	应用范围	使用注意事项	附图	编号
颅后窝撑开器	拉钩	1	有单齿、双齿，齿分为钝、锋利两种	末端可固定自动拉钩用于牵拉	按压，牵拉深部脑组织，充分暴露手术野	使用时动作轻柔，使用后，轴节处需润滑保养		图7-2-17

续表

名称	类别	数量	常用规格	描述	应用范围	使用注意事项	附图	编号
椎板撑开器	拉钩	1	200～300mm	前端齿较多	用于牵拉暴露手术野	注意牵开张力，在保证充分暴露手术野的前提下尽量减少对周围软组织的压力，减少损伤风险		图 7-2-18

2. 手术步骤及使用器械

表 7-2-5　枕下入路听神经瘤切除手术步骤及使用器械表

主要手术步骤 1	主要手术步骤 2	使用器械名称	使用器械编号
枕下入路切口	切开皮肤，用头皮夹钳夹持止血；用电刀切开肌肉，骨膜剥离器剥离两侧颈后肌群，附着紧密时用手术刀切割；电凝止血，用吸引器头持续吸引；在颅后窝用撑开器撑开创口，暴露骨窗	手术刀 组织镊 头皮夹钳 骨膜剥离器 吸引器头 颅后窝撑开器	图 7-1-8 图 7-1-10 图 7-1-5 图 7-1-12 图 7-1-21 图 7-2-17
打开骨瓣	用开颅钻头或动力系统钻开颅骨，用咬骨钳或铣刀打开骨瓣，骨窗涂抹骨蜡止血	开颅钻头 动力系统 咬骨钳	图 7-1-17 图 7-1-30 图 7-1-11
打开硬膜	双极电凝烧灼硬膜血管，11 号刀片在硬脑膜上做一个小切口，用长有齿镊、脑膜剪扩大剪开硬脑膜，采用"Y"或"V"字形切口，用 6×17 圆针 3-0 丝线进行悬吊	手术刀 组织镊 剪刀 持针器	图 7-1-8 图 7-1-10 图 7-1-9 图 7-1-4
暴露肿瘤	递双极电凝器电凝术野皮质血管，用湿润的棉片保护脑组织；使用自动牵开器和脑压板暴露深部脑组织；使用显微剪和显微剥离子分离深部脑组织、血管和神经，暴露肿瘤	自动牵开器 脑压板 吸引器头 显微剪 显微剥离子 冲洗针头	图 7-1-28 图 7-1-16 图 7-1-21 图 7-1-23 图 7-1-24 图 7-1-27
切除肿瘤	递双极电凝器止血分离，使用各种大小的棉片保护脑组织，用显微剪将肿瘤剪小，选用合适的显微肿瘤钳或显微肿瘤镊钳取肿瘤	显微剪 显微肿瘤钳 显微肿瘤镊	图 7-1-23 图 7-1-26 图 7-1-25
关颅	盐水冲洗，彻底止血后，用 6×17 圆针 3-0 丝线缝合硬脑膜，还原颅骨并固定。用 8×20 圆针 2-0 丝线间断缝合肌层，用 9×24 角针 3-0 断乔缝合帽状腱膜和皮下，用 9×24 角针 2-0 丝线缝合皮肤	冲洗针头 组织镊 剪刀 持针器	图 7-1-27 图 7-1-10 图 7-1-9 图 7-1-4

四、幕上深部病损显微切除手术

（一）手术体位

1. 仰卧位。

2. 侧俯卧位。

3. 俯卧位。

4. 坐位。

（二）手术器械配置

见表 7-1-1、表 7-1-2。

（三）手术步骤及使用器械

表 7-2-6　幕上深部病损显微切除手术步骤及使用器械表

主要手术步骤 1	主要手术步骤 2	使用器械名称	使用器械编号
幕上手术切口	切开皮肤，用头皮夹钳止血；依次切开皮下组织、帽状腱膜层，电凝止血，用吸引器持续吸引	手术刀 组织镊 头皮夹钳 吸引器头	图 7-1-8 图 7-1-10 图 7-1-5 图 7-1-21
掀开皮瓣	用 9×24 角针，2-0 丝线悬吊皮瓣，用骨膜剥离器分离骨膜，暴露颅骨，用盐水小纱布包裹并掀开皮瓣	持针器 组织钳 骨膜剥离器	图 7-1-4 图 7-1-6 图 7-1-12
打开骨瓣	用开颅钻或动力系统分别在颅骨上钻 4 个颅骨孔，钻孔时用 50ml 注射器冲水降温，用刮匙刮除骨粉，用线锯导板、线锯拉钩锯开颅骨或铣刀铣开骨瓣，用 5mm 黏膜剥离子分离骨瓣与硬脑膜之间的粘连，取下骨瓣。骨瓣游离后取出放入过氧化氢溶液中浸泡，骨窗出血用骨蜡或明胶海绵填塞	开颅钻头 线锯导板 线锯拉钩 动力系统 冲洗针头 刮匙 黏膜剥离子	图 7-1-17 图 7-1-19 图 7-1-20 图 7-1-30 图 7-1-27 图 7-1-13 图 7-1-14
悬吊硬脑膜	用 6×17 圆针 3-0 丝线悬吊硬脑膜，骨窗周围敷盖大号盐水棉片	组织镊 持针器	图 7-1-10 图 7-1-4
打开硬脑膜	用 11# 尖刀片在硬脑膜上切开一个 5mm 长小切口，双极电凝止血。用长有齿镊轻轻提起硬脑膜，采用"十字错开"法用脑膜剪剪开硬脑膜，用 6×17 圆针、3-0 丝线进行悬吊	手术刀 剪刀 组织镊 持针器 吸引器头	图 7-1-8 图 7-1-9 图 7-1-10 图 7-1-4 图 7-1-21
暴露切除肿瘤组织	用自动牵开器暴露脑组织深部具体位置，并用盐水棉片覆盖以保护脑组织，用显微剪刀、显微剥离子及低功率双极电凝镊逐步分离，及时擦拭双极电凝镊上的血迹和血痂，暴露出肿瘤组织，选择合适的显微肿瘤镊或肿瘤钳取出肿瘤，放入内置盐水的标本碗内妥善保存	自动牵开器 自动拉杆 显微剪 显微剥离子 显微肿瘤镊 显微肿瘤钳 吸引器头 冲洗针头	图 7-1-28 图 7-1-29 图 7-1-23 图 7-1-24 图 7-1-25 图 7-1-26 图 7-1-21 图 7-1-27
止血	使用双极电凝器、明胶海绵、脑棉片、止血材料等进行彻底止血	吸引器头	图 7-1-21
缝合硬脑膜、还原骨瓣	6×17 圆针 3-0 丝线缝合硬脑膜，放置引流管，用 9×24 角针，2-0 丝线固定引流管，使用颅骨连接片和钛钉固定骨瓣	持针器 组织镊 剪刀 吸引器头	图 7-1-4 图 7-1-10 图 7-1-9 图 7-1-21
关颅	用 8×20 圆针、2-0 丝线缝合骨膜。9×24 角针 3-0 可吸收线缝合帽状腱膜，9×24 角针 2-0 丝线缝合皮肤	组织镊 剪刀 持针器	图 7-1-10 图 7-1-9 图 7-1-4

第三节　颅内脑损伤手术

一、概述

1. 定义　脑损伤是指脑组织受到创伤所发生的损害，可分为原发性脑损伤和继发性脑损伤。颅脑损伤及颅内血管导致颅内出血，血液聚集在颅腔达到一定体积时，可引起急性脑受压的临床表现。当血肿位于硬脑膜与蛛网膜之间称为硬脑膜下血肿；当血肿位于硬脑膜与颅骨之间称为硬膜外血肿。

2.**手术方法**　根据出血量的多少,清除颅内血肿。

3.**常见手术方式**

(1)开颅血肿清除术。

(2)颅骨钻孔引流术。

二、开颅血肿清除术

1.**手术体位**　根据血肿的部位不同选择相应的手术体位,一般为平卧位。

2.**手术器械配置**　见表 7-1-1、表 7-1-2。

3.**手术步骤及使用器械**

表 7-3-1　开颅血肿清除术手术步骤及使用器械表

主要手术步骤 1	主要手术步骤 2	使用器械名称	使用器械编号
起自耳屏前 1cm 以内,在发际线内向上及稍向后延长到达而不过中线或跨中线	22# 圆刀切开皮肤、皮下组织、帽状腱膜层,电凝止血,用头皮夹钳止血	手术刀 头皮夹钳	图 7-1-8 图 7-1-5
掀开皮瓣	用△ 9×24,2-0 丝线悬吊皮瓣,分离骨膜,暴露颅骨	持针器 组织钳 骨膜剥离器	图 7-1-4 图 7-1-6 图 7-1-12
开骨瓣	用动力系统或开颅钻钻开颅骨,线锯导板、用线锯拉钩锯开颅骨或铣刀铣开骨瓣,涂抹骨蜡止血	开颅钻头 线锯导板 线锯拉钩 动力系统	图 7-1-17 图 7-1-19 图 7-1-20 图 7-1-30
打开硬脑膜	用 11# 尖刀片切开硬膜,用脑膜剪剪开硬脑膜,用○ 6×17、3-0 丝线悬吊硬脑膜	持针器 手术刀 剪刀 组织镊	图 7-1-4 图 7-1-8 图 7-1-9 图 7-1-10
显微操作	用自动牵开器暴露脑组织深部具体位置,逐步进行分离,清除血肿等显微操作	自动牵开器 自动拉杆 显微剪 显微剥离子 显微肿瘤镊 冲洗针头	图 7-1-28 图 7-1-29 图 7-1-23 图 7-1-24 图 7-1-25 图 7-1-27
关颅	逐层缝合硬脑膜,还原颅骨并固定,○ 8×20、2-0 丝线缝合骨膜,用可吸收线缝合帽状腱膜层和皮下,并用丝线缝合皮肤	持针器 剪刀 组织镊	图 7-1-4 图 7-1-9 图 7-1-10

三、颅骨钻孔引流术

1.**手术体位**　根据血肿的部位不同选择相应的手术体位,一般为平卧位。

2.**手术器械配置**　见表 7-1-1、表 7-1-2。

3.**手术步骤及使用器械**

表 7-3-2　颅骨钻孔引流术的手术步骤及使用器械表

主要手术步骤 1	主要手术步骤 2	使用器械名称	使用器械编号
血肿上方切口	22# 圆刀在皮肤上切开 2cm 小切口,用双极电凝止血,用乳突牵开器撑开切口,吸引器持续吸引	手术刀 组织镊 乳突牵开器 吸引器头	图 7-1-8 图 7-1-10 图 7-1-22 图 7-1-21
暴露颅骨	骨膜剥离器剥离周围肌肉骨膜,暴露颅骨	骨膜剥离器	图 7-1-12

主要手术步骤1	主要手术步骤2	使用器械名称	使用器械编号
钻孔引流	用开颅钻在颅骨钻一个颅骨孔，找到出血位置，使用双极电凝、明胶海绵止血，妥善止血后放置脑室引流管	吸引器头	图7-1-21
关颅	用9×24角针2-0丝线固定脑室引流管，用9×24角针3-0可吸收线缝合帽状腱膜，用9×24角针2-0丝线缝合皮肤	组织镊 剪刀 持针器	图7-1-10 图7-1-9 图7-1-4

第四节 颅内动脉瘤夹闭手术

一、概述

1. 脑动脉瘤定义 脑动脉瘤是颅内动脉管壁上的异常膨出部分，好发于组成大脑动脉环（Willis环）的大动脉分支或分叉部。

2. 手术方法

（1）开颅动脉瘤夹闭术。

（2）介入栓塞法。

3. 常见手术方式

（1）开颅动脉瘤夹闭术。

（2）翼点入路颅内动脉瘤夹闭术。

（3）额外侧眶上入路手术。

（4）旁正中经纵裂入路手术。

（5）乙状窦前入路手术。

二、翼点入路颅内动脉瘤夹闭术

（一）手术体位

1. 仰卧位。

2. 侧卧位。

（二）手术器械配置

见表7-1-1、表7-1-2。

（三）手术步骤及使用器械

表7-4-1 翼点入路颅内动脉瘤夹闭术的手术步骤及使用器械表

主要手术步骤1	主要手术步骤2	使用器械名称	使用器械编号
切口起于颧弓上缘耳屏前1cm处发际线向上行冠状缝前3cm到中线，做弧形切口	用22#圆刀切开皮肤、皮下组织、帽状腱膜层，电凝止血，用头皮夹钳止血	手术刀 头皮夹钳	图7-1-8 图7-1-5
掀开皮瓣	用△9×24，2-0丝线悬吊皮瓣，分离骨膜，暴露颅骨	持针器 组织钳 骨膜剥离器	图7-1-4 图7-1-6 图7-1-12
开骨瓣	用动力系统或开颅钻钻开颅骨，线锯导板、线锯拉钩锯开颅骨或铣刀铣开骨瓣，涂抹骨蜡止血。骨瓣游离下取出放入过氧化氢溶液中浸泡，骨蜡封闭骨窗止血，切口周围敷湿盐水棉片保护	开颅钻头 线锯导板 线锯拉钩 动力系统	图7-1-17 图7-1-19 图7-1-20 图7-1-30

续表

主要手术步骤 1	主要手术步骤 2	使用器械名称	使用器械编号
打开硬脑膜	用 11# 尖刀片切开硬膜，用脑膜剪剪开硬脑膜，递○ 6×17、3-0 丝线悬吊硬脑膜	持针器 手术刀 剪刀 组织镊	图 7-1-4 图 7-1-8 图 7-1-9 图 7-1-10
暴露动脉瘤	放置手术用显微镜，用自动牵开器暴露脑组织深部具体位置，逐步分离，充分暴露外侧裂，充分显露颈内动脉、颈内动脉分叉部、大脑前动脉等分支结构，找到动脉瘤所在部位，分离瘤颈，直到足以伸进动脉瘤夹的深度和宽度	自动牵开器 自动拉杆 显微剪 显微剥离子 冲洗针头	图 7-1-28 图 7-1-29 图 7-1-23 图 7-1-24 图 7-1-27
夹闭动脉瘤	选择恰当的与动脉瘤解剖形态匹配的各种不同形状、长度的动脉瘤夹，夹闭瘤颈。取罂粟碱棉片敷于周围血管防止血管痉挛	显微肿瘤镊 显微肿瘤钳	图 7-1-25 图 7-1-26
关颅	逐层缝合硬脑膜，放置引流管，还原颅骨并固定，用○ 8×20、2-0 丝线缝合骨膜，用可吸收线缝合帽状腱膜层和皮下，用丝线缝合皮肤	持针器 剪刀 组织镊	图 7-1-4 图 7-1-9 图 7-1-10

第五节　椎管内病损切除术

一、概述

1. **椎管内肿瘤的定义**　椎管内肿瘤又称为脊髓肿瘤，是生长于脊髓或与脊髓相连接的组织，如神经根、硬脊膜、脂肪组织、血管等处的原发或继发的肿瘤。其可分为硬脊膜外或硬脊膜内两型，后者又再分为髓内肿瘤和髓外肿瘤。椎管内肿瘤好发于髓外，以神经鞘瘤、脊膜瘤及胶质细胞瘤比较常见。

2. **手术方法**　开椎肿瘤显微切除。

3. **常见手术方式**　椎管内肿瘤切除术。

二、椎管内肿瘤切除术

（一）手术体位

1. 俯卧位。

2. 坐位（高颈段）。

（二）手术器械配置

见表 7-1-1、表 7-1-2。

（三）手术步骤及使用器械

表 7-5-1　椎管内肿瘤切除术的手术步骤及使用器械表

主要手术步骤 1	主要手术步骤 2	使用器械名称	使用器械编号
切开皮肤逐层分离	后背正中切口，一般应包括病灶上、下各 1～2 个椎板，长度以病变范围而定。电刀切开皮下组织及筋膜，头皮夹钳夹头皮，分离肌肉层，沿棘突正中切开棘上韧带直达骨质，用骨膜剥离器剥离骶棘肌，直达关节突。直到切口内棘突全部剥离，使用椎板撑开器显露椎板	7# 刀柄 有齿短镊 头皮夹钳 骨膜剥离器 吸引头 椎板撑开器	图 7-1-8 图 7-1-10 图 7-1-5 图 7-1-12 图 7-1-21 图 7-2-18

主要手术步骤 1	主要手术步骤 2	使用器械名称	使用器械编号
切除椎板	切开棘间韧带，用咬骨钳在棘突根部咬去棘突，使在中线的椎板变薄，再用枪状咬骨钳咬除，暴露硬脊膜	咬骨钳	图 7-1-11
探查椎管及脊髓，切除肿瘤	递 11 号刀片切开硬脊膜，用脑膜剪剪开硬脊膜，6×17 圆针 3-0 丝线缝于硬脊膜切口两侧，小弯血管钳夹住丝线牵引，显露蛛网膜，用显微剪剪开蛛网膜，显微剥离子轻轻剥离找到肿瘤，切除肿瘤，充分止血	手术刀 剪刀 显微剪 显微剥离子	图 7-1-8 图 7-1-9 图 7-1-23 图 7-1-24
关闭椎管	确定手术效果后，充分止血，用 6×17 圆针 3-0 丝线关闭硬脊膜，9×24 角针 0 号线或丝线逐层缝合肌肉层，9×24 角针 3-0 线缝合皮下，9×24 角针 2-0 丝线缝合皮肤	持针器	图 7-1-4

第六节　面神经微血管减压手术

一、概述

1. 面神经微血管减压术的定义　面神经痛是不典型的面部疼痛和其他面痛综合征，其造成的原因是该神经在进入脑桥的入脑段受到桥小脑角的异常血管压迫，致神经脱髓鞘病变，引起疼痛。面神经微血管减压术是目前手术治疗面神经痛的方法之一，用神经与血管分离的手术方法达到减压的目的。

2. 手术方法

（1）切断神经根。

（2）面神经微血管减压。

3. 常见手术方式

（1）面神经损毁术。

（2）枕下入路面神经微血管减压术。

二、枕下入路面神经微血管减压术

（一）手术体位

1. 坐位。

2. 侧卧位。

（二）手术器械配置

见表 7-1-1、表 7-1-2。

（三）手术步骤及使用器械

表 7-6-1　枕下入路面神经微血管减压术手术步骤及使用器械表

主要手术步骤 1	主要手术步骤 2	使用器械名称	使用器械编号
切开皮肤逐层分离	沿标记做切口，切开皮肤、皮下组织、肌肉及骨膜，用头皮夹钳、电凝器、骨蜡彻底止血后用骨膜剥离子沿骨壁依次剥离，显露枕骨	7# 手术刀 组织镊 头皮夹钳 乳突牵开器 吸引头	图 7-1-8 图 7-1-10 图 7-1-5 图 7-1-22 图 7-1-21
打开骨窗	用电钻紧靠乙状窦后缘钻开一直径约为 2cm 大的骨窗	咬骨钳 开颅钻头 骨膜剥离器	图 7-1-11 图 7-1-17 图 7-1-12

续表

主要手术步骤1	主要手术步骤2	使用器械名称	使用器械编号
分离至面神经根部	洗手护士此时准备好显微手术器械和 Teflom 垫片。手术医师牵开小脑半球，分离蛛网膜，递显微神经剥离球，由此放入达神经根部，自神经出脑桥处向远端探查血管压迫及其他病灶情况	显微剪 显微剥离子 自动牵扯开器 自动拉开	图 7-1-23 图 7-1-24 图 7-1-28 图 7-1-29
关颅	确定手术效果后，充分止血，逐层缝合，关颅	持针器 组织镊 剪刀	图 7-1-4 图 7-1-10 图 7-1-9

第七节　立体定向手术

一、概述

1. **立体定向手术的定义**　立体定向手术是应用立体几何学坐标原理，建立脑坐标系和在颅骨上安装定向仪，建立坐标系，对脑部靶结构进行定位，将手术操作器（如微电极、活检针、毁损针等）导入靶点进行操作。

2. **手术方法**

（1）颅内活检取出。

（2）脑深部电刺激器置入。

3. **常见手术方式**

（1）立体定向活检术。

（2）脑深部电刺激器置入术。

二、脑深部电刺激器置入术

（一）手术体位

平卧位

（二）手术器械配置

见表 7-1-1、表 7-1-2。

（三）手术步骤及使用器械

手术步骤及使用器械。

表 7-7-1　脑深部电刺激器置入术手术步骤及使用器械表

主要手术步骤1	主要手术步骤2	使用器械名称	使用器械编号
于左右中线旁 3cm，冠状缝前 1cm 处切开长度约 5cm 的切口	递 22# 圆刀切开皮肤、皮下组织、帽状腱膜层，电凝止血，用头皮夹钳止血	组织镊 手术刀 头皮夹钳 乳突牵开器	图 7-1-10 图 7-1-8 图 7-1-5 图 7-1-22
开骨窗	骨膜剥离器剥离骨膜，颅骨钻孔，必要时使用手摇钻	骨膜剥离器	图 7-1-12
打开硬脑膜	用 11# 尖刀片切开硬膜，脑室穿刺针穿刺至脑室，抽出针芯，待脑脊液流出	手术刀 脑室穿刺针	图 7-1-8 图 7-1-18

主要手术步骤 1	主要手术步骤 2	使用器械名称	使用器械编号
置入电极	根据坐标数据定位靶点位置，使用脑室穿刺针穿刺靶点位置，用枪状组织镊置入电极并测试	脑室穿刺针 组织镊	图 7-1-18 图 7-1-10
于左侧锁骨下安置脉冲发生器	根据电池大小在锁骨中线处用 22# 刀片切开皮肤，用弯止血钳扩大皮下空间，安置脉冲发生器，连接电极	组织镊 手术刀 小弯钳	图 7-1-10 图 7-1-8 图 7-1-2
缝合切口	将微电极线固定在皮瓣下，用 2-0 丝线简单缝合手术切口，撤去头架	持针器 剪刀 组织镊	图 7-1-4 图 7-1-9 图 7-1-10

第8章 骨科手术

第一节 关节手术

一、概述

（一）关节置换定义

人工关节置换术是指采用金属、高分子聚乙烯、陶瓷等材料，根据人体关节的形态、构造及功能制成人工关节假体，通过外科技术置入人体内，代替患病关节功能，达到缓解关节疼痛、恢复关节功能的目的。

（二）手术方法

髋关节置换又称为人工髋关节置换，是将人工假体，包含股骨部分和髋臼部分，利用骨水泥和螺丝钉固定在正常的骨质上，以取代病变的关节，重建患者髋关节的正常功能。此方法是一种较成熟、可靠的治疗手段。

（三）常见手术方式

1. 肩关节置换手术。

2. 髋关节置换手术。

3. 膝关节置换手术。

4. 关节镜下肩关节手术。

5. 关节镜下膝关节手术。

二、肩关节置换手术

（一）手术体位

沙滩椅位（beach-chair position）上身倾 70°～90°，屈髋 90°，屈膝约 50°，肩胛骨内缘到床缘，头部躯干固定可靠。

（二）手术器械配置

1. 基础手术器械

表 8-1-1　肩关节置换术基础手术器械配置表

名称	类别	数量	常用规格	描述	应用范围	使用注意事项	附图	编号
手术刀柄	刀	2	4# 刀柄 22# 圆刀片 7# 刀柄 11# 尖刀片	刀柄一般为可重复使用，刀片为一次性使用	划皮逐层分离，按照表皮层、肌肉层、黏膜层依次分离	刀片的无菌包装是否被破坏		图 8-1-1

续表

名称	类别	数量	常用规格	描述	应用范围	使用注意事项	附图	编号
组织剪	剪	1	180mm	头端有直、弯两种类型，大小长短不一。又称为梅奥剪	用于剪切组织、钝性分离组织、血管	不可用于剪钱或敷料等非人体组织		图8-1-2
线剪	剪	1	145mm 180mm	专用的线剪应有锯齿刃口，剪线时以免缝线滑脱，关节处具备防卡线设计	用于手术中剪切缝线	不可用于剪敷料等硬物质		图8-1-3
有齿镊	镊	2	145mm	用于术中夹持坚韧组织，夹持较牢固。有齿镊工作端可分为单齿镊、双齿镊和多齿镊	夹持皮肤、筋膜、肌腱和瘢痕组织等坚韧组织	肠、肝、肾等脆弱器官不能用有齿镊夹取，齿部会穿透器官，造成损伤和出血		图8-1-4
卵圆钳	钳	1	245mm	环钳柄长，两顶端各有一卵圆形环	用于钳夹消毒液纱布进行皮肤消毒	夹持脏器，如肺、肠时，需使用光滑工作端的卵圆钳		图8-1-5
巾钳	钳	4	90～135mm	又称为布巾钳，常用的巾钳工作端为尖锐头，也有钝头巾钳	用于手术中固定手术铺巾	尖锐工作端的巾钳会穿刺敷料，可使用钝头巾钳代替		图8-1-6
蚊式	钳	6	125mm	头部较细小、精巧的止血钳称为蚊式止血钳，又称为蚊氏钳。根据形状可分为直型和弯型，根据工作端可分为标准型和精细型	用于精细操作	不得加持皮肤等，以免皮肤坏死		图8-1-7
中弯	钳	8	140mm	也常称为血管钳，可分为有齿止血钳和无齿止血钳，根据形状分为直型止血钳和弯型止血钳	用于止血、分离组织、夹持组织	不得加持皮肤等，以免皮肤坏死		图8-1-8
长弯	钳	8	200～240mm	也称长弯钳，止血钳可分为有齿和无齿止血钳，根据形状分为直型止血钳和弯型止血钳	用于止血、分离组织、夹持组织	不得加持皮肤等，以免皮肤坏死		图8-1-9

续表

名称	类别	数量	常用规格	描述	应用范围	使用注意事项	附图	编号
考克钳	钳	2	200～240mm	根据工作端可分为直型和弯型考克钳两种，也称为可可钳、克氏钳	主要用于强韧较厚组织及易滑脱组织的血管止血，如肠系膜、大网膜等。也可提拉切口处部分	不宜夹持血管、神经等组织，前端齿可防止滑脱，但不能用于皮下止血		图8-1-10
艾利斯	钳	4	155～200mm	也称为鼠齿钳、皮钳，根据头端齿纹可分为有损伤艾利斯钳和无损伤艾利斯钳	用于夹持组织等做牵拉或固定	有损伤艾利斯钳头端齿损伤较大，不宜牵拉夹持脆弱的组织器官或血管、神经		图8-1-11
直角钳	钳	1	180～230mm	也称米氏钳，工作端角度为90°或接近90°，有钝性或锐性头端两种	用于游离和绕过主要血管等组织的后壁	不可用于钳夹脆弱的器官组织，以免造成损伤和出血，同时应当注意使用，避免操作不当导致精细工作端变形		图8-1-12
持针器	钳	3	180mm	一般分为普通不锈钢工作端和碳钨镶片工作端两种，碳钨镶片上的网格有0.5、0.4、0.2和光面四种，分别对应夹持3/0及更大针、4/0～6/0、6/0～10/0、9/0～11/0针	用于夹持缝针、缝合组织及缝扎出血部位	使用碳钨镶片持针器应注意其对应的缝针型号，用细密网纹的持针器夹持过粗的缝针容易造成镶片断裂		图8-1-13
直角拉钩	拉钩	2	直角拉钩分为小直角拉钩、大直角拉钩	锐性或钝性微弯工作端	用于暴露手术野	使用拉钩时，拉力应均匀，不应用力过大，以免损伤组织		图8-1-14
皮肤拉钩	拉钩	2	工作端3齿、4齿、5齿，整体长度165mm、80mm	锐型或钝性微弯工作端，中空或者长条形手柄，便于牵拉	用于肌肉等组织的钝性分离，切开心包等操作	不可用于血管、脏器等组织的牵拉，以免造成损伤		图8-1-15

续表

名称	类别	数量	常用规格	描述	应用范围	使用注意事项	附图	编号
S 拉钩	拉钩	2	200mm 25～50mm	锐性或钝性微弯工作端	用于暴露手术野	使用拉钩时，拉力应均匀，不应用力过大，以免损伤组织		图 8-1-16
直吸引器	吸引器	1	225mm	根据不同手术选择合适的吸引器	用于吸除手术野中的血液、渗出物	检查器械零配件有无缺失，密闭性是否完好		图 8-1-17
骨锤	锤	1	轻型 中型 重型	轻型用于指骨及小关节手术；中型用于尺桡骨及脊柱手术；重型用于股骨和大关节手术	用于敲击功能	使用前检查器械完整性		图 8-1-18
骨凿	凿	3	5mm 10mm 15mm	骨凿的头部仅有一个斜坡形的刃面	用于修理骨面和取骨	操作时注意敲击力度		图 8-1-19
骨锉	锉	1	240mm	根据术式选择合适大小的骨锉	用于锉平骨的断端	注意检查骨锉边缘有无起毛刺倒钩		图 8-1-20
骨膜剥离器	剥离子	2	10mm 15mm	根据不同深部和位置选择合适的骨膜剥离子	用于剥离骨膜	注意检查骨膜剥离子边缘有无起毛刺倒钩		图 8-1-21
神经剥离器	剥离子	2	180mm	常用的神经剥离子为一头钝一头锐	用于剥离粘连或探查等	注意检查器械完整性		图 8-1-22
骨剪	剪	1	240mm	根据不同深部和位置选择合适的骨剪	用于修剪骨片和骨端	注意检测工作端咬合口边缘是否变钝，存在卷边、毛刺		图 8-1-23

续表

名称	类别	数量	常用规格	描述	应用范围	使用注意事项	附图	编号
双关咬骨钳	钳	1	240mm	根据不同深部和位置选择合适的咬骨钳	用于修剪骨片和骨端	注意检测工作端咬合口边缘是否变钝,存在卷边、毛刺		图8-1-24
手外伤咬骨钳	钳	1	145mm	根据不同深部和位置选择合适的咬骨钳	用于修剪骨片和骨端	注意检测工作端咬合口边缘是否变钝,存在卷边、毛刺		图8-1-25
鹅颈咬骨钳	钳	1	230mm	根据不同深部和位置选择合适的咬骨钳	用于修剪骨片和骨端	注意检测工作端咬合口边缘是否变钝,存在卷边、毛刺		图8-1-26
钢尺	尺	1	150mm	术中常规测量器具	用于测量钢板等长度	注意检测器械完整性		图8-1-27
卡尺	尺	1	230mm	术中常规测量器具	用于测量钢板等长度	注意检测器械完整性		图8-1-28
钢丝钳	钳	1	185mm	又称为老虎钳	用于拔取克氏针、弯曲钢丝等操作	注意检测器械完整性		图8-1-29

2. 专科手术器械　见表8-1-2。

表 8-1-2　全肩置换术专科器械配置表

名称	类别	数量	常用规格	描述	应用范围	使用注意事项	附图	编号
摆据	锯	1	长宽厚 90mm/20mm/1.27mm	摆锯锯片,无菌包装,根据长度、宽度、厚度分类,多种型号	人体骨骼切割及塑形	检查无菌包装是否被破坏,骨骼周围软组织及血管保护,以免造成损伤		图8-1-30

续表

名称	类别	数量	常用规格	描述	应用范围	使用注意事项	附图	编号
手动扩髓器	扩髓器	若干	4～14mm	扩髓用具，工具上带有深度刻度	用于肱骨假体远端扩髓，并可安装截骨模块	扩髓工具直径逐一递增，扩到骨皮质即可		图 8-1-31
肱骨柄部试样假体	试模	若干	4～14mm	一般试模与实际假体大小一致，生物型假体比试模略大	用于假体试模，与肱骨头试模搭配使用，术中调试关节的活动度	试模的选择要考虑未来采取骨水泥固定或是压配固定		图 8-1-32
肩胛盂刮匙	刮匙	1	—	半圆形刮治器	用于去除肩盂表面及周围软组织	及时清理刮匙		图 8-1-33
打磨器	磨	1	40mm 46mm 52mm	带齿，搭配连接杆接动力使用	用于肩盂表面皮质骨的去除，磨出肩盂假体基底部弧度	肩盂表面磨出松质骨即可		图 8-1-34
肩胛盂中心定位器	定位工具	1	40mm 46mm 52mm	用于肩盂假体钻孔备洞	用于肩盂假体钻孔备洞	定位后，钻到底即可		图 8-1-35
肩胛盂假体	假体	若干	40mm 46mm 52mm	搭配肱骨侧试模使用	用于判断备洞是否到位，判断关节活动度	试模能够完全置入预备的肩盂内即可		图 8-1-36
电钻	钻	1	—	根据厂家配备不同规格动力工具	用于安装电动工具	正确安装电池，使用钥匙将工具锁紧		图 8-1-37
肩胛盂锉	锉	1	—	初步去除肩盂表面皮质骨	用于肩盂侧	—		图 8-1-38

续表

名称	类别	数量	常用规格	描述	应用范围	使用注意事项	附图	编号
导钻模板	模板	若干	40mm 46mm 52mm	在中心定位器使用后使用，制备肩盂假体洞形	用于肩盂侧	定位后，钻到底即可		图 8-1-39
试模取出器	取出器	1	—	三抓钩	用于肩盂试模假体的把持	—		图 8-1-40
脉冲冲洗枪	冲洗枪	1	—	带电池及吸引管道的脉冲冲洗枪	用于肱骨髓腔的清洗与准备	肱骨髓腔清洗后切勿遗留物品		图 8-1-41
假体打击器	打击器	1	—	用于肩盂侧假体置入时打击使用	用于肩盂侧假体置入时打击使用	使用时打击器头端需连接紧密		图 8-1-42
引流管穿刺器	针	1	10# 穿刺器	10# ～ 16# 不同粗细规格	用于放置引流管	注意选择互相匹配的引流管		图 8-1-43

（三）手术步骤及使用器械

表 8-1-3　全肩关节置换手术步骤及使用器械表

主要手术步骤 1	主要手术步骤 2	使用器械名称	使用器械编号
常规消毒铺巾	递碘伏纱球，消毒钳消毒皮肤；递治疗巾及手术单协助铺单，粘贴手术薄膜巾，套铺洞巾	卵圆钳 巾钳	图 8-1-5 图 8-1-6
起于肩峰外侧，沿肩峰及锁骨外 1/3 前缘向内，经喙突后沿三角肌内缘转向远侧并延伸 7.5 ～ 10cm 做切口	置 2 块纱布于切口两侧。递 22# 圆刀片，切开皮肤，递电刀、有齿镊分离皮下组织	手术刀柄 有齿镊	图 8-1-1 图 8-1-4
显露深部组织，保护头静脉	递橡皮带保护头静脉；递电刀、骨膜剥离器切开并剥离三角肌在肩峰和锁骨上的起点	中弯 骨膜剥离器	图 8-1-8 图 8-1-21

主要手术步骤 1	主要手术步骤 2	使用器械名称	使用器械编号
切开胸锁筋膜，暴露头静脉、三角肌和胸大肌间隙，切断肩胛下肌腱	递电刀和开来分离，分离三角肌和胸大肌间隙，直角拉钩牵开皮瓣，用 1 号吸收缝线结扎并牵引，作为标记	长弯 直角拉钩 中弯	图 8-1-9 图 8-1-14 图 8-1-8
显露肩关节	递 S 形拉钩拉开切口，递电刀、考克钳切开喙锁韧带上缘，暴露肩峰下间隙；递电刀切断肱二头肌长头肌腱，切开肩胛下肌；递 11# 刀片 "十" 字切开前关节囊。必要时，完全切开或切除肱骨头和大结节滑囊，递考克钳、电刀清理其内容物并切除肱骨头边缘的骨赘	S 拉钩 考克钳 手术刀柄	图 8-1-16 图 8-1-10 图 8-1-1
截骨切除肱骨近段并修整断端	递摆锯切除肱骨头，双关咬骨钳修整肱骨干；递卡尺测量肱骨头尺寸	摆锯 双关咬骨钳 卡尺	图 8-1-30 图 8-1-24 图 8-1-28
肱骨植入床准备	递手动扩髓器（从小到大）依次扩大髓腔；选择适合的肱骨柄部试样假体型号	手动扩髓器 肱骨柄部试样假体	图 8-1-31 图 8-1-32
肩胛盂的准备	递肩胛盂刮匙及打磨器去除关节软骨和软组织；递肩胛盂中心定位器，以选择与肱骨头假体相匹配的肩胛盂假体型号；递电钻、肩胛盂锉将肩胛盂中心钻孔磨成形，选用适合的带突起的肩胛盂试样假体；递导钻模板钻孔	肩胛盂刮匙 打磨器 肩胛盂中心定位器 肩胛盂假体 电钻 肩胛盂锉 导钻模板	图 8-1-33 图 8-1-34 图 8-1-35 图 8-1-36 图 8-1-37 图 8-1-38 图 8-1-39
测试试样假体	复位、活动肩部，观察有无脱位；递试模取出器取出试模	试模取出器	图 8-1-40
假体和骨水泥植入	递脉冲冲洗枪冲洗肩胛床及肱骨髓腔；递吸引器，长纱条及纱布去除髓腔内的血、气；递干燥骨水泥碗及骨水泥调配板调制骨水泥，递骨水泥填入，递人工假体、假体打击器、骨锤安置假体，留取少量骨水泥观察水泥变化；递骨水泥刮匙清除多余骨水泥	脉冲冲洗枪 吸引器 假体打击器 骨锤	图 8-1-41 图 8-1-17 图 8-1-42 图 8-1-18
确定假体情况	于 C 臂机协助下确定肱关节植入是否完好	—	—
冲洗切口，放置引流管	递脉冲冲洗枪冲洗，电凝止血；递引流管穿刺器引入引流管；递 3-0 快吸收线固定	脉冲冲洗枪 引流管穿刺器 持针器	图 8-1-41 图 8-1-43 图 8-1-13
缝合切口	递 2 号肌腱编织缝线 5 号肌腱编织缝线修补肩袖、关节囊，固定肱二头肌长头腱；清点器械、纱布、缝针；递 1 号抗菌可吸收缝线缝合肌肉及筋膜；递 2-0 抗菌可吸收缝线缝合皮下组织，再次清点；递酒精纱球消毒切口周围皮肤；递 3-0 快吸收缝线缝合皮肤，再次消毒皮肤。递伤口敷贴、小棉垫覆盖伤口	线剪 有齿镊 持针器	图 8-1-3 图 8-1-4 图 8-1-13

三、髋关节置换手术

（一）手术体位

患者取 90°健侧卧位。放置体位时，在患者骶骨和耻骨联合处安装固定架，保持患者身体与手术床垂直，对侧下肢屈髋 45°，屈膝 90°，保持功能位，健肢的腋下置软垫以防损伤臂丛神经。

（二）手术器械配置

1. 基础手术器械　见表 8-1-1。

2. 专科手术器械　见表 8-1-4。

表 8-1-4　全髋关节置换术专科器械配置表

名称	类别	数量	常用规格	描述	应用范围	使用注意事项	附图	编号
股骨截骨板	导板	1	45°、50° 等角度	工作端为三角板形，可以接手柄	用于股骨头的截骨高度及角度确定，从而获得最佳的截骨位置	截骨板位置的放置正确，置于股骨近端，正好对入转子窝处		图 8-1-44
摆锯	锯	1	长宽厚 90mm/20mm/1.27mm	摆锯锯片，无菌包装，根据长度、宽度、厚度分类，有多种型号	人体骨科切割及塑形	检查无菌包装是否被破坏，骨骼周围软组织及血管保护，以免造成损伤		图 8-1-45
股骨头取出器	取出器	1	直径2～6.5mm	T 型手柄，工作端为锐性螺纹尖头	用于股骨头的取出	使用时避免尖端伤及周围软组织及血管		图 8-1-46
Hohmann 拉钩	拉钩	3	30°弯	钝性微弯、单头工作端	用于肌肉组织夹持及显露手术视野的牵拉	注意拉钩位置的放置及血管、脏器等，以免造成损伤		图 8-1-47
髋臼凿	凿	1	245mm	直型片状	用于髋臼侧骨赘清除	注意避免尖端致髋臼骨折		图 8-1-48
髋臼磨钻	钻	6	38～70mm	半球形或短半球形锉	用于软骨及髋臼窝塑型	避免使用时伤及周边软组织及髋臼底部磨穿		图 8-1-49
髋臼假体试模	试模	6	38～70mm	半球形或短半球形不锈钢试模	用于确定置入假体的大小	注意位置及角度的放置		图 8-1-50
髋臼假体置入手柄	把持器	1	38～70mm	直杆，末端为圆形或六边形接头	用于髋臼杯的植入及位置确定	注意放置方向		图 8-1-51

续表

名称	类别	数量	常用规格	描述	应用范围	使用注意事项	附图	编号
弹簧软钻头	钻头	1	3.2mm 4.0mm	直径3.2mm/4.0mm软钻，一般后端为直杆型接入方式	用于髋臼螺钉的置入	注意置入方向及避免打穿		图8-1-52
电钻	钻	1	3.2mm 4.0mm	手持电动主机	用于连接钻头及其他设备	注意方向		图8-1-37
导向器	导向器	1	3.2mm/4.0mm 弯型或直型	手持软钻导向器，弯型或直型	用于导引软钻正确打入位置	注意方向，以免影响与钻头碰撞		图8-1-53
测钉器	测量尺	1	3.2mm/4.0mm 直径及深度长度测量	3.2mm/4.0mm直径及深度长度测量	用于测量螺钉直径及长度	注意置入方向及准确性		图8-1-54
持钉器	把持器	1	直型或弯型	直型或弯型	用于螺钉的夹持	注意夹持方向		图8-1-55
旋凿	凿	1	直型	直型杆状	用于将螺钉旋入	注意方向及用力		图8-1-56
内衬置入器	置入器	1	直型或弯型	直型杆状	用于内衬的置入	注意方向及打入方式保护		图8-1-57
开口器	开口器	1	方形盒式开口	方形盒式开口	用于股骨开口，进入股骨髓腔	注意股骨髓腔轴线和旋转定位		图8-1-58

续表

名称	类别	数量	常用规格	描述	应用范围	使用注意事项	附图	编号
扩髓钻	钻	1	手持或电动直型钻	弯型或直型钻	用于髓腔的扩髓	注意股骨及软组织损伤		图 8-1-59
髓腔锉手柄	把持器	1	弯型或直型	弯型或直型	用于髓腔锉的连接及导向	注意连接稳定及导向正确		图 8-1-60
髓腔锉	锉	1	假体专向	假体专向	用于髓腔锉磨及假体大小检测	注意股骨髓腔的保护及皮质骨保护		图 8-1-61
平磨	锉	1	圆形	圆形带接口	用于股骨边缘的平整	保护大转子及周边软组织		图 8-1-62
颈领试模	试模	1	标准及高偏	标准及高偏	用于偏心矩测量及假体选择	偏心矩准确度		图 8-1-63
股骨头试模	试模	1	22.2mm/28mm/32mm/36mm/40mm	多种直径及加减头设计	用于选择合适直径及长短的股骨头	股骨头直径的选择及加减头的匹配		图 8-1-64
股骨头复位器	打入器	1	直型	直型带塑料保护套	用于股骨头的打入	注意股骨头假体的保护		图 8-1-65
骨钩	打入器	1	多种规格	不同角度	用于软组织的保护及视野	注意软组织的保护		图 8-1-66

续表

名称	类别	数量	常用规格	描述	应用范围	使用注意事项	附图	编号
股骨假体打入器	打入器	1	直型	直型带塑料保护套	用于股骨柄的植入	注意股骨的保护谨防打裂		图 8-1-67

（三）手术步骤及使用器械

表 8-1-5　髋关节置换术手术步骤及使用器械表

主要手术步骤1	主要手术步骤2	使用器械名称	使用器械编号
常规消毒铺巾	递碘伏纱球，用卵圆钳消毒皮肤；递治疗巾及手术单协助铺单，粘贴手术薄膜巾，套铺洞巾	同表 8-1-3	
采用后外侧入路做切口，切开皮肤、皮下组织和深筋膜	置 2 块纱布于切口两侧；递 22# 刀片切开皮肤；递电刀、长弯分离皮下组织和深筋膜，电凝止血；递直角拉钩牵开切口	手术刀柄 长弯 直角拉钩	图 8-1-1 图 8-1-9 图 8-1-14
显露关节囊	递骨膜剥离器、纱布钝性分离切口前后皮瓣	骨膜剥离器	图 8-1-21
	递电刀、长弯分离髂筋束	长弯	图 8-1-9
	递 S 拉钩暴露股外侧肌；递电刀切开臀中肌和臀小肌，递 S 拉钩牵开肌群，显露关节囊	S 拉钩	图 8-1-16
处理关节囊	递电刀和考克钳切开或切除关节囊	考克钳	图 8-1-10
股骨头脱位及股骨颈截骨	使髋关节脱位，递股骨截骨板于小转子上缘 0.5 ～ 1cm 处确定截骨平面，递电刀沿截骨平面留置标记；递摆锯行股骨颈截骨	股骨截骨板 摆锯	图 8-1-44 图 8-1-30
	递股骨头取出器固定股骨头，递组织剪剪断圆韧带，取出股骨头	股骨头取出器 组织剪	图 8-1-46 图 8-1-2
测量股骨头尺寸	递卡尺测量股骨头直径大小，便于估计假体尺寸	卡尺	图 8-1-28
显露并处理髋臼	递电刀、考克钳切除髋关节前方、后方关节囊，递 Hohmann 拉钩显露髋臼；递电刀、考克钳清理髋臼周缘及髋臼内软组织，递髋臼凿清除髋臼内的骨赘	考克钳 Hohmann 拉钩 髋臼凿	图 8-1-10 图 8-1-47 图 8-1-48
	递髋臼磨钻（从最小号开始）逐一磨掉髋臼内的软骨	髋臼磨钻	图 8-1-49
	递假体试模、骨锤安放假体试样，测量髋臼假体型号及置入方向后取出假体试模	髋臼假体试模	图 8-1-50
髋臼假体植入	在髋臼假体植入手柄上安装髋臼假体，递髋臼假体、骨锤安装髋臼假体。递生理盐水仔细冲洗，确保髋臼假体内面清洁无杂质	髋臼假体置入手柄 骨锤	图 8-1-51 图 8-1-18
	若需加用螺钉固定；递直径 3.2mm 的弹簧软钻头接电钻、导向器沿髋臼假体垂直方向打通软骨下骨；递测钉器测量钉孔的长度，确定髋臼螺钉的型号；递髋臼螺钉、持钉器、螺钉旋凿将螺钉置入	弹簧软钻头 电钻 导向器 测钉器 持钉器 旋凿	图 8-1-52 图 8-1-37 图 8-1-53 图 8-1-54 图 8-1-55 图 8-1-56
	递内衬假体置于髋臼假体内，递内衬置入器、骨锤安装内衬假体	内衬置入器 骨锤	图 8-1-57 图 8-1-18

主要手术步骤1	主要手术步骤2	使用器械名称	使用器械编号
股骨植入床准备	递 Hohmann 拉钩、纱布包裹的骨膜剥离器将股骨近端撬起；递开口器、骨锤在股骨颈截骨面上紧贴大钻子内侧开口，递电钻连接扩髓钻（从小到大）依次扩大髓腔至合适后；递髓腔锉（从小到大）依次锉髓腔至合适后将髓腔锉的手柄取下，髓腔锉体部留于髓腔内；递平磨套入髓腔锉颈部，修正股骨近端截骨面；递颈领试模、股骨头试模安装于髓腔锉顶部，递股骨头复位器使股骨复位，确定假体的各项尺寸是否合适；递骨钩使股骨头脱位，递髓腔锉手柄取出髓腔锉	Hohmann 拉钩 骨膜剥离器 开口器 骨锤 电钻 扩髓钻 髓腔锉手柄 髓腔锉 平磨 颈领试模 股骨头试模 股骨头复位器 骨钩	图 8-1-47 图 8-1-21 图 8-1-58 图 8-1-18 图 8-1-37 图 8-1-59 图 8-1-60 图 8-1-61 图 8-1-62 图 8-1-63 图 8-1-64 图 8-1-65 图 8-1-66
股骨假体置入	递股骨假体打入器、股骨柄假体、骨锤直接将假体打入髓腔	股骨假体打入器 骨锤	图 8-1-67 图 8-1-18
股骨头假体植入及复位	递湿纱布清洁股骨假体颈部；递股骨头假体、骨锤、股骨头复位器安装股骨头假体；递股骨头复位器将髋关节复位，做伸直外旋和屈曲内旋活动，确定假体稳定且位置满意	骨锤 股骨头复位器	图 8-1-18 图 8-1-65
确定假体情况	于 C 臂机协助下确定髋关节植入是否完好		
冲洗切口，放置引流管	递生理盐水冲洗，电凝止血，递引流管穿刺器引入引流管，递 3-0 快速吸收线固定	引流管穿刺器 持针器	图 8-1-43 图 8-1-13
冲洗切口，放置引流管	清点器械、纱布、缝针；递1号抗菌可吸收缝线缝合肌肉及筋膜；递0号抗菌可吸收缝线缝合皮下组织；再次清点，递酒精纱球消毒切口周围皮肤；递 3-0 快吸收缝线缝合皮肤；再次消毒皮肤；递伤口敷贴小棉垫覆盖伤口	线剪 有齿镊 持针器	图 8-1-3 图 8-1-4 图 8-1-13

四、膝关节置换手术

（一）手术体位

平卧位，患肢大腿根部绑空气止血带。患肢大腿根部放置髂托（止血带处），防止手术中屈髋屈膝位时，患肢过度外展；患肢膝关节位置放置圆柱形脚踏并固定于手术床上，便于手术中搁置患肢。

（二）手术器械配置

1. 基础手术器械　见表 8-1-1。

2. 专科手术器械　见表 8-2-6。

表 8-1-6　全膝关节置换术专科器械配置表

名称	类别	数量	常用规格	描述	应用范围	使用注意事项	附图	编号
弧形骨凿	骨刀	1	205mm 10mm	骨凿的头部仅有一个斜坡形的刃面	用于修理骨面和取骨	操作时注意敲击力度		图 8-1-68

名称	类别	数量	常用规格	描述	应用范围	使用注意事项	附图	编号
胫骨截骨导向器	专用工具	1	—	有3组不同高度的钉空，用于术中调整截骨量	用于测量并控制胫骨的截骨量	配合胫骨髓外定位支架使用		图 8-1-69
胫骨笔针	专用工具	1	—	配合胫骨髓外定位塔架完成胫骨截骨的定位	胫骨最低点的定位	参考正常的胫骨平台有助于确定关节线		图 8-1-70
固定钉	钉	3	63mm	无尾螺钉	截骨位置定位和截骨板固定	确保钉子不损伤关节后方神经与血管		图 8-1-71
取钉器	钳	1	—	能够卡住定位并且能施力的钳子	术中取下固定钉和定位钉	操作时注意拔钉方向		图 8-1-72
开髓钻头	钻	1	9mm	配合动力工具的钻头	股骨髓腔开口扩髓	注意钻头的方向以避免干骺端后皮质损伤		图 8-1-73
手柄+长髓内杆		1	T型把手	手柄连接长髓内杆	置入长髓内杆，进行髓内定位股骨侧立线	股骨前弓严重或股骨侧畸形的患者考虑髓外定位		图 8-1-74
定位器		6	左右侧各有3°、5°、7°	配合股骨侧髓内定位装置使用	髓内定位股骨侧立线并定位股骨侧内外翻角度	内外翻的调整分左右侧，需根据实际情况调整		图 8-1-75
股骨远端截骨模块		1	—	有3组不同高度的钉空，用于术中调整截骨量	用于测量并控制股骨远端的截骨量	配合股骨髓内定位支架使用		图 8-1-76
间置器		1	10～20mm	不同厚度代表不用间隙的大小	根据间隙测量选定垫片试模尺寸	检查伸直和屈曲位内翻/外翻关节的稳定性		图 8-1-77

续表

名称	类别	数量	常用规格	描述	应用范围	使用注意事项	附图	编号
股骨测量导板	导板	1	—	可用确定远端皮质骨起始点，检查通髁线和 Whiteside 线的测量工具	用于测量股骨髁的大小并且确定截骨角度	避免因为没有贴紧后髁导致截骨内外旋的偏差		图 8-1-78
四合一截骨模板	模板	8	F1 ～ F8	有四个不同方向的截骨板	用于通过截骨适应于股骨侧假体的安装	截骨过程中注意四个方向的截骨顺序		图 8-1-79
股骨髁间沟导板	导板	8	F1 ～ F8	与实际假体有一样髁间截骨形态的截骨板	用于股骨髁间制备以适应于股骨侧假体的安装	髁间沟导板对应不同型号的股骨假体		图 8-1-80
胫骨托试模	试模	6	T0 ～ T5	跟胫骨平台假体尺寸大小完全一致的试模	用于胫骨侧假体的选择和位置的确定	用不同的胫骨平台试模要求避免内外和前后外露，横向旋转对位		图 8-1-81
胫骨托对线手柄	手柄	1	—	连接胫骨试模的手柄	用于连接胫骨试模，便于术者进行术中操作	确保手柄与胫骨试模连接牢固，避免术中掉落		图 8-1-82
大头固定钉	钉	2	30mm	有头钉	用于固定胫骨平台，便于安装其他部件	拔钉时需要配合电钻使用		图 8-1-83
髓外定位杆	杆	1	—	髓外对线系统组件	用于计划胫骨截骨高度	参考正常侧的胫骨平台有助于确认胫骨侧立线		图 8-1-84
钻套筒	套筒	1	—	胫骨制备工具	用于确定钻头的方向和胫骨翼槽的方向	确保套筒与胫骨平台的稳定		图 8-1-85
扩髓钻头	钻	2	12mm 14mm	开口钻头	用于胫骨开髓	注意方向，避免伤到后侧皮质		图 8-1-86

续表

名称	类别	数量	常用规格	描述	应用范围	使用注意事项	附图	编号
钻头阻挡器		2	—	限制钻头的深度,保护胫骨髓腔	用于胫骨假体安装的制备	根据胫骨的大小选择不用的型号		图 8-1-87
龙骨冲击器套筒	套筒	5	—	与胫骨平台试模和胫骨制备其他工具配合使用	用于胫骨假体安装的制备	根据胫骨的大小选择不用的型号		图 8-1-88
龙骨冲击器	钻	1	—	与胫骨平台试模和胫骨制备其他工具配合使用	用于胫骨假体安装的制备	每一个胫骨翼槽有一个对应型号,胫骨翼槽随着型号假体逐渐增大		图 8-1-89
股骨假体试模	试模	9	F1～F8	跟股骨侧假体尺寸大小完全一致的试模	用于最后确认假体型号	每一个股骨假体试模对应型号的假体		图 8-1-90
假体打击器	钳	2	小号 大号	根据不用假体型号调整前端开口大小	用于把持股骨假体试模和假体安装	保证治器正确固定和连接股骨假体,以便不在使用过程中松开		图 8-1-91
胫骨垫片试模	试模	6	10～20mm	不同厚的胫骨垫片试模	固定在胫骨平台上配合股骨髁间试模检查膝关节活动度	检查活动度和稳定性,避免术中伸直和屈曲受限		图 8-1-92
假体打击器	钳	2	小号 大号	远端为塑料的金属打击持器	用于将垫片安装到胫骨平台上	注意打击方向,避免造成垫片的刮痕		图 8-1-93
胫骨假体试模	试模	6	T0～T5	跟胫骨侧假体尺寸大小完全一致的试模	用于最后确认假体型号	每一个胫骨假体试模对应型号的假体		图 8-1-94

（三）手术步骤及使用器械

表 8-1-7 全膝关节置换术手术步骤及使用器械表

主要手术步骤 1	主要手术步骤 2	使用器械名称	使用器械编号
常规消毒铺巾	递碘伏纱球,用卵圆钳夹持消毒皮肤;递治疗巾及手术单协助铺单;粘贴手术薄膜巾,套铺洞巾。递 2 块有带巾、驱血带驱血,辅助护士启动空气止血带给予患肢压力止血	同表 8-1-3	

续表

主要手术步骤 1	主要手术步骤 2	使用器械名称	使用器械编号
显露膝关节			
（1）沿髌韧带内侧做切口，切开皮肤、皮下组织和筋膜	置 2 块中纱于切口两侧，递 22# 刀片切开皮肤；递有齿镊、11# 刀片切开皮下组织和筋膜	手术刀柄 有齿镊	图 8-1-1 图 8-1-4
（2）纵行切开股四头肌腱，剥离髌韧带	递电刀、长弯、骨膜剥离器切开股四头肌腱，剥离髌韧带止点内 1/3，将髌骨向外翻转	长弯 骨膜剥离器	图 8-1-9 图 8-1-21
（3）切开关节囊，清理膝关节	递考克钳、电刀切开关节囊，切除部分髌下脂肪垫、前交叉韧带、部分半月板及增生的滑膜。将胫骨向前脱位，切除剩余半月板	考克钳	图 8-1-10
膝关节软组织松解	内侧软组织松解：递骨膜剥离器、电刀、考克钳剥开内侧副韧带，递爪形拉钩拉开软组织、递双关咬骨钳清除股骨、胫骨内侧的骨赘。必要时将半膜肌腱延长或再松解腓肠肌在股骨下端的止点	骨膜剥离器 考克钳 皮肤拉钩 双关咬骨钳	图 8-1-21 图 8-1-10 图 8-1-15 图 8-1-24
	外侧软组织松解：递骨膜剥离器、电刀、考克钳松解外侧软组织；递电刀切断髂胫束、腘肌腱及腓侧副韧带；递骨膜剥离器剥离部分后关节囊。递双关咬骨钳清除股骨、胫骨外侧的骨赘	骨膜剥离器 考克钳 双关咬骨钳	图 8-1-21 图 8-1-10 图 8-1-24
胫骨截骨	递骨膜剥离器、Hohmann 拉钩显露胫骨平台，安装连接胫骨截骨平台、胫骨对线装置及其近端杆、踝夹组成胫骨截骨导向器，递胫骨截骨导向器使踝夹紧靠于内外踝的近端，截骨平台紧靠于胫骨平台，胫骨对线确保中立位；递胫骨笔针确定精确的截骨水平，递 2 ～ 3 枚固定钉、骨锤固定截骨平台，递宽摆锯截骨；递取钉器取下固定钉及截骨板	骨膜剥离器 Hohmann 拉钩 胫骨截骨导向器 胫骨笔针 固定钉 骨锤 摆锯 取钉器	图 8-1-21 图 8-1-47 图 8-1-69 图 8-1-70 图 8-1-71 图 8-1-18 图 8-1-30 图 8-1-72
股骨远端截骨	递开髓钻头连接电钻于 PCL 起点之前 7 ～ 10mm 的股骨髁间沟中线上钻入髓腔 5 ～ 7cm；递装有手柄的长髓内杆使其缓慢插入股骨髓腔峡部后取出。根据术前 X 线片设定股骨定位器外翻角度并锁定，递髓内杆、定位器进行股骨远端定位，纠正旋转；递骨锤固定定位器；递股骨远端截骨模块连接于定位器上，确定截骨量后递固定钉、骨锤固定；取出髓内杆、定位器，递宽摆锯截骨；递取钉器取下固定钉、截骨模块；递间置器测量伸直间隙	开髓钻头 电钻 手柄＋长髓内杆 定位器 股骨远端截骨模块 骨锤 摆锯 取钉器 间置器	图 8-1-73 图 8-1-37 图 8-1-74 图 8-1-75 图 8-1-76 图 8-1-18 图 8-1-30 图 8-1-72 图 8-1-77
股骨前后、斜面及髁间沟截骨	递股骨测量导板测量股骨的大小；递固定钉或钻头于测量导板上标志前后截骨模块的位置。递相应的前后及斜面截骨（四合一截骨）模板，骨锤将其固定于股骨远端，递固定钉加强固定；递宽摆锯进行股骨前后及斜面的截骨；递取钉器取钉，取下截骨模块；递弧形骨凿去除股骨后方骨赘。递同号股骨髁间沟导板、固定钉将其固定于股骨远端，递窄摆锯进行股骨髁间沟截骨，递取钉器取钉及导板，递间置器测量屈曲间隙	股骨测量导板 固定钉 四合一截骨模板 骨锤 取钉器 弧形骨凿 股骨髁间沟导板 摆锯 间置器	图 8-1-78 图 8-1-71 图 8-1-79 图 8-1-18 图 8-1-72 图 8-1-68 图 8-1-80 图 8-1-30 图 8-1-77

主要手术步骤 1	主要手术步骤 2	使用器械名称	使用器械编号
胫骨近端修整	递骨膜剥离器、Hohmann 拉钩显露胫骨平台，选择表面覆盖最大的胫骨托试模，递适合的胫骨托试模连接胫骨托对线手柄、大头固定钉固定胫骨托试模于胫骨平台；递髓外定位杆检查力线；递钻套筒固定于胫骨托，安装扩髓钻头、钻头阻挡器及电钻沿套筒扩髓；递冲击器、骨锤，打入松质骨直到适合的胫骨托尺寸标志为止。递龙骨冲击器套筒、龙骨冲击器、骨锤沿扩髓方向进行开槽	骨膜剥离器 Hohmann 拉钩 胫骨托试模 胫骨托对线手柄 大头固定钉 髓外定位杆 钻套筒 扩髓钻头 钻头阻挡器 电钻 骨锤 龙骨冲击器套筒 龙骨冲击器	图 8-1-22 图 8-1-47 图 8-1-81 图 8-1-82 图 8-1-83 图 8-1-84 图 8-1-85 图 8-1-86 图 8-1-87 图 8-1-37 图 8-1-18 图 8-1-88 图 8-1-89
髌骨侧处理	翻转髌骨，递电刀去除边缘滑膜组织；递双关咬骨钳去除增生的骨赘；递摆锯使髌骨截骨厚度和髌骨聚乙烯假体的厚度相当	双关咬骨钳 摆据	图 8-1-24 图 8-1-30
安装试模及软组织平衡	递股骨假体试模、股骨打击器、骨锤安装股骨试模；递胫骨垫片试模安装于胫骨托内。伸直膝关节，注意前后的稳定性、内外侧稳定性及前后内外平面的总体对线	股骨假体试模 假体打击器 骨锤 胫骨垫片试模 胫骨假体试模	图 8-1-90 图 8-1-91 图 8-1-18 图 8-1-92 图 8-1-94
安装假体	递生理盐水脉冲冲洗枪冲洗股骨截骨面及胫骨截骨面；递干燥骨水泥碗及骨水泥板调制骨水泥，将骨水泥涂抹胫骨假体及股骨假体后髁；递骨水泥涂抹胫骨平台，递胫骨假体、胫骨假体打击器、骨锤安装胫骨假体；递骨水泥涂抹股骨截骨面，递股骨假体、股骨假体打击器、骨锤安装股骨假体。留取少量骨水泥观察水泥变化，递骨水泥刮匙清除多余骨水泥。递胫骨垫片试模，使膝关节复位伸直，并保持一定压力，待骨水泥完全干固后，再次检测膝关节稳定性后，安装胫骨假体垫片	脉冲冲洗枪 假体打击器 假体打击器 骨锤 胫骨垫片试模	图 8-1-41 图 8-1-93 图 8-1-91 图 8-1-18 图 8-1-92
确定假体情况	于 C 臂机协助下确定膝关节植入是否完好	—	—
冲洗切口，放置引流管	递生理盐水冲洗，电凝止血，递引流管穿刺器引入引流管，递 3-0 单股吸收线固定	引流管穿刺器	图 8-1-43
缝合切口	清点器械、纱布、缝针、递 1 号抗菌可吸收缝线缝合肌肉及筋膜，递 0 号抗菌可吸收缝线缝合皮下组织，再次清点，递酒精纱球消毒切口周围皮肤，递 3-0 单股吸收缝线缝合皮肤，再次消毒皮肤，递伤口敷贴覆盖小棉垫、特大棉垫加压包扎伤口	线剪 有齿镊 持针器	图 8-1-3 图 8-1-4 图 8-1-13

五、关节镜下肩关节手术

（一）手术体位

患者取侧卧位。肩关节外展 40°～70°，屈曲 15°～20°；或外展 20°，屈曲 20°；牵引重量为 3～7kg。

（二）手术器械配置

1. 基础手术器械　见表 8-1-1。

2. 专科手术器械　见表 8-1-8。

表 8-1-8　肩关节镜专科手术器械配置表

名称	类别	数量	常用规格	描述	应用范围	使用注意事项	附图	编号
关节镜镜头	镜头	1	直径 4.0mm 30° 关节镜镜头	快速锁定关节镜镜头，有不同直径和不同角度	用于连接摄像头，提供清晰的手术视野	注意镜头表面切勿磨损，使用时不可弯折		图 8-1-95
摄像头	摄像系统	1	快速锁定摄像头	根据成像系统有不同型号	连接关节镜镜头，用于关节镜成像，可配合摄录机进行影像摄录	注意摄像头需与成像系统相匹配		图 8-1-96
导光束	光纤	1	快速锁定导光束	不同接口导光束，有卡口或旋口设计	与关节镜镜头连接，为手术视野提供光源	注意导光束盘旋角度不可过小，必须选择接口与关节镜镜头匹配的导光束		图 8-1-97
刨削器	刨削	1	刨削器手柄	带手控按钮，接头与吸引管接头在同一方向	与刨削头连接，用于不同组织的刨削	注意不同的工作旋转方向		图 8-1-98
滑膜刨削头	刨削	1	直径 4.0mm 滑膜刨削头	直径 3.5～5.5mm 的光滑无齿刨削头	广泛应用于各类手术，对关节软骨特别有效，适合于去除肩峰骨膜，在肩峰成形术和切迹成形术中用于去除骨组织	注意与刨削器安装的方向		图 8-1-99
磨钻刨削头	刨削	1	直径 4.0mm 磨钻刨削头	直径 4.0～5.5mm 的圆形打磨头	作用面平滑，用于对骨组织进行表面修整	注意与刨削器安装的方向		图 8-1-100
等离子电刀	电刀	1	直径 3.5mm 135mm，90° 弯角	直径 2.5～4.0mm 的不同角度等离子射频消融电刀	提供抽吸和消融功能，用于关节镜手术中的止血，同时保持术中视野清晰	注意选择合适角度的等离子电刀，并连接吸引器		图 8-1-101
关节镜加压泵进水管	进水管	1	一次性使用关节泵进水管	卡夹与管路一体设计进水管	根据不同手术类型设定不同压力流速，在关节镜手术中提供持续稳定的进水	注意安装进水管时卡扣锁紧		图 8-1-102

续表

名称	类别	数量	常用规格	描述	应用范围	使用注意事项	附图	编号
18号腰椎麻醉穿刺针	穿刺器	1	140mm	带内芯穿刺针	用于初步探查关节腔，可建立通路用于药物注射	注意观察穿刺针完整性		图8-1-103
关节镜穿刺鞘	穿刺器	1	直径5.0mm穿刺鞘	带两个旋转阀门	配合不同穿刺器使用，用于建立手术通路	穿刺时保证阀门关闭		图8-1-104
钝性穿刺器	穿刺器	1	直径5.0mm钝性穿刺锥	钝性/锐性穿刺锥	配合穿刺鞘建立手术通路	穿刺时保证阀门关闭		图8-1-105
交换棒	导针	1	直径4.0mm导针	双钝头交换棒	用于镜头通路与器械通路的互相交换	配合穿刺鞘使用		图8-1-106
探针	导针	1	直径3.0mm直向探钩	钝头直向探钩	用于术中探查手术边界，半月板磨损状况	注意探钩完整性		图8-1-107
持线器	钳	1	直径3.0mm	直型指圈式持线器	用于把持缝线，调整缝线位置	注意器械头端完整性		图8-1-108
缝合器	钳	1	缝合针与枪式缝合器	带缝合针的缝合装置，缝合针一次性使用	与缝合针配合使用，通过导引针，将缝线穿过组织	注意缝合针尖完整性		图8-1-109
推结器	钳	1	直径3.0mm	指圈式推结器	用于关节镜术中缝线打结	注意器械头端完整性		图8-1-110

名称	类别	数量	常用规格	描述	应用范围	使用注意事项	附图	编号
剪线器	钳	1	直径 3.0mm	指圈式剪线器	用于关节镜术中剪线	确保刀刃锋利		图 8-1-111

（三）手术步骤及使用器械

表 8-1-9　肩关节镜手术步骤及使用器械表

主要手术步骤 1	主要手术步骤 2	使用器械名称	使用器械编号
常规消毒铺巾	递碘伏纱球、卵圆钳消毒皮肤；递治疗巾及手术单协助铺单；递 2 块治疗巾及绷带包裹患肢；粘贴手术薄膜巾，套铺洞巾遮住牵引架	卵圆钳 巾钳	图 8-1-5 图 8-1-6
连接关节镜系统	递关节镜摄像头、镜头、导光束将连接部位交由辅助护士连接于关节镜摄像、录像系统；递刨削器、等离子电刀将连接部位交由辅助护士连接于刨削仪器、等离子电刀仪器；使所有仪器处于备用状态	关节镜镜头 摄像头 导光束 刨削器 等离子电刀	图 8-1-95 图 8-1-96 图 8-1-97 图 8-1-98 图 8-1-101
连接进水、出水系统	递关节镜加压泵进水管将连接部位交由辅助护士经加压泵连接于灭菌生理盐水（每袋 1000ml 或 3000ml）；递吸引皮管 2 根并将连接部位交由辅助护士连接于负压吸引装置，使一切处于备用状态	关节镜加压泵	图 8-1-102
肩关节镜入路			
（1）肩关节扩张	递 18 号腰椎麻醉穿刺针，正对前方的喙突方向穿刺入关节；递 20ml 注射器、灭菌生理盐水充盈关节腔，回抽通畅证明穿刺无误	18 号腰椎麻醉穿刺针	图 8-1-103
（2）后入路入镜	递 11# 尖头刀切开皮肤；递关节镜穿刺鞘及钝性穿刺器钝性正对喙突方向，感觉进入关节间隙后，穿刺进入盂肱关节腔，取出钝性穿刺器，保留穿刺鞘，有生理盐水流出，表明穿刺正确；递关节镜镜头、摄像头、导光束组装摄像系统；递加压泵进水管组成灌注系统；递吸引皮管组成出水系统	手术刀柄 关节镜穿刺鞘 钝性穿刺器	图 8-1-1 图 8-1-104 图 8-1-105
（3）前方操作入路			
由内向外法	在关节镜穿刺鞘触及三角区适合的位置时取出关节镜，递交换棒沿穿刺鞘穿出前方；递 11# 尖头刀于皮肤隆起处切开，再沿交换棒反向插入肩关节镜工作套管	交换棒 手术刀柄	图 8-1-106 图 8-1-1
由外向内法	递注射器针头刺入关节，镜下明确针头位置正确无误后，递 11# 尖头刀切开外上入路皮肤；递肩关节镜工作套管及钝性穿刺器钝性刺入关节腔，取出钝性穿刺器，形成操作通道；递探针协助进行盂肱关节检查	手术刀柄 探针	图 8-1-1 图 8-1-107
（4）外侧操作入路	于关节镜辅助下，递腰椎穿刺针刺入，与肩峰外缘距离 3cm，使与肩峰下表面平行；递 11# 尖头刀切开皮肤；递 6.0 ～ 6.2mm 工作套管插入	18 号腰椎麻醉穿刺针 手术刀柄	图 8-1-103 图 8-1-1

主要手术步骤1	主要手术步骤2	使用器械名称	使用器械编号
肩关节镜下各类手术			
（1）肩峰成形术			
肩峰下滑囊切除术	递刨削器连接滑膜刨削头进行滑囊切除，以便对肩袖上表面及肩锁关节下表面进行详细观察；递腰椎穿刺针探明肩锁关节界标	刨削器 滑膜刨削头 18号腰椎麻醉穿刺针	图 8-1-98 图 8-1-99 图 8-1-103
肩峰下减压术	清理肩峰下软组织：递等离子电刀彻底清理肩峰下撞击毛糙区域的软组织，使肩峰前外缘确立，肩峰前缘及前外缘完全暴露，尽量保留三角肌止点及喙肩韧带	等离子电刀	图 8-1-101
	肩峰成形术：递刨削器连接磨钻刨削头从前到后、从外到内打磨肩峰；递等离子电刀止血	刨削器 磨钻刨削头 等离子电刀	图 8-1-98 图 8-1-100 图 8-1-101
	肩锁关节成形：如有骨赘，递刨削器连接磨钻刨削头打磨骨赘；如肩锁关节症状明显，可行锁骨远端切除术	刨削器 磨钻刨削头	图 8-1-98 图 8-1-100
	肩袖检查：递探针于肩袖上表面检查，可结合盂肱关节探查，决定是否进一步处理肩袖	探针	图 8-1-107
（2）肩袖全层撕裂的缝合修复术	肩袖松解：递刨削器连接滑膜刨削头、等离子电刀清理松解肩袖下表面与盂之间的粘连，再松解肩袖上表面与肩胛冈之间粘连及前肩袖间隙的粘连	刨削器 滑膜刨削头 等离子电刀	图 8-1-98 图 8-1-99 图 8-1-101
	处理缝合床：递刨削器连接磨钻刨削头新鲜化创面及骨面（出血即可），不要去除过多皮质	刨削器 磨钻刨削头	图 8-1-98 图 8-1-100
	带线缝合铆钉固定肩袖于骨床：递带线缝合铆钉固定于大结节外缘或离软骨缘 5～10mm，与大结节成 45°；递持线器将铆钉缝合线逐一送至工作套管内，递缝合器缝合肩袖，体外打结后递推结器送结至关节内；剪线器剪除多余的缝线；递探针检查缝合后的肩袖张力	持线器 缝合器 推结器 剪线器 探针	图 8-1-108 图 8-1-109 图 8-1-110 图 8-1-111 图 8-1-107
冲洗关节腔	递大量灭菌生理盐水冲洗		
缝合切口	清点缝针，递 2-0 抗菌可吸收缝线缝合皮下组织，再次清点，递酒精纱球消毒切口周围皮肤，递 3-0 快吸收缝线缝合皮肤，再次消毒皮肤，递伤口敷贴覆盖并包扎伤口	线剪 有齿镊 持针器	图 8-1-3 图 8-1-4 图 8-1-13

六、关节镜下膝关节手术

（一）手术体位

患者取平卧位，膝半屈位或下垂于床边，患肢大腿根部绑空气止血带。

（二）手术器械配置

1. 基础手术器械　见表 8-1-1。

2. 专科手术器械　见表 8-1-10。

表 8-1-10　膝关节镜手术专科手术器械配置表

名称	类别	数量	常用规格	描述	应用范围	使用注意事项	附图	编号
异物钳	钳	1	直径 3.4mm 直向游离体抓钳	直径 3.4mm 抓钳，带或不带锁扣	用于钳夹游离组织	注意器械使用的完整性，及时去除组织		图 8-1-112

续表

名称	类别	数量	常用规格	描述	应用范围	使用注意事项	附图	编号
大篮钳	钳	1	直径3.4mm 直向大嘴篮钳	直径2.7～3.4mm不同方向大嘴篮钳	用于半月板的去除与钳夹	注意器械使用的完整性，及时去除组织		图8-1-113
小篮钳	钳	1	直径3.4mm 直向细嘴篮钳	直径2.7～3.4mm不同方向细嘴篮钳	用于滑膜的去除与钳夹	注意器械使用的完整性，及时去除组织		图8-1-114
不同角度篮钳	钳	若干	直径3.4mm 不同角度篮钳	直径2.7～3.4mm，0°～45°不同末梢弯角方向篮钳	根据不同角度需要，用于半月板或滑膜的去除与钳夹	注意器械使用的完整性，及时去除组织		图8-1-115
半月板刨削头	钳	1	直径4.0mm 半月板刨削头	直径3.5～5.5mm的内刀有齿刨削头	内刀锋利、有齿，用于快速切除半月板、软骨、滑膜	注意与刨削器安装的方向		图8-1-116

（三）手术步骤及使用器械

表8-1-11　膝关节镜手术步骤及使用器械表

主要手术步骤1	主要手术步骤2	使用器械名称	使用器械编号
常规消毒铺巾	递碘伏纱球、卵圆钳消毒皮肤；递治疗巾及手术单协助铺单；粘贴手术薄膜巾，套铺洞巾。递2块有带巾、驱血带驱血，辅助护士启动空气止血带给予患肢压力止血	卵圆钳 巾钳	图8-1-5 图8-1-6
连接关节镜系统	递关节镜镜头、摄像头、导光束将连接部位交由辅助护士连接于关节镜摄像、录像系统；递刨削器，等离子电刀将连接部位交由辅助护士连接于刨削仪器、等离子电刀仪器；使所有仪器处于备用状态	关节镜镜头 摄像头 导光束 刨削器 等离子电刀	图8-1-95 图8-1-96 图8-1-97 图8-1-98 图8-1-101
连接进水、出水系统	递进水皮管将连接部位交由辅助护士连接于灭菌生理盐水（每袋1000ml或每袋3000ml），高度在膝平面1m以上；递吸引皮管2根并将连接部位交由辅助护士连接于负压吸引装置，使一切处于备用状态	—	—
膝关节镜入路			
（1）关节扩张	递20ml注射器、灭菌生理盐水，于髌上囊穿刺灌注，使灭菌生理盐水充盈关节囊	—	—
（2）安置灌注系统	递11#尖头刀切开皮肤；递进水管穿刺鞘及钝性穿刺器钝性刺入关节腔，取出钝性穿刺器，保留进水管穿刺鞘，连接进水皮管组成灌注系统	手术刀柄 关节镜穿刺鞘（进水） 钝性穿刺器	图8-1-1 图8-1-104 图8-1-105

续表

主要手术步骤 1	主要手术步骤 2	使用器械名称	使用器械编号
（3）安置摄像系统	递 11# 尖头刀切开皮肤；递出水管穿刺鞘及钝性穿刺器钝性刺入关节腔，取出钝性穿刺器，保留进水管穿刺鞘；递关节镜镜头、摄像头、导光束组装摄像系统；递吸引皮管 2 根并连接出水系统	尖头刀 关节镜穿刺鞘（出水） 钝性穿刺器	图 8-1-104 图 8-1-105
（4）安置操作通道	递 11# 尖头刀切开皮肤；递钝性穿刺器钝性穿刺深入关节腔，取出钝性穿刺器，形成操作通道；递探针协助进行关节镜检查，探查了解病损情况及周围组织结构关系	尖头刀 钝性穿刺器 探针	图 8-1-105 图 8-1-107
膝关节镜下各类手术			
滑膜切除术	递刨削器连接滑膜刨削头按照关节镜检查顺序刨削关节腔内增生、肥大的滑膜	刨削器 滑膜刨削头	图 8-1-98 图 8-1-99
游离体摘除术	小于 4mm 游离体、结晶等可通过关节鞘管内水流在关节镜的监控下吸出。大于 4mm 的游离体或游离体粘连、嵌顿在关节囊壁上的，可递异物钳钳夹游离体，拖至入口处；递尖头刀扩大进出口，取出游离体	异物钳 尖头刀	图 8-1-112
关节粘连松解术	递篮钳、等离子电刀等切断关节内的瘢痕，重点是髌上囊的瘢痕、髌下脂肪垫和髁间窝的瘢痕	大篮钳	图 8-1-113 图 8-1-114
半月板成形术	递不同角度的篮钳完成成形；递刨削器接半月板刨削头清除切除的碎片、发散的损伤部位或直接切除修整；递等离子电刀修整半月板并进行止血	不同角度篮钳 刨削器 半月板刨削头	图 8-1-115 图 8-1-98 图 8-1-116
冲洗关节腔	递大量灭菌生理盐水冲洗		
缝合切口	清点缝针，递 0 号抗菌可吸收缝线缝合皮下组织，再次清点，递酒精纱球消毒切口周围皮肤，递 3-0 快吸收缝线缝合皮肤，再次消毒皮肤，递伤口敷贴覆盖并包扎伤口	线剪 有齿镊 持针器	图 8-1-3 图 8-1-4 图 8-1-13

第二节 脊柱手术

一、概述

（一）疾病定义

脊柱由 33 个椎体组成，分为 5 个部分，即 7 个颈椎、12 个胸椎、5 个腰椎、5 个骶椎及 4 个尾椎，因骶椎和尾椎融合成骶骨和尾骨，所以有 24 个运动单位。因直立的需要，颈、腰节段形成前凸，胸椎节段和骶椎节段维持后凸。脊柱节段由各个椎弓间的关节和椎体之间的关节相互连接而成，椎弓间的关节被称为关节突关节，椎体之间的连接被称为椎间盘，椎间盘能有效地起到协调运动、负重、抗震荡的作用。

脊柱轴性疼痛通常被归因于椎间盘退变，这种退变过程可引起内在的椎间盘紊乱或椎间盘突出，除此之外，肌力间歇性减弱和感觉异常也是椎间盘突出的主要症状。脊柱骨折可伴不同程度的脊髓损伤，早期积极治疗对预后有至关重要的作用。儿童特发性脊柱侧弯多发于 4 ～ 10 岁，相较于青少年特发性脊柱侧弯更具有发展性。

（二）手术方法

腰椎轴性疼痛的患者在发病早期通常可以通过短期卧床（1 ～ 3d），口服抗炎药物并迅速恢复主动运动锻炼，使疼痛得以改善，当非手术治疗失败，就应考虑手术治疗。

稳定的椎体压缩性骨折可以采取卧床制动 6 ～ 8 周的非手术治疗方法，但对于不稳定性的椎体压缩性骨折一般都需要早期切开复位内固定术或椎体后凸成形术，以达到稳定及早期功能恢复的目的。

对于特发性脊柱侧弯的生长期患儿，弯曲角度 20°～ 30° 时可以使用矫形支具治疗，当弯曲角度达到 40°～ 50° 时通常需要手术治疗来矫正畸形、改善肺功能。

（三）常见手术方式

1. 颈椎前路减压内固定手术。

2. 胸腰椎后路减压内固定手术。

3. 脊柱侧弯后路矫形手术。

4. 腰椎间盘突出髓核摘除手术。

5. 腰椎微创内固定手术。

6. 胸腰椎压缩性骨折内固定手术。

7. 胸腰椎压缩性骨折经皮穿刺椎体成形手术。

二、颈椎前路减压内固定手术

（一）手术体位：仰卧位

（二）手术器械配置

1. 基础手术器械

表 8-2-1 颈椎前路减压内固定手术基础器械配置表

名称	类别	数量	常用规格	描述	应用范围	使用注意事项	附图	编号
手术刀	刀	2	4# 刀柄 22# 圆刀片 7# 刀柄 11# 尖刀片	刀柄一般可重复使用，刀片为一次性使用	划皮逐层分离，按照表皮层、肌肉层、黏膜层依次分离	刀片的无菌包装是否被破坏		图 8-2-1 图 8-2-2
组织剪	剪	1	180mm	头端有直、弯两种类型、大小长短不一。又称为梅奥剪	用于剪切组织、钝性分离组织、血管	不可用于剪线或者辅料等非人体组织		图 8-2-3
线剪	剪	1	180～ 230mm	专用的线剪应有锯齿刃口，剪线时以免缝线滑脱，关节处具备防卡线设计	用于手术中剪切缝线	不可用于剪敷料等硬物质		图 8-2-4
有齿镊	镊	2	145mm	用于术中夹持坚韧组织，夹持较牢固。有齿镊工作端可分为单齿、双齿镊和多齿镊	夹持皮肤、筋膜、肌腱和瘢痕组织等坚韧组织	肠、肝、肾等脆弱器官不能用有齿镊夹取，齿部会穿透器官，造成损伤和出血		图 8-2-5

续表

名称	类别	数量	常用规格	描述	应用范围	使用注意事项	附图	编号
组织镊	镊	1	180～230mm	工作端为真空焊接的碳钨镶片，耐磨损、无损伤，适合习惯用镊子夹持缝针的手术医师使用	适用于连续缝合过程中，夹持组织并或者缝针	不可用于剪线或者敷料等非人体组织		图8-2-6
持针器	钳	3	180mm	一般分为普通不锈钢工作端和碳钨镶片工作端两种，碳钨镶片上的网格有0.5、0.4、0.2和光面四种，分别对应夹持3/0及更大针、4/0-6/0、6/0-10/0、9/0-11/0针	用于夹持缝针、缝合组织及缝扎出血部位	使用碳钨镶片持针器应注意其对应的缝针型号，用细密网纹的持针器夹持过粗的缝针容易造成镶片断裂		图8-2-7
中弯	钳	8	160mm	也常称血管钳，止血钳可分为有齿和无齿止血钳，根据形状分为直型和弯型止血钳	主要用于钳夹有出血点的组织器官以止血，也常用于组织牵拉固定等	不可用于钳夹脆弱的器官组织，以免造成损伤和出血		图8-2-8
艾利斯	钳	4	155～200mm	也称组织钳、鼠齿钳、皮钳，根据头端齿纹可分为有损伤艾利斯钳和无损伤艾利斯钳	用于夹持组织等做牵拉或固定	有损伤艾利斯钳头端齿损伤较大，不宜牵拉夹持脆弱的组织器官或血管、神经		图8-2-9
长弯	钳	8	200～240mm	止血钳可分为有齿和无齿止血钳，根据形状分为直型和弯型止血钳	用于夹持组织等做牵拉或固定	不可用于钳夹脆弱的器官组织，以免造成损伤和出血		图8-2-10
考克	钳	2	200～240mm	根据工作端可分为直型和弯型考克钳两种，也称为可可钳、克氏钳	主要用于强韧较厚组织及易滑脱组织的血管止血，如肠系膜、大网膜等，也可提拉切口处部分	不宜夹持血管、神经等组织，前端齿可防止滑脱，但不能用于皮下止血		图8-2-11

续表

名称	类别	数量	常用规格	描述	应用范围	使用注意事项	附图	编号
直角拉钩	拉钩	2	直角拉钩分为小直角拉钩、大直角拉钩	锐性或钝性微弯工作端	用于显露手术野	使用拉钩时，拉力应均匀，不应用力过大，以免损伤组织		图 8-2-12
S拉钩	拉钩	2	200mm 25～50mm	根据牵开的深浅使用不同长度或宽度的拉钩	用于腹部深部软组织牵拉显露手术部位或脏器	使用拉钩时，一般用纱垫将拉钩与组织隔开，以免损伤组织		图 8-2-13
哈拉	拉钩	2	短脚/长脚	单齿拉钩	用于牵开软组织	避免压迫重要血管，以免造成损伤		图 8-2-14
自动拉钩	拉钩	1	钝头或者带小齿，长度为25～35mm，半透射线或者全透射线	自动牵开器由横向基本牵开器，纵向基本牵开器配备叶片组成四面牵开的通道	用于牵拉颈椎前路手术中的切口通道周围的皮肤、肌肉及其他组织	注意保护食管和气管，推荐使用全透射线或者半透射线的牵开器叶片，牵拉时注意不要反复激惹周围组织		图 8-2-15
骨锤	锤	1	轻型 中型 重型	轻型用于指骨及小关节手术；中型用于尺桡骨及脊柱手术；重型用于股骨和大关节手术	用于敲击功能	使用前检查器械完整性		图 8-2-16
骨凿	凿	4	5mm 10mm 15mm	骨凿的头部仅有一个斜坡形的刃面	用于修理骨面和取骨	操作时注意敲击力度		图 8-2-17
刮匙	勺	2	有各种弯度和方向	根据不同深部和位置选择合适的刮匙	用于刮出骨腔内的小死骨、肉芽组织、瘢痕组织和骨肿瘤	注意检查刮匙边缘有无起毛刺倒钩		图 8-2-18

名称	类别	数量	常用规格	描述	应用范围	使用注意事项	附图	编号
骨膜剥离器	剥离器	2	10mm 15mm	根据不同深度和位置选择合适的骨膜剥离器	用于剥离骨膜	注意检查骨膜剥离子边缘有无起毛刺倒钩		图 8-2-19
神经剥离器	剥离器	2	180mm	常用的神经剥离器为一头钝一头锐	用于剥离粘连或者探查等	注意检查器械完整性		图 8-2-20
骨剪	剪	1	240mm	根据不同深部和位置选择合适的骨剪	用于修剪骨片和骨端	注意检测工作端咬合口边缘是否变钝，是否存在卷边或毛刺		图 8-2-21
双关咬骨钳	钳	1	240mm	根据不同深部和位置选择合适的咬骨钳	用于修剪骨片和骨端	注意检测工作端咬合口边缘是否变钝，是否存在卷边或毛刺		图 8-2-22
手外伤咬骨钳	钳	1	145mm	根据不同深部和位置选择合适的咬骨钳	用于修剪骨片和骨端	注意检测工作端咬合口边缘是否变钝，是否存在卷边或毛刺		图 8-2-23
椎板咬骨钳	钳	1	工作杆长度200～230mm，脚板宽度1～2mm；最常用钳口130°向上	椎板咬骨钳分可拆卸和不可拆卸，一般钳口带有推送装置，可在术中自动排出咬下的骨屑和软组织等	应用于术中咬除小的骨刺和骨赘等骨质结构，或者韧带等软组织	不可用椎板咬骨钳咬除大块的皮质骨结构，容易损伤器械；使用时应轴向用力使用咬骨钳的咬合力移除组织，不可横向来回摇晃，容易破坏钳口		图 8-2-24
髓核钳	钳	1	工作杆长度200mm带齿	枪状钳子	主要用于移除髓核组织	不可用于移除硬质骨质		图 8-2-25

2. 专科手术器械

表 8-2-2　颈椎前路减压内固定手术专科器械配置表

名称	类别	数量	常用规格	描述	应用范围	使用注意事项	附图	编号
高速磨钻	磨钻	1	根据磨头形状有西瓜头/钻石头/火柴头可供选择，根据磨头直径可分为2～4mm大小	高速电动/气动微型磨钻	用于打磨皮质骨	选用正确磨头，正确安装，确保连接紧密，使用时注意对主机和磨头的降温		图 8-2-26
双极电凝	电凝器	1	滴水/不滴水双极电凝	根据有无滴水设备，分为不同规格，也有一次性使用的双极电凝	用于微小范围内或神经根周围局部电凝止血	保证双极电凝头端完整，及时擦拭，单次电凝时间不宜过长		图 8-2-27
钻头套筒（固定角度）	套筒	1	8.0/3.2固定角度	使用固定角度螺钉时的钻头导向器	用于固定钉道导向	有持板作用及联用钻头选定固定角螺钉入钉角度的作用		图 8-2-28
钻头套筒（可变角度）	套筒	1	8.0/3.2可变角度	使用可变角度螺钉时的钻头导向器	用于可变钉道导向	有持板作用及联用钻头选定可变角螺钉入钉角度的作用		图 8-2-29
钛板折弯钳	拉钩	1	—	用于弯板	可将接骨板预弯成需要的曲度	只能在板的弯槽中进行预弯，否则可能导致螺孔变形，反复预弯可能减低板的强度		图 8-2-30
钻头及螺钉套筒	套筒	1	直径2.5mm，长度12～20mm	带两条凹槽的钻头	与快速连接手柄合用，用于钻孔，深度每2mm可调节	钻头和螺钉套筒必须固定于螺钉孔边上的小孔洞，为后续步骤做导向		图 8-2-31
快速连接把手	手柄	1	—	快速连接手柄	与钻头和丝攻一起使用	注意连接是否紧密，卡扣必须锁紧		图 8-2-32
开口锥	锥	1	直径2.5mm	顶端带套筒针皮质钻孔	打开皮质骨	移开开口锥时保持接骨板及孔无移位		图 8-2-33

续表

名称	类别	数量	常用规格	描述	应用范围	使用注意事项	附图	编号
持夹套筒	套筒	1	金属材质	临时固定针把持套筒	与上钉器合用把持螺钉	应使用持夹套筒把持螺钉，避免螺钉滑落		图 8-2-34
上钉器	旋凿	1	—	自持式置入螺丝刀	用于螺钉及临时固定针的固定	用置入螺丝刀拧入特定长度螺钉，直到钉头完全到位，接骨板完全贴合于椎体上		图 8-2-35
融合器试模	试模	4	5～8mm 各1个	包括平面试模和曲面试模	测量假体大小	选择合适曲度及合适大小的试模，注意曲面试模的前后方向		图 8-2-36
融合器把持器	手柄	1	—	融合器试模/假体连接把手	用于置入假体	注意融合器把手上前方的标志，用于放置在假体前方		图 8-2-37
椎间撑开器	撑开器	1	一般使用长度 14mm 或者 16mm 长度的椎体撑开器	椎体撑开器由一个基本撑开器与两枚椎体撑开钉组配使用，有的厂家会分左侧牵开和右侧牵开的椎体撑开器	撑开上下椎体，显露椎间，撑开椎间隙	先用手柄将椎体撑开钉打入上下椎体正中位置，将基本牵开器组装到撑开钉上，进行牵开		图 8-2-38

（三）手术步骤及使用器械

表 8-2-3　颈椎前路减压内固定手术步骤及使用器械表

主要手术步骤 1	主要手术步骤 2	使用器械名称	使用器械编号
C 臂机确认病变节段			
锁骨上 2～3 横指做横切口	横切口的中点位于胸锁乳突肌的内缘	手术刀（4# 刀柄、22# 圆刀片）	图 8-2-1
逐层分离	沿皮肤切口方向切开颈阔肌，充分显露	中弯	图 8-2-8
	确认胸锁乳突肌前缘，纵行切开颈深筋膜的浅层，通过触摸动脉搏动确定颈动脉鞘的位置	中弯	图 8-2-8
	切开颈动脉鞘内侧包绕肩胛舌骨肌的颈深筋膜中层	中弯	图 8-2-8
	将胸锁乳突肌和颈动脉鞘拉向外侧，即可触及颈椎椎体的前缘；确认位于气管后侧的食管，将气管、食管和甲状腺拉向内侧	直角拉钩	图 8-2-12

主要手术步骤 1	主要手术步骤 2	使用器械名称	使用器械编号
逐层分离	钝性剥离颈深筋膜深层，包括气管前筋膜和颈长肌表层的椎前筋膜	中弯	图 8-2-8
	骨膜下从脊柱前侧向外剥离颈长肌至钩椎关节平面	骨膜剥离器	图 8-2-19
C 臂机再次确认手术节段			
安装自动拉钩和椎间撑开器，椎板减压	正确安装自动拉钩，显露手术区域	自动拉钩	图 8-2-15
	正确安装椎间撑开器，撑开椎体间隙	椎间撑开器	图 8-2-38
	显露并打磨横突间的钩椎关节、后纵韧带	椎板咬骨钳 高速磨钻	图 8-2-24 图 8-2-26
	切除椎体前侧的骨赘、后纵韧带、椎间盘，解除神经根压迫	神经剥离器 椎板咬骨钳 髓核钳 手术刀（7# 刀柄、11# 尖刀片）	图 8-2-20 图 8-2-24 图 8-2-25 图 8-2-2
置入椎间融合器	测量假体大小	融合器试模 骨锤	图 8-2-36 图 8-2-16
	置入椎间融合器	融合器把持器 骨锤	图 8-2-37 图 8-2-16
置入钛板螺钉	确定钛板型号，并塑型	钛板折弯钳	图 8-2-30
	打开皮质骨，确定钉道	开口锥 快速连接把手 钻头及螺钉套筒 钻头套筒（可变角度）	图 8-2-33 图 8-2-32 图 8-2-31 图 8-2-29
	拧入螺钉	持夹套筒 上钉器	图 8-2-34 图 8-2-35
C 臂机确认植入物状况			
冲洗切口，放置引流管	生理盐水冲洗切口，彻底止血。椎前留置引流管，递 11# 尖刀片切开皮肤，开来协助引流管戳穿引出，用 Vic1-0 线固定于皮肤	手术刀（7# 刀柄、11# 尖刀片） 长弯	图 8-2-2 图 8-2-10
逐层缝合	Vic3-0 线间断缝合颈阔肌、皮下缝合对合皮肤。酒精纱球擦拭切口，贴敷贴	线剪 有齿镊 持针器 中弯	图 8-2-4 图 8-2-5 图 8-2-7 图 8-2-8

三、胸腰椎后路减压内固定术

（一）手术体位：四点式俯卧位

（二）手术器械配置

1. 基础手术器械　见表 8-2-1。

2. 专科手术器械

表 8-2-4　胸腰椎后路减压内固定术专科器械配置表

名称	类别	数量	常用规格	描述	应用范围	使用注意事项	附图	编号
弯棒器	钳	1	—	三向手持弯棒器	用于弯棒至合适的前凸角度	根据患者情况弯棒		图 8-2-39

续表

名称	类别	数量	常用规格	描述	应用范围	使用注意事项	附图	编号
大力持棒钳	钳	1	—	可锁紧大力持棒钳	用于持棒	调节合适把持力用以持棒		图 8-2-40
简易持棒钳	钳	1	—	5.0/5.5 简易持棒钳	用于持棒,可调节把持力	调节合适把持力用以持棒		图 8-2-41
台式剪棒器	钳	1	—	两折台式剪棒器	用于剪棒	根据测量长度剪棒,剪棒器内存在 10mm 预留长度		图 8-2-42
韧性复位器	钳	1	—	包括简易韧性钳夹导向器和韧性复位钳两件	用于滑脱复位和辅助上内锁	先使用钳夹导向器压棒固定,再使用复位钳上内锁		图 8-2-43
成角压缩器	钳	1	—	5.0/5.5 成角压缩器	用于压缩椎间隙	压缩时一端锁紧,另一端放松		图 8-2-44
成角撑开器	钳	1	—	5.0/5.5 成角撑开器	用于撑开椎间隙	撑开时一端锁紧,另一端放松		图 8-2-45
自动拉钩	拉钩	1	按照手术节段不同,常用页片长度 45～65mm,常用宽度为 20mm	由一个基本牵开器组装叶片牵开,长节段手术,会在两端同时牵开	牵拉皮肤、肌肉等软组织,显露手术区	选择合适长度的牵开叶片,推荐使用可透射线的牵开器,防止在术中对周围组织反复激惹		图 8-2-15
压棒器	钳	1	—	开口推棒器	连接手柄可用于压棒,辅助上内锁	辅助压棒的同时上内锁		图 8-2-46

续表

名称	类别	数量	常用规格	描述	应用范围	使用注意事项	附图	编号
对线导向器	套筒	1	—	单锁紧螺钉对线导向器	用于辅助上内锁	同时具有压棒功能		图 8-2-47
钉头调整器	旋凿	1	—	万向钉螺钉头部调整器	用于调整万向钉头部位置	也可根据医师偏好选择单向螺钉		图 8-2-48
螺帽锁紧稳定器	套筒	1	—	单锁紧螺帽稳定器	与螺钉锁紧器合用，用于最终锁紧时抗旋转	将稳定器滑下至棒上，罩住万向螺钉尾部，稳定器手柄可以与钛棒垂直或平行		图 8-2-49
扭力扳手	手柄	1	—	带扭力 T 型扭力扳手	用于最终锁紧螺钉	调节至 80in-Lb		图 8-2-50
椎弓根开口器	锥	1	—	带有刻度的限深开口器	用于定位和开口	限深装置，避免开口过深		图 8-2-51
双线丝攻	锥	若干	腰椎常用 6mm 双线丝攻及螺钉	直径4.35～8mm、带有刻度的单线或双线丝攻	用于准备钉道，在已有钉道内丝攻	丝攻时注意深度		图 8-2-52
椎弓根探子	锥	1	根据医师习惯或患者情况选择尖头或扁头探子	带有刻度的尖头或扁头探子	用于开钉道	开钉道时注意深度，不要穿透椎体的前壁		图 8-2-53
球形探子	探针	1	常用直型单头探子	直型/弯型的单头/双头球型探子	用于检测钉道四壁是否完整	注意探查椎弓根前壁		图 8-2-54

续表

名称	类别	数量	常用规格	描述	应用范围	使用注意事项	附图	编号
椭圆形手柄	手柄	2	—	可调节旋转方向的手柄	与上钉器连接	可选择单一方向进行旋转		图 8-2-55
球形手柄	手柄	1	—		与椎弓根探针连接			图 8-2-56
螺钉锁紧插入器	旋凿	2	—	内锁旋凿	与对线导向器配合,用于置入内锁,初步固定钛棒	压配内锁后,内锁自动附着在插入器头部		图 8-2-57
万向钉上钉器	旋凿	1	—	带外套筒的上钉器组件	与手柄连接,用于上钉	正确连接螺钉,确保螺钉不松动,上钉后可通过 C 臂机透视确定螺钉位置		图 8-2-58
退钉器	旋凿	1	—	六角退钉杆,直径 3.5mm	与手柄连接,用于退钉	连接内六角螺钉逆时针旋转退出螺钉		图 8-2-59
螺钉锁紧器	旋凿	2	—	最终锁紧杆	连接扭力扳手,最终锁紧螺钉	顺时针旋转 T 型手柄,直至无明显阻力并有咔嗒声		图 8-2-60
预锁紧器	旋凿	1	—	中间锁紧器	用于预锁紧螺钉,用于中间锁紧	进一步固定内锁,注意不可作为最终锁紧		图 8-2-61
横连把持器	钳	1	—	带锁扣的横连把持器	用于把持横连	调节合适把持力		图 8-2-62

名称	类别	数量	常用规格	描述	应用范围	使用注意事项	附图	编号
横连锁紧杆	旋凿	2	—	六角横连锁紧杆	用于锁紧横连	顺时针旋转横连螺母直至锁紧不可松动		图 8-2-63

（三）手术步骤及使用器械

表 8-2-5　胸腰椎后路减压内固定术手术步骤及使用器械表

主要手术步骤 1	主要手术步骤 2	使用器械名称	使用器械编号
C 臂机确认病变节段			
以病变节段为中心做后正中切口	沿棘突上做后正中皮肤切口	手术刀（4# 刀柄、22# 圆刀片）	图 8-2-1
逐层分离	沿皮肤切口向下切开至腰背筋膜，将软组织向两侧牵开	中弯 直角拉钩	图 8-2-8 图 8-2-12
	切开筋膜，见到最长肌与多裂肌之间自然的分界面，手指钝性分离触摸到腰椎的小关节	中弯 自动拉钩	图 8-2-8 图 8-2-15
	剥离多裂肌的横行纤维，骨膜下显露腰椎横突、小关节和椎板，注意避免损伤紧贴横突前方走行出的神经根	骨膜剥离器 椎板咬骨钳 髓核钳	图 8-2-19 图 8-2-24 图 8-2-25
C 臂机再次确认手术节段			
显露手术节段，椎管减压	显露手术节段，使用自动拉钩牵开	自动拉钩	图 8-2-15
	显露病变椎管，扩大神经根管，剥离、松解硬膜囊及神经根，解除神经压迫	神经剥离器 椎板咬骨钳	图 8-2-20 图 8-2-24
	显露椎间盘组织及椎体后缘	神经剥离器 椎板咬骨钳 刮匙	图 8-2-20 图 8-2-24 图 8-2-18
	切开后纵韧带及纤维环，摘除髓核	手术刀（7# 刀柄、11# 尖刀片） 髓核钳	图 8-2-2 图 8-2-25
置入椎弓根螺钉、钛棒及锁紧螺母	C 臂机导向下确定椎弓根螺钉的进针点，准备椎弓根钉钉道	椎弓根开口器 骨锤 球形手柄 球形探子 双线丝攻	图 8-2-51 图 8-2-16 图 8-2-56 图 8-2-54 图 8-2-52
	装配螺钉，置入椎弓根螺钉	椭圆形手柄 万向钉上钉器	图 8-2-55 图 8-2-58
	选择合适长度的钛棒，并塑形	弯棒器 压棒器 大力持棒钳 台式剪棒器	图 8-2-39 图 8-2-46 图 8-2-40 图 8-2-42
	置入内锁紧螺母	螺帽锁紧稳定器 扭力扳手 螺钉锁紧插入器	图 8-2-49 图 8-2-50 图 8-2-57
C 臂机确认植入物状况			

续表

主要手术步骤 1	主要手术步骤 2	使用器械名称	使用器械编号
冲洗切口，放置引流管	生理盐水冲洗切口，彻底止血。根据手术情况放置引流管，递 11# 尖刀片切开皮肤，开来协助引流管戳穿引出，用 Vic1-0 线固定于皮肤	手术刀（7# 刀柄、11# 尖刀片）	图 8-2-2
		长弯	图 8-2-10
逐层缝合	Vic0 号线逐层缝合深、浅筋膜，皮下缝合对合皮肤。乙醇纱球擦拭切口，贴敷贴	线剪	图 8-2-4
		有齿镊	图 8-2-5
		持针器	图 8-2-7
		中弯	图 8-2-8

四、脊柱侧弯后路矫形术

（一）手术体位：四点式俯卧位

（二）手术器械配置

1. 基础手术器械　见表 8-2-1。

2. 专科手术器械　见表 8-2-4。

（三）手术步骤及使用器械

表 8-2-6　脊柱侧弯后路矫形术步骤及使用器械表

主要手术步骤 1	主要手术步骤 2	使用器械名称	使用器械编号
C 臂机确认病变节段			
辨别侧弯两端的中立椎体，做后正中切口	从上中立椎向下至下中立椎沿棘突做后正中切口	手术刀（4# 刀柄、22# 圆刀片）	图 8-2-1
逐层分离	向下切至下端椎的椎板和棘突	中弯	图 8-2-8
		直角拉钩	图 8-2-12
	剥离脊椎的椎板凹凸两侧，显露关节突关节	骨膜剥离器	图 8-2-19
		自动拉钩	图 8-2-15
		哈拉	图 8-2-14
置入椎弓根螺钉、钛棒、锁紧螺母及横连	C 臂机导向下确定椎弓根螺钉的进针点，准备椎弓根钉钉道	椎弓根开口器	图 8-2-51
		骨锤	图 8-2-16
		球形手柄	图 8-2-56
		球形探子	图 8-2-54
		双线丝攻	图 8-2-52
	装配螺钉，置入椎弓根螺钉	椭圆形手柄	图 8-2-55
		万向钉上钉器	图 8-2-58
	选择合适长度的钛棒，并塑形	弯棒器	图 8-2-39
		压棒器	图 8-2-46
		大力持棒钳	图 8-2-40
		台式剪棒器	图 8-2-42
	置入内锁紧螺母，同时施行凹侧撑开，凸侧加压	螺母锁紧稳定器	图 8-2-49
		成角压缩器	图 8-2-44
		成角撑开器	图 8-2-45
		扭力扳手	图 8-2-50
		螺钉锁紧插入器	图 8-2-57
	置入横连	横连把持器	图 8-2-62
		横连锁紧杆	图 8-2-63
C 臂机确认植入物状况			
植骨	棘突两侧适量植骨	骨锤	图 8-2-16
		骨凿	图 8-2-17
		考克钳	图 8-2-11

续表

主要手术步骤1	主要手术步骤2	使用器械名称	使用器械编号
冲洗切口，放置引流管	生理盐水冲洗切口，彻底止血。放置引流管，递11#尖刀片切开皮肤，开来协助引流管戳穿引出，用Vic1-0线固定于皮肤	手术刀（7#刀柄、11#尖刀片） 长弯	图8-2-2 图8-2-10
逐层缝合	Vic1-0线逐层缝合深、浅筋膜，皮下缝合对合皮肤。乙醇纱球擦拭切口，贴敷贴	线剪 有齿镊 持针器 中弯	图8-2-4 图8-2-5 图8-2-7 图8-2-8

五、胸腰椎间盘突出髓核摘除术

（一）手术体位：四点式俯卧位

（二）手术器械配置

基础手术器械 见表8-2-1。

（三）手术步骤及使用器械

表8-2-7 胸腰椎间盘突出髓核摘除手术步骤及使用器械表

主要手术步骤1	主要手术步骤2	使用器械名称	使用器械编号
C臂机确认病变节段			
以病变节段为中心做后中线偏侧方切口	沿上下关节突关节做后中偏侧方皮肤切口	手术刀（4#刀柄、22#圆刀片）	图8-2-1
逐层分离	沿皮肤切口，用手指向下钝性分离，置入腰椎间盘摘除微创拉钩的基本牵开器	微型腰椎间盘切除自动拉钩	
	切开棘上韧带	中弯 电刀	图8-2-8
	沿棘突和椎板剥离椎旁肌	骨膜剥离器 自动拉钩	图8-2-19 图8-2-15
C臂机再次确认手术节段			
椎管探查，椎板减压	剥离并切开黄韧带	神经剥离器 长弯 手术刀（7#刀柄、11#尖刀片）	图8-2-20 图8-2-10 图8-2-2
	咬除黄韧带和部分椎板	椎板咬骨钳 刮匙	图8-2-24 图8-2-18
	探查椎管和神经根管	神经剥离器	图8-2-20
摘除髓核	剥开硬脊膜，推开神经根	神经剥离器	图8-2-20
	切除椎间盘组织至后纵韧带	椎板咬骨钳	图8-2-24
	显露后纵韧带和纤维环并切开	长弯 手术刀（7#刀柄、11#尖刀片）	图8-2-10 图8-2-2
	摘除髓核	髓核钳	图8-2-25
冲洗切口，放置引流管	生理盐水冲洗切口，彻底止血。放置引流管，递11#尖刀片切开皮肤，长弯协助引流管戳穿引出，用Vic1-0线固定于皮肤	手术刀（7#刀柄、11#尖刀片） 长弯	图8-2-2 图8-2-10
逐层缝合	Vic1-0线逐层缝合深、浅筋膜，皮下缝合对合皮肤。乙醇纱球擦拭切口，贴敷贴	线剪 有齿镊 持针器 中弯	图8-2-4 图8-2-5 图8-2-7 图8-2-8

六、腰椎微创内固定术

（一）手术体位：四点式俯卧位

（二）手术器械配置

1. 基础手术器械

表 8-2-8　腰椎微创内固定术基础器械配置表

名称	类别	数量	常用规格	描述	应用范围	使用注意事项	附图	编号
手术刀	刀	2	4#刀柄 22#圆刀片 7#刀柄 11#尖刀片	刀柄一般为可重复使用，刀片为一次性使用	划皮逐层分离，按照表皮层、肌肉层、黏膜层依次分离	刀片的无菌包装是否被破坏		图 8-2-1
线剪	剪	1	180～230mm	专用的线剪应有锯齿刃口，剪线时以免缝线滑脱，关节处具备防卡线设计	用于手术中剪切缝线。不同深部的剪切，使用合适长度的线剪	不可用于剪敷料等硬物质		图 8-2-4
组织剪	剪	1	180mm	头端有直、弯两种类型，大小长短不一，又称为梅奥剪	用于剪切组织，钝性分离组织和血管	不可用于剪线或者敷料等非人体组织		图 8-2-3
有齿镊	镊	2	145mm	有齿镊工作端可分为单齿镊、双齿镊和多齿镊	用于夹持皮肤、筋膜、肌腱和瘢痕组织等坚韧组织，夹持较牢固	肠、肝脏、肾等脆弱器官不能用有齿镊夹取，齿部会穿透器官，造成损伤和出血		图 8-2-5
持针器	钳	3	180～250mm	一般分为普通不锈钢工作端和碳钨镶片工作端两种，碳钨镶片上的网格有0.5、0.4、0.2和光面四种，分别对应夹持3/0及更大针、4/0-6/0、6/0～10/0、9/0～11/0针	用于夹持缝针，缝合组织出血部位等操作	使用碳钨镶片持针器应注意其对应的缝针型号，用细密网纹的持针器夹持过粗的缝针容易造成镶片断裂		图 8-2-7
蚊式	钳	2	125mm	头部较细小、精巧的止血钳称为蚊式止血钳，又称为蚊式钳。根据形状可分为直型和弯型，根据工作端可分为标准型和精细型	适用于分离小血管及神经周围的结缔组织，以及小血管及微血管的止血，临床有时用于夹缝线做牵引	不适宜夹持大块或较硬的组织		图 8-2-64

名称	类别	数量	常用规格	描述	应用范围	使用注意事项	附图	编号
中弯	钳	6	160mm	也常称血管钳，止血钳可分为有齿和无齿止血钳，根据形状分为直型和弯型止血钳	主要用于钳夹有出血点的组织器官以止血。也常用于组织牵拉固定等	不可用于钳夹脆弱的器官组织，以免造成损伤和出血		图 8-2-8
艾利斯	钳	4	155～200mm	也称组织钳鼠齿钳、皮钳，根据头端齿纹可分为有损伤艾利斯钳和无损伤艾利斯钳	用于夹持组织等做牵拉或固定	有损伤艾利斯钳头端齿损伤较大，不宜牵拉夹持脆弱的组织器官或血管、神经		图 8-2-9
长弯	钳	2	200～240mm	止血钳可分为有齿和无齿止血钳，根据形状分为直型和弯型止血钳	用于夹持组织等做牵拉或固定	不可用于钳夹脆弱的器官组织，造成损伤和出血		图 8-2-10
考克	钳	2	200～240mm	根据工作端可分为直型和弯型考克钳两种，也称为可可钳、克氏钳	主要用于强韧较厚组织及易滑脱组织的血管止血，如肠系膜和大网膜等。也可提拉切口处部分	不宜夹持血管、神经等组织，前端齿可防止滑脱，但不能用于皮下止血		图 8-2-11
直角拉钩	拉钩	2	直角拉钩分为小直角拉钩、大直角拉钩	锐性或钝性微弯工作端	用于显露手术野	使用拉钩时，拉力应均匀，不应用力过大，以免损伤组织		图 8-2-12
S 拉钩	拉钩	2	200mm 250mm	"S"形腹部深部拉钩，根据牵开的深浅使用不同长度或宽度的拉钩	用于腹部深部软组织牵拉显露手术部位或脏器	使用拉钩时，一般用纱垫将拉钩与组织隔开，以免损伤组织		图 8-2-13
骨锤	锤	1	轻型 中型 重型	轻型用于指骨及小关节手术；中型用于尺桡骨及脊柱手术、重型用于股骨和大关节手术	用于敲击功能	使用前检查器械完整性		图 8-2-16

续表

名称	类别	数量	常用规格	描述	应用范围	使用注意事项	附图	编号
骨凿	凿	2	5mm 10mm 15mm	骨凿的头部仅有一个斜坡形的刃面	用于修理骨面和取骨	操作时注意敲击力度		图 8-2-17
旋凿	凿	1	10mm	骨凿的头部仅有一个弧形斜坡形的刃面	用于修理骨面和取骨	操作时注意敲击力度		图 8-2-65
骨锉	锉	1	240mm	根据术式选择合适大小的骨锉	用于锉平骨的断端	注意检查骨锉边缘有无起毛刺倒钩		图 8-2-66
刮匙	勺	1	有各种弯度和方向	根据不同深部和位置选择合适的刮匙	用于刮出骨腔内的小死骨、肉芽组织、瘢痕组织和骨肿瘤	注意检查刮匙边缘有无起毛刺倒钩		图 8-2-18
钢尺	尺	1	150mm	术中常规测量器具	用于测量钢板等长度	注意检测器械完整性		图 8-2-67
骨膜剥离器	剥离器	1	10mm 15mm	根据不同深部和位置选择合适的骨膜剥离器	用于剥离骨膜	注意检查骨膜剥离器边缘有无起毛刺倒钩		图 8-2-19
钢丝持针器	钳	1	175mm	夹持带钢丝缝合针或克氏针,缝合骨骼等操作,带镶片的钢丝持针器相对于普通持针器更耐磨损	用于缝合骨骼等	使用碳钨镶片持针器应注意其对应的缝针型号		图 8-2-68
钢丝钳	钳	1	185mm	又称老虎钳	用于拔取克氏针、弯曲钢丝等操作	注意检测器械完整性		图 8-2-69

续表

名称	类别	数量	常用规格	描述	应用范围	使用注意事项	附图	编号
手外伤咬骨钳	钳	1	145mm	根据不同深部和位置选择合适的咬骨钳	用于修剪骨片和骨端	注意检测工作端咬合口边缘是否变钝，是否存在卷边或毛刺		图 8-2-23

2. 专科手术器械

表 8-2-9　腰椎微创内固定手术专科器械配置表

名称	类别	数量	常用规格	描述	应用范围	使用注意事项	附图	编号
扩张器	—	2	7mm 扩张套管	扩张套管和准备套管组件	用于建立通路，隔离软组织	扩张软组织后，移除 7mm 扩张套管，保留准备套管用于置入螺钉		图 8-2-70
压缩器	钳	1	—	—	用于压缩椎间隙			图 8-2-71
成角型持棒器	钳	1	—	成角型带标记线的持棒器	用于短棒夹持	为确保连接正确，持棒器和钛棒上的标记线要对齐，确保钛棒与持棒器稳固相连		图 8-2-72
枪式复位器	钳	1	—	带卡口带锁扣枪式复位钳	用于椎体复位和辅助上内锁	将复位钳和螺钉延伸器上的标线对齐，使用开口螺钉延伸器压棒时，要插入加强杆，压棒时，可利用复位钳手柄上的锁定齿辅助进行		图 8-2-73
开放式螺钉延伸器	套筒	4	—	带有顶槽和弹簧片的开放式螺钉延伸器	与螺钉连接，用于后期上棒	连接螺钉时，确保螺钉延伸器处于松开状态，检查是否使用垂直力		图 8-2-74
开放式螺钉延伸器加强器	套筒	4	—	开放式延伸器套管	用于开放螺钉延伸器臂力加强	加固开放式螺钉延伸器，注意滑槽相对，避免软组织挤入		图 8-2-75

续表

名称	类别	数量	常用规格	描述	应用范围	使用注意事项	附图	编号
闭合式螺钉延伸器	套筒	6	—	带有顶槽和弹簧片的闭合式螺钉延伸器	与螺钉连接，用于后期上棒	连接螺钉时，确保螺钉延伸器处于松开状态，检查是否使用垂直力		图 8-2-76
推棒导向器		1	—	直型推棒	用于辅助穿棒	穿棒困难时，使用导向器辅助，使钛棒坐至钉尾		图 8-2-77
关节面分离器		1	配合 11# 刀片	加长型刀柄	用于切除椎间盘	注意使用时刀片头端完整性		图 8-2-78
直型球探	探针	1	常用直型单头球探	直型/弯型的单头/双头球型探子	用于检测钉道四壁是否完整	注意探查椎弓根前壁		图 8-2-79
空心开口器	锥	1		带刻度空心开口器	用于打开皮质骨开口	延导丝插入空心钻头，在椎弓根进针点的皮质骨处进行开口		图 8-2-81
空心自钻丝攻	丝攻	3	腰椎常用 6mm 丝攻及螺钉	5～7mm 带刻度空心丝攻	用于准备钉道，在已有钉道内攻丝	注意查看丝攻上的深度和导丝上的垂直标记，以避免不经意的过度拧入和旋转		图 8-2-82
软组织阻隔套筒	套筒	2	7mm 扩张套管	扩张套管和准备套管组件	用于隔离软组织	扩张软组织后，移除 7mm 扩张套管，保留准备套管用于置入螺钉		图 8-2-83

续表

名称	类别	数量	常用规格	描述	应用范围	使用注意事项	附图	编号
抗扭套筒	套筒	1		固定钉尾抗旋转套筒	用于最终锁紧时抗扭力	将抗扭力套筒套在螺钉延伸器上，确保凹槽卡在棒上		图 8-2-84
持棒器螺栓锁紧器	旋凿	1		钛棒固定旋凿	用于棒与持棒器锁紧	注意与锁紧器手柄连接		图 8-2-85
枪式复位器内杆锁紧器	旋凿	2		带卡槽的上螺帽器	用于椎体复位和辅助上内锁	配合枪式复位钳使用，确保上螺帽器的头端凸出约 1mm		图 8-2-86
最终锁紧杆	旋凿	2		六角扭力锁紧杆	用于最终锁紧	顺时针旋转抗扭力扳手直至发出"咔嗒"声，依次锁紧所有螺帽，发出声响		图 8-2-87
万向持钉杆		1		空心万向螺钉上钉器	用于上钉	确保连接延伸器后万向螺钉尾部不再摆动，且与螺钉延伸器位于一条直线上，拧入螺钉时，监测导丝上的刻度以避免不经意的过度拧入和旋转		图 8-2-88
螺母锁紧器	旋凿	2		三件组配式螺母锁紧器	用于螺钉和螺钉延伸器的连接	装配之前，请确保螺钉延伸器上的锁定装置处于松开的状态，装配后确保拧紧，防止螺钉滑脱		图 8-2-89
内锁螺钉锁紧器	旋凿	2		带内芯两件式锁紧器	用于上内锁	插入器的近端深度标记和螺钉延伸器的顶部对齐，并适度锁紧		图 8-2-90

名称	类别	数量	常用规格	描述	应用范围	使用注意事项	附图	编号
预锁紧	旋凿	1		中间锁紧器	用于预锁紧螺钉，用于中间锁紧	进一步固定内锁，注意不可作为最终锁紧		图 8-2-91
对线导向模块		1		附有螺钉尺寸的螺钉盒及对线导向模块	用于螺钉延伸器与螺钉连接	确保所有螺钉准确位于钉格内，将对线导向模块装在钉盒上端		图 8-2-92
抗扭扳手	扳手	1		抗扭力双头扳手	用于最终锁紧时抗扭力	对于骨质较好的患者，可直接用抗扭力扳手提供抗扭力力矩		图 8-2-93
测量器	尺	1		测棒模板	用于测量棒的长度	棒测量器可以多个联合使用，测量超过 140mm 的长度		图 8-2-94
测棒尺	尺	1		带刻度测棒尺	与测棒器合用，用于测量棒的长度	测棒尺确保接触到螺钉头部		图 8-2-95
空心直型把手	手柄	1		可调节旋转方向的空心手柄	用于上钉器，丝攻的连接	可选择单一方向进行旋转		图 8-2-96
棒锁紧器	手柄	1		单一方向实心短柄	用于棒与持棒器的锁紧	与持棒锁紧杆连接		图 8-2-97
空心 T 形把手	手柄	1		可调节旋转方向的空心手柄	用于连接开口器，上钉器	可选择单一方向进行旋转		图 8-2-98
最终锁紧把手	手柄	1		带有扭力的空心 T 形把手	用于最终锁紧	与最终锁紧杆连接，最终锁紧所有螺母		图 8-2-99

续表

名称	类别	数量	常用规格	描述	应用范围	使用注意事项	附图	编号
穿刺针	针	若干	1.5mm 穿刺针	带内芯的 Jam Shidi 穿刺针	用于节段定位	将穿刺针尖端轻敲入目标节段的骨性结构，侧位透视确认进针点		图 8-2-100

（三）手术步骤及使用器械

表 8-2-10　腰椎微创内固定手术步骤及使用器械表

主要手术步骤 1	主要手术步骤 2	使用器械名称	使用器械编号
C 臂机确认病变节段			
置入穿刺针	在病变节段椎弓根外侧缘 1cm 处做皮肤切口	手 术 刀（7# 刀 柄、11# 尖刀片）	图 8-2-2
	插入穿刺针，C 臂机确认进针点	穿刺针 骨锤	图 8-2-100 图 8-2-16
	轻敲穿刺针，使其穿过椎弓根，进入椎体	穿刺针 骨锤	图 8-2-100 图 8-2-16
	移除穿刺针内芯		
置入导丝	导丝插入穿刺针内，移除穿刺针	导丝	图 8-2-80
置入椎弓根钉	依次使用扩张器，并插至骨面	扩张器	图 8-2-70
	沿导丝对椎弓根进针点的皮质进行开口、攻丝	空心直型把手 空心开口器 空心自钻丝攻	图 8-2-96 图 8-2-81 图 8-2-82
	沿导丝周围探测椎弓根是否完整	直型球探	图 8-2-79
	装配椎弓根螺钉，沿导丝拧入，移除导丝	闭合式螺钉延伸器 开放式螺钉延伸器 空心 T 形把手 万向持钉杆	图 8-2-76 图 8-2-74 图 8-2-98 图 8-2-88
置棒并固定	测量棒长	测量器 测量尺	图 8-2-94 图 8-2-95
	置棒并锁紧	成角型持棒器 枪式复位器 枪式复位器内杆 锁紧器	图 8-2-72 图 8-2-73 图 8-2-86
	最终锁紧抗扭力	最终锁紧把手 最终锁紧杆 棒锁紧器 抗扭套筒	图 8-2-99 图 8-2-87 图 8-2-97 图 8-2-84
	移除开口 / 闭口螺钉延伸器		
C 臂机再次确认手术节段			
缝合皮肤	Vic3-0 线缝合皮肤 乙醇纱球擦拭切口，贴敷贴	线剪 有齿镊 持针器	图 8-2-4 图 8-2-5 图 8-2-7

七、胸腰椎减压内固定术

（一）手术体位：四点式俯卧位

（二）手术器械配置

1. 基础手术器械　见表 8-2-1。

2. 专科手术器械

表 8-2-11　胸腰椎后路减压内固定术专科手术器械配置表

名称	类别	数量	常用规格	描述	应用范围	使用注意事项	附图	编号
弯棒器	钳	1		三向手持弯棒器	用于弯棒至合适的前凸角度	根据患者情况弯棒		图 8-2-101
推杆器	钳	1		木柄推杆器	用于辅助压棒	安装钛棒时使用推杆器辅助上棒		图 8-2-102
持夹钳	钳	1		带锁扣的强力持夹钳	用于把持横连棒	配合六角旋凿使用，把持 3.5mm 横连棒，通过六角旋凿固定横连		图 8-2-103
压缩钳	钳	1		带旋钮锁定压缩钳	用于压缩椎间隙	压缩时一端锁紧，另一端放松		图 8-2-104
撑开钳	钳	1		带旋钮锁定撑开钳	用于撑开椎间隙	撑开时一端锁紧，另一端放松		图 8-2-105
螺钉取出钳	钳	1		带锁扣的取出器	用于调整、取出螺钉	螺钉过深时，通过取出器及时调整螺钉深度		图 8-2-106

续表

名称	类别	数量	常用规格	描述	应用范围	使用注意事项	附图	编号
长形螺栓切割头		1		带刀刃的螺栓切割器	用于切割螺钉	组装切割器并放置在中立位置（可以看见5mm的孔心），将手柄放置在切割钳头端，两把手柄相互交叠，如同时钟的指针，将切割钳通过螺钉头端滑入，将手柄推动到两者间约有45°，并听到螺钉被切断的声音，将手柄返回至原始位置，下次操作前将被切断的螺钉杆取出		图8-2-107
螺栓切割器手柄	手柄	1	13mm	大圆头切割手柄	用于切割螺钉			图8-2-108
螺栓切割器手柄	手柄	1	24mm	小圆头切割手柄	用于切割螺钉			图8-2-109
简易手柄	手柄	1	腰椎常用6.2mm螺钉胸椎常用5mm螺钉	带锁紧螺钉的T型把持手柄	用于上钉	通过简易手柄连接螺钉，注意螺钉不能穿透前方皮质骨		图8-2-110
开口器	锥	1		带有刻度的限深1cm开口器	用于定位和开口	限深装置避免开口过深		图8-2-111
开路器	锥	1		带有刻度（30mm/40mm/50mm）的直型开路器	用于开钉道	开钉道时注意深度		图8-2-112
椎弓根探针	锥	1		带有刻度的弯型扁头探子	用于开钉道	开钉道时注意深度，不要穿透椎体的前壁		图8-2-113
球形头探针	探针	1	常用直型单头探子	直型/弯型的单头/双头球形探子	用于检测钉道四壁是否完整	监测孔道完整性，且椎管未被打开		图8-2-114

续表

名称	类别	数量	常用规格	描述	应用范围	使用注意事项	附图	编号
空心套筒扳手	旋凿	2	11mm	木柄大六角旋凿	用于螺钉与骨折固定夹的连接和锁紧	在螺钉上使用空心套筒扳手放置骨折固定夹		图 8-2-115
套筒扳手	旋凿	1	6mm	木柄小六角旋凿	用于骨折固定夹于钛棒的连接和锁紧	使用套筒扳手将固定棒置于两端的骨折固定夹中，固定棒的位置应靠中间		图 8-2-116
滚花螺母	螺母	2		花形螺母	用于滑脱复位	配合复位套筒使用，同时旋转两侧的螺母，完成所需的复位		图 8-2-117
复位套筒	套筒	2		11mm 管状复位套筒	用于脊柱前凸复位	需要复位时，使用复位套筒向尾端方向倾斜来完成椎体前凸复位，保护固定夹和螺钉达到理想位置		图 8-2-118
六角螺丝刀带把持套筒	旋凿	2		六角旋凿与套筒两件套	用于锁紧横连	顺时针旋转横连直至锁紧不可松动		图 8-2-119

（三）手术步骤及使用器械

表 8-2-12　胸腰椎减压内固定术手术步骤及使用器械表

主要手术步骤 1	主要手术步骤 2	使用器械名称	使用器械编号
C 臂机确认病变节段			
以病变节段为中心做后正中切口	沿棘突上做后正中皮肤切口	手术刀（4# 刀柄、22# 圆刀片）	图 8-2-1
逐层分离	沿皮肤切口向下切开至腰背筋膜，将软组织向两侧牵开	中弯 直角拉钩	图 8-2-8 图 8-2-12
	切开棘上韧带	中弯 电刀	图 8-2-8
	沿棘突和椎板剥离椎旁肌	骨膜剥离器 自动拉钩	图 8-2-19 图 8-2-15
	显露病变节段，注意有无脑脊液漏和离断的神经根	神经剥离器	图 8-2-20
C 臂机再次确认手术节段			

续表

主要手术步骤 1	主要手术步骤 2	使用器械名称	使用器械编号
置入椎弓根螺钉，安装棒和固定夹，骨折复位	椎弓根定位和打开	开口器	图 8-2-111
	测量椎弓根钉长度	开路器	图 8-2-112
	检测钉孔四壁是否完整	球形探针	图 8-2-114
	置入椎弓根螺钉	简易手柄	图 8-2-110
	选择合适长度的棒，塑形，与固定夹连接	弯棒器 推杆器 持夹钳	图 8-2-101 图 8-2-102 图 8-2-103
	固定夹开口顺着椎弓根钉尾端滑入，使钉、棒、夹形成框架结构		
	初步拧紧各部螺母	空心套筒扳手 套筒扳手	图 8-2-115 图 8-2-116
	骨折复位，最终拧紧各部螺母	撑开钳 空心套筒扳手 套筒扳手	图 8-2-105 图 8-2-115 图 8-2-116
	拧断椎弓根钉多余部分	长形螺栓切割头 13mm 螺栓切割器手柄 24mm 螺栓切割器手柄	图 8-2-107 图 8-2-108 图 8-2-109
C 臂机确认植入物情况			
冲洗切口，放置引流管	生理盐水冲洗切口，彻底止血。放置引流管，递 11# 尖刀片切开皮肤，长弯协助引流管戳穿引出，用 Vic1-0 线固定于皮肤	手术刀（7# 刀柄、11# 尖刀片） 长弯	图 8-2-2 图 8-2-10
逐层缝合	Vic1-0 线逐层缝合深、浅筋膜，皮下缝合对合皮肤 乙醇纱球擦拭切口，贴敷贴	线剪 有齿镊 持针器 中弯	图 8-2-4 图 8-2-5 图 8-2-7 图 8-2-8

八、胸腰椎压缩性骨折经皮穿刺椎体成形术

（一）手术体位：四点式俯卧位

（二）手术器械配置

1. 基础手术器械　见表 8-2-1。

2. 专科手术器械

表 8-2-13　胸腰椎压缩性骨折经皮穿刺椎体成形术专科器械配置表

名称	类别	数量	常用规格	描述	应用范围	使用注意事项	附图	编号
穿刺针及工作套筒	针	1		带有针芯的穿刺针、导针和用于开口的钻头和工作套筒	用于椎体定位，建立工作通道	正确的椎体定位十分重要，确定椎体后按操作步骤建立工作通道，必要时可留取组织进行活检		图 8-2-120
骨水泥注入器	套筒	4		带推注杆的两件式注入器	用于将骨水泥推注入椎体	推注骨水泥时，注意观察骨水泥的成型，避免骨水泥突破椎体前壁		图 8-2-121

续表

名称	类别	数量	常用规格	描述	应用范围	使用注意事项	附图	编号
骨水泥撑开球囊	球囊	1		带针芯的骨水泥撑开球囊	用于撑开椎体	取出球囊后注意观察球囊是否被骨折断端刺破		图 8-2-122
专用注射器	注射器	1	50ml 螺旋口注射器，以1ml 为最小单位	带螺旋口的骨水泥注射器，用于抽吸骨水泥，将骨水泥灌注于骨水泥注入器	用于抽吸骨水泥，将骨水泥灌注于骨水泥注入器	注入骨水泥时注意排空气体，避免气泡形成于骨水泥内部		图 8-2-123

（三）手术步骤及使用器械

表 8-2-14　胸腰椎压缩性骨折经皮穿刺后椎体成形术步骤及使用器械表

主要手术步骤 1	主要手术步骤 2	使用器械名称	使用器械编号
C 臂机确认病变节段			
C 臂机引导下椎体穿刺	C 臂机定位引导下，穿刺针经后路椎弓根途径置入椎体	穿刺针及工作套筒 骨锤	图 8-2-120 图 8-2-16
	扩皮，针尖向前穿过椎弓根后，C 臂机引导穿刺针进入椎体前半部	手术刀（7# 刀柄、11# 尖刀片） 穿刺针及工作套筒 骨锤	图 8-2-2 图 8-2-120 图 8-2-16
骨折复位，椎体成形	置入球囊，撑开椎体，予以骨折复位	骨水泥撑开球囊 专用注射器	图 8-2-122 图 8-2-123
	进行骨内静脉造影，确保针尖没有进入硬膜外静脉或中央静脉		
	取出球囊，计时，连续透视下注入骨水泥，防止其溢出后进入椎管或椎间孔内	骨水泥注入器	图 8-2-121
缝合皮肤	Vic3-0 线缝合皮肤 乙醇纱球擦拭切口，贴敷贴	线剪 有齿镊 持针器	图 8-2-4 图 8-2-5 图 8-2-7

第三节　损伤手术

一、概述

（一）疾病定义

四肢骨折多见于急性损伤，常见有四肢骨干的骨折、肩胛骨骨折、髋臼骨折、股骨颈骨折、髌骨骨折、踝关节骨折等。

1. **四肢骨干骨折**　可分为上肢骨折和下肢骨折。上肢骨折部位主要有肩胛骨、锁骨、肩部、上臂、肘部、尺桡骨近端、前臂、腕部、手部等；下肢骨折部位主要有股骨颈、股骨粗隆间、股骨干、髌骨、胫腓骨骨干、踝部、足部。

2. **肩胛骨骨折**　肩胛骨前后均为肌肉包绕，骨折少见，占全身骨折的 0.2% 左右。肩胛骨体部骨折常为多发伤的一部分。临床表现：限于肩胛部，肩关节活动时尤为明显，其压痛部位多与骨折线相一致；肿胀，粉碎性骨折者因出血多，肿胀明显易见，甚至皮下可有瘀斑出现，而一般的裂缝骨折则多无肿胀；关节活动受限，患侧肩关节活动范围受限，尤以外展为甚；并伴有剧痛而拒绝活动。

3. **髋臼骨折** 髋骨由髂骨、坐骨和耻骨三部分组成，其外侧面有一个大而深的窝称为髋臼，与股骨头组成髋关节。髋臼是髋关节的重要组成部分，由于髋关节负重大，活动度大，因此很容易发生损伤。而髋臼骨折可由骨盆骨折时耻骨坐骨或髂骨骨折而波及髋臼，也可由髋关节中心性脱位所致。髋臼骨折多发于车祸、坠落伤、挤压伤等所致。主要发生在青壮年中，为高能量损伤。

4. **股骨颈骨折** 常发生于老年人，随着人的寿命延长，其发病率日渐增高，尤其随着人口老龄化，已成为严重的社会问题。其临床治疗中存在骨折不愈合和股骨头缺血坏死两个主要难题。

5. **髌骨骨折** 髌骨骨折比较常见，常因股四头肌猛烈收缩或直接撞击所引起，髌骨骨折累及关节面，常伴有股四头肌扩张部撕裂和关节内血肿，易发生膝关节功能障碍及损伤性关节炎，髌骨骨折的治疗要求解剖复位，牢靠固定及早期功能锻炼，并修复股四头肌扩张部。

6. **踝关节骨折** 踝关节由胫腓骨下端与距骨组成。其骨折、脱位是骨科常见的损伤，多由间接暴力引起踝部扭伤后发生。根据暴力方向、大小及受伤时足的位置的不同可引起各种不同类型的骨折。目前临床常用分类方法是 Lange-Hansen 分类法、Davis-Weber 分类法和 AO 分类法。

Lange-Hansen 分类法于 1950 年提出，根据足在受伤时的位置和暴力的方向将骨折分为旋后 / 内收型、旋后 / 外旋型、旋前 / 外展型和旋前 / 外旋型四类，每一类又根据骨折程度及是否伴有韧带软组织损伤而分为不同的亚类。该分类对于踝关节不稳定骨折的闭合复位有指导意义。

Davis-Weber 分类法根据外踝骨折的位置，把踝关节骨折分为 A、B、C 三型，该分类以下胫腓联合为界将骨折分为下胫腓联合水平以下的损伤（A 型）、经下胫腓联合的腓骨骨折（B 型）及下胫腓联合以上损伤（C 型），较简单，使用方便，但却不能说明整个踝关节各种复杂改变。

国际创伤学会（AO）进一步细化了 Davis-Weber 分类法，提出了 AO 分类法。AO 分类法提供了一个使医生可以对骨损伤进行判断、鉴别和描述的框架，由 5 位诊断数码组成，前两位表示部位（骨折位置及节段），后三位表示形态特点（骨折形态特点，严重程度，严重程度亚组）。

7. **损伤类导航** 手术导航系统，是将患者术前或术中影像数据和手术床上患者解剖结构准确对应，手术中跟踪手术器械并将手术器械的位置在患者影像上以虚拟探针的形式实时更新显示，使医生对手术器械相对骨折患者解剖结构的位置一目了然，使骨科手术更快速、更精确、更安全。

（二）手术方法

1. **四肢骨干骨折** 根据上肢骨折和下肢骨折而定手术方法。

2. **肩胛骨骨折** 分型有多种，应用最多的是 Euler-Ruedi 分型，该分型根据解剖部位将肩胛骨骨折分为 5 型：A 型，肩胛体骨折；B 型，喙突或肩峰骨折；C 型，肩胛颈骨折；D 型，关节盂骨折；E 型，伴有肱骨近端骨折。骨折的分型常是肩胛骨骨折手术方法选择的主要依据。

3. **髋臼骨折** 具有一定的复杂性，其周围遍布着肌肉、血供较为丰富、常合并其他损伤，同时手术创伤较大。为了保证治疗效果，术前应充分利用 X 线片与 CT 扫描，全面了解骨折情况，如解剖关系、骨折分型等，同时关注患者身心状况，此后为其提供针对性的手术方案。如果患者髋臼上穹顶、后壁均完好，未见移位，或者难以重建的严重髋臼骨折等，均应给予保守治疗；而开放性骨折、膀胱破裂、骨质疏松等髋臼骨折，应谨慎设计手术规划。临床实践中应把握髋臼骨折手术适应证，具体如下：骨折移位超过 3mm，合并股骨头骨折，关节内伴有游离骨块，CT 扫描见后壁骨折缺损超过 40%，未见骨折疏松症。

4. **股骨颈骨折** ①闭合复位内固定：在硬膜外麻醉下，股骨颈骨折患者卧于骨科手术牵引床上。整个手术操作过程均在 C 臂 X 线监视下进行。证实复位成功后，经大转子向股骨头方向打入引导针。X 线证实引导针穿过骨折线，即通过引导针打入加压螺钉内固定，俗称：三枚钉内固定术。由于这一手术方法不切开关节囊，不显露骨折端，因此对股骨头血液循环干扰较少。在 X 线监视下，复位及固定均可靠，术后骨折不愈合及股骨头坏死的发生概率均较低。②人工关节置换术：对全身情况尚好的高龄患者的股骨头下型骨折，已合并骨关节炎或股骨头坏死者，可选择单纯人工股骨头置换术或全髋关节置换术治疗。

5.髌骨骨折 手术切口和显露：前侧 U 形切口较为适宜，显露较横切口充分，术后切口与骨折部分不易发生粘连而影响屈曲功能。探查和清理关节腔：切开皮肤，皮下组织后，向上翻起皮瓣，即可见到髌骨骨折块。损伤严重者，骨折块的分离较大，两侧的关节囊和股四头肌扩张部的撕裂也较大。将近、远两端骨折块拉开，即可进入关节腔，显露并探查股骨前面，彻底清除关节内积血、骨碎屑及骨折块间夹有的软组织。复位：先伸直膝关节，以松弛股四头肌，利用复位钳夹住骨折块牵拉对拢，使之复位并由助手暂时保持定位。内固定：对两骨折块较大的髌骨横断折，常用钢丝或钢缆作为内固定物。

6.踝关节骨折 内踝前下或后下弧形切口，长 6～8cm。外后侧显露可在腓骨后缘做直切口。切开皮肤及深筋膜，爪拉钩牵开皮瓣做暴露，纵形切开骨膜，锐性分离，显露内踝骨折及内侧关节间隙，用有齿血管钳及刮匙清除碎骨片及软组织。做腓骨下端后外侧切口，长约 10cm。切开皮肤、深筋膜，显露腓骨长短肌及长屈肌外侧的肌纤维和胫骨后侧骨膜，用骨膜剥离器剥离显露后踝骨折片。整复后，以钢板将内踝固定，外踝都选用六孔以上钢板做内固定。冲洗伤口，逐层缝合骨膜、肌肉、皮下组织、皮肤。放松止血带。

7.损伤类导航 导航在骨科损伤类手术中的应用：一般有下述三类应用。①根据二维图像进行空心钉的置入。②根据二维图像进行髓内钉的远端交锁钉置入。③利用骨科导航仪本身自带的软件计算截骨面的截骨手术。

（三）常见手术方式

1.四肢骨干骨折复位内固定术。

2.肩胛骨骨折切开复位内固定术。

3.髋臼骨折切开复位内固定术。

4.股骨颈三枚钉内固定术。

5.髌骨骨折切开复位内固定术。

6.双踝骨折内固定术、三踝骨折内固定术、PILON 骨折内固定术。

7.损伤类导航手术。

二、四肢骨干骨折复位内固定术

（一）手术体位

平卧位、90°侧卧位、平卧牵引位、俯卧位。

（二）手术器械配置

1.基础手术器械

表 8-3-1 四肢骨干骨折复位内固定术基础器械配置表

名称	类别	数量	常用规格	描述	应用范围	使用注意事项	附图	编号
手术刀	刀	2	刀柄 刀片 圆刀、尖刀	刀柄一般可重复使用，刀片为一次性使用	用于切开皮肤和皮下组织	刀片的无菌包装是否被破坏		图 8-3-1
组织剪	剪	1	145mm 180mm	又称为梅奥剪或解剖剪	用于剪切组织或钝性分离组织和血管	不可用于剪切缝线		图 8-3-2

续表

名称	类别	数量	常用规格	描述	应用范围	使用注意事项	附图	编号
线剪	剪	1	145mm 180mm	专用的线剪应有锯齿刃口，剪线时以免缝线滑脱，关节处具备防卡线设计	用于手术中剪切缝线	不可用于剪敷料等硬物质		图8-3-3
有齿镊	镊	2	145mm	有齿镊工作端可分为单齿镊、双齿镊和多齿镊	用于夹持皮肤、肌腱、筋膜、坚韧组织等，夹持较牢固	肠、肝、肾等脆弱器官不能用有齿镊夹取，齿部会穿透器官，造成损伤和出血		图8-3-4
卵圆钳	钳	1	245mm	柄长，两项端各有一卵圆形环	用于钳夹消毒液纱布做皮肤消毒	夹持脏器，如肺、肠时，需使用光滑工作端的卵圆钳		图8-3-5
巾钳	钳	4	90～135mm	又称为布巾钳，常用的巾钳工作端为尖锐头，也有钝头巾钳	用于固定覆盖手术切口周围的手术巾	尖锐工作端的巾钳会穿刺敷料，可使用钝头巾钳代替		图8-3-6
蚊式	钳	6	125mm	头部较细小、精巧的止血钳称为蚊式止血钳，又称为蚊式钳。根据形状可分为直型和弯型，根据工作端可分为标准型和精细型	用于精细操作	不得夹持皮肤、等，以免皮肤坏死		图8-3-7
中弯	钳	6	160mm	也常称血管钳，止血钳可分为有齿和无齿止血钳，根据形状分为直型和弯型止血钳	用于止血、分离组织、夹持组织	不得夹持皮肤、等，以免皮肤坏死		图8-3-8
长弯	钳	2	200～240mm	止血钳可分为有齿和无齿止血钳，根据形状分为直型和弯型止血钳	用于止血、分离组织、夹持组织	不得夹持皮肤、等，以免皮肤坏死		图8-3-9
艾利斯	钳	4	155～200mm	也称组织钳、鼠齿钳、皮钳，根据头端齿纹可分为有损伤艾利斯钳和无损伤艾利斯钳	用于夹持组织等做牵拉或固定	有损伤艾利斯钳头端齿损伤较大，不宜牵拉夹持脆弱的组织器官或血管、神经		图8-3-10

续表

名称	类别	数量	常用规格	描述	应用范围	使用注意事项	附图	编号
考克钳	钳	2	200～240mm	根据工作端可分为直型和弯型考克钳两种，也称为可可钳、克氏钳	主要用于强韧较厚组织及易滑脱组织的血管止血，如肠系膜和大网膜等，也可提拉切口处部分	不宜夹持血管、神经等组织，前端齿可防止滑脱，但不能用于皮下止血		图8-3-11
持针器	钳	3	180mm	夹持缝针	用于缝合组织及缝扎出血部位	用持针器的尖夹住缝针的中、后1/3交界处为宜		图8-3-12
直角钳	钳	1	180～230mm	也称米氏钳，工作端角度为90°或接近90°，有钝性或锐性头端两种	用于游离和绕过主要血管等组织的后壁	不可用于钳夹脆弱的器官组织，造成损伤和出血，同时应当注意使用，避免操作不当导致精细工作端变形		图8-3-13
钢丝持针钳	钳	2	175mm	夹持带钢丝缝合针或克氏针，缝合骨骼等操作，带镶片的钢丝持针钳相对于普通持针钳更耐磨损	用于缝合骨骼等	使用碳钨镶片持针器应注意其对应的缝针型号		图8-3-14
直角拉钩	拉钩	2	直角拉钩分为小直角拉钩和大直角拉钩	锐性或钝性微弯工作端	用于显露手术野	使用拉钩时，拉力应均匀，不应用力过大，以免损伤组织		图8-3-15
S拉钩	拉钩	2	300mm	单头工作端，便于牵拉组织	用于组织的牵拉和遮挡，以便充分显露术野	不可用于血管、脏器等组织的牵拉，以免造成损伤		图8-3-16
直吸引器	吸引器	1	225mm	根据不同手术选择合适的吸引器	用于吸除手术野中出血、渗出物	检查器械零配件有无缺失，密闭性是否完好		图8-3-17

2. 专科手术器械

表 8-3-2 四肢骨干骨折复位内固定术专科手术器械配置表

名称	类别	数量	常用规格	描述	应用范围	使用注意事项	附图	编号
骨锤	锤	1	轻型 中型 重型	轻型用于指骨及小关节手术；中型用于尺桡骨及脊柱手术，重型用于股骨和大关节手术	用于敲击功能	使用前检查器械完整性		图 8-3-18
骨凿	凿	3	5mm 10mm 15mm	骨凿的头部仅有一个斜坡形的刃面	用于修理骨面和取骨	操作时注意敲击力度		图 8-3-19
骨膜剥离器	剥离器	2	钝性骨剥 常规骨剥	根据不同深部和位置选择合适的骨膜剥离器	用于钝性分离骨膜及组织间隙	注意检查骨膜剥离器边缘有无起毛刺倒钩		图 8-3-20
刮匙	勺	1	有各种弯度和方向	根据不同深部和位置选择合适的刮匙	用于刮出骨腔内的小死骨、肉芽组织和瘢痕组织	注意检查刮匙边缘有无起毛刺倒钩		图 8-3-21
骨锉	锉	1	240mm	根据术式选择合适大小的骨锉	用于锉平骨的断端	注意检查骨锉边缘有无起毛刺倒钩		图 8-3-22
骨剪	剪	1	240mm	根据不同深部和位置选择合适的骨剪	用于修剪骨片和骨端	注意检测工作端咬合口边缘是否变钝,存在卷边、毛刺		图 8-3-23
咬骨钳	钳	3	240mm	咬骨钳分为手外伤咬骨钳、双关咬骨钳、鹅颈咬骨钳	用于咬除骨端的尖刺状和突出的骨缘	注意检测工作端咬合口边缘是否变钝,存在卷边、毛刺		图 8-3-24
钢尺	尺	1	150mm	术中常规测量器具	用于测量钢板等长度	注意检测器械完整性		图 8-3-25

名称	类别	数量	常用规格	描述	应用范围	使用注意事项	附图	编号
钢丝钳	钳	1	185mm	又称老虎钳	用于夹持或折弯假体、切断钢丝或拔取克氏针	注意检测器械完整性		图8-3-26
复位钳	钳	2	170mm	头尖部弯曲	用于骨折复位和钢板定位	注意工作端有无弯曲变形等问题		图8-3-27
钢板折弯器	折弯器	2	双槽 2.5～5.0	带侧向及横向折弯槽的折弯器	用于将钢板折弯成符合人体的曲度	可使用模板预弯，根据模板折弯		图8-3-28
动力钻	钻	1	常用钻头 2.5mm	根据厂家配备不同规格动力工具	用于安装电动工具，也可安装钻头	正确安装电池，使用钥匙将工具锁紧		图8-3-29
导向器	套筒	1	双头,直径2～6.5mm	双向钻头/丝攻导向器	用于导引钻头或丝攻的方向	注意使用钻头或丝攻应使用相应尺寸的导向孔		图8-3-30
测深器	尺	1	探测范围 0～30mm 0～50mm 0～90mm	头端带钩测深尺	用于测量螺钉长度	测深应钩至对侧皮质骨		图8-3-31
旋凿	旋凿	1	头端2.5mm 六角形	六角/梅花形旋凿	用于螺钉的旋入	根据螺钉头端类型选择相应旋凿		图8-3-32

（三）手术步骤及使用器械

表8-3-3　四肢骨干骨折复位内固定术手术步骤及使用器械

主要手术步骤1	主要手术步骤2	使用器械名称	使用器械编号
常规消毒铺巾	递无菌巾	卵圆钳	图8-3-5
桡侧掌面纵形切口	递22#刀片切开皮肤、皮下组织，干纱垫拭血，遇出血电凝止血	手术刀 有齿镊	图8-3-1 图8-3-4

续表

主要手术步骤 1	主要手术步骤 2	使用器械名称	使用器械编号
分离腕屈肌、拇长肌腱	递蚊式钳、中弯血管钳、电刀逐层切开	组织剪 蚊式 中弯	图 8-3-2 图 8-3-7 图 8-3-8
显露正中神经和骨折部位	递小直角钳绕过正中神经并游离，递橡皮片牵引保护，递小直角拉钩牵开软组织显露骨折部位	直角钳 中弯 小直角拉钩	图 8-3-13 图 8-3-8 图 8-3-15
骨折复位	递骨膜剥离子剥离骨膜，复位钳固定骨片	骨膜剥离器 复位钳	图 8-3-20 图 8-3-27
选择合适的钢板并塑形	递钢板折弯器以行钢板塑形，将解剖钢板临时固定骨折段	钢板折弯器	图 8-3-28
钢板螺钉内固定	递装有合适钻头的动力钻和导向器做钻孔用，递测深器测量螺钉长度，递合适的螺钉和旋凿做内固定	动力钻 导向器 测深器 旋凿	图 8-3-29 图 8-3-30 图 8-3-31 图 8-3-32
确认骨折复位是否完好	C 臂机确认		
切口放置引流	递 11# 刀片、开来钳、引流装置	手术刀 长弯	图 8-3-1 图 8-3-9
常规缝合切口	递持针器、缝线、有齿镊、线剪	持针器 有齿镊 线剪	图 8-3-12 图 8-3-4 图 8-3-3
敷盖切口	递敷料		

三、肩胛骨骨折切开复位内固定术

（一）手术体位：90° 侧卧位

（二）手术器械配置：见表 8-3-1、表 8-3-2

（三）手术步骤及使用器械

表 8-3-4　肩胛骨骨折切开复位内固定术手术步骤及使用器械表

主要手术步骤 1	主要手术步骤 2	使用器械名称	使用器械编号
常规消毒铺巾	递无菌巾	卵圆钳	图 8-3-5
经肩峰外侧沿肩胛骨边缘做后方切口，直至骨膜，显露骨折部位	递 22# 圆刀依次切开皮肤、皮下组织、深浅筋膜、背阔肌、冈下肌等，遇出血电凝止血；递小拉钩牵开显露骨折部位，递骨膜剥离子剥离骨膜	手术刀 组织镊	图 8-3-1 图 8-3-4
骨折复位	递复位钳复位	复位钳	图 8-3-27
克氏针初步固定	递装有直径为 2.5mm 克氏针的动力钻做骨折初步固定	动力钻	图 8-3-29
选取合适长度的钢板，并折弯放入	递钢板折弯器	钢板折弯器	图 8-3-28
使用电钻钻孔，测钉长	递装有合适钻头的动力钻和导钻做钻孔用，递测深器测量螺钉长度	动力钻 导向器 测深器	图 8-3-29 图 8-3-30 图 8-3-31
钢板螺钉内固定	递合适的螺钉和旋凿做内固定	旋凿	图 8-3-32
取出克氏针	递钢丝钳	钢丝钳	图 8-3-26
确认骨折复位是否完好	C 臂机确认		
切口放置引流	递 11# 刀片、长弯、引流装置	尖刀 长弯	图 8-3-1 图 8-3-9

主要手术步骤 1	主要手术步骤 2	使用器械名称	使用器械编号
常规缝合切口	递持针器、缝线、有齿镊、线剪	持针器 有齿镊 线剪	图 8-3-12 图 8-3-4 图 8-3-3
敷盖切口	递敷料		

四、髋臼骨折切开复位内固定术

（一）手术体位：90°侧卧位

（二）手术器械配置：见表 8-3-1、表 8-3-2

（三）手术步骤及使用器械

表 8-3-5　髋臼骨折切开复位内固定术手术步骤及使用器械表

主要手术步骤 1	主要手术步骤 2	使用器械名称	使用器械编号
常规消毒铺巾	递无菌巾	卵圆钳	图 8-3-5
髋关节后外侧切口	递 22# 圆刀于髂前上棘后下方 2.5cm 处弯向大粗隆经股骨外侧面做长 20cm 的弧形切口，干纱布拭血，如出血电凝止血	手术刀 有齿镊	图 8-3-1 图 8-3-4
分离大转子囊，切开阔筋膜张肌、股外侧肌	递血管钳，递电刀顺髂胫束方向锐性切开肌肉及筋膜，遇出血电凝止血	组织剪 中弯 长弯	图 8-3-2 图 8-3-8 图 8-3-9
切断外旋肌群，分离梨状肌、闭孔内肌等，注意保护坐骨神经	递开来钳分离，电刀逐层切断肌群，并止血	直角钳 长弯 S 拉钩	图 8-3-13 图 8-3-9 图 8-3-16
切开上孖肌，下孖肌，必要时切除部分臀大肌止点	递 7 号丝线缝扎上、下孖肌，长弯牵引缝扎线	持针器	图 8-3-12
显露骨折部位	递骨膜剥离器做钝性剥离，递 S 拉钩牵开软组织	骨膜剥离器 S 拉钩	图 8-3-20 图 8-3-16
复位，克氏针初步固定	在 C 臂机下复位，递装有直径为 2.5mm 克氏针的动力钻钻入骨折部位	复位钳 动力钻	图 8-3-27 图 8-3-29
选择合适的钢板、塑形	递钢板模板测试，钢板折弯器根据需要对钢板塑形	钢板折弯器	图 8-3-28
钢板螺钉内固定	递装有合适钻头的动力钻和导向器做钻孔用，递测深器测量螺钉长度，递合适的螺钉和旋凿作内固定	动力钻 导向器 测深器 旋凿	图 8-3-29 图 8-3-30 图 8-3-31 图 8-3-32
确认骨折复位是否完好	C 臂机确认		
切口放置引流	递 11# 刀片、长弯、引流装置	手术刀 长弯	图 8-3-1 图 8-3-9
常规缝合切口	递持针器、缝线、有齿镊、线剪	持针器 有齿镊 线剪	图 8-3-12 图 8-3-4 图 8-3-3
敷盖切口	递敷料		

五、股骨颈三枚钉内固定术

（一）手术体位：平卧牵引位

（二）手术器械配置：见表 8-3-1、表 8-3-2

（三）手术步骤及使用器械

表 8-3-6　股骨颈三枚钉内固定术手术步骤及使用器械表

主要手术步骤 1	主要手术步骤 2	使用器械名称	使用器械编号
C 臂机下复位	患者移至牵引床上固定，手法复位，C 臂机确认		
常规消毒铺巾	递无菌巾	卵圆钳	图 8-3-5
三枚导引针定位：导引针透视下打入	递 11# 刀片，动力钻、三枚导引针依次定位，C 臂机确认骨折复位情况	手术刀 动力钻 导向器	图 8-3-1 图 8-3-29 图 8-3-30
选择合适的螺钉固定	递测深器测量螺钉的长度，选择长度、直径匹配的空心螺钉，递旋凿做螺钉固定	测深器 旋凿	图 8-3-31 图 8-3-32
取出导引克氏针	递钢丝钳取出导引克氏针，再次使用 C 臂机确定骨折复位情况	钢丝钳	图 8-3-26
常规缝合切口	递持针器、缝线、有齿镊、线剪	持针器 有齿镊 线剪	图 8-3-12 图 8-3-4 图 8-3-3
敷盖切口	递敷料		

六、髌骨骨折切开复位内固定术

（一）手术体位：平卧位

（二）手术器械配置：见表 8-3-1、表 8-3-2

（三）手术步骤及使用器械

表 8-3-7　髌骨骨折切开复位内固定术手术步骤及使用器械表

主要手术步骤 1	主要手术步骤 2	使用器械名称	使用器械编号
常规消毒铺巾	递无菌巾	卵圆钳	图 8-3-5
膝关节正中纵切口	递 22# 刀片依次切开皮肤及皮下组织，遇出血电凝止血	手术刀 有齿镊	图 8-3-1 图 8-3-4
牵开皮瓣，切开腱膜	牵开皮瓣，递 11# 刀片切开股四头肌肌腱和覆盖髌骨的腱膜	手术刀	图 8-3-1
显露髌骨	递吸引器吸除血块，小拉钩牵开显露髌骨骨折处	直吸引器 直角拉钩	图 8-3-17 图 8-3-15
骨折复位	递复位钳，骨折复位	复位钳	图 8-3-27
克氏针内固定	递装有直径为 2.5mm 克氏针的动力钻做骨折固定	动力钻	图 8-3-29
钢丝 "8" 字形环扎	递直径为 1.25mm 的钢丝环绕克氏针做 "8" 字形环扎	钢丝钳	图 8-3-26
常规缝合切口	递持针器、缝线、有齿镊、线剪	持针器 有齿镊 线剪	图 8-3-12 图 8-3-4 图 8-3-3
敷盖切口	递敷料		

七、踝关节骨折内固定术

（一）手术体位：平卧位

（二）手术器械配置：见表 8-3-1、表 8-3-2

（三）手术步骤及使用器械

表 8-3-8　踝关节骨折复位内固定术手术步骤及使用器械表

主要手术步骤 1	主要手术步骤 2	使用器械名称	使用器械编号
常规消毒铺巾	递无菌巾	卵圆钳	图 8-3-5
外踝复位内固定：踝关节外侧切口，切开关节囊及滑膜	递 22# 刀片逐层切开皮肤、皮下组织、深筋膜，小腿横韧带等，直至骨膜；递小拉钩牵开显露，骨膜剥离器剥离骨膜	手术刀 有齿镊 直角拉钩 骨剥	图 8-3-1 图 8-3-4 图 8-3-15 图 8-3-20
骨折复位	递复位钳，骨折复位	复位钳	图 8-3-27
空心钉固定	递导钻与导引针，C 臂机透视确认；递测深器测量螺钉长度，递空心钉开口钻，递合适的螺钉和旋凿固定	导向器 测深器 旋凿	图 8-3-30 图 8-3-31 图 8-3-32
钢板螺钉固定	选择合适的解剖钢板，递装有合适钻头的动力钻和导钻做钻孔用，递测深器测量螺钉长度，递合适的螺钉和旋凿做内固定	动力钻 导向器 测深器 旋凿	图 8-3-29 图 8-3-30 图 8-3-31 图 8-3-32
内踝复位内固定：做踝关节内侧切口，直至骨膜	递 22# 刀片逐层切开皮肤、皮下组织、深浅筋膜，血管钳分离胫骨后肌肌腱及趾长屈肌肌腱等	手术刀 有齿镊	图 8-3-1 图 8-3-4
骨折复位	递复位钳，骨折复位	复位钳	图 8-3-27
钢板螺钉内固定	递装有合适钻头的动力钻和导钻做钻孔用，递测深器测量螺钉长度，递合适的螺钉和旋凿做内固定	动力钻 导向器 测深器 旋凿	图 8-3-29 图 8-3-30 图 8-3-31 图 8-3-32
后踝复位内固定：做外踝后侧切口直至骨膜	递 22# 刀片逐层切开皮肤、皮下组织、深浅筋膜，血管钳分离胫神经和胫后动脉，以及踇长屈肌	手术刀 有齿镊	图 8-3-1 图 8-3-4
空心钉固定	递导钻与导引针，C 臂机透视确认；递测深器测量螺钉长度，递空心钉开口钻，递合适的螺钉和旋凿固定	导向器 测深器 旋凿	图 8-3-30 图 8-3-31 图 8-3-32
确认骨折复位是否完好	C 臂机确认		
切口放置引流	递 11# 刀片、长弯、引流装置	尖刀 长弯	图 8-3-1 图 8-3-9
常规缝合切口	递持针器、缝线、有齿镊、线剪	持针器 有齿镊 线剪	图 8-3-12 图 8-3-4 图 8-3-3
敷盖切口	递敷料		

八、损伤类导航手术

（一）手术体位：平卧位、90° 侧卧位、平卧牵引位、俯卧位

（二）手术器械配置

专科手术器械

表 8-3-9　导航系统专科手术器械配置表

名称	类别	数量	常用规格	描述	应用范围	使用注意事项	附图	编号
导航仪	仪器	1	—	带显示器和导航探头的设备	用于探寻追踪器，在显示器中显示位置	确保导航仪探头与追踪器之间无遮挡		图 8-3-33
追踪器	固定夹	2	—	分为患者追踪器和工具追踪器	用于在导航仪中显示患者或工具位置	追踪器电池电量应充足，电量不足及时更换		图 8-3-34

表 8-3-10　导航手术步骤及使用器械表

主要手术步骤 1	主要手术步骤 2	使用器械名称	使用器械编号
导航仪准备	导航设备平面放置	导航仪	图 8-3-33
追踪器的置放	注册架最佳放置在病变侧的对侧；钳夹固定式或是圆针固定式	追踪器	图 8-3-34
3D 扫描采集骨折区数据资料	扫描骨折端正位和侧位，3D C 臂机扫描完毕后，收集三维图像信息，并将信息传输到导航工作站		
注册探针和钻头	不要遮挡追踪器与导航仪的讯号交互		
模拟进针点、进针方向及螺钉长度	注意不要触碰移动患者追踪器		
沿制订的手术方案钻入	用探针探测所需进钉的实际长度		
置钉	根据模拟图像置入螺钉		
术后 3D 扫描	重新确定进钉的准确性		

第四节　骨肿瘤手术

一、概述

（一）疾病定义

骨肿瘤是发生于骨骼或其附属组织的肿瘤，有良性和恶性之分。良性骨肿瘤易根治，预后良好，恶性骨肿瘤发展迅速，预后不佳，死亡率高。恶性骨肿瘤分为原发性和继发性。从体内其他组织或器官的恶性肿瘤经血液循环、淋巴系统转移至骨骼为继发性恶性骨肿瘤。还有一类病损称瘤样病变，肿瘤样病变的组织不具有肿瘤细胞形态的特点，但其生态和行为都具有肿瘤的破坏性，一般较局限，易根治。

（二）手术方法

1. 良性肿瘤　多以局部刮除植骨或切除为主，如能彻底去除，一般不复发，预后良好。

2. 恶性肿瘤　手术切除是治疗的主要手段。截肢、关节离断是最常用的方法。但是，由于化疗方法的进步，近年来一些学者开始做瘤段切除或全股骨切除，用人工假体置换。采取保留肢体的"局

部广泛切除加功能重建"辅以化疗等措施。

（三）常见手术方式

1. 肩关节离断术。

2. 髋关节离断术。

3. 前皮瓣半骨盆离断术。

4. 大腿上 1/3 截肢术。

5. 四肢骨肿瘤切除人工假体置换术。

6. 四肢病灶清除内固定术。

二、肩关节离断术

（一）手术体位：

平卧位，患肩下置沙袋，使患者背部与手术台成 45°。

（二）手术器械配置

基础手术器械

表 8-4-1　肩关节离断术基础手术器械配置表

名称	类别	数量	常用规格	描述	应用范围	使用注意事项	附图	编号
手术刀	刀	2	4# 刀柄 22# 圆刀片 7# 刀柄 11# 尖刀片	刀柄一般可重复使用，刀片为一次性使用	划皮逐层分离，按照表皮层、肌肉层、黏膜层依次分离	刀片的无菌包装是否被破坏		图 8-4-1
组织剪	剪	1	145mm 180mm	又称为梅奥剪或解剖剪	用于剪切组织或钝性分离组织和血管	不可用于剪切缝线		图 8-4-2
线剪	剪	1	145mm 180mm	专用的线剪应有锯齿刃口，剪线时以免缝线滑脱，关节处具备防卡线设计	用于手术中剪切缝线	不可用于剪敷料等硬物质		图 8-4-3
有齿镊	镊	2	145mm	用于术中夹持坚韧组织，夹持较牢固。有齿镊工作端可分为单齿镊、双齿镊和多齿镊	用于夹持皮肤、筋膜、肌腱和瘢痕组织等坚韧组织	肠、肝、肾等脆弱器官不能用有齿镊夹取，齿部会穿透器官，造成损伤和出血		图 8-4-4
卵圆钳	钳	1	245mm	钳柄长，两顶端各有一卵圆形环	用于钳夹消毒纱布做皮肤消毒	夹持脏器，如肺、肠时，需使用光滑工作端的卵圆钳		图 8-4-5

续表

名称	类别	数量	常用规格	描述	应用范围	使用注意事项	附图	编号
巾钳	钳	4	90～135mm	又称为布巾钳，常用的巾钳工作端为尖锐头，也有钝头巾钳	用于固定覆盖手术切口周围的手术巾	尖锐工作端的巾钳会穿刺敷料，可使用钝头巾钳代替		图 8-4-6
蚊式	钳	6	125mm	头部较细小、精巧的止血钳称为蚊式止血钳，又称为蚊式钳。根据形状可分为直型和弯型，根据工作端可分为标准型和精细型	用于精细操作	不得加持皮肤、等，以免皮肤坏死		图 8-4-7
中弯	钳	8	160mm	也常称血管钳，止血钳可分为有齿和无齿止血钳，根据形状分为直型和弯型止血钳	用于止血、分离组织、夹持组织	不得加持皮肤、等，以免皮肤坏死		图 8-4-8
长弯	钳	8	200～240mm	止血钳可分为有齿和无齿止血钳，根据形状分为直型和弯型止血钳	用于止血、分离组织、夹持组织	不得加持皮肤、等，以免皮肤坏死		图 8-4-9
考克钳	钳	2	200～240mm	根据工作端可分为直型和弯型考克钳两种，也称为可可钳、克氏钳	主要用于强韧较厚组织及易滑脱组织的血管止血，如肠系膜、大网膜等，也可提拉切口处部分	不宜夹持血管、神经等组织，前端齿可防止滑脱，但不能用于皮下止血		图 8-4-10
艾利斯	钳	4	155～200mm	也称组织钳，鼠齿钳、皮钳，根据头端齿纹可分为有损伤艾利斯钳和无损伤艾利斯钳	用于夹持组织等做牵拉或固定	有损伤艾利斯钳头端齿损伤较大，不宜牵拉夹持脆弱的组织器官或血管、神经		图 8-4-11
直角钳	钳	1	180～230mm	也称米氏钳，工作端角度为90°或接近90°，有钝性或锐性头端两种	用于游离和绕过主要血管等组织的后壁	不可用于钳夹脆弱的器官组织，以免造成损伤和出血，同时应当注意使用，避免操作不当导致精细工作端变形		图 8-4-12

名称	类别	数量	常用规格	描述	应用范围	使用注意事项	附图	编号
持针器	钳	3	180mm	一般分为普通不锈钢工作端和碳钨镶片工作端两种，碳钨镶片上的网格有0.5、0.4、0.2和光面四种，分别对应夹持3/0及更大针、4/0～6/0、6/0～10/0、9/0～11/0针	用于夹持缝针，缝合组织及缝扎出血部位	使用碳钨镶片持针器应注意其对应的缝针型号，用细密网纹的持针器夹持过粗的缝针容易造成镶片断裂		图8-4-13
直角拉钩	拉钩	2	直角拉钩分为小直角拉钩、大直角拉钩	锐性或钝性微弯工作端	用于显露手术野	使用拉钩时，拉力应均匀，不应用力过大，以免损伤组织		图8-4-14
S拉钩	拉钩	2	200mm 25～50mm	锐性或钝性微弯工作端	用于显露手术野	使用拉钩时，拉力应均匀，不应用力过大，以免损伤组织		图8-4-15
直吸引器	吸引器	1	225mm	根据不同手术选择合适的吸引器	用于吸除手术野中出血、渗出物	检查器械零配件有无缺失，密闭性是否完好		图8-4-16
骨锤	锤	1	轻型 中型 重型	轻型用于指骨及小关节手术；中型用于尺桡骨及脊柱手术、重型用于股骨和大关节手术	用于敲击功能	使用前检查器械完整性		图8-4-17
骨凿	凿	3	5mm 10mm 15mm	骨凿的头部仅有一个斜坡形的刃面	用于修理骨面和取骨	操作时注意敲击力度		图8-4-18
刮匙	勺	2	有各种弯度和方向	根据不同深部和位置选择合适的刮匙	用于刮出骨腔内的小死骨、肉芽组织和瘢痕组织	注意检查刮匙边缘有无起毛刺倒钩		图8-4-19

续表

名称	类别	数量	常用规格	描述	应用范围	使用注意事项	附图	编号
骨锉	锉	1	240mm	根据术式选择合适大小的骨锉	用于锉平骨的断端	注意检查骨锉边缘有无起毛刺倒钩		图 8-4-20
骨膜剥离器	剥离器	2	10mm 15mm	根据不同深部和位置选择合适的骨膜剥离器	用于剥离骨膜	注意检查骨膜剥离子边缘有无起毛刺倒钩		图 8-4-21
神经剥离器	剥离器	2	180mm	常用的神经剥离器为一头钝一头锐	用于剥离粘连或者探查等	注意检查器械完整性		图 8-4-22
骨剪	剪	1	240mm	根据不同深部和位置选择合适的骨剪	用于修剪骨片和骨端	注意检测工作端咬合口边缘是否变钝,存在卷边、毛刺		图 8-4-23
双关咬骨钳	钳	1	240mm	根据不同深部和位置选择合适的咬骨钳	用于修剪骨片和骨端	注意检测工作端咬合口边缘是否变钝,存在卷边、毛刺		图 8-5-24
手外伤咬骨钳	钳	1	145mm	根据不同深部和位置选择合适的咬骨钳	用于修剪骨片和骨端	注意检测工作端咬合口边缘是否变钝,存在卷边、毛刺		图 8-4-25
鹅颈咬骨钳	钳	1	230mm	根据不同深部和位置选择合适的咬骨钳	用于修剪骨片和骨端	注意检测工作端咬合口边缘是否变钝,是否存在卷边或毛刺		图 8-4-26
钢尺	尺	1	150mm	术中常规测量器具	用于测量钢板等长度	注意检测器械完整性		图 8-4-27

续表

名称	类别	数量	常用规格	描述	应用范围	使用注意事项	附图	编号
钢丝钳	钳	1	185mm	又称老虎钳	用于拔取克氏针、弯曲钢丝等操作	注意检测器械完整性		图 8-4-28

（三）手术步骤及使用器械

表 8-4-2　肩关节离断术手术步骤及使用器械表

主要手术步骤 1	主要手术步骤 2	使用器械名称	使用器械编号
常规消毒铺巾	递碘伏纱球，消毒钳消毒皮肤；递治疗巾及手术单协助铺单，粘贴手术薄膜巾，套铺洞巾	卵圆钳	图 8-4-5
切口前方起自喙突沿三角肌前缘向远处延伸至该肌止点，再沿三角肌后缘向上至于腋皱襞后方；经腋窝做第 2 切口与第 1 切口两端相连	置两块纱布于切口两侧。递 22# 刀片，切开皮肤，递电刀、有齿镊分离皮下组织，电凝止血；递中弯、组织剪在三角肌、胸大肌间沟游离头静脉；递中弯 2 把，钳夹头静脉，递组织剪切断，递钳带 3-0 丝线结扎；必要时递中弯钳夹出血点，钳带 4-0、3-0、2-0 丝线结扎	手术刀（4# 刀柄、22# 圆刀片） 有齿镊 中弯 组织剪	图 8-4-1 图 8-4-4 图 8-4-8 图 8-4-2
切断肌肉组织	递直角拉钩拉开切口；递中纱沿胸大肌止点处钝性分离三角肌和胸大肌间隙；递 S 拉钩牵开三角肌；递中弯血管钳夹胸大肌，电刀切断，2-0 丝线结扎止血	直角拉钩 S 拉钩 中弯	图 8-4-14 图 8-4-15 图 8-4-8
处理血管	递 S 拉钩牵开显露；递中纱钝性分离或中弯血管钳、组织剪锐性分离，沿肱二头肌短头与喙肱肌间显露血管束；递中弯血管钳 2 把，依次钳夹腋动脉、腋静脉、胸肩峰动脉；递组织剪，依次递 2-0 丝线双重结扎，7×17 圆针 3-0 丝线缝扎	S 拉钩 中弯 组织剪 持针器	图 8-4-15 图 8-4-8 图 8-4-2 图 8-4-13
处理神经	递纱布钝性分离神经周围组织；递中弯、组织剪锐性显露臂神经丛，正中神经、尺神经、桡神经和肌皮神经；递血管钳依次钳夹神经，递 2% 利多卡因进行神经封闭，递剃须刀片快速切断，递 2-0 丝线结扎，任其回缩	中弯 组织剪	图 8-4-8 图 8-4-2
处理关节囊	递长弯钳夹喙肱肌和肱二头肌短头及大圆肌、背阔肌、短外旋肌等肌群组织；递电刀切断，递 2-0 丝线结扎，显露关节囊；递电刀、考克钳，切开前后关节囊，完全离断肢体	长弯 考克钳	图 8-4-9 图 8-4-10
止血、冲洗伤口，放置引流管	递电凝彻底止血，生理盐水冲洗伤口；递组织剪修剪多余肌肉或筋膜组织，使其更整齐；递引流管穿刺器引入引流管；递 3-0 快吸收线固定	组织剪 手术刀 长弯 持针器	图 8-4-2 图 8-4-1 图 8-4-9 图 8-4-13
缝合切口	清点器械、纱布、缝针；递 1-0 抗菌可吸收缝线缝合肌肉及筋膜；递 2-0 抗菌可吸收缝线缝合皮下组织；再次清点；递医用酒精纱球消毒切口周围皮肤；递 3-0 快吸收缝线缝合皮肤；再次消毒皮肤；递伤口敷贴小棉垫覆盖并包扎伤口	线剪 有齿镊 持针器	图 8-4-3 图 8-4-4 图 8-4-13

三、髋关节离断术（以 Boyd 术式为例）

（一）手术体位

平卧位，患髋下置沙袋，使患者背部与手术台成 45°。

（二）手术器械配置

基础手术器械　见表 8-4-1。

（三）手术步骤及使用器械

表 8-4-3　髋关节离断术手术步骤及使用器械表

主要手术步骤 1	主要手术步骤 2	使用器械名称	使用器械编号
常规消毒铺巾	递碘伏纱球，消毒钳消毒皮肤；递治疗巾及手术单协助铺单，粘贴手术薄膜巾，套铺洞巾	卵圆钳 巾钳	图 8-4-5 图 8-4-6
在髋关节前方设计球拍状皮肤切口，起自髂前上棘，呈弧形弯向内下方与腹股沟韧带平行，直至大腿内侧面内收肌群起点以远 5cm 绕大腿内侧向后延至股骨大粗隆下 7～8cm；再转向内上方，与髂前上棘切口的起点会合，先做前、外侧切口，后做前、内和后面切口，最后完成球拍形切口	置两块纱布于切口两侧。递 22# 刀片，切开皮肤，递电刀、有齿镊分离皮下组织，电凝止血；必要时递中弯钳夹出血点，钳带 4-0、3-0、2-0 丝线结扎	手术刀（4# 刀柄、22# 圆刀片） 有齿镊 中弯 组织剪	图 8-4-1 图 8-4-4 图 8-4-8 图 8-4-2
处理股动静脉、股神经	递直角拉钩拉开切口	直角拉钩	图 8-4-14
	递电刀分别向两侧游离皮瓣	中弯	图 8-4-8
	递中弯血管钳、组织剪分离股动脉、股静脉；递钳带 2-0 或 0 丝线双重结扎后递组织剪剪断，递 7×17 圆针 2-0 丝线缝扎，并结扎其分支	中弯 组织剪 持针器	图 8-4-8 图 8-4-2 图 8-4-13
	同法游离股神经；递血管钳依次钳夹神经，递 2% 利多卡因进行神经封闭，递剃须刀片快速切断，递 2-0 丝线结扎，任其回缩至髋关节平面以上	中弯 组织剪	图 8-4-8 图 8-4-2
切断髋部前方肌群	递 S 拉钩牵开显露；递中纱钝性分离或中弯、电刀锐性分离，将缝匠肌和股直肌分别由髂前上棘和髂前下棘分离，递 S 拉钩牵向远端；递电刀在距耻骨约 0.6cm 处切断耻骨肌；递电刀切断髂腰肌肌腱附着处；递中纱钝性分离或中弯、电刀锐性分离将内收肌及股薄肌由耻骨剥离，并于起点处切断大收肌坐骨部	S 拉钩 开来钳	图 8-4-15 图 8-4-9
处理闭孔动脉	递中纱钝性分离或中弯、电刀锐性分离沿耻骨肌和闭孔外肌、外旋短肌群之间的肌间隙向深部解剖，显露闭孔动脉分支	中弯 组织剪	图 8-4-8 图 8-4-2
	递中弯血管钳 2 把，钳夹闭孔动脉分支；递组织剪剪；依次递 0 丝线双重结扎，7×17 圆针 2-0 丝线缝扎；递电刀于股骨止点处切断闭孔外肌	中弯 组织剪 持针器	图 8-4-8 图 8-4-2 图 8-4-13
切断髋部后方肌群及坐骨神经	递中纱钝性分离或中弯、电刀锐性分离，于股骨大粗隆附着部分离臀中肌、臀小肌，于阔筋膜张肌附着部远端切断阔筋膜和臀大肌最远端肌纤维，剥离臀大肌腱性附着部，于外旋短肌群附着部逐一切断短肌群肌肉，并于坐骨结节处切断腘绳肌	中弯 组织剪	图 8-4-8 图 8-4-2
结扎神经断端	递纱布钝性分离坐骨神经周围组织；递中弯、组织剪锐性显露坐骨神经；递血管钳依次钳夹神经，递 2% 利多卡因进行神经封闭，递剃须刀片快速切断，递 2-0 丝线结扎，任其回缩	中弯 组织剪	图 8-4-8 图 8-4-2

主要手术步骤 1	主要手术步骤 2	使用器械名称	使用器械编号
处理关节囊	递电刀、考克钳，切开前后关节囊，切断圆韧带，完全离断肢体	考克钳	图 8-4-10
止血、冲洗伤口，放置引流管	递电凝彻底止血，生理盐水冲洗伤口；递组织剪修剪多余肌肉或筋膜组织，使其更整齐，递引流管穿刺器引入引流管；递 3-0 快吸收线固定	组织剪 尖刀 长弯 持针器	图 8-4-2 图 8-4-1 图 8-4-9 图 8-4-13
缝合切口	清点器械、纱布、缝针；递 1-0 抗菌可吸收缝线缝合肌肉及筋膜；递 0 抗菌可吸收缝线缝合皮下组织；再次清点；递乙醇纱球消毒切口周围皮肤；递 3-0 快吸收缝线缝合皮肤；再次消毒皮肤；递伤口敷贴小棉垫覆盖并包扎伤口	线剪 有齿镊 持针器	图 8-4-3 图 8-4-4 图 8-4-13

四、半骨盆离断术

（一）手术体位

侧卧位，患侧在上，固定患者，以便于可以倾斜手术台，做前后切开。

（二）手术器械配置

基础手术器械见表 8-4-1。

（三）手术步骤及使用器械

表 8-4-4　半骨盆离断术手术步骤及使用器械表

主要手术步骤 1	主要手术步骤 2	使用器械名称	使用器械编号
常规消毒铺巾	递碘伏纱球，消毒钳消毒皮肤；递治疗巾及手术单协助铺单，粘贴手术薄膜巾，套铺洞巾	卵圆钳 巾钳	图 8-4-5 图 8-4-6
先做前切口，自髂前上棘 5cm 处起，切至耻骨联合	置 2 块纱布于切口两侧。递 22# 刀片，切开皮肤，递电刀、有齿镊分离皮下组织，电凝止血；必要时递中弯钳夹出血点，钳带 4-0、3-0、2-0 丝线结扎	手术刀（4# 刀柄、22# 圆刀片） 有齿镊 中弯	图 8-4-1 图 8-4-4 图 8-4-8
处理前方肌群	递直角拉钩拉开切口	直角拉钩	图 8-4-14
	递电刀分别向两侧游离皮瓣；递中纱钝性分离或中弯、电刀锐性分离，向深部切开深筋膜、腹内斜肌、腹外斜肌、腹横肌；递 S 拉钩向内牵开精索；递中纱钝性分离显露髂窝，从髂血管上方掀起腹膜壁层；递 S 拉钩向下牵开腹膜壁层及内脏	中弯 S 拉钩	图 8-4-8 图 8-4-15
处理前方血管（包括腹壁下血管、髂总动静脉及其分支）	递中弯、组织剪分离腹壁下血管；递中弯血管钳 2 把，钳夹腹壁下血管、递组织剪剪断，递钳带 3-0 或 2-0 丝线结扎	中弯 组织剪	图 8-4-8 图 8-4-2
	递中弯血管钳、电刀从耻骨上分离腹直肌和腱鞘，确认髂血管；递 S 拉钩向内牵开输尿管；递中弯、组织剪分离髂总动静脉，递钳带 2-0 或 0 丝线双重结扎后递组织剪剪断，递 7×17 圆针 2-0 丝线缝扎，并结扎其分支；递 S 拉钩向外牵开髂总静脉	中弯 S 拉钩 持针器	图 8-4-8 图 8-4-15 图 8-4-13
	同法结扎，切断其骶骨、直肠、膀胱的分支，已将直肠、膀胱自骨盆壁上分离，显露骶神经根	中弯 S 拉钩 持针器	图 8-4-8 图 8-4-15 图 8-4-13
	递温湿纱布填塞前切口		

续表

主要手术步骤 1	主要手术步骤 2	使用器械名称	使用器械编号
做后切口，起自髂前上棘 5cm，跨过大粗隆前方，向后平行臀纹与前切口的下部相连	置两块纱布于切口两侧。递 22# 刀片，切开皮肤，递电刀、有齿镊分离皮下组织，电凝止血；必要时递中弯钳夹出血点，钳带 4-0、3-0、2-0 丝线结扎	手术刀（4# 刀柄、22# 圆刀片） 有齿镊 中弯	图 8-4-1 图 8-4-4 图 8-4-8
处理后方肌群及神经	递直角拉钩拉开切口	直角拉钩	图 8-4-14
	递电刀自臀大肌表面直接切开臀部筋膜；递 S 拉钩牵开后侧皮瓣，皮瓣须带有筋膜，从髂嵴上将皮瓣向上掀起	S 拉钩	图 8-4-15
	递电刀切断腹外斜肌、骶棘肌、背阔肌和腰方肌，从骶结节韧带、尾骨和髂骨上翻折臀大肌；递电刀在髂嵴水平切断髂腰肌	中弯 S 拉钩	图 8-4-8 图 8-4-15
	递中弯、组织剪锐性依次显露生殖股神经、闭孔神经、腰骶神经干和骶神经根；递血管钳依次钳夹神经，递 2% 利多卡因进行神经封闭，递剃须刀片快速切断，递 2-0 丝线结扎，任其回缩	中弯 组织剪	图 8-4-8 图 8-4-2
处理骨及关节	外展髋关节，递长直角钳穿过耻骨联合；递骨凿切断耻骨联合	直角钳 骨凿 骨锤	图 8-4-12 图 8-4-18 图 8-4-17
	递 S 拉钩向外牵开髂肌，显露骶髂关节前部；递骨凿从前部切断骶髂关节；递电刀切断髂腰韧带；用力牵引肢体，将骨盆与腹腔脏器分离	S 拉钩 骨凿 骨锤	图 8-4-15 图 8-4-18 图 8-4-17
	递电刀从前向后自骨盆侧壁上依次离断泌尿生殖膈、梨状肌、骶结节韧带和骶棘韧带，所有结构均在有张力下切断	中弯 长弯	图 8-4-8 图 8-4-9
	将肢体前移，递电刀切断骶髂关节后部，而完成肢体离断	—	—
止血、冲洗伤口，放置引流管	递电凝彻底止血，生理盐水冲洗伤口；递组织剪修剪多余肌肉或筋膜组织，使其更整齐，递引流管穿刺器引入引流管；递 3-0 快吸收线固定	组织剪 尖刀 长弯 持针器	图 8-4-2 图 8-4-1 图 8-4-9 图 8-4-13
缝合切口	清点器械、纱布、缝针；递 1-0 抗菌可吸收缝线缝合肌肉及筋膜；递 0 号抗菌可吸收缝线缝合皮下组织；再次清点；递乙醇纱球消毒切口周围皮肤；递 3-0 快吸收缝线缝合皮肤；再次消毒皮肤；递伤口敷贴小棉垫覆盖并包扎伤口	线剪 有齿镊 持针器	图 8-4-3 图 8-4-4 图 8-4-13

五、大腿上 1/3 截肢术

（一）手术体位：平卧位

（二）手术器械配置

1. 基础手术器械　见表 8-4-1。

2. 专科手术器械　见表 8-4-5。

表 8-4-5　大腿上 1/3 截肢术专科器械配置表

名称	类别	数量	常用规格	描述	应用范围	使用注意事项	附图	编号
线锯	锯	1	1.4mm	常用线锯柄钩拉线锯进行截肢，线锯为一次性器械	用于骨骼截断	注意检查器械完整性		图 8-4-29
摆锯	锯	1	20mm 锯片	根据厂家配备不同规格锯片	用于截骨	使用摆锯时，安装牢固，保护重要血管神经		图 8-4-30

（三）手术步骤及使用器械

表 8-4-6　大腿上 1/3 截肢术手术步骤及使用器械表

主要手术步骤 1	主要手术步骤 2	使用器械名称	使用器械编号
常规消毒铺巾	递碘伏纱球，消毒钳消毒皮肤；递治疗巾及手术单协助铺单，粘贴手术薄膜巾，套铺洞巾。抬高肢体 5min，辅助护士启动空气止血带（消毒）给予患肢压力止血	卵圆钳 巾钳	图 8-4-5 图 8-4-6
自近侧的预期截骨平面，向前方和后方划出等长皮瓣，其长度至少为大腿截肢平面处直径的 1/2，前侧皮瓣始于预期截骨平面的大腿内侧中点，向远端及外侧做圆弧形切口，在大腿前方经过上面已经确定的平面，然后弧形向近端，止于大腿外侧与内侧切开起点相应处，同法处理后方皮瓣	置两块纱布于切口两侧。递 22# 刀片，切开皮肤，递电刀、有齿镊分离皮下组织，电凝止血；必要时递中弯钳夹出血点，钳带 4-0、3-0、2-0 丝线结扎。递中纱钝性分离或中弯、电刀锐性分离，向深部切开深筋膜；递 S 拉钩向近端牵开皮瓣至截骨平面。递电刀切断股四头肌及其筋膜；递 S 拉钩向近端牵开肌瓣至截骨平面	手术刀（4# 刀柄、22# 圆刀片） 有齿镊 中弯 S 拉钩	图 8-4-1 图 8-4-4 图 8-4-8 图 8-4-15
处理股动静、股神经	递中弯、组织剪于大腿截骨平面分离股动脉、股静脉；递钳带 2-0 或 0 号丝线双重结扎后递组织剪剪断，递 7×17 圆针 2-0 丝线缝扎，并结扎其分支	中弯 组织剪 持针器 直角拉钩	图 8-4-8 图 8-4-2 图 8-4-13 图 8-4-14
	同法游离股神经：递血管钳钳夹神经，递 2% 利多卡因进行神经阻滞，递剃须刀片快速切断，递 2-0 丝线结扎，任其回缩	中弯 持针器	图 8-4-8 图 8-4-13
处理股骨	递电刀、骨膜剥离器环形切开股骨骨膜	骨膜剥离器	图 8-4-21
	递线锯或摆锯在此处稍远处锯断股骨	线锯 摆锯	图 8-4-29 图 8-4-30
	递骨锉磨平股骨边缘及股骨的前外侧，以减轻骨与覆盖软组织之间的单位压力	骨剪 骨锉	图 8-4-23 图 8-4-20
	递骨蜡封闭股骨残端		
切断后方肌群、坐骨神经及周围神经	递 S 拉钩牵开显露；递中纱钝性分离或中弯、电刀锐性分离，在胭神肌下辨认坐骨神经，递血管钳钳夹神经，递 2% 利多卡因进行神经阻滞，递剃须刀片快速切断，递 2-0 丝线结扎，任其回缩，同法处理周围神经。递电刀切断后方肌肉；完全离断肢体	S 拉钩 中弯 长弯 持针器	图 8-4-15 图 8-4-8 图 8-4-9 图 8-4-13

主要手术步骤1	主要手术步骤2	使用器械名称	使用器械编号
止血、冲洗伤口，放置引流管	松解止血带，递电凝彻底止血，生理盐水冲洗伤口；递组织剪修剪多余肌肉或筋膜组织，使其更整齐，递引流管穿刺器引入引流管；递3-0快吸收线固定	组织剪 尖刀 长弯 持针器	图8-4-2 图8-4-1 图8-4-9 图8-4-13
缝合切口	清点器械、纱布、缝针；递1-0抗菌可吸收缝线缝合肌肉及筋膜；递0号抗菌可吸收缝线缝合皮下组织；再次清点；递乙醇纱球消毒切口周围皮肤；递3-0快吸收缝线缝合皮肤；再次消毒皮肤；递伤口敷贴小棉垫覆盖并包扎伤口	线剪 有齿镊 持针器	图8-4-3 图8-4-4 图8-4-13

六、四肢骨肿瘤切除人工假体置换术（以全股骨置换术为例）

（一）手术体位

侧卧位，患侧在上，固定患者，以便于可以倾斜手术台，做前后切开。

（二）手术器械配置

1. 基础手术器械　见表8-4-1。

2. 专科手术器械　见表8-4-7。

表8-4-7　全股骨置换术专科手术器械配置表

名称	类别	数量	常用规格	描述	应用范围	使用注意事项	附图	编号
长尺	尺	1	300mm	术中常规测量器具	用于测量钢板等长度	注意检测器械完整性		图8-4-31
卡尺	尺	1	230mm	术中常规测量器具	用于测量钢板等厚度	注意检测器械完整性		图8-4-32
胫骨截骨模板	模板	1	—	有不同高度的钉孔，用于术中调整截骨量	用于测量并控制胫骨的截骨量	配合胫骨髓外固定支架使用		图8-4-33
脉冲冲洗枪	枪	1	—	带电池及吸引管道的脉冲冲洗枪	用于髓腔的清洗与准备	髓腔清洗后切勿遗留物品		图8-4-34
骨水泥枪	枪	1		具有快慢两挡的推注枪	用于将骨水泥注入髓腔	配合骨水泥套件使用，旋转卡口用于固定骨水泥组件		图8-4-35
假体打击器	打击器	2	大号、小号	远端为塑料的金属打击器	用于打击假体	注意保证假体的正确位置后才可打击		图8-4-36

（三）手术步骤及使用器械

表 8-4-8　全股骨置换术手术步骤及使用器械表

主要手术步骤1	主要手术步骤2	使用器械名称	使用器械编号
常规消毒铺巾	递碘伏纱球，消毒钳消毒皮肤；递治疗巾及手术单协助铺单，粘贴手术薄膜巾，套铺洞巾	卵圆钳	图 8-4-5
切口起自髂嵴中前 1/3 交界处下后方，向下绕过大转子后部，沿股骨干后侧下行延伸至髌韧带与胫骨结节的前外侧。同时切除活检通路	置两块纱布于切口两侧。递 22# 刀片，切开皮肤，递电刀、有齿镊分离皮下组织，电凝止血；必要时递中弯钳夹出血点，钳带 4-0、3-0、2-0 丝线结扎。递 22# 刀片，切除活检通路周围皮肤；递电刀、中弯，切除活检通路周围肌层，电凝止血	手术刀（4# 刀柄、22# 圆刀片）有齿镊 中弯	图 8-4-1 图 8-4-4 图 8-4-8
显露肿瘤骨段，保护周围血管和神经	递电刀沿皮肤切口切开筋膜；屈曲膝关节，递中弯、11# 尖刀于股二头肌肌腱附近寻找腓总神经，递橡皮带保护神经	中弯 手术刀 直角拉钩	图 8-4-8 图 8-4-1 图 8-4-14
	递电刀从腓骨近端切断股二头肌，切断腓肠肌外侧头；找到腘动静脉，递中弯血管钳 2 把，钳夹其膝关节分支，递组织剪剪断，递钳带 3-0 或 2-0 丝线结扎，使腘血管远离股骨	中弯 组织剪	图 8-4-8 图 8-4-2
	递中弯、11# 尖刀解剖腓总神经至坐骨神经连接处	中弯 手术刀	图 8-4-8 图 8-4-1
	递电刀切断臀大肌的股骨附着处，并从股骨处切断外旋肌群	中弯	图 8-4-8
	递中弯、11# 尖刀找到坐骨神经近端，递橡皮带保护神经	中弯 手术刀	图 8-4-8 图 8-4-1
	递电刀在大粗隆附近切断臀中肌、臀小肌；找到旋股内侧动静脉分支，递中弯 2 把，钳夹其血管分支，递组织剪剪断，递钳带 3-0 或 2-0 丝线结扎；递电刀从股骨处切断内收肌	中弯 组织剪	图 8-4-8 图 8-4-2
切除肿瘤骨段	递电刀、考克钳于髌旁外侧切开关节囊，进入膝关节腔；递电刀切断膝关节肌和连接于股骨侧的股中间肌，并适当切开股四头肌的其他部分；将髌骨向内侧脱位，递电刀切开髂胫束、外侧副韧带和外侧关节囊，切断交叉韧带、腘肌、跖肌、内侧关节囊、内侧副韧带及腓肠肌内侧头；提起远端股骨，递电刀由股骨远端向近端切断残留的肌肉的附着处；递中弯 2 把，依次钳夹穿支血管，递组织剪剪断，递钳带 3-0 或 2-0 丝线结扎；递电刀切断髂腰肌，切开髋关节囊，取出肿瘤标本	中弯 考克钳 直角钳	图 8-4-8 图 8-4-10 图 8-4-12
骨骼、假体重建	递长尺、卡尺，精确测量截骨段长度及股骨头的大小，使其与术前制订的计划及定制的假体长度一致	长尺 卡尺	图 8-4-31 图 8-4-32
	递胫骨截骨模板、摆锯进行胫骨截骨	胫骨截骨模板 摆锯	图 8-4-33 图 8-4-30
	递脉冲冲洗枪冲洗髓腔；递全股骨定制假体插入，试行关节复位；各项指标均满意后递电刀于截骨端定位，取出假体	脉冲冲洗枪	图 8-4-34
	递脉冲冲洗枪再次冲洗髓腔；递纱条拭干髓腔；递髓腔塞封闭远端髓腔；将骨水泥置于真空搅拌器内搅拌均匀后装入骨水泥枪内递与术者注入胫骨髓腔内	脉冲冲洗枪 骨水泥枪	图 8-4-34 图 8-4-35
	递全股骨假体、骨锤及打击器植入假体，待骨水泥完全凝固	骨锤 假体打击器	图 8-4-17 图 8-4-36

主要手术步骤 1	主要手术步骤 2	使用器械名称	使用器械编号
软组织重建	递 1-0 抗菌可吸收缝线缝合腰大肌及外旋肌群，使其转移形成围绕假体股骨头颈部的假关节囊；递 2-0 肌腱编织缝线及涤纶补片环绕加固关节囊；递 1-0 抗菌可吸收缝线重新固定臀中肌；递组织剪、中弯血管钳游离腓肠肌肌瓣；递 1-0 抗菌可吸收缝线缝合腓肠肌肌瓣于膝关节软组织缺损处	持针器 组织剪 中弯	图 8-4-13 图 8-4-2 图 8-4-8
止血、冲洗伤口，放置引流管	递电凝彻底止血，生理盐水冲洗伤口；递引流管穿刺器引入引流管；递 3-0 快吸收线固定	手术刀 长弯 持针器	图 8-4-1 图 8-4-9 图 8-4-13
缝合切口	清点器械、纱布、缝针；递 1-0 抗菌可吸收缝线缝合肌肉及筋膜；递 0 号抗菌可吸收缝线缝合皮下组织；再次清点；递乙醇纱球消毒切口周围皮肤；递 3-0 快吸收缝线缝合皮肤；再次消毒皮肤；递伤口敷贴小棉垫覆盖并包扎伤口	线剪 有齿镊 持针器	图 8-4-3 图 8-4-4 图 8-4-13

七、四肢病灶清除内固定术（肱骨上端病灶清除内固定术为例）

（一）手术体位

平卧位，患肩下垫海绵垫，使其抬高 30°～ 40°。健侧体侧安置髂托防止患者坠床，健侧上肢固定于身体同侧，双下肢用约束带固定。

（二）手术器械配置

1. 基础手术器械　见表 8-4-1。

2. 专科手术器械　见表 8-4-9。

表 8-4-9　肱骨上端病灶清除内固定术专科手术器械配置表

名称	类别	数量	常用规格	描述	应用范围	使用注意事项	附图	编号
电钻	钻	1	常用钻头 2.5mm	根据厂家配备不同规格钻头	用于打开皮质骨	病灶清除时，通过钻头打开皮质骨，再使用骨凿打开骨窗		图 8-4-37
高速微磨	磨钻		常用磨头 3mm/4mm	根据厂家配备不同规格磨头	用于清理瘤腔	高速微磨可以磨平瘤腔内凹凸不平的骨嵴，彻底清理肿瘤组织，一次使用时间不宜过长，注意保护周围工作人员		图 8-4-38
钢板折弯器	折弯器	2	双槽 2.5～5.0mm	带侧向及横向折弯槽的折弯器	用于将钢板折弯成符合人体的曲度	可使用模板预弯，根据模板折弯		图 8-4-39
动力钻	钻	1	常用钻头 2.5mm	根据厂家配备不同规格动力工具	用于安装电动工具，也可安装钻头	正确安装电池，使用钥匙将工具锁紧		图 8-4-40

名称	类别	数量	常用规格	描述	应用范围	使用注意事项	附图	编号
导向器	套筒	1	双头直径2～6.5mm	双向钻头/丝攻导向器	用于导引钻头或丝攻的方向	注意使用钻头或丝攻应使用相应尺寸的导向孔		图8-4-41
测深器	尺	1	探测范围0～30mm 0～50mm 0～90mm	头端带钩测深尺	用于测量螺钉长度	测深应钩至对侧皮质骨		图8-4-42
旋凿	旋凿	1	头端2.5mm六角形	六角/梅花形旋凿	用于螺钉的旋入	根据螺钉头端类型选择相应旋凿		图8-4-43

（三）手术步骤及使用器械

表8-4-10　肱骨上端病灶清除内固定术手术步骤及使用器械表

主要手术步骤1	主要手术步骤2	使用器械名称	使用器械编号
常规消毒铺巾	递碘伏纱球，消毒钳消毒皮肤；递治疗巾及手术单协助铺单，粘贴手术薄膜巾，套铺洞巾	卵圆钳 巾钳	图8-4-5 图8-4-6
Henry切口，自肩峰前外下缘，锁骨下1cm处切至锁骨中外1/3交界处，再沿三角肌与胸大肌间沟下行	置两块纱布于切口两侧。递22#刀片，切开皮肤，递电刀、有齿镊分离皮下组织，电凝止血；必要时递中弯钳夹出血点，钳带3-0、2-0丝线结扎	手术刀（4#刀柄、22#圆刀片） 有齿镊 中弯	图8-4-1 图8-4-4 图8-4-8
切断三角肌及胸大肌	递电刀切开深筋膜；递中弯分离、松解	中弯 直角拉钩	图8-4-8 图8-4-14
	在三角肌前缘与胸大肌外缘找出头静脉；递橡皮带牵引、保护；递考克钳、电刀切开关节囊，递S拉钩将皮瓣拉开	中弯 考克钳 S拉钩	图8-4-8 图8-4-10 图8-4-15
剥离骨膜，显露病灶	递电刀、中弯切开骨膜；递骨膜剥离器剥离骨膜，显露病灶外侧面	中弯 骨膜剥离器	图8-4-8 图8-4-21
开窗、清除病灶	递细钻头接电钻沿肱骨病灶薄壁钻孔开窗	电钻 动力钻	图8-4-37 图8-4-40
	递骨凿、骨锤或微锯在肱骨病灶处开窗，切开肿瘤薄壁，显露肿瘤内侧面	骨凿 骨锤	图8-4-18 图8-4-17
	递骨刮匙刮除全部肿瘤实质组织，直至正常的皮质骨及髓腔为止	刮匙	图8-4-19
	递高速微磨磨平瘤腔内凹凸不平的骨嵴；递生理盐水反复冲洗，彻底清除组织碎屑	高速微磨	图8-4-38
灭活残余瘤灶	递碘酊纱条填塞病灶空腔，灭活残余细微瘤灶；将肿瘤薄壁刮除肿瘤后置于碘酊中灭活；递生理盐水反复冲洗病灶空腔及薄壁	中弯	图8-4-8
选择合适的钢板并塑形	递钢板折弯器以钢板塑形，将解剖钢板固定病灶切开段	钢板折弯器	图8-4-39

主要手术步骤 1	主要手术步骤 2	使用器械名称	使用器械编号
钢板螺钉内固定	递装有合适钻头的动力钻和导向器做钻孔用，递测深器测量螺钉长度，递合适的螺钉和旋凿做内固定	动力钻 导向器 测深器 旋凿	图 8-4-40 图 8-4-41 图 8-4-42 图 8-4-43
确认钢板固定病灶段是否完好	C 臂机确认		
止血、冲洗伤口，放置引流管	递电凝彻底止血，生理盐水冲洗伤口；递引流管穿刺器引入引流管；递 3-0 快吸收线固定	手术刀 长弯 持针器	图 8-4-1 图 8-4-9 图 8-4-13
缝合切口	清点器械、纱布、缝针；递 1-0 抗菌可吸收缝线缝合肌肉及筋膜；递 0 号抗菌可吸收缝线缝合皮下组织；再次清点；递乙醇纱球消毒切口周围皮肤；递 3-0 快吸收线缝线缝合皮肤；再次消毒皮肤；递伤口敷贴小棉垫覆盖并包扎伤口	持针器 有齿镊 线剪	图 8-4-13 图 8-4-4 图 8-4-3

第五节　手足部手术

一、概述

（一）定义

1.**跟骨骨折定义**　跟骨通常是由巨大的暴力作用于足部引起的，如高处的坠落伤及交通事故等。跟骨骨折就好像橘子被踩一样，骨块粉碎移位严重。距下关节是指跟骨与距骨之间的关节，这个关节主要负责踝关节的内外翻活动。当跟骨骨折时，踝关节的内外翻功能会普遍下降或完全丧失。跟骨骨折通常不影响踝关节的背伸和跖屈活动。跟骨骨折会有很多的后遗症，如跟骨本身的外形畸形、距下关节的不规则导致的创伤后距下关节炎、足后跟脂肪垫的损伤及足跟周围的神经肌腱损伤等。

2.**跟距关节融合定义**　多用于踝关节炎、距下关节炎、踝关节矫形术等。距下关节融合目前有多种方法，较为常用的为距下关节面清除，并在所融合位置的死腔植骨后使用较粗大空心螺钉固定。

3.**踇外翻定义**　踇外翻畸形是指踇趾在第一跖趾关节处向外侧偏斜移位。踇外翻是足踝部最为常见的畸形之一。多见于中老年妇女，最常发生在有遗传倾向加上长时间穿不合适的鞋子的人，不合适的鞋子会对踇趾施加异常压力。临床上最常见的表现是踇趾外翻畸形、内侧踇囊突起、疼痛，可有红肿。有些严重患者可出现交叉趾畸形，第 2、3 跖骨头下痛性胼胝体。

4.**掌骨骨折定义**　多为直接暴力、部分因以拳击物等导致。

（二）手术方法

1.跟骨骨折治疗目标是恢复跟骨的几何外形。手术的目的是恢复跟骨的原初解剖形态，需要用钢板螺钉内固定。手术可以改善跟骨的外形，减少了创伤后距下关节炎的发生，最大限度地恢复踝关节的内外翻功能。当跟骨发生严重的粉碎性骨折时，除了跟骨要用钢板螺钉固定，有时还要行距下关节融合术，即距骨与跟骨融合术。虽然在行距下关节融合术后，踝关节的内外翻功能丧失了，但是手术后，患者踝关节的活动及功能恢复更快。

2.对于保守治疗仍不能缓解踇外翻症状患者，可考虑行手术矫正踇外翻畸形。具体手术方式多样，应根据患者的具体情况选择合适的手术方法。目前没有一种手术方式可以解决所有踇外翻畸形。总体可分为软组织手术、截骨手术与融合手术三大类。对于轻度踇外翻，可选择距骨远端截骨术，如

Chevron 截骨术。而对于中度姆外翻畸形，可选择跖骨干部截骨术，如 Ludloff 截骨、Scarf 截骨等。而对于严重姆外翻畸形，可选择跖骨基底部截骨术或第一跖楔关节融合术（Lapidus）。

3. 掌骨骨折后，切开复位时掌心向下，沿骨折处纵行切口，切开皮肤及皮下，避开血管和神经，辨认伸肌腱后牵开，分离显露掌骨骨折，清理断端后复位，行钢板螺钉固定。

（三）常见手术方式

1. 跟骨骨折内固定术。

2. 跟距关节融合术。

3. 姆外翻矫形术。

4. 掌骨骨折钢板内固定术。

二、跟骨骨折内固定术

（一）手术体位：仰卧位

（二）手术器械配置

1. 基础手术器械配置

表 8-5-1　跟骨骨折内固定术基础手术器械配置表

名称	类别	数量	常用规格	描述	应用范围	使用注意事项	附图	编号
持针器	钳	3	180mm	一般分为普通不锈钢工作端和碳钨镶片工作端两种，碳钨镶片上的网格有0.5、0.4、0.2和光面四种，分别对应夹持3/0及更大针、4/0～6/0、6/0～10/0、9/0～11/0针	用于夹持缝针、缝合组织及缝扎出血部位	使用碳钨镶片持针器应注意其对应的缝针型号，用细密网纹的持针器夹持过粗的缝针容易造成镶片断裂		图 8-5-1
卵圆钳	钳	1	长度245mm 直、弯	工作端为圆形或椭圆形，带有横槽，环柄处带有棘齿	用于钳夹消毒液纱布做皮肤消毒	不可用卵圆钳夹持脏器，以免对脏器造成损伤		图 8-5-2
艾利斯	钳	4	155～200mm	又称组织钳、鼠齿钳、皮钳，根据头端齿纹可分为有损伤艾利斯钳和无损伤艾利斯钳	用于夹持组织等做牵拉或固定	有损伤艾利斯钳头端齿损伤较大，不宜牵拉夹持脆弱的组织器官或血管和神经		图 8-5-3
有齿血管钳	钳	2	180～220mm	工作端有1∶2齿，用于夹闭比较厚的器官和组织	可用于夹持骨干和骨片	夹持骨骼过程中应注意避免操作不当导致工作端变形、错齿		图 8-5-4

续表

名称	类别	数量	常用规格	描述	应用范围	使用注意事项	附图	编号
中弯	钳	6	125～160mm	用于夹闭血管止血、提拉组织等操作	根据操作范围，选择适合的长度，建立入路一般使用125mm蚊式或145mm小弯钳	止血钳不可用于夹闭脆弱组织或器官，会造成不可逆的损伤。避免用止血钳固定敷料和导管等，以免工作端发生变形、错齿等损坏		图 8-5-5
蚊式	钳	2	125～160mm	用于夹闭血管止血、提拉组织等操作	根据操作范围，选择适合的长度，建立入路一般使用125mm蚊式或145mm小弯钳	止血钳不可用于夹闭脆弱组织或器官，会造成不可逆的损伤。避免用止血钳固定敷料和导管等，以免工作端发生变形、错齿等损坏		图 8-5-6
巾钳	钳	4	90～135mm	工作端有穿透、半穿透、不穿透三种类型，要根据铺巾来选择。若铺巾为棉布，建议使用穿透、半穿透巾钳；若铺巾为一次性无纺布，建议使用不穿透巾钳	用于夹持治疗巾，规范导管和导线	不可用巾钳夹持脏器，以免对脏器造成损伤		图 8-5-7
直角拉钩	拉钩	2	直角拉钩分为小直角拉钩、大直角拉钩	锐性或钝性微弯工作端	用于显露手术野	使用拉钩时，拉力应均匀，不应用力过大，以免损伤组织		图 8-5-8
皮肤拉钩	拉钩	2	工作端3齿、4齿、5齿，整体长度165mm、180mm	锐性或钝性微弯工作端，中空或者长条形手柄，便于牵拉	用于肌肉等组织的钝性分离，切开心包等操作	皮肤拉钩不可用于血管、脏器等组织的牵拉，以免造成损伤		图 8-5-9
S 拉钩	拉钩	2	200mm 25～50mm	"S"形腹部深部拉钩，根据牵开的深浅使用不同长度或宽度的拉钩	用于腹部深部软组织牵拉显露手术部位或脏器	使用拉钩时，一般用纱垫将拉钩与组织隔开，以免损伤组织		图 8-5-10
骨膜剥离器	剥离器	1	10mm 15mm	根据不同深部和位置选择合适的骨膜剥离器	用于剥离骨膜	注意检查骨膜剥离器边缘有无起毛刺倒钩		图 8-5-11

续表

名称	类别	数量	常用规格	描述	应用范围	使用注意事项	附图	编号
刮匙	勺	1	有各种弯度和方向	根据不同深部和位置选择合适的刮匙	用于刮出骨腔内的小死骨、肉芽组织、瘢痕组织和骨肿瘤	注意检查刮匙边缘有无起毛刺倒钩		图 8-5-12
骨锉	锉	1	240mm	根据术式选择合适大小的骨锉	用于锉平骨的断端	注意检查骨锉边缘有无起毛刺倒钩		图 8-5-13
骨凿	凿	2	5mm 10mm 15mm	骨凿的头部仅有一个斜坡形的刃面	用于修理骨面和取骨	操作时注意敲击力度		图 8-5-14
骨锤	锤	1	轻型 中型 重型	轻型用于指骨及小关节手术；中型用于尺桡骨及脊柱手术、重型用于股骨和大关节手术	用于敲击功能	使用前检查器械完整性		图 8-5-15
钢丝钳	钳	1	200mm	夹持钢丝或者克氏针	对合骨折端，较大的张力，故需使用钢丝进行闭合，钢丝钳可用于拧紧钢丝尾端以便固定骨干	注意检测器械完整性		图 8-5-16
手外伤咬骨钳	钳	1	145mm	根据不同深部和位置选择合适的咬骨钳	用于修剪骨片和骨端	注意检测工作端咬合口边缘是否变钝，是否存在卷边和毛刺		图 8-5-17
吸引头	吸引器	1	225mm	根据不同手术选择合适的吸引器	用于吸除手术野中出血、渗出物	检查器械零配件有无缺失，密闭性是否完好		图 8-5-18
驱血带	驱血带	1	下肢常用 20mm 宽	10mm/20mm 不同宽度驱血带	用于肢体驱血	注意从肢体远端至近端驱血		图 8-5-19

续表

名称	类别	数量	常用规格	描述	应用范围	使用注意事项	附图	编号
手术刀	刀	2	3#、4# 刀柄 22#、15# 圆刀片 11# 尖刀片	刀柄一般可重复使用，刀片为一次性使用	划皮逐层分离，按照表皮层、肌肉层、黏膜层依次分离	刀片的无菌包装是否被破坏		图 8-5-20
线剪	剪	2	145mm 180mm	专用的线剪应有锯齿刃口，剪线时以免缝线滑脱，关节处具备防卡线设计	用于手术中剪切缝线。不同深部的剪切，使用合适长度的线剪	不可用于剪敷料等硬物质		图 8-5-21
镊子	镊	2	180mm	工作端为真空焊接的碳钨镶片，耐磨损、无损伤，适合习惯用镊子夹持缝针的手术医师使用	适用于连续缝合过程中，夹持组织或缝针	不可夹持非常规物体，避免较精细的头端错齿		图 8-5-22
钢丝持针器	钳	2	180mm	夹持钢丝缝针，用于骨科或胸外科。工作端为碳钨镶片，夹持缝针相比普通不锈钢持针器更稳固	用于夹持钢丝缝针	使用碳钨镶片持针器应注意其对应的缝针型号		图 8-5-23

2. 专科手术器械

表 8-5-2　跟骨骨折内固定术专科器械配置表

名称	类别	数量	常用规格	描述	应用范围	使用注意事项	附图	编号
跟骨复位夹	夹	1	170mm	头尖部弯曲	用于骨折复位和钢板定位	注意工作端有无弯曲变形等问题		图 8-5-24
电钻	钻	1	常用钻头 2.5mm	根据厂家配备不同规格动力工具	用于安装电动工具，也可安装钻头	正确安装电池，使用钥匙将工具锁紧		图 8-5-25
测深器	尺	1	探测范围 0～30mm 0～60mm 0～90mm	头端带钩测深尺	用于测量螺钉长度	测深应钩至对侧皮质骨		图 8-5-26

续表

名称	类别	数量	常用规格	描述	应用范围	使用注意事项	附图	编号
螺钉拧入器	旋凿	1	头端2.5mm 六角形	六角/梅花形旋凿	用于螺钉的旋入	根据螺钉头端类型选择相应旋凿		图8-5-27

（三）手术步骤及使用器械

表8-5-3　跟骨骨折内固定术手术步骤及使用器械表

主要手术步骤1	主要手术步骤2	使用器械名称	使用器械编号
常规消毒铺巾		卵圆钳	图8-5-2
C臂机协助下闭合复位固定	斯氏钉做骨折撬拨复位	电钻 斯氏钉 跟骨复位夹	图8-5-25 图8-5-24
	克氏针做骨折固定		
外侧大"L"切口入路跗骨窦切口入路	切开皮肤、皮下组织，直达跟骨外侧壁	手术刀 中弯 电刀	图8-5-20 图8-5-5
切断腓骨肌腱	切断腓骨肌腱的上下支持带	有齿血管钳 直角拉钩	图8-5-4 图8-5-8
显露腓肠神经和小隐静脉	术者示指包裹纱垫钝性或电刀锐性分离显露	电刀	—
皮瓣剥离	用刀片沿跟骨外侧壁剥离，分离皮瓣	手术刀 镊子	图8-5-20 图8-5-22
	上翻皮瓣、充分显露跟骨 于距骨处钻入2～3枚2.0克氏针	艾利斯 电钻 2.0克氏针	图8-5-3 图8-5-25
切开关节囊	切开关节囊，显露关节面	血管钳 骨膜剥离器 电刀	图8-4-21
骨折面无严重碎裂和移位	塌陷骨折复位；自体骨或异体骨植骨	骨凿 电钻 螺钉拧入器 测深器 螺钉	图8-5-14 图8-5-25 图8-5-27 图8-5-26
骨折块复位、固定	显露距下关节后关节面，冲流血凝块 直视下撬拨	小拉钩 斯氏钉	图8-4-14 —
	复位后关节面骨折，克氏针或空心钉导引针临时固定，术中C臂机透视确保骨折复位，跟骨整体形态恢复	电钻 螺钉拧入器 测深器 螺钉	图8-5-25 图8-5-27 图8-5-26
骨折面严重碎裂和移位复位固定	跟骨外侧放置合适钢板，依次钻孔、测深后，使用螺钉固定 术中C臂机透视，确认骨折复位、内固定位置	血管钳 电钻 测深器 螺钉	 图8-5-25 图8-5-26
缝合皮肤、放置引流管	冲洗后，皮瓣下方放置引流管一根。缝合皮下、皮肤，关闭切口，逐层缝合深筋膜、皮下组织及皮肤	镊子 持针器 线剪	图8-5-22 图8-5-1 图8-5-21

三、跟距关节融合术

（一）手术体位：健侧卧位、仰卧位

（二）手术器械配置

1. 基础手术器械配置　见表 8-5-1。

2. 专科手术器械配置

表 8-5-4　跟距关节融合术专科手术器械配置表

名称	类别	数量	常用规格	描述	应用范围	使用注意事项	附图	编号
小拉钩	拉钩	2	125mm	锐性工作端	用于肌肉等组织的显露	皮肤拉钩不可用于血管、脏器等组织的牵拉，以免造成损伤		图 8-5-28
Hintman 克氏针撑开器	拉钩	1	2.0mm	适用于 2.0 克氏针的撑开器	用于显露距下关节	2.0 克氏针分别打入距骨和跟骨		图 8-5-29
微型摆锯	锯	1	5mm 锯片	根据厂家配备不同规格锯片	用于截骨	使用摆锯时，安装牢固，保护重要血管神经		图 8-5-30
髓核钳	钳	1	3mm 直头 180mm	直头 / 弯头髓核钳	用于清理关节面	清理关节面，保护邻近组织		图 8-5-31
电钻	钻	1	常用钻头 2.5mm	根据厂家配备不同规格动力工具	用于安装电动工具，也可安装钻头	正确安装电池，使用钥匙将工具锁紧		图 8-5-25
测深器	尺	1	探测范围 0 ～ 30mm 0 ～ 50mm 0 ～ 90mm	头端带钩测深尺	用于测量螺钉长度	测深应钩至对侧皮质骨		图 8-5-26
螺钉拧入器	旋凿	1	6/7 空心钉拧入器	六角型空心旋凿	用于螺钉的旋入	根据螺钉头端类型选择相应旋凿		图 8-5-27

（三）手术步骤及使用器械

表 8-5-5　跟距关节融合术手术步骤及使用器械表

主要手术步骤 1	主要手术步骤 2	使用器械名称	使用器械编号
常规消毒铺巾		卵圆钳	图 8-5-2
外踝尖后下方横向前内侧至距舟关节外侧	15# 圆刀切开皮肤及皮下，电刀切开	手术刀	图 8-5-20
	牵开皮下组织距骨窦脂肪块，电刀切除	小拉钩 血管钳	图 8-5-28
	显露关节，充分显露跟距关节	骨膜剥离器	图 8-5-11
撑开显露距下关节	切开十字韧带、腓骨支持韧带，显露跟距关节，动力钻安装两枚 2.0 克氏针分别打入距骨、跟骨	2.0 克氏针 小拉钩	图 8-5-28
	Hintman 克氏针撑开器撑开显露距下关节	Hintman 克氏针撑开器	图 8-5-29
	清理关节面	摆锯 骨凿 髓核钳	图 8-5-30 图 8-5-14 图 8-5-31
固定距下关节	关节清理干净后，距下关节放置好位置后，两枚 6/7 空心钉导针固定	电钻 克氏针	图 8-5-25
	透视后打入两枚适当长度 6～7 空心钉	测深器 螺钉拧入器 空心钉	图 8-5-26 图 8-5-27
关闭切口	逐层缝合深筋膜、皮下组织及皮肤	镊子 持针器 线剪	图 8-5-22 图 8-5-1 图 8-5-21

四、蹈外翻矫形术

（一）手术体位：仰卧位

（二）手术器械配置

1. 基础手术器械

表 8-5-6　蹈外翻矫形术基础手术器械配置表

名称	类别	数量	常用规格	描述	应用范围	使用注意事项	附图	编号
持针器	钳	3	180mm	一般分为普通不锈钢工作端和碳钨镶片工作端两种，碳钨镶片上的网格有 0.5、0.4、0.2 和光面四种，分别对应夹持 3/0 及更大针、4/0 ～ 6/0、6/0 ～ 10/0、9/0 ～ 11/0 针	用于夹持缝针、缝合组织及缝扎出血部位	使用碳钨镶片持针器应注意其对应的缝针型号，用细密网纹的持针器夹持过粗的缝针容易造成镶片断裂		图 8-5-1

名称	类别	数量	常用规格	描述	应用范围	使用注意事项	附图	编号
卵圆钳	钳	1	长度 245mm 直型、弯型	工作端为圆形或椭圆形，带有横槽，环柄处带有棘齿	用于钳夹消毒液纱布做皮肤消毒	不可用卵圆钳夹持脏器，以免对脏器造成损伤		图 8-5-2
艾利斯	钳	4	155～200mm	也称组织钳、鼠齿钳、皮钳，根据头端齿纹可分为有损伤艾利斯钳和无损伤艾利斯钳	用于夹持组织等做牵拉或固定	有损伤艾利斯钳头端齿损伤较大，不宜牵拉夹持脆弱的组织器官或血管和神经		图 8-5-3
有齿血管钳	钳	2	180～220mm	工作端有 1：2 齿，用于夹闭比较厚的器官和组织	可用于夹持骨干、骨片	夹持骨骼过程中应注意避免操作不当导致工作端变形、错齿		图 8-5-4
中弯	钳	6	125～160mm	用于夹闭血管止血、提拉组织等操作	根据操作范围，选择适合的长度，建立入路一般使用 125mm 蚊式或 145mm 小弯钳	止血钳不可用于夹闭脆弱组织或器官，会造成不可逆的损伤。避免用止血钳固定敷料和导管等，以免工作端发生变形、错齿等损坏		图 8-5-5
蚊式	钳	6	125～160mm	用于夹闭血管止血、提拉组织等操作	根据操作范围，选择适合的长度，建立入路一般使用 125mm 蚊式或者 145mm 小弯钳	止血钳不可用于夹闭脆弱组织或器官，会造成不可逆的损伤。避免用止血钳固定敷料和导管等，以免工作端发生变形、错齿等损坏		图 8-5-6
巾钳	钳	4	110mm 135mm	工作端有穿透、半穿透、不穿透三种类型，要根据铺巾来选择。若铺巾为棉布，建议使用穿透、半穿透巾钳；若铺巾为一次性无纺布，建议使用不穿透巾钳	用于夹持治疗巾，规范导管和导线	不可用布巾钳夹持脏器，以免对脏器带来损伤		图 8-5-7
小直角拉钩	拉钩	2	125mm	锐性工作端	用于肌肉等组织的显露	皮肤拉钩不可用于血管和脏器等组织的牵拉，以免造成损伤		图 8-5-32

续表

名称	类别	数量	常用规格	描述	应用范围	使用注意事项	附图	编号
皮肤拉钩	拉钩	2	工作端3齿、4齿、5齿，整体长度165mm、180mm	锐性或钝性微弯工作端，中空或者长条形手柄，便于牵拉	用于肌肉等组织的钝性分离，切开心包等操作	皮肤拉钩不可用于血管、脏器等组织的牵拉，以免造成损伤		图8-5-9
眼睑拉钩	拉钩	2	155～200mm	工作端为马鞍形设计，牵拉时用于保护静脉或者神经不受到损伤。也称为神经拉钩或猫耳拉钩等	用于手术中牵拉血管、神经等脆弱的管脉，可以有效保护组织不受压迫损伤	拉钩边缘应无磨损、倒刺等，以免在牵开过程中损伤组织		图8-5-33
骨膜剥离器	剥离器	2	10mm 15mm	根据不同深部和位置选择合适的骨膜剥离器	用于剥离骨膜	注意检查骨膜剥离器边缘有无起毛刺倒钩		图8-5-11
刮匙	勺	1	有各种弯度和方向	根据不同深部和位置选择合适的刮匙	用于刮出骨腔内的小死骨、肉芽组织、瘢痕组织和骨肿瘤	注意检查刮匙边缘有无起毛刺倒钩		图8-5-12
骨锉	锉	1	240mm	根据术式选择合适大小的骨锉	用于锉平骨的断端	注意检查骨锉边缘有无起毛刺倒钩		图8-5-13
骨凿	凿	2	5mm 10mm 15mm	骨凿的头部仅有一个斜坡形的刃面	用于修理骨面和取骨	操作时注意敲击力度		图8-5-14
骨锤	锤	1	轻型 中型 重型	轻型用于指骨及小关节手术；中型用于尺桡骨及脊柱手术、重型用于股骨和大关节手术	用于敲击功能	使用前检查器械完整性		图8-5-15

续表

名称	类别	数量	常用规格	描述	应用范围	使用注意事项	附图	编号
钢丝钳	钳	1	185mm	又称老虎钳	用于拔取克氏针、弯曲钢丝等操作	注意检测器械完整性		图 8-5-16
钢尺	尺	1	150mm	术中常规测量器具	用于测量钢板等长度	注意检测器械完整性		图 8-5-34
手外伤咬骨钳	钳	1	145mm	根据不同深部和位置选择合适的咬骨钳	用于修剪骨片和骨端	注意检测工作端咬合口边缘是否变钝，是否存在卷边和毛刺		图 8-5-17
吸引头	吸引器	1	225mm	根据不同手术选择合适的吸引器	用于吸除手术野中出血、渗出物	检查器械零配件有无缺失，密闭性是否完好		图 8-5-18
驱血带	驱血带	1	下肢常用20mm 宽	10mm/20mm 不同宽度驱血带	用于肢体驱血	注意从肢体远端至近端驱血		图 8-5-19
手术刀	刀	2	3#、4# 刀柄22#、15# 圆刀片11# 尖刀片	刀柄一般可重复使用，刀片为一次性使用	划皮逐层分离，按照表皮层、肌肉层、黏膜层依次分离	刀片的无菌包装是否被破坏		图 8-5-20
线剪	剪	2	145mm180mm	用于手术中剪切缝线。专用的线剪应有锯齿刃口，剪线时以免缝线滑脱，关节处具备防卡线设计	不同深部的剪切，使用合适长度的线剪	不可用于剪敷料等硬物质		图 8-5-21
镊子	镊	2	180mm	工作端为真空焊接的碳钨镶片，耐磨损、无损伤，适合习惯用镊子夹持缝针的手术医师使用	适用于连续缝合过程中，夹持组织并或者缝针	不可夹持非常规物体，避免较精细的头端错齿		图 8-5-22

续表

名称	类别	数量	常用规格	描述	应用范围	使用注意事项	附图	编号
钢丝持针器	钳	2	175mm	夹持带钢丝缝合针或克氏针，缝合骨骼等操作，带镶片的钢丝持针钳相对于普通持针钳更耐磨损	用于缝合骨骼等	使用碳钨镶片持针器应注意其对应的缝针型号		图 8-5-23
精细有、无齿镊	镊	2	145mm	用于术中夹持坚韧组织，夹持较牢固。有齿镊工作端可分为单齿镊、双齿镊和多齿镊	夹持皮肤、筋膜、肌腱和瘢痕组织等坚韧组织	肠、肝脏、肾等脆弱器官不能用有齿镊夹取，齿部会穿透器官，造成损伤和出血		图 8-5-35
双关咬骨钳	钳	1	240mm	根据不同深部和位置选择合适的咬骨钳	用于修剪骨片和骨端	注意检测工作端咬合口边缘是否变钝，存在卷边、毛刺		图 8-5-36

2. 专科手术器械

表 8-5-7　踇外翻矫形术专科手术器械配置表

名称	类别	数量	常用规格	描述	应用范围	使用注意事项	附图	编号
骨凿	凿	2	6mm 宽薄型	宽度 6mm/10mm 薄型骨凿	用于截骨矫形	摆锯使用后，利用薄形骨凿行"V"字形截骨		图 8-5-14
微型摆锯	锯	1	5mm 锯片	根据厂家配备不同规格锯片	用于截骨	使用摆锯时，安装牢固，保护重要血管神经		图 8-5-30
电钻	钻	1	常用钻头 2.5mm	根据厂家配备不同规格动力工具	用于安装电动工具，也可安装钻头	正确安装电池，使用钥匙将工具锁紧		图 8-5-25
测深器	尺	1	探测范围 0～30mm 0～50mm 0～90mm	头端带钩测深尺	用于测量螺钉长度	测深应钩至对侧皮质骨		图 8-5-26

续表

名称	类别	数量	常用规格	描述	应用范围	使用注意事项	附图	编号
螺钉拧入器	旋凿	1	6/7 空心钉拧入器	六角形空心旋凿	用于螺钉的旋入	根据螺钉头端类型选择相应旋凿		图 8-5-27

（三）手术步骤及使用器械

表 8-5-8　拇外翻矫形术手术步骤及使用器械表

主要手术步骤 1	主要手术步骤 2	使用器械名称	使用器械编号
常规消毒铺巾		卵圆钳	图 8-5-2
切开皮肤、皮下组织	取第一跖趾关节内侧纵行切口	手术刀	图 8-5-20
	切开皮肤、皮下组织	皮肤拉钩 蚊式	图 8-5-9 图 8-5-8
关节囊分离、截骨前准备	"V"字形切开关节囊，显露跖趾关节	手术刀 镊子	图 8-5-20 图 8-5-22
	剥离跖骨头上下软组织，注意保持跖骨头血供	骨膜剥离器 中弯	图 8-5-11 图 8-5-5
	摆锯切除内侧骨赘	微型摆锯	图 8-5-30
Chevron 截骨	使用摆锯于跖骨头处行"V"字形截骨，外推跖骨头，注意术中矫正 DMAA	骨凿 有齿血管钳 微型摆锯 中弯	图 8-5-14 图 8-5-4 图 8-5-30 图 8-5-5
	矫形后，使用两枚空心钉导引针交叉固定	电钻 导针 螺钉拧入器 测深器 空心螺钉	图 8-5-25 图 8-5-27 图 8-5-26
截骨后内固定	术中 C 臂机透视，确认矫形后行空心钉固定	电钻 导针 螺丝钉拧入器 测深器 空心螺钉	图 8-5-25 图 8-5-27 图 8-5-26
缝合内侧关节囊	去除跖骨干内侧多余骨质后	镊子 持针器 线剪	图 8-5-22 图 8-5-1 图 8-5-21
	使用 2-0 肌腱缝线将内侧关节囊缝合固定于跖骨干	持针器 线剪	图 8-5-1 图 8-5-21
缝合皮下组织、皮肤，包扎	冲洗后，缝合皮下组织、皮肤	持针器 线剪	图 8-5-1 图 8-5-21
	无菌敷料覆盖，"8"字绑带包扎固定		

五、掌骨骨折钢板内固定术

（一）手术体位：仰卧位

（二）手术器械配置

1.基础手术器械 见表8-5-6。

2.专科手术器械

表 8-5-9　掌骨骨折钢板内固定术专科手术器械配置表

名称	类别	数量	常用规格	描述	应用范围	使用注意事项	附图	编号
电钻	钻	1	常用钻头1.0mm	根据厂家配备不同规格动力工具	用于安装电动工具，也可安装钻头	正确安装电池，使用钥匙将工具锁紧		图8-5-25
螺钉拧入器	旋凿	1	1.5mm旋凿	六角形旋凿	用于螺钉的旋入	根据螺钉头端类型选择相应旋凿		图8-5-27
测深器	尺	1	探测范围0～30mm0～50mm0～90mm	头端带钩测深尺	用于测量螺钉长度	测深应钩至对侧皮质骨		图8-5-26
复位钳	钳	1		带锁扣尖头弯曲复位钳	用于骨折复位	夹持骨折两侧断端，通过锁扣临时复位，注意尖端完整性		图8-5-37
骨骼固定器	钳	1	200～300mm头端宽8～12mm	带锁扣，头端带锯齿形	用于骨折断端夹持	夹持一侧骨断端，固定后便于进行复位		图8-5-38

（三）手术步骤及使用器械

表 8-5-10　掌骨骨折钢板内固定术手术步骤及使用器械表

主要手术步骤1	主要手术步骤2	使用器械名称	使用器械编号
常规消毒铺巾		卵圆钳	图8-5-2
沿掌骨纵形切开皮肤，皮下组织	切开皮肤及皮下，辨认背侧伸肌腱并牵开，显露骨折部	手术刀（15#圆刀）眼睑拉钩蚊式	图8-5-20图8-5-33图8-5-6
暴露骨折部	切开筋膜，牵开伸指肌腱	递电刀镊子血管钳眼睑拉钩	图8-5-22图8-5-5图8-5-10

主要手术步骤 1	主要手术步骤 2	使用器械名称	使用器械编号
清理断端、固定骨折	部分剥离局部骨膜，清理骨折断端	小骨膜剥离器 血管钳	图 8-5-11 图 8-5-5
	复位骨折后临时固定	艾利斯 考克 巾钳	图 8-5-3 图 8-5-4 图 8-5-7
骨折复位固定	选择适合钢板，复位钳固定复位	复位钳	图 8-5-73
	螺钉固定	电钻 钻头 测深器 螺钉拧入器	图 8-5-25 图 8-5-26 图 8-5-27
缝合皮下组织、皮肤，包扎	冲洗后，缝合皮下组织、皮肤	持针器 线剪	图 8-5-1 图 8-5-21
	无菌敷料覆盖，包扎固定		

第六节　手外伤、显微外科手术

一、概述

（一）定义

1. 手外伤患者多为急诊患者，若呈失血性休克状态，应先抗休克，待病情稳定后再行断肢（指）再植。断离的肢体要妥善保管，常温下，肢（指）离断至重建血液循环的时间（即缺血时间）一般不超过 6h 为宜，对肌肉较少或无肌肉的手指缺血时间可延至 8h，而断离段处于 4℃冷藏下，则时间可延长。肝素冲洗水的配制 12 500U 肝素 100mg+0.5% 普鲁卡因 400ml：术中配以平针头经常冲洗以防血管栓塞及血管痉挛。一般采用三遍扩创法，扩创时不可过猛用力，创口应用消毒纱布清洗，以防加重对血管和神经的损伤。

2. 根据断离部位来选择内固定方法及使用的器械。例如，断指再植一般采用克氏针内固定，而断肢再植多采用钢板螺丝固定。

3. 带血管皮瓣移植术，涉及皮瓣的设计、血管的选择、动静脉的处理、皮瓣厚度、长度、切取技巧等多个方面。带血管皮瓣移植术为皮瓣带有知名血管，此类皮瓣吻合后因血供得以保留存活率高。

（二）手术方法

1. 断肢损伤是指四肢大肢体的离断性损伤；断指（趾）损伤是指手指和足趾的外伤性离断性损伤。再植手术即完全离断的肢体、指或趾进行血管神经吻合、骨性结构的固定及软组织缝合修复。

2. 带血管皮瓣移植术可分为带血管蒂的岛状皮瓣移植（示指背侧岛状皮瓣移植术、骨间背侧动脉岛状皮瓣移植术、前臂桡动脉逆行岛状皮瓣移植术）、需吻合血管的游离皮瓣移植（足底内侧皮瓣、小腿内侧皮瓣、上臂内侧皮瓣）等。

（三）常见手术方式

1. 带血管皮瓣移植术。

2. 断肢（指、趾）再植术。

二、血管皮瓣移植术

（一）手术体位：仰卧位

（二）手术器械配置

1. 基础手术器械

表 8-6-1　带血管皮瓣移植术基础手术器械配置表

名称	类别	数量	常用规格	描述	应用范围	使用注意事项	附图	编号
持针器	钳	3	180mm	一般分为普通不锈钢工作端和碳钨镶片工作端两种，碳钨镶片上的网格有0.5、0.4、0.2和光面四种，分别对应夹持3/0及更大针、4/0～6/0、6/0～10/0、9/0～11/0针	用于夹持缝针、缝合组织及缝扎出血部位	使用碳钨镶片持针器应注意其对应的缝针型号，用细密网纹的持针器夹持过粗的缝针容易造成镶片断裂		图8-6-1
卵圆钳	钳	1	长度245mm 直型、弯型	工作端为圆形或椭圆形，带有横槽，环柄处带有棘齿	用于钳夹消毒液纱布做皮肤消毒	不可用卵圆钳夹持脏器，以免对脏器带来损伤		图8-6-2
艾利斯	钳	4	155～200mm	也称组织钳、鼠齿钳、皮钳，根据头端齿纹可分为有损伤艾利斯钳和无损伤艾利斯钳	用于夹持组织等做牵拉或固定	有损伤艾利斯钳头端齿损伤较大，不宜牵拉夹持脆弱的组织器官或血管、神经		图8-6-3
有齿血管钳	钳	2	180～220mm	工作端有1:2齿，用于夹闭比较厚器官、组织	可用于夹持骨干和骨片	夹持骨骼过程中应注意避免操作不当导致工作端变形、错齿		图8-6-4
中弯	钳	6	125～160mm	用于夹闭血管止血、提拉组织等操作	根据操作范围，选择适合的长度，一般使用125mm蚊式钳或者145mm小弯钳	止血钳不可用于夹闭脆弱组织或器官，会造成不可逆的损伤。避免用止血钳固定敷料和导管等，以免工作端发生变形、错齿等损坏		图8-6-5

名称	类别	数量	常用规格	描述	应用范围	使用注意事项	附图	编号
蚊式	钳	6	125～160mm	用于夹闭血管止血、提拉组织等操作	根据操作范围，选择适合的长度，一般使用125mm蚊式或者145mm小弯钳	止血钳不可用于夹闭脆弱组织或器官，会造成不可逆的损伤。避免用止血钳固定敷料和导管等，以免工作端发生变形、错齿等损坏		图 8-6-6
巾钳	钳	4	110mm 135mm	工作端有穿透、半穿透、不穿透三种类型，要根据铺巾来选择。若铺巾为棉布，建议使用穿透、半穿透巾钳；若铺巾为一次性无纺布，建议使用不穿透巾钳	用于夹持治疗巾，规范导管、导线	不可用布巾钳夹持脏器，以免对脏器带来损伤		图 8-6-7
小直角拉钩	拉钩	2	125mm	锐性工作端	用于肌肉等组织的显露	不可用于血管、脏器等组织的牵拉，以免造成损伤		图 8-6-8
皮肤拉钩	拉钩	2	工作端3齿、4齿、5齿，整体长度165mm、180mm	锐性或钝性微弯工作端，中空或者长条形手柄，便于牵拉	用于肌肉等组织的钝性分离，切开心包等操作	不可用于血管、脏器等组织的牵拉，以免造成损伤		图 8-6-9
眼睑拉钩	拉钩	2	155～200mm	工作端为马鞍形设计，牵拉时用于保护静脉或者神经不受到损伤。也称为神经拉钩或猫耳拉钩等	用于手术中牵拉血管、神经等脆弱的管脉，可以有效保护组织不受压迫损伤	拉钩边缘应无磨损、倒刺等，以免在牵开过程中损伤组织		图 8-6-10
骨膜剥离器	剥离器	1	10mm 15mm	根据不同深部和位置选择合适的骨膜剥离子	用于剥离骨膜	注意检查骨膜剥离器边缘有无起毛刺倒钩		图 8-6-11
刮匙	勺	1	有各种弯度和方向	根据不同深部和位置选择合适的刮匙	用于刮出骨腔内的小死骨、肉芽组织、瘢痕组织和骨肿瘤	注意检查刮匙边缘有无起毛刺倒钩		图 8-6-12

续表

名称	类别	数量	常用规格	描述	应用范围	使用注意事项	附图	编号
小骨锉	锉	1	240mm	根据术式选择合适大小的骨锉	用于锉平骨的断端	注意检查骨锉边缘有无起毛刺倒钩		图 8-6-13
精细无齿镊	镊	1	180～220mm	极其精细的血管或组织镊	适用于夹持血管组织等	不可夹持过硬过厚的组织，避免精细的头端错齿		图 8-6-14
骨锤	锤	1	轻型中型重型	轻型用于指骨及小关节手术；中型用于尺桡骨及脊柱手术、重型用于股骨和大关节手术	用于敲击功能	使用前检查器械完整性		图 8-6-15
钢丝钳	钳	1	185mm	又称老虎钳	用于拔取克氏针、弯曲钢丝等操作	注意检测器械完整性		图 8-6-16
钢尺	尺	1	150mm	术中常规测量器具	用于测量钢板等长度	注意检测器械完整性		图 8-6-17
手外伤咬骨钳	钳	1	145mm	根据不同深部和位置选择合适的咬骨钳	用于修剪骨片和骨端	注意检测工作端咬合口边缘是否变钝,存在卷边、毛刺		图 8-6-18
吸引头	吸引器	1	225mm	根据不同手术选择合适的吸引器	用于吸除手术野中出血、渗出物	检查器械零配件有无缺失，密闭性是否完好		图 8-6-19
驱血带	驱血带	1	上肢常用10mm 宽	10mm/20mm 不同宽度驱血带	用于肢体驱血	从肢体远端至近端驱血		图 8-6-20

续表

名称	类别	数量	常用规格	描述	应用范围	使用注意事项	附图	编号
手术刀	刀	2	3#、4# 刀柄 22#、15# 圆刀片 11# 尖刀片	刀柄一般可重复使用，刀片为一次性使用	划皮逐层分离，按照表皮层、肌肉层、黏膜层依次分离	刀片的无菌包装是否被破坏		图 8-6-21
线剪	剪	2	145mm 180mm	用于手术中剪切缝线。专用的线剪应有锯齿刃口，剪线时以免缝线滑脱，关节处具备防卡线设计	不同深部的剪切，使用合适长度的线剪	不可用于剪敷料等硬物质		图 8-6-22
镊子	镊	2	180mm	工作端为真空焊接的碳钨镶片，耐磨损、无损伤，适合习惯用镊子夹持缝针的手术医师	适用于连续缝合过程中，夹持组织或缝针	不可夹持非常规物体，避免较精细的头端错齿		图 8-6-23
钢丝持针器	钳	2	175mm	夹持带钢丝缝合针或克氏针，缝合骨骼等操作，带镶片的钢丝持针钳相对于普通持针钳更耐磨损	用于缝合骨骼等	使用碳钨镶片持针器应注意其对应的缝针型号		图 8-6-24
精细有齿镊	镊	1	145mm	用于术中夹持坚韧组织，夹持较牢固。有齿镊工作端可分为单齿镊、双齿镊和多齿镊	夹持皮肤、筋膜、肌腱和瘢痕组织等坚韧组织	肠、肝、肾等脆弱器官不能用有齿镊夹取，齿部会穿透器官，造成损伤和出血		图 8-6-25
双关咬骨钳	钳	1	240mm	根据不同深部和位置选择合适的咬骨钳	用于修剪骨片和骨端	注意检测工作端咬合口边缘是否变钝，存在卷边、毛刺		图 8-6-26
骨凿 10mm	凿	1	10mm	骨凿的头部仅有一个斜坡形的刃面	用于修理骨面和取骨	操作时注意敲击力度		图 8-6-27

续表

名称	类别	数量	常用规格	描述	应用范围	使用注意事项	附图	编号
骨凿 15mm	凿	1	15mm	骨凿的头部仅有一个斜坡形的刃面	用于修理骨面和取骨	操作时注意敲击力度		图 8-6-28

2. 专科手术器械

表 8-6-2 带血管皮瓣移植术专科手术器械配置表

名称	类别	数量	常用规格	描述	应用范围	使用注意事项	附图	编号
血管夹	钳	2	50mm	又称哈巴狗夹，工作端一般为无损伤齿，用于夹闭血管阻断血流，通常需要医生通过测试血管夹夹闭力大小来判断适用于动脉或者静脉	用于夹闭血管，临时阻断血流	注意检查无损伤齿有无毛刺、豁口等、能否完全阻断血管		图 8-6-29
显微镊	镊	1	180～220mm	极其精细的血管或组织镊，工作端有金刚砂涂层	适用于显微缝合过程中，夹持血管组织等，带金刚砂涂层的尖头镊可用于拔针操作	不可夹持过硬过厚的组织，避免精细的头端错齿		图 8-6-30
显微剪	剪	1	180～220mm	根据医师的手术习惯不同可分为标准指环柄血管剪刀或弹簧柄血管剪刀；根据材质又分为普通不锈钢和带涂层器械	用于显微手术、血管手术或心脏手术中修剪血管、神经组织或分离组织间隙等	血管剪刀十分精细，在使用和再处理过程中需要小心保护工作端等易变形部位		图 8-6-31
无损伤血管钳	钳	1	140mm	工作端无损伤齿的血管钳，可临时阻断血流	主要用于钳夹有出血点的组织器官以止血	不可用于钳夹脆弱的器官组织，造成损伤和出血		图 8-6-32
无损伤剪刀	剪	1	180～230mm	头端有直、弯两种类型，大小长短不一。刃口比普通组织剪薄，剪切更为锋利	用于剪切较薄组织和血管等	超锋利剪刀不可用于剪线或者敷料等，以免损伤刃口		图 8-6-33

续表

名称	类别	数量	常用规格	描述	应用范围	使用注意事项	附图	编号
无损伤持针器	钳	1	180～250mm	一般分为普通不锈钢工作端和碳钨镶片工作端两种，碳钨镶片上的网格有0.5、0.4、0.2和光面四种，分别对应夹持3/0及更大针、4/0～6/0、6/0～10/0、9/0～11/0针	用于夹持缝针、缝合组织以及缝扎出血部位	使用碳钨镶片持针器应注意其对应的缝针型号，用细密网纹的持针器夹持过粗的缝针容易造成镶片断裂		图8-6-34
电钻	钻	1	常用钻头1.0mm	根据厂家配备不同规格动力工具	用于安装电动工具，也可安装钻头	正确安装电池，使用钥匙将工具锁紧		图8-6-35
螺钉拧入器	旋凿	1	1.5mm旋凿	六角形旋凿	用于螺钉的旋入	根据螺钉头端类型选择相应旋凿		图8-6-36
测深器	尺	1	探测范围0～30mm0～50mm0～90mm	头端带钩测深尺	用于测量螺钉长度	测深应钩至对侧皮质骨		图8-6-37
骨骼固定器	钳	1	200～300mm头端宽8～12mm	带锁扣，头端带锯齿形	用于骨折断端夹持	夹持一侧骨断端，固定后便于进行复位		图8-6-38

（三）手术步骤及使用器械

表 8-6-3　带血管皮瓣移植术手术步骤及使用器械表

主要手术步骤 1	主要手术步骤 2	使用器械名称	使用器械编号
常规消毒铺巾		卵圆钳	图8-6-2
切除缺损肌瓣处瘢痕、坏死组织	切除瘢痕，刮匙刮除坏死组织 小拉钩牵开显露，尺测量所需长度	手术刀 刮匙 小直角拉钩 钢尺	图8-6-21 图8-6-12 图8-6-8 图8-6-17
暴露受区血管	估计所需供皮瓣长度	钢尺	图8-6-17
	（1）于供皮区做梭形切口，切开皮肤、皮下组织 术者手指包裹纱布钝性或组织剪锐性分离，递血管钳游离供区皮瓣血管	组织剪 中弯 蚊式	图8-4-2 图8-6-5 图8-6-6

主要手术步骤 1	主要手术步骤 2	使用器械名称	使用器械编号
暴露受区血管	（2）解剖供区皮瓣的血管	手术刀 蚊式 无损伤血管钳 血管夹	图 8-6-21 图 8-6-6 图 8-6-32 图 8-6-29
	（3）切断供体肌皮瓣，保存血管蒂。血管夹钳夹血管，组织剪剪取皮瓣，湿纱布包裹；3-0 号丝线结扎残端血管	手术刀 蚊式 无损伤血管钳 血管夹 组织剪	图 8-6-21 图 8-6-6 图 8-6-32 图 8-6-29 图 8-4-2
	（4）缝合供体肌肌，皮下组织 （5）缝合皮肤、覆盖切口	中弯 蚊式 持针器 线剪	图 8-6-5 图 8-6-6 图 8-6-1 图 8-6-22
皮瓣植入 观察肢体血供	（1）受区血管离断，肝素稀释液预冲离断血管；显微镊协助，据血管粗细选择血管缝线吻合血管两断端 （2）供、受血管的吻合重建，去除血管夹，观察肢体血供	蚊式 显微镊 显微剪 无损伤持针器 无损伤剪刀 无损伤血管钳 血管夹	图 8-6-6 图 8-6-30 图 8-6-31 图 8-6-34 图 8-6-33 图 8-6-32 图 8-6-29
关闭切口	缝合，皮下组织，缝合皮肤	精细有齿镊 持针器 线剪	图 8-6-25 图 8-6-1 图 8-6-22

三、断肢（指、趾）再植术

（一）手术体位：仰卧位

（二）手术器械配置

1. 基础手术器械配置 见表 8-6-1。

2. 专科手术器械配置 见表 8-6-2。

（三）手术步骤及使用器械

表 8-6-4 断肢（指、趾）再植术手术步骤及使用器械表

主要手术步骤 1	主要手术步骤 2	使用器械名称	使用器械编号
清创	尽早，充分彻底清创，去除坏死无活力的组织		
常规消毒铺巾	—	卵圆钳	图 8-6-2
检查断离肢体的损伤程度	检查断离肢体的损伤程度，游离血管、神经及肌腱，递血管夹阻断血管断端	手术刀 蚊式 无损伤血管钳 血管夹	图 8-6-21 图 8-6-6 图 8-6-32 图 8-6-29
修整骨折断端	剥离骨膜，必要时适当缩短骨折端。以允许进行无张力的血管、神经缝合	中弯 骨膜剥离器 手外伤咬骨钳	图 8-6-5 图 8-6-11 图 8-6-18

主要手术步骤 1	主要手术步骤 2	使用器械名称	使用器械编号
骨、关节复位内固定	骨折复位，首先固定骨性结构回复离断肢体的骨性连接。断肢（指、趾）多采用克氏针固定 选择合适的钢板、螺钉内固定	电钻 克氏针 螺钉拧入器 测深器 螺钉 骨骼固定器	图 8-6-35 图 8-6-36 图 8-6-37 图 8-6-38
肌腱的修复	依次修复缝合屈伸肌腱	蚊式 持针器 线剪	图 8-6-6 图 8-6-1 图 8-6-22
血管的修复 神经修复	（1）观察血管损伤程度并修整，调节显微镜观察；冲洗肝素稀释液	显微镊 显微剪 无损伤持针器 无损伤剪刀 无损伤血管钳	图 8-6-30 图 8-6-31 图 8-6-34 图 8-6-33 图 8-6-32
	（2）血管修复，无损伤缝线缝合血管断端，按一动二静比例修复吻合血管 探查神经，及时修补缝合主要的神经	显微镊 无损伤持针器 无损伤血管钳 无损伤剪刀 蚊式 持针器 线剪	图 8-6-30 图 8-6-34 图 8-6-32 图 8-6-33 图 8-6-6 图 8-6-1 图 8-6-22
血管重建后观察肢体血供	取下血管夹，观察肢体远端血供		
皮肤修复、包扎伤口	缝合皮肤，对于皮肤缺损病例尚需行皮瓣移植	有齿镊 持针器 线剪	图 8-6-25 图 8-6-1 图 8-6-22

第9章 眼科手术

第一节 概述

一、常用手术体位

仰卧位。

二、手术入路及使用器械

（一）内入路：治疗累及眼球内部的疾病的手术

1. **手术器械配置** 眼内手术器械是指用于治疗累及眼球内部的疾病的手术器械，包括超声乳化器械、白内障囊外器械、青光眼器械、取硅油器械、玻璃体切割器械、视网膜脱离器械等。

（1）基础器械

表 9-1-1 眼科内入路基础手术器械配置表

名称	类别	数量	常用规格	描述	应用范围	使用注意事项	附图	编号
卵圆钳	钳	1	245mm	又称海绵钳、持物钳、分直型和弯型，工作端分为有齿和光滑两种	用于夹持棉球，进行皮肤表面消毒	使用后的卵圆钳夹于无菌器械台对侧		图 9-1-1
巾钳	钳	1	140mm	工作端有穿透、半穿透、不穿透三种类型	用于夹持固定治疗巾	不可夹皮肤		图 9-1-2
持针器	钳	1	145mm	工作端为直型，带碳钨镶片	用于夹持缝针	持针器应夹在针的中、后 1/3 的部位，以便持针稳健、操作方便、对针无损坏		图 9-1-3
艾利斯	钳	1	155mm	也称鼠齿钳、皮钳，根据头端齿纹可分为有损伤艾利斯钳和无损伤艾利斯钳	用于固定管路、导线	不可夹闭脆弱组织或器官		图 9-1-4

名称	类别	数量	常用规格	描述	应用范围	使用注意事项	附图	编号
弯蚊式	钳	2	125mm	工作端为弯头，带有横槽，环柄处有棘齿	用于提拉组织	不可夹闭脆弱组织或器官		图 9-1-5
手术刀	刀	1	3# 4#	刀柄一般为可重复使用，刀片为一次性使用	用于皮肤的切开、巩膜瓣的解剖及角膜缘的切开	刀片的无菌包装是否被破坏		图 9-1-6
开睑器	撑开器	1	长 72mm 开口 0～30mm	用于撑开眼睑，显露手术部位。根据结构可分为带螺帽及一体化	撑开上下眼睑、显露手术视野	注意牵开张力		图 9-1-7
规尺	尺	1	螺丝式 自锁式	类似圆规，有 0～20mm 刻度	手术需测量两点间距离时使用	用毕检查螺丝完整性		图 9-1-8
有齿镊	镊	2	105mm	前端为直型，有直齿	切皮时夹持皮肤	不可用于夹持脆弱组织		图 9-1-9
无齿镊	镊	2	105mm	前端为直型	用于夹持组织	不可夹取娇嫩组织		图 9-1-10
眼弯剪	剪	2	110mm	头端有直型、弯型两种类型，大小长短不一	适用于剪断肌肉组织或血管	不可剪线		图 9-1-11
线剪	剪	1	145mm	用于手术中剪切缝线。专用的线剪应有锯齿刃口，剪线时以免缝线滑脱，关节处具备防卡线设计	适用于缝合后剪线	不可用于剪敷料等硬物质		图 9-1-12

（2）显微手术器械

表 9-1-2　眼科内入路显微手术器械配置表

名称	类别	数量	常用规格	描述	应用范围	使用注意事项	附图	编号
显微直剪	剪	1	105mm	具有锐利的尖端用于剪切缝线	显微镜下操作时用于剪切缝线	使用时不要超过剪切材质范围，否则容易造成剪刀刃口变钝，影响使用寿命		图 9-1-13

续表

名称	类别	数量	常用规格	描述	应用范围	使用注意事项	附图	编号
显微弯剪	剪	1	105mm	利于灵活操作，且不挡视线，应用最多	显微镜下操作时用于剪切组织	使用时不要超过剪切材质范围，否则容易造成剪刀刃口变钝，影响使用寿命		图 9-1-14
显微齿镊	镊	1	最佳长度为 0.12mm	末端有齿	利用末端小齿抓取较硬的组织，如眼睑皮肤、筋膜、肌腱、骨膜、角膜、巩膜等	应注意镊齿长度，0.12mm 镊齿是目前最常用的显微手术镊		图 9-1-15
显微平镊	镊	1	分为弯镊和直镊	弯镊打结不挡视线、便于操作，直镊打结灵活方便	主要用于夹持脆弱娇嫩组织，如球结膜、血管、神经等	使用时动作应轻柔，不要损伤重要的眼组织，夹线时力度要恰当		图 9-1-16
显微持针器	钳	1	105mm	一般为弹簧执笔式	用于各种手术缝针的夹持要求及手术医师的缝合操作	持针器应夹在针的中、后 1/3 的部位，以便持针稳健、操作方便、对针无损坏		图 9-1-17
反向镊	镊	1	105mm	作用力反向	只用于眼内微创切口夹持巩膜塞子	使用时不要超过范围，否则影响镊子使用寿命		图 9-1-18
压迫器	压迫器	1	双头弯圆头、双头弯 "t" 字头	头部精细、表面光滑，又称巩膜压迫器、巩膜定位器	眼科手术与检查时压迫巩膜增压使用	—		图 9-1-19
角膜接触镜支架	镜架	1	长 13cm，一侧头长 2mm，一侧头长 5mm	金属圆形圈，可用缝线固定在角膜上	角膜接触镜支架可放置不同度数的角膜接触镜	与角膜接触镜配套使用		图 9-1-20
撕囊镊	镊	1	约 9.5cm，镊头部细长，有钩	头部精细、表面光滑	用于白内障手术撕开囊膜	镊端有钩，易损坏		图 9-1-21
人工晶体调位器	拉钩	1	12.5cm	圆形头、"T"形头	用于调整人工晶体的位置	又称显微眼用调节杆		图 9-1-22
人工晶体推注器	人工晶体推拉器	1	一次性使用	由主体和推进杆组成，用于将装载于晶体存储器内的软性人工晶体植入晶体囊袋内	白内障手术植入晶体时使用	需与晶体配套使用		图 9-1-23

续表

名称	类别	数量	常用规格	描述	应用范围	使用注意事项	附图	编号
止血器	其他	1	分为橄榄式、球形和啄木鸟式	又称烧灼球	烧灼、封闭术野巩膜组织表面血管	现已大部分被电凝所取代		图9-1-24
虹膜复位器	镊	1	12.5cm	头部细长、圆润细腻，又称虹膜恢复器	用于使虹膜复位、分离虹膜周围粘连组织及整复粘连在切口或伤口的玻璃体	—		图9-1-25
小梁剪	剪	1	105mm	形状与角膜剪相似，但头部为尖头	用于青光眼手术，剪开眼内小梁瓣	使用时不要超过剪切材质范围，否则容易造成剪刀刃口变钝，影响使用寿命		图9-1-26
结膜剪	剪	1	刀叶长约15mm	尖端的两叶间相距较大，尖端为钝头	用于剪开结膜瓣或行眼肌手术时进行钝性分离组织	使用时不要超过剪切材质范围，否则容易造成剪刀刃口变钝，影响使用寿命		图9-1-27
角膜剪	剪	1	刃口长6～7mm	多为弯剪，手柄较长，利于握持。闭合时剪头较钝，可以双方向剪开	用于剪开角膜移植植片和内眼手术的角巩膜缘切开	使用时不要超过剪切范围材质，否则容易造成剪刀刃口变钝，影响使用寿命		图9-1-28
穿刺刀	刀	3	20G/23G/25G；一次性材质或钛合金材质	眼科微创手术通路	玻璃体切割术等眼底手术	一次性耗材，尖端锋利		图9-1-29
手术刀	刀	2	分为巩膜隧道分离刀、前房穿刺刀、角膜穿刺刀	弯的刀片与刀柄成15°～45°	巩膜、角膜切开、碎核等	多为一次性使用		图9-1-30
笛针	冲洗类	1	20G/23G/25G；一次性材质或钛合金材质	有负压腔、带硅胶管	在玻璃体切割术中用于吸出多余液体	一次性材质不可重复使用		图9-1-31

2. 手术步骤及使用器械

表9-1-3 眼科内入路手术步骤及使用器械表

主要手术步骤1	主要手术步骤2	使用器械名称	使用器械编号
开睑	开睑器开睑，显露手术区域	开睑器	图9-1-7
做手术切口	（1）角巩膜缘切口：为内眼手术入路的主要途径。递显微弯剪和齿镊剪开结膜，递牙镊和7-0可吸收线于颞下切口位置预置一对褥式缝线，递显微剪刀，递穿刺刀垂直穿刺，退出穿刺刀，随后主刀插入灌注头，从该切口插入眼内，贴膜固定，确认灌注头位于眼内，打开灌注，递穿刺刀做其他两个巩膜切口（2）巩膜或角膜切口：如白内障类手术用穿刺刀做巩膜隧道切口或透明角膜切口（3）结膜剪开：如抗青光眼滤过手术时用无齿镊将结膜和其下筋膜轻轻夹起，用剪刀紧贴镊子旁把结膜和筋膜剪开	显微弯剪 显微齿镊 显微平镊 显微持针器 显微直剪 穿刺刀	图9-1-14 图9-1-15 图9-1-16 图9-1-17 图9-1-13 图9-1-29

主要手术步骤1	主要手术步骤2	使用器械名称	使用器械编号
眼前结手术	（1）白内障类手术 （2）抗青光眼手术等	人工晶体调位器 人工晶体推住器 结膜剪 虹膜复位器 止血器	图9-1-22 图9-1-23 图9-1-27 图9-1-25 图9-1-24
缝合	显微持针器夹持7-0/8-0可吸收缝线依次关闭切口		

（二）外入路：治疗影响眼眶和眼外表面的疾病的手术

1. **手术器械配置** 眼外手术器械是指用于治疗影响眼眶和眼外表面的疾病的器械，包括斜视矫正器械，眼球摘除和眼内容物挖出器械、胬肉器械、鼻泪道器械、眶内肿物切除、眶壁骨折整复等。

（1）基础手术器械

表9-1-4 眼科外入路基础手术器械配置表

名称	类别	数量	常用规格	描述	应用范围	使用注意事项	附图	编号
卵圆钳	钳	1	245mm	又称海绵钳、持物钳，分直型和弯型，工作端分为有齿和光滑两种	用于夹持棉球，进行皮肤表面消毒	使用后的卵圆钳夹于无菌器械台对侧		图9-1-32
巾钳	钳	1	140mm	工作端有穿透、半穿透、不穿透三种类型	用于夹持固定治疗巾	不可夹皮肤		图9-1-33
持针器	钳	1	145mm	工作端为直型，带碳钨镶片	用于夹持缝针	持针器应夹在针的中、后1/3的部位，以便持针稳健、操作方便、对针无损坏		图9-1-34
艾利斯	钳	1	155mm	也称鼠齿钳、皮钳，根据头端齿纹可分为有损伤艾利斯钳和无损伤艾利斯钳	用于固定管路、导线	不可夹闭脆弱组织或器官		图9-1-35
弯蚊式	钳	2	125mm	工作端为弯头，带有横槽，环柄处有棘齿	用于提拉组织	不可夹闭脆弱组织或器官		图9-1-36
中弯	钳	2	160mm	也常称血管钳，止血钳可分为有齿和无齿止血钳，根据形状分为直型止血钳和弯型止血钳	供夹持人体内血管或组织做止血用，钳带线用于固定插管	避免操作不当导致工作端变形、错齿		图9-1-37

续表

名称	类别	数量	常用规格	描述	应用范围	使用注意事项	附图	编号
手术刀	刀	1	3# 4#	刀柄一般为可重复使用，刀片为一次性使用	用于皮肤切口的切开、巩膜瓣的解剖及角膜缘的切开	刀片的无菌包装是否被破坏		图 9-1-38
开睑器	撑开器	1	长 72mm 开口 0～30mm	用于撑开眼睑，显露手术部位。根据结构可分为带螺帽及一体化	撑开上下眼睑，显露手术视野	注意牵开		图 9-1-39
直尺	尺	1	200mm	用于测量，一般为不锈钢	用于测量长度	使用时注意不要损伤组织		图 9-1-40
斜视钩	钩	2	头部 8cm、10cm、12cm；弯圆头，头宽 1.8mm	工作端有 L 形或弧形，单齿拉钩，显露术野	供牵勾眼直肌用	使用时工作端朝下		图 9-1-41
眼睑拉钩	拉钩	2	155～200mm	工作端为马鞍形设计、牵拉时用于保护静脉或者神经不受到损伤，也称为神经拉钩或猫耳拉钩等	用于手术中牵拉血管、神经等脆弱的管脉，可以有效保护组织不受压迫损伤	拉钩边缘应无磨损、倒刺等，以免在牵拉过程中损伤组织		图 9-1-42
HOSS 板		1	长 6～7cm，宽 2～3cm	圆润边缘	保护眼睑，遮挡眼球、眼睑	不可直接按压眼球		图 9-1-43
有齿镊	镊	1	105mm	用于术中夹持坚韧组织，夹持较牢固。有齿镊工作端可分为单齿镊、双齿镊和多齿镊	适用于皮肤缝合，夹持皮肤或缝针	不可用于夹持脆弱组织		图 9-1-44
无齿镊	镊	1	105mm	工作端为真空焊接的碳钨镶片，耐磨损、无损伤，适合习惯用镊子夹持缝针的手术医师	适用于夹持组织	不可夹持非常规物体，避免较精细的头端错齿		图 9-1-45
眼弯剪	剪	1	110mm	头端有直、弯两种类型，大小长短不一	适用于剪断肌肉组织或血管	不可剪线		图 9-1-46
线剪	剪	1	145mm	用于手术中剪断缝线。专用的线剪应有锯齿刃口，剪线时以免缝线滑脱，关节处具备防卡线设计	适用于缝合后剪线	不可用于剪辅料等硬物质		图 9-1-47

续表

名称	类别	数量	常用规格	描述	应用范围	使用注意事项	附图	编号
脑压板	钩	3	180mm	用于眶内肿物、眶壁骨折遮挡组织	适用于组织的按压、牵拉显露	仅用于牵拉脑组织时使用,不可用力弯折,以保证边缘无缺损		图9-1-48
神经剥离器	剥离器	4	190mm		用剥离器分离眶内组织	防止剥离时损伤其他组织		图9-1-49

(2)显微手术器械

表9-1-5　眼科外入路显微手术器械配置表

名称	类别	数量	常用规格	描述	应用范围	使用注意事项	附图	编号
显微直剪	剪	1	105mm	具有锐利的尖端	显微镜下操作时用于剪切缝线	使用时不要超过剪切范围材质,否则容易造成剪刀刃口变钝,影响使用寿命		图9-1-50
显微弯剪	剪	1	105mm	利于灵活操作,且不挡视线,应用最多	显微镜下操作时用于剪切组织	使用时不要超过剪切范围材质,否则容易造成剪刀刃口变钝,影响使用寿命		图9-1-51
显微齿镊	镊	1	工作端最佳长度为0.12mm	末端有齿	利用末端小齿抓取较硬的组织,如眼睑皮肤、筋膜、肌腱、骨膜、角膜、巩膜等	应注意镊齿长度,0.12mm镊齿是目前最常用的显微手术镊		图9-1-52
显微平镊	镊	1	分为弯镊和直镊	弯镊打结不挡视线、便于操作,直镊打结灵活方便	主要用于夹持脆弱娇嫩组织,如球结膜、血管、神经等	使用时动作应轻柔,不要损伤重要的眼组织,夹线时力度要恰当		图9-1-53
显微持针器	钳	1	105mm	一般为弹簧执笔式	用于各种手术缝针的夹持要求及手术医师的缝合操作	持针器应夹在针的中、后1/3的部位,以便持针稳健、操作方便、对针无损坏		图9-1-54
止血器	其他	1	分为橄榄式、球形和啄木鸟式	又称烧灼球	与酒精灯配合使用,达到止血作用	眶内肿物及眶壁骨折等手术可使用外科止血装置		图9-1-55

2. 手术步骤及使用器械

表 9-1-6　眼科外入路手术步骤及使用器械表

主要手术步骤 1	主要手术步骤 2	使用器械名称	使用器械编号
消毒铺巾	消毒钳夹取碘伏纱球进行消毒，巾钳用于包头	卵圆钳 巾钳	图 9-1-32 图 9-1-33
切皮	用 11#/15# 刀片切开皮肤，电刀切开，双极止血。眼睑拉钩显露，脑压板遮挡组织	手术刀 有齿镊 中弯 眼睑拉钩	图 9-1-38 图 9-1-44 图 9-1-37 图 9-1-42
逐层切口	根据手术需要及目的进行分离、整复等		
缝合	持针器夹持缝针，根据切口大小选择相应缝针，精细操作需在显微镜下进行	持针器 中弯 显微平镊 显微持针器	图 9-1-34 图 9-1-37 图 9-1-53 图 9-1-54

第二节　白内障手术

一、概述

（一）白内障定义

白内障是指由于各种影响因素共同作用，引起晶状体代谢功能紊乱，并导致晶状体蛋白质发生严重变性，从而产生混浊的一种眼科疾病。临床较常见的几种影响因素包括老化、遗传、局部营养障碍、免疫与代谢异常、外伤、中毒、辐射等。该病以中老年人居多，发病率近年来呈现长期居高不下的状态，是目前临床上较为常见的一种老年致盲性眼病。白内障会造成患者视力水平持续性下降，严重者可导致失明，进而对患者的生理和心理等多个层面造成严重不良影响。

（二）手术方法

目前临床上对白内障的治疗方法主要包括药物治疗和外科手术，药物治疗疗效不确切，手术治疗是白内障的主要治疗手段。目前最主要的手术方式为囊外白内障摘除术（ECCE）与超声乳化白内障吸除术（PHACO）联合人工晶状体植入术（IOL），其中，PHACO 逐渐成为我国治疗白内障的重要方法，而 ECCE+IOL 术，由于手术方法易于掌握，无需特殊设备和器械，术后视力恢复快，手术费用低，并发症少，患者易于接受等原因，依然在临床上被应用。

（三）常见手术方式

1. 囊外白内障摘除术 + 人工晶状体植入术

2. 超声乳化白内障吸除术 + 人工晶状体植入术

二、囊外白内障摘除术 + 人工晶状体植入术

（一）手术体位：仰卧位

（二）手术器械配置

1. 基础手术器械

表 9-2-1　囊外白内障摘除术 + 人工晶状体植入术基础手术器械配置表

名称	类别	数量	常用规格	描述	应用范围	使用注意事项	附图	编号
卵圆钳	钳	1	245mm	又称海绵钳、持物钳，分直型和弯型，工作端分为有齿和光滑两种	用于夹持棉球，进行皮肤表面消毒	使用后的卵圆钳夹于无菌器械台对侧		图 9-2-1

续表

名称	类别	数量	常用规格	描述	应用范围	使用注意事项	附图	编号
巾钳	钳	1	140mm	工作端为尖型，夹持布类治疗巾	用于夹持治疗巾	包头时完整夹在布巾上，注意不要损伤患者面部皮肤		图 9-2-2
艾利斯	钳	1	155mm	也称鼠齿钳、皮钳，根据头端齿纹可分为有损伤艾利斯钳和无损伤艾利斯钳	固定管路、导线	避免操作不当导致工作端变形、错齿		图 9-2-3
持针器	钳	1	145mm	工作端为直型，带碳钨镶片	夹持缝针，缝合切口	持针器应夹在针的中、后 1/3 的部位，以便持针稳健、操作方便、对针无损坏		图 9-2-4
开睑器	撑开器	1	长 72mm 开口0～30mm	用于撑开眼睑，显露手术部位。根据结构可分为带螺帽及一体化	撑开眼睑、显露眼球	注意牵开张力		图 9-2-5
组织剪	剪	1	110mm	头端有直、弯两种类型，大小长短不一	用于剪切组织，钝性分离组织和血管	不可用于剪线或者剪敷料等非人体组织		图 9-2-6
线剪	剪	1	145mm	用于手术中剪切缝线。专用的线剪应有锯齿刃口，剪线时以免缝线滑脱，关节处具备防卡线设计	不同深部的剪切，使用合适长度的线剪	不可用于剪敷料等硬物质		图 9-2-7

2. 精密手术器械

表 9-2-2　囊外白内障摘除术＋人工晶状体植入术精密手术器械配置表

名称	类别	数量	常用规格	描述	应用范围	使用注意事项	附图	编号
显微弯剪	剪	1	105mm	利于灵活操作，且不挡视线，应用最多	显微镜下操作时用于剪切组织	使用时不要超过剪切范围材质，否则容易造成剪刀刃口变钝，影响使用寿命		图 9-2-8

续表

名称	类别	数量	常用规格	描述	应用范围	使用注意事项	附图	编号
显微直剪	剪	1	105mm	具有锐利的尖端用于剪断缝线	显微镜下操作时用于剪断缝线	使用时不要超过剪切范围材质，否则容易造成剪刀刃口变钝，影响使用寿命		图 9-2-9
显微镊	镊	2	105mm	镊子细长，顶端有齿，可准确夹持组织	显微镜下夹持组织，配合切口缝合	使用时动作应轻柔，不要损伤重要的眼组织，夹线时力度要恰当		图 9-2-10
显微持针器	钳	1	105mm	尖端呈钝圆形，咬合面光滑，闭合良好，边缘无棱角	夹持精细缝针	持针器应夹在针的中、后 1/3 的部位，以便持针稳健、操作方便、对针无损坏		图 9-2-11
撕囊镊	镊	1	约 9.5cm，镊头部细长，有钩	头部精细、表面光滑	用于白内障手术撕开囊膜	镊端有钩，易损坏		图 9-2-12
注吸针	冲洗类	1	105mm	又称注吸冲洗器，既有冲洗功能，又有吸引功能	用于冲洗手术视野中的残余组织	—		图 9-2-13
人工晶体调位器	拉钩	2	12.5cm	又称显微眼用调节杆，圆形头"T"形头	用于调整人工晶体的位置	—		图 9-2-14
人工晶体推注器	人工晶体推注器	1	一次性使用	由主体和推进杆组成，用于将装载于晶体存储器内的软性人工晶体植入晶体囊袋内	白内障手术植入晶体时使用	需与晶体配套使用		图 9-2-15
晶体圈	人工晶体调位钩	1	鸡心式、3×8式、5×7式	又称圈套器，冲洗式晶体线环	帮助晶体核娩出	—		图 9-2-16

（三）手术步骤及使用器械

表 9-2-3　囊外白内障摘除术＋人工晶状体植入术手术步骤及使用器械

主要手术步骤 1	主要手术步骤 2	使用器械名称	使用器械编号
开睑	撑开眼睑，显露眼球	开睑器	图 9-2-5
切口制作	采用角巩膜缘 11 ～1 点反眉弓隧道切口		
前囊孔制作	环形截开或撕去前囊中央部分	撕囊镊	图 9-2-12

主要手术步骤 1	主要手术步骤 2	使用器械名称	使用器械编号
晶体核娩出	注入粘弹剂，将晶体圈插入晶体核与后囊膜之间托起晶体、娩出	人工晶体调位器 晶体圈	图 9-2-14 图 9-2-16
清除皮质	吸净周边囊袋内的皮质，保留完整的晶状体后囊和周边的前囊	注吸针	图 9-2-13
植入人工晶体	在粘弹剂的帮助下植入人工晶体，并调整晶体位置	人工晶体调位器 人工晶体推注器	图 9-2-14 图 9-2-15

三、超声乳化白内障吸除术 + 人工晶状体植入术

（一）手术体位：仰卧位

（二）手术器械配置

1. 基础手术器械

表 9-2-4　超声乳化白内障吸除术 + 人工晶状体植入术基础手术器械配置表

名称	类别	数量	常用规格	描述	应用范围	使用注意事项	附图	编号
卵圆钳	钳	1	180mm	工作端为弯型	用于夹持棉球，进行皮肤表面消毒	使用后的卵圆钳夹于无菌器械台对侧		图 9-2-17
巾钳	钳	1	140mm	工作端为尖型，夹持布类治疗巾	用于夹持治疗巾	包头时完整夹在布巾上，注意不要损伤患者面部皮肤		图 9-2-18
艾利斯	钳	1	155mm	工作端为直型	固定管路和导线	避免操作不当导致工作端变形、错齿		图 9-2-19
持针器	钳	1	145mm	工作端为直型，带碳钨镶片	夹持缝针，缝合切口	持针器应夹在针的中、后 1/3 的部位，以便持针稳健、操作方便、对针无损坏		图 9-2-20
开睑器	撑开器	1	长 72mm 开口 0～30mm	用于撑开眼睑，显露手术部位。根据结构可分为带螺帽及一体化	开眼睑、显露眼球	注意牵开张力		图 9-2-21
组织剪	剪	1	110mm	头端有直、弯两种类型，大小、长短不一	适用于剪断肌肉组织或血管	不可用于剪敷料等硬物质		图 9-2-22

续表

名称	类别	数量	常用规格	描述	应用范围	使用注意事项	附图	编号
线剪	剪	1	145mm	用于手术中剪断缝线。专用的线剪应有锯齿刃口，剪线时以免缝线滑脱，关节处具备防卡线设计	剪切缝线	不可用于剪敷料等硬物质		图9-2-23

2. 精密手术器械

表9-2-5 超声乳化白内障吸除术+人工晶状体植入术精密手术器械配置表

名称	类别	数量	常用规格	描述	应用范围	使用注意事项	附图	编号
显微弯剪	剪	1	105mm	工作端为弯型	显微镜下操作时用于剪切组织	使用时不要超过剪切范围材质，否则容易造成剪刀刃口变钝，影响使用寿命		图9-2-24
显微直剪	剪	1	105mm	工作端为直型	显微镜下剪缝线	使用时不要超过剪切范围材质，否则容易造成剪刀刃口变钝，影响使用寿命		图9-2-25
显微镊	镊	2	105mm	工作端为直型	显微镜下夹持组织，配合切口缝合	使用时动作应轻柔，不要损伤重要的眼组织，夹线时力度要恰当		图9-2-26
显微持针器	钳	1	105mm	工作端为直型	夹持精细缝针	持针器应夹在针的中、后1/3的部位，以便持针稳健、操作方便、对针无损坏		图9-2-27
撕囊镊	镊	1	105mm	头部精细、表面光滑	用于白内障手术，撕开囊膜	镊端有钩，易损坏		图9-2-28
人工晶体调位器	拉钩	2	12.5cm	圆形头、"T"形头	用于调整人工晶体的位置	又称显微眼用调节杆		图9-2-29
人工晶体推注器	人工晶体推拉器	1	一次性使用	由主体和推进杆组成，用于将装载于晶体存储器内的软性人工晶体植入晶体囊袋内	白内障手术植入晶体时使用	需与晶体配套使用		图9-2-30

（三）手术步骤及使用器械

表 9-2-6　超声乳化白内障吸除术＋人工晶状体植入术手术步骤及使用器械表

主要手术步骤 1	主要手术步骤 2	使用器械名称	使用器械编号
开睑	撑开眼睑，显露眼球	开睑器	图 9-2-21
切口制作	用穿刺刀做巩膜隧道切口或透明角膜切口	手术刀	图 9-1-38
连续环形撕囊	前房注入粘弹剂，用撕囊镊做直径约 6mm 连续环形撕囊	撕囊镊	图 9-2-28
水分离技术	自囊膜下和皮质的不同层次注入液体，使晶状体核与囊膜分离	注吸针	图 9-2-13
晶体核超声乳化	以超乳头在晶状体核上凿沟，用撬拨配合超乳头劈核、碎核，逐一乳化吸除	人工晶体调位器	图 9-2-29
晶体皮质清除	注吸残留皮质	注吸针	图 9-2-13
植入人工晶体	在粘弹剂的帮助下植入人工晶体，并调整晶体位置	人工晶体推注器	图 9-2-30

第三节　青光眼手术

一、概述

（一）青光眼

青光眼一直没有准确的定义，分歧主要集中在青光眼是循环系统的高眼压性疾病，还是神经系统的视神经损害性疾病。

青光眼是临床中较为常见的眼科疾病，主要见于老年人，近年来发病率呈现上升趋势，最典型、最突出的特征包括特征性视野缺损和视盘凹陷，这是导致视力消失的主要原因，严重影响患者的日常生活质量。

（二）手术方法

目前青光眼手术可分为以下几类：①经典的外引流手术，以小梁切除术为代表，还包括巩膜咬切术、非穿透小梁切除术和房水引流物植入术；②内引流手术，包括虹膜手术、房角手术、脉络膜上腔手术等；③减少房水分泌手术，包括睫状体破坏性手术等。

（三）常见手术方式

小梁切除术是常见手术方式。1968 年由 Cairns 首先提出，是当代最广泛应用的青光眼滤过手术，目的是在板层巩膜下切除部分小梁组织，使房水流入 Schlemm 管或结膜下被吸收。

二、小梁切除术

（一）手术体位：仰卧位

（二）手术器械配置

1. 基础手术器械

表 9-3-1　小梁切除术基础手术器械配置表

名称	类别	数量	常用规格	描述	应用范围	使用注意事项	附图	编号
卵圆钳	钳	1	245mm	又称海绵钳、持物钳，分直型和弯型，工作端分为有齿和光滑两种	用于夹持棉球，进行皮肤表面消毒	使用后的卵圆钳夹于无菌器械台对侧		图 9-3-1

续表

名称	类别	数量	常用规格	描述	应用范围	使用注意事项	附图	编号
巾钳	钳	1	140mm	工作端为尖型，夹持布类治疗巾	用于夹持治疗巾	包头时完整夹在布巾上，注意不要损伤患者面部皮肤		图 9-3-2
艾利斯	钳	1	155mm	也称鼠齿钳、皮钳，根据头端齿纹可分为有损伤艾利斯钳和无损伤艾利斯钳	固定管路、导线	避免操作不当导致工作端变形、错齿		图 9-3-3
持针器	钳	1	145mm	工作端为直型，带碳钨镶片	夹持缝针，缝合切口	持针器应夹在针的中、后 1/3 的部位，以便持针稳健、操作方便、对针无损坏		图 9-3-4
开睑器	撑开器	1	长 12mm 开口 0～30mm	用于撑开眼睑，显露手术部位。根据结构可分为带螺帽及一体化	开眼睑、显露眼球	注意牵开张力		图 9-3-5
开睑器	撑开器	2	140mm	工作端为弧形、柄身为杆状	用于眼睑的提拉，显露术野	不可用于提拉脆弱组织或器官		图 9-3-6
线剪	剪	1	145mm	用于手术中剪切缝线。专用的线剪应有锯齿刃口，剪线时以免缝线滑脱，关节处具备防卡线设计	不同深部的剪切，使用合适长度的线剪	不可用于剪敷料等硬物质		图 9-3-7
弯剪刀	剪	1	110mm	头端有直、弯两种类型，大小、长短不一	剪切结膜	不可用于剪线或者敷料等非人体组织		图 9-3-8
结膜钩	拉钩	2	245mm	根据操作情况选择工作端尺寸	显露结膜下术野	不可用于其他组织的牵拉，以免造成损伤		图 9-3-9
有齿镊	镊	1	105mm	用于术中夹持坚韧组织，夹持较牢固。有齿镊工作端可分为单齿镊、双齿镊和多齿镊	协助缝合	不可用于夹持脆弱组织		图 9-3-10

续表

名称	类别	数量	常用规格	描述	应用范围	使用注意事项	附图	编号
无齿镊	镊	1	105mm	工作端为真空焊接的碳钨镶片，耐磨损、无损伤，适合习惯用镊子夹持缝针的手术医师	适用于连续缝合过程中，夹持组织或者缝针	不可夹持非常规物体，避免较精细的头端错齿		图 9-3-11
手术刀	刀	1	解剖刀柄3#	刀柄结实，不易损坏	用于皮肤切开，巩膜瓣的解剖及角结膜缘的切开	使用正确方法安装一次性刀片，以免误伤操作者		图 9-3-12
固定镊	镊	1	11cm 直头 弯头	用于术中夹持坚韧组织，夹持较牢固，又称角膜固定镊	固定上直肌、配合上直肌牵引	—		图 9-3-13

2. 眼科显微手术器械

表 9-3-2　小梁切除术眼科显微手术器械配置表

名称	类别	数量	常用规格	描述	应用范围	使用注意事项	附图	编号
显微弯剪	剪	1	100～150mm	根据材质又分为普通不锈钢和钛合金	显微镜下操作时用于剪切缝线	使用时不要超过剪切范围材质，否则容易造成剪刀刃口变钝，影响使用寿命		图 9-3-14
显微直剪	剪	1	100～150mm	根据材质又分为普通不锈钢和钛合金	显微镜下操作时用于剪切缝线	使用时不要超过剪切范围材质，否则容易造成剪刀刃口变钝，影响使用寿命		图 9-3-15
显微镊	镊	2	100～150mm	镊子细长，顶端有齿，可准确夹持组织	显微镜下夹持组织，配合切口缝合	使用时动作应轻柔，不要损伤重要的眼组织，夹线时力度要恰当		图 9-3-16
显微持针器	钳	1	100～150mm	尖端呈钝圆形，咬合面光滑，闭合良好，边缘无棱角	夹持精细缝针	持针器应夹在针的中、后1/3的部位，以便持针稳健、操作方便、对针无损坏		图 9-3-17
止血器	其他	1	分为橄榄式、球形和啄木鸟式	又称烧灼球	烧灼、封闭术野巩膜组织表面血管，现已被电凝所取代	现已大部分被电凝所取代		图 9-3-18
虹膜复位器	镊	1	12.5cm	头部细长、圆润细腻，又称虹膜恢复器	用于使虹膜复位、分离虹膜周围粘连组织及整复粘连在切口或伤口的玻璃体	—		图 9-3-19

续表

名称	类别	数量	常用规格	描述	应用范围	使用注意事项	附图	编号
小梁剪	剪	1	105mm	根据材质又分为普通不锈钢和钛合金	剪除小梁组织	使用时不要超过剪切范围材质，否则容易造成剪刀刀口变钝，影响使用寿命		图 9-3-20

（三）手术步骤及使用器械

表 9-3-3　小梁切除术的手术步骤及使用器械表

主要手术步骤 1	主要手术步骤 2	使用器械名称	使用器械编号
开睑	做上直肌固定缝线，或角膜缘部牵引	固定镊 艾利斯 持针器	图 9-3-13 图 9-3-3 图 9-3-4
结膜瓣的选择	角膜缘为基底，或穹窿部为基底	弯剪刀 有齿镊 持针器	图 9-3-8 图 9-3-10 图 9-3-4
巩膜瓣的制作	分离巩膜表面筋膜组织，做方形或梯形浅层巩膜瓣	止血器	图 9-3-18
抗瘢痕药物应用	将丝裂霉素 C 棉片放入结膜瓣和巩膜瓣下	有齿镊	图 9-3-10
前房穿刺	在角膜缘 10 点方位，用 15# 穿刺刀穿刺，放出房水	手术刀	图 9-1-38
小梁切除	在巩膜瓣处中央平行角膜缘切开，在小梁带与透明角膜交界处全层剪除约 3.5mm×1.0mm 的长方形小梁组织瓣	虹膜复位器 小梁剪	图 9-3-19 图 9-3-20
周边虹膜切除	剪除周边虹膜组织	虹膜复位器 显微镊	图 9-3-19 图 9-3-16
缝合巩膜瓣	用 10-0 尼龙线间断缝合巩膜瓣 2 针	显微持针器	图 9-3-17
恢复前房	用平衡盐液重建前房，并检查房水滤出量		
缝合结膜	将筋膜及结膜组织铺平，用 10-0 尼龙线原位分层缝合	显微持针器	图 9-3-17

第四节　玻璃体手术

一、概述

玻璃体切割术一般是在显微镜下进行的，分为开放式和闭合式两种，常用闭合式，其基本原理是切除混浊玻璃体或切除玻璃体解除视网膜牵拉，从而恢复透明的屈光间质和促进视网膜复位，以治疗玻璃体视网膜疾病，恢复患者视功能。

二、常用手术体位

患者仰卧位，头部置于眼科专用凹形枕垫上，以固定头部、面部，须呈水平位。

三、手术入路及使用器械

在鼻上、颞上及颞下 3 个位置，角膜缘后 3mm，结膜和相应的 Tenon 囊做 5mm 放射状切口，分离周围筋膜，显露其下巩膜。

1. 手术器械配置

（1）基础手术器械

表 9-4-1　玻璃体切割术基础手术器械配置表

名称	类别	数量	常用规格	描述	应用范围	使用注意事项	附图	编号
卵圆钳	钳	1	245mm	又称海绵钳、持物钳，分直型和弯型，工作端分为有齿和光滑两种	用于夹持棉球，进行皮肤表面消毒	使用后的卵圆钳夹于无菌器械台对侧		图 9-4-1
巾钳	钳	1	140mm	又称为布巾钳，常用的巾钳工作端为尖锐头，也有钝头巾钳	用于夹持治疗巾、包头	包头时完整夹在布巾上，注意不要损伤患者面部皮肤		图 9-4-2
开睑器	撑开器	1	125mm	用于撑开眼睑，显露手术部位。根据结构可分为带螺帽及一体化	撑开上下眼睑、显露手术野	注意牵开张力		图 9-4-3
弯蚊式	钳	2	125mm	头部较细小、精巧的止血钳称为蚊式止血钳，又称为蚊氏钳。根据形状可分为直型和弯型，根据工作端可分为标准型和精细型	固定管路、导线，临床有时用于夹缝线做牵引	蚊式止血钳不适宜夹持大块或较硬的组织		图 9-4-4
直蚊式	钳	3	125mm	头部较细小、精巧的止血钳称为蚊式止血钳，又称为蚊氏钳。根据形状可分为直型和弯型，根据工作端可分为标准型和精细型	固定管路，导线，临床有时用于夹缝线做牵引	蚊式止血钳不适宜夹持大块或较硬的组织		图 9-4-5
眼弯剪	剪	1	110mm	头端有直、弯两种类型，大小、长短不一	用于剪切组织	不可用于剪敷料等硬物质		图 9-4-6
虹膜复位器	镊	1	12.5cm	头部细长、圆润细腻，又称虹膜恢复器	用于使虹膜复位、分离虹膜周围粘连组织及整复粘连在切口或伤口的玻璃体	—		图 9-4-7

（2）眼科显微器械

表 9-4-2　玻璃体切割术眼科显微器械配置表

名称	类别	数量	常用规格	描述	应用范围	使用注意事项	附图	编号
显微直剪	剪	1	105mm	根据材质又分为普通不锈钢和钛合金	显微镜下操作时用于剪切缝线	使用时不要超过剪切范围材质，否则容易造成剪刀刃口变钝，影响使用寿命		图 9-4-8
显微弯剪	剪	1	105mm	根据材质又分为普通不锈钢和钛合金	显微镜下操作时用于剪切组织	使用时不要超过剪切范围材质，否则容易造成剪刀刃口变钝，影响使用寿命		图 9-4-9
显微齿镊	镊	1	105mm	镊子细长，顶端有齿，可准确夹持组织	打结、分离、夹持组织	使用时动作应轻柔，不要损伤重要的眼组织，夹线时力度要恰当		图 9-4-10
显微平镊	镊	1	105mm	极其精细的血管或组织镊	打结、分离、夹持组织	使用时动作应轻柔，不要损伤重要的眼组织，夹线时力度要恰当		图 9-4-11
显微持针器	钳	1	弯尖头前段角度在 30°～40°	尖端呈钝圆形，咬合面光滑，闭合良好，边缘无棱角	夹针、拔针、打结	持针器应夹在针的中、后 1/3 的部位，以便持针稳健、操作方便、对针无损坏		图 9-4-12
反向镊	镊	1	105mm	作用力反向	只用于夹持巩膜塞子	使用时不要超过范围，影响镊子使用寿命		图 9-4-13
压迫器	压迫器	1	双头弯圆头、双头弯"t"字头	头部精细、表面光滑，又称巩膜压迫器、巩膜定位器	眼科手术与检查时压迫巩膜增压使用	—		图 9-4-14
角膜接触镜支架	镜架	1	长 13cm，一侧头长 2mm，一侧头长 5mm	金属圆形圈，可用缝线固定在角膜上	角膜接触镜支架可放置不同度数的角膜接触镜	与角膜接触镜配套使用		图 9-4-15
笛针	冲洗类	1	20G/23G/25G；一次性材质或钛合金材质	有负压腔、带硅胶管	在玻璃体切割术中用于吸出多余液体	一次性材质不可重复使用		图 9-4-16

2. 手术步骤及使用器械

表 9-4-3　玻璃体切割术手术步骤及使用器械表

主要手术步骤 1	主要手术步骤 2	使用器械名称	使用器械编号
开睑	递眼科弯剪剪开眼裂处手术膜，放入开睑器	开睑器 眼弯剪	图 9-4-3 图 9-4-6
做手术切口	（1）递显微剪刀和牙镊剪开结膜 （2）递牙镊和 7-0 可吸收线于颞下切口位置预置一对褥式缝线，递助手显微剪刀 （3）递穿刺刀垂直穿刺，退出穿刺刀，从该切口插入眼内，贴膜固定，确认灌注头位于眼内，打开灌注 （4）递穿刺刀做其他两个巩膜切口	显微直剪 显微弯剪 显微齿镊 显微持针器	图 9-4-8 图 9-4-9 图 9-4-10 图 9-4-12
放置角膜接触镜	缝合角膜接触镜支架：递显微齿镊和 7-0 可吸收线于水平位，平行角膜外缘 1mm 处分别结扎其两翼	显微直剪 显微齿镊 显微持针器 角膜接触镜支架	图 9-4-8 图 9-4-10 图 9-4-12 图 9-4-15
切割玻璃体	递光导纤维和玻璃体切割头置于前部玻璃体中央部，开始进行玻璃体切割	压迫器	图 9-4-14
眼内常用技术	（1）视网膜光凝 （2）视网膜冷冻 （3）视网膜电凝 （4）气体交换	压迫器 笛针	图 9-4-14 图 9-4-16
眼内特殊操作	（1）视网膜切开或切除 （2）视网膜前膜剥除	显微弯剪 显微直剪 显微齿镊 显微平镊	图 9-4-8 图 9-4-9 图 9-4-10 图 9-4-11
玻璃体替代物的应用	（1）硅油的应用：将硅油与打油管连接，安装打油头，递主刀医师从巩膜切口注入眼内。此时护士应在玻璃体切割机旁，遵医嘱调节气体灌注压 （2）重水的应用：将重水抽入 5ml 注射器内安装好针头，递主刀医师缓慢注入，最后通过"硅油 重水"置换取出	笛针	图 9-4-16
缝合覆盖伤口	（1）取出巩膜塞，递牙镊和 7-0 可吸收缝线缝合巩膜和结膜切口 （2）取下开睑器，递干棉签将眼周血渍和液体擦拭干净 （3）递眼药膏，眼敷覆盖眼部	开睑器 显微直剪 显微齿镊 显微持针器 反向镊	图 9-4-3 图 9-4-8 图 9-4-10 图 9-4-12 图 9-4-13

第五节　视网膜手术

一、视网膜脱落复位手术

（一）常用手术体位

仰卧位，患者平躺，头部置于眼科专用凹形枕垫上，以固定头部、面部，须呈水平位。

（二）手术入路及使用器械

距角膜缘外 1～2mm 平行于角膜缘做 360°结膜切口或者是 180°结膜切口。

1. 基础手术器械

表 9-5-1 视网膜脱落复位手术基础手术器械配置表

名称	类别	数量	常用规格	描述	应用范围	使用注意事项	附图	编号
卵圆钳	钳	1	245mm	又称海绵钳、持物钳,分为直型和弯型,工作端分为有齿和光滑两种	用于夹持棉球,进行皮肤表面消毒	使用后的卵圆钳夹于无菌器械台对侧		图 9-5-1
巾钳	钳	1	140mm	又称为布巾钳,常用的巾钳工作端为尖锐头,也有钝头巾钳	用于夹持治疗巾、包头	包头时完整夹在布巾上,注意不要损伤患者面部皮肤		图 9-5-2
开睑器	撑开器	1	125mm	用于撑开眼睑,显露手术部位。根据结构可分为带螺帽及一体化	撑开上下眼睑、显露手术视野	注意牵开张力		图 9-5-3
弯蚊式	钳	2	125mm	头部较细小、精巧的止血钳称为蚊式止血钳,又称为蚊氏钳。根据形状可分为直型和弯型,根据工作端可分为标准型和精细型	固定管路、导线,临床有时用于夹缝线、做牵引	蚊式止血钳不适宜夹持大块或较硬的组织		图 9-5-4
直蚊式	钳	5	125mm	工作端为直型	缝线的牵引	不能用于夹持脆弱脏器及神经		图 9-5-5
眼齿镊	镊	2	直齿	前端为直型,有直齿	切皮时夹持皮肤	不可夹取脆弱娇嫩组织		图 9-5-6
眼平镊	镊	2	110mm 精细型 0.2mm 弯平台	打结灵活方便	打结,分离、夹持组织	使用时动作应轻柔,不要损伤重要的眼组织。夹线时力度要恰当		图 9-5-7
手术刀	刀	1	解剖刀柄 3#	刀柄结实,不易损坏	用于皮肤切开、巩膜瓣的解剖及角结膜缘的切开	使用正确方法安装一次性刀片,以免误伤操作者		图 9-5-8

续表

名称	类别	数量	常用规格	描述	应用范围	使用注意事项	附图	编号
虹膜复位器	复位器	1	12.5cm	头部细长、圆润细腻，又称虹膜恢复器	用于使虹膜复位、分离虹膜周围粘连组织及整复粘连在切口或伤口的玻璃体	—		图 9-5-9
眼直剪	剪	1	105mm 直	精细型，钝/钝，组织剪	用于剪切组织	眼直剪不可用于剪敷料等硬物质		图 9-5-10
眼弯剪	剪	1	145mm 弯	锯齿形，线剪	用于剪切缝线	眼弯剪不可用于剪敷料等硬物质		图 9-5-11
持针器	针持	2	12.5cm 细针	工作端光滑，适合 9-0 缝线	用于上直肌悬吊、缝线和眼睑皮肤等的缝合	不能用于夹持粗大的缝针		图 9-5-12
开睑器	撑开器	1	50mm 可固定式	3×3 齿，有弹性	撑开眼睑，显露术野	注意牵开张力		图 9-5-13
尺子	尺	1	50mm	有刻度钢尺	测量放置硅胶、环扎带和硅胶海绵的长度	不可用作拉钩		图 9-5-14
斜视钩	钩	2	头部 8、10、12cm；弯圆头，头宽 1.8mm	头端有锐、钝之分	供牵钩眼直肌用	使用时工作端朝下		图 9-5-15

2. 眼科显微器械

表 9-5-2　视网膜脱落复位手术眼科显微器械配置表

名称	类别	数量	常用规格	描述	应用范围	使用注意事项	附图	编号
显微直剪	剪	1	145mm 直	剪切缝线	显微镜下操作时用于剪切缝线	使用时不要超过剪切范围材质，否则容易造成剪刀刃口变钝，影响使用寿命		图 9-5-16

续表

名称	类别	数量	常用规格	描述	应用范围	使用注意事项	附图	编号
显微弯剪	剪	1	105mm弯	剪切组织	显微镜下操作时用于剪切组织	使用时不要超过剪切范围材质，否则容易造成剪刀刃口变钝，影响使用寿命		图9-5-17
显微齿镊	镊	1	135mm 1×2齿 0.4mm 直型 精细型	镊子细长，顶端有齿，可准确夹持组织	打结、分离、夹持组织	使用时动作应轻柔，不要损伤重要的眼组织，夹线时力度要恰当		图9-5-18
显微持针器	针持	1	弯尖头 前段角度在30°～40°	尖端呈钝圆形，咬合面光滑，闭合良好，边缘无棱角	夹针、拔针、打结	持针器应夹在针的中、后1/3的部位，以便持针稳健、操作方便、对针无损坏		图9-5-19
压迫器	压迫器	1	双头弯圆头、双头弯"t"字头	头部精细、表面光滑，又称巩膜压迫器、巩膜定位器	眼科手术与检查时压迫巩膜增压使用	—		图9-5-20

（三）手术步骤及使用器械

表9-5-3 视网膜脱落复位手术的手术步骤及使用器械表

主要手术步骤1	主要手术步骤2	使用器械名称	使用器械编号
开睑	递眼科弯剪剪开眼裂处手术膜，放入开睑器	开睑器 眼弯剪	图9-5-3 图9-5-10
直肌牵引	开睑器显露术野后，做结膜切口，根据脱离情况沿角膜缘剪开球结膜，斜视钩钩出直肌，递平镊4-0丝线牵拉直肌，使直肌完全显露	斜视钩 眼平镊 直蚊式	图9-5-15 图9-5-7 图9-5-5
定位裂孔	定位在间接检查镜下进行，协助医生佩戴检查镜头架并将检查镜光圈位置亮度调至最佳，固定好检查镜电源线，关闭照明光源	压迫器 20D检查镜	图9-5-20
冷凝视网膜裂孔	链接冷冻笔，打开冷冻机，对裂孔周围的视网膜进行二氧化碳冷凝，使视网膜和脉络膜发生粘连，从而起到封闭裂孔的作用	—	—
玻璃体腔放液	引流视网膜下液		
巩膜外环扎	提供硅胶、环扎带和硅胶海绵。使用硅胶或硅海绵做裂孔处巩膜外垫压，根据需要用环扎带进行环扎，将环扎带依次从直肌穿过，垫压带要放置在环扎带下方，用5-0不可吸收线缝扎固定垫压带及环扎带，目的是减轻玻璃体对视网膜的牵引。直肌牵引和环扎带缝合时，牵拉眼球肌肉易引起眼心反射，眼球胀痛，需密切关心患者心率，心率降低时，立即告知医师暂停手术，做好心理护理	显微持针器 显微齿镊 显微直剪 眼平镊 斜视钩 开睑器	图9-5-19 图9-5-18 图9-5-16 图9-5-7 图9-5-15 图9-5-13
结膜缝合	去除直肌牵引线，递牙镊和7-0可吸收缝线间断缝合球结膜切口	显微齿镊 显微持针器 显微弯剪	图9-5-18 图9-5-19 图9-5-17
覆盖伤口	取下开睑器，递干棉签将眼周血渍和液体擦拭干净，递眼药膏，眼敷覆盖眼部	开睑器	图9-5-3

二、睫状体冷冻手术

睫状体冷冻手术是通过产生的低体温效应直接破坏睫状体上皮及血管系统，使睫状体萎缩，房水生成减少，达到降低眼内压的目的。

（一）常用手术体位

仰卧位，患者平躺，头部置于眼科专用凹形枕垫上，以固定头部、面部，须呈水平位。

（二）手术入路及使用器械

表 9-5-4　睫状体冷冻手术基础手术器械配置表

名称	类别	数量	常用规格	描述	应用范围	使用注意事项	附图	编号
卵圆钳	钳	1	245mm	又称海绵钳、持物钳、分直型和弯型，工作端分为有齿和光滑两种	用于夹持棉球，进行皮肤表面消毒	使用后的卵圆钳夹于无菌器械台对侧		图 9-5-21
巾钳	钳	1	135mm锋利	工作端为尖型，夹持布类治疗巾	用于夹持治疗巾包头	包头时完整夹在布巾上，注意不要损伤患者面部皮肤		图 9-5-22
开睑器	撑开器	1	50mm可固定式	3×3齿，有弹性	用于撑开上下眼睑，显露手术视野	适度撑开范围		图 9-5-23
直蚊式	钳	5	125mm直	工作端为直型	用于缝线的牵引	不能用于夹持脆弱脏器及神经		图 9-5-24
有齿镊	镊	2	105mm	前端为直型，有直齿	切皮时夹持皮肤	不可用于夹持脆弱组织		图 9-5-25
无齿镊	镊	2	直钩	前端为直型	用于夹持组织	不可夹取脆弱娇嫩组织		图 9-5-26
眼弯剪	剪	1	145mm弯	锯齿形，线剪	用于剪切缝线	不可与组织剪混用		图 9-5-27

（三）手术步骤及使用器械

表 9-5-5　睫状体冷冻手术的手术步骤及使用器械表

主要手术步骤 1	主要手术步骤 2	使用器械名称	使用器械编号
开睑	递眼科弯剪剪开眼裂处手术膜，放入开睑器	眼弯剪 开睑器	图 9-5-27 图 9-5-23
睫状体冷冻	用冷冻头，在压角膜缘外 2.5 ～ 3mm 处轻轻加冷冻。根据患者情况安排冷冻位置、温度和时间	眼平镊 直蚊式	图 9-5-7 图 9-5-24
覆盖伤口	取下开睑器，递眼药膏，眼敷覆盖眼部	开睑器	图 9-5-23

第六节　硅油取出手术

一、常用手术体位

仰卧位，头部置于眼科专用凹形枕垫上，以固定头部、面部，须呈水平位。

二、手术入路及使用器械

在鼻上、颞上及颞下 3 个位置，角膜缘后 3mm，结膜和相应的 Tenon 囊做 5mm 放射状切口，分离周围筋膜，显露其下巩膜。

1. 基础手术器械

表 9-6-1　硅油取出手术基础手术器械配置表

名称	类别	数量	常用规格	描述	应用范围	使用注意事项	附图	编号
卵圆钳	钳	1	145mm	工作端为直型	用于夹持棉球，进行皮肤表面消毒	使用后的卵圆钳夹于无菌器械台对侧		图 9-6-1
巾钳	钳	1	135mm 锋利	工作端为尖型，夹持布类治疗	用于夹持治疗巾、包头	包头时完整夹在布巾上，注意不要损伤患者面部皮肤		图 9-6-2
开睑器	撑开器	1	50mm 可固定式	3×3 齿，有弹性	起到支撑眼睑的作用	注意牵开张力		图 9-6-3
弯蚊式	钳	2	12.5mm 弯全齿	蚊式钳，头部较细小	固定管路、导线	不能用于夹持脆弱脏器及神经		图 9-6-4
直蚊式	钳	5	125mm	工作端为直型	缝线的牵引	不能用于夹持脆弱脏器及神经		图 9-6-5

续表

名称	类别	数量	常用规格	描述	应用范围	使用注意事项	附图	编号
眼直剪	剪	1	105mm 直	精细型，钝/钝，组织剪	用于剪切组织	不可用于剪敷料等硬物质		图 9-6-6
虹膜复位器	复位器	1	12.5cm	头部细长、圆润细腻，又称为虹膜恢复器	用于使虹膜复位、分离虹膜周围粘连组织及整复粘连在切口或伤口的玻璃体	—		图 9-6-7

2. 眼科显微器械

表 9-6-2　硅油取出手术眼科显微器械配置表

名称	类别	数量	常用规格	描述	应用范围	使用注意事项	附图	编号
显微直剪	剪	1	145mm 直	根据材质又分为普通不锈钢和钛合金	显微镜下操作时用于剪切缝线	使用时不要超过剪切范围材质，否则容易造成剪刀刃口变钝，影响使用寿命		图 9-6-8
显微弯剪	剪	1	105mm 弯	根据材质又分为普通不锈钢和钛合金	显微镜下操作时用于剪切组织	使用时不要超过剪切范围材质，否则容易造成剪刀刃口变钝，影响使用寿命		图 9-6-9
显微齿镊	镊	1	105mm	镊子细长，顶端有齿，可准确夹持组织	打结、分离、夹持组织	使用时动作应轻柔，不要损伤重要的眼组织，夹线时力度要恰当		图 9-6-10
显微平镊	镊	1	105mm	极其精细的血管或组织镊	打结、分离、夹持组织	使用时动作应轻柔，不要损伤重要的眼组织，夹线时力度要恰当		图 9-6-11
显微持针器	针持	1	弯尖头前段角度在 30°~40°	尖端呈钝圆形，咬合面光滑，闭合良好，边缘无棱角	夹针、拔针、打结	持针器应夹在针的中、后 1/3 的部位，以便持针稳健、操作方便，对针无损坏		图 9-6-12
反向镊	镊	1	105mm	作用力反向	只用于夹持巩膜塞子	使用时不要超过范围，否则影响镊子使用寿命		图 9-6-13

续表

名称	类别	数量	常用规格	描述	应用范围	使用注意事项	附图	编号
压迫器	压迫器	1	双头弯圆头、双头弯"t"字头	头部精细、表面光滑,又称巩膜压迫器、巩膜定位器	眼科手术与检查时压迫巩膜增压使用	—		图9-6-14
角膜接触镜支架	镜架	1	长13cm,一侧头长2mm,一侧头长5mm	金属圆形圈,可用缝线固定在角膜上	角膜接触镜支架可放置不同度数的角膜接触镜	与角膜接触镜配套使用		图9-6-15

三、手术步骤及使用器械

表9-6-3 硅油取出手术的手术步骤及使用器械表

主要手术步骤1	主要手术步骤2	使用器械名称	使用器械编号
开睑	递眼科弯剪剪开眼裂处手术膜,放入开睑器	眼直剪 开睑器	图9-6-6 图9-6-3
做手术切口	(1)递显微剪刀和牙镊剪开结膜 (2)递牙镊和7-0可吸收线于颞下切口位置预置一对褥式缝线,递助手显微剪刀 (3)递穿刺刀垂直穿刺,退出穿刺刀,随后主刀插入灌注头,从该切口插入眼内,贴膜固定,确认灌注头位于眼内,打开灌注 (4)递穿刺刀做其他两个巩膜切口	显微剪剪 显微齿镊 显微持针器 显微直剪	图9-6-9 图9-6-10 图9-6-12 图9-6-8
抽吸置换出硅油	连接取油管,玻切机调为取油模式,负压设置为650mmHg,置换出硅油	笛针	图9-4-16
玻璃体腔检查及重建	(1)硅油取出后,通过光纤观察眼底视网膜情况,视网膜情况良好 (2)递牙镊和7-0可吸收缝线缝合巩膜和结膜切口,指测眼压正常	角膜接触镜支架 显微齿镊 显微持针器 显微直剪	图9-6-15 图9-6-10 图9-6-12 图9-6-8
覆盖伤口	取下开睑器,递眼药膏,眼敷覆盖眼部	开睑器	图9-6-3

第七节 眼球及眼眶手术

一、概述

眼球破裂伤是眼球受到暴力作用所引起眼球壁组织破裂的一种严重外伤,其最常见的部位是在角巩膜缘。角膜、巩膜的开放性损伤,常伴有眼内容物脱出或嵌顿,临床上常需急诊手术缝合修复。眼球结构遭到严重破坏,无法缝合时,须及时摘除眼球。

二、眼球破裂伤相关手术

(一)手术体位:仰卧位

(二)手术方式:开放性角巩膜损伤缝合修补术(一期手术)和眼球摘除术

（三）手术器械配置

1. 基础手术器械

表 9-7-1　眼球破裂伤相关手术基础手术器械配置表

名称	类别	数量	常用规格	描述	应用范围	使用注意事项	附图	编号
卵圆钳	钳	1	145mm	头端带棘齿，直型	用于夹持棉球，进行皮肤表面消毒	禁止夹持患者其他部位		图 9-7-1
巾钳	钳	1	135mm 锋利	工作端为尖形，夹持布类治疗巾	用于夹持治疗巾、包头	包头时完整夹在布巾上，禁夹住患者额部皮肤		图 9-7-2
开睑器	撑开器	1	50mm 可固定式	3×3 齿，有弹性	起到支撑眼睑的作用	适度撑开范围		图 9-7-3
持针器	钳	2	12.5cm 细针	工作端光滑，适合 9/0 缝线	用于上直肌悬吊、缝线和眼睑皮肤等的缝合	不能用于夹持粗大的缝针		图 9-7-4
直钳	钳	5	125mm 直	工作端为直型	缝线的牵引	不能用于夹持脆弱脏器及神经		图 9-7-5
弯钳	钳	2	12.5mm 弯 全齿	又称蚊式钳，头部较细小	适用于小血管的止血，分离血管及神经结缔组织，缝线的牵引	不能用于夹持脆弱脏器及神经		图 9-7-6
有齿镊	镊	2	直齿	前端为直型，有直齿	切皮时夹持皮肤	不可用于夹持脆弱组织		图 9-7-7
无齿镊	镊	2	直钩	前端为直型	夹持组织	不可夹取脆弱娇嫩组织		图 9-7-8
刀柄	刀	1	解剖刀柄 3#	刀柄结实，不易损坏	用于切开皮肤，巩膜瓣的解剖及角结膜缘的切开	使用正确方法安装一次性刀片，以免误伤操作者		图 9-7-9

续表

名称	类别	数量	常用规格	描述	应用范围	使用注意事项	附图	编号
虹膜复位器	复位器	1	12.5cm	头部细长、圆润细腻，又称虹膜恢复器	用于使虹膜复位、分离虹膜周围粘连组织及整复粘连在切口或伤口的玻璃体	—		图 9-7-10
眼弯剪	剪	1	145mm弯	锯齿形，线剪	用于剪切缝线	不可用于剪敷料等硬物质		图 9-7-11
注吸冲洗器	吸引器	1	105mm	既有冲洗功能，又有吸引功能	用于冲洗手术视野中的残余组织，更好地显露手术视野	单独包装，必要时使用		图 9-7-12
眼直剪	剪	1	105mm直	精细型，钝/钝，组织剪	分离眼外肌、剪开结膜、分离筋膜囊	眼科剪操作往往欠灵活，尖端较粗大，不能用于细微组织的分离、剪开和切断		图 9-7-13

2. 眼科显微手术器械

表 9-7-2　眼球破裂伤相关手术眼科显微手术器械配置表

名称	类别	数量	常用规格	描述	应用范围	使用注意事项	附图	编号
显微直镊	镊	1	110mm精细型	打结灵活方便	打结，分离、夹持组织	使用时动作应轻柔，不要损伤重要的眼组织。夹线时力度要恰当		图 9-7-14
显微弯镊	镊	1	115mm弯型精细型0.2mm弯平台	打结不挡视线	打结，分离、夹持组织	使用时动作应轻柔，不要损伤重要的眼组织。夹线时力度要恰当		图 9-7-15
显微持针器	钳	1	105mm	一般为弹簧执笔式	用于各种手术缝针的夹持要求及手术医师的缝合操作	持针器应夹在针的中、后 1/3 的部位，以便持针稳健、操作方便、对针无损坏		图 9-7-16
直显微剪	剪	1	直型长 100mm	锐/锐，弹簧柄	多用于切口的修剪	较锋利，防止损伤其他组织		图 9-7-17

名称	类别	数量	常用规格	描述	应用范围	使用注意事项	附图	编号
角膜剪	剪	1	弯型 刃口6～7mm	操作灵活，不挡视线；闭合时剪尖较钝，操作不易损伤组织	可用于角膜及其他组织的剪切	在手术前手术者应检查剪刀弹簧柄的功能		图 9-7-18
止血器	其他	1	球形	又称烧灼球	与酒精灯配合使用，起止血作用	巡回护士协助术者点燃酒精灯并放在稳妥地点，避免火灾		图 9-7-19

（四）手术步骤及使用器械

表 9-7-3　眼球破裂伤相关手术的手术步骤及使用器械表

主要手术步骤 1	主要手术步骤 2	使用器械名称	使用器械编号
开睑	使用开睑器撑开眼皮，充分显露眼球，如眼睑损伤影响开睑，先用基础器械针持、0/5 尼龙线，有齿镊进行简单缝合、止血达到能够开眼睑	开睑器 有齿镊	图 9-7-3 图 9-7-7
脱出组织的处理	虹膜脱出：显微无齿镊回复部分虹膜，显微针持进行缝合伤口。显微镊系线打结，显微剪断线。伤口关闭仍有虹膜嵌夹，用虹膜复位器自周边向瞳孔区整复虹膜回位	显微直镊 显微弯镊 显微持针器 直显微剪 虹膜复位器	图 9-7-14 图 9-7-15 图 9-7-16 图 9-7-17 图 9-7-10
	脱出的视网膜、睫状体、脉络膜组织、玻璃体等应用显微或无齿镊尽可能还纳	显微直镊 无齿镊	图 9-7-14 图 9-7-15
伤口缝合	剪开球结膜、筋膜，显露巩膜伤口，以 8-0 可吸收线自角膜缘向后间断缝合巩膜。10-0 可吸收线间断缝合角膜	直显微剪 显微直镊 显微弯镊 显微持针器	图 9-7-17 图 9-7-14 图 9-7-15 图 9-7-16
	结膜伤口或切口应用 8-0 可吸收线进行连续或间断皮内缝合		
前房处理	术毕应基本恢复前房，防止虹膜粘连、损伤角膜内皮等并发症	开睑器	图 9-7-3

三、眼球摘除术＋义眼台植入手术

（一）概述

1. **疾病定义**　"眼球摘除"是将眼球周围的组织（包括 6 条外眼肌及视神经）切断，而将整个眼球摘除出来。另一种手术称为"眼内容物剜除术"，其目的也一样，但未将外眼肌及视神经切断，而只将眼球壁（巩膜及角膜）以内的眼组织剜除，两者均属破坏性手术。其目的是解除无视力眼的疼痛、防止恶性肿瘤扩散和改善容貌。

2. **手术方式**　眼球摘除术、眼内容物剜除术。

（1）手术体位：仰卧位。

（2）手术器械配置

1）基础手术器械

表 9-7-4 眼球摘除术 + 义眼台植入手术基础手术器械配置表

名称	类别	数量	常用规格	描述	应用范围	使用注意事项	附图	编号
卵圆钳	钳	1	145mm	头端带棘齿,直型	用于夹持棉球进行皮肤表面消毒	禁夹患者其他部位		图 9-7-20
巾钳	钳	1	135mm 锋利	工作端为尖型,夹持布类治疗巾	用于夹持治疗巾、包头	包头时完整夹在布巾上,禁夹住患者额部皮肤		图 9-7-21
持针器	钳	2	12.5cm 细针	工作端光滑,适合 9-0 缝线	用于上直肌悬吊、缝线和眼睑皮肤等的缝合	不能用于夹持粗大的缝针		图 9-7-22
直钳	钳	5	125mm 直	工作端为直型	缝线的牵引	不能用于夹持脆弱脏器及神经		图 9-7-23
弯钳	钳	2	12.5mm 弯全齿	又称蚊式钳,头部较细小	适用于小血管的止血,分离血管及神经结缔组织,缝线的牵引	不能用于夹持脆弱脏器及神经		图 9-7-24
有齿镊	镊	2	直齿	前端为直型,有直齿	切皮时夹持皮肤	不可用于夹持脆弱组织		图 9-7-25
无齿镊	镊	2	直钩	前端为直型	夹持组织	不可夹取脆弱娇嫩组织		图 9-7-26
刀柄	刀	1	解剖刀柄 3#	刀柄结实,不易损坏	用于切开皮肤,巩膜瓣的解剖及角结膜缘的切开	使用正确方法安装一次性刀片,以免误伤操作者		图 9-7-27
斜视钩	钩	2	头部 8/10/12cm;弯圆头,头宽 1.8mm	工作端有 L 形或弧形,单齿拉钩,显露手术野	供牵钩眼直肌用	使用时工作端朝下		图 9-7-28

名称	类别	数量	常用规格	描述	应用范围	使用注意事项	附图	编号
眼弯剪	剪	1	145mm 弯	锯齿形，线剪	用于剪切缝线	眼直剪不可用于剪敷料等硬物质		图 9-7-29
眼直剪	剪	1	105mm 直	精细型，钝/钝，组织剪	分离眼外肌、剪开结膜、分离筋膜囊	眼科剪操作通常欠灵活，尖端较粗大，不能用于细微组织的分离、剪开和切断		图 9-7-30
视神经剪	剪	1	125mm 直	扁平手柄，锐/钝	用于剪断视神经	防止剪切到其他组织或神经		图 9-7-31
止血钢球	敷料	1	大、中、小三个型号		用于眼球挽出后压迫止血	三个钢球大小型号不同		图 9-7-32

2）显微手术器械

表 9-7-5　眼球摘除术 + 义眼台植入手术眼科显微手术器械配置表

名称	类别	数量	常用规格	描述	应用范围	使用注意事项	附图	编号
显微直镊	镊	1	110mm 精细型	打结灵活方便	打结，分离，夹持组织	使用时动作应轻柔，不要损伤重要的眼组织。夹线时力度要恰当		图 9-7-33
显微弯镊	镊	1	115mm 弯型 精细型 0.2mm 弯平台	打结不挡视线	打结，分离，夹持组织	使用时动作应轻柔，不要损伤重要的眼组织。夹线时力度要恰当		图 9-7-34
显微持针器	钳	1	弯尖头 前段角度在30°～40°	一般为弹簧执笔式	用于各种手术缝针的夹持要求及手术医师的缝合操作	持针器应夹在针的中、后 1/3 的部位，以便持针稳健、操作方便、对针无损坏		图 9-7-35
直显微剪	剪	1	直型 长 100mm	锐/锐，弹簧柄	多用于切口的修剪	较锋利，防止损伤其他组织		图 9-7-36
角膜剪	剪	1	弯型 刀口 6～7mm	操作灵活，不挡视线；闭合时剪尖较钝，操作不易损伤组织	可用于角膜及其他组织的剪切	在手术前手术者应检查剪刀弹簧柄的功能		图 9-7-37

续表

名称	类别	数量	常用规格	描述	应用范围	使用注意事项	附图	编号
止血器	其他	1	分为橄榄式、球形和啄木鸟式	又称烧灼球	与酒精灯配合使用，起止血作用	眶内肿物及眶壁骨折等手术可使用电外科止血装置		图 9-7-38

3. 手术步骤及使用器械

表 9-7-6 眼球摘除术 + 义眼台植入手术步骤及使用器械表

主要手术步骤 1	主要手术步骤 2	使用器械名称	使用器械编号
开睑	常用开睑器张开眼睑	开睑器	图 9-7-3
切开球结膜	以有齿镊在近角膜缘处提起球结膜，剪开一小口后将剪刀从切口处伸入结膜下，紧贴角膜缘环形一周剪开球结膜	有齿镊 眼直剪	图 9-7-25 图 9-7-30
	脱出的视网膜、睫状体、脉络膜组织、玻璃体等应用显微或无齿镊尽可能还纳	显微直镊 显微弯镊	图 9-7-33 图 9-7-34
分离四条直肌	以眼科弯剪紧贴巩膜面分离筋膜囊至四条直肌附着处，再在四肌之间的四个象限向球后分离	眼弯剪	图 9-7-29
剪断眼外肌	先以斜视钩从一侧钩住直肌向上拉，另一个斜视钩钩住直肌向下（球后）推，彻底松解直肌与巩膜粘连，分别在四条直肌止端后 3 ～ 5mm 处预留缝线，在缝线与肌止端之间剪断四条直肌，内直肌或外直肌止端要保留 5mm 以上断端，作为摘除眼球时牵提眼球之用	斜视钩 弯钳 持针器 眼直剪	图 9-7-28 图 9-7-24 图 9-7-22 图 9-7-30
找出视神经并剪断	先以眼科弯剪或弯钳紧贴眼球壁向球后分离，用视神经剪从内上方分离进入球后，找到视神经后一次性剪断	视神经剪 弯钳 眼直剪	图 9-7-31 图 9-7-24 图 9-7-30
嵌夹眼球内直肌残端，剜出眼球	向眼眶内填塞湿纱布或止血钢球	眼直剪	图 9-7-30
压迫止血	将眼球向外提出，迅速剪断球后部附着的组织（或斜肌），挽出眼球	止血钢球	图 9-7-32
植入义眼台	以眼窝为中央用眼科弯剪将球结膜进行水平切开，之后将其与下方筋膜进行分离，将义眼台在直肌间隙处向肌锥深部植入，使巩膜在义眼台上部进行帽状覆盖	眼科直剪 弯钳 显微直镊	图 9-7-30 图 9-7-24 图 9-7-33
缝合内外直肌断端、上下直肌断端	将 4 条直肌缝于相应的巩膜窗口前缘	显微持针器 直显微剪 显微直镊	图 9-7-35 图 9-7-36 图 9-7-33
分层缝合 Tenon 囊和结膜		显微持针器 直显微剪 显微直镊 显微弯镊	图 9-7-35 图 9-7-36 图 9-7-33 图 9-7-34
置入薄片眼膜	—	—	—
加压包扎	—	—	—

四、眶内肿物切除术

（一）常见手术方式

外侧开眶术、前路开眶术、经筛窦内侧开眶术、外侧结合内侧开眶术和经颅开眶术等。

（二）手术体位：仰卧位，头偏向一侧

（三）手术器械配置

1. 基础手术器械

表 9-7-7　眶内肿物切除术基础器械配置表

名称	类别	数量	常用规格	描述	应用范围	使用注意事项	附图	编号
卵圆钳	钳	1	145mm	头端带棘齿，直型	用于夹持棉球，进行皮肤表面消毒	禁夹患者其他部位		图 9-7-39
巾钳	钳	5	135mm 锋利	工作端为尖型，夹持布类治疗巾	用于夹持治疗巾、包头	包头时完整夹在布巾上，禁夹住患者额部皮肤		图 9-7-40
持针器	钳	1	12.5cm 细针	工作端光滑，适合 9-0 缝线	用于上直肌悬吊、缝线和眼睑皮肤等的缝合	不能用于夹持粗大的缝针		图 9-7-41
直蚊式	钳	1	125mm	工作端为直型	缝线的牵引	不能用于夹持脆弱脏器及神经		图 9-7-42
弯蚊式	钳	6	12.5mm 弯 全齿	蚊式钳，头部较细小	固定管路、导线	不能用于夹持脆弱脏器及神经		图 9-7-43
小弯	钳	4	140mm 弯	小弯止血钳	适用于小血管的止血，分离血管及神经结缔组织，缝线的牵引	不能用于夹持脆弱脏器及神经		图 9-7-44
中弯	钳	4	160mm 弯	中弯止血钳	适用于小血管的止血，分离血管及神经结缔组织，缝线的牵引	不能用于夹持脆弱脏器及神经		图 9-7-45
长弯	钳	2	200mm 弯	长弯止血钳	适用于小血管的止血，分离血管及神经结缔组织，缝线的牵引	不能用于夹持脆弱脏器及神经		图 9-7-46

名称	类别	数量	常用规格	描述	应用范围	使用注意事项	附图	编号
有齿镊	镊	2	直齿	前端为直型，有直齿	切皮时夹持皮肤	不可用于夹持脆弱组织		图9-7-47
无齿镊	镊	2	直钩	前端为直型	夹持组织	不可夹取脆弱娇嫩组织		图9-7-48
刀柄	刀	1	解剖刀柄3#	刀柄结实，不易损坏	用于皮肤切开、巩膜瓣的解剖及角结膜缘的切开	使用正确方法安装一次性刀片，以免误伤操作者		图9-7-49

2. 眼科显微手术器械

表9-7-8　眶内肿物切除术显微手术器械配置表

名称	类别	数量	常用规格	描述	应用范围	使用注意事项	附图	编号
开睑器	撑开器	1	50mm可固定式	3×3齿，有弹性	撑开眼睑，显露术野	注意牵开张力		图9-7-50
斜视钩	钩	2	头部8、10、12cm；弯圆头，头宽1.8mm	工作端有L形或弧形，单齿拉钩，显露术野	供牵钩眼直肌用	使用时工作端朝下		图9-7-51
眼睑拉钩	拉钩	2	头部10mm/12mm	工作端有L形或弧形，单齿拉钩，显露术野	用于显露眼睑	不可用力过大		图9-7-52
眼弯剪	剪	1	145mm弯	锯齿形，线剪	用于剪切缝线	不可用于剪敷料等硬物质		图9-7-53
眼直剪	剪	1	105mm直	精细型，钝/钝，组织剪	分离眼外肌、剪开结膜、分离筋膜囊	眼科剪操作通常欠灵活，尖端较粗大，不能用于细微组织的分离、剪开和切断		图9-7-54
显微直剪	剪	1	105mm弯	显微剪，扁平手柄，锐/锐	分离眼外肌、剪开结膜、分离筋膜囊	头端锋利，防止损伤其他组织		图9-7-55

续表

名称	类别	数量	常用规格	描述	应用范围	使用注意事项	附图	编号
直尺	尺	1	150mm	不锈钢测量尺	测量长度及确定手术部位	不可用作拉钩		图 9-7-56
神经剥离器	剥离子	2	145mm 16mm	神经剥离器	用剥离子分离眶内组织	防止剥离时损伤其他组织		图 9-7-57
脑压板	拉钩	3	145mm 16mm	压板	轻压周围组织，显露眶下缘骨膜	禁止用力过大，损伤周围组织		图 9-7-58
鼻组织钳	钳	1	190mm	鼻组织钳	取出眼眶内肿瘤	禁止部分取出肿瘤		图 9-7-59

（四）手术步骤及使用器械

表 9-7-9　眶内肿物切除术手术步骤及使用器械表

主要手术步骤 1	主要手术步骤 2	使用器械名称	使用器械编号
消毒铺巾	消毒钳夹取碘伏纱球进行消毒，用治疗巾包头，切口周围铺四块治疗巾	卵圆钳 巾钳	图 9-7-39 图 9-7-40
切开皮肤，显露颧骨	用 15# 刀片自眉弓上额骨沿颧骨切开皮肤，电刀分离皮下至颧骨，双极止血，眼拉钩拉开皮肤，用神经剥离子轻轻剥离颧骨上骨膜，脑压板轻压颧骨周围组织，斜视钩辅助分离颧骨，直至显露颧骨	刀柄 有齿镊 无齿镊 眼睑拉钩 神经剥离器 斜视钩 脑压板	图 9-7-49 图 9-7-47 图 9-7-48 图 9-7-52 图 9-7-57 图 9-7-51 图 9-7-58
截颧骨	用电锯（或线据）截下一段颧骨	电锯（或线锯、线锯刀柄）	—
磨颧骨	用磨钻磨颧骨，骨蜡止血	磨钻	
分离眼眶内组织	用神经剥离器分离眶内组织	神经剥离器	图 9-7-57
显露眼眶	根据影像资料寻找肿瘤所在位置，用小的脑压板轻压眼眶肿瘤周围组织，显露肿瘤	脑压板 小弯	图 9-7-58 图 9-7-44
分离肿瘤	用枪状镊分离肿瘤，双极止血，脑棉片压迫止血，用鼻组织钳或弯钳取出眼眶内肿瘤	枪状镊 小弯 弯蚊式 鼻组织钳	图 9-7-44 图 9-7-43 图 9-7-59
固定颧骨	用钛板螺钉固定	—	
放置引流	放置引流条或引流管	—	
缝合包扎	—	有齿镊 持针器 眼弯剪	图 9-7-47 图 9-7-41 图 9-7-53

五、眶壁骨折整复术

（一）概述

1. 疾病定义 眼眶位于面中部，呈四棱锥体形，尖端向后与颅内相通，眶内包含眼球、视神经、动眼神经和眼外肌等组织。眼眶具有保护眼球及其功能和维持面部容貌外形等重要作用。眼眶受外力作用发生骨折，临床上分为眼眶爆裂性骨折（单纯性眶壁骨折）和复合性眼眶骨折两大类。眼眶爆裂性骨折是指不累及眶缘而仅有眶壁发生骨折；复合性眼眶骨折是指眶缘和眶壁同时骨折。眼眶骨折可导致眼球内陷或移位、眼球运动障碍、复视、视功能障碍、眶下神经支配区感觉异常等。

2. 手术方法 眶壁骨折整复术

（二）眶壁骨折整复术

1. 手术体位 仰卧位。

2. 手术入路 下睑结膜入路、泪阜结膜入路、下睑睫毛下皮肤入路。

3. 手术器械配置

（1）基础手术器械

表 9-7-10 眶壁骨折整复术基础手术器械配置表

名称	类别	数量	常用规格	描述	应用范围	使用注意事项	附图	编号
卵圆钳	钳	1	145mm	头端带棘齿，直型	用于夹持棉球，进行皮肤表面消毒	禁止夹持患者其他部位		图 9-7-60
巾钳	钳	4	135mm 锋利	工作端为尖型，夹持布类治疗巾	用于夹持治疗巾、包头	包头时完整夹在布巾上，禁夹住患者额部皮肤		图 9-7-61
持针器	钳	2	12.5cm 细针	工作端光滑，适合 9-0 缝线	用于上直肌悬吊、缝线和眼睑皮肤等的缝合	不能用于夹持粗大的缝针		图 9-7-62
直蚊式	钳	2	12.5cm 细针	工作端为直型	缝线的牵引	不能用于夹持脆弱脏器及神经		图 9-7-63
弯蚊式	钳	2	12.5mm 弯 全齿	蚊式钳，头部较细小	适用于小血管的止血，分离血管及神经结缔组织，缝线的牵引	不能用于夹持脆弱脏器及神经		图 9-7-64
小弯	钳	1	140mm 弯	小弯止血钳	适用于小血管的止血，分离血管及神经结缔组织，缝线的牵引	不能用于夹持脆弱脏器及神经		图 9-7-65

续表

名称	类别	数量	常用规格	描述	应用范围	使用注意事项	附图	编号
中弯	钳	1	160mm 弯	中弯止血钳	适用于小血管的止血，分离血管及神经结缔组织，缝线的牵引	不能用于夹持脆弱脏器及神经		图 9-7-66
长弯	钳	2	200mm 弯	长弯止血钳	适用于小血管的止血，分离血管及神经结缔组织，缝线的牵引	不能用于夹持脆弱脏器及神经		图 9-7-67
眼齿镊	镊	1	直齿	前端为直型，有直齿	切皮时夹持皮肤	不可夹取脆弱娇嫩组织		图 9-7-68
眼平镊	镊	1	直钩	前端为直型	用于夹持组织	头端精细防止变形		图 9-7-69
固定镊	镊	1	11cm 直头 弯头	头部带竖齿，多齿，又称角膜固定镊	用于固定眼球	—		图 9-7-70
刀柄	刀	1	解剖刀柄3#	刀柄结实，不易损坏	用于切开皮肤，巩膜瓣的解剖及角结膜缘的切开	使用正确方法安装一次性刀片，以免误伤操作者		图 9-7-71

（2）眼科显微手术器械

表 9-7-11　眶壁骨折整复术显微手术器械配置表

名称	类别	数量	常用规格	描述	应用范围	使用注意事项	附图	编号
HOSS 板		1	长 6 ～ 7cm，宽 2 ～ 3cm	圆润边缘	保护眼睑、遮挡眼球眼睑	不可直接按压眼球		图 9-7-72
脑压板	拉钩	3	200mm 12m	压板	轻压眼眶肿瘤周围组织，显露肿瘤	禁用力过大，破坏肿瘤		图 9-7-73
开睑器	撑开器	1	50mm 可固定式	3×3 齿，有弹性	撑开眼睑，显露术野	适度撑开范围		图 9-7-74

续表

名称	类别	数量	常用规格	描述	应用范围	使用注意事项	附图	编号
斜视钩	钩	2	头部 8、10、12cm；弯圆头，头宽 1.8mm	工作端有 L 形或弧形，单齿拉钩，显露术野	供牵钩眼直肌用	使用时工作端朝下		图 9-7-75
眼睑拉钩	拉钩	3	头部 10mm/12mm	工作端为马鞍形设计，牵拉时用于保护静脉或神经不受到损伤，也称为神经拉钩或猫耳拉钩等	用于显露眼睑	不可用力过大		图 9-7-76
眼弯剪	剪	1	145mm 弯	锯齿形，线剪	用于剪切缝线	不可用于剪敷料等硬物质		图 9-7-77
眼直剪	剪	1	105mm 直	精细型，钝/钝，组织剪	分离眼外肌、剪开结膜、分离筋膜囊	眼科剪操作常欠灵活，尖端较粗大，不能用于细微组织的分离、剪开和切断		图 9-7-78
显微弯剪	剪	1	105mm 弯	显微剪，扁平手柄，锐/锐	分离眼外肌、剪开结膜、分离筋膜囊	头端锋利，防止损伤其他组织		图 9-7-79
开窗器	拉钩	1	长约 12.5cm	工作端扁平弯型	眼深部拉钩	眼科手术时钩住和牵拉眼深部组织用		图 9-7-80
神经剥离器	剥离器	5	190mm	神经剥离子	用剥离子分离眶内组织	防止剥离时损伤其他组织		图 9-7-81

4. 手术步骤及使用器械

表 9-7-12　眶壁骨折整合术手术步骤及使用器械表

主要手术步骤 1	主要手术步骤 2	使用器械名称	使用器械编号
消毒铺巾	消毒钳夹取碘伏纱球进行消毒，用治疗巾包头，切口周围铺四块治疗巾	卵圆钳 巾钳	图 9-7-60 图 9-7-61
切皮肤	用 15# 刀片切开皮肤，电刀分离皮下，双极止血，眼拉钩拉开皮肤，用神经剥离子轻轻剥离骨膜，脑压板轻压周围组织，显露眶下缘骨膜	刀柄 眼齿镊 眼睑拉钩 神经剥离器 脑压板	图 9-7-71 图 9-7-68 图 9-7-76 图 9-7-81 图 9-7-73

主要手术步骤 1	主要手术步骤 2	使用器械名称	使用器械编号
切开骨膜	沿骨膜外间隙向深处分离，注意保护下斜肌	剥离器 直蚊式	图 9-7-81 图 9-7-63
切开泪阜结膜	向内下方分离暴露泪后嵴下方的眶内壁骨膜，切开骨膜向深处分离	刀柄	图 9-7-71
显露骨折前缘及骨折范围	用剥离子仔细分离，复位嵌顿和疝出的软组织，骨折处软组织回纳眶内后，暴露整个骨折范围和骨折孔的所有边缘	剥离器	图 9-7-81
取出骨折碎片	对于眶底和内壁深部的骨折，建议应用内镜系统，在内镜下进行分离和复位	—	—
眶壁缺损修补	依据眶壁缺损的大小，修剪和塑形修复材料使之适应眶壁缺损的大小和形状	眼平镊 小弯 直蚊式 显微剪 眼直剪	图 9-7-69 图 9-7-65 图 9-7-63 图 9-7-79 图 9-7-78
缝合包扎	8-0 可吸收线缝合	持针器 眼齿镊 直蚊式 眼直剪	图 9-7-62 图 9-7-68 图 9-7-63 图 9-7-78

资料来源：眼眶爆裂性骨折诊疗专家共识（2014 年）

第八节　眼表手术

一、翼状胬肉切除术

（一）定义

翼状胬肉（pterygium）是由于日照、紫外线、风沙、烟尘等环境因素或遗传、代谢、免疫等自身因素引起的结膜变性性疾病，临床较为常见。其活动性病变主要在结膜下，多自鼻侧角膜缘向角膜中央楔形生长（少数位于颞侧），造成角膜散光、影响视野，侵入瞳孔区则遮挡中心视力。手术指征为胬肉生长影响视力或外观。若为进行期病变，胬肉明显充血肥厚，则应先使其充血减轻再行手术。

（二）常见手术方式：单纯切除法

1. 手术器械配置

表 9-8-1　单纯切除法手术器械配置表

名称	类别	数量	常用规格	描述	应用范围	使用注意事项	附图	编号
有齿镊	镊	2	90～100mm 直	工作端精细，宽度为 0.3mm，头端有齿，直型，用于显微镜或手术放大镜下夹持细小而脆弱的神经、血管等组织	精细的血管、组织等	只能夹持细小的组织、血管及专用的细小缝线		图 9-8-1
剪刀	剪	2	120mm	弹簧式，长度为 100～120mm，刃口薄而上弯，便于剪切组织	用于离断精细的组织或血管	不可剪切缝线或纱布等敷料		图 9-8-2

名称	类别	数量	常用规格	描述	应用范围	使用注意事项	附图	编号
持针器	钳	1	120～150mm 弯	弹簧式，工作端上弯，柄身为圆形，便于调整方向	缝合精细部位，如小血管或组织等	不可夹持粗针		图9-8-3
无齿镊	镊	2	100～130mm 弯	工作端精细/弯，工作端光滑	夹持精细的组织辅助缝合	不可夹持缝针		图9-8-4

2. 手术步骤及使用器械

表9-8-2 单纯切除法手术步骤及使用器械表

主要手术步骤1	主要手术步骤2	使用器械名称	使用器械编号
夹持胬肉	有齿镊夹持胬肉，以小尖刀或小圆刀自头部前端的透明角膜开始分离，深度位于角膜上皮下。至角膜缘时用小剪刀分离胬肉体与巩膜	有齿镊 剪刀 圆刀片	图9-8-1 图9-8-2
分离	无齿镊夹持头端结膜，将胬肉与结膜分离并于泪阜处剪断。注意在剪断前要确认胬肉与内直肌无粘连，以免肌肉损伤	无齿镊 剪刀	图9-8-4 图9-8-2
剪断	将结膜铺平，剪断前端变性部分结膜缺损区为（3～5）mm×（6～8）mm	剪刀	图9-8-2
清理组织	清除缺损区巩膜表面残存的胬肉组织，将表层血管烧灼止血，结膜断端原位缝合于巩膜浅层	持针器 烧灼器	图9-8-3

二、斜视矫正手术

1. 适应证

（1）不能用非手术治疗或非手术疗法无效的各类斜视。手术不但可以矫正斜视，而且使眼球运动协调一致，部分患者能恢复双眼单视及立体视，实现美容的目的。

（2）复视。造成复视的原因明确，针对病因治疗半年以上，复视稳定4～6个月，且用三棱镜不能完全矫正者。

（3）异常头位。由于先天性眼外肌麻痹或发育异常所致的代偿头位，需尽早进行手术矫正。

（4）先天性眼球震颤伴有代偿头位或眼球震颤强度大者应手术矫正，以减轻眼震强度和改善头位达到增进视力的目的。

（5）严重的视疲劳。隐斜、间歇性斜视伴有视力疲劳，严重影响工作及学习，若配带眼镜不能解决者应手术治疗。

2. 时机选择　斜视手术，一般应在幼年双眼视发育可塑期间（约6岁以前）施行。

3. 手术器械配置

表9-8-3 斜视矫正手术器械配置表

名称	类别	数量	常用规格	描述	应用范围	使用注意事项	附图	编号
斜视钩	拉钩	1	140～170mm	工作端有L形或弧形，单齿拉钩，显露术野	眼科手术，用于显露术野	不适用于皮肤大切口的牵开		图9-8-5

名称	类别	数量	常用规格	描述	应用范围	使用注意事项	附图	编号
有齿镊	镊	2	90～100mm 直	工作端精细，宽度为0.3mm，头端有齿，直型，用于显微镜或手术放大镜下夹持细小而脆弱的神经、血管等组织	精细的血管、组织等	只能夹持细小的组织、血管及专用的细小缝线		图9-8-6
剪刀	剪	2	120mm	弹簧式，长度为100～120mm，刃口薄而上弯，便于剪切组织	用于离断精细的组织或血管	不可剪切缝线或纱布等敷料		图9-8-7
持针器	钳	1	120～150mm 弯	弹簧式，工作端上弯，柄身为圆形，便于调整方向	缝合精细部位，如小血管或组织等	不可夹持粗针		图9-8-8

4. 手术步骤及使用器械

表9-8-4　斜视矫正手术步骤及使用器械表

主要手术步骤1	主要手术步骤2	使用器械名称	使用器械编号
显露眼肌结膜切口（四种切口）	（1）睑裂部球结膜切口：在肌肉止端后1mm处（内直肌距角膜缘6.5mm，外直肌距角膜缘8mm）做一与肌肉垂直的结膜切口。先用两把小镊子夹起球结膜，用剪刀垂直剪开一小口，然后上下剪开与10mm与角膜缘平行的弧形切口 （2）穹窿部球结膜切口：切口在角膜垂直经线中1/3与外1/3交界处的结膜上，或中1/3与内1/3交界处的结膜上，距离角膜缘上或下约4mm、长约8mm的水平结膜切口 （3）角膜缘切口：在角膜缘后1.5mm处，用剪刀沿角膜缘剪开一小口，扩大，剪开3个钟点范围的球结膜5～7mm （4）显露斜肌的结膜切口：由上直肌止端鼻侧开始，据角膜缘7.5mm，向鼻侧延伸8～10mm，与角膜缘平行，显露上斜肌；在眼球颞下象限中央，据角膜缘9mm处，做一个与角膜缘平行的8～10mm长的弧形切口，显露下斜肌	有齿镊 剪刀	图9-8-6 图9-8-7
眼肌手术术式有4类	水平肌减弱术、水平肌肉增强术、垂直肌减弱术、垂直肌肉增强术	—	—
以垂直肌减弱为例，剪开球结膜	在直肌附着点两侧的筋膜上各剪一个小孔，垂直分离，从一侧小孔处深入斜视钩，顶着巩膜滑动在上直肌之下，达到对小孔穿出。从左到右、由右至左，反复2～3次，钩住整个上直肌	剪刀 斜视钩	图9-8-7 图9-8-5
显露上直肌	沿上直肌两侧剪开分离眼球筋膜及肌间膜，充分显露上直肌	剪刀	图9-8-7

续表

主要手术步骤 1	主要手术步骤 2	使用器械名称	使用器械编号
剪断上直肌	在上直肌附着点后 1.5mm 处两侧，用 6-0 可吸收缝线做预置缝线，从附着点处剪断上直肌	持针器 有齿镊 剪刀	图 9-8-8 图 9-8-6 图 9-8-7
检查距离，固定预置线	在巩膜上测量徙后的距离，将预置缝线固定。观察眼位及眼肌运动，必要时进行调整	—	—
缝合球结膜	8-0 可吸收线缝合	持针器 有齿镊	图 9-8-8 图 9-8-6

第九节　眼睑手术

一、眼睑内翻矫正手术

（一）睑内翻的定义

睑内翻是睑缘向内朝眼球一侧倾倒形成的位置异常，常因倒睫而刺激角膜。

（二）手术方法

其手术矫正的方法很多，术者应根据睑内翻的发病机制和分类，选择合适的手术方式才能取得满意的效果。

（三）常见手术方式

1. **先天性睑内翻矫正术**　①下睑穹窿部皮肤穿线术；②皮肤眼轮匝肌切除术。

2. **老年性睑内翻矫形术**　① Schimek 法；② Fox 法；③ Fould 法；④眼轮匝肌切断术；⑤下睑缩肌折叠术。

3. **瘢痕性睑内翻矫正术**　① Hotz 法；②潘作新睑扳切断法；③赵金甲 Goddard 法；④王导先"六三一"法；⑤睑板、睑结膜游离移植术；⑥睑缘后徙术。

（四）睑内翻手术

1. **手术体位**　仰卧位。

2. **手术器械配置**

（1）基础手术器械

表 9-9-1　睑内翻手术基础手术器械配置表

名称	类别	数量	常用规格	描述	应用范围	使用注意事项	附图	编号
卵圆钳	钳	1	长 250mm 直、弯 有齿 无齿	工作端为直头，带有横槽，环柄处有棘齿	用于夹持棉球，进行皮肤表面消毒	不可用卵圆钳夹持脏器，以免对脏器带来损伤		图 9-9-1
持针器	钳	1	150～180mm	一般分为普通不锈钢工作端和碳钨镶片工作端两种	用于夹持缝针	使用碳钨镶片持针器应注意其对应的缝针型号，用细密网纹的持针器夹持过粗的缝针会造成镶片断裂		图 9-9-2

续表

名称	类别	数量	常用规格	描述	应用范围	使用注意事项	附图	编号
巾钳	钳	1	135mm 锋利	工作端有穿透、半穿透、不穿透三种类型	用于夹持固定治疗巾	不可夹持皮肤等脆弱组织		图 9-9-3
直钳	钳	3	140～160mm	工作端为直头，带有横槽，环柄处有棘齿	提拉组织	止血钳不可用于夹闭脆弱组织或器官，会造成不可逆转的损伤。避免用止血钳固定敷料、吸引导管等，以免工作端发生变形、错齿等损坏		图 9-9-4
手术刀	刀	1	4#140mm 7#160mm	刀柄一般为可重复使用，刀片为一次性使用	划皮逐层分离	检查刀片无菌包装是否被破坏		图 9-9-5
开睑器	撑开器	1	100mm	丁式开睑器，可以固定在任一位置，撑开眼睑显露术野	撑开眼睑显露术野	不适用于皮肤大切口的牵开		图 9-9-6
尺子	尺	1	150mm	硬质直尺，一般有毫米、厘米和英寸刻度。不锈钢材质	测量尺寸	不可用作拉钩		图 9-9-7
有齿镊	镊	2	120mm	工作端精细而长，头端有钩	适用于皮肤及组织的牵拉	不可夹持硬物及器官		图 9-9-8
无齿镊	镊	1	120mm	工作端精细，宽1mm，有横纹齿	适用于夹持组织	不可夹持硬物及器官		图 9-9-9
剪刀	剪	2	115mm	线剪用于剪切缝线；组织剪用于剪切组织	线剪适用于缝合后剪线，组织剪适用于剪断肌肉组织或血管	组织剪不可用于剪线		图 9-9-10

续表

名称	类别	数量	常用规格	描述	应用范围	使用注意事项	附图	编号
弯蚊式	钳	2	125mm	工作端为弯头，带有横槽，环柄处有棘齿	提拉组织	不可用于夹闭脆弱组织或器官		图 9-9-11
开睑器	撑开器	2	140mm	工作端为弧形，柄身为杆状	用于眼睑的提拉，显露术野	不可用于提拉脆弱组织或器官		图 9-9-12
斜视钩	拉钩	2	140～170mm	工作端有 L 形或弧形，单齿拉钩，显露术野	眼科手术，用于显露术野	不适用于皮肤大切口的牵开		图 9-9-13

（2）精密手术器械

表 9-9-2　睑内翻手术精密手术器械配置表

名称	类别	数量	常用规格	描述	应用范围	使用注意事项	附图	编号
显微组织剪	剪	1	120mm	弹簧显微剪，精细头，头端为弧形	用于分离组织或血管	不可剪切缝线或纱布等敷料		图 9-9-14
显微线剪	剪	1	170mm	弹簧显微剪，头端为直头	用于剪断细小缝线	不可剪切组织、血管等		图 9-9-15
显微持针器	针持	1	120～150mm 弯	弹簧式，工作端上弯，柄身为圆形，便于调整方向	缝合精细部位，如小血管或组织等	不可夹持粗针		图 9-9-16
显微齿镊	镊	1	90～100mm 直	工作端精细，宽度为 0.3mm，头端有齿，直型，用于显微镜或手术放大镜下夹持细小而脆弱的神经、血管等组织	精细的血管、组织等	只能夹持细小的组织、血管及专用的细小缝线		图 9-9-17

名称	类别	数量	常用规格	描述	应用范围	使用注意事项	附图	编号
显微平镊	镊	1	90mm	头端精细富有弹性	显微镜下夹持组织	不可夹持脆弱的血管和组织		图 9-9-18

3. 手术步骤及使用器械

表 9-9-3　皮肤眼轮匝肌切除手术步骤及使用器械表

主要手术步骤 1	主要手术步骤 2	使用器械名称	使用器械编号
确定手术切口范围	局部麻醉前用眼科镊夹持下睑皮肤，估计皮肤切除量。再用甲紫或亚甲蓝画线定格，使切除的皮肤呈月牙状	显微齿镊	图 9-9-17
做皮肤切口并缝合	按画线切除皮肤，并切除靠近睑缘的一条眼轮匝肌。对较重的病例可做 5～7 针皮肤间断缝合，有 5 针平行睑缘挂带睑板，以增加外翻的力量。轻者仅做皮肤切口连续缝合	手术刀 有齿镊 显微持针器 显微线剪 持针器 剪刀 无齿镊	图 9-9-5 图 9-9-8 图 9-9-16 图 9-9-15 图 9-9-2 图 9-9-10 图 9-9-9
缝合	如皮肤并不多，可仅平行下睑缘切开皮肤，去除一条眼轮匝肌后切口做间断缝合	持针器 有齿镊 剪刀	图 9-9-2 图 9-9-8 图 9-9-10
术后拆线	术后盖眼垫，每天换药，5～7d 后拆线	剪刀 有齿镊	图 9-9-10 图 9-9-8

表 9-9-4　Schimek 法手术步骤及使用器械表

主要手术步骤 1	主要手术步骤 2	使用器械名称	使用器械编号
在颞部外眦角做切口显露眼轮匝肌	局部麻醉下睑睫毛缘之下 3mm，距中央 3～4mm 的鼻侧，以镊子夹起皮肤，用刀做一皮肤小切口，在颞部外眦角之外 2cm，高过外眦角水平之上 0.5cm 处，做另一皮肤小切口。将这两个切口的创缘做皮下潜行剥离。颞部切口剥离至露出眼轮匝肌的起止部与颞部筋膜；睑部切口剥离至露出眼轮匝肌	有齿镊 刀 显微组织剪	图 9-9-8 图 9-9-5 图 9-9-14
将眼轮匝肌肌纤维缚紧	从睑部切口钳起一束眼轮匝肌肌纤维，并以 4-0 丝线将其缚紧，缝线两端穿过一个 10 号角针，自睑部切口穿过沿着皮下推至颞部切口，穿出皮外	弯蚊式 持针器 无齿镊 显微持针器 显微线剪	图 9-9-11 图 9-9-2 图 9-9-9 图 9-9-16 图 9-9-15
将眼轮匝肌肌纤维与肌筋膜缝合	抽去角针，改用小缝针穿带一端缝线，缝结于颞部切口内面的肌筋膜。拉紧缝线，拉紧的程度以使眼睑呈轻度外翻为准。结扎缝线，剪短线头，让其自行缩入埋藏于皮下组织之内	持针器 无齿镊 剪刀	图 9-9-2 图 9-9-9 图 9-9-10

二、上睑下垂矫正手术

（一）上睑下垂的定义

正常人双眼平视时，上睑遮盖上方角膜 2mm 左右。如果上睑睑缘低于这个水平，上睑部分或全部遮盖视轴者称为上睑下垂。

3. 手术步骤及使用器械

表 9-9-6　提上睑肌缩短术手术步骤及使用器械表

主要手术步骤 1	主要手术步骤 2	使用器械名称	使用器械编号
确定切口范围	用画线笔画出术眼的上睑皱襞，术眼的上睑皱襞应与对侧健眼的上睑皱襞的弧度、距睑缘的距离一致	—	—
显露上穹窿结膜	在睑缘中外 1/3 和中内 1/3 交界处用 4-0 缝线各做一牵引缝线。翻转上睑，显露上穹窿结膜	有齿镊 持针器 剪刀	图 9-9-26 图 9-9-20 图 9-9-28
分离穹窿部结膜与 Müller 肌	穹窿结膜下注射 2% 的利多卡因 0.5ml，在内、外侧穹窿部结膜各做一个长 5mm 的纵切口用钝头剪刀深入结膜下，将穹窿部结膜与 Müller 肌分离，置入橡皮带，至内侧结膜切口穿出	手术刀 剪刀 平镊	图 9-9-23 图 9-9-28 图 9-9-27
暴露睑板及提上睑肌腱膜	眼睑复位，在距睑缘 3～5mm 处切开皮肤，皮下组织深达睑板用剪刀在睑板上分离眼轮匝肌，至暴露睑板全长及其前面附着的提上睑肌腱膜	手术刀 无齿镊 剪刀	图 9-9-23 图 9-9-27 图 9-9-28
切断 Müllet 肌、提上睑肌腱膜和眶隔	在睑板上缘上方近外眦部纵行剪开腱膜，用蚊式夹住 Müller 肌和提上睑肌腱膜和眶隔，在睑扳上缘与蚊式之间切断 Müller 肌、提上睑肌腱膜和眶隔，将暴露的橡皮带抽出	手术刀 弯蚊式	图 9-9-23 图 9-9-29
剪去部分提上睑肌	在腱膜前及 Müller 肌下继续向上分离，剪断外角和内角，暴露 Whitnall 韧带，将腱膜与该韧带分离。将蚊式向下牵引，测试肌肉弹性。在提上睑肌剪断线 2mm 处缝扎三针，沿预定提上睑肌剪断线用直剪刀剪断	弯蚊式 剪刀 持针器 剪刀	图 9-9-29 图 9-9-28 图 9-9-20 图 9-9-28
固定提上睑肌	将 3 针提上睑肌褥式缝线分别缝于睑板上，收紧缝线打活结，观察上睑的高度和弧度并调整，满意后将提上睑肌固定于睑板上	持针器 无齿镊 剪刀	图 9-9-20 图 9-9-27 图 9-9-28
去除多余轮匝肌及皮肤	皮肤切口的下唇剪去一细条轮匝肌，切口的上唇剪去一条多余的皮肤	剪刀 有齿镊	图 9-9-28 图 9-9-26
缝合	缝合皮肤的缝线均应经睑板，以便形成上睑皱襞	持针器 有齿镊	图 9-9-20 图 9-9-26

第十节　前房手术

一、前房成形手术

（一）前房成形的定义

前房内注入空气、平衡盐溶液或眼用粘弹剂充填或扩张前房。

（二）常见手术方式

常见手术方式为前房成形手术。

（三）手术体位

手术体位为仰卧位。

（四）手术器械配置

1. 基础手术器械

表 9-10-1　前房成形手术基础手术器械配置表

名称	类别	数量	常用规格	描述	应用范围	使用注意事项	附图	编号
卵圆钳	钳	1	长度250mm 直、弯 有齿、无齿	工作端为直头，带有横槽，环柄处有棘齿	用于夹持棉球，进行皮肤表面消毒	不可用卵圆钳夹持脏器，以免对脏器带来损伤		图9-10-1
巾钳	钳	1	150～180mm	工作端有穿透、半穿透、不穿透三种类型	用于夹持固定治疗巾	不可夹持皮肤等脆弱组织		图9-10-2
持针器	钳	1	140～160mm	一般分为普通不锈钢工作端和碳钨镶片工作端两种	用于夹持缝针	使用碳钨镶片持针器应注意其对应的缝针型号，用细密网纹的持针器夹持过粗的缝针会造成镶片断裂		图9-10-3
直钳	钳	3	140～160mm	工作端为直头，带有横槽，环柄处有棘齿	提拉组织	止血钳不可用于夹闭脆弱组织或器官，会造成不可逆转的损伤。避免用止血钳固定敷料、吸引导管等，以免工作端发生变形、错齿等损坏		图9-10-4
恢复器	拉钩	1	150mm	工作端带角度，双头，长短不一，宽窄不一	用于软组织的牵开和虹膜的固定等	不适用于皮肤的牵开		图9-10-5
手术刀	刀	1	4#140mm 7#160mm	刀柄一般为可重复使用，刀片为一次性使用	划皮逐层分离	检查刀片无菌包装是否被破坏		图9-10-6
开睑器	撑开器	1	100mm	丁式开睑器，可以固定在任一位置，撑开眼睑显露术野	撑开眼睑显露术野	不适用于皮肤大切口的牵开		图9-10-7

续表

名称	类别	数量	常用规格	描述	应用范围	使用注意事项	附图	编号
开睑器	拉钩	1	140mm	工作端为弧形，柄身为杆状	用于眼睑的提拉，显露术野	不可用于提拉脆弱组织或器官		图 9-10-8
有齿镊	镊	2	120mm	工作端精细而长，头端有钩	适用于皮肤及组织的牵拉	不可夹持硬物及器官		图 9-10-9
无齿镊	镊	1	120mm	工作端精细，宽 1mm，有横纹齿	适用于夹持组织	不可夹持硬物及器官		图 9-10-10
固定镊	镊	1	11cm 直头、弯头两种	头部带竖齿，多齿，又称角膜固定镊	固定眼球用	—		图 9-10-11
组织剪	剪	1	115mm	组织剪用于剪切组织	组织剪适用于剪断肌肉组织或血管	组织剪不可用于剪线		图 9-10-12
线剪	剪	1	115mm	线剪用于剪切缝线	线剪适用于缝合后剪线	线剪不可用于剪切精细组织		图 9-10-13
弯蚊式	钳	1	125mm	工作端为弯头，带有横槽，环柄处有棘齿	提拉组织	不可用于夹闭脆弱组织或器官		图 9-10-14
斜视钩	拉钩	2	140～170mm	工作端有 L 形或弧形，单齿拉钩，显露术野	眼科手术，用于显露术野	不适用于皮肤大切口的牵开		图 9-10-15
规尺	测量器械	1	150mm	硬质直尺，一般有毫米、厘米和英寸刻度，不锈钢材质	测量尺寸	不适用于组织的分离		图 9-10-16

2. 精密手术器械

表 9-10-2　前房成形手术精密手术器械配置表

名称	类别	数量	常用规格	描述	应用范围	使用注意事项	附图	编号
显微组织剪	剪	1	120mm	弹簧显微剪，精细头，头端为弧形	用于分离组织或血管	不可剪切缝线或纱布等敷料		图 9-10-17
显微线剪	剪	1	170mm	弹簧显微剪，头端为直头	用于剪断细小缝线	不可剪切组织、血管等		图 9-10-18
显微持针器	针持	1	120～150mm 弯	弹簧式，工作端上弯，柄身为圆形，便于调整方向	缝合精细部位，如小血管或组织等	不可夹持粗针		图 9-10-19
显微齿镊	镊	1	90～100mm 直	工作端精细，宽度为0.3mm，头端有齿，直型，用于显微镜或手术放大镜下夹持细小而脆弱的神经、血管等组织	精细的血管、组织等	只能夹持细小的组织、血管及专用的细小缝线		图 9-10-20
显微平镊	镊	1	90mm	头端精细富有弹性	显微镜下夹持组织	不可夹持脆弱的血管和组织		图 9-10-21

（五）手术步骤及使用器械

表 9-10-3　前房成形手术步骤及使用器械表

主要手术步骤 1	主要手术步骤 2	使用器械名称	使用器械编号
显露术野	开睑器开睑，显露手术区域，检查巩膜瓣无漏水	开睑器	图 9-10-7
穿刺前房	沿术眼颞上约11点位，穿刺进入前房，注入粘弹剂，前房维持好术口无漏水	手术刀	图 9-10-6
缝合	10-0缝线间断缝合结膜，线结回纳入角膜层间。阿托品眼膏及典必舒眼膏涂眼，眼垫盖伤口	显微持针器 显微线剪 显微齿镊	图 9-10-19 图 9-10-18 图 9-10-20

二、前房穿刺手术

（一）前房穿刺冲洗术的定义

前房穿刺冲洗术不仅可以清除房水中的有害物质，减少其对眼内结构的进一步损害，而且新生房水有消炎和营养作用，有利于组织损伤的修复。

（二）常见手术方式

1. 前房穿刺冲洗术。

2. 前房积血穿刺冲洗术。

（三）前房穿刺冲洗手术

1. **手术体位**　仰卧位。

2. **手术器械配置**

表 9-10-4　前房穿刺冲洗手术手术器械配置表

名称	类别	数量	常用规格	描述	应用范围	使用注意事项	附图	编号
卵圆钳	钳	1	长度 250mm 直、弯 有齿、无齿	工作端为直头，带有横槽，环柄处有棘齿	用于夹持棉球，进行皮肤表面消毒	不可用卵圆钳夹持脏器，以免对脏器带来损伤		图 9-10-22
巾钳	钳	1	140mm	工作端有穿透、半穿透、不穿透三种类型	用于夹持固定治疗巾	不可夹持皮肤等脆弱组织		图 9-10-23
持针器	钳	1	150～180mm	一般分为普通不锈钢工作端和碳钨镶片工作端两种	用于夹持缝针	使用碳钨镶片持针器应注意其对应的缝针型号，用细密网纹的持针器夹持过粗的缝针会造成镶片断裂		图 9-10-24
直钳	钳	2	140～160mm	工作端为直头，带有横槽，环柄处有棘齿	提拉组织	止血钳不可用于夹闭脆弱组织或器官，会造成不可逆转的损伤。避免用止血钳固定敷料、吸引导管等，以免工作端发生变形、错齿等损坏		图 9-10-25
恢复器	拉钩	1	150mm	工作端带角度，双头，长短不一，宽窄不一	用于软组织的牵开和虹膜的固定等	不适用于皮肤的牵开		图 9-10-26
手术刀	刀	1	4#140mm 7#160mm	刀柄一般为可重复使用，刀片为一次性使用	划皮逐层分离	检查刀片无菌包装是否被破坏		图 9-10-27

名称	类别	数量	常用规格	描述	应用范围	使用注意事项	附图	编号
开睑器	撑开器	1	100mm	丁式开睑器，可以固定在任一位置，撑开眼睑显露术野	撑开眼睑显露术野	不适用于皮肤大切口的牵开		图9-10-28
开睑器	拉钩	1	140mm	工作端为弧形，柄身为杆状	用于眼睑的提拉，显露术野	不可用于提拉脆弱组织或器官		图9-10-29
有齿镊	镊	2	120mm	工作端精细而长，头端有钩	适用于皮肤及组织的牵拉	不可夹持硬物及器官		图9-10-30
无齿镊	镊	1	120mm	工作端精细，宽1mm，有横纹齿	适用于夹持组织	不可夹持硬物及器官		图9-10-31
固定镊	镊	1	11cm 直头 弯头	头部带竖齿，多齿，又称角膜固定镊	固定眼球用	—		图9-10-32
组织剪	剪	1	115mm	金属材质，可重复使用	适用于剪断肌肉组织或血管	不可用于剪线		图9-10-33
线剪	剪	1	115mm	金属材质，可重复使用	适用于缝合后剪线	不可用于剪切精细组织		图9-10-34
弯蚊式	钳	1	125mm	工作端为弯头，带有横槽，环柄处有棘齿	提拉组织	不可用于夹闭脆弱组织或器官		图9-10-35
斜视钩	拉钩	2	140～170mm	工作端有L形或弧形，单齿拉钩，显露术野	眼科手术，用于显露术野	不适用于皮肤大切口的牵开		图9-10-36

名称	类别	数量	常用规格	描述	应用范围	使用注意事项	附图	编号
规尺	测量器械	1	150mm	硬质直尺,一般有毫米、厘米和英寸刻度,不锈钢材质	测量尺寸	不适用于组织的分离		图9-10-37

3. 手术步骤及使用器械

表 9-10-5　前房穿刺冲洗术手术步骤及使用器械表

主要手术步骤1	主要手术步骤2	使用器械名称	使用器械编号
撑开眼睑	球后或表面麻醉,开睑器开睑	开睑器	图9-10-28
尖刀穿刺放出房水	于颞下或鼻下方角膜缘内,用尖刀斜行穿刺,内口 1mm,缓慢放出房水,可见前房变浅,等待其加深,再放出少量房水。如此可反复数次。也可用 pH 试纸测定房水 pH,直至达到 7.0 为止	手术刀	图9-10-27
切开球结膜	同时可行球结膜切开术。在水肿区域的球结膜,自角膜缘做放射状切开,切口长 5mm	手术刀	图9-10-27
盖伤口	术毕涂 1% 阿托品眼膏、抗生素眼膏,敷眼垫遮盖术眼	—	—

第 10 章　耳鼻咽喉头颈外科手术

第一节　概述

仰卧位是常用手术体位。

（1）耳手术：头偏向对侧，避免对侧耳受压。

（2）鼻手术：颈下衬垫固定。

（3）喉手术：肩下垫软枕，颈下衬垫固定，头后仰并高出手术台面约 15cm，使口、咽、喉基本保持在一条直线上。

耳鼻咽喉诸器官多为深在和细小的空洞，解剖结构复杂，临床手术路径不一样。

第二节　耳部手术

一、耳前瘘管摘除手术

（一）概述

1. 耳前瘘管的定义　耳前瘘管为第一、第二鳃弓的耳廓原基在发育过程中融合不全的遗迹，是一种临床上很常见的先天性外耳疾病，发病率达 1.2%。瘘管的开口很小，多位于耳轮脚前，为一狭窄盲管，部分有分支，管壁为复层鳞状上皮，皮下结缔组织中有毛囊、汗腺及皮脂腺，管腔内常有脱落上皮等混合而成的鳞屑，有臭味。

2. 手术方法　术中可用探针引导，或在术前用钝头的针头向瘘管内注入亚甲蓝或甲紫液作为标志。在瘘口处做梭形切口，顺耳轮脚方向延长，沿瘘管走行方向分离，直至显露各分支末端。

3. 常见手术方式　耳前瘘管摘除术。

（二）耳前瘘管摘除术

1. 手术体位　仰卧位，颈下衬垫固定，头偏向对侧。

2. 手术器械配置

（1）基础手术器械

表 10-2-1　耳前瘘管摘除术基础手术器械配置表

名称	类别	数量	常用规格	描述	应用范围	使用注意事项	附图	编号
卵圆钳	钳	1	245mm	工作端为椭圆形	用于手术前钳夹纱球进行消毒，有时也用于夹持脏器，此时常用光滑工作端的卵圆钳	夹持脏器，如肺、肠时，需使用光滑工作端的卵圆钳		图 10-2-1

续表

名称	类别	数量	常用规格	描述	应用范围	使用注意事项	附图	编号
蚊式	钳	6	125mm	弯	适用于分离小血管及神经周围的结缔组织，用于小血管及微血管的止血，临床有时用于夹缝线做牵引	蚊式止血钳不适宜夹持大块或较硬的组织		图 10-2-2
小弯钳	钳	6	140mm	弯	主要用于钳夹有出血点的组织器官以止血，也常用于组织牵拉固定等	不可用于钳夹脆弱的器官组织，以免造成损伤和出血		图 10-2-3
持针器	针持	2	180mm	4/0 ～ 6/0	用于缝合组织及缝扎出血部位	使用碳钨镶片持针器应注意其对应的缝针型号，用细密网纹的持针器夹持过粗的缝针容易造成镶片断裂		图 10-2-4
组织钳	钳	4	140mm	4×5 齿	用于肌肉组织夹持及显露手术视野的牵拉	不宜夹持血管及神经等		图 10-2-5
巾钳	钳	4	140mm	工作端有穿透、半穿透、不穿透三种类型，要根据铺巾来选择。若铺巾为棉布，建议使用穿透、半穿透巾钳；若铺巾为一次性无纺布，建议试用不穿透型布巾钳	固定手术巾	尖锐工作端的巾钳会穿刺敷料，可使用钝头巾钳代替		图 10-2-6
无齿镊	镊	1	无齿	横齿	用于夹持较脆弱组织，损伤较小	不可夹持非常规物体，避免较精细的头端错齿		图 10-2-7
有齿镊	镊	1	有齿 150mm	1×2 齿	夹取组织	脆弱组织不能用有齿镊夹取，齿部会穿透组织，造成损伤和出血		图 10-2-8
枪状镊	镊	2	200mm	枪型	夹棉纱条，填塞止血	不可夹取较硬物品		图 10-2-9

续表

名称	类别	数量	常用规格	描述	应用范围	使用注意事项	附图	编号
精细剪	剪	1	180mm	弯	剪精细组织	不可用于剪切缝线、敷料等		图 10-2-10
线剪	剪	1	180mm	直	剪线	不可剪切较硬物质		图 10-2-11
刀，刀柄	刀	2	7#	刀柄一般为可重复使用	刀片逐层划开，分离。按照表皮层、肌皮层、黏膜层一次分离	检查刀片无菌包装是否被破坏		图 10-2-12
乳突撑开器	牵开器	1	固定式 140mm	双关节 3×4 齿	扩大手术野	关节和螺丝多，使用前检查器械完整性		图 10-2-13
直角拉钩（小）	拉钩	2	125mm	钝性微弯工作端，中空或者长条形手柄，便于牵拉	牵拉皮肤，扩大手术野	根据手术不同部位选择合适的型号		图 10-2-14
皮肤拉钩	拉钩	2	2 齿	按照工作端可分为钝型、锋利型、半锋利型，最多有 8 个齿	牵拉皮肤，扩大手术野	皮肤拉钩不可用于血管、脏器等组织的牵拉，以免造成损伤		图 10-2-15

（2）精密手术器械

表 10-2-2　耳前瘘管摘除术精密手术器械配置表

名称	类别	数量	常用规格	描述	应用范围	使用注意事项	附图	编号
眼科镊	镊	1	100mm	无齿	用于眼部精细手术	不可夹持较硬组织		图 10-2-16
眼科镊	镊	1	100mm	有齿，1×2 齿	用于眼部精细手术	有齿：不可夹持血管神经，使用前需检查齿的完整性		图 10-2-17
眼科剪刀	剪	1	110mm	剪精细组织	剪神经、血管、组织及很细小的缝线等	不用于剪硬质物品，以免剪刀刃口变钝		图 10-2-18

续表

名称	类别	数量	常用规格	描述	应用范围	使用注意事项	附图	编号
耳吸引器头	吸引器	2	1.5mm 2mm	角形	用于吸出术野血液、体液及冲洗液，保持术野清晰	头端不易弯曲，以免引起堵塞和断裂		图10-2-19
中耳刮匙	刮匙	1	1.5mm×2.5mm	椭圆形	清除病变组织	头端精细不能弯曲		图10-2-20
探针	针	1	130mm 0.7～1.8mm	确认瘘管深浅	用于探查	不能反复弯曲		图10-2-21

3. 手术步骤及使用器械

表 10-2-3　耳前瘘管摘除术的手术步骤及使用器械表

主要手术步骤1	主要手术步骤2	使用器械名称	使用器械编号
确认瘘管深浅和分支情况	钝头弯针插入瘘口，注入亚甲蓝，避免污染手术野	探针 蚊式	图10-2-21 图10-2-2
由浅至深分离瘘管、切除瘘管	瘘管口周围做梭形切口，沿蓝染的瘘管向深处分离，直至盲端，如有分支，全部分离切除	蚊式 小弯钳 眼科镊（无齿） 中耳刮匙 眼科剪刀	图10-2-2 图10-2-3 图10-2-16 图10-2-20 图10-2-18
缝合皮肤	避免污染，逐层缝合组织	眼科镊（有齿） 持针器	图10-2-17 图10-2-4

二、耳部肿物摘除手术

（一）概述

1. 耳部肿物的定义　耳部肿物按所在部位，可分为外耳肿物、中耳肿物、内耳肿物。绝大多数耳部肿物发生于外耳。血管瘤、囊肿、肿大淋巴结是常见外耳肿物。

2. 手术方法　肿物位于耳廓和耳周者，肿物增大造成耳廓畸形影响美观；肿物位于外耳道可引起阻塞感、耳鸣、听力减退、耳痛等症状。手术摘除肿物，改善症状，恢复美观。

3. 常见手术方式　耳周肿物摘除手术、耳廓肿物摘除手术、外耳道肿物摘除手术。

（二）耳周肿物摘除手术

1. 手术体位　仰卧位　颈下衬垫固定，头偏向对侧。

2. 手术器械配置

（1）基础手术器械

表 10-2-4　耳周肿物摘除术基础手术器械配置表

名称	类别	数量	常用规格	描述	应用范围	使用注意事项	附图	编号
卵圆钳	钳	1	245mm	工作端为椭圆形，有时也用于夹持脏器，此时常用光滑工作端的卵圆钳	用于手术前钳夹纱球进行消毒，	夹持脏器，如肺、肠时，需使用光滑工作端的卵圆钳		图 10-2-22
蚊式	钳	6	125mm	弯	用于夹闭血管止血、提拉组织等操作	止血钳不可用于夹闭脆弱组织或器官，会造成不可逆的损伤。避免用止血钳固定辅料、导管等，以免工作端发生变形、错齿等损坏		图 10-2-23
小弯钳	钳	6	140mm	弯	主要用于钳夹有出血点的组织器官以止血。也常用于组织牵拉固定等	止血钳不可用于夹闭脆弱组织或器官，会造成不可逆的损伤。避免用止血钳固定辅料、导管等，以免工作端发生变形、错齿等损坏		图 10-2-24
持针器	针持	2	180mm	4/0～6/0	用于缝合组织及缝扎出血部位	使用碳钨镶片持针器应注意其对应的缝针型号，用细密网纹的持针器夹持过粗的缝针容易造成镶片断裂		图 10-2-25
组织钳	钳	4	140mm	也称鼠齿钳、皮钳	夹持软组织，固定管道	不宜夹持血管及神经等		图 10-2-26
巾钳	钳	4	140mm	工作端有穿透、半穿透、不穿透三种类型，要根据铺巾来选择。若铺巾为棉布，建议使用穿透、半穿透巾钳；若铺巾为一次性无纺布，建议使用不穿透型布巾钳	固定手术巾	尖锐工作端的巾钳会穿刺敷料，可使用钝头巾钳代替		图 10-2-27
无齿镊	镊	1	—	无齿	用于夹持较脆弱组织，损伤较小	不可夹持非常规物体，避免较精细的头端损伤		图 10-2-28

续表

名称	类别	数量	常用规格	描述	应用范围	使用注意事项	附图	编号
有齿镊	镊	1	有齿 150mm	1×2 齿	夹取组织	脆弱组织不能用有齿镊夹取，齿部会穿透组织，造成损伤和出血		图 10-2-29
枪状镊	镊	2	200mm	枪型	夹棉纱条，填塞止血	不可夹取较硬物质		图 10-2-30
精细剪	剪	1	180mm	弯	剪精细组织	不可用于剪切缝线、敷料等		图 10-2-31
线剪	剪	1	180mm	直	剪线	不可剪切较硬物质		图 10-2-32
手术刀	刀	2	7#	刀柄一般为可重复使用	刀片逐层划开，分离。按照表皮层、肌皮层、黏膜层一次分离	检查刀片无菌包装是否被破坏		图 10-2-33
乳突撑开器	牵开器	1	4×3 齿 140mm	固定式双关节	扩大手术野	关节和螺丝多，使用前检查器械完整性		图 10-2-34
直角拉钩(小)	拉钩	2	125mm	钝性微弯工作端，中空或者长条形手柄，便于牵拉	牵拉皮肤，扩大手术野	根据手术不同部位选择合适的型号		图 10-2-35
皮肤拉钩	拉钩	2	2 齿	锐性或钝性微弯工作端，中空或长条手柄，便于牵拉	牵拉皮肤，扩大手术野	不可用于血管、脏器等组织的牵拉，以免造成损伤		图 10-2-36

（2）精密手术器械

表 10-2-5　耳周肿物摘除术精密手术器械配置表

名称	类别	数量	常用规格	描述	应用范围	使用注意事项	附图	编号
眼科镊	镊	2	无齿 有齿 100mm	1×2 齿	适用于连续缝合过程中，夹持组织或者缝针	不可夹持非常规物体，避免较精细的头端错齿		图 10-2-37
眼科剪刀	剪	1	110mm	剪精细组织	剪神经、血管、组织及很细小的缝线等	不可用于剪硬质物品，以免剪刀刀口变钝		图 10-2-38
耳吸引器头	吸引器	2	1.5mm 2mm	角形	用于吸出术野血液、体液及冲洗液，保持术野清晰	头端不易弯曲，以免引起堵塞和断裂		图 10-2-39

3. 手术步骤及使用器械

表 10-2-6　耳周肿物摘除术手术步骤及使用器械表

主要手术步骤 1	主要手术步骤 2	使用器械名称	使用器械编号
切口选择，切除肿物	肿物皮肤表面中心切口，分离肿物并切除	手术刀 蚊式 小弯钳 眼科镊 眼科剪刀	图 10-2-33 图 10-2-23 图 10-2-24 图 10-2-37 图 10-2-38
缝合皮肤	避免污染，逐层缝合组织	有齿镊 持针器 精细剪	图 10-2-29 图 10-2-25 图 10-2-31

三、鼓膜成形手术

（一）概述

1. **鼓膜穿孔的定义**　鼓膜介于鼓室与外耳道之间，中心微向内凹入、椭圆形、半透明的薄膜；高约 9mm、宽约 8mm、厚约 0.1mm。因刺伤、气压伤、颞骨骨折等外伤引起的鼓膜穿孔如得到恰当治疗，多可痊愈。3 个月以上不愈合者，如穿孔太大，血供不良；咽鼓管功能障碍；以及局部感染未得到控制等，从组织学上看，穿孔后鼓膜各层组织生长速度不一致，鼓膜外面鳞状上皮层生长较快，超过了中间纤维层中纤维组织的生长速度，使鳞状上皮超过了穿孔边缘，并与内面黏膜层上皮相延续，导致穿孔不能愈合，形成永久性穿孔，引起传音功能障碍。

2. **手术方法**　鼓膜成形手术是通过组织移植技术修复穿孔，恢复鼓膜完整性，并提高听力的技术。意义在于切除穿孔内缘的鳞状上皮层，应用适当的移植材料作为支架，帮助鼓膜的自我修复，使黏膜层和上皮层各自通过支架而连接，修复穿孔处鼓膜的正常组织结构，从而恢复鼓膜的功能。

3. **常见手术方式**　鼓膜成形术 - 内植法、鼓膜成形术 - 夹层法、鼓膜成形术 - 外植法。

（二）鼓膜成形术

1. 手术体位　仰卧位，颈下衬垫固定，头偏向对侧

2. 手术器械配置

（1）基础手术器械

表 10-2-7　鼓膜成形术基础手术器械配置表

名称	类别	数量	常用规格	描述	应用范围	使用注意事项	附图	编号
卵圆钳	钳	1	245mm	工作端为椭圆形	用于夹持纱布消毒	夹持脏器，如肺、肠时，需使用光滑工作端的卵圆钳		图 10-2-40
蚊式	钳	2	125mm	弯	用于夹闭血管止血、提拉组织等操作	止血钳不可用于夹闭脆弱组织或器官，会造成不可逆的损伤。避免用止血钳固定敷料、导管等，以免工作端发生变形、错齿等损坏		图 10-2-41
小弯钳	钳	4	140mm	弯	主要用于钳夹有出血点的组织器官以止血，也常用于组织牵拉固定等	不可用于钳夹脆弱的器官组织，以免造成损伤和出血		图 10-2-42
持针器	针持	2	180mm	4/0～6/0	夹持缝针，缝合组织	使用碳钨镶片持针器应注意其对应的缝针型号，用细密网纹的持针器夹持过粗的缝针容易造成镶片断裂		图 10-2-43
组织钳	钳	4	140mm	4×5 齿	夹持软组织；固定管道	不宜夹持血管及神经等		图 10-2-44
巾钳	钳	4	140mm	工作端有穿透、半穿透、不穿透三种类型，要根据铺巾来选择，若铺巾为棉布，建议使用穿透、半穿透巾钳，若铺巾为一次性无纺布，建议使用不穿透型布巾钳	固定手术巾	尖锐工作端的巾钳会穿刺敷料，可使用钝头巾钳代替		图 10-2-45

名称	类别	数量	常用规格	描述	应用范围	使用注意事项	附图	编号
无齿镊	镊	1	145mm	无齿	夹取组织	不可夹持非常规物体，避免较精细的头端错齿		图 10-2-46
枪状镊	镊	2	200mm	枪型	夹棉纱条，填塞止血	不可夹取较硬物质		图 10-2-47
精细剪	剪	1	180mm	弯	剪精细组织	不可用于剪切缝线、敷料等		图 10-2-48
线剪	剪	1	140mm	直，钝头	剪线	线剪不可用于剪敷料等坚硬物质		图 10-2-49
手术刀	刀	2	7#	刀柄一般为可重复使用	刀片逐层划开，分离。按照表皮层、肌皮层、黏膜层一次分离	检查刀片无菌包装是否被破坏		图 10-2-50
乳突撑开器	牵开器	4	固定式双关节140mm	3×4 齿	撑开显微乳突	关节和螺丝多，使用前检查器械完整性		图 10-2-51
扁桃体剥离器	剥离器	1	180mm	两端为圆弧状片形，光滑，手柄连接两头	剥离扁桃体周围组织	不可用于血管		图 10-2-52
鼻剥离器	剥离器	1	头宽 2.5/2.5	双头	钝性分离	不可用于血管，表面皮肤		图 10-2-53

续表

名称	类别	数量	常用规格	描述	应用范围	使用注意事项	附图	编号
皮肤拉钩	拉钩	2	2 齿 3 齿	锐齿	牵拉皮肤，显露颞肌筋膜	皮肤拉钩不可用于血管、脏器等组织的牵拉，以免造成损伤		图 10-2-54

（2）精密手术器械

表 10-2-8　鼓膜成形术精密手术器械配置表

名称	类别	数量	常用规格	描述	应用范围	使用注意事项	附图	编号
耳镰状刀	显微刀	1	160mm	直型，尖端似镰刀	清除病变组织	尖端锋利，使用时避免和其他器械混淆		图 10-2-55
耳剥离器	剥离器	1	160mm	头宽 1.5mm	剥离面神经周围	头端精细，避免弯曲断裂		图 10-2-56
耵聍钩	钩	1	160mm	直型，角弯 90°	探查面神经周围	头端精细，避免弯曲断裂		图 10-2-57
耳尖针	针	1	160mm	直锐	探查较深的腔隙	头端精细，避免弯曲断裂		图 10-2-58
耳皮瓣刀	显微刀	1	160mm	直刃，刃宽 2.3mm	取皮瓣软骨	头端精细，避免弯曲断裂		图 10-2-59
耳环切刀	显微刀	1	160mm	角弯 45° 圆刃 刃宽 2.5mm	取皮瓣软骨和铺展筋膜	头端精细，避免弯曲断裂		图 10-2-60

续表

名称	类别	数量	常用规格	描述	应用范围	使用注意事项	附图	编号
乳突刮匙	刮匙	2	160mm	头宽 1.5mm 2mm	刮除病变组织	头端精细，避免弯曲断裂		图 10-2-61
双头耳刮匙	刮匙	1	160mm	角弯 25° 头宽 1.0mm/ 1.2mm	刮出中耳病变组织	头端精细，避免弯曲断裂		图 10-2-62
麦粒钳	钳	1	80mm	直麦粒头，头部 0.5mm×4.5mm	取出病变组织	头端精细，避免弯曲断裂		图 10-2-63
息肉钳	钳	2	80mm	直头碗口 1.5mm 角弯 45° 碗状 1.5mm	咬切息肉等组织	头端精细，避免弯曲断裂		图 10-2-64
显微耳剪	显微剪	1	80mm	直型	剪切显微耳内组织	头端精细，避免弯曲断裂		图 10-2-65
锤骨头剪	显微剪	1	80mm	切割型	剪断锤骨头	头端精细，避免弯曲断裂		图 10-2-66
耳镜	窥器	3	3×1	直径 4mm 5.5mm 7mm	耳内窥视	根据要求选择合适尺寸		图 10-2-67
弹簧剪	显微剪	1	140mm	弯头，刃长 11mm	剪切精细组织	头端精细，避免磕碰弯曲变形		图 10-2-68

名称	类别	数量	常用规格	描述	应用范围	使用注意事项	附图	编号
眼科剪刀	剪	1	110mm	弯头	剪神经、血管、组织及很细小的缝线等	不可用于剪硬质物品，以免剪刀刃口变钝		图 10-2-69
牙科剥离器	剥离器	2	160mm	左弯右弯	用于显微分离	头端精细，避免弯曲断裂		图 10-2-70
耳吸引器头	吸引器	6	角形	直径 1mm 1.5mm 2.0mm	用于吸出术野血液、体液、冲洗液，保持术野清晰	头端不易弯曲，以免引起堵塞和断裂		图 10-2-71

3. 手术步骤及使用器械

表 10-2-9　鼓膜成形手术手术步骤及使用器械表

主要手术步骤1	主要手术步骤2	使用器械名称	使用器械编号
耳后切口	沿耳廓附着的皱褶线外做弧形切口。切口的上下端离耳廓皱褶线 0.5cm，切口的中点则离耳廓皱褶线 2cm 为宜	手术刀	图 10-2-50
取颞肌筋膜	在切口的深、浅层之间用拉钩向侧方牵拉，显露紧贴近颞肌组织的筋膜。这层筋膜色白，较坚韧，厚薄适宜。在筋膜上做一小切口，插入剥离器沿肌肉表面分离。然后按所需大小剪下，铺放在光滑的器皿或金属板上，任其自然干燥	乳突撑开器 皮肤拉钩 精细剪 小弯钳 鼻剥离器	图 10-2-51 图 10-2-54 图 10-2-48 图 10-2-42 图 10-2-53
显露中耳	切口的上端向前延长至外耳前壁垂直延长线处。分离耳廓软骨深面并做乳突骨膜瓣：在耳廓软骨深面与乳突骨膜之间进行锐性分离，直至骨性外耳道后缘处。分离时为避免切透外耳道皮肤，最好以示指伸入外耳道口做引导。然后在颞线上和外耳道底壁下 0.5cm 向后做平行水平切口，近耳后皮肤切口处做垂直切口，使水平切口相连，形成 U 形骨膜瓣。以骨膜剥离器紧贴骨面将其分离至骨性外耳道口处，使其蒂部附于外耳道后壁皮肤。继之用小剥离器从外耳道骨面分离外耳道顶、后及下壁向内深达近鼓环	鼻剥离器 乳突撑开器 耳剥离器	图 10-2-53 图 10-2-51 图 10-2-56
残余鼓膜的准备	对于小的上鼓室穿孔，边缘性穿孔及中央性穿孔，目的主要是保护正常的残余鼓膜，对于严重病变的鼓膜大穿孔，需要去除鼓膜直到鼓环，充分显露锤骨柄，保护纤维鼓环，刮出残余鼓膜和鼓环的内侧面，准备更好的植入床	耳镰状刀 麦粒钳 耳尖针 耳剥离器	图 10-2-55 图 10-2-63 图 10-2-58 图 10-2-56
放入颞肌筋膜	（1）夹层法：将移植组织夹在外耳道皮肤及其相连的残余鼓膜上皮层与骨性鼓膜及残余鼓膜纤维层之间 （2）内植法：将移植组织衬在残余鼓膜的内侧面，同时也可将移植织织的后缘及其周连组织夹在骨性鼓环与外耳道皮肤之间 （3）外植法：将移植组织放置于残留鼓膜纤维层及其骨性鼓环的外侧面	耳剥离器 尖针 钉蹬钩	图 10-2-56 图 10-2-58 图 10-2-57

主要手术步骤 1	主要手术步骤 2	使用器械名称	使用器械编号
填塞及缝合切口	在外耳道鼓膜瓣及移植组织外侧面以抗生素明胶海绵块压紧。然后紧耳道口填入碘仿纱条。耳后切口以 4-0 缝线间断缝合，并以纱布、绷带加压包扎耳部	盯聍钩 耳尖针 线剪 枪状镊	图 10-2-57 图 10-2-58 图 10-2-49 图 10-2-47

四、乳突根治＋鼓室成形手术

（一）概述

1. 中耳炎的定义　中耳炎，即中耳发炎，是累及中耳（包括咽鼓管、鼓室、鼓窦及乳突气房）全部或部分结构的炎性病变，绝大多数为非特异性炎症，尤其好发于儿童。中耳炎可分为非化脓性及化脓性两大类。非化脓性中耳炎包括分泌性中耳炎和气压损伤性中耳炎；化脓性中耳炎有急性和慢性之分。特异性炎症少见，如结核性中耳炎等。分泌性中耳炎常见。中耳炎是引起鼓室硬化最常见的病因，表现为鼓膜增厚，内陷，鼓室或鼓窦及乳突气房内充填软组织密度影，乳突气房含气减少或消失，鼓室及乳突可以出现积液征象，听小骨破坏甚至消失，少部分患者可有乳突及鼓室壁的骨质破坏，但不会出现钙化。

2. 手术方法　鼓室成形手术通过切除中耳及周围骨质中病变组织藏匿的所有腔隙，最大程度地减少了病灶的残留，并全面恢复听骨链的连续性。鼓室成形术全面升级，扩大了手术适应证，所有慢性化脓性中耳炎可一举治疗。修复听骨链，重建听力患者接受手术治疗后，穿孔鼓膜封闭形态接近正常，重建后听骨链的活动性及连续性良好，手术后听力会逐渐提高，3 个月后明显提高。手术伤害小、并发症少。鼓室成形手术疗法，在显微镜下通过耳显微器械去除病变，同时修复鼓膜及重建听骨链，具有手术伤害小，并发症少，效果好的优点。

3. 常见手术方式

鼓室成形术还可分为五类：鼓膜成形＋听骨链重建术（1 型）、联合进路鼓室成形技术（2 型）、改良乳突根治＋鼓室成形术（开放技术）（3 型）、分期鼓室成形术（4 型）和内耳开窗术（5 型）。

（二）改良乳突根治＋鼓室成形术

1. 手术体位　仰卧位，颈下衬垫固定，头偏向对侧。

2. 手术器械配置

（1）基础手术器械

表 10-2-10　改良乳突根治＋鼓室成形术基础手术器械配置表

名称	类别	数量	常用规格	描述	应用范围	使用注意事项	附图	编号
卵圆钳	钳	1	245mm	工作端为椭圆形	用于夹持纱布消毒	夹持脏器，如肺、肠时，需使用光滑工作端的卵圆钳		图 10-2-72
蚊式	钳	2	125mm	弯	用于夹闭血管止血、提拉组织等操作	止血钳不可用于夹闭脆弱组织或器官，会造成不可逆的损伤。避免用止血钳固定辅料、导管等，以免工作端发生变形、错齿等损坏		图 10-2-73

续表

名称	类别	数量	常用规格	描述	应用范围	使用注意事项	附图	编号
小弯钳	钳	4	140mm	弯	主要用于钳夹有出血点的组织器官以止血，也常用于组织牵拉固定等	不可用于钳夹脆弱的器官或组织，以免造成损伤和出血		图 10-2-74
持针器	针持	2	180mm	4/0～6/0	夹持缝针，缝合组织	使用碳钨镶片持针器应注意其对应的缝针型号，用细密网纹的持针器夹持过粗的缝针容易造成镶片断裂		图 10-2-75
组织钳	钳	4	140mm	4×5 齿	夹持软组织，固定管道	不宜夹持血管及神经等		图 10-2-76
巾钳	钳	4	140mm	工作端有穿透、半穿透、不穿透三种类型，要根据铺巾来选择，若铺巾为棉布，建议使用穿透、半穿透巾钳，若铺巾为一次性无纺布，建议使用不穿透型布巾钳	固定手术巾	尖锐工作端的巾钳会穿刺敷料，可使用钝头巾钳代替		图 10-2-77
组织镊	镊	2	无齿有齿 ×2 550mm	横齿	夹取组织	不可夹持非常规物体，避免较精细的头端错齿		图 10-2-78
枪状镊	镊	2	200mm	枪型	夹棉纱条，填塞止血	不可夹取较硬物质		图 10-2-79
精细剪	剪	1	180mm	弯	剪精细组织	不可用于剪切缝线、敷料等		图 10-2-80

名称	类别	数量	常用规格	描述	应用范围	使用注意事项	附图	编号
线剪	剪	1	140mm	直，钝头	剪线	不可用于剪敷料等坚硬物质		图 10-2-81
手术刀	刀	2	7#	刀柄一般为可重复使用	刀片逐层划开，分离，按照表皮层、肌皮层、黏膜层一次分离	检查刀片无菌包装是否被破坏		图 10-2-82
乳突撑开器	牵开器	4	固定式双关节140mm	3×4齿	撑开显微乳突	关节和螺丝多，使用前检查器械完整性		图 10-2-83
扁桃体剥离器	剥离器	1	180mm	两端为圆弧状片形，光滑，手柄连接两头	剥离扁桃体周围组织	不可用于血管		图 10-2-84
骨膜剥离器	剥离器	1	190mm 4.0mm/5.0mm，铲刃/圆刃	双头	钝性分离鼓膜	不可用于血管，表面皮肤		图 10-2-85
鼻剥离器	剥离器	1	头宽 2.5mm/2.5mm	双头	钝性分离	不可用于血管，表面皮肤		图 10-2-86
皮肤拉钩	拉钩	2	2齿 3齿	锐齿	牵拉皮肤，显露颞肌筋膜	皮肤拉钩不可用于血管、脏器等组织的牵拉，以免造成损伤		图 10-2-87

（2）精密手术器械

表 10-2-11　改良乳突根治 + 鼓室成形术的精密手术器械配置表

名称	类别	数量	常用规格	描述	应用范围	使用注意事项	附图	编号
耳镰状刀	显微刀	1	160mm	直型，尖端似镰刀	清除病变组织	尖端锋利，使用时避免和其他器械混淆		图 10-2-88
耳剥离器	剥离器	1	160mm	头宽 1.5mm	剥离面神经周围	头端精细，避免弯曲断裂		图 10-2-89
耵聍钩	钩	1	160mm	直型，角弯 90°	探查面神经周围	头端精细，避免弯曲断裂		图 10-2-90
耳尖针	针	1	160mm	直锐	探查较深的腔隙	头端精细，避免弯曲断裂		图 10-2-91
耳皮瓣刀	显微刀	1	160mm	直刃，刃宽 2.3mm	取皮瓣软骨	头端精细，避免弯曲断裂		图 10-2-92
耳环切刀	显微刀	1	160mm	角弯 45°圆刃刃宽 2.5mm	取皮瓣软骨和铺展筋膜	头端精细，避免弯曲断裂		图 10-2-93
乳突刮匙	刮匙	2	160mm	头宽 1.5mm 2mm	刮除病变组织	头端精细，避免弯曲断裂		图 10-2-94
双头耳刮匙	刮匙	1	160mm	角弯 25° 头宽 1.0mm/1.2mm	刮出中耳病变组织	头端精细，避免弯曲断裂		图 10-2-95

续表

名称	类别	数量	常用规格	描述	应用范围	使用注意事项	附图	编号
麦粒钳	钳	1	80mm	直麦粒头，头部 0.5mm×4.5mm	取出病变组织	头端精细，避免弯曲断裂		图 10-2-96
息肉钳	钳	2	80mm	直头碗口 1.5mm 角弯 45° 碗状 1.5mm	咬切息肉等组织	头端精细，避免弯曲断裂		图 10-2-97
显微耳剪	显微剪	1	80mm	直型	剪切显微耳内组织	头端精细，避免弯曲断裂		图 10-2-98
锤骨头剪	显微剪	1	80mm	切割型	剪断锤骨头	头端精细，避免弯曲断裂		图 10-2-99
耳镜	窥器	3	3×1	直径 4mm 5.5mm 7mm	耳内窥视	根据要求选择合适尺寸		图 10-2-100
弹簧剪	显微剪	1	140mm	弯头，刃长 11mm	剪切精细组织	头端精细，避免磕碰弯曲变形		图 10-2-101
眼科剪刀	剪	1	110mm	弯头	剪神经、血管、组织及很细小的缝线等	不用于剪硬质物品，以免剪刀刃口变钝		图 10-2-102
牙科剥离器	剥离器	2	160mm	左弯 右弯	用于显微分离	头端精细，避免弯曲断裂		图 10-2-103

名称	类别	数量	常用规格	描述	应用范围	使用注意事项	附图	编号
耳吸引器头	吸引器	6	角形	直径 1mm 1.5mm 2.0mm	用于吸出术野血液、体液、冲洗液，保持术野清晰	头端不易弯曲，以免引起堵塞和断裂		图 10-2-104

3. 手术步骤及使用器械

表 10-2-12　改良乳突根治 + 鼓室成形术手术步骤及使用器械表

主要手术步骤 1	主要手术步骤 2	使用器械名称	使用器械编号
耳后切口	沿耳廓附着的皱褶线外做弧形切口。切口的上下端离耳廓皱褶线 0.5cm，切口的中点则离耳廓皱褶线 2cm 为宜	手术刀	图 10-2-82
取颞肌筋膜	在切口的深浅层之间用拉钩向侧方牵拉，显露紧贴近颞肌组织的筋膜。这层筋膜色白，较坚韧，厚薄适宜。在筋膜上做一小切口，插入剥离器沿肌肉表面分离。然后按所需大小剪下，铺放在光滑的器皿或金属板上，任其自然干燥	乳突撑开器 皮肤拉钩 精细剪 小弯钳 骨膜剥离器	图 10-2-83 图 10-2-87 图 10-2-80 图 10-2-74 图 10-2-85
乳突根治及清理病变	电钻磨开乳突，找到胆脂瘤破坏腔后，削薄前方外耳道后壁，上缘平鼓窦盖，后缘达乙状窦前骨壁，沿途将残余的骨质及乳突内气房或板障骨皆尽磨除，使颅中、后窝的脑膜和乙状窦形状清晰可见（即为乳突轮廓化）。清除乳突腔内及鼓窦处胆脂瘤皮屑及肉芽等病变并检查鼓窦盖及乙状窦骨壁有否破坏。断桥及修平面神经嵴在外耳道后面壁近鼓窦盖深部，充分开放上鼓室	骨膜剥离器 乳突撑开器 耳剥离器 麦粒钳 息肉钳	图 10-2-85 图 10-2-83 图 10-2-89 图 10-2-96 图 10-2-98
重建听骨链及骨膜修补	用软骨或乳突皮质骨垫于靠近面神经骨管上缘的上鼓室内壁，以承托鼓膜。镫骨板上结构缺损，则取听骨或软骨柱立于足板，外侧与移植鼓膜相连；如镫骨存在，则移植于人工听骨和镫骨头，外侧端与鼓膜相连	耳镰状刀 耳尖针 耳剥离器	图 10-2-88 图 10-2-91 图 10-2-89
填塞及缝合切口	在外耳道鼓膜瓣及移植组织外侧面以抗生素明胶海绵块压紧。然后紧耳道口填入碘仿纱条。耳后切口以 4-0 缝线间断缝合，并以纱布、绷带加压包扎耳部	耵聍钩 耳尖针 线剪 枪状镊	图 10-2-90 图 10-2-91 图 10-2-81 图 10-2-79

第三节　鼻及鼻窦手术

一、鼻内镜手术

（一）概述

1. **鼻内镜手术定义**　现代鼻内镜手术技术自 20 世纪 80 年代初，由奥地利鼻科学者 Messerklinger 首创，90 年代在我国开始兴起，历经 30 余年的发展，技术日趋成熟，使以往被认为"盲目"的手术变的清晰而直观，其危险性也显著降低。鼻内镜下鼻窦手术是鼻内镜手术的基础，只有熟练掌握了鼻内镜下鼻窦手术的基本方法，才能充分发挥鼻内镜手术的优势，在一个相对狭小的空间内游刃有余，拓展出一片广阔的天地。

2. **手术方法**　鼻内镜下鼻窦手术是鼻内镜手术的基础，鼻内镜下鼻窦手术是将传统根治性大部或全部刮除窦内黏膜的破坏性手术，变为根据病变的程度，在清除病变的基础上，尽可能保留鼻腔、鼻窦的正常黏膜和结构，形成良好的通气和引流，促使鼻腔、鼻窦黏膜的形态和生理功能恢复，以达到依靠鼻腔、鼻窦自身生理功能而恢复治愈鼻窦炎和鼻息肉的功能性手术，并能达到防止病变复发的目的。

3. 常见手术方式

（1）鼻内镜下鼻窦手术由前向后法（从前组筛窦开始，从前向后深入）。

（2）鼻内镜下鼻窦手术由后向前法（从后组筛房开始，从后向前进行）。

（二）鼻内镜下鼻窦手术（由前向后法）

1. 手术体位：仰卧位，颈下衬垫固定

2. 手术器械配置

（1）基础手术器械

表 10-3-1　鼻内镜下鼻窦手术（由前向后法）基础手术器械配置表

名称	类别	数量	常用规格	描述	应用范围	使用注意事项	附图	编号
卵圆钳	钳	1	245mm	工作端为椭圆形	用于夹持纱布消毒	夹持脏器，如肺、肠时，需使用光滑工作端的卵圆钳		图 10-3-1
小弯钳	钳	2	140mm	用于夹闭血管止血、提拉组织等操作	主要用于钳夹有出血点的组织器官以止血，也常用于组织牵拉固定等	止血钳不可用于夹闭脆弱组织或器官，会造成不可逆的损伤。避免用止血钳固定辅料、导管等，以免工作端发生变形、错齿等损坏		图 10-3-2
持针器	针持	1	180mm	4/0 ～ 6/0	用于夹持缝针，缝合组织	使用碳钨镶片持针器应注意其对应的缝针型号，用细密网纹的持针器夹持过粗的缝针容易造成镶片断裂		图 10-3-3
组织钳	钳	2	140mm	4×5 齿	用于夹持软组织，固定管道	不宜夹持血管及神经等		图 10-3-4
巾钳	钳	2	140mm	工作端有穿透、半穿透、不穿透三种类型，要根据铺巾来选择，若铺巾为棉布，建议使用穿透、半穿透巾钳，若铺巾为一次性无纺布，建议试用不穿透型巾钳	用于固定手术巾	尖锐工作端的巾钳会穿刺敷料，可使用钝头巾钳代替		图 10-3-5

续表

名称	类别	数量	常用规格	描述	应用范围	使用注意事项	附图	编号
枪状镊	镊	2	200mm	枪型	夹棉纱条，填塞止血	不可夹取较硬物质		图 10-3-6
组织剪	剪	1	180mm	弯	剪组织	组织剪不可用于剪线或者敷料等非人体组织		图 10-3-7
线剪	剪	1	180mm	直	剪线	不可剪切较硬物质		图 10-3-8
手术刀	刀	2	7#	刀柄一般为可重复使用	刀片逐层划开，分离，按照表皮层、肌皮层、黏膜层一次分离	检查刀片无菌包装是否被破坏		图 10-3-9
鼻剥离器	剥离器	2	18cm 头宽 4mm/4mm 头宽 2.5mm/2.5mm	双头	分离黏膜	不可用于血管，表面皮肤		图 10-3-10
鼻黏膜刀	刀	1	16cm	半圆头	离断结缔组织	头端薄刃，避免磕碰刃口		图 10-3-11
鼻分隔镜	窥器	1	头长 55mm	弹簧柄	显露鼻中隔软骨	避免用力过猛损伤组织		图 10-3-12

（2）精密手术器械

表 10-3-2 鼻内镜下鼻窦手术（由前向后法）精密手术器械配置表

名称	类别	数量	常用规格	描述	应用范围	使用注意事项	附图	编号
筛窦钳	钳	8	0° 45° 90°	头端不同形状，根据情况选用	取样钳	咬切时避免用力过猛或未完全咬切后即进行不当牵拉，以免造成损伤		图 10-3-13
额窦钳	钳	1	14cm	头端不同形状，根据情况选用	取样钳	咬切时避免用力过猛或未完全咬切后即进行不当牵拉，以免造成损伤		图 10-3-14
上颌窦钳	钳	1	13.5cm	马蹄形	取样钳	咬切时避免用力过猛或未完全咬切后即进行不当牵拉，以免造成损伤		图 10-3-15
鼻咽活检钳	钳	1	14cm	椭圆形	活检钳	咬切时避免用力过猛或未完全咬切后即进行不当牵拉，以免造成损伤		图 10-3-16
反张咬骨钳	钳	2	弯角 90°	360°可旋转达成不同方向（上下左右）	扩大鼻窦开口	咬切时避免用力过猛或未完全咬切后即进行不当牵拉，以免造成损伤		图 10-3-17
咬切钳	钳	4	15cm 盖板式 0°～45°	前向	咬切病变组织	咬切时避免用力过猛或未完全咬切后即进行不当牵拉，以免造成损伤		图 10-3-18
下鼻甲剪	剪	1	190mm	下甲	剪肥厚黏膜组织	不能用于剪切敷料等物品		图 10-3-19
额窦刮匙	刮匙	1	角弯 90° 头宽 2.5mm	椭圆形	扩大额窦开口	根据要求选择不同弧度		图 10-3-20

续表

名称	类别	数量	常用规格	描述	应用范围	使用注意事项	附图	编号
鼻吸引器头	吸引器	6	直型，直弯型 2.5mm 3.0mm 4.0mm	角形	保持手术野清晰干燥	头端不易弯曲，以免引起堵塞和断裂		图 10-3-21
鼻吸引器头	吸引器	4	不同方向	圆弯	保持手术野清晰干燥	头端不易弯曲，以免引起堵塞和断裂		图 10-3-22

3. 手术步骤及使用器械

表 10-3-3 鼻内镜下鼻窦手术（由前向后法）手术步骤及使用器械表

主要手术步骤 1	主要手术步骤 2	使用器械名称	使用器械编号
分离中鼻道黏膜显露并切除钩突	确定大致的切口轨迹，将钩突上、下两端与鼻腔外侧壁分离后咬除	镰状刀 筛窦钳 鼻剥离器 鼻吸引器头	 图 10-3-13 图 10-3-10 图 10-3-21
切除筛泡	沿切口咬切中鼻道黏膜显露筛泡、咬开筛泡	鼻剥离器 咬切钳 鼻吸引器头	图 10-3-10 图 10-3-18 图 10-3-21
清理前组筛房	彻底清除前组筛房病变，范围：上达额窦底与中筛房顶相连续，外达纸样板与中筛房区纸样板相连续，前达额突内侧面。注意勿损伤泪囊和鼻泪管	筛窦钳 咬切钳 鼻吸引器头	图 10-3-13 图 10-3-18 图 10-3-21
清理中组筛窦直至筛顶	筛顶即颅底，认清中鼻甲在筛顶的附着部，手术在此附着部的外侧进行，防止损伤前颅底，避免脑脊液鼻漏	筛窦钳 咬切钳 鼻吸引器头	图 10-3-13 图 10-3-18 图 10-3-21
清理后组筛房	清除范围：上达筛顶、外达纸样板、后达蝶窦前壁、内为中鼻甲。整个筛窦成为一个空腔	筛窦钳 鼻吸引器头	图 10-3-13 图 10-3-21
开放并探查额窦	额窦刮匙沿额窦开口周边逐渐扩大，开放范围不应小于 0.5cm，边缘光滑，防术后闭塞	额窦钳 额窦刮匙 鼻吸引器头 鼻咽活检钳	图 10-3-14 图 10-3-20 图 10-3-21 图 10-3-16
开放并探查上颌窦	开放范围在 1cm 以上，清除开口周边的病变组织，干净圆滑、并吸净窦内脓性分泌物	反张咬骨钳 上颌窦钳 筛窦钳 额窦刮匙 鼻吸引器头	图 10-3-17 图 10-3-15 图 10-3-13 图 10-3-20 图 10-3-21
开放并探查蝶窦	经筛窦进路，仔细辨认蝶窦前壁，并开放整个蝶窦前壁	蝶窦咬骨钳 筛窦钳 咬切钳 鼻吸引器头	 图 10-3-13 图 10-3-20 图 10-3-21
检查及冲洗术腔	进一步清除残留病变，可吸收止血材料轻填术腔	鼻吸引器头 枪状镊	图 10-3-21 图 10-3-6

二、鼻中隔矫正手术

（一）概述

1.鼻中隔偏曲的定义　凡鼻中隔偏离中线或呈不规则的偏曲，并引起鼻功能障碍，如鼻塞、鼻出血、头痛等，称为鼻中隔偏曲。按偏曲形态分为"C"形或"S"形。局部呈尖锥样突起处称骨棘；由前向后呈条状山嵴样突起处称骨嵴。按鼻中隔偏曲方向有纵偏和横偏。按偏曲部位则有高位、低位、前段、后段之分。前段偏曲、高位偏曲引起鼻功能障碍较明显。若无功能障碍，则为生理性弯曲。

2.手术方法　随着鼻内镜手术广泛开展，已观察到鼻中隔偏曲与相关结构，如中鼻甲、下鼻甲、鼻腔及中鼻道等的解剖结构关系，与鼻窦炎的发生有相关性。因此注重考虑是否因鼻中隔偏曲引起鼻腔、鼻窦功能障碍，影响鼻内镜下的手术操作，以及引起手术后鼻腔、鼻窦的通气引流障碍和粘连，可采取鼻中隔矫正术作为某些鼻手术的前置处理。

3.见手术方式

（1）鼻中隔（黏膜下）矫正术。

（2）鼻中隔（黏膜下）切除术。

（二）鼻中隔（黏膜下）矫正术

1.手术体位　仰卧位，颈下衬垫固定。

2.手术器械配置

（1）基础手术器械

表 10-3-4　鼻中隔（黏膜下）矫正术基础手术器械配置表

名称	类别	数量	常用规格	描述	应用范围	使用注意事项	附图	编号
卵圆钳	钳	1	245mm	工作端为椭圆形消毒	用于夹持纱布消毒	夹持脏器，如肺、肠时，需使用光滑工作端的卵圆钳		图 10-3-23
小弯钳	钳	2	140mm	用于夹闭血管止血、提拉组织等操作	主要用于钳夹有出血点的组织器官以止血，也常用于组织牵拉固定等	止血钳不可用于夹闭脆弱组织或器官，会造成不可逆的损伤。避免用止血钳固定敷料、导管等，以免工作端发生变形、错齿等损坏		图 10-3-24
持针器	钳	1	180mm	4/0～6/0	夹持缝针，缝合组织	使用碳钨镶片持针器应注意其对应的缝针型号，用细密网纹的持针器夹持过粗的缝针容易造成镶片断裂		图 10-3-25

续表

名称	类别	数量	常用规格	描述	应用范围	使用注意事项	附图	编号
组织钳	钳	2	140mm	4×5 齿	夹持软组织，固定管道	不宜夹持血管及神经等		图 10-3-26
巾钳	钳	2	140mm	工作端有穿透、半穿透、不穿透三种类型，要根据铺巾来选择，若铺巾为棉布，建议使用穿透、半穿透巾钳；若铺巾为一次性无纺布，建议使用不穿透型布巾钳	固定手术巾	尖锐工作端的巾钳会穿刺敷料，可使用钝头巾钳代替		图 10-3-27
枪状镊	镊	2	200mm	枪型	夹棉纱条，填塞止血	不可夹取较硬物质		图 10-3-28
组织剪	剪	1	180mm	弯	剪组织	不可用于剪线或者敷料等非人体组织		图 10-3-29
线剪	剪	1	180mm	直	剪线	不可剪切较硬物质		图 10-3-30
手术刀	刀	1	7#	刀柄一般为可重复使用	刀片逐层划开，分离。按照表皮层、肌皮层、黏膜层一次分离	检查刀片无菌包装是否被破坏		图 10-3-31
鼻剥离器	剥离器	2	18cm 头宽 4mm/4mm 头宽 2.5mm/2.5mm	双头	分离黏膜	不可用于血管，表面皮肤		图 10-3-32
鼻黏膜刀	刀	1	16cm	半圆头	离断结缔组织	头端薄刃，避免磕碰刃口		图 10-3-33

名称	类别	数量	常用规格	描述	应用范围	使用注意事项	附图	编号
鼻分隔镜	窥器	1	头长 55mm	弹簧柄	显露鼻中隔软骨	避免用力过猛损伤组织		图 10-3-34

（2）精密手术器械

表 10-3-5　鼻中隔（黏膜下）矫正术精密手术器械配置表

名称	类别	数量	常用规格	描述	应用范围	使用注意事项	附图	编号
筛窦钳	钳	2	0°	头端不同形状，根据情况选用	取样钳	咬切时避免用力过猛或未完全咬切后即进行不当牵拉，以免造成损伤		图 10-3-35
筛窦钳	钳	1	45°	头端不同形状，根据情况选用	取样钳	咬切时避免用力过猛或未完全咬切后即进行不当牵拉，以免造成损伤		图 10-3-36
下鼻甲剪	剪	1	190mm	下甲	剪肥厚黏膜组织	不能用于剪切敷料等物品		图 10-3-37
鼻吸引器头	吸引器	3	直型，角弯型 2.5mm 3.0mm 4.0mm	角形	保持手术野清晰干燥	头端不易弯曲，以免引起堵塞和断裂		图 10-3-38
鼻中隔对咬钳	钳	1	刃宽 4mm	正咬切	咬除鼻中隔骨部的偏曲部分	咬切时避免用力过猛或未完全咬切后即进行不当牵拉，以免造成损伤		图 10-3-39
鼻中隔对切钳	钳	1	刃宽 2mm	反咬切	切除鼻中隔骨部的偏曲部分	咬切时避免用力过猛或未完全咬切后即进行不当牵拉，以免造成损伤		图 10-3-40

名称	类别	数量	常用规格	描述	应用范围	使用注意事项	附图	编号
圆凿	凿	1	刃宽4mm	枪型	凿偏曲的骨嵴、骨	注意角度和力度，避免用力过猛		图10-3-41
鱼尾凿	凿	1	枪型 刃宽4mm	枪型	凿偏曲的骨嵴、骨	注意角度和力度，避免用力过猛		图10-3-42
锤子	锤	6	155g	双圆头	捶打骨刀骨凿	避免用力过猛		图10-3-43

3. 手术步骤及使用器械

表 10-3-6 鼻中隔（黏膜下）矫正术手术步骤及使用器械表

主要手术步骤1	主要手术步骤2	使用器械名称	使用器械编号
切开黏-软骨膜	左侧鼻腔径路，切开黏-软骨膜；分离鼻中隔左侧面及鼻腔底面的黏-软骨膜及软骨；切开鼻中隔软骨前端，分离鼻中隔对侧黏-软骨膜及软骨	手术刀 鼻黏膜刀 鼻剥离器	图10-3-31 图10-3-33 图10-3-32
矫正软骨和骨性的偏曲部分	咬除偏曲的筛骨垂直板及犁骨；凿去偏曲的上颌骨嵴；两侧鼻中隔黏骨膜及黏-软骨膜复位贴拢	鼻分隔镜 下鼻甲剪 圆凿 鱼尾凿 鼻中隔对切钳 鼻中隔对咬钳	图10-3-34 图10-3-37 图10-3-41 图10-3-42 图10-3-40 图10-3-39
鼻中隔软骨的处理	对侧鼻中隔软骨的黏-软骨膜尽量保留；偏曲软骨条形切除，软骨呈"田"字形	下鼻甲剪 鼻中隔对切钳 鼻中隔对咬钳	图10-3-37 图10-3-40 图10-3-39
骨嵴和骨棘的处理	分离对侧黏骨膜；轻轻凿断骨棘或骨嵴基底部；分离最尖锐最薄处的黏骨膜	下鼻甲剪 圆凿 鱼尾凿 鼻中隔对切钳 鼻中隔对咬钳 筛窦钳（45°）	图10-3-37 图10-3-41 图10-3-42 图10-3-40 图10-3-39 图10-3-36
切口缝合	鼻中隔处在正中位，缝合鼻前庭皮肤切口2针或3针	持针器	图10-3-25

三、鼻前庭囊肿摘除手术

（一）概述

1. **鼻前庭囊肿的定义** 鼻前庭囊肿是指发生于鼻翼根部，梨状孔前方，上颌牙槽突表面软组织内的单房性囊肿，属于裂隙性囊肿，圆形或椭圆形，常发生于一侧，呈单房性，生长缓慢，常见于30～50岁的中年女性，一侧鼻翼下方渐渐隆起，使鼻底前方黏膜呈淡黄色，囊肿大者鼻前庭部明显凸起，鼻唇沟消失。鼻翼附着处，口腔前庭近梨状孔外侧部，甚至上唇的上部均见隆起，可伴有鼻塞。穿刺抽出黄色黏液后隆起消失，但随后又复发。遇感染时局部充血并疼痛。

2. **手术方法** 经口前庭切口，完全剥离囊肿，缝合口内切口黏膜。

3. **常见手术方式** 鼻前庭囊肿摘除术（经口前庭切口）。

（二）鼻前庭囊肿摘除术

1. **手术体位** 仰卧位，颈下衬垫固定。

2. **手术器械配置**

（1）基础手术器械

表 10-3-7 鼻前庭囊肿摘除手术基础手术器械配置表

名称	类别	数量	常用规格	描述	应用范围	使用注意事项	附图	编号
卵圆钳	钳	1	245mm	工作端为椭圆形	用于夹持纱布消毒	夹持脏器，如肺、肠时，需使用光滑工作端的卵圆钳		图 10-3-44
小弯钳	钳	2	140mm	用于夹闭血管止血、提拉组织等操作	主要用于钳夹有出血点的组织器官以止血，也常用于组织牵拉固定等	止血钳不可用于夹闭脆弱组织或器官，会造成不可逆的损伤。避免用止血钳固定敷料、导管等，以免工作端发生变形、错齿等损坏		图 10-3-45
持针器	针持	1	180mm	4/0～6/0	夹持缝针，缝合组织	使用碳钨镶片持针器应注意其对应的缝针型号，用细密网纹的持针器夹持过粗的缝针容易造成镶片断裂		图 10-3-46
组织钳	钳	2	140mm	4×5 齿	夹持软组织，固定管道	不宜夹持血管及神经等		图 10-3-47
巾钳	钳	2	140mm	工作端有穿透、半穿透、不穿透三种类型，要根据铺巾来选择，若铺巾为棉布，建议使用穿透、半穿透巾钳；若铺巾为一次性无纺布，建议使用不穿透巾钳	固定手术巾	尖锐工作端的巾钳会穿刺敷料，可使用钝头巾钳代替		图 10-3-48

续表

名称	类别	数量	常用规格	描述	应用范围	使用注意事项	附图	编号
枪状镊	镊	2	200mm	枪型	夹棉纱条,填塞止血	不可夹取较硬物质		图 10-3-49
组织剪	剪	1	180mm	弯	剪组织	组织剪不可用于剪线或敷料等非人体组织		图 10-3-50
线剪	剪	1	180mm	直	剪线	不可剪切较硬物质		图 10-3-51
手术刀	刀	1	7$^{\#}$	刀柄一般为可重复使用	刀片逐层划开,分离。按照表皮层、肌皮层、黏膜层一次分离	检查刀片无菌包装是否被破坏		图 10-3-52
直角拉钩（小）	拉钩	2	25mm×10mm 32mm×12mm 22mm×10mm 28mm×12mm	钝性微弯工作端,中空或者长条型手柄,便于牵拉	牵拉组织,扩大手术野	根据手术不同部位选择合适的型号		图 10-3-53

（2）精密手术器械

表 10-3-8　鼻前庭囊肿摘除手术精密手术器械配置表

名称	类别	数量	常用规格	描述	应用范围	使用注意事项	附图	编号
鼻剥离器	剥离器	2	18cm 头宽 4mm/4mm 头宽 2.5mm/2.5mm	双头	分离黏膜	不可用于血管,表面皮肤		图 10-3-54
扁桃剥离子	剥离器	1	180mm	两端为圆弧状片形,光滑,手柄连接两头	剥离扁桃体周围组织	不可用于血管		图 10-3-55

3.手术步骤及使用器械

表 10-3-9 鼻前庭囊肿摘除术手术步骤及使用器械表

主要手术步骤 1	主要手术步骤 2	使用器械名称	使用器械编号
显露囊形	靠近上唇系带的囊肿一侧，做一横切口，朝梨状孔方向分离软组织	手术刀 鼻剥离器	图 10-3-52 图 10-3-54
切除囊肿	显露囊壁后，仔细分离并完整切除（以彻底切除囊壁为原则）	鼻剥离器	图 10-3-54
缝合	缝合口内切口黏膜	持针器	图 10-3-46

四、鼻骨骨折闭合复位术

（一）概述

1.鼻骨骨折定义　鼻骨骨折在鼻外伤中最常见，多由直接暴力引起。外鼻突出于面部中央，鼻骨上部厚而窄，较坚固；下端宽而薄，又缺乏支撑，故骨折多累及鼻骨下部。严重者常伴有鼻中隔骨折、软骨脱位、面部明显畸形、眶壁骨折。鼻骨骨折多为闭合性骨折，局部疼痛，软组织肿胀或皮下淤血。其可见鼻梁偏斜，骨折侧鼻背塌陷。

2.手术方法　受伤后组织肿胀发生之前复位，若肿胀明显，侍肿胀消退后再复位，但不宜超过10d，以免发生错位愈合，增加处理困难。用鼻骨复位钳伸入鼻骨的下塌处，置于鼻骨之下将其抬起，此时可听到鼻骨复位时"咔嚓"声。

3.常见手术方式　鼻骨骨折闭合复位术。

（二）鼻骨骨折闭合复位术

1.手术体位　仰卧位，颈下衬垫固定。

2.手术器械配置

（1）基础手术器械

表 10-3-10 鼻骨骨折闭合复位术基础手术器械配置表

名称	类别	数量	常用规格	描述	应用范围	使用注意事项	附图	编号
卵圆钳	钳	1	245mm	工作端为椭圆形	用于夹持纱布消毒	夹持脏器，如肺、肠时，需使用光滑工作端的卵圆钳		图 10-3-56
小弯钳	钳	2	140mm	用于夹闭血管止血、提拉组织等操作	主要用于钳夹有出血点的组织器官以止血。也常用于组织牵拉固定等	止血钳不可用于夹闭脆弱组织或器官，会造成不可逆的损伤。避免用止血钳固定敷料、导管等，以免工作端发生变形、错齿等损坏		图 10-3-57
持针器	针持	1	180mm	4/0～6/0	夹持缝针，缝合组织	使用碳钨镶片持针器应注意其对应的缝针型号，用细密网纹的持针器夹持过粗的缝针，容易造成镶片断裂		图 10-3-58

续表

名称	类别	数量	常用规格	描述	应用范围	使用注意事项	附图	编号
组织钳	钳	2	140mm	4×5 齿	夹持软组织；固定管道	不宜夹持血管及神经等		图 10-3-59
巾钳	钳	2	140mm	工作端有穿透、半穿透、不穿透三种类型，要根据铺巾来选择，若铺巾为棉布，建议使用穿透、半穿透巾钳；若铺巾为一次性无纺布，建议使用不穿透巾钳	固定手术巾	尖锐工作端的巾钳会穿刺敷料，可使用钝头巾钳代替		图 10-3-60
枪状镊	镊	2	200mm	枪型	夹棉纱条，填塞止血	不可夹取较硬物质		图 10-3-61
组织剪	剪	1	180mm	弯	剪组织	组织剪不可用于剪线或者敷料等非人体组织		图 10-3-62
线剪	剪	1	180mm	直	剪线	不可剪切较硬物质		图 10-3-63
手术刀	刀	1	7#	刀柄一般为可重复使用	刀片逐层划开，分离。按照表皮层、肌皮层、黏膜层一次分离	检查刀片无菌包装是否被破坏		图 10-3-64
鼻剥离器	剥离器	2	18cm 头宽 4mm/4mm 头宽 2.5mm/2.5mm	双头	分离黏膜	不可用于血管，表面皮肤		图 10-3-65

名称	类别	数量	常用规格	描述	应用范围	使用注意事项	附图	编号
鼻黏膜刀	刀	1	16cm	半圆头	离断结缔组织	头端薄刃,避免磕碰刃口		图 10-3-66
鼻分隔镜	窥器	1	头长55mm	弹簧柄	显露鼻中隔软骨	避免用力过猛损伤组织		图 10-3-67

（2）精密手术器械

表 10-3-11　鼻骨骨折闭合复位术精密手术器械配置表

名称	类别	数量	常用规格	描述	应用范围	使用注意事项	附图	编号
额窦钳	钳	1	0°	头端不同形状,根据情况选用	取样钳	咬切时避免用力过猛或未完全咬切后即进行不当牵拉,以免造成损伤		图 10-3-68
额窦钳	钳	1	45°	头端不同形状,根据情况选用	取样钳	咬切时避免用力过猛或未完全咬切后即进行不当牵拉,以免造成损伤		图 10-3-69
下鼻甲剪	剪	1	190mm	下甲	剪肥厚黏膜组织	不能用于剪切敷料等物品		图 10-3-70
鼻吸引器头	吸引器	3	直型,直弯型2.5mm3.0mm4.0mm	角形	保持手术野清晰干燥	头端不易弯曲,以免引起堵塞和断裂		图 10-3-71

3. 手术步骤及使用器械

表 10-3-12　鼻骨骨折闭合复位术手术步骤及使用器械表

主要手术步骤 1	主要手术步骤 2	使用器械名称	使用器械编号
复位鼻骨	复位钳两叶各伸至两侧鼻腔骨折部位的后下方,抬起复位鼻骨	鼻骨复位钳鼻剥离器枪状镊	图 10-3-65图 10-3-61
复位鼻中隔	合并鼻中隔骨折脱位时,复位钳夹住两侧中隔面,从偏曲下方垂直向上慢慢移动,中隔复位	鼻骨复位钳鼻剥离器枪状镊	图 10-3-65图 10-3-61

五、上颌窦根治术

（一）概述

1. 上颌窦根治定义　上颌窦居于上颌骨体内，为鼻窦中最大者，呈不规则的三角锥体形，锥体为鼻腔外侧壁，锥尖指向上颌骨颧突。凡慢性化脓性上颌窦炎采用非手术疗法或上颌窦鼻内开窗术无效者，均可行上颌窦根治术。上颌窦囊肿及良性肿瘤切除、窦腔异物的取出、上颌窦恶性肿瘤可疑者的探查或活检，也可行上颌窦根治术。

2. 手术方法　上颌窦根治术可有效地治疗上颌窦内病变，经牙龈切口凿开上颌窦前壁，去除病变黏膜，在上颌窦与鼻腔开窗，以达到治愈目的。

3. 常见手术方式　上颌窦根治术（经唇龈沟径路）。

（二）上颌窦根治术

1. 手术体位　仰卧位，颈下衬垫固定。

2. 手术器械配置

（1）基础手术器械

表 10-3-13　上颌窦根治术基础手术器械配置表

名称	类别	数量	常用规格	描述	应用范围	使用注意事项	附图	编号
卵圆钳	钳	1	245mm	工作端为椭圆形消毒	用于夹持纱布消毒	夹持脏器，如肺、肠时，需使用光滑工作端的卵圆钳		图 10-3-72
小弯钳	钳	4	140mm	用于夹闭血管止血、提拉组织等操作	主要用于钳夹有出血点的组织器官以止血。也常用于组织牵拉固定等	止血钳不可用于夹闭脆弱组织或器官，会造成不可逆的损伤。避免用止血钳固定敷料、导管等，以免工作端发生变形、错齿等损坏		图 10-3-73
蚊式	钳	6	135mm	弯	适用于分离小血管及神经周围的结缔组织，用于小血管及微血管的止血	蚊式止血钳不适宜夹持大块或较硬的组织，临床有时用其夹缝线做牵引		图 10-3-74
中弯	钳	4	185mm	弯	用于肌肉等组织的钝性分离，切开心包等操作	不可用于钳夹脆弱的组织，以免造成损伤和出血		图 10-3-75
持针器	针持	1	180mm	4/0 ～ 6/0	夹持缝针，缝合组织	使用碳钨镶片持针器应注意其对应的缝针型号，用细密网纹的持针器夹持过粗的缝针容易造成镶片断裂		图 10-3-76

续表

名称	类别	数量	常用规格	描述	应用范围	使用注意事项	附图	编号
组织钳	钳	2	140mm	4×5齿	夹持软组织；固定管道	不宜夹持血管及神经等		图10-3-77
巾钳	钳	2	140mm	工作端有穿透、半穿透、不穿透三种类型，要根据铺巾来选择，若铺巾为棉布，建议使用穿透、半穿透巾钳；若铺巾为一次性无纺布，建议使用不穿透巾钳	固定手术巾	尖锐工作端的巾钳会穿刺敷料，可使用钝头巾钳代替		图10-3-78
精细剪	剪	1	180mm	弯	剪精细组织	不可用于剪切缝线、敷料等		图10-3-79
线剪	剪	1	180mm	直钝头	剪线	不可剪切较硬物品		图10-3-80
组织镊	镊	2	无齿 有齿	横齿	夹取组织	不可夹持非常规物体，避免较精细的头端错齿		图10-3-81
枪状镊	镊	2	200mm	枪型	夹棉纱条，填塞止血	不可夹取较硬物品		图10-3-82
手术刀	刀	1	7#	刀柄一般为可重复使用	刀片逐层划开，分离。按照表皮层、肌皮层、黏膜层一次分离	检查刀片无菌包装是否被破坏		图10-3-83
直角拉钩（大）	拉钩	2	26mm×15mm 43mm×15mm 23mm×15mm 40mm×15mm	钝性微弯工作端，中空或长条形手柄，便于牵拉	用于浅部切口牵开显露，常用于甲状腺手术部位的牵拉显露或切开皮肤后浅层显露	根据不同手术部位选择合适的型号		图10-3-84

名称	类别	数量	常用规格	描述	应用范围	使用注意事项	附图	编号
直角拉钩（小）	拉钩	2	25mm×10mm 32mm×12mm 22mm×10mm 28mm×12mm	钝性微弯工作端，中空或长条形手柄，便于牵拉	牵拉皮肤，扩大手术野	根据不同手术部位选择合适的型号		图 10-3-85
锤子	锤	6	155g	双圆头	捶打骨刀骨凿	避免用力过猛		图 10-3-86

（2）精密手术器械

表 10-3-14　上颌窦根治术精密器手术器械配置表

名称	类别	数量	常用规格	描述	应用范围	使用注意事项	附图	编号
鼻剥离器	剥离器	2	18cm 头宽 4mm/4mm 头宽 2.5mm/2.5mm	双头	分离黏膜	不可用于血管，表面皮肤		图 10-3-87
扁桃体剥离器	剥离器	1	180mm	两端为圆弧状片形，光滑，手柄连接两头	剥离扁桃体周围组织	不可用于血管		图 10-3-88
骨膜分离器	剥离器	1	140mm	直	分离尖牙窝的骨膜	不可用于血管，表面皮肤		图 10-3-89
额窦钳	钳	1	0°	头端不同形状，根据情况选用	取样钳	咬切时避免用力过猛或未完全咬切后即进行不当牵拉，造成损伤		图 10-3-90
鼻窦咬骨钳	钳	2	翘头	根据需求选择不同宽度尺寸	扩大骨孔	咬切时避免用力过猛或未完全咬切后即进行不当牵拉，以免造成损伤		图 10-3-91

名称	类别	数量	常用规格	描述	应用范围	使用注意事项	附图	编号
平凿	凿	2	3mm	单刃	凿骨壁	注意角度和力度，避免用力过猛		图10-3-92
峨嵋凿	凿	2	3mm	圆刃	凿骨壁	注意角度和力度，避免用力过猛		图10-3-93
鼻吸引器头	吸引器	6	直型，直弯形 2.5mm 3.0mm 4.0mm	角形	保持手术野清晰干燥	头端不易弯曲，以免引起堵塞和断裂		图10-3-94
鼻吸引器头	吸引器	4	不同方向	圆弯	保持手术野清晰干燥	头端不易弯曲，以免引起堵塞和断裂		图10-3-95

3. 手术步骤及使用器械

表10-3-15　上颌窦根治术手术步骤及使用器械表

主要手术步骤1	主要手术步骤2	使用器械名称	使用器械编号
显露尖牙窝	唇龈沟上约0.5cm处，从第1磨牙至侧切牙间横行切开黏膜和骨膜，取弧形切口；骨膜分离器贴骨面将切口以上尖牙窝的骨膜由下往上分离，直达眶下孔下缘	手术刀 鼻剥离器 骨膜分离器	图10-3-83 图10-3-87 图10-3-89
凿开前壁	尖牙窝骨壁最薄处凿一个骨孔，并用咬骨钳扩大至约2cm×1.5cm	峨嵋凿 锤子 鼻窦咬骨钳	图10-3-93 图10-3-86 图10-3-91
分离窦内黏膜，清除窦腔病变组织	清理病变，避免损伤中鼻道内黏膜	筛窦钳 筛窦刮匙	图10-3-90
上颌窦内壁开窗	作1cm×2cm骨窗，沿骨窗前、上及后缘切开黏膜，形成一个基底向下的黏膜瓣，拉入窦内，覆盖窗孔下缘，使鼻腔与上颌窦相通	圆凿 锤子 鼻剥离器	图10-3-86 图10-3-87
清除窦内血块，缝合伤口	碘仿纱条填入窦腔止血；凡士林作鼻腔填塞；尖牙窝的骨膜拉平，贴回原位；切口缝合	枪状镊 持针器	图10-3-82 图10-3-76

第四节　咽喉部手术

一、支撑喉镜手术

（一）概述

喉是空腔器官，腔的表面覆盖着黏膜，黏膜中有腔体，其分泌液有加湿空气的作用。在喉腔的中段、左右各一对侧黏膜从前到后向腔内游离，形成两对皱缀，两对上下排列，上方一对称室带，也称假声带，下方的就是发声器——声带，也称真声带，是银白色的带状结构。这是喉内最主要的结构。喉部的病变大多数都表现在声带上。

喉显微外科手术常将显微镜与支撑喉镜结合应用于临床。支撑喉镜其运用机械代替人力固定喉镜，术者可以用双手进行操作，而显微镜具有的放大作用，使视野清晰，手术精度高、损伤小、适应证广、疗效好。

适应证：①非手术治疗无效的声带小结；②声带息肉；③声带囊肿；④喉乳头状瘤；⑤声带白斑或角化；⑥早期声门癌；⑦双侧声带麻痹；⑧喉狭窄；⑨其他喉部病变。

（二）常见手术体位

仰卧位是常见手术体位。

（三）手术器械配置

1. 基础手术器械

表 10-4-1　支撑喉镜手术基础手术器械配置表

名称	类别	数量	常用规格	描述	应用范围	使用注意事项	附图	编号
巾钳	钳	4	110mm 135mm	工作端有穿透、半穿透、不穿透三种类型，要根据铺巾来选择，若铺巾为棉布，建议使用穿透、半穿透巾钳；若铺巾为一次性无纺布，建议使用不穿透巾钳	用于夹持治疗巾，规范电刀及吸引管	不可用巾钳夹持组织，以免损伤组织		图 10-4-1
直线剪	剪	1	180mm	直钝头	用于手术中剪切缝线和小敷料	不可用于剪切组织		图 10-4-2

2. 精密手术器械

表 10-4-2　支撑喉镜手术精密手术器械配置表

名称	类别	数量	常用规格	描述	应用范围	使用注意事项	附图	编号
喉镜	镜	2	172mm	与支撑架组合用于经口显露喉腔	显露喉腔	使用要轻柔，避免损伤组织		图 10-4-3

续表

名称	类别	数量	常用规格	描述	应用范围	使用注意事项	附图	编号
显微喉钳	钳	4	(2.0~3.0)mm×230mm	工作端有直、上弯、左弯、右弯等型号，钳身细长，尖端很精细	支撑喉镜下夹取组织	使用要轻柔，避免损伤组织；避免碰撞，损伤器械		图10-4-4
显微喉剪	剪	1	(2.0~3.0)mm×230mm	工作端有直、上翘等钳身细长，尖端很精细	支撑喉镜下离断组织	使用要轻柔，避免损伤组织；尖端精细，避免碰撞，损伤器械		图10-4-5
金属吸引管	吸引管	1	2.5mm×250mm	角形	于支撑喉镜下吸取血液、分泌物等	头端不易弯曲，以免引起堵塞和断裂		图10-4-6
喉镜头（夹式）及导光束	输出系统	1	3000mm	由夹式喉镜头和导光束组成	传导光源	避免磕碰损伤		图10-4-7

（四）手术步骤及使用器械

表10-4-3　支撑喉镜手术手术步骤及使用器械表

主要手术步骤1	主要手术步骤2	使用器械名称	使用器械编号
固定治疗巾	用三把布巾钳固定术野四周的手术巾，一把布巾钳固定吸引管	布巾钳	图10-4-1
连接光源，置入喉镜	根据患者年龄、性别选择合适的食管镜，通过喉镜头连接导光束于直达喉镜，用一小块纱布保护门齿并经口放入直达喉镜，调整角度显露喉腔，连接支撑架，旋紧旋钮固定于护胸板上	喉镜 喉镜头及导光束	图10-4-3 图10-4-7
摘取活检	根据肿物部位，选择型号合适的显微喉剪和喉钳分离夹取新生物	显微喉钳 显微喉剪	图10-4-4 图10-4-5
切除新生物	用小纱条一张垫于麻醉导管水囊上方，保护水囊及周围正常组织，连接显微镜、激光机、吸引器，根据手术需要调节激光能量，切除新生物并彻底止血	金属吸引管	图10-4-6
检查手术野及口腔	如无出血及异物残留（牙齿脱落等）取出小纱条，退出直达喉镜	显微喉钳	图10-4-4

二、食管镜下异物取出手术

（一）概述

食管异物常见于幼儿及老年患者，异物常位于食管生理狭窄处，即常嵌顿于食管入口处（第一狭窄），其次是主动脉弓压迫食管处（第二狭窄）。

适应证：临床上确诊或疑似食管异物者，均可行食管镜检查。

（二）常见手术体位

仰卧位是常见手术体位。

（三）手术器械配置

1. 基础手术器械

表 10-4-4　食管镜下异物取出手术基础手术器械配置表

名称	类别	数量	常用规格	描述	应用范围	使用注意事项	附图	编号
巾钳	钳	4	110mm 135mm	工作端有穿透、半穿透、不穿透三种类型，要根据铺巾来选择，若铺巾为棉布，建议使用穿透、半穿透巾钳；若铺巾为一次性无纺布，建议使用不穿透巾钳	用于夹持治疗巾，规范电刀及吸引管	不可用布巾钳夹持组织，以免对组织带来损伤		图 10-4-8

2. 精密手术器械

表 10-4-5　食管镜下异物取出手术精密手术器械配置表

名称	类别	数量	常用规格	描述	应用范围	使用注意事项	附图	编号
食管镜（带光纤）	输出系统	1	9mm×13mm×250mm（小儿） 12mm×14mm×350mm 12mm×18mm×450mm	管状结构，内置导光束，近端有连接导光束的端口和连接便于握持的手柄的端口	经口显露食管内手术野	需根据患者年龄选择食管镜大小，为防止术中加重呼吸困难，尽可能使用较小的食管镜		图 10-4-9
导光束	输出系统	1	3000mm	耐高温、耐等离子消毒	一端连接冷光源系统，另一端连接镜头，用于光源的输出	导光束不可扭曲、打折，应环形盘曲放置		图 10-4-10
食管镜手柄	输出系统	1	130mm	—	便于手术医师握持固定食管镜	应与相应的食管镜配套使用		图 10-4-11
吸引管	吸引管	2	3mm×450mm 4mm×450mm	细长、管状结构，有利于术者操作的弯曲弧度	食管镜下吸出分泌物和血液等	避免受压、弯曲、打折		图 10-4-12
食管异物钳	钳	4	鳄鱼钳 抱钳 4mm×450mm 4mm×500mm	工作端有鳄口式和抱状式，片状异物选用鳄鱼钳，圆形异物选用抱钳	食管镜下夹持异物	根据异物大小、形状选择不同样式的异物钳		图 10-4-13

名称	类别	数量	常用规格	描述	应用范围	使用注意事项	附图	编号
潜窥镜	输出系统	1	2.7mm×360mm	与配套的光学钳配合使用，扩大手术视野	扩大手术视野，并能连接显示系统	易碎，应避免受压、碰撞		图 10-4-14
光学钳	钳	2	鳄鱼钳抱钳4.3mm×330mm	带有内镜插孔，通过插孔使用潜窥镜	食管镜下夹持异物，并可同时使用潜窥镜	根据异物大小、形状选择不同样式的光学钳		图 10-4-15

（四）手术步骤及使用器械

表 10-4-6　食管镜下异物取出手术步骤及使用器械表

主要手术步骤 1	主要手术步骤 2	使用器械名称	使用器械编号
固定治疗巾	用三把巾钳固定术野四周的手术巾，一把巾钳固定吸引管	巾钳	图 10-4-8
插入食管镜	根据患者年龄选择合适的食管镜，进口放入食管镜	食管镜食管镜手柄	图 10-4-9图 10-4-11
探查接近异物	发现异物后食管镜远端镜口接近异物，并吸除异物附近分泌物，使异物充分显露，观察异物位置及其与周围组织的关系	吸引管	图 10-4-12
取出异物	选择合适的异物钳，片状异物选用鳄鱼钳，圆形异物选用抱钳。夹住异物并使其与进口靠拢后，与食管镜一并退出	食管异物钳光学钳潜窥镜	图 10-4-13图 10-4-15图 10-4-14

三、咽部肿物摘除手术

（一）概述

咽是呼吸道和消化道上端的共同通道，全长约 12cm，上宽下窄、前后扁平略呈漏斗形，上起颅底，下至第 6 颈椎下缘，前壁自上而下分别与鼻腔、口腔和喉相通，后壁与椎前筋膜相邻，两侧与大血管和神经毗邻。

咽分为鼻咽、口咽和喉咽三部分。鼻咽肿物摘除手术详见本章第三节一、鼻内镜手术，喉咽肿物摘除手术切除详见本节一、支撑喉镜手术，本节主要主要阐述口咽肿物摘除手术。口咽部又称中咽部，位于软腭平面以下和会厌上缘平面以上，上接鼻咽部，下续喉咽部。上壁：软腭前面，包括悬雍垂；前壁：上份为咽峡，由悬雍垂、软腭游离缘、舌腭弓、咽腭弓构成，两弓之间为扁桃体窝，腭扁桃体位于此窝内。

（二）常见手术体位

仰卧位是常见手术体位。

（三）手术器械配置

表 10-4-7　咽部肿物摘除术手术器械配置表

名称	类别	数量	常用规格	描述	应用范围	使用注意事项	附图	编号
巾钳	钳	4	110mm 135mm	工作端有穿透、半穿透、不穿透三种类型，要根据铺巾来选择，若铺巾为棉布，建议使用穿透、半穿透巾钳；若铺巾为一次性无纺布，建议使用不穿透巾钳	用于夹持治疗巾，规范电刀及吸引管	不可用巾钳夹持组织，以免给组织带来损伤		图 10-4-16
扁桃体止血钳	钳	4	120mm	工作端较精细	用于夹持、游离肿物，夹闭血管，夹持扁桃体纱球	避免用于固定敷料、导管等，以免工作端发生变形、错齿等损坏		图 10-4-17
扁桃体抓钳	钳	1	180mm	枪状，枪状头部可张口两端呈齿状，抓持组织不易掉落	夹持肿物	不可夹持正常组织，易损伤及出血		图 10-4-18
开口器	窥器	1	180～230mm	本体呈"U"形或方形，另一端有固定牙槽，一端连接于手柄，手柄上有一弹簧固定片，可固定相匹配的压舌板	用于显露口腔	注意避开双唇，用硅胶牙垫保护牙齿		图 10-4-19
压舌板	窥器	5	1#～5#	整体呈直角形，工作段扁平或有槽（避免压迫麻醉气管导管），手柄端有齿槽与开口器相匹配，可自动固定	用于显露口腔	避免过度牵拉损伤组织		图 10-4-20
持针器	钳	3	180mm	夹持缝针，缝合组织出血部位等操作	用于缝合组织	使用碳钨镶片持针器应注意其对应的缝针型号，用细密网纹的持针器夹持过粗的缝针容易造成镶片断裂		图 10-4-21

续表

名称	类别	数量	常用规格	描述	应用范围	使用注意事项	附图	编号
金属吸引头	吸引管	1	4mm×220mm	侧面有一开口,方便控制吸引大小,有多个型号粗细长短可选择	吸出组织液、血液、体液,显露术野	不可正对血管吸引		图10-4-22
直角压舌板	拉钩	1	小号125mm	整体弯曲呈直角状,工作端镂空	显露口腔	避免过度牵拉损伤组织		图10-4-23
无齿镊	镊	1	22mm	前端平,其尖端无钩齿。用于夹持组织,脏器及敷料。浅部操作时用短镊,深部操作时用长镊	对组织的损伤较轻,用于组织的夹持	无锁扣,谨慎夹持组织,易滑脱		图10-4-24
线剪	剪	1	180mm	弯型	用于手术中剪切缝线	不可用于剪敷料等硬物质		图10-4-25
组织钳	钳	2	180mm	其前端稍宽,有一排细齿似小耙,闭合时互相嵌合,弹性好	用以夹持纱巾垫与切口边缘的皮下组织,也用于夹持组织或皮瓣作为牵引	不可用于夹持脏器		图10-4-26
扁桃体剥离器	剥离器	1	180～200mm	两端为圆弧状片形,光滑,手柄连接两头	剥离扁桃体周围组织	不可用于血管,表面皮肤		图10-4-27
圈套器	切割器	1	直型枪型	包括固定杆、套丝和挂环,固定杆的一端与可塑型套丝相连接,套丝的末端有一挂环	切割扁桃体组织	避免未完全切割即牵拉,造成损伤		图10-4-28

（四）手术步骤及使用器械

表 10-4-8　咽部肿物摘除手术手术步骤及使用器械表

主要手术步骤 1	主要手术步骤 2	使用器械名称	使用器械编号
固定治疗巾	用四把巾钳固定术野四周的手术巾	巾钳	图 10-4-16
显露口腔	根据患者年龄选择合适压舌板，上开口器轻挂于托盘上，显露口腔	压舌板 开口器	图 10-4-20 图 10-4-19
摘除肿物	用扁桃体钳或扁桃体爪钳抓住肿物，高频电刀或等离子刀游离并切除肿物	扁桃体止血钳 扁桃体抓钳	图 10-4-17 图 10-4-18
止血	肿物摘除后创面高频电凝止血、扁桃纱球压迫止血，必要时用 3-0 丝线缝扎创面	扁桃体止血钳 持针器 线剪	图 10-4-17 图 10-4-21 图 10-4-25

四、扁桃体剥离手术 + 腺样体刮除手术

（一）概述

扁桃体位于消化道和呼吸道的交会处，此处的黏膜内含有大量淋巴组织，是经常接触抗原引起局部免疫应答的部位。口咽部上皮下的淋巴组织团块，在舌根、咽部周围的上皮下有好几群淋巴组织，按其位置分别称为腭扁桃体、腺样体（咽扁桃体）和舌扁桃体。

适应证：①慢性扁桃体炎反复急性发作或多次并发扁桃体周围脓肿。②扁桃体重度肥大，妨碍吞咽、呼吸。③慢性扁桃体炎已成为引起体内其他脏器病变的病灶；上呼吸道急性炎症和急性中耳炎与扁桃体炎有明显关联。④白喉带菌者，经保守治疗无效时。⑤各种扁桃体良性肿瘤，可连同扁桃体一并切除。

（二）常见手术体位

仰卧位是常见手术体位。

（三）手术器械配置

表 10-4-9　扁桃体剥离手术 + 腺样体刮除手术基础手术器械配置表

名称	类别	数量	常用规格	描述	应用范围	使用注意事项	附图	编号
巾钳	钳	4	110mm 135mm	工作端有穿透、半穿透、不穿透三种类型，要根据铺巾来选择，若铺巾为棉布，建议使用穿透、半穿透巾钳；若铺巾为一次性无纺布，建议使用不穿透巾钳	用于夹持治疗巾，规范电刀及吸引管	不可用布巾钳夹持组织，以免对组织带来损伤		图 10-4-29
扁桃体刀	刀	1	120mm	一端为尖锐三角状刀头，另一端为圆润的镰状刀头，手柄刀头自成一体	切开扁桃体包膜	避免碰伤其他黏膜组织		图 10-4-30

续表

名称	类别	数量	常用规格	描述	应用范围	使用注意事项	附图	编号
线剪	剪	1	180mm	弯型	用于手术中剪切缝线	不可用于剪敷料等硬物质		图10-4-31
无齿镊	镊	1	22mm	前端平，其尖端无钩齿，用于夹持组织，脏器及敷料。浅部操作时用短镊，深部操作时用长镊	对组织的损伤较轻，用于组织的夹持	无锁扣，谨慎夹持组织，易滑脱		图10-4-32
扁桃体止血钳	钳	4	120mm	工作端较精细	用于夹持、游离肿物，夹闭血管，夹扁桃体纱球	避免用于固定敷料、导管等，以免工作端发生变形、错齿等损坏		图10-4-33
扁桃体抓钳	钳	1	180mm	枪状，枪状头部可张口两端呈齿状，抓持组织不易掉落	夹持肿物	不可夹持正常组织，易损伤及出血		图10-4-34
组织钳	钳	2	180mm	其前端稍宽，有一排细齿似小耙，闭合时互相嵌合，弹性好	用以夹持纱巾垫与切口边缘的皮下组织，也用于夹持组织或皮瓣作为牵引	不可用于夹持脏器		图10-4-35
开口器	窥器	1	180～230mm	本体呈"U"形或方形，一端有固定牙槽，另一端连接于手柄，手柄上有一弹簧固定片，可固定相匹配的压舌板	用于显露口腔	注意避开双唇，用硅胶牙垫保护牙齿		图10-4-36
持针器	钳	3	180mm	夹持缝针，缝合组织出血部位等操作	分别用于缝合组织	使用碳钨镶片持针器应注意其对应的缝针型号，用细密网纹的持针器夹持过粗的缝针容易造成镶片断裂		图10-4-37

续表

名称	类别	数量	常用规格	描述	应用范围	使用注意事项	附图	编号
压舌板	窥器	5	1#～5#	整体呈直角形，工作段扁平或有槽（避免压迫麻醉气管导管），手柄端有齿槽与开口器相匹配，可自动固定	用于显露口腔	避免过度牵拉，以免损坏组织		图10-4-38
直角压舌板	拉钩	1	小号125mm	整体弯曲呈直角状，工作端镂空	显露口腔	以免避免过度牵拉，损坏组织		图10-4-39
增殖腺刮匙	刮匙	2	125～160mm	操作端和手术端从大到小，手术端为镂空方形，呈折叠直角状	刮除腺样体	不可做其他部位的刮除		图10-4-40
扁桃体剥离器	剥离器	1	180～200mm	两端为圆弧状片形，光滑，手柄连接两头	剥离扁桃体周围组织	不可用于血管和表面皮肤		图10-4-41
圈套器	切割器	1	直型枪型	包括固定杆、套丝和挂环，固定杆的一端与可塑型套丝相连接，套丝的末端有一挂环	切割扁桃体组织	避免未完全切割即牵拉，以免造成损伤		图10-4-42
金属吸引头	吸引管	1	4mm×220mm	侧面有一开口，方便控制吸引大小，有多个型号粗细长短可选择	吸出组织液，血液，体液，显露术野	不可正对血管吸引		图10-4-43

（四）手术步骤及使用器械

表 10-4-10　扁桃体剥离术＋腺样体刮除术手术步骤及使用器械表

主要手术步骤 1	主要手术步骤 2	使用器械名称	使用器械编号
固定治疗巾	用四把巾钳固定术野四周的手术巾	巾钳	图10-4-29
显露口腔	根据年龄选择合适的压舌板，放置开口器并轻挂于拖盘上，显露口腔，不可用力过猛，注意保护牙齿和舌	开口器 压舌板	图10-4-36 图10-4-38

续表

主要手术步骤 1	主要手术步骤 2	使用器械名称	使用器械编号
游离扁桃体	用扁桃体抓钳住扁桃体，扁桃体刀自舌腭弓，切开扁桃体包膜，用扁桃体剥离器分离扁桃体	扁桃体刀 扁桃体剥离器 扁桃体抓钳	图 10-4-30 图 10-4-41 图 10-4-34
摘除扁桃体	扁桃体圈套器，圈出扁桃体（也可用高频电刀或等离子刀切除扁桃体），扁桃体纱球压迫止血，必要时圆针 3-0 丝线缝扎止血或电凝止血，同法摘除对侧扁桃体	圈套器 扁桃体止血钳 持针器	图 10-4-42 图 10-4-33 图 10-4-37
刮除腺样体	用腺样体刮匙刮除腺样体，并止血	增殖腺刮匙	图 10-4-40

五、UPPP 术

（一）概述

UPPP（uvulopalatopharyngoplasty，UPPP）即腭垂、腭、咽成形术。手术是切除腭垂过长的软腭后缘和松弛的咽侧壁黏膜，将咽侧壁黏膜向前拉紧缝合，以达到缓解软腭和口咽水平气道阻塞的目的，是治疗鼾症和阻塞性睡眠呼吸综合征（OSAS）的主要术式。

适应证：①单纯鼾症患者，上气道阻力综合征患者存在口咽部阻塞者。②阻塞性睡眠呼吸暂停低通气综合征患者阻塞平面在口咽部，黏膜组织肥厚导致咽腔狭小，腭垂肥大或过长，软腭过低过长，扁桃体肥大或Ⅳ型中以口咽部狭窄为主者。

（二）常见手术体位

仰卧位是常见手术体位。

（三）手术器械配置

基础手术器械

表 10-4-11　UPPP 术基础手术器械配置表

名称	类别	数量	常用规格	描述	应用范围	使用注意事项	附图	编号
巾钳	钳	4	110mm 135mm	工作端有穿透、半穿透、不穿透三种类型，要根据铺巾来选择。若铺巾为棉布，建议使用穿透、半穿透巾钳；若铺巾为一次性无纺布，建议使用不穿透巾钳	用于夹持治疗巾，规范电刀及吸引管	不可用布巾钳夹持组织，以免对组织造成损伤		图 10-4-44
手术刀	刀	1	15# 刀片 7# 刀柄	刀柄一般为可重复使用，刀片为一次性使用	切开黏膜层依次分离	刀片的无菌包装是否被破坏		图 10-4-45
扁桃体刀	刀	1	长度 120mm	一端为尖锐三角状刀头，另一端为圆润的镰状刀头，手柄刀头自成一体	切开扁桃体包膜	避免碰伤其他黏膜组织		图 10-4-46

续表

名称	类别	数量	常用规格	描述	应用范围	使用注意事项	附图	编号
线剪	剪	1	180mm	弯型	用于手术中剪切缝线	不可用于剪敷料等硬物质		图 10-4-47
无齿镊	镊	1	22mm	前端平，其尖端无钩齿，用于夹持组织、脏器及敷料。浅部操作时用短镊，深部操作时用长镊	对组织的损伤较轻，用于组织的夹持	无锁扣，谨慎夹持组织，易滑脱		图 10-4-48
扁桃体止血钳	钳	4	120mm	工作端较精细	用于夹持、游离肿物，夹闭血管，夹持扁桃体纱球	避免用于固定敷料、导管等，以免工作端发生变形、错齿等损坏		图 10-4-49
扁桃体抓钳	钳	1	180mm	枪状，枪状头部可张口两端呈齿状，抓持组织不易掉落	夹持肿物	不可夹持正常组织，易损伤及出血		图 10-4-50
组织钳	钳	2	180mm	其前端稍宽，有一排细齿似小耙，闭合时互相嵌合，弹性好	用以夹持纱巾垫与切口边缘的皮下组织，也用于夹持组织或皮瓣作为牵引	不可用于夹持脏器		图 10-4-51
开口器	窥器	1	180～230mm	本体呈"U"形或方形，一端有固定牙槽，另一端连接于手柄，手柄上有一弹簧固定片，可固定相匹配的压舌板	用于显露口腔	注意避开双唇，用硅胶牙垫保护牙齿		图 10-4-52
持针器	钳	3	180mm	夹持缝针，缝合组织出血部位等操作	分别用于缝合组织	使用碳钨镶片持针器应注意其对应的缝针型号，用细密网纹的持针器夹持过粗的缝针容易造成镶片断裂		图 10-4-53

续表

名称	类别	数量	常用规格	描述	应用范围	使用注意事项	附图	编号
压舌板	窥器	5	1#~5#	整体呈直角形，工作端扁平或有槽（避免压迫麻醉气管导管），手柄端有齿槽与开口器相匹配，可自动固定	用于显露口腔	避免过度牵拉，以免损坏组织		图10-4-54
直角压舌板	窥器	1	小号125mm	整体弯曲呈直角状，工作端镂空	显露口腔	避免过度牵拉，以免损坏组织		图10-4-55
扁桃体剥离器	剥离器	1	180~200mm	两端为圆弧状片形，光滑，手柄连接两头	剥离扁桃体周围组织	不可用于血管，表面皮肤		图10-4-56
圈套器	切割器	1	直型枪型	包括固定杆、套丝和挂环，固定杆的一端与可塑型套丝相连接，套丝的末端有一挂环	切割扁桃体组织	避免未完全切割即牵拉，以免造成损伤		图10-4-57
金属吸引头	吸引管	1	4mm×220mm	侧面有一开口，方便控制吸引力大小，有多个型号粗细长短可选择	吸出组织液、血液、体液，显露术野	不可正对血管吸引		图10-4-58

（四）手术步骤及使用器械

表 10-4-12　UPPP 术手术步骤及使用器械表

主要手术步骤1	主要手术步骤2	使用器械名称	使用器械编号
固定治疗巾	用四把布巾钳固定术野四周的手术巾	巾钳	图10-4-44
显露口腔	根据患者年龄选择合适压舌板，上开口器轻挂于托盘上，显露口腔	压舌板 开口器	图10-4-54 图10-4-52
摘除扁桃体	剥离法切除双层腭扁桃体，切除部分腭舌弓黏膜，用圆针3-0丝线缝合腭咽弓、腭舌弓、扁桃体术窝	圈套器 扁桃体剥离器 扁桃体刀 持针器 扁桃体止血钳	图10-4-57 图10-4-56 图10-4-46 图10-4-53 图10-4-49

续表

主要手术步骤 1	主要手术步骤 2	使用器械名称	使用器械编号
剔除脂肪，切除多余的软腭切缘黏膜	于腭垂根部两侧分别向上做"V"形切口切开软腭黏膜，剔除腭帆间隙及腭垂根部脂肪组织，切除后剩余的软腭切缘黏膜，对位缝合	扁桃体刀 扁桃体止血钳 扁桃体剥离器 持针器	图 10-4-46 图 10-4-49 图 10-4-56 图 10-4-53
切除悬雍垂两侧肥厚黏膜	切除腭垂两侧肥厚黏膜，对位缝合，保留腭垂全长，于软腭口腔面切缘缝合	手术刀 持针器 无齿镊	图 10-4-45 图 10-4-53 图 10-4-48
止血	电凝止血，扁桃纱球压迫止血	扁桃体止血钳	图 10-4-49

六、甲状舌管囊肿（瘘管）切除术

（一）概述

甲状舌管囊肿是胚胎时期的甲状腺舌管未萎缩闭合的结果。囊肿内常有上皮分泌物聚积，囊肿可通过舌盲孔与口腔相通，而继发感染，囊肿可破溃形成甲状舌管瘘。凡甲状腺的胚基发育径路上（如舌根、舌骨上、舌骨下及颈部等处）皆可发生，位于中线，也可在中线旁。

适应证：甲状舌管囊肿（瘘管）切除术适用于舌甲囊肿、瘘管无急性感染时。无论是囊肿还是瘘管，一经确诊，除在急性感染期外，均应尽早手术切除。一旦感染，将增加手术难度。

（二）常见手术体位

头颈过伸位是常见手术体位。

（三）手术器械配置

表 10-4-13　甲状舌管囊肿切除术手术器械配置表

名称	类别	数量	常用规格	描述	应用范围	使用注意事项	附图	编号
卵圆钳	钳	3	245mm 直、弯	工作端为圆形或椭圆形，带有横槽，环柄处带有棘齿	用于夹持消毒纱球，进行皮肤表面消毒	不可用卵圆钳夹持脏器，以免对脏器造成损伤		图 10-4-59
手术刀	刀	3	3#、7# 刀柄 10# 圆刀片 11# 尖刀片	刀柄一般为可重复使用，刀片为一次性使用	划皮逐层分离，按照表皮层、肌肉层、黏膜层依次分离	刀片的无菌包装是否被破坏		图 10-4-60 图 10-4-61 图 10-4-62
组织剪	剪	2	180mm	又称为梅奥剪或解剖剪，用于剪切组织和血管，或钝性分离组织和血管	使用不同长度的组织剪	组织剪不可用于剪切缝线和敷料		图 10-4-63
线剪	剪	2	180mm	弯型	用于手术中剪切缝线	不可用于剪敷料等硬物质		图 10-4-64

续表

名称	类别	数量	常用规格	描述	应用范围	使用注意事项	附图	编号
组织镊	镊	2	180～230mm	工作端为真空焊接的碳钨镶片，耐磨损、无损伤，适合习惯用镊子夹持缝针的手术医师使用	适用于连续缝合过程中，夹持组织或缝针	不可用于夹持脆弱组织，会造成不可逆的损伤		图10-4-65
无齿镊	镊	3	125mm 200～220mm	前端平，其尖端无钩齿，用于夹持组织、脏器及敷料。浅部操作时用短镊，深部操作时用长镊	对组织的损伤较轻，用于肠壁、血管、神经及黏膜等的夹持	无锁扣，谨慎夹持组织滑脱		图10-4-66
直角拉钩	拉钩	2	工作端为长圆弧形双头，整体长度165mm、180mm	钝性微弯工作端，中空或者长条形手柄，便于牵拉	用于甲状腺的显露	根据手术部位不同选择合适的型号		图10-4-67
皮肤拉钩	拉钩	2	工作端3齿、4齿、5齿，整体长度165mm、180mm	锐性或钝性微弯工作端，中空或者长条形手柄，便于牵拉	用于显露切口	皮肤拉钩不可用于血管、脏器等组织的牵拉，以免造成损伤		图10-4-68
直蚊式	钳	10	125mm	金属材质，可重复使用	固定牵拉翻转皮瓣的缝线，以充分显露甲状腺	避免固定过多敷料，以免工作端发生变形、错齿等损伤		图10-4-69
弯蚊式	钳	10	125mm	金属材质，可重复使用	用于夹闭血管止血、提拉组织等操作	不可用于夹闭脆弱组织，会造成不可逆的损伤，避免用止血钳固定敷料、吸引管等，以免工作端发生变形、错齿等损坏		图10-4-70
小弯	钳	10	140～160mm	金属材质，可重复使用	根据操作范围，选择合适的长度，用于夹闭血管止血、提拉组织等操作	不可用于夹闭脆弱组织，会造成不可逆的损伤，避免用止血钳固定敷料、吸引管等，以免工作端发生变形、错齿等损坏		图10-4-71

续表

名称	类别	数量	常用规格	描述	应用范围	使用注意事项	附图	编号
直角钳	钳	1	200mm	金属材质，可重复使用	用于游离及夹闭血管等组织	同上		图 10-4-72
组织钳	钳	6	140～160mm	又称鼠齿钳，可重复使用	可用于切割皮肤时夹持皮肤或用于夹持牵引被切除的病变部位	钳夹纱布垫与切口边缘的皮下组织，避免切口内组织被污染		图 10-4-73
持针器	针持	1	180mm	一般普通不锈钢工作端使用较多	用于夹持缝针，缝合组织及缝扎出血部位	使用碳钨镶片持针器应注意其对应的缝针型号，用细密网纹的持针器夹持过粗的缝针容易造成镶片断裂		图 10-4-74
巾钳	钳	4	140mm	工作端有穿透、半穿透、不穿透三种类型，要根据铺巾来选择。若铺巾为棉布，建议使用穿透、半穿透巾钳；若铺巾为一次性无纺布，建议使用不穿透巾钳	用于夹持治疗巾，规范吸引管，导管、导线	不可用巾钳夹持脏器，以免对脏器造成损伤，注意避免夹持皮肤		图 10-4-75
小骨剪	剪	1	175mm 双关节	供咬剪修整各部位骨骼用	用于剪断舌骨	避免未完全剪切即牵拉造成损伤		图 10-4-76

（四）手术步骤及使用器械

表 10-4-14　甲状舌管囊肿切除术手术步骤及使用器械表

主要手术步骤 1	主要手术步骤 2	使用器械名称	使用器械编号
固定治疗巾	用四把巾钳固定术野四周的手术巾	巾钳	图 10-4-75
瘘口注入染色剂	若要切除甲状舌管瘘管，在做手术前准备 5ml 注射器抽取 2% 亚甲蓝液，并带钝针头（可用 24G 留置针除去针心的软管），插入瘘口内注入适量亚甲蓝，使瘘管染上颜色	—	—

续表

主要手术步骤 1	主要手术步骤 2	使用器械名称	使用器械编号
沿舌骨下缘，以舌骨中央部为中点做一长为 4～5cm 的水平切口。如为瘘管切除，可在瘘管周围做一菱形切口，并向两侧适当延长切口	用 10# 圆刀切开皮肤，电刀笔切开皮下组织及颈阔肌后，用皮肤拉钩将其拉开，显露舌骨周围诸肌	手术刀 弯蚊式 皮肤拉钩	图 10-4-60 图 10-4-61 图 10-4-62 图 10-4-70 图 10-4-68
显露囊肿	用弯蚊式分离舌骨周围诸肌，直角拉钩向两侧牵开，显露其下面的囊肿。用弯蚊式沿囊壁使其与周围组织分离，直至囊肿蒂部	弯蚊式 直角拉钩	图 10-4-70 图 10-4-67
处理舌骨	显露囊肿蒂部：用弯蚊式分离囊肿蒂部，组织钳牵拉囊肿 剪断舌骨：囊肿蒂部于舌骨上或舌骨下通过，用骨剪将舌骨中部剪开 切除舌骨：若囊肿蒂部穿过舌骨，则需切除一小段舌骨	弯蚊式 组织钳 小骨剪	图 10-4-70 图 10-4-73 图 10-4-76
摘除囊肿	将舌骨两端分离并用直角拉钩拉开后，剥离至近盲孔处，递 2-0 钳带线结扎蒂部，将整个病变组织摘除	直角拉钩 弯蚊式 线剪	图 10-4-67 图 10-4-70 图 10-4-64
关闭术腔	创腔放置橡皮引流条或硅胶引流管，递圆针 3-0 丝线沿中线缝合舌骨周围诸肌，递 3-0 可吸收缝线逐层缝合皮下组织，三角针 5-0 丝线缝合皮肤，切口覆盖敷料，加压包扎	持针器 线剪 组织镊	图 10-4-74 图 10-4-64 图 10-4-65

七、全喉切除术

（一）概述

喉癌为头颈部常见恶性肿瘤之一，占全身恶性肿瘤的 1%～5%，占头颈部恶性肿瘤的 3.3%～8.1%. 其发病率有增高的趋势，发病年龄多在 50～70 岁，男性明显多于女性。喉癌以鳞状细胞癌为最多见，约占 95%。

适应证：

（1）声门上癌：T3、T4 型，声带已固定，会厌室带癌并侵犯声带，侵犯甲状软骨或环状软骨，侵犯双侧杓状软骨，穿出会厌前间隙，侵犯会厌谷达到舌根。

（2）声门癌：选择性 T3 型、T4 型，侵犯杓间区，侵犯甲状软骨或环状软骨，向声门下扩展。

（3）声门下癌：向声门上扩展，侵犯环状软骨。

（4）下咽癌 T2～T4 型，梨状窝和下咽后壁受侵犯，梨状窝和环后区受侵犯，梨状窝和杓状会厌襞受侵犯及一侧声带已固定，喉受侵犯，声带已固定。

（5）其他：喉癌各型及下咽癌放疗后复发癌，甲状腺癌侵及喉部，其他喉恶性肿瘤晚期，声门闭合不全致长期误吸。

（二）手术体位

患者取头颈过伸位。

（三）手术器械配置

基础手术器械

表 10-4-15　全喉切除术基础手术器械配置表

名称	类别	数量	常用规格	描述	应用范围	使用注意事项	附图	编号
卵圆钳	钳	3	245mm 直、弯	工作端为圆形或椭圆形，带有横槽，环柄处带有棘齿	用于夹持消毒纱球，进行皮肤表面消毒	消毒一次后及时更换卵圆钳，不可用卵圆钳夹持脏器，以免对脏器造成损伤		图 10-4-77
手术刀	刀	3	4#、7# 刀柄 20# 圆刀片 11# 尖刀片	刀柄一般为可重复使用，刀片为一次性使用	划皮逐层分离，按照表皮层、肌肉层、黏膜层依次分离	刀片的无菌包装是否被破坏		图 10-4-78 图 10-4-79 图 10-4-80 图 10-4-81
组织剪	剪	2	180mm	又称为梅奥剪或解剖剪，用于剪切组织和血管，或钝性分离组织和血管	使用不同长度的组织剪	组织剪不可用于剪切缝线和敷料		图 10-4-82
线剪	剪	2	180mm	有弯、直型号可选	用于手术中剪切缝线	不可用于剪敷料等硬物质		图 10-4-83
组织镊	镊	2	180～230mm	工作端为真空焊接的碳钨镊片，耐磨损、无损伤，适合习惯用镊子夹持缝针的手术医师	适用于连续缝合过程中，夹持组织或者缝针	不可用于夹持脆弱组织，会造成不可逆的损伤		图 10-4-84
无齿镊	镊	3	125mm 200～220mm	前端平，其尖端无钩齿，用于夹持组织、脏器及敷料。浅部操作时用短镊，深部操作时用长镊	对组织的损伤较轻，用于肠壁，血管，神经及黏膜等的夹持	无锁扣，谨慎夹持组织滑脱		图 10-4-85
直角拉钩	拉钩	2	工作端为长圆弧形双头，整体长度165mm、180mm	钝性微弯工作端，中空或者长条形手柄，便于牵拉	用于肌肉等组织的钝性分离	根据不同手术部位选择合适的型号		图 10-4-86
皮肤拉钩	拉钩	2	工作端2～4齿、整体长度160mm	锐性或钝性微弯工作端	用于肌肉等组织的钝性分离	皮肤拉钩不可用于血管、脏器等组织的牵拉，以免造成损伤		图 10-4-87

续表

名称	类别	数量	常用规格	描述	应用范围	使用注意事项	附图	编号
气管拉钩	拉钩	2	2齿或3齿 160mm	包括一个或两个弯折形的拉钩部及连接两头的手柄体，钩部为片状体	用于分离气管，显露术野	不可用于深部组织，以免拉钩滑脱导致组织损伤		图10-4-88
深部拉钩	拉钩	1	220mm	包括一个或两个弯折形的拉钩部及连接两头的手柄体，钩部为片状体，钩部大于气管拉钩	用于牵开深部组织，显露术野	用于浅部组织牵拉会阻碍术野		图10-4-89
腹腔拉钩	拉钩	1	220mm	包括一个或两个弯折形的拉钩部及连接两头的手柄体，钩部为片状体，钩部大于气管拉钩	用于牵开深部组织，显露术野	用于浅部组织牵拉会阻碍术野		图10-4-90
直蚊式	钳	10	120mm	固定牵拉缝线	适于分离小血管及神经周围的结缔组织，用于小血管的止血	不适宜夹持大块或较硬的组织		图10-4-91
弯蚊式	钳	10	120mm	金属材质，可重复使用	用于夹闭血管止血、提拉组织等操作，适于分离小血管及神经周围的结缔组织，用于小血管的止血	不适宜夹持大块或较硬的组织		图10-4-92
弯止血钳	钳	10	140～180mm	金属材质，可重复使用	用于手术深部组织或内脏的止血	有齿止血钳不宜夹持血管、神经等组织		图10-4-93
直角钳	钳	2	180mm	其前端呈直角状，钝头，有锁扣	用于游离和绕过重要血管等组织的后壁	避免直角前端戳伤组织		图10-4-94

名称	类别	数量	常用规格	描述	应用范围	使用注意事项	附图	编号
组织钳	钳	10	140～160mm	其前端稍宽，有一排细齿似小耙，闭合时互相嵌合，弹性好	用以夹持纱巾垫与切口边缘的皮下组织，也用于夹持组织或皮瓣作为牵引	不可用于夹持脏器		图 10-4-95
持针器	针持	1	180mm	一般普通不锈钢工作端使用较多	用于夹持缝针，缝合组织及缝扎出血部位	使用碳钨镶片持针器应注意其对应的缝针型号，用细密网纹的持针器夹持过粗的缝针容易造成镶片断裂		图 10-4-96
巾钳	钳	8	140mm	工作端有穿透、半穿透、不穿透三种类型，要根据铺巾来选择。若铺巾为棉布，建议使用穿透、半穿透巾钳；若铺巾为一次性无纺布，建议使用不穿透巾钳	用于夹持治疗巾，规范吸引管、导管、导线	不可用布巾钳夹持脏器，以免对脏器带来损伤，注意避免夹持皮肤		图 10-4-97
神经剥离器	剥离器	2	200～220mm	双头	用于神经根的剥离、分离	不可用于血管，表面皮肤		图 10-4-98
气管扩张器	牵开器	1	120mm	分两叶或三叶	扩张气管，避免气管塌陷	注意固定气管牵开器的螺钉完整性		图 10-4-99
不锈钢药杯	杯	2	50ml	内壁有刻度	用于盛装配置局部麻醉药物的容器	药杯是否完好不漏水		图 10-4-100

（四）手术步骤及使用器械

表 10-4-16　全喉切除术手术步骤及使用器械表

主要手术步骤 1	主要手术步骤 2	使用器械名称	使用器械编号
气管切开切口（颈前正中行横切口）	20# 圆刀切开皮肤，切开正中肌白线	手术刀	图 10-4-78 图 10-4-79 图 10-4-80 图 10-4-81
显露甲状腺及气管前筋膜	分离两侧带状肌，提起甲状腺峡部，显露气管前筋膜	弯蚊式 皮肤拉钩 组织钳	图 10-4-92 图 10-4-87 图 10-4-95

主要手术步骤1	主要手术步骤2	使用器械名称	使用器械编号
确认气管	分离气管前筋膜,注射器确认气管	小弯	图10-4-93
切开气管	11#刀片于第3、4气管环位置切开气管前壁	手术刀	图10-4-79 图10-4-80 图10-4-81
置入气管导管	扩张器撑开气管,置入气管导管	气管扩张器	图10-4-99
固定气管导管	三角针2-0丝线固定气管导管	持针器 组织镊	图10-4-96 图10-4-84
颈部切口	两端延长气管切开切口至胸锁乳突肌前缘,锐性剥离颈部肌皮瓣至舌骨水平,盐水纱布覆盖保护皮瓣,2-0丝线缝合盐水纱布于皮瓣上,向上翻转显露术野	手术刀 弯蚊式 持针器	图10-4-78 图10-4-92 图10-4-96
探查颈部淋巴结	纱条牵引胸锁乳突肌,显露术野,备3-0钳带线及圆针,3-0丝线加扎或者缝扎止血	弯蚊式 持针器	图10-4-92 图10-4-96
切断喉前带状肌	牵开两侧组织,分离切断胸锁舌骨肌、肩胛舌骨机、甲状舌骨肌及胸骨甲状肌	皮肤拉钩 弯蚊式 组织剪 持针器	图10-4-87 图10-4-92 图10-4-82 图10-4-96
切断甲状腺峡部	分离甲状腺峡部至其下缘,切断甲状腺峡部,缝合断端	弯蚊式 手术刀 持针器	图10-4-92 图10-4-79 图10-4-96
游离喉体	切断喉上动脉、静脉、喉上神经,剪短甲状软骨上角,切断咽下缩肌,结扎甲状腺上动脉环甲支,自甲状软骨骨翼板后内侧分离梨状窝黏膜,切断甲状软骨下角	弯蚊式 持针器 组织剪 骨剪或直剪	图10-4-92 图10-4-96 图10-4-82 图10-4-76
切除喉体	切除喉体、舌骨,开放喉咽腔,切断气管取出喉体	组织钳 手术刀	图10-4-95 图10-4-79
闭合喉咽腔	逐层缝合喉咽黏膜第一层,黏膜下层,舌骨下肌并放置引流管	弯蚊式 持针器	图10-4-92 图10-4-96
缝合气管断端	分离气管后壁与食管,修整造瘘口皮肤以使其大小能包裹气管断端周缘,缝合气管断端与修整后皮肤切缘	组织镊 持针器	图10-4-84 图10-4-96
换管	放入双层气管套管并固定	小弯	图10-4-93

八、气管切开术

（一）概述

气管切开术是临床最常用的急救手术之一,气管切开术包括常规气管切开术、紧急气管切开术、环甲膜切开术、快速气管切开术及经皮扩张气管切开术等,本节所述手术以常规气管切开术为列。

适应证:

（1）喉梗阻。

（2）下呼吸道分泌物潴留。

（3）预防性气管切开。

（4）取气管异物:经内镜无法取出或无实施内镜条件者,可经气管切开处取出异物。

（5）颈部外伤伴有咽喉或气管、颈段食管损伤者。

（6）便于使用呼吸机进行间歇性正压通气。

（7）某些头颈部手术的前置手术。

（二）手术器械配置

表 10-4-17　气管切开术手术器械配置表

名称	类别	数量	常用规格	描述	应用范围	使用注意事项	附图	编号
手术刀	刀	1	4#、7#刀柄 20#圆刀片 11#尖刀片	刀柄一般为可重复使用，刀片为一次性使用	划皮逐层分离，按照表皮层、肌肉层、黏膜层依次分离	刀片的无菌包装是否被破坏		图10-4-101 图10-4-102 图10-4-103 图10-4-104
线剪	剪	1	180mm	有弯型、直型可选	用于手术中剪切缝线	不可用于剪敷料等硬物质		图10-4-105
组织镊	镊	1	180～230mm	工作端为真空焊接的碳钨镶片，耐磨损、无损伤，适合习惯用镊子夹持缝针的手术医师使用	适用于连续缝合过程中，夹持组织或者缝针	不可用于夹持脆弱组织，会造成不可逆的损伤		图10-4-106
无齿镊	镊	1	125mm 200～220mm	前端平，其尖端无钩齿，浅部操作时用短镊，深部操作时用长镊	用于夹持组织、脏器及敷料。对组织的损伤较轻，用于肠壁、血管、神经及黏膜等的夹持	无锁扣，谨慎夹持组织滑脱		图10-4-107
直角拉钩	拉钩	2	工作端为长圆弧形双头，整体长度165mm、180mm	钝性微弯工作端，中空或者长条形手柄，便于牵拉	用于肌肉等组织的钝性分离	根据手术不同部位选择合适的型号		图10-4-108
皮肤拉钩	拉钩	2	工作端2～4齿、整体长度160mm	锐性或钝性微弯工作端	用于肌肉等组织的钝性分离	皮肤拉钩不可用于血管、脏器等组织的牵拉，以免造成损伤		图10-4-109
气管拉钩	拉钩	2	2齿或3齿160mm	包括一个或两个弯折形的拉钩部及连接两头的手柄体，钩部为片状体	用于分离气管，显露术野	不可用于深部组织，以免拉钩滑脱导致组织损伤		图10-4-110
直蚊式	钳	2	120mm	固定牵拉缝线	适于分离小血管及神经周围的结缔组织，用于小血管的止血	不适宜夹持大块或较硬的组织		图10-4-111

名称	类别	数量	常用规格	描述	应用范围	使用注意事项	附图	编号
弯蚊式	钳	2	120mm	金属材质，可重复使用	适于分离小血管及神经周围的结缔组织，用于夹闭小血管止血、提拉组织等操作	不适宜夹持大块或较硬的组织		图 10-4-112
小弯	钳	2	140～180mm	金属材质，可重复使用	用于手术深部组织或内脏的止血，用于夹闭血管止血、提拉组织等操作	不宜夹持血管、神经等组织		图 10-4-113
组织钳	钳	2	180mm	其前端稍宽，有一排细齿似小耙，闭合时互相嵌合，弹性好	用以夹持纱巾垫与切口边缘的皮下组织，也用于夹持组织或皮瓣作为牵引	不可用于夹持脏器		图 10-4-114
持针器	针持	1	180mm	夹持缝针，缝合组织出血部位等操作。一般普通不锈钢工作端使用较多	用于缝合组织及缝扎出血部位	使用碳钨镶片持针器应注意其对应的缝针型号，用细密网纹的持针器夹持过粗的缝针容易造成镶片断裂		图 10-4-115
巾钳	钳	5	110mm 135mm	工作端有穿透、半穿透、不穿透三种类型，要根据铺巾来选择。若铺巾为棉布，建议使用穿透、半穿透巾钳；若铺巾为一次性无纺布，建议使用不穿透巾钳	用于夹持治疗巾，规范吸引管、导管、导线	不可用布巾钳夹持脏器，以免对脏器造成损伤。注意避免夹持皮肤		图 10-4-116
吸引头	吸引器	1	2～22mm	—	吸取术野血液、体液，维持术野清晰	注意不可戳伤脏器，不可对着血管吸引，头端不易弯曲，以免引起堵塞和断裂		图 10-4-117
气管扩张器	扩张器	1	120mm	分两叶或三叶	扩张气管，避免气管塌陷	注意固定气管扩张器的螺钉完整性		图 10-4-118

续表

名称	类别	数量	常用规格	描述	应用范围	使用注意事项	附图	编号
不锈钢药杯	杯	2	50ml	内壁有刻度	用于盛装配制局部麻醉药物的容器	药杯是否完好不漏水		图 10-4-119

（三）手术步骤及使用器械

表 10-4-18　气管切开术手术步骤及使用器械表

主要手术步骤 1	主要手术步骤 2	使用器械名称	使用器械编号
颈前正中纵切口	局部麻醉下应用 20# 圆刀切开皮肤，切开正中肌白线	手术刀	图 10-4-101 图 10-4-102 图 10-4-103 图 10-4-104
显露甲状腺及气管前筋膜	分离两侧带状肌，提起甲状腺峡部，暴露气管前筋膜	弯蚊式 皮肤拉钩 组织钳	图 10-4-112 图 10-4-109 图 10-4-114
确认气管	分离气管前筋膜，注射器确认气管	小弯止血钳	图 10-4-113
切开气管	11# 刀片于 3～4 气管环位置切开气管前壁	手术刀	图 10-4-102 图 10-4-103
置入气管导管	扩张器撑开气管，置入气管导管	气管扩张器	图 10-4-118
固定气管导管	气囊或束带固定气管套管	持针器 组织镊	图 10-4-115 图 10-4-106

第五节　甲状腺手术

一、概述

甲状腺是人体最大的内分泌腺，由左、右叶及中间的峡部组成，峡部一般位于第 2～4 气管软骨前面，双侧叶的上极通常平甲状软骨中部，位于喉及上段气管两侧。甲状腺在病理情况下可发生肿大，甚至伸入纵隔内压迫气管、食管，导致呼吸、吞咽受阻。

仰卧位（良性肿瘤）和颈清体位（恶性肿瘤）是常见手术体位。

二、甲状腺全切除术

1. 手术器械配置

表 10-5-1　甲状腺全切除术手术器械配置表

名称	类别	数量	常用规格	描述	应用范围	使用注意事项	附图	编号
卵圆钳	钳	2	长度245mm	又称海绵钳，工作端为椭圆形，带有横槽，环柄处有棘齿	用于夹持消毒纱球，进行皮肤表面消毒	不可用卵圆钳夹持脏器，以免对脏器造成损伤		图 10-5-1
组织钳	钳	6	145mm	又称鼠齿钳，对组织的压榨较血管钳轻、不易滑脱	用于提拉牵引组织、牵引被切除的病变部位、固定导线等操作	切勿用力过猛，以免损坏钳端		图 10-5-2

续表

名称	类别	数量	常用规格	描述	应用范围	使用注意事项	附图	编号
血管钳	钳	20	125~160mm	用于夹闭血管止血、提拉组织等操作	根据操作范围，选择适合的长度使用	不可夹持布类或者固定物品，避免血管钳端发生变形、错齿等损坏		图10-5-3
蚊氏	钳	6	125mm直头或弯头	用于夹闭血管止血、提拉组织等操作	微小血管的夹闭、止血等操作	不可夹持布类或者固定物品，避免血管钳端发生变形、错齿等损坏		图10-5-4
巾钳	钳	4	110mm	又称布巾钳	用于夹持固定布类敷料，规整导管导线	不可用其夹持脏器，以免造成脏器损伤		图10-5-5
小直角钳	钳	1	—	头部为弯曲状，圆润、没有任何锋利突出，顶部也没有齿状设计，防止损伤组织	用于钝性分离组织、血管、器官或者肌肉，也可用于远端离断时套扎缝线	不可结扎血管或者夹持微小血管		图10-5-6
库克钳	钳	1	180mm	又称"有齿组织钳"，工作端有1∶2齿	用于夹闭比较厚的器官及组织，根据手术范围选择，常用于骨科手术夹持固定骨折部位	夹持骨骼过程中应注意避免操作不当导致工作端错齿		图10-5-7
持针器	钳	2	180mm	金属材质，可重复使用	用于夹持缝针，缝合组织出血部位等操作	夹持缝针，选择合适缝针，以避免型号不对引起损坏		图10-5-8
线剪	剪	1	145mm	金属材质，可重复使用	用于剪切结扎或缝扎部分缝线	线剪不可用于剪切组织		图10-5-9
组织剪	剪	2	145mm	又称梅奥剪或解剖剪	分离手术范围内组织，用于剪切组织和血管，或钝性分离组织和血管	不可用于剪切缝线		图10-5-10
手术刀	刀	1	3#刀柄长度125mm 10#圆刀片	刀柄一般为可重复使用，刀片为一次性使用	划皮逐层分离，按照表皮层、肌肉层、黏膜层依次分离	刀片的无菌包装是否被破坏		图10-5-11

续表

名称	类别	数量	常用规格	描述	应用范围	使用注意事项	附图	编号
直角拉钩	拉钩	2	工作端为长圆弧形双头，整体长度165mm、180mm	钝性微弯工作端，中空或者长条型手柄，便于牵拉	用于肌肉等组织的钝性分离	根据手术不同部位选择合适的型号		图 10-5-12
双头腹部拉钩	拉钩	2	双头型	用于肌肉等的钝性分离组织	用于牵拉组织，显露视野	皮肤拉钩不可用于血管、脏器等组织的牵拉，以免造成损伤		图 10-5-13
皮肤拉钩	拉钩	2	工作端为3齿、4齿、5齿，整体长度165mm、180mm	—	用于牵拉组织，显露视野，以及肌肉等的钝性分离组织	皮肤拉钩不可用于血管、脏器等组织的牵拉，以免造成损伤		图 10-5-14
有齿镊	镊子	1	145mm	工作端可分为单齿镊，双齿镊和多齿镊	用于夹持较硬组织或者肌腱缝合、整形手术等	因尖端有钩齿、夹持牢固，但对组织有一定损伤，避免夹持神经及脆弱组织等		图 10-5-15
无齿镊	镊子	1	200～250mm	前端平，其尖端无钩齿，用于夹持组织、脏器及敷料。浅部操作时用短镊，深部操作时用长镊	又称平镊或者敷料镊。用于夹持脆弱的组织、脏器及敷料，也用于血管、神经手术	根据手术不同部位选择合适的型号		图 10-5-16
S拉钩	拉钩	1	300mm 25～50mm	分为大、中、小、直角四种类型	用于牵拉组织，显露视野	根据手术不同部位选择合适的型号		图 10-5-17

2. 手术步骤及使用器械

表 10-5-2　甲状腺全切除术手术步骤及使用器械

主要手术步骤1	主要手术步骤2	使用器械名称	使用器械编号
经胸骨切迹上一横指入路	10# 刀片切开皮肤、三角针4号线固定切口，电刀游离皮瓣，递组织钳四把、直角拉钩两把牵引提拉组织。三角针4号线固定皮瓣于包布上	手术刀 组织钳 直角拉钩	图 10-5-11 图 10-5-2 图 10-5-12
显露甲状腺	使用组织钳夹于颈白线两侧，用电刀切开颈白线，直角拉钩或者组织钳牵开两侧颈前带状肌群，显露甲状腺	组织钳 直角拉钩	图 10-5-2 图 10-5-12

续表

主要手术步骤 1	主要手术步骤 2	使用器械名称	使用器械编号
处理甲状腺上、下极	普通组织 4 号线结扎，微小血管 1 号线缝扎或结扎，如果不小心切断神经组织等可备用 4-0 断装线缝扎。处理甲状腺下极、早状腺下动脉、早状腺下静脉，需要用 4 号线双重结扎	组织钳 直角拉钩 血管钳 线剪 组织剪	图 10-5-2 图 10-5-12 图 10-5-3 图 10-5-9 图 10-5-10
处理峡部	递组织钳夹住甲状腺腺体，将腺体拉向对侧，使用弯血管钳夹住、切断。直角拉钩牵拉组织显露创面，用 4-0 段装线缝扎断面	组织钳 直角拉钩 血管钳 线剪 组织剪	图 10-5-2 图 10-5-12 图 10-5-3 图 10-5-9 图 10-5-10
切下甲状腺	递小弯钳夹甲状腺周围，4 号线结扎或者缝扎止血。将切下的甲状腺置于弯盘内，与医师、洗手护士核对无误后冷冻送检	组织钳 直角拉钩 血管钳 线剪 组织剪	图 10-5-2 图 10-5-12 图 10-5-3 图 10-5-9 图 10-5-10
置引流、关切口	冲洗切口，清点用物，放置引流管。4-0 段装线逐层缝合甲状腺前肌群，颈阔肌和皮下组织	血管钳 线剪 持针器	图 10-5-3 图 10-5-9 图 10-5-8
切口包扎	乙醇小纱布覆盖切口，10×10 无菌创口贴覆盖乙醇纱布处		

三、甲状腺癌联合根治术

1.手术器械配置

（1）基础手术器械：见表 10-5-1 甲状腺全切除术基础手术器械配置表。

（2）精密手术器械

表 10-5-3 甲状腺癌联合根治术精密手术器械配置表

名称	类别	数量	常用规格	描述	应用范围	使用注意事项	附图	编号
超声刀	高值耗材	1	Focus 剪刀氏	手柄为蓝色，前端为剪刀状，多用于甲状腺开放手术	血管永久性闭合止血及组织、肌肉、脂肪剪切	不可用于骨科手术止血及输卵管结扎手术		图 10-5-18
喉返神经监测仪器	高值耗材	1	麻醉气管导管分为 6#、7#，根据性别、自身因素选择合适的导管	由探测机器、特殊麻醉导管和探头三部分组成	用于术中喉返神经监测探查、记录	参照仪器使用注意事项		图 10-5-19

2.手术步骤及使用器械

表 10-5-4 甲状腺癌联合根治术手术步骤及使用器械表

主要手术步骤 1	主要手术步骤 2	使用器械名称	使用器械编号
经胸骨切迹上一横指入路	10# 刀切开皮肤、三角针 4 号线固定切口，电刀游离皮瓣，递组织钳四把、直角拉钩两把牵引提拉组织。三角针 4 号线固定皮瓣于包布上	手术刀 组织钳 直角拉钩	图 10-5-11 图 10-5-2 图 10-5-12

主要手术步骤 1	主要手术步骤 2	使用器械名称	使用器械编号
显露甲状腺	使用组织钳夹于颈白线两侧，用电刀切开颈白线，直角拉钩或者组织钳牵开两侧颈前带状肌群，显露甲状腺	组织钳 直角拉钩	图 10-5-2 图 10-5-12
处理甲状腺上、下极	普通组织 4 号线结扎，微小血管 1 号线缝扎或结扎，如果不小心切断神经组织等可备用 4-0 断装线缝扎。处理甲状腺下极、甲状腺下动脉、甲状腺下静脉，需要用 4 号线双重结扎，注意处理下极血管处时，应注意勿损伤喉返神经，可用喉返神经探测仪进行喉返神经监护并记录留存	组织钳 直角拉钩 血管钳 线剪 组织剪	图 10-5-2 图 10-5-12 图 10-5-3 图 10-5-9 图 10-5-10
游离甲状腺及清除气管周围淋巴结	依次递血管钳两把、组织剪、线剪结扎、切断甲状腺下静脉，然后清理两界为颈总动脉和颈内静脉，上界为舌骨，下界为胸骨上窝周围的淋巴结。巡回护士准备相应的标本袋，核对无误后装入袋中送检	组织钳 直角拉钩 血管钳 线剪 组织剪	图 10-5-2 图 10-5-12 图 10-5-3 图 10-5-9 图 10-5-10
处理峡部	递组织钳夹住甲状腺腺体，将腺体拉向对侧，使用弯血管钳夹住、切断。直角拉钩牵拉组织显露创面，用 4-0 段装线缝扎断面	组织钳 直角拉钩 血管钳 线剪 组织剪	图 10-5-2 图 10-5-12 图 10-5-3 图 10-5-9 图 10-5-10
切下一侧甲状腺	递小弯钳夹甲状腺周围，4 号线结扎或者缝扎止血。将切下的甲状腺置于弯盘内，与医师、洗手护士核对无误后冷冻送检	组织钳 直角拉钩 血管钳 线剪 组织剪	图 10-5-2 图 10-5-12 图 10-5-3 图 10-5-9 图 10-5-10
处理另一侧甲状腺	同前法处理		
置引流、关切口	冲洗切口，清点用物，根据医生选择合适的引流管种类及数量放置切口。4-0 段装线逐层缝合甲状腺前肌群，颈阔肌和皮下组织	血管钳 线剪 持针器	图 10-5-3 图 10-5-9 图 10-5-8
切口包扎	乙醇小纱布覆盖切口，10×10 无菌创口贴覆盖乙醇纱布处	—	—

四、甲状腺癌术后颈部淋巴结转移切除术

1. 手术器械配置

（1）基础手术器械：见表 10-5-1 甲状腺全切除术基础手术器械配置表。

（2）精密手术器械：见表 10-5-3 甲状腺癌联合根治术精密手术器械配置表。

2. 手术步骤及使用器械

表 10-5-5　甲状腺癌术后颈部淋巴结转移切除术手术步骤及使用器械表

主要手术步骤 1	主要手术步骤 2	使用器械名称	使用器械编号
防止肿瘤种植转移	肿瘤用小纱布覆盖，三角针 4 号线加固或者递无菌切口膜覆盖	血管钳 线剪 持针器	图 10-5-3 图 10-5-9 图 10-5-8
游离皮瓣	递直角拉钩、组织钳牵拉，电刀游离肿瘤周围组织，要注意无瘤原则，切除肿瘤后，蒸馏水冲洗，更换器械和手套。递干净纱布覆盖创面	组织钳 直角拉钩 血管钳 线剪 组织剪 持针器	图 10-5-2 图 10-5-12 图 10-5-3 图 10-5-9 图 10-5-10 图 10-5-8

主要手术步骤 1	主要手术步骤 2	使用器械名称	使用器械编号
游离胸大肌皮瓣	根据术前预留的皮瓣位置，巡回护士要将电刀功率调小，以免损坏皮瓣，依次电刀游离肌肉、血管钳结扎血管神经、保证皮瓣的完整性及可行性	组织钳 直角拉钩 血管钳 线剪 组织剪 持针器	图 10-5-2 图 10-5-12 图 10-5-3 图 10-5-9 图 10-5-10 图 10-5-8
带蒂皮瓣转移	将做好的皮瓣直接翻转或者从肌肉中间隧道内穿过，覆盖在缺损的组织上，递 4-0 的线逐层缝合切口	组织钳 直角拉钩 血管钳 线剪 组织剪 持针器	图 10-5-2 图 10-5-12 图 10-5-3 图 10-5-9 图 10-5-10 图 10-5-8
放置引流管，加压包扎	递三角针 4 号线固定引流管，根据手术不同或者医师要求摆放引流管的数目	组织钳 直角拉钩 血管钳 线剪 组织剪 持针器	图 10-5-2 图 10-5-12 图 10-5-3 图 10-5-9 图 10-5-10 图 10-5-8

第 11 章　口腔外科手术

第一节　概述

一、常用手术体位
仰卧位是常用手术体位。

二、手术入路及使用器械
患者取面部切口入路（根据手术方式和手术部位选取不同位置）。

手术器械配置

表 11-1-1　面部切口入路手术器械配置表

名称	类别	数量	常用规格	描述	应用范围	使用注意事项	附图	编号
手术刀	刀	1	125mm	刀柄一般为可重复使用，刀片为一次性使用	用于划皮逐层分离，按照表皮层、肌肉层、黏膜层依次分离	刀片的无菌包装是否被破坏		图 11-1-1
手术刀	刀	1	135mm	刀柄一般为可重复使用，刀片为一次性使用	用于划皮逐层分离，按照表皮层、肌肉层、黏膜层依次分离	刀片的无菌包装是否被破坏		图 11-1-2
小齿镊	镊	1	130mm	1×2 齿	用于夹持皮肤、筋膜、肌腱和瘢痕组织等坚韧组织	脆弱组织不能用有齿镊夹取，齿部会穿透组织，造成损伤和出血		图 11-1-3
小平镊	镊	1	130mm	平台	适用于连续缝合过程中，夹持组织或进行缝线打结，又称系结镊	不可夹持非常规物体，避免较精细的头端错齿		图 11-1-4
眼科镊	镊	1	100mm	精细头	用于眼部精细手术	有齿：不可夹持血管神经，使用前需检查齿的完整性 无齿：不可夹持较硬组织		图 11-1-5

名称	类别	数量	常用规格	描述	应用范围	使用注意事项	附图	编号
面包镊	镊	1	120mm	ADSON 镊，又称整形镊，头端直径非常精细	一般用于整形外科、眼科、显微外科等精细手术，对组织损伤较轻，可用于血管，神经等手术	有齿：因其尖端有细齿，故不可夹持较脆弱的血管及神经等。使用前需检查齿的完整性 无齿：浅部整形操作用短镊		图 11-1-6
组织镊	镊	1	200mm	横齿	用于夹持较脆弱组织，损伤性较小	不可夹持非常规物体，避免较精细的头端错齿		图 11-1-7
枪状镊	镊	1	160mm	枪型	用于夹取切下的皮片	不可夹取较硬物质		图 11-1-8
眼科剪	剪	1	100mm	双尖头	用于剪神经、血管、组织及很细小的缝线等	不用于剪线或硬质物品，以免剪刀刃口变钝		图 11-1-9
组织剪	剪	1	180mm	弯，金属材质，可重复使用	用于剪切组织和血管，或钝性分离组织和血管	不可用于剪线或者敷料等非人体组织		图 11-1-10
线剪	剪	2	180mm	开齿	用于不同深部的剪切，使用合适长度的线剪	不可用于剪敷料等硬物质		图 11-1-11
直角拉钩（大）	拉钩	2	26mm×15mm 43mm×15mm 23mm×15mm 40mm×15mm	钝性微弯工作端，中空或者长条形手柄，便于牵拉	用于浅部切口牵开显露	根据手术不同部位选择合适的型号		图 11-1-12
直角拉钩（小）	拉钩	2	25mm×10mm 32mm×12mm 22mm×10mm 28mm×12mm	钝性微弯工作端，中空或者长条形手柄，便于牵拉	用于浅部切口牵开显露	根据手术不同部位选择合适的型号		图 11-1-13
蚊式	钳	30	125mm	弯	适用于分离小血管及神经周围的结缔组织，用于小血管及微血管的止血，临床有时用于夹缝线做牵引	不适宜夹持大块或较硬的组织		图 11-1-14

续表

名称	类别	数量	常用规格	描述	应用范围	使用注意事项	附图	编号
卵圆钳	钳	3	245mm	直、弯,有槽	用于手术前钳夹纱球进行消毒,有时也用于夹持脏器,此时常用光滑工作端的卵圆钳	夹持脏器,如肺、肠时,需使用光滑工作端的卵圆钳		图 11-1-23
巾钳	钳	6	140mm	工作端有穿透、半穿透、不穿透三种类型,要根据铺巾来选择。若铺巾为棉布,建议使用穿透、半穿透巾钳;若铺巾为一次性无纺布,建议使用不穿透巾钳	用于手术中固定手术铺巾	尖锐工作端的巾钳会穿刺敷料,可使用钝头巾钳代替		图 11-1-24
鼻镜	窥器	1	50mm 135mm	弹簧柄	用于显露鼻中隔软骨	避免用力过猛损伤组织		图 11-1-25
压舌板	拉钩	1	125mm	整体弯曲呈直角状,某些规格工作端镂空	用于显露口腔,可以与开口器配合使用	避免过度牵拉损坏组织		图 11-1-26

三、手术步骤及使用器械

表 11-1-2　面部切口入路手术步骤及使用器械表

主要手术步骤1	主要手术步骤2	使用器械名称	使用器械编号
切开皮肤,皮下组织	打开颈阔肌及颈深筋膜,小弯蚊钝性分离,电刀或双极电凝止血,小拉钩暴露组织	手术刀 蚊式 直角拉钩	 图 11-1-14 图 11-1-13
显露动、静脉	沿颈深筋膜深面自下而上做钝性分离,直达下颌骨下缘,继而紧贴颌下腺上缘和下颌骨下缘内侧做钝性分离,找出颌外动脉和面前静脉,钳夹、切断、双重结扎。用手指钝性分离,游离颌下腺	蚊式	图 11-1-14
冲洗缝合,放置引流片	颌下垫弯盘冲洗伤口,逐层缝合,碘酒酒精消毒皮肤,枪状镊放引流片	持针器 线剪 枪状镊	图 11-1-21 图 11-1-11 图 11-1-8

第二节　口腔颌面部感染手术

一、概述

(一)口腔颌面部感染定义

口腔颌面部感染是一种口腔科常见病。口腔颌面部感染有红、肿、热、痛和功能障碍等感染的共同性，又因口腔颌面部的解剖生理特点，使感染的发生、发展和预后有其特殊性。

（二）常见手术方式

局部脓肿形成时，应及时进行切开引流术。

二、颌下间隙脓肿切开引流术

（一）常用手术体位

仰卧位是常用手术体位。

（二）手术入路及使用器械

1. **手术入路**　在下颌骨下缘下方 1.5～2.0cm 处做与下颌骨下缘平行的切口，切口大小视脓肿范围而定，同时要利于引流。

2. **手术器械配置**

表 11-2-1　颌下间隙脓肿切开引流术手术器械配置表

名称	类别	数量	常用规格	描述	应用范围	使用注意事项	附图	编号
手术刀	刀	1	125mm 3#	刀柄一般为可重复使用，刀片为一次性使用	用于划皮逐层分离，按照表皮层、肌肉层、黏膜层依次分离	刀片的无菌包装是否被破坏		图 11-2-1
手术刀	刀	1	135mm 4#	刀柄一般为可重复使用，刀片为一次性使用	用于划皮逐层分离，按照表皮层、肌肉层、黏膜层依次分离	刀片的无菌包装是否被破坏		图 11-2-2
小齿镊	镊子	1	130mm	1×2 齿	用于夹持皮肤、筋膜、肌腱和瘢痕组织等坚韧组织	脆弱组织不能用有齿镊夹取，齿部会穿透组织，造成损伤和出血		图 11-2-3
小平镊	镊子	1	130mm	平台	适用于连续缝合过程中，夹持组织或进行缝线打结，又称系结镊	不可夹持非常规物体，避免较精细的头端错齿		图 11-2-4
眼科镊	镊	1	100mm	精细头	用于眼部精细手术	有齿：不可夹持血管神经，使用前需检查齿的完整性 无齿：不可夹持较硬组织		图 11-2-5
面包镊	镊	1	120mm	ADSON 镊，又称为整形镊，头端直径非常精细	一般用于整形外科、眼科、显微外科等精细手术，对组织损伤较轻，可用于血管、神经等手术	有齿整形镊：因其尖端有细齿，故不可夹持较脆弱的血管及神经等。使用前需检查齿的完整性 无齿整形镊：浅部整形操作用短镊		图 11-2-6

续表

名称	类别	数量	常用规格	描述	应用范围	使用注意事项	附图	编号
组织镊	镊	1	200mm	横齿	用于夹持较脆弱组织，损伤性较小	不可夹持非常规物体，避免较精细的头端错齿		图11-2-7
枪状镊	镊	1	160mm	枪型	用于夹取切下的皮片	不可夹取较硬物质		图11-2-8
眼科剪	剪	1	100mm	双尖头	用于剪神经、血管、组织及很细小的缝线等	不用于剪线或硬质物品，以免剪刀刃口变钝		图11-2-9
组织剪	剪	1	180mm	弯	用于剪切组织和血管，或钝性分离组织和血管	不可用于剪线或者敷料等非人体组织		图11-2-10
线剪	剪	1	180mm	开齿	用于不同深部的剪切，需使用合适长度的线剪	不可用于剪敷料等硬物质		图11-2-11
直角拉钩（大）	拉钩	2	26mm×15mm 43mm×15mm 23mm×15mm 40mm×15mm	钝性微弯工作端，中空或者长条形手柄，便于牵拉	用于浅部切口牵开显露	根据手术不同部位选择合适的型号		图11-2-12
直角拉钩（小）	拉钩	2	25mm×10mm 32mm×12mm 22mm×10mm 28mm×12mm	钝性微弯工作端，中空或者长条形手柄，便于牵拉	用于浅部切口牵开显露	根据手术不同部位选择合适的型号		图11-2-13
蚊式	钳	30	125mm	弯	适用于分离小血管及神经周围的结缔组织，用于小血管及微血管的止血，临床有时用于夹缝线做牵引	蚊式止血钳不适宜夹持大块或较硬的组织		图11-2-14
小弯钳	钳	10	145mm	弯	主要用于钳夹有出血点的组织器官以止血。也常用于组织牵拉固定等	不可用于钳夹脆弱的器官组织，以免造成损伤和出血		图11-2-15

续表

名称	类别	数量	常用规格	描述	应用范围	使用注意事项	附图	编号
中弯	钳	10	185mm	弯	用于肌肉等组织的钝性分离，切开心包等操作	不可用于钳夹脆弱的组织，以免造成损伤和出血		图 11-2-16
直角钳	钳	3	180mm	角弯	用于分离血管、神经等组织，同时也常会用来带线做结扎等	不可用于钳夹脆弱的组织，造成损伤和出血，同时应当注意使用，避免操作不当导致精细工作端变形		图 11-2-17
可可钳	钳	2	185mm	1×2 齿，弯	主要用于强韧较厚组织及易滑脱组织的血管止血。也可提拉切口处部分	不宜夹持血管、神经等组织，前端齿可防止滑脱，但不能用于皮下止血		图 11-2-18
可可钳	钳	1	185mm	1×2 齿，直	主要用于强韧较厚组织及易滑脱组织的血管止血，也可提拉切口处部分	不宜夹持血管、神经等组织，前端齿可防止滑脱，但不能用于皮下止血		图 11-2-19
组织钳	钳	2	160mm	4×5 齿	用于肌肉组织夹持及显露手术视野的牵拉	不宜夹持血管及神经等		图 11-2-20
持针器	持针器	2	180mm	4/0 ～ 6/0	用于缝合组织及缝扎出血部位	使用碳钨镶片持针器应注意其对应的缝针型号，用细密网纹的持针器夹持过粗的缝针容易造成镶片断裂		图 11-2-21
直止血钳	钳	2	145mm	直	用于夹持血管或出血点，分离解剖组织，牵引缝线，拔出缝针或者代镊使用。据操作范围，选择适合的长度	不得夹持脆弱组织或皮肤等，以免造成坏死，避免用止血钳固定辅料、导管等，以免工作端发生变形错齿等损坏。使用前检查前端横行齿槽两页是否吻合，以防夹持组织滑脱		图 11-2-22

名称	类别	数量	常用规格	描述	应用范围	使用注意事项	附图	编号
卵圆钳	钳	3	245mm	直、弯，有槽	用于手术前钳夹纱球进行消毒，有时也用于夹持脏器，此时常用光滑工作端的卵圆钳	夹持脏器，如肺、肠时，需使用光滑工作端的卵圆钳		图 11-2-23
巾钳	钳	6	140mm	工作端有穿透、半穿透、不穿透三种类型，要根据铺巾来选择。若铺巾为棉布，建议使用穿透、半穿透巾钳；若铺巾为一次性无纺布，建议试用不穿透巾钳	用于手术中固定手术铺巾	尖锐工作端的巾钳会穿刺敷料，可使用钝头巾钳代替		图 11-2-24
鼻镜	窥器	1	50mm 135mm	弹簧柄	用于显露鼻中隔软骨	避免用力过猛损伤组织		图 11-2-25
压舌板	窥器	1	125mm	整体弯曲呈直角状，某些规格工作端镂空	用于显露口腔，可以与开口器配合使用	避免过度牵拉损坏组织		图 11-2-26

（三）手术步骤及使用器械

表 11-2-2　颌下间隙脓肿切开引流术手术步骤及使用器械表

主要手术步骤 1	主要手术步骤 2	使用器械名称	使用器械编号
进入脓腔	切开皮肤、皮下组织，钝性分离进入脓腔	手术刀 小弯钳	图 11-2-1 图 11-2-15
放置引流片	脓肿切开，取脓液送培养，及时放置引流片	小弯钳 枪状镊	图 11-2-15 图 11-2-8

第三节　口腔颌面部外伤手术

一、概述

（一）口腔颌面部定义

口腔颌面部的范围包括口腔、眼眶的下外侧方、耳前下方、颊部、唇部、下巴及颈部的上面一小部分。正常情况下，这些部位都暴露在外，在外力的作用下极易导致口腔及面部软、硬组织的损伤，又由于这些部位血管丰富、神经密集，所以受伤后不但疼痛明显，而且容易发生继发性感染。

（二）常见手术方式

骨折时应行切开复位内固定术。

二、下颌骨骨折切开复位微型钛板固定术

（一）常用手术体位

仰卧位是常用手术体位。

（二）手术入路及使用器械

1. 手术入路　下颌前庭沟底黏膜切口，向下方翻起黏骨膜瓣（颏孔区需松解颏神经血管束，即刻显露骨折部位）。

2. 手术器械配置

表 11-3-1　下颌骨骨折切开复位微型钛板固定术手术器械配置表

名称	类别	数量	常用规格	描述	应用范围	使用注意事项	附图	编号
手术刀	刀	1	125mm 3[#]	刀柄一般为可重复使用，刀片为一次性使用	用于划皮逐层分离，按照表皮层、肌肉层、黏膜层依次分离	刀片的无菌包装是否被破坏		图 11-3-1
手术刀	刀	1	135mm 4[#]	刀柄一般为可重复使用，刀片为一次性使用	用于划皮逐层分离，按照表皮层、肌肉层、黏膜层依次分离	刀片的无菌包装是否被破坏		图 11-3-2
小齿镊	镊	1	130mm	1×2 齿	用于夹持皮肤、筋膜、肌腱和瘢痕等坚韧组织	脆弱组织不能用有齿镊夹取，齿部会穿透组织，造成损伤和出血		图 11-3-3
小平镊	镊	1	130mm	平台	适用于连续缝合过程中，夹组织或进行缝线打结，又称系结镊	不可夹持非常规物体，避免较精细的头端错齿		图 11-3-4
眼科镊	镊	1	100mm	精细头	用于眼部精细手术	有齿：不可夹持血管神经，使用前需检查齿的完整性 无齿：不可夹持较硬组织		图 11-3-5
面包镊	镊	1	120mm	ADSON 镊，又称整形镊，头端直径非常精细	一般用于整形外科、眼科、显微外科等精细手术，对组织损伤较轻，可用于血管，神经等手术	有齿：因其尖端有细齿，故不可夹持较脆弱的血管及神经等。使用前需检查齿的完整性 无齿：浅部整形操作用短镊		图 11-3-6

续表

名称	类别	数量	常用规格	描述	应用范围	使用注意事项	附图	编号
组织镊	镊	1	200mm	横齿	用于夹持较脆弱组织，损伤性较小	不可夹持非常规物体，避免较精细的头端错齿		图 11-3-7
枪状镊	镊	1	160mm	枪型	用于夹取切下的皮片	不可夹取较硬物质		图 11-3-8
眼科剪	剪	1	100mm	双尖头	用于剪神经、血管、组织及很细小的缝线等	不用于剪线或硬质物品，以免剪刀刀口变钝		图 11-3-9
组织剪	剪	1	180mm	弯	用于剪切组织和血管，或钝性分离组织和血管	不可用于剪线或者敷料等非人体组织		图 11-3-10
线剪	剪	1	180mm	开齿	用于不同深部的剪切，使用合适长度的线剪	不可用于剪敷料等硬物质		图 11-3-11
直角拉钩（大）	拉钩	2	26mm×15mm 43mm×15mm 23mm×15mm 40mm×15mm	钝性微弯工作端，中空或者长条形手柄，便于牵拉	用于浅部切口牵开显露	根据手术不同部位选择合适的型号		图 11-3-12
直角拉钩（小）	拉钩	2	25mm×10mm 32mm×12mm 22mm×10mm 28mm×12mm	钝性微弯工作端，中空或者长条形手柄，便于牵拉	用于浅部切口牵开显露	根据手术不同部位选择合适的型号		图 11-3-13
蚊式	钳	30	125mm	弯	适用于分离小血管及神经周围的结缔组织，用于小血管及微血管的止血，临床有时用于夹缝线做牵引	不适宜夹持大块或较硬的组织		图 11-3-14

续表

名称	类别	数量	常用规格	描述	应用范围	使用注意事项	附图	编号
小弯钳	钳	10	145mm	弯	主要用于钳夹有出血点的组织、器官以止血，也常用于组织牵拉固定等	不可用于钳夹脆弱的器官组织，以免造成损伤和出血		图 11-3-15
中弯	钳	10	185mm	弯	用于肌肉等组织的钝性分离，切开心包等操作	不可用于钳夹脆弱的组织，以免造成损伤和出血		图 11-3-16
直角钳	钳	3	180mm	角弯	用于分离血管、神经等组织，同时也常会用来带线做结扎等	不可用于钳夹脆弱的组织，以免造成损伤和出血，同时应当注意使用，避免操作不当导致精细工作端变形		图 11-3-17
可可钳	钳	2	185mm	1×2 齿，弯	主要用于强韧较厚组织及易滑脱组织的血管止血，也可提拉切口处部分	不宜夹持血管、神经等组织，前端齿可防止滑脱，但不能用于皮下止血		图 11-3-18
可可钳	钳	1	185mm	1×2 齿，直	主要用于强韧较厚组织及易滑脱组织的血管止血，也可提拉切口处部分	不宜夹持血管、神经等组织，前端齿可防止滑脱，但不能用于皮下止血		图 11-3-19
组织钳	钳	2	160mm	4×5 齿	用于肌肉组织夹持及显露手术视野的牵拉	不宜夹持血管及神经等		图 11-3-20
持针器	钳	2	180mm	4/0 ~ 6/0	用于缝合组织及缝扎出血部位	使用碳钨镶片持针器应注意其对应的缝针型号，用细密网纹的持针器夹持过粗的缝针容易造成镶片断裂		图 11-3-21

续表

名称	类别	数量	常用规格	描述	应用范围	使用注意事项	附图	编号
直止血钳	钳	2	145mm	直	用于夹持血管或出血点，分离解剖组织，牵引缝线，拔出缝针或者代镊使用。据操作范围，选择适合的长度	不得夹持脆弱组织或皮肤等，以免造成坏死，避免用止血钳固定敷料、导管等，以免工作端发生变形、错齿等损坏。使用前检查前端横行齿槽两页是否吻合，以防夹持组织滑脱		图 11-3-22
卵圆钳	钳	3	245mm	直、弯，有槽	用于手术前钳夹纱球进行消毒，有时也用于夹持脏器，此时常用光滑工作端的卵圆钳	夹持脏器，如肺、肠时，需使用光滑工作端的卵圆钳		图 11-3-23
巾钳	钳	6	140mm	工作端有穿透、半穿透、不穿透三种类型，要根据铺巾来选择。若铺巾为棉布，建议使用穿透、半穿透巾钳；若铺巾为一次性无纺布，建议使用不穿透巾钳	用于手术中固定手术铺巾	尖锐工作端的巾钳会穿刺敷料，可使用钝头巾钳代替		图 11-3-24
鼻镜	窥器	1	50mm 135mm	弹簧柄	用于显露鼻中隔软骨	避免用力过猛损伤组织		图 11-3-25
压舌板	拉钩	1	125mm	整体弯曲呈直角状，某些规格工作端镂空	用于显露口腔，可以与开口器配合使用	避免过度牵拉损坏组织		图 11-3-26

（三）手术步骤及使用器械

表 11-3-2　下颌骨骨折切开复位微型钛板固定术手术步骤及使用器械表

主要手术步骤 1	主要手术步骤 2	使用器械名称	使用器械编号
口内消毒	口镜、血管钳夹小三角消毒口内，0.9% 生理盐水冲洗口腔	中弯	图 11-3-16
从下颌前庭沟底黏膜切口，向下方翻起黏骨膜瓣，颏孔区需松解颏神经血管束，即刻显露骨折部位	手术刀切皮，双极电凝止血	手术刀 蚊式 直角拉钩（大）	图 11-3-1 图 11-3-14 图 11-3-12

主要手术步骤 1	主要手术步骤 2	使用器械名称	使用器械编号
手法复位，钛板固定	钛板塑形后置于骨面，电钻打孔后改锥旋入螺钉。钻孔时，0.9% 生理盐水冲洗钻孔。额部正中骨折用 2 块钛板、钛钉固定	蚊式 小弯钳	图 11-3-14 图 11-3-15
固定完毕，冲洗伤口，缝合	缝合切口	小弯钳 持针器 线剪	图 11-3-15 图 11-3-21 图 11-3-11

第四节　口腔颌面部肿瘤手术

一、概述

（一）口腔颌面部肿瘤定义

口腔颌面部可发生各种良性肿瘤。发生于软组织者，如涎腺混合瘤、牙龈瘤、血管瘤、淋巴管瘤、神经纤维瘤、纤维瘤等。发生于骨组织者，如巨细胞瘤、骨瘤等。口腔颌面部还有些良性肿瘤与成牙组织有关，属牙源性的肿瘤，如牙瘤、造釉细胞瘤等。

（二）常见手术方式

局部病灶应采用根治性切除，必要时尚需做颌下淋巴结清扫术或颈淋巴结清扫术。

二、腮腺浅叶及肿物切除术

（一）常用手术体位：仰卧位，头偏向一侧

（二）手术入路及使用器械

1. 手术入路　一般做 "S" 形切口，即沿耳屏前做纵形切口，向下绕过耳垂，到达下颌支后凹的上部，继而向下方延伸，然后在下颌角下 2cm 处转向前方，平行下颌骨下缘，向前延伸 2 ~ 3cm。

2. 手术器械配置

表 11-4-1　腮腺浅叶及肿物切除术手术器械配置表

名称	类别	数量	常用规格	描述	应用范围	使用注意事项	附图	编号
手术刀	刀	1	125mm 3[#]	刀柄一般为可重复使用，刀片为一次性使用	用于划皮逐层分离，按照表皮层、肌肉层、黏膜层依次分离	刀片的无菌包装是否被破坏		图 11-4-1
手术刀	刀	1	135mm 4[#]	刀柄一般为可重复使用，刀片为一次性使用	用于划皮逐层分离，按照表皮层、肌肉层、黏膜层依次分离	刀片的无菌包装是否被破坏		图 11-4-2
小齿镊	镊	1	130mm	1×2 齿	用于夹持皮肤、筋膜、肌腱和瘢痕等坚韧组织	脆弱组织不能用有齿镊夹取，齿部会穿透组织，造成损伤和出血		图 11-4-3
小平镊	镊	1	130mm	平台	用于连续缝合过程中，夹持组织或进行缝线打结，又称系结镊	不可夹持非常规物体，避免较精细的头端错齿		图 11-4-4

续表

名称	类别	数量	常用规格	描述	应用范围	使用注意事项	附图	编号
眼科镊	镊	1	100mm	精细头	用于眼部精细手术	有齿：不可夹持血管神经，使用前需检查齿的完整性 无齿：不可夹持较硬组织		图11-4-5
面包镊	镊	1	120mm	ADSON镊，又称整形镊，头端直径非常精细	一般用于整形外科、眼科、显微外科等精细手术，对组织损伤较轻，可用于血管，神经等手术	有齿：因其尖端有细齿，故不可夹持较脆弱的血管及神经等。使用前需检查齿的完整性 无齿：浅部整形操作用短镊		图11-4-6
组织镊	镊	1	200mm	横齿	用于夹持较脆弱组织，损伤性较小	不可夹持非常规物体，避免较精细的头端错齿		图11-4-7
枪状镊	镊	1	160mm	枪型	用于夹取切下的皮片	不可夹取较硬物质		图11-4-8
眼科剪	剪	1	100mm	双尖头	用于剪神经、血管、组织及很细小的缝线等	不用于剪线或硬质物品，以免剪刀刃口变钝		图11-4-9
组织剪	剪	1	180mm	弯	用于剪切组织和血管，或钝性分离组织和血管	不可用于剪线或者敷料等非人体组织		图11-4-10
线剪	剪	1	180mm	开齿	用于不同深部的剪切，需使用合适长度的线剪	不可用于剪敷料等硬物质		图11-4-11
直角拉钩（大）	拉钩	2	26mm×15mm 43mm×15mm 23mm×15mm 40mm×15mm	钝性微弯工作端，中空或者长条形手柄，便于牵拉	用于浅部切口牵开显露	根据手术不同部位选择合适的型号		图11-4-12

续表

名称	类别	数量	常用规格	描述	应用范围	使用注意事项	附图	编号
直角拉钩（小）	拉钩	2	25mm×10mm 32mm×12mm 22mm×10mm 28mm×12mm	钝性微弯工作端，中空或者长条形手柄，便于牵拉	用于浅部切口牵开显露	根据手术不同部位选择合适的型号		图 11-4-13
蚊式	钳	30	125mm	弯	适用于分离小血管及神经周围的结缔组织，用于小血管及微血管的止血，临床有时用于夹缝线做牵引	蚊式止血钳不适宜夹持大块或较硬的组织		图 11-4-14
小弯钳	钳	10	145mm	弯	主要用于钳夹有出血点的组织器官以止血，也常用于组织牵拉固定等	不可用于钳夹脆弱的器官组织，以免造成损伤和出血		图 11-4-15
中弯	钳	10	185mm	弯	用于肌肉等组织的钝性分离，切开心包等操作	不可用于钳夹脆弱的组织，以免造成损伤和出血		图 11-4-16
直角钳	钳	1	180mm	角弯	用于分离血管、神经等组织，同时也常会用来带线做结扎等	不可用于钳夹脆弱的组织，以免造成损伤和出血，同时应当注意使用，避免操作不当导致精细工作端变形		图 11-4-17
可可钳	钳	2	185mm	1×2 齿，弯	主要用于强韧较厚组织及易滑脱组织的血管止血，也可提拉切口处部分	不宜夹持血管、神经等组织，前端齿可防止滑脱，但不能用于皮下止血		图 11-4-18
可可钳	钳	1	185mm	1×2 齿，直	主要用于强韧较厚组织及易滑脱组织的血管止血，也可提拉切口处部分	不宜夹持血管、神经等组织，前端齿可防止滑脱，但不能用于皮下止血		图 11-4-19
组织钳	钳	2	160mm	4×5 齿	用于肌肉组织夹持及显露手术视野的牵拉	不宜夹持血管及神经等		图 11-4-20

续表

名称	类别	数量	常用规格	描述	应用范围	使用注意事项	附图	编号
持针器	持针器	2	180mm	4/0～6/0	用于缝合组织及缝扎出血部位	使用碳钨镶片持针器应注意其对应的缝针型号，用细密网纹的持针器夹持过粗的缝针容易造成镶片断裂		图11-4-21
直止血钳	钳	2	145mm	直	用于夹持血管或出血点，分离解剖组织，牵引缝线，拔出缝针或者代镊使用。据操作范围，选择适合的长度	不得夹持脆弱组织或皮肤等，以免造成坏死，避免用止血钳固定敷料、导管等，以免工作端发生变形、错齿等损坏。使用前检查前端横行齿槽两页是否吻合，以防夹持组织滑脱		图11-4-22
卵圆钳	钳	3	245mm	直、弯，有槽	用于手术前钳夹纱球进行消毒，有时也用于夹持脏器，此时常用光滑工作端的卵圆钳	夹持脏器，如肺、肠时，需使用光滑工作端的卵圆钳		图11-4-23
巾钳	钳	6	140mm	工作端有穿透、半穿透、不穿透三种类型，要根据铺巾来选择。若铺巾为棉布，建议使用穿透、半穿透巾钳；若铺巾为一次性无纺布，建议使用不穿透巾钳	用于手术中固定手术铺巾	尖锐工作端的巾钳会穿刺敷料，可使用钝头巾钳代替		图11-4-24
鼻镜	窥器	1	50mm 135mm	弹簧柄	显露鼻中隔软骨	避免用力过猛损伤组织		图11-4-25
压舌板	拉钩	1	125mm	整体弯曲呈直角状，某些规格工作端镂空	用于显露口腔，可以与开口器配合使用	避免过度牵拉损坏组织		图11-4-26
耙状拉钩	拉钩	2	工作端3齿、4齿、5齿，整体长度165mm、180mm	锐性或钝性微弯工作端，中空或者长条形手柄，便于牵拉	用于肌肉等组织的钝性分离	皮肤拉钩不可用于血管、脏器等组织的牵拉，以免造成损伤		图11-4-27

（三）手术步骤及使用器械

表 11-4-2　腮腺浅叶及肿物切除术手术步骤及使用器械表

主要手术步骤 1	主要手术步骤 2	使用器械名称	使用器械编号
逐层切皮，皮肤，皮下组织，颈阔肌，达腮腺嚼肌筋膜	10#刀，蚊式止血钳，双极电凝止血	手术刀 蚊式	图 11-4-1 图 11-4-14
分离保护耳大神经，沿颈阔肌深面和腮腺嚼肌筋膜浅面向前翻瓣显露腮腺前缘	10#刀，蚊式止血钳剥离组织，甲状腺拉勾拉开显露组织，双极电凝止血，超声刀分离组织	手术刀 蚊式 直角拉钩（大）	图 11-4-1 图 11-4-14 图 11-4-12
于腮腺后下极断扎面后静脉，于二腹肌后腹及软骨三角尖前间隙寻找并分离面神经颈面干，沿面神经总干分离至颊支，沿颈支分离并保护下颊支、下颌缘支和颈支	超声刀分离组织	耙状拉钩 蚊式	图 11-4-27 图 11-4-14
保护神经，钝锐性分离，完整切除肿物	刀柄钝性分离，超声刀离断组织，电刀止血	手术刀 蚊式	图 11-4-1 图 11-4-14
离断部分左颈部胸锁乳突肌，转移至肿物摘除后缺失位置，间断缝合固定	超声刀离断组织，小圆针可吸收线间断缝合	持针器 线剪	图 11-4-21 图 11-4-11
伤口处理：常规冲洗、止血后间断缝合颈阔肌、皮下组织、皮肤，放置负压引流，最后加压包扎，消除无效腔	角针 4 号线固定引流管	蚊式 持针器 线剪	图 11-4-14 图 11-4-21 图 11-4-11

第五节　牙槽外科手术

一、概述

牙槽外科手术是指根据义齿修复需要，在口腔内进行的手术，包括修整那些阻碍或不利于义齿行使功能的软、硬组织，也包括牙种植手术。牙拔除术是治疗口腔颌面部牙源性疾病和某些相关全身疾病的外科措施。

二、牙拔除术

（一）手术体位

术者位于患者右前、后方，高度与术者肘关节平齐，上颌牙与地平面成 45°，下颌牙与地平面平行。

（二）手术器械配置

表 11-5-1　牙拔除术手术器械配置表

名称	类别	数量	常用规格	描述	应用范围	使用注意事项	附图	编号
手术刀	刀	1	125mm 3#	刀柄一般为可重复使用	刀片逐层划开，分离。按照表皮层、肌皮层、黏膜层一次分离	检查刀片无菌包装是否被破坏		图 11-5-1
手术刀	刀	1	135mm 4#	刀柄一般为可重复使用	刀片逐层划开，分离。按照表皮层、肌皮层、黏膜层一次分离	检查刀片无菌包装是否被破坏		图 11-5-2

续表

名称	类别	数量	常用规格	描述	应用范围	使用注意事项	附图	编号
小齿镊	镊	1	130mm	1×2齿	用于夹持皮肤、筋膜、肌腱和瘢痕等坚韧组织	脆弱组织不能用有齿镊夹取，齿部会穿透组织，造成损伤和出血		图11-5-3
小平镊	镊	1	130mm	平台	适用于连续缝合过程中，夹持组织或进行缝线打结，又称系结镊	不可夹持非常规物体，避免较精细的头端错齿		图11-5-4
眼科镊	镊	1	100mm	精细头	用于眼部精细手术	有齿：不可夹持血管神经，使用前需检查齿的完整性 无齿：不可夹持较硬组织		图11-5-5
面包镊	镊	1	120mm	ADSON镊，又称整形镊，头端直径非常精细	一般用于整形外科、眼科、显微外科等精细手术，对组织损伤较轻，可用于血管，神经等手术	有齿：因其尖端有细齿，故不可夹持较脆弱的血管及神经等。使用前需检查齿的完整性 无齿：浅部整形操作用短镊		图11-5-6
组织镊	镊	1	200mm	横齿	用于夹持较脆弱组织，损伤性较小	不可夹持非常规物体，避免较精细的头端错齿		图11-5-7
枪状镊	镊	1	160mm	枪型	用于夹取切下的皮片	不可夹取较硬物质		图11-5-8
眼科剪	剪	1	100mm	双尖头	用于剪神经、血管、组织及很细小的缝线等	不用于剪线或硬质物品，以免剪刀刃口变钝		图11-5-9
组织剪	剪	1	180mm	弯	用于剪切组织和血管，或钝性分离组织和血管	不可用于剪线或者敷料等非人体组织		图11-5-10

续表

名称	类别	数量	常用规格	描述	应用范围	使用注意事项	附图	编号
线剪	剪	1	180mm	开齿	不同深部的剪切，使用合适长度的线剪	不可用于剪敷料等硬物质		图 11-5-11
直角拉钩（大）	拉钩	2	26mm×15mm 43mm×15mm 23mm×15mm 40mm×15mm	钝性微弯工作端，中空或者长条形手柄，便于牵拉	用于浅部切口牵开显露	根据手术不同部位选择合适的型号		图 11-5-12
直角拉钩（小）	拉钩	2	25mm×10mm 32mm×12mm 22mm×10mm 28mm×12mm	钝性微弯工作端，中空或者长条形手柄，便于牵拉	用于浅部切口牵开显露	根据手术不同部位选择合适的型号		图 11-5-13
蚊式	钳	30	125mm	弯	适用于分离小血管及神经周围的结缔组织，用于小血管及微血管的止血，临床有时用于夹缝线做牵引	蚊式止血钳不适宜夹持大块或较硬的组织		图 11-5-14
小弯钳	钳	10	145mm	弯	主要用于钳夹有出血点的组织器官以止血。也常用于组织牵拉固定等	不可用于钳夹脆弱的器官组织，以免造成损伤和出血		图 11-5-15
中弯	钳	10	185mm	弯	用于肌肉等组织的钝性分离，切开心包等操作	不可用于钳夹脆弱的组织，以免造成损伤和出血		图 11-5-16
直角钳	钳	3	180mm	角弯	用于分离血管、神经等组织，同时也常会用来带线做结扎等	不可用于钳夹脆弱的组织，以免造成损伤和出血，同时应当注意使用，避免操作不当导致精细工作端变形		图 11-5-17
可可钳	钳	2	185mm	1×2 齿，弯	主要用于强韧较厚组织及易滑脱组织的血管止血。也可提拉切口处部分	不宜夹持血管、神经等组织，前端齿可防止滑脱，但不能用于皮下止血		图 11-5-18

续表

名称	类别	数量	常用规格	描述	应用范围	使用注意事项	附图	编号
可可钳	止血钳	1	185mm	1×2齿，直	主要用于强韧较厚组织及易滑脱组织的血管止血。也可提拉切口处部分	不宜夹持血管、神经等组织，前端齿可防止滑脱，但不能用于皮下止血		图11-5-19
组织钳	钳	2	160mm	4×5齿	用于肌肉组织夹持及显露手术视野的牵拉	不宜夹持血管及神经等		图11-5-20
持针器	钳	2	180mm	4/0～6/0	用于缝合组织及缝扎出血部位	使用碳钨镶片持针器应注意其对应的缝针型号，用细密网纹的持针器夹持过粗的缝针容易造成镶片断裂		图11-5-21
直止血钳	钳	2	145mm	直	用于夹持血管或出血点，分离解剖组织，牵引缝线，拔出缝针或者代镊使用。据操作范围，选择适合的长度	不可夹持脆弱组织或皮肤等，以免造成坏死，避免用止血钳固定敷料、导管等，以免工作端发生变形、错齿等损坏。使用前检查前端横行齿槽两页是否吻合，以防夹持组织滑脱		图11-5-22
卵圆钳	钳	3	245mm	直、弯，有槽	用于手术前钳夹纱球进行消毒，有时也用于夹持脏器，此时常用光滑工作端的卵圆钳	夹持脏器，如肺、肠时，需使用光滑工作端的卵圆钳		图11-5-23
巾钳	钳	6	140mm	工作端有穿透、半穿透、不穿透三种类型，要根据铺巾来选择。若铺巾为棉布，建议使用穿透、半穿透巾钳；若铺巾为一次性无纺布，建议使用不穿透巾钳	用于手术中固定手术铺巾	尖锐工作端的巾钳会穿刺敷料，可使用钝头巾钳代替		图11-5-24

续表

名称	类别	数量	常用规格	描述	应用范围	使用注意事项	附图	编号
鼻镜	窥器	1	50mm 135mm	弹簧柄	用于显露鼻中隔软骨	避免用力过猛损伤组织		图 11-5-25
压舌板	拉钩	1	125mm	整体弯曲呈直角状，某些规格工作端镂空	用于显露口腔，可以与开口器配合使用	避免过度牵拉损坏组织		图 11-5-26
牙龈分离器	剥离器	1	长 170mm 直径 3mm	双头，角形精细、尖的头端	用于牙龈分离去除断裂根尖	—		图 11-5-27
牙钳	钳	1	"S"形 倒"T"形	工作端有弯直、宽细之分，工作端方纹槽，抓持牢固	用于上下门牙、犬牙、宽白齿的拔除	—		图 11-5-28
牙挺	翘，挺	1	3mm 150mm	直，锋利，纤细微创头端	用于分离牙龈、松开牙齿、切除牙根，可直达根部，能够微创分离齿槽突起	—		图 11-5-29
刮匙	刮匙	1	170mm	双头角形锋利刃口，橄榄头	用于治疗牙槽嵴或囊肿刮除	—		图 11-5-30

（三）手术步骤及使用器械

表 11-5-2　牙拔除术手术步骤及使用器械表

主要手术步骤 1	主要手术步骤 2	使用器械名称	使用器械编号
口内消毒	口镜、血管钳夹小三角消毒口内，0.9% 生理盐水冲洗口腔	中弯	图 11-5-16
分离牙龈	牙龈撕裂，要有支点	牙龈分离器	图 11-5-27
安放牙钳	钳喙与牙体长轴平行	牙钳	图 11-5-28
牙挺使用	放置位置近中颊侧牙槽骨，三种力学交替使用，左手保护	牙挺	图 11-5-29
拔除病牙	脱位方式：先摇动，扩大牙槽窝，再扭转，适用于上颌 123，下颌 45，最后牵引脱位	牙钳	图 11-5-28
拔牙创处理	拔牙窝搔刮，牙槽骨复位，去除过高的纵隔、骨嵴，有牙根撕裂者须缝合，放置止血材料，干纱布于牙槽窝表面，观察 15 ~ 30min	刮匙 持针器 线剪	图 11-5-30 图 11-5-21 图 11-5-11

第六节　颞下颌关节手术

一、概述

颞下颌关节由颞骨的关节面、下颌骨髁状突、关节盘、滑膜、关节囊和韧带组成，具有转动和滑动功能，属于真正的联动关节。

二、颞下颌关节手术

1. **手术切口**　采用改良耳前皮肤切口 + 颞部头皮切口。

2. **手术体位**　平卧位。

3. **手术器械配置**

表 11-6-1　颞下颌关节手术手术器械配置表

名称	类别	数量	常用规格	描述	应用范围	使用注意事项	附图	编号
手术刀	刀	1	125mm 3#	刀柄一般为可重复使用	用于划皮逐层划开，分离。按照表皮层、肌皮层、黏膜层一次分离	检查刀片无菌包装是否被破坏		图 11-6-1
手术刀	刀	1	135mm 3#	刀柄一般为可重复使用	用于划皮逐层划开，分离。按照表皮层、肌皮层、黏膜层一次分离	检查刀片无菌包装是否被破坏		图 11-6-2
小齿镊	镊	1	130mm	1×2 齿	用于夹持皮肤、筋膜、肌腱和瘢痕等坚韧组织	脆弱组织不能用有齿镊夹取，齿部会穿透组织，造成损伤和出血		图 11-6-3
小平镊	镊	1	130mm	平台	适用于连续缝合过程中，夹持组织或进行缝线打结，又称系结镊	不可夹持非常规物体，避免较精细的头端错齿		图 11-6-4
眼科镊	镊	1	100mm	精细头	用于眼部精细手术	有齿：不可夹持血管神经，使用前需检查齿的完整性 无齿：不可夹持较硬组织		图 11-6-5
面包镊	镊	1	120mm	ADSON 镊，又称为整形镊，头端直径非常精细	一般用于整形外科、眼科、显微外科等精细手术，对组织损伤较轻，可用于血管，神经等手术	有齿：因其尖端有细齿，故不可夹持较脆弱的血管及神经等。使用前需检查齿的完整性 无齿：浅部整形操作用短镊		图 11-6-6

续表

名称	类别	数量	常用规格	描述	应用范围	使用注意事项	附图	编号
组织镊	镊	1	200mm	横齿	用于夹持较脆弱组织，损伤性较小	不可夹持非常规物体，避免较精细的头端错齿		图 11-6-7
枪状镊	镊	1	160mm	枪型	用于夹取切下的皮片	不可夹取较硬物质		图 11-6-8
眼科剪	剪	1	100mm	双尖头	用于剪神经、血管、组织及很细小的缝线等	不用于剪线或硬质物品，以免剪刀刃口变钝		图 11-6-9
组织剪	剪	1	180mm	弯	用于剪切组织和血管，或钝性分离组织和血管	不可用于剪线或者敷料等非人体组织		图 11-6-10
线剪	剪	1	180mm	开齿	用于不同深部的剪切，需使用合适长度的线剪	不可用于剪敷料等硬物质		图 11-6-11
直角拉钩（大）	拉钩	2	26mm×15mm 43mm×15mm 23mm×15mm 40mm×15mm	钝性微弯工作端，中空或者长条形手柄，便于牵拉	用于浅部切口牵开，显露术野	根据手术不同部位选择合适的型号		图 11-6-12
直角拉钩（小）	拉钩	2	25mm×10mm 32mm×12mm 22mm×10mm 28mm×12mm	钝性微弯工作端，中空或者长条形手柄，便于牵拉	用于浅部切口牵开，显露术野	根据手术不同部位选择合适的型号		图 11-6-13
蚊式	钳	30	125mm	弯	适用于分离小血管及神经周围的结缔组织，用于小血管及微血管的止血，临床有时用于夹缝线做牵引	不适宜夹持大块或较硬的组织		图 11-6-14

续表

名称	类别	数量	常用规格	描述	应用范围	使用注意事项	附图	编号
小弯钳	钳	10	145mm	弯	主要用于钳夹有出血点的组织器官以止血，也常用于组织牵拉固定等	不可用于钳夹脆弱的器官组织，以免造成损伤和出血		图 11-6-15
中弯	钳	10	185mm	弯	用于肌肉等组织的钝性分离，切开心包等操作	不可用于钳夹脆弱的组织，以免造成损伤和出血		图 11-6-16
直角钳	钳	3	180mm	角弯	用于分离血管、神经等组织，同时也常会用来带线做结扎等	不可用于钳夹脆弱的组织，以免造成损伤和出血，同时应当注意使用，避免操作不当导致精细工作端变形		图 11-6-17
可可钳	钳	2	185mm	1×2齿，弯	主要用于强韧较厚组织及易滑脱组织的血管止血。也可提拉切口处部分	不宜夹持血管、神经等组织，前端齿可防止滑脱，但不能用于皮下止血		图 11-6-18
可可钳	钳	1	185mm	1×2齿，直	主要用于强韧较厚组织及易滑脱组织的血管止血，也可提拉切口处部分	不宜夹持血管、神经等组织，前端齿可防止滑脱，但不能用于皮下止血		图 11-6-19
组织钳	钳	2	160mm	4×5齿	用于肌肉组织夹持及显露手术视野的牵拉	不宜夹持血管及神经等		图 11-6-20
持针器	钳	2	180mm	4/0～6/0	用于缝合组织及缝扎出血部位	使用碳钨镶片持针器应注意其对应的缝针型号，用细密网纹的持针器夹持过粗的缝针容易造成镶片断裂		图 11-6-21

续表

名称	类别	数量	常用规格	描述	应用范围	使用注意事项	附图	编号
直止血钳	钳	2	145mm	直	用于夹持血管或出血点，分离解剖组织，牵引缝线，拔出缝针或者代镊使用，据操作范围，选择适合的长度	不得夹持脆弱组织或皮肤等，以免造成坏死，避免用止血钳固定辅料、导管等，以免工作端发生变形错齿等损坏。使用前检查前端横行齿槽两页是否吻合，以防夹持组织滑脱		图 11-6-22
卵圆钳	钳	3	245mm	直、弯，有槽	用于手术前钳夹纱球进行消毒，有时也用于夹持脏器，此时常用光滑工作端的卵圆钳	夹持脏器，如肺、肠时，需使用光滑工作端的卵圆钳		图 11-6-23
巾钳	钳	6	140mm	工作端有穿透、半穿透、不穿透三种类型，要根据铺巾来选择。若铺巾为棉布，建议使用穿透、半穿透巾钳；若铺巾为一次性无纺布，建议使用不穿透巾钳	用于手术中固定手术铺巾	尖锐工作端的巾钳会穿刺敷料，可使用钝头巾钳代替		图 11-6-24
鼻镜	窥器	1	50mm 135mm	弹簧柄	用于显露鼻中隔软骨	避免用力过猛损伤组织		图 11-6-25
压舌板	拉钩	1	125mm	整体弯曲呈直角状，某些规格工作端镂空	用于显露口腔，可以与开口器配合使用	避免过度牵拉损坏组织		图 11-6-26
骨膜剥离子	剥离子	2	180mm	常用的剥离子有钝头、有锐头	用于剥离粘连或者探查等	注意检查器械完整性		图 11-6-27
深拉钩	拉钩	2	150～200mm	锐性或钝性微弯工作端，有单头、双头	用于显露手术野	使用拉钩时，力应均匀，不应用力过大，以免损伤组织		图 11-6-28

4. 手术步骤及使用器械

表 11-6-2　颞下颌关节手术手术步骤及使用器械表

主要手术步骤 1	主要手术步骤 2	使用器械名称	使用器械编号
改良耳前切口	沿耳廓前缘，切开皮肤、皮下组织、耳前筋膜，直至腮腺咬肌筋膜，电刀止血	手术刀 蚊式	图 11-6-1 图 11-6-14
颞部头皮切口	切开头皮、皮下组织，在颞浅筋膜表面翻瓣至颞浅血管神经束前缘，切开表情肌肉层至颞深筋膜表面，向前下方翻瓣至颧弓，有效保存颞浅动静脉及耳颞神经，电刀止血	手术刀 蚊式	图 11-6-1 图 11-6-14
沿颞浅静脉向下分离切开腮腺	弧形切开颞深筋膜和颧弓骨膜，沿关节囊及咬肌表面向前分离	骨膜剥离器 深拉钩	图 11-6-27 图 11-6-28
保护咬肌神经	松解关节盘前附着	组织剪	图 11-6-10
植入锚固定	于髁突后缘植入一枚锚固钉，分别将两根 3-0 专用缝线的中央部分打结固定在锚固钉凹槽内	持针器 小弯钳 线剪	图 11-6-21 图 11-6-15 图 11-6-11
复位关节盘	将缝线穿过关节盘本体后缘，水平褥式缝合，两针均双褥式缝合，复位关节盘至 1 点钟位置。再次确认关节盘活动度和盘髁关系正确	持针器 线剪	图 11-6-21 图 11-6-11
彻底止血，冲洗，放引流	转移耳前脂肪瓣至盘前松解处，4-0 可吸收缝线与前附着缝合固定，缝合关节囊及外侧韧带。留置负压引流，分层关创	蚊式 持针器 线剪	图 11-6-14 图 11-6-21 图 11-6-11

第七节　颞下颌关节镜手术

一、概述
（一）颞下颌关节定义

颞下颌关节由颞骨的关节面、下颌骨髁状突、关节盘、滑膜、关节囊和韧带组成，具有转动和滑动功能，属于真正的联动关节。

（二）常见手术方式

（1）颞下颌关节成形术。

（2）颞下颌关节镜手术。

（3）髁状突切除术。

（4）关节外强直手术。

二、颞下颌关节镜手术
（一）常用手术体位：平卧位

（二）手术入路及使用器械

1. 手术入路　采用改良耳前皮肤切口+颞部头皮切口。

2. 手术器械配置

表 11-7-1 颞下颌关节镜手术手术器械配置表

名称	类别	数量	常用规格	描述	应用范围	使用注意事项	附图	编号
手术刀	刀	1	125mm 3[#]	刀柄一般为可重复使用,刀片为一次性使用	用于划皮逐层分离,按照表皮层、肌肉层、黏膜层依次分离	刀片的无菌包装是否被破坏		图 11-7-1
手术刀	刀	1	135mm 4[#]	刀柄一般为可重复使用,刀片为一次性使用	用于划皮逐层分离,按照表皮层、肌肉层、黏膜层依次分离	刀片的无菌包装是否被破坏		图 11-7-2
小齿镊	镊	1	130mm	1×2 齿	用于夹持皮肤、筋膜、肌腱和瘢痕等坚韧组织	脆弱组织不能用有齿镊夹取,齿部会穿透组织,造成损伤和出血		图 11-7-3
小平镊	镊	1	130mm	平台	适用于连续缝合过程中,夹持组织或进行缝线打结,又称系结镊	不可夹持非常规物体,避免较精细的头端错齿		图 11-7-4
眼科镊	镊	1	100mm	精细头	用于眼部精细手术	有齿:不可夹持血管神经,使用前需检查齿的完整性 无齿:不可夹持较硬组织		图 11-7-5
面包镊	镊	1	120mm	ADSON 镊,又称整形镊,头端直径非常精细	一般用于整形外科、眼科、显微外科等精细手术,对组织损伤较轻,可用于血管,神经等手术	有齿:因其尖端有细齿,故不可夹持较脆弱的血管及神经等。使用前需检查齿的完整性 无齿:浅部整形操作用短镊		图 11-7-6
组织镊	镊	1	200mm	横齿	用于夹持较脆弱组织,损伤性较小	不可夹持非常规物体,避免较精细的头端错齿		图 11-7-7
枪状镊	镊	1	160mm	枪型	用于夹取切下的皮片	不可夹取较硬物品		图 11-7-8

续表

名称	类别	数量	常用规格	描述	应用范围	使用注意事项	附图	编号
眼科剪	剪	1	100mm	双尖头	用于剪神经、血管、组织及很细小的缝线等	不用于剪较粗缝线或硬质物品，以免剪刀刃口变钝		图 11-7-9
组织剪	剪	1	180mm	弯	用于剪切组织和血管，或钝性分离组织和血管	不可用于剪线或者敷料等非人体组织		图 11-7-10
线剪	剪	1	180mm	开齿	不同深部的剪切，使用合适长度的线剪	不可用于剪敷料等硬物质		图 11-7-11
直角拉钩（大）	拉钩	2	26mm×15mm 43mm×15mm 23mm×15mm 40mm×15mm	钝性微弯工作端，中空或者长条形手柄，便于牵拉	用于浅部切口牵开显露	根据手术不同部位选择合适的型号		图 11-7-12
直角拉钩（小）	拉钩	2	25mm×10mm 32mm×12mm 22mm×10mm 28mm×12mm	钝性微弯工作端，中空或者长条形手柄，便于牵拉	用于浅部切口牵开显露	根据手术不同部位选择合适的型号		图 11-7-13
蚊式	钳	30	125mm	弯	适用于分离小血管及神经周围的结缔组织，用于小血管及微血管的止血，临床有时用于夹缝线做牵引	不适宜夹持大块或较硬的组织		图 11-7-14
小弯钳	钳	10	145mm	弯	主要用于钳夹有出血点的组织器官以止血，也常用于组织牵拉固定等	不可用于钳夹脆弱的器官组织，以免造成损伤和出血		图 11-7-15
中弯	钳	10	185mm	弯	用于肌肉等组织的钝性分离，切开心包等操作	不可用于钳夹脆弱的组织，以免造成损伤和出血		图 11-7-16

续表

名称	类别	数量	常用规格	描述	应用范围	使用注意事项	附图	编号
直角钳	钳	3	180mm	角弯	用于分离血管、神经等组织，同时也常会用来带线做结扎等	不可用于钳夹脆弱的组织，造成损伤和出血，同时应当注意使用，避免操作不当导致精细工作端变形		图11-7-17
可可钳	钳	2	185mm	1×2齿，弯	主要用于强韧较厚组织及易滑脱组织的血管止血，也可提拉切口处部分	不宜夹持血管、神经等组织，前端齿可防止滑脱，但不能用于皮下止血		图11-7-18
可可钳	钳	1	185mm	1×2齿，直	主要用于强韧较厚组织及易滑脱组织的血管止血，也可提拉切口处部分	不宜夹持血管、神经等组织，前端齿可防止滑脱，但不能用于皮下止血		图11-7-19
组织钳	钳	2	160mm	4×5齿	用于肌肉组织夹持及显露手术视野的牵拉	不宜夹持血管及神经等		图11-7-20
持针器	钳	2	180mm	4/0～6/0	用于缝合组织及缝扎出血部位	使用碳钨镶片持针器应注意其对应的缝针型号，用细密网纹的持针器夹持过粗的缝针容易造成镶片断裂		图11-7-21
直止血钳	钳	2	145mm	直	用于夹持血管或出血点，分离解剖组织，牵引缝线，拔出缝针或者代镊使用。依据操作范围，选择适合的长度	不得夹持脆弱组织或皮肤等，以免造成坏死，避免用止血钳固定敷料、导管等，以免工作端发生变形、错齿等损坏。直止血钳使用前检查前端横行齿槽两页是否吻合，以防夹持组织滑脱		图11-7-22
卵圆钳	钳	3	245mm	直、弯，有槽	用于手术前钳夹纱球进行消毒，有时也用于夹持脏器，此时常用光滑工作端的卵圆钳	夹持脏器，如肺、肠时，需使用光滑工作端的卵圆钳		图11-7-23

名称	类别	数量	常用规格	描述	应用范围	使用注意事项	附图	编号
巾钳	钳	6	140mm	工作端有穿透、半穿透、不穿透三种类型，要根据铺巾来选择。若铺巾为棉布，建议使用穿透、半穿透巾钳；若铺巾为一次性无纺布，建议使用不穿透巾钳	用于手术中固定手术铺巾	尖锐工作端的巾钳会穿刺敷料，可使用钝头巾钳代替		图 11-7-24
鼻镜	窥器	1	50mm 135mm	弹簧柄	显露鼻中隔软骨	避免用力过猛损伤组织		图 11-7-25
压舌板	拉钩	1	125mm	整体弯曲呈直角状，某些规格工作端镂空	用于显露口腔，可以与开口器配合使用	避免过度牵拉损坏组织		图 11-7-26
骨膜剥离子	剥离子	2	180mm	常用的剥离子有钝头、有锐头	用于剥离粘连或者探查等	注意检查器械完整性		图 11-7-27
深拉钩	拉钩	2	150～200mm	锐性或钝性微弯工作端，有单头、双头	用于显露手术野	使用拉钩时，力应均匀，不应用力过大，以免损伤组织		图 11-7-28

（三）手术步骤及使用器械

表 11-7-2　颞下颌关节镜手术手术步骤及使用器械

主要手术步骤 1	主要手术步骤 2	使用器械名称	使用器械编号
改良耳前切口	沿耳廓前缘，切开皮肤、皮下组织、耳前筋膜，直至腮腺咬肌筋膜，电刀止血	手术刀 蚊式 电刀	图 11-7-1 图 11-7-14
颞部头皮切口	切开头皮、皮下组织，在颞浅筋膜表面翻瓣至颞浅血管神经束前缘，切开表情肌肉层至颞深筋膜表面，向前下方翻瓣至颧弓，有效保存颞浅动静脉及耳颞神经，电刀止血	手术刀 蚊式 电刀	图 11-7-1 图 11-7-14
沿颞浅静脉向下分离切开腮腺	弧形切开颞深筋膜和颧弓骨膜，沿关节囊及咬肌表面向前分离	骨膜剥离器 深拉钩	图 11-7-27 图 11-7-28
保护咬肌神经	松解关节盘前附着	组织剪	图 11-7-10
植入锚固定	于髁突后缘植入一枚锚固钉，分别将两根 3-0 专用缝线的中央部分打结固定在锚固钉凹槽内	锚固钉 改锥 持针器 小弯钳 线剪	图 11-7-21 图 11-7-15 图 11-7-11
复位关节盘	将缝线穿过关节盘本体后缘，水平褥式缝合，两针均双褥式缝合，复位关节盘至 1 点钟位置。再次确认关节盘活动度和盘髁关系正确	持针器 线剪	图 11-7-21 图 11-7-11

续表

主要手术步骤 1	主要手术步骤 2	使用器械名称	使用器械编号
彻底止血，冲洗，放引流	转移耳前脂肪瓣至盘前松解处，4-0 可吸收缝线与前附着缝合固定，缝合关节囊及外侧韧带。留置负压引流，分层关创	蚊式 持针器 线剪	图 11-7-14 图 11-7-21 图 11-7-11

第八节　唾液腺手术

一、概述

（一）唾液腺定义

唾液腺又称涎腺，有大小两种。大的有 3 对：腮腺、颌下腺和舌下腺，各有导管开口于口腔；小的分布于唇、舌、颊、腭、磨牙后等部位的黏膜固有层和黏膜下层内。颌下腺位于两侧颌下三角内，在下颌骨体的内面，舌骨舌肌和基突舌肌之间，外部由颈深筋膜浅层形成的鞘包囊。腺体形状似扁椭圆形，分为较大的浅部和较小的深部，两部连接处在下颌舌骨肌后缘，腺体浅部呈椭圆形，居下颌舌骨肌下方，其后缘达下颌角，紧邻腮腺下端。

（二）常见手术方式

（1）唾液腺囊肿切除术。

（2）颌下腺摘除术。

二、颌下腺摘除术

（一）常用手术体位：仰卧位

（二）手术入路及器械配置

1. 手术入路　距下颌骨下缘 1.5 ～ 2cm 处，自下颌角下方向前做一长约 6cm 的弧形切口。

2. 手术器械配置

表 11-8-1　颌下腺摘除术手术器械配置表

名称	类别	数量	常用规格	描述	应用范围	使用注意事项	附图	编号
手术刀	刀	1	125mm 3#	刀柄一般为可重复使用，刀片为一次性使用	用于划皮逐层分离，按照表皮层、肌肉层、黏膜层依次分离	刀片的无菌包装是否被破坏		图 11-8-1
手术刀	刀	1	135mm 4#	刀柄一般为可重复使用，刀片为一次性使用	用于划皮逐层分离，按照表皮层、肌肉层、黏膜层依次分离	刀片的无菌包装是否被破坏		图 11-8-2
小齿镊	镊	1	130mm	1×2 齿	用于夹持皮肤、筋膜、肌腱和瘢痕等坚韧组织	脆弱组织不能用有齿镊夹取，齿部会穿透组织，造成损伤和出血		图 11-8-3
小平镊	镊	1	130mm	平台	适用于连续缝合过程中，夹持组织或进行缝线打结，又称系结镊	不可夹持非常规物体，避免较精细的头端错齿		图 11-8-4

名称	类别	数量	常用规格	描述	应用范围	使用注意事项	附图	编号
眼科镊	镊	1	100mm	精细头	用于眼部精细手术	有齿：不可夹持血管神经，使用前需检查齿的完整性 无齿：不可夹持较硬组织		图11-8-5
面包镊	镊	1	120mm	ADSON镊，又称整形镊，头端直径非常精细	一般用于整形外科、眼科、显微外科等精细手术，对组织损伤较轻，可用于血管，神经等手术	有齿：因其尖端有细齿，故不可夹持较脆弱的血管及神经等。使用前需检查齿的完整性 无齿：浅部整形操作用短镊		图11-8-6
组织镊	镊	1	200mm	横齿	用于夹持较脆弱组织，损伤性较小	不可夹持非常规物体，避免较精细的头端错齿		图11-8-7
枪状镊	镊	1	160mm	枪型	用于夹取切下的皮片	不可夹取较硬物质		图11-8-8
眼科剪	剪	1	100mm	双尖头	用于剪神经、血管、组织及很细小的缝线等	不用于剪线或硬质物品，以免剪刀刃口变钝		图11-8-9
组织剪	剪	1	180mm	弯	用于剪切组织和血管，或钝性分离组织和血管	组织剪不可用于剪线或者敷料等非人体组织		图11-8-10
线剪	剪	1	180mm	开齿	不同深部的剪切，使用合适长度的线剪	线剪不可用于剪敷料等硬物质		图11-8-11
直角拉钩（大）	拉钩	2	26mm×15mm 43mm×15mm 23mm×15mm 40mm×15mm	钝性微弯工作端，中空或者长条形手柄，便于牵拉	用于浅部切口牵开显露	根据手术不同部位选择合适的型号		图11-8-12
直角拉钩（小）	拉钩	2	25mm×10mm 32mm×12mm 22mm×10mm 28mm×12mm	钝性微弯工作端，中空或者长条形手柄，便于牵拉	用于浅部切口牵开显露	根据手术不同部位选择合适的型号		图11-8-13

续表

名称	类别	数量	常用规格	描述	应用范围	使用注意事项	附图	编号
蚊式	钳	30	125mm	弯	适用于分离小血管及神经周围的结缔组织，用于小血管及微血管的止血，临床有时用于夹缝线做牵引	不适宜夹持大块或较硬的组织		图11-8-14
小弯钳	钳	10	145mm	弯	主要用于钳夹有出血点的组织器官以止血，也常用于组织牵拉固定等	不可用于钳夹脆弱的器官组织，以免造成损伤和出血		图11-8-15
中弯	钳	10	185mm	弯	用于肌肉等组织的钝性分离，切开心包等操作	不可用于钳夹脆弱的组织，以免造成损伤和出血		图11-8-16
直角钳	钳	3	180mm	角弯	用于分离血管、神经等组织，同时也常会用来带线做结扎等	不可用于钳夹脆弱的组织，以免造成损伤和出血，同时应当注意使用，避免操作不当导致精细工作端变形		图11-8-17
可可钳	钳	2	185mm	1×2齿，弯	主要用于强韧较厚组织及易滑脱组织的血管止血。也可提拉切口处部分	不宜夹持血管、神经等组织，前端齿可防止滑脱，但不能用于皮下止血		图11-8-18
可可钳	钳	1	185mm	1×2齿，直	主要用于强韧较厚组织及易滑脱组织的血管止血。也可提拉切口处部分	不宜夹持血管、神经等组织，前端齿可防止滑脱，但不能用于皮下止血		图11-8-19
组织钳	钳	2	160mm	4×5齿	用于肌肉组织夹持及显露手术视野的牵拉	不宜夹持血管及神经等		图11-8-20
持针器	钳	2	180mm	4/0～6/0	用于缝合组织以及缝扎出血部位	使用碳钨镶片持针器应注意其对应的缝针型号，用细密网纹的持针器夹持过粗的缝针容易造成镶片断裂		图11-8-21

名称	类别	数量	常用规格	描述	应用范围	使用注意事项	附图	编号
直止血钳	钳	2	145mm	直	用于夹持血管或出血点，分离解剖组织，牵引缝线，拔出缝针或者代镊使用。据操作范围，选择适合的长度	不得夹持脆弱组织或皮肤等，以免造成坏死，避免用止血钳固定敷料、导管等，以免工作端发生变形、错齿等损坏。使用前检查前端横行齿槽两页是否吻合，以防夹持组织滑脱		图 11-8-22
卵圆钳	钳	3	245mm	直、弯，有槽	用于手术前钳夹纱球进行消毒，有时也用于夹持脏器，此时常用光滑工作端的卵圆钳	夹持脏器，如肺、肠时，需使用光滑工作端的卵圆钳		图 11-8-23
巾钳	钳	6	140mm	工作端有穿透、半穿透、不穿透三种类型，要根据铺巾来选择。若铺巾为棉布，建议使用穿透、半穿透巾钳；若铺巾为一次性无纺布，建议使用不穿透巾钳	用于手术中固定手术铺巾	尖锐工作端的巾钳会穿刺敷料，可使用钝头巾钳代替		图 11-8-24
鼻镜	窥器	1	50mm 135mm	弹簧柄	用于显露鼻中隔软骨	避免用力过猛损伤组织		图 11-8-25
压舌板	窥器	1	125mm	整体弯曲呈直角状，某些规格工作端镂空	用于显露口腔，可以与开口器配合使用	避免过度牵拉损坏组织		图 11-8-26

（三）手术步骤及使用器械

表 11-8-2　颌下腺摘除术手术步骤及使用器械表

主要手术步骤 1	主要手术步骤 2	使用器械名称	使用器械编号
切开皮肤，皮下组织	打开颈阔肌及颈深筋膜，小弯蚊钝性分离，电刀或双极电凝止血，小拉钩显露组织	手术刀	图 11-8-1
		蚊式	图 11-8-14
		甲状腺拉钩（小）	图 11-8-13

续表

主要手术步骤 1	主要手术步骤 2	使用器械名称	使用器械编号
显露动脉、静脉	沿颈深筋膜深面自下而上做钝性分离，直达下颌骨下缘，继而紧贴颌下腺上缘和下颌骨下缘内侧做钝性分离，找出颌外动脉和面前静脉，钳夹、切断、双重结扎。用手指钝性分离，游离颌下腺	蚊式	图 11-8-14
游离颌下腺浅部	沿腺体表面向下做钝性分离，分离出颌下腺下缘腺体前部、后部，找出颌外动脉近心端，切断、结扎	蚊式 手术刀 线剪	图 11-8-14 图 11-8-1 图 11-8-11
游离颌下腺深部	显露颌下腺深部，钝性分离显露颌下腺导管，舌神经、颌下神经节，将颌下腺导管钳夹，切断，结扎，切除颌下腺	蚊式 手术刀 线剪	图 11-8-14 图 11-8-1 图 11-8-11
冲洗缝合，放置引流片	颌下垫弯盘冲洗伤口，逐层缝合，碘酒、酒精消毒皮肤，枪状镊放引流片	持针器 线剪 枪状镊	图 11-8-21 图 11-8-11 图 11-8-8

第 12 章　整形外科手术

一、常用手术体位

（1）仰卧位

（2）左侧卧位

（3）右侧卧位

（4）俯卧位

（5）截石位

二、手术入路及使用器械

（一）鼻部手术切口

1. 手术器械配置

表 12-1-1　鼻部手术切口入路手术器械配置表

名称	类别	数量	常用规格	描述	应用范围	使用注意事项	附图	编号
手术刀	刀	3	$3^{\#}$、$4^{\#}$ 刀柄长度 125～145mm $15^{\#}$ 圆刀片 $11^{\#}$ 尖刀片	刀柄一般为可重复使用，刀片为一次性使用	用于划皮逐层分离，按照表皮层、肌肉层、黏膜层依次分离	刀片型号和无菌包装是否破损，是否在有效期内		图 12-1-1
线剪	剪	2	长度 160mm	专用的线剪应有锯齿刃口，剪线时以免缝线滑脱，关节处具备防卡线设计	用于手术中剪切缝线及不同深部的剪切，需使用合适长度的线剪	不可用于剪敷料等硬物质		图 12-1-2
眼科剪	剪	1	弯长度 100mm		用于精细部位手术，以及剪神经、血管、组织及很细小的缝线等	不用于剪线或硬质物品，以免剪刀刃口变钝		图 12-1-3
有齿整形镊	镊	1	长度 120mm	镊的尖端有细齿，夹持牢固，但对组织有一定损伤	用于精细手术，如肌腱缝合，整形手术等	因其尖端有细齿，故不可夹持较脆弱的血管及神经等。使用前需检查齿的完整性		图 12-1-4

续表

名称	类别	数量	常用规格	描述	应用范围	使用注意事项	附图	编号
无齿整形镊	镊	1	长度120mm	镊的尖端无钩齿	用于夹持脆弱组织，脏器或敷料，对组织损伤较轻，可用于血管、神经等手术	浅部整形操作注意用短镊		图12-1-5
有齿眼科镊	镊	1	长度100mm	镊的尖端有细齿	用于眼部精细手术	不可夹持血管神经，使用前需检查齿的完整性		图12-1-6
无齿眼科镊	镊	1	长度100mm		用于眼部精细手术	不可夹持较硬组织		图12-1-7
卵圆钳	钳	2	长度245mm 直、弯	工作端为圆形或椭圆形，带有横槽，环柄处带有棘齿	用于夹持消毒纱球，进行皮肤表面消毒	不可用卵圆钳夹持脏器、组织，以免对脏器、组织带来损伤		图12-1-8
艾利斯钳	钳	3	长度180mm	对组织的压榨较血管钳轻	一般用于夹持皮肤、筋膜、肌肉、腹膜或肿瘤背膜等，不易滑脱，或用于管道固定	牵拉皮肤时要紧贴皮下组织以免造成皮肤坏死，不用于夹持内脏、神经或血管等		图12-1-9
巾钳	钳	6	长度100mm 110mm	工作端有穿透、半穿透、不穿透三种类型，要根据铺巾来选择	用于夹持治疗巾	不可用于夹持脏器、组织，以免对脏器、组织带来损伤		图12-1-10
持针器	钳	2	长度130mm 180mm	与直血管钳相似，钳端粗短，一般分为普通不锈钢工作端和碳钨镶片工作端两种	用持针器的尖夹住缝针的中后1/3为宜，多数情况下夹持的针尖应向左，特殊情况可向右，缝线应重叠1/3，且将绕线部分也放于针嘴内，主要用于夹持缝针，缝合组织及缝扎出血部位	不宜用于钳夹组织		图12-1-11

续表

名称	类别	数量	常用规格	描述	应用范围	使用注意事项	附图	编号
小爪拉钩	拉钩	2	工作端2齿，整体长度150mm	工作端为两齿钩状，柄身细长	用于牵拉皮肤，显露术野	不适用于大切口的牵拉		图12-1-12
弯蚊式	钳	6	长度125mm	为细小精巧的血管钳，有直、弯两种	用于脏器、面部及整形手术的止血	不宜做大块组织钳夹用，止血时只扣上一、二齿即可，使用前需检查锁扣是否失灵		图12-1-13
不锈钢直尺	尺	1	150mm	不锈钢尺子，双面印有刻度，分别为英尺和厘米	用于测量设计切口，假体测量	不适用于组织的分离		图12-1-14

2.手术步骤及使用器械

表12-1-2 鼻部手术切口入路手术步骤及使用器械表

主要手术步骤1	主要手术步骤2	使用器械名称	使用器械编号
切口选择	用牙签及亚甲蓝画出切口线	不锈钢直尺	图12-1-14
局部麻醉及切开皮肤及皮下组织	用15#小圆刀片，按设计切口切开	15#手术刀，3#手术刀有齿整形镊	图12-1-1 图12-1-4
分离	小爪拉钩牵拉切开皮肤，逐层分离	小爪拉钩 眼科剪	图12-1-12 图12-1-3
缝合	止血，皮肤修整，缝合皮肤	持针器 有齿眼科镊 线剪 眼科剪	图12-1-11 图12-1-6 图12-1-2 图12-1-3

（二）胸部手术切口

1.手术器械配置

表12-1-3 胸部手术切口入路手术器械配置表

名称	类别	数量	常用规格	描述	应用范围	使用注意事项	附图	编号
手术刀	刀	3	3#、4#刀柄长度125～145mm 15#圆刀片 11#尖刀片	刀柄一般为可重复使用，刀片为一次性使用	划皮逐层分离，按照表皮层、肌肉层、黏膜层依次分离	注意核对刀片型号，无菌包装是否破损，是否在有效期内		图12-1-15
线剪	剪	2	长度160mm	用于手术中剪切缝线。专用的线剪应有锯齿刃口，剪线时以免缝线滑脱，关节处具备防卡线设计	不同深部的剪切，使用合适长度的线剪	不可用于剪敷料等硬物质		图12-1-16

续表

名称	类别	数量	常用规格	描述	应用范围	使用注意事项	附图	编号
组织剪	剪	1	长度 145mm 180mm	又称梅奥剪或解剖剪。组织剪分为直圆组织剪和弯圆组织剪	用于剪切组织和血管，或钝性分离组织和血管	不可用于剪切缝线		图 12-1-17
扁桃体剪	剪	1	长度 145mm	用于手术剪组织，头部弯向上翘起	用于手术深部操作，剪神经、血管、皮下组织等	不用于剪线或硬质物品，以免剪刀刃口变钝		图 12-1-18
眼科剪	剪	1	弯 长度 100mm		用于精细部位手术，剪神经、血管、组织及很细小的缝线等	不用于剪线或硬质物品，以免剪刀刃口变钝		图 12-1-19
有齿整形镊	镊	1	长度 120mm	镊的尖端有细齿，夹持牢固，但对组织有一定的损伤	用于精细手术，如肌腱缝合，整形手术等	因其尖端有细齿，故不可夹持较脆弱的血管及神经等。使用前需检查齿的完整性		图 12-1-20
无齿整形镊	镊	1	长度 120mm	镊的尖端无钩齿	用于夹持脆弱组织，脏器或敷料，对组织损伤较轻，可用于血管，神经等手术	浅部整形操作注意用短镊		图 12-1-21
有齿眼科镊	镊	1	长度 100mm	镊的尖端有细齿	用于眼部精细手术	不可夹持血管神经，使用前需检查齿的完整性		图 12-1-22
无齿眼科镊	镊	1	长度 100mm		用于眼部精细手术	不可夹持较硬组织		图 12-1-23
组织镊	镊	2	长度 140mm	工作端为真空焊接的碳钨镶片，耐磨损、无损伤，适合习惯用镊子夹持缝针的手术医师	适用于连续缝合过程中夹持组织或者缝针	不可夹持非常规物体，避免较精细的头端错齿		图 12-1-24

名称	类别	数量	常用规格	描述	应用范围	使用注意事项	附图	编号
卵圆钳	钳	2	长度245mm 直、弯	工作端为圆形或椭圆形，带有横槽，环柄处带有棘齿	用于夹持消毒纱球，进行皮肤表面消毒	不可用卵圆钳夹持脏器和组织，以免损伤脏器和组织		图12-1-25
艾利斯	钳	3	长度180mm	对组织的压榨较血管钳轻	一般用于夹持皮肤、筋膜、肌肉、腹膜或肿瘤背膜等，不易滑脱，或用于管道固定	牵拉皮肤时要紧贴皮下组织以免造成皮肤坏死，不可用于夹持内脏、神经或血管等		图12-1-26
巾钳	钳	6	长度100mm 110mm	工作端有穿透、半穿透、不穿透三种类型，要根据铺巾来选择	用于夹持治疗巾	不可用巾钳夹持脏器、组织，以免对脏器、组织带来损伤		图12-1-27
持针器	钳	2	长度130mm 180mm	与直血管钳相似，钳端粗短，一般分为普通不锈钢工作端和碳钨镶片工作端两种	用持针器的尖夹住缝针的中后1/3为宜，多数情况下夹持的针尖应向左，特殊情况可向右，缝线应重叠1/3，且将绕线部分也放于针嘴内，用于夹持缝针，缝合组织及缝扎出血部位	不宜用于钳夹组织		图12-1-28
弯蚊式	钳	6	长度125mm	为细小精巧的血管钳，有直、弯两种	用于脏器、面部及整形手术的止血	不宜做大块组织钳夹用，止血时只扣上一、二齿即可，使用前需检查锁扣是否失灵		图12-1-29
小弯钳	钳	6	长度125～160mm	根据长短不同分为小弯、中弯和大弯等	用于夹持血管或出血点，夹持浅层或深部组织血管，提拉组织，分离解剖组织，牵引缝线，拔出缝针或者代镊使用。根据操作范围，选择适合的长度	不得夹持脆弱组织或皮肤及肠管等，以免造成坏死，避免用止血钳固定敷料、导管等，以免工作端发生变形、错齿等损坏。使用前检查前端横行齿槽两叶是否吻合，以防夹持组织滑脱		图12-1-30

名称	类别	数量	常用规格	描述	应用范围	使用注意事项	附图	编号
皮肤拉钩	拉钩	2	120mm	锐性或钝性微弯工作端，中空或者长条形手柄，便于牵拉	用于肌肉等组织的钝性分离，切开心包等操作	不可用于血管、脏器等组织的牵拉，以免造成损伤		图 12-1-31
不锈钢直尺	尺	1	150mm	不锈钢尺子，双面印有刻度，分别为英尺和厘米	用于测量设计切口，假体测量	不适用于组织的分离		图 12-1-32

2. 手术步骤及使用器械

表 12-1-4　胸部手术切口入路手术步骤及使用器械表

主要手术步骤 1	主要手术步骤 2	使用器械名称	使用器械编号
设计切口	亚甲蓝画出切口线	不锈钢直尺	图 12-1-32
切开	切开皮肤组织、皮下组织，切开胸大肌表面筋膜，显露胸大肌后间隙	手术刀 3# 刀柄、15# 圆刀片 有齿整形镊 皮肤拉钩	图 12-1-15 图 12-1-20 图 12-1-31
缝合	逐层缝合	持针器 线剪 组织镊 有齿整形镊	图 12-1-28 图 12-1-16 图 12-2-24 图 12-1-20

（三）眼部手术切口

1. 手术器械配置

表 12-1-5　眼部手术切口入路手术器械配置表

名称	类别	数量	常用规格	描述	应用范围	使用注意事项	附图	编号
手术刀	刀	3	3#、4# 刀柄 长度 125～145mm 15# 圆刀片 11# 尖刀片	刀柄一般为可重复使用，刀片为一次性使用	划皮逐层分离，按照表皮层、肌肉层、黏膜层依次分离	刀片型号和无菌包装是否破损，是否在有效期内		图 12-1-33
线剪	剪	1	长度 160mm	专用的线剪应有锯齿刃口，剪线时以免缝线滑脱，关节处具备防卡线设计	用于手术中剪切缝线。不同深部的剪切，使用合适长度的线剪	不可用于剪敷料等硬物质		图 12-1-34
眼科剪	剪	1	长度 100mm 弯		用于精细部位手术剪神经、血管、组织及很细小的缝线等	不用于剪线或硬质物品，以免剪刀刃口变钝		图 12-1-35

名称	类别	数量	常用规格	描述	应用范围	使用注意事项	附图	编号
有齿整形镊	镊	1	长度120mm	镊的尖端有细齿，夹持牢固，但对组织有一定损伤	用于精细手术，如肌腱缝合，整形手术等	因其尖端有细齿，故不可夹持较脆弱的血管及神经等。使用前需检查齿的完整性		图12-1-36
无齿整形镊	镊	1	长度120mm	镊的尖端无钩齿	用于夹持脆弱组织、脏器或敷料，对组织损伤较轻，可用于血管和神经等手术	浅部整形操作用短镊		图12-1-37
有齿眼科镊	镊	1	长度100mm	镊的尖端有细齿	用于眼部精细手术	不可夹持血管和神经，使用前需检查齿的完整性		图12-1-38
无齿眼科镊	镊	1	长度100mm	用于眼部精细手术	用于眼部精细手术	不可夹持较硬组织		图12-1-39
持针器	钳	2	长度130mm 180mm	与直血管钳相似，钳端粗短，一般分为普通不锈钢工作端和碳钨镶片工作端两种	用持针器的尖夹住缝针的中后1/3为宜，多数情况下夹持的针尖应向左，特殊情况可向右，缝线应重叠1/3，且将绕线部分也放于针嘴内，用于夹持缝针，缝合组织及缝扎出血部位	不宜用于钳夹组织		图12-1-40
卵圆钳	钳	2	长度245mm 直、弯	工作端为圆形或椭圆形，带有横槽，环柄处带有棘齿	用于夹持消毒纱球，进行皮肤表面消毒	不可用卵圆钳夹持脏器、组织，以免对脏器、组织带来损伤		图12-1-41
艾利斯	钳	3	长度180mm	对组织的压榨较血管钳轻	一般用于夹持皮肤、筋膜、肌肉、腹膜或肿瘤背膜等，不易滑脱，或用于管道固定	牵拉皮肤时要紧贴皮下组织以免造成皮肤坏死，不用于夹持内脏、神经或血管等		图12-1-42

续表

名称	类别	数量	常用规格	描述	应用范围	使用注意事项	附图	编号
巾钳	钳	6	长度 100mm 110mm	工作端有穿透、半穿透、不穿透三种类型，要根据铺巾来选择	用于夹持治疗巾	不可用巾钳夹持脏器和组织，以免损伤脏器和组织		图 12-1-43
弯蚊式	钳	6	长度 125mm	为细小精巧的血管钳，有直、弯两种	用于脏器、面部及整形手术的止血	不宜做大块组织钳夹用，止血时只扣上一、二齿即可，使用前需检查锁扣是否失灵		图 12-1-44
小爪拉钩	拉钩	2	工作端两齿整体长度 150mm	工作端为两齿钩状，柄身细长	用于牵拉皮肤，显露术野	不适用于大切口的牵拉		图 12-1-45
不锈钢直尺	尺	1	150mm	不锈钢尺子，双面印有刻度，分别为英尺和厘米	用于测量设计切口，假体测量	不适用于组织的分离		图 12-1-46

2. 手术步骤及使用器械

表 12-1-6　眼部手术切口入路手术步骤及使用器械表

主要手术步骤 1	主要手术步骤 2	使用器械名称	使用器械编号
供区皮肤亚甲蓝定样	设计切口范围和形状	不锈钢直尺	图 12-1-46
切开皮肤和皮下组织	干纱布拭血，电凝止血	手术刀（3# 刀柄，15# 刀片） 有齿眼科镊	图 12-1-33 图 12-1-38
剥离	在浅筋膜平面做锐性或钝性分离	眼科剪 小爪拉钩 弯蚊式	图 12-1-35 图 12-1-45 图 12-1-44
缝合皮下，皮肤	逐层缝合肌肉、皮下组织及皮肤	持针器 线剪 有齿眼科镊 无齿眼科镊	图 12-1-40 图 12-1-34 图 12-1-38 图 12-1-39

（四）四肢手术切口

1. 手术器械配置

表 12-1-7　四肢手术切口入路手术器械配置表

名称	类别	数量	常用规格	描述	应用范围	使用注意事项	附图	编号
手术刀	刀	3	3#、4# 刀柄 长度 125～145mm 15# 圆刀片 11# 尖刀片	刀柄一般为可重复使用，刀片为一次性使用	划皮逐层分离，按照表皮层、肌肉层、黏膜层依次分离	刀片型号和无菌包装是否破损，是否在有效期内		图 12-1-47

续表

名称	类别	数量	常用规格	描述	应用范围	使用注意事项	附图	编号
线剪	剪	2	长度160mm	专用的线剪应有锯齿刃口，剪线时以免缝线滑脱，关节处具备防卡线设计	用于手术中剪切缝线。不同深部的剪切，使用合适长度的线剪	不可用于剪敷料等硬物质		图 12-1-48
扁桃体剪	剪	1	长度145mm	头部弯向上翘起	用于手术深部操作，剪神经、血管、皮下组织等	不用于剪线或硬物质，以免剪刀刃口变钝		图 12-1-49
眼科剪	剪	1	长度100mm弯	精细部位手术剪组织时使用	用于剪神经、血管、组织及很细小的缝线等	不用于剪线或硬质物品，以免剪刀刃口变钝		图 12-1-50
组织剪	剪	1	长度145mm180mm	又称为梅奥剪或解剖剪。组织剪分为直圆组织剪、弯圆组织剪	用于剪切组织和血管，或钝性分离组织和血管	不可用于剪切缝线		图 12-1-51
组织镊	镊	2	长度140mm	工作端为真空焊接的碳钨镶片，耐磨损、无损伤，适合习惯用镊子夹持缝针的手术医师使用	适用于连续缝合过程中夹持组织或者缝针	不可夹持非常规物体，避免较精细的头端错齿		图 12-1-52
有齿整形镊	镊	1	长度120mm	镊的尖端有细齿，夹持牢固，但对组织有一定损伤	用于精细手术，如肌腱缝合，整形手术等	因其尖端有细齿，故不可夹持较脆弱的血管及神经等。使用前需检查齿的完整性		图 12-1-53
无齿整形镊	镊	1	长度120mm	镊的尖端无钩齿	用于夹持脆弱组织、脏器或敷料，对组织损伤较轻，可用于血管、神经等手术	浅部整形操作用短镊		图 12-1-54
有齿眼科镊	镊	1	长度100mm	镊的尖端有细齿	用于眼部精细手术	不可夹持血管、神经，使用前需检查齿的完整性		图 12-1-55

续表

名称	类别	数量	常用规格	描述	应用范围	使用注意事项	附图	编号
无齿眼科镊	镊	1	长度100mm		用于眼部精细手术	不可夹持较硬组织		图 12-1-56
持针器	钳	2	长度130mm 180mm	与直血管钳相似，钳端粗短，一般分为普通不锈钢工作端和碳钨镶片工作端两种	用持针器的尖夹住缝针的中后1/3 为宜，多数情况下夹持的针尖应向左，特殊情况可向右，缝线应重叠1/3，且将绕线部分也放于针嘴内，用于夹持缝针、缝合组织及缝扎出血部位	不宜用于钳夹组织		图 12-1-57
卵圆钳	钳	2	长度245mm 直、弯	工作端为圆形或椭圆形，带有横槽，环柄处带有棘齿	用于夹持消毒纱球，进行皮肤表面消毒	不可用卵圆钳夹持脏器和组织，以免损伤脏器和组织		图 12-1-58
艾利斯钳	钳	3	长度180mm	对组织的压榨较血管钳轻	一般用于夹持皮肤、筋膜、肌肉、腹膜或肿瘤背膜等，不易滑脱，或用于管道固定	牵拉皮肤时要紧贴皮下组织以免造成皮肤坏死，不用于夹持内脏、神经或血管等		图 12-1-59
巾钳	钳	6	长度100mm 110mm	工作端有穿透、半穿透、不穿透三种类型，需根据铺巾来选择	用于夹持治疗巾	不可用巾钳夹持脏器、组织，以免对脏器、组织带来损伤		图 12-1-60
弯蚊式钳	钳	6	长度125mm	为细小精巧的血管钳，有直、弯两种	用于脏器、面部及整形手术的止血	不宜做大块组织钳夹用，止血时只扣上一、二齿即可，使用前需检查锁扣是否失灵		图 12-1-61
小弯钳	钳	6	长度125～160mm	根据长短不同分为小弯、中弯和大弯等	用于夹持血管或出血点，夹持浅层或深部组织血管，提拉组织，分离解剖组织，牵引缝线，拔出缝针或者代镊使用。据操作范围，选择适合的长度	不得夹持脆弱组织或皮肤，肠管等，以免造成坏死，避免用止血钳固定辅料、导管等，以免工作端发生变形、错齿等损坏。使用前检查前端横行齿槽两页是否吻合，以防夹持组织滑脱		图 12-1-62

续表

名称	类别	数量	常用规格	描述	应用范围	使用注意事项	附图	编号
皮肤拉钩	拉钩	2	120mm	锐性或钝性微弯工作端，中空或者长条形手柄，便于牵拉	用于肌肉等组织的钝性分离、切开心包等操作	不可用于血管、脏器等组织的牵拉，以免造成损伤		图 12-1-63
小爪拉钩	拉钩	2	工作端两齿整体长度150mm	工作端为两齿钩状，柄身细长	用于牵拉皮肤，显露术野	不适用于大切口的牵拉		图 12-1-64
不锈钢直尺	尺	1	150mm	不锈钢尺子，双面印有刻度，分别为英尺和厘米	用于测量设计切口，假体测量	不适用于组织的分离		图 12-1-65

2. 手术步骤及使用器械

表 12-1-8 四肢手术切口入路手术步骤及使用器械表

主要手术步骤 1	主要手术步骤 2	使用器械名称	使用器械编号
设计切口	用牙签及亚甲蓝画出切口线	不锈钢直尺	图 12-1-65
切开皮肤及皮下组织	用 15# 小圆刀片，按设计切口切开	手术刀（15# 刀片，3# 刀柄） 有齿整形镊	图 12-1-47 图 12-1-53
分离	拉钩牵拉，逐层分离	小爪拉钩 皮肤拉钩 眼科剪 组织镊 弯蚊式 组织剪 小弯钳 无齿整形镊	图 12-1-64 图 12-1-63 图 12-1-50 图 12-1-52 图 12-1-61 图 12-1-51 图 12-1-62 图 12-1-54
缝合	止血，皮肤修整，缝合皮肤	持针器 无齿整形镊 有齿整形镊 组织镊 线剪	图 12-1-57 图 12-1-54 图 12-1-53 图 12-1-52 图 12-1-48

第二节 隆鼻术

一、概述

（一）鼻美容定义

隆鼻术是鼻区美容术中常见的手术，这与东方民族鼻梁偏低和习惯爱好有关。中国男性以鼻梁挺拔近似直线来表现男子汉的阳刚气质，女性则以鼻梁微具凹弧，鼻尖微翘来显示东方女性含蓄阴柔之美。

（二）手术方法

通过在鼻部填充自体组织、异体组织或组织代用品以垫高外鼻，达到改善鼻部容貌的手术。隆鼻术是鼻区美容术中最常见的手术。

（三）常见手术方式

（1）鼻小柱切口隆鼻术。

（2）鼻腔内切口隆鼻术。

二、隆鼻术

（一）手术体位：仰卧位

（二）手术器械配置

1.基础手术器械

表 12-2-1　隆鼻术基础手术器械配置表

名称	类别	数量	常用规格	描述	应用范围	使用注意事项	附图	编号
手术刀	刀	3	3#、7# 刀柄 15# 刀片 11# 刀片	刀柄一般为可重复使用，刀片为一次性使用	划皮逐层分离，按表皮层、肌肉层、黏膜层依次分离，需多个 11# 刀片用于修假体	注意刀片无菌包装是否破坏，以及修假体时及时更换刀片		图 12-2-1
眼科剪	剪	1	100mm 弯	柄部细小，尖头头端宽 0.4mm，尖而不锐	剪切黏膜，游离组织，精细缝合的剪线	不可用于剪切肌肉、软组织、软骨等		图 12-2-2
眼科镊	镊	2	100mm	头端细小圆滑，头部分有齿和无齿，有齿眼科镊齿距 0.5mm，齿深 0.24mm	无齿眼科镊用于夹持表层软组织，钝性游离组织，有齿眼科镊夹持较深层软组织	不可用于夹较大较厚的组织及牵拉		图 12-2-3
整形镊	镊	2	120mm	头端细长，中段持镊处较宽，又称阔板镊，分有齿与无齿两种	用于精细操作，夹持软组织	不可用于夹较大、较厚的组织及牵拉		图 12-2-4
持针器	钳	2	长度 125mm	夹持缝针，缝合出血部位。一般为普通不锈钢工作端，环柄金色，带有棘齿	用于缝合组织，悬吊鼻尖	根据缝针大小及精密度选择持针器		图 12-2-5
弯蚊式	钳	6	长度 125mm	夹闭血管组织，提拉组织时使用	根据手术进展及出血情况及医师需求使用	不可用于夹闭脆弱组织，面部皮肤		图 12-2-6

续表

名称	类别	数量	常用规格	描述	应用范围	使用注意事项	附图	编号
小爪拉钩	拉钩	2	150mm	工作端为二齿，较细，锐性或钝性，拉钩作用	浅表皮肤及皮下组织的牵拉，拉钩作用	不可用于血管、出血部位、软组织的牵拉，以免造成损伤		图 12-2-7
不锈钢直尺	尺	1	150mm	不锈钢尺子，双面印有刻度，分别为英尺和厘米	用于测量设计切口，假体测量	不适用于组织的分离		图 12-2-8

2. 精密手术器械

表 12-2-2　隆鼻术精密手术器械配置表

名称	类别	数量	常用规格	描述	应用范围	使用注意事项	附图	编号
假体置放钳	钳	1	120mm	枪型，头部扁平，有槽，手柄无锁扣	用于膨体假体放置	不可用于皮肤及组织		图 12-2-9
鼻骨膜剥离器	剥离器	1	145mm 单头	铲刃头宽 4.5mm，空芯柄	用于鼻骨膜钝性分离	不可用于血管及表面皮肤		图 12-2-10
鼻骨骨膜剥离器	剥离器	1	190mm 双头	双头 4.0mm/5.0mm，铲刃／圆刃	用于鼻骨膜钝性分离	不可用于血管及表面皮肤		图 12-2-11
鼻剪	剪	1	100mm	45°角弯剪，头尖	用于鼻部骨膜剪及骨膜分离	不可剪线及其他较厚的组织		图 12-2-12

（三）手术步骤及使用器械

表 12-2-3　隆鼻术手术步骤及使用器械表

主要手术步骤 1	主要手术步骤 2	使用器械名称	使用器械编号
置入假体定位及置入切口选择	用牙签及亚甲蓝画出鼻部标准正中线，确定黄金点；根据手术者情况选择切口入路（蝶形切口、鼻前庭切口、鼻小柱切口等）	不锈钢直尺	图 12-2-8

主要手术步骤 1	主要手术步骤 2	使用器械名称	使用器械编号
假体雕刻	根据受术者自身情况进行假体雕刻	手术刀 [3# 刀柄、11# 刀片（多个）]	图 12-2-1
局部麻醉下切开皮肤及皮下组织	2% 利多卡因，罗哌卡因 75mg 局部浸润麻醉或双侧眶下神经阻滞麻醉，用 15# 小圆刀片，按设计切口切开	手术刀（15# 刀片，3# 刀柄） 整形镊（有齿）	图 12-2-1 图 12-2-4
分离	小爪拉钩牵拉切开皮肤，眼科弯头小剪刀圆钝侧紧贴鼻软骨向上分离超过拱点 2mm，鼻剪剪开鼻骨骨膜，用鼻骨骨膜剥离器从骨膜剪开处 45° 将鼻背筋膜从骨膜表面掀起	小爪拉钩 眼科剪 鼻剪 鼻骨骨膜剥离器	图 12-2-7 图 12-2-2 图 12-2-12 图 12-2-11
假体置入	用蚊式钳或假体置放钳将已雕刻好的假体放入分离好的腔隙内	弯蚊式 假体置放钳	图 12-2-6 图 12-2-9
缝合	观察高低、宽窄是否合适，有无偏倚，挤出腔隙内积血，止血，皮肤修整，缝合皮肤	持针器 眼科镊 眼科剪	图 12-2-5 图 12-2-3 图 12-2-2

第三节　隆乳术

一、概述

（一）隆乳术定义

隆乳术又称隆胸术，是通过植入乳房假体或移植自身组织，使乳房体积扩大、形态丰满匀称，改善女性体形、恢复女性特有的曲线美。通过手术能改善患者自身不足。乳房美是女性美的重要标志。

（二）手术方法

隆乳术是通过植入医用材料或移植自身脂肪组织后，使乳房能达到手感柔韧、外观塑型完美、不出现空杯、塑造身材、穿衣立挺、低胸性感柔韧、挺拔、曲线自信。该手术主要适用于先天性乳房发育不良导致的扁平胸；在分娩后乳腺萎缩及乳房轻度下垂；体重骤减后体形消瘦造成的乳房萎缩；乳房形态不良与身体整体形态不相对称，以及因肿瘤或外伤，乳腺被部分或全部切除后。由于通过自体脂肪组织进行隆胸对患者自身条件要求较高，故现在临床多通过假体移植隆胸。

（三）常见手术方式

（1）腋窝切口入路。

（2）乳房下皱襞切口入路。

（3）乳晕切口入路（不适合亚洲人群）。

二、腋下入路切口假体隆乳术

（一）手术体位：仰卧位，双手外展 90°

（二）手术器械配置

1. 基础手术器械

表 12-3-1　腋下入路切口假体隆乳术基础手术器械配置表

名称	类别	数量	常用规格	描述	应用范围	使用注意事项	附图	编号
手术刀	刀	3	3#、4# 刀柄 15# 圆刀片 11# 尖刀片	刀柄一般为可重复使用，刀片为一次性使用	划皮逐层分离，按照表皮层、肌肉层、黏膜层依次分离	刀片的无菌包装是否被破坏		图 12-3-1

续表

名称	类别	数量	常用规格	描述	应用范围	使用注意事项	附图	编号
线剪	剪	2	145mm 180mm	专用的线剪应有锯齿刃口，剪线时以免缝线滑脱，关节处具备防卡线设计	用于手术中剪切缝线。不同深部的剪切，使用合适长度的线剪	线剪不可用于剪敷料等硬物质		图 12-3-2
扁桃体剪	剪	1	145mm 180mm	头部弯向上翘起	用于手术深部操作，剪神经、血管、皮下组织等	不可用于剪线或硬质物品，以免剪刀刃口变钝		图 12-3-3
眼科剪	剪	1	110mm，弯		用于精细部位手术剪组织、剪神经、血管及很细小的缝线等	不可用于剪线或硬质物品，以免剪刀刃口变钝		图 12-3-4
组织镊	镊	2	180~230mm	工作端为真空焊接的碳钨镊片，耐磨损、无损伤，适合习惯用镊子夹持缝针的手术医师使用	适用于连续缝合过程中，夹持组织或者缝针	不可用于夹持皮肤等粗糙组织，注意保护钳端		图 12-3-5
整形镊	镊	2	120mm	分为有齿和无齿，有齿镊的尖端有细齿，夹持牢固，但对组织有一定损伤，无齿镊又称平镊或敷料镊，尖端无钩齿	用于精细手术，如肌腱缝合和整形手术等，用于夹持脆弱组织、脏器或敷料，对组织损伤较轻，可用于血管、神经等手术	有齿镊因其尖端有细齿，故不可夹持较脆弱的血管及神经等。使用前需检查齿的完整性		图 12-3-6
弯蚊式	钳	4	130mm	为细小精巧的血管钳，有直、弯两种类型	用于脏器、面部及整形手术的止血	不宜做大块组织钳夹用，止血时只扣上一、二齿即可，使用前需检查锁扣是否失灵		图 12-3-7
持针器	钳	2	125mm 180mm	与直血管钳相似，钳端粗短，一般分为普通不锈钢工作端和碳钨镊片工作端两种	用持针器的尖夹住缝针的中后1/3为宜，多数情况下夹持的针尖应向左，特殊情况可向右，缝线应重叠1/3，且将绕线部分也放于针嘴内，用于夹持缝针、缝合组织及缝扎出血部位	不宜用于钳夹组织		图 12-3-8

续表

名称	类别	数量	常用规格	描述	应用范围	使用注意事项	附图	编号
皮肤拉钩	拉钩	2	工作端 3 齿、4 齿、5 齿。整体长度 165mm 180mm	锐性或钝性微弯工作端，中空或者长条形手柄，便于牵拉	用于肌肉等组织的钝性分离，切开心包等操作	不可用于血管、脏器等组织的牵拉，以免造成损伤		图 12-3-9

2. 精密手术器械

表 12-3-2　腋下入路切口假体隆乳术精密手术器械配置表

名称	类别	数量	常用规格	描述	应用范围	使用注意事项	附图	编号
隆胸内镜（30°）	镜头	1	10mm	广角，蓝宝石镜面	为微创外科手术	镜面较脆弱，要轻拿轻放，注意防摔，并用专用盒子保存		图 12-3-10
隆胸拉钩	拉钩	1	250mm	呈"U"形，带镜鞘，配内镜使用，有两个头，可接吸引器及冲洗管	一般为腋下隆胸拉开皮肤置镜使用，且可用于吸烟、吸血及冲洗用	不可用于血管、神经、脏器等组织的牵拉，以免造成损伤		图 12-3-11
"U"形乳剥	剥离器	1	230mm	呈"U"形，带手柄，前端为扁平剥离器	用于隆乳剥离深部组织	注意勿损伤血管、神经等脆弱组织		图 12-3-12
"L"形乳房光导拉钩	拉钩	2	180mm	呈"L"形，尾部可接光钎	可用于深部组织提拉及照明	不可用于血管、神经、脏器等组织的牵拉，以免造成损伤		图 12-3-13
内镜剪刀	剪	1	330mm	钳杆及柄绝缘	用于微创外科手术剪切组织、血管及缝线等	使用时勿损伤周围神经		图 12-3-14
内镜分离钳	钳	1	330mm	微创术中常用的解剖分离血管组织的长腔器械，钳端及柄绝缘尖头及尾端导电	微创术中解剖分离血管、组织，钳夹血管和出血点	不可用于夹持脆弱组织、血管和神经		图 12-3-15

续表

名称	类别	数量	常用规格	描述	应用范围	使用注意事项	附图	编号
单极线	电凝	1	3000mm	与电凝钩配套使用的电线	与电凝钩配套使用，也可连接内镜分离钳，达到止血分离的目的	切勿扭折而降低使用寿命		图12-3-16
电凝钩	电凝	1	380mm	头端带钩状的细长电凝器	用于微创外科中切开组织及分离止血	是一种消耗性器械，使用时间久后绝缘层易磨损，使用前注意检查		图12-3-17

（三）手术步骤及使用器械

表12-3-3　腋下入路切口假体隆乳术手术步骤及使用器械表

主要手术步骤1	主要手术步骤2	使用器械名称	使用器械编号
腋下切口	取近胸大肌的腋窝皮肤明显皱褶内设计切口线，长约4cm	手术刀（3[#]刀柄、15[#]刀片）	图12-3-1
		整形镊	图12-3-6
剥离	沿腋下剪开皮肤组织、皮下组织，在皮下脂肪层中间向胸大肌剥离至其外缘。注意剥离时切口勿过深进入腋窝脂肪垫，以免损伤腋血管神经	眼科剪	图12-3-4
		皮肤拉钩	图12-3-9
置镜	在胸大肌外侧缘进入胸大肌下间隙，置入内镜	弯蚊式	图12-3-7
		艾利斯	图12-1-9
		"L"形乳房光导拉钩	图12-3-13
		隆胸内镜（30°）	图12-3-10
		隆乳拉钩	图12-3-11
分离	在胸大肌下间隙钝性分离形成腔隙，在胸大肌下疏松组织层，用电钩按体表剥离范围标记线进行分离，形成圆形腔隙，内至胸骨旁，外至腋前线，下达新乳房下皱襞标记线	电凝钩	图12-3-17
		单极线	图12-3-16
		内镜分离钳	图12-3-15
		内镜剪刀	图12-3-14
剥离假体间隙	沿胸大肌离断体表投影线插入标记针头，自胸骨外缘外1.0～1.5cm，用电刀轻触离断胸大肌至胸大肌外侧缘，用乳房剥离器在腔内向上提拉，使胸大肌断端向两端回缩，形成双平面，注意胸骨旁胸大肌起点检查无活动性出血后谨慎剥离	电凝钩	图12-3-17
		"U"形乳剥	图12-3-12
		"L"形乳房光导拉钩	图12-3-13
放假体	植入乳房假体，同样方法处理对侧 彻底止血冲洗，放置引流装置，切口采用可吸收缝线皮下及皮内连续缝合，无须拆线 切口处涂眼药膏，加压包扎	隆乳拉钩	图12-3-11
		手术刀（3[#]刀柄11[#]刀片）	图12-3-1
		持针器	图12-3-8
		弯蚊式	图12-3-7
		整形镊（有齿）	图12-3-6

第四节　重睑成形术

一、概述

（一）重睑定义

重睑俗称双眼皮，就是在上睑有皱褶，一般内眦呈尖角形，没有内眦皱裂（俗称内眦赘皮）。它是在内眦角部自上而下呈顺向性或自下而上呈反向性的蹼状皮肤皱褶。

（二）手术方法

重睑成形术简称重睑术，是通过手术方法在上睑的适当位置，将上睑的皮肤的真皮与上睑提肌的腱膜或睑板缝合固定，使睑板前的皮肤和睑板粘连，能一同被提起，从而形成上睑皱褶（即双眼皮）。重睑成形术（double eyelid plasty）是结合求美者的个人要求及其眼睛、面部各器官的和谐，通过术前设计和手术方式改变眼睑组织结构，对眼睑外形重新塑造，形成新上睑皱褶的手术。其可使眼睛更加生动，是美容外科最常见的手术。

（三）常见手术方式

（1）缝线法重睑成形术。

（2）埋线法重睑成形术。

（3）切开法重睑成形术。

二、切开法重睑成形术

（一）手术体位：仰卧位

（二）手术器械配置

1. 基础手术器械

表 12-4-1　切开法重睑成形术基础手术器械配置表

名称	类别	数量	常用规格	描述	应用范围	使用注意事项	附图	编号
手术刀	刀	1	3# 长度 125mm 15# 刀片 11# 刀片	刀柄一般为可重复使用，刀片为一次性使用	划皮逐层分离	刀片无菌包装是否破坏		图 12-4-1
眼科剪	剪	1	长度 100mm 弯	柄部细小，尖头头端宽 0.4mm，尖而不锐	剪切黏膜，游离组织，精细缝合的剪线	不可用于剪肌肉、软组织、软骨等		图 12-4-2
眼科镊	镊	2	长度 100mm	头端细小圆滑，头部分有齿和无齿，有齿齿距 0.5mm，齿深 0.24mm	无齿用于夹持表层软组织，钝性游离组织，有齿夹持较深层软组织	不可用于夹较大、较厚的组织及牵拉		图 12-4-3
整形镊	镊	2	长度 120mm	头端细长，中段持镊处较宽，又称阔板镊，分为有齿与无齿	用于精细操作，夹持软组织	不可用于夹较大、较厚的组织及牵拉		图 12-4-4

续表

名称	类别	数量	常用规格	描述	应用范围	使用注意事项	附图	编号
持针器	钳	2	长度 125mm	一般为普通不锈钢工作端，环柄金色，带有棘齿	夹持缝针，缝合出血部位。用于缝合组织，悬吊鼻尖	根据缝针大小及精密度选择持针器		图 12-4-5
弯蚊式	钳	6	长度 125mm	用于夹闭血管组织，提拉组织	根据手术进展和出血情况，医师按需求使用	不可用于夹闭脆弱组织、面部皮肤		图 12-4-6
小爪拉钩	拉钩	2	长度 150mm	工作端为两齿，较细，锐性或钝性	浅表皮肤及皮下组织的牵拉，起拉钩作用	不可用于血管、出血部位、软组织的牵拉，以免造成损伤		图 12-4-7
不锈钢直尺	尺	1	长度 200～300mm	不锈钢尺子，双面印有刻度，分别为英尺和厘米	用于测量设计切口，假体测量	不适用于组织的分离		图 12-4-8

2. 精密手术器械

表 12-4-2　切开法重睑成形术精密手术器械配置表

名称	类别	数量	常用规格	描述	应用范围	使用注意事项	附图	编号
眼规	尺子	1	SHI XIN 长度 95mm CE#309000A 长度 90mm	不锈钢圆规，两头端锐性，尾端有弧形刻度	用于测量眼睛开大的角度	两头端尖锐，在器械包内用套子保护		图 12-4-9
睑板镊	镊	1	长度 90mm	头端一侧圆形，另一侧圆形中空，中上方 2/3 侧有螺丝可调节松紧	用于夹持睑板，翻转眼皮	不能被重物受压		图 12-4-10
开睑器	撑开器	1	长度 160mm	头端细长一根，尾端圆柄	用于设计重睑	不能被重物受压		图 12-4-11

续表

名称	类别	数量	常用规格	描述	应用范围	使用注意事项	附图	编号
眼睑板	眼睑板	1	长度110mm	扁椭圆长形	用于术中保护眼球	眼科显微手术中撑开眼皮用，使用过程中注意不要损伤眼部组织		图 12-4-12

（三）手术步骤及使用器械

表 12-4-3　切开法重睑成形术手术步骤及使用器械表

主要手术步骤 1	主要手术步骤 2	使用器械名称	使用器械编号
设计标画重睑线	如上睑皮肤松弛者应标画出需切除的皮肤	不锈钢直尺 开睑器 眼规 眼科镊	图 12-4-8 图 12-4-11 图 12-4-9 图 12-4-3
麻醉	切口部位眼轮匝肌下局部浸润麻醉	眼睑板	图 12-4-12
切皮	沿重睑预定线切开皮肤，上睑皮肤松弛者切除多余的皮肤	手术刀（15#刀片、11#刀片） 整形镊	图 12-4-1 图 12-4-4
修剪皮下组织	用镊子提起切口下缘，用眼科剪做皮下钝性分离达距睑缘 1~2mm 处，去除少许皮下组织和切缘眼轮匝肌，注意避免损伤睫毛毛囊和睑缘动脉弓 于切口下方，剪除一条睑板前眼轮匝肌和睑板前疏松结缔组织，修剪内外眦皮下组织	眼科镊 眼科剪 睑板镊 整形镊	图 12-4-3 图 12-4-2 图 12-4-10 图 12-4-4
去除眶内脂肪	牵开切口，如果眶隔张力大而膨出，则在眶脂肪隆起最高处剪开眶隔 3~5mm，去除由切口自然疝出的眶内脂肪	小爪拉钩 整形镊 眼科剪	图 12-4-7 图 12-4-4 图 12-4-2
止血	仔细检查是否损伤脂肪包膜上的血管，彻底止血	弯蚊式 整形镊	图 12-4-6 图 12-4-4
缝合	用 6-0 的丝线自切口下缘中、内 1/3 距切缘 0.5mm 的皮肤面进针，穿挂睑板前筋膜，从相应的切口上缘穿出皮肤。令术者睁眼，观察重睑宽度是否合适，满意后顺重睑弧度如前法缝合	持针器 眼科镊（有齿） 眼科镊（无齿） 线剪	图 12-4-5 图 12-4-3 图 12-4-3 图 12-1-2
包扎	术毕，切口涂抹少许眼膏，覆盖敷料，固定	眼睑板	图 12-4-12

第五节　皮瓣修复手术

一、概述

（一）皮瓣定义

皮瓣（skin flap）由具有血液供应的皮肤及其附着的皮下组织所组成。皮瓣在形成过程中必须有一部分与本体相连，此相连的部位称为蒂部。蒂部是皮瓣转移后的血供来源。

皮瓣的血液供应及营养在早期完全依赖蒂部，皮瓣转移到受区，与受区创面重新建立血液循环后，才完成皮瓣转移的全过程。

（二）手术方法

皮瓣是由皮肤和皮下组织构成的组织块从身体的一处向另一处转移。在转移过程中需有一个或两个蒂部相连接，也可暂不连接，移植后再进行血管吻合。

（三）常见手术方式

（1）按皮瓣的形态分类：扁平皮瓣与管形皮瓣。

（2）按皮瓣的转移方式分类：局部皮瓣和远位皮瓣。

（3）以血液供应类型分类（目前常用）：随意型皮瓣（由肌皮动脉穿支供血）与轴型皮瓣（由直接皮动脉、肌间隙和肌间隔动脉供血）。

二、胸三角皮瓣带蒂移植术

（一）手术体位：仰卧位

（二）手术器械配置

基础手术器械

表 12-5-1　胸三角皮瓣带蒂移植术基础手术器械配置表

名称	类别	数量	常用规格	描述	应用范围	使用注意事项	附图	编号
手术刀	刀	3	3#、4#刀柄 15#圆刀片 11#尖刀片	刀柄一般为可重复使用，刀片为一次性使用	划皮逐层分离，按照表皮层、肌肉层、黏膜层依次分离	刀片的无菌包装是否被破坏		图12-5-1
线剪	剪	2	145mm 180mm	专用的线剪应有锯齿刃口，剪线时以免缝线滑脱，关节处具备防卡线设计	用于手术中剪切缝线。不同深部的剪切，使用合适长度的线剪	不可用于剪敷料等硬物质		图12-5-2
扁桃体剪	剪	1	145mm 180mm	头部弯向上翘起	用于手术深部操作，剪神经、血管、皮下组织等	不可用于剪线或硬质物品，以免剪刀刃口变钝		图12-5-3
眼科剪	剪	1	110mm，弯	金属材质，可重复使用	用于精细部位手术剪组织、剪神经、血管及很细小的缝线等	不可用于剪线或硬质物品，以免剪刀刃口变钝		图12-5-4
组织镊	镊	2	180～230mm	工作端为真空焊接的碳钨镊片，耐磨损、无损伤，适合习惯用镊子夹持缝针的手术医师使用	适用于连续缝合过程中夹持组织或缝针	不可用来夹持皮肤等粗糙组织，注意保护钳端		图12-5-5
有齿整形镊	镊	1	100mm	镊的尖端有细齿，夹持牢固，但对组织有一定损伤	用于精细手术，如肌腱缝合、整形手术等	因其尖端有细齿，故不可夹持较脆弱的血管及神经等。使用前需检查齿的完整性		图12-5-6

续表

名称	类别	数量	常用规格	描述	应用范围	使用注意事项	附图	编号
无齿整形镊	镊	1	100mm	镊的尖端无钩齿	用于夹持脆弱组织、脏器或敷料，对组织损伤较轻，可用于血管、神经等手术	浅部整形操作用短镊		图 12-5-7
持针器	钳	2	180mm	与直血管钳相似，钳端粗短，一般分为普通不锈钢工作端和碳钨镶片工作端两种	用持针器的尖夹住缝针的中后 1/3 为宜，多数情况下夹持的针尖应向左，特殊情况可向右，缝线应重叠 1/3，且将绕线部分也放于针嘴内，用于夹持缝针、缝合组织及缝扎出血部位	不宜用于钳夹组织		图 12-5-8
弯蚊式	钳	4	125mm	为细小精巧的血管钳，有直、弯两种	用于脏器、面部及整形手术的止血	不宜做大块组织钳夹用，止血时只扣上 1 齿或 2 齿即可，使用前需检查锁扣是否失灵		图 12-5-9
小弯钳	钳	4	长度 125～160mm	根据长短不同分为小弯、中弯和大弯等。用于夹持浅层或深部组织血管，提拉组织等操作	用于夹持血管或出血点，分离解剖组织，牵引缝线，拔出缝针或者代镊使用。依据操作范围，选择适合的长度	不得夹持脆弱组织或皮肤、肠管等，以免造成坏死，避免用止血钳固定敷料、导管等，以免工作端发生变形错齿等损坏。使用前检查前端横行齿槽两叶是否吻合，以防夹持组织滑脱		图 12-5-10
皮肤拉钩	拉钩	2	工作端有 3 齿、4 齿、5 齿，中空或长条形手柄，整体长度 165mm 180mm	锐性或钝性微弯工作端，中空或长条形手柄，便于牵拉	用于肌肉等组织的钝性分离，切开心包等操作	皮肤拉钩不可用于血管、脏器等组织的牵拉，以免造成损伤		图 12-5-11
不锈钢直尺	尺	1	长度 200～300mm	不锈钢尺子，双面印有刻度，分别为英尺和厘米	用于测量设计切口，假体测量	不适用于组织的分离		图 12-5-12

（三）手术步骤及使用器械

表 12-5-2　胸三角皮瓣带蒂移植术手术步骤及使用器械表

主要手术步骤1	主要手术步骤2	使用器械名称	使用器械编号
供区皮肤亚甲蓝定样	设计切口范围和形状	不锈钢直尺 弯蚊式	图 12-5-12 图 12-5-9
切开皮肤和皮下组织	以胸骨旁线第2肋间或第3肋间至同侧肩峰为纵轴，沿纵轴两侧椭圆形切开皮肤、皮下及胸肌筋膜，干纱布拭血，电凝止血	弯蚊式 有齿整形镊	图 12-5-9 图 12-5-6
剥离	沿深筋膜平面剥离，胸筋膜表面掀起皮瓣，自皮瓣远端向蒂部分离	扁桃体剪 皮肤拉钩 小弯钳	图 12-5-3 图 12-5-11 图 12-5-10
创面止血	带线结扎或电凝止血	组织镊 持针器 线剪	图 12-5-5 图 12-5-8 图 12-5-2
保护皮瓣	递温盐水纱布包裹皮瓣		
旋转皮瓣、修复受区皮瓣缺损	丝线缝合筋膜，角针间断缝合皮肤	无齿整形镊 持针器 线剪 组织镊	图 12-5-7 图 12-5-8 图 12-5-2 图 12-5-5
缝合供区皮肤	皮瓣宽度小于6cm，潜行分离皮瓣周围组织，拉拢缝合皮下筋膜层，然后缝合皮肤	弯蚊式 无齿整形镊 持针器 线剪 组织镊	图 12-5-9 图 12-5-7 图 12-5-8 图 12-5-2 图 12-5-5
覆盖切口	皮瓣宽度大于6～7cm，胸部供区不能一期缝合，做全厚皮片游离植皮修复 消毒棉球消毒皮肤，凡士林油纱布、细纱布、棉垫覆盖，绷带包扎	线剪 持针器 手术刀 眼科剪 不锈钢直尺	图 12-5-2 图 12-5-8 图 12-5-1 图 12-5-4 图 12-5-12

第六节　皮片移植术

一、概述

（一）皮片定义

皮片是指一块单纯皮肤，或不含皮下脂肪组织的皮肤。由身体某一部位取皮片移植于另一部位，称为皮片移植术。供皮的部位称为供皮区，受皮的部位称为受皮区。临床常用的皮片分为刃厚皮片、中厚皮片和全厚皮片三类。

刃厚皮片（也称表层皮片）包括表皮层和极少的真皮乳头层，是最薄的皮片。它的主要优点是生活力强，能较长时间地依靠血浆渗透维持生存，故在血供不良的创面或有轻度感染的肉芽创面上均易成活。同时，刃厚皮片切取容易，供皮区不受限制，且在同一供皮区可以反复切取，供皮区愈合迅速，不遗留瘢痕，尤以头皮最为理想。但其缺点是质地脆弱，缺乏弹性，不耐磨压。后期皱缩，色泽深暗，外形不佳。刃厚皮片主要用于闭合创面，如Ⅲ度烧伤创面，即可用刃厚皮片消灭创面；也可用于闭合血供极差及细菌感染的创面等。此外，口腔、鼻腔手术创面也需要用此种皮片修复中厚皮片包括表皮和部分真皮；依据包含真皮多少不同，又分为厚、薄两种。

中厚皮片的厚度界于全厚和刃厚皮片之间，兼有两者的优点，易于成活，功能较好，应用范围广泛，为成形术中最常使用的皮片。但在供皮区常有增厚的瘢痕遗留，称为增生性瘢痕，是其主要缺点。中厚皮片广泛地运用在各类新鲜创面和肉芽创面，根据受皮区的部位决定中厚皮片的厚薄。

全厚皮片为最厚的皮片，包括表皮和真皮的全层。全厚皮片因为富有真皮层内的弹性纤维、腺体和毛细血管等组织结构，其优点为成活后收缩少，色泽好，坚固柔韧，能耐磨压和负重。但全厚皮片仅能在新鲜创面生长，且手术操作复杂，要求较高，供皮区又不能自行愈合，倘若不能直接缝合时，尚需另取非全厚皮片覆盖闭合，因此在使用面积上常受限制。全厚皮片通常用于颜面、颈部、手掌、足跖等磨压和负重多的部位。

（二）手术方法

皮片移植是以手术的方法切开皮肤断层，以多种形式移植覆盖创面，修复皮肤缺损。皮片是指一块单纯皮肤，或不含皮下脂肪组织的皮肤。由身体某一部位取皮片移植于另一部位，称为皮片移植术。供皮的部位称为供皮区，受皮的部位称为受皮区。断层皮片按切取厚度分为刃厚皮片、中厚皮片、全厚皮片。皮片移植术主要用于修复体表软组织的浅层缺损。无论是无菌操作下形式的新鲜创面，还是有细菌感染的肉芽创面，均可行皮片移植术，以防止影响功能的瘢痕挛缩或形态异常。此外，皮片还可用于填补与身体表面相通的腔穴管道，如口腔、鼻腔、阴道、眼窝的内壁黏膜缺损；也可将皮片做成管形用于修复阻塞的鼻泪管，或延长尿道下裂的尿道等。

（三）常见手术方式

（1）取刃厚皮片植皮术。

（2）取中厚皮片植皮术。

（3）取全厚皮片植皮术。

二、刃厚皮片、中厚皮片取皮植皮手术

（一）手术体位：仰卧位

（二）手术器械配置

1. 基础手术器械

表 12-6-1 刃厚皮片、中厚皮片取皮植皮手术基础手术器械配置表

名称	类别	数量	常用规格	描述	应用范围	使用注意事项	附图	编号
组织剪	剪	1	160mm	又称为梅奥剪或解剖剪	用于剪切皮片、组织和血管，或钝性分离组织和血管	不可用于剪切缝线		图 12-6-1
线剪	剪	1	180mm 开齿		不同深部的剪切，使用合适长度的线剪	线剪不可用于剪敷料等硬物质		图 12-6-2
整形镊	镊	1	长度 120mm	镊的尖端有细齿，夹持牢固，但对组织有一定损伤	夹取切下的皮片	不可夹取较硬物品		图 12-6-3

名称	类别	数量	常用规格	描述	应用范围	使用注意事项	附图	编号
枪状镊	镊	1	140mm 160mm	组织镊可用作夹持敷料、提取组织	用于夹取切下的皮片	不可夹取较硬物品		图 12-6-4
持针器	钳	2	长度 130mm 180mm	夹持缝针，缝合组织出血部位等操作。一般分为普通不锈钢工作端和碳钨镶片工作端两种	用于缝合皮缘	使用碳钨镶片持针器应注意其对应的缝针型号，用细密网纹的持针器夹持过粗的缝针容易造成镶片断裂		图 12-6-5

2. 精密手术器械

表 12-6-2 刃厚皮片、中厚皮片取皮植皮手术精密手术器械配置表

名称	类别	数量	常用规格	描述	应用范围	使用注意事项	附图	编号
滚轴式取皮刀	刀	1	滚轴式取皮刀有16cm、8cm两种规格。长形滚轴式取皮刀适用于成人、皮面较宽的部位。短形滚轴式取皮刀用于小儿、头皮等皮面较窄的部位	四部分构成：刀架、刀片、手柄、调节装置（为刀架前的滚轴及刀架两端的调节螺丝，供调节取皮厚度用）	用于刃厚皮片、中厚皮片的切取	（1）取皮后立即将刀片取下，以免误伤 （2）刀架两端的调节螺丝要旋紧，以防止脱落		图 12-6-6
气动取皮刀	刀	1	气动	本系统由手持件、气管、刀架、刀片（一次性无菌）及螺丝刀组成。使用氮气为动力推动刀片做急速左右摆动切取皮片，操作容易，不必粘胶，取皮快速，方便。有切皮刀片、摆动轴承、厚度调节装置、取皮宽度板、手柄、调节螺丝、气泵连接线构成。取皮厚度由0.05～0.75mm，分15挡调整需要取皮的厚度	用于刃厚皮片、中厚皮片的切取	（1）每次使用前必须检查手持件和附件有无损坏。检查可动部件，确保其在整个预期移动范围之内可以实现平稳工作 （2）装卸刀片时注意安全，防止误伤 （3）使用结束后，必须先及时将器械上的血液、组织碎屑擦拭干净，以免影响以后的清洗灭菌及使用		图 12-6-7

名称	类别	数量	常用规格	描述	应用范围	使用注意事项	附图	编号
鼓式取皮机	刀	2	鼓式取皮机有大、小两型，大型鼓面长20cm，宽10cm，小型鼓面长20cm，宽7cm	由机座和机身两个主要部件组成。机座为支持和固定机身。机身由鼓体、手柄、横轴、刀架、刻度盘等部件组成。取皮厚度均匀，并可根据创面需要，切取厚度和形状符合创面要求的皮片	用于中厚皮的切取	（1）取皮后立即将刀片取下，以免误伤（2）去皮鼓清洗时要注意防止碰撞，应与其他器械分开清洗，以防其他金属物品摩擦或碰撞，影响器械的精确度		图12-6-8
网状扩皮机	刀	1	不同的切割器完成不同的网状扩皮（1.5倍、2倍、3倍、4倍）	—	自体或异体皮源的网状扩皮，用于在植皮片上打孔，以便能够扩张覆盖比供皮区大的皮区。还可以改善引流，增大边缘显露，减少挛缩并顺应不规则体表	器械上的血液、组织碎片及时用盐水纱布擦拭，以免影响清洗消毒		图12-6-9
电动取皮刀	刀	1	取皮刀取皮宽度为7.8cm，共有10挡可以调节，每挡8mm；厚度也有10个挡位可以调节	由底座和机身、免消毒电池三个主要部件组成；取皮厚度均匀，并可根据创面需要，切取厚度和形状符合创面要求的皮片	可取各种厚度的皮片（0.2～1.2mm）	（1）取皮后立即将刀片取下，以免误伤（2）拆装取皮机时必须打开保护锁，以免误伤（3）取皮机电池无须清洗灭菌，机身清洗时应盖上电池盖，可用流动水冲洗，不可浸泡清洗		图12-6-10

（三）手术步骤及使用器械

表 12-6-3　对侧大腿刃厚皮或中厚皮取皮植皮手术步骤及使用器械表

主要手术步骤1	主要手术步骤2	使用器械名称	使用器械编号
确定取皮面积	根据创面大小，亚甲蓝画出量好的取皮面积	不锈钢直尺	图12-1-14
取皮刀先调好刻度，切取皮片	（1）刃厚皮片取皮：左手将供皮区皮肤拉开绷紧使其平坦，右手持取皮刀，刀刃向前与皮肤成20°～30°，开始拉锯式上下快速拉动取皮刀向前移动。整形镊夹住皮片，剪刀剪下皮片（2）中厚皮片取皮：以鼓式取皮机为例，记号笔在供皮区画好取皮范围，把双面胶膜一面贴于鼓机的鼓面，供皮区皮肤拉开绷紧使其平坦，鼓机鼓面压紧于供皮区，开始拉锯式上下快速拉动取皮刀向前移动。整形镊夹住皮片，剪刀剪下皮片	气动取皮刀滚轴式取皮机鼓式取皮机电动取皮刀组织剪整形镊	图12-6-7图12-6-6图12-6-8图12-6-10图12-6-1图12-6-3

主要手术步骤1	主要手术步骤2	使用器械名称	使用器械编号
供皮区包扎	先以干纱布将供区渗血快速擦拭干净，将凡士林油纱布快速覆盖创面，多层细纱布、大纱布加压包扎		
皮片制备	根据手术需要，制备成网状（将皮片放于植皮片上通过扩皮机制成网眼皮片）或剪刀剪裁成邮票状或大片皮片（把弯盘翻过来底朝上，刃厚皮片平铺在弯盘底上，左手持枪状镊，右手持剪刀将皮片裁成适当大小的皮片）	枪状镊 组织剪 网状扩皮机	图12-6-4 图12-6-1 图12-6-9
皮片移植固定 （1）缝合固定法 （2）非缝合固定法	缝合固定法：将皮片略加剪裁，使之适合受皮区创面形状，将其贴紧取好皮片后，将皮片与创缘做间断缝合。每隔1～3针保留一根长线头，分组将邻近的几根线缝用一止血钳夹住，以免互相缠结和做结时拉力不均	组织剪 线剪 枪状镊 整形镊 持针器	图12-6-1 图12-6-2 图12-6-4 图12-6-3 图12-6-5
受皮区包扎	植皮后先用大于创面的一薄层盐水纱布平盖在上面，其上用多块松散的稀释的PVP-I（浓度约2.5%）细纱布均匀压平，上面再敷多层大干纱布与棉垫绷带加压包扎	—	—

三、全厚皮片取皮植皮术

（一）手术体位：仰卧位

（二）手术器械配置

基础手术器械

表 12-6-4　全厚皮片取皮植皮术基础手术器械配置表

名称	类别	数量	常用规格	描述	应用范围	使用注意事项	附图	编号
组织剪	剪	1	160mm	又称梅奥剪或解剖剪	用于剪切皮片、组织和血管，或钝性分离组织和血管	不可用于剪切缝线		图12-6-11
线剪	剪	2	180mm	开齿	不同深部的剪切，使用合适长度的线剪	线剪不可用于剪敷料等硬物质		图12-6-12
有齿整形镊	镊	1	120mm	镊的尖端有细齿，夹持牢固，但对组织有一定损伤	夹取切下的皮片	不可夹取较硬物品		图12-6-13
枪状镊	镊	1	140mm 160mm	组织镊可用作夹持敷料、提取组织	夹取切下的皮片	不可夹取较硬物品		图12-6-14

名称	类别	数量	常用规格	描述	应用范围	使用注意事项	附图	编号
持针器	钳	2	长度 130mm 180mm	一般分为普通不锈钢工作端和碳钨镶片工作端两种	用于夹持缝针，缝合组织出血部位和皮缘	使用碳钨镶片持针器应注意其对应的缝针型号，用细密网纹的持针器夹持过粗的缝针容易造成镶片断裂		图 12-6-15

（三）手术步骤及使用器械

表 12-6-5　腹股沟处全厚皮片取皮植皮手术步骤及使用器械表

主要手术步骤 1	主要手术步骤 2	使用器械名称	使用器械编号
设计受皮创面样形	先取样布铺于受区创面，剪出与创面大小、形状一致的样布片，将样布片摆放于供区，以亚甲蓝画出拟取的全厚皮片轮廓	线剪 不锈钢直尺	图 12-6-12 图 12-1-14
取皮	用 10# 或 15# 刀片沿设计的皮片外缘切开皮肤，由一端做一针或数针牵引线，拉起切口边缘后，将供区皮肤连同其下方脂肪组织一并切下，用剪刀将皮下脂肪修去，露出韧白色的真皮组织	持针器 线剪 组织剪 弯蚊式	图 12-6-15 图 12-6-12 图 12-6-11 图 12-1-13
供皮区的缝合	0 号丝线间断缝合皮肤	线剪 有齿整形镊 持针器	图 12-6-12 图 12-6-13 图 12-6-15
植皮	皮片覆盖于创面，边缘缝合并留长线，每根长线用血管钳夹住，在皮片上方覆盖凡士林，再堆放 0.5%PVP-I 的网眼细纱布，均匀压紧皮片后，用所留长线结扎固定，使皮片和受压区紧密接触	弯蚊式 小弯钳 线剪	图 12-1-13 图 12-1-30 图 12-6-12

第 13 章 器官移植手术

第一节 概述

一、常用手术体位

（1）仰卧位。

（2）腰部手术左侧卧位。

（3）腰部手术右侧卧位。

二、手术入路及使用器械

（一）腹部大"十"字切口

1. 手术器械配置

表 13-1-1 腹部大"十"字切口手术器械配置表

名称	类别	数量	常用规格	描述	应用范围	使用注意事项	附图	编号
手术刀	刀	3	7#、4# 刀柄 20# 圆刀片 11# 尖刀片	4# 刀柄装 20# 刀片，7# 刀柄装 11# 刀片。刀柄可重复使用，刀片一次性使用	圆刀片用于切开皮肤及解剖组织；尖刀片用于切开皮肤、打孔、安置引流管	刀片的无菌包装是否完好，刀片是否完整		图 13-1-1
卵圆钳	钳	3	250mm 弯 无齿纹 1 个 有齿纹 2 个	头端为圆形或椭圆形，根据头端有无齿纹可分为有齿卵圆钳和无齿卵圆钳，根据形状分为弯型卵圆钳和直型卵圆钳	有齿卵圆钳多用于消毒、夹持敷料；无齿卵圆钳可用于提持脆弱组织如肺叶、肠管或子宫	不能夹持重物		图 13-1-2
巾钳	钳	2	140mm	工作端有穿透、半穿透、不穿透三种类型，要根据铺巾来选择	用于固定铺盖于手术切口周围的手术巾。若铺巾为棉布，建议使用穿透、半穿透巾钳；若铺巾为一次性无纺布，建议使用不穿透巾钳	不可用于夹持脏器		图 13-1-3
弯止血钳	钳	16	160mm 180mm 200mm 240mm 各 4 把	为全齿钳，根据长度、粗细不同有不同命名	用于分离、钳夹组织、血管止血，提拉组织牵引，协助持针、夹持敷料等	根据操作深浅，选择合适长度。使用时不宜直接钳夹皮肤、脏器及脆弱组织		图 13-1-4

续表

名称	类别	数量	常用规格	描述	应用范围	使用注意事项	附图	编号
组织钳（鼠齿钳）	钳	6	180mm	有不同长度，前端分粗、细齿，一般多使用细齿	用于夹持组织或皮瓣作为牵引，不易滑脱	粗齿夹持力大，对组织损伤相对大，而细齿则相反		图 13-1-5
皮肤拉钩	拉钩	2	175mm 12mm×11mm	板式有孔，耙形	用于浅表切口牵开显露，多用于切开皮肤后浅层显露	不可牵拉脆弱组织或脏器		图 13-1-6
持针器	钳	5	180mm 细头 1 个 180mm 粗头 2 个 220mm 细头 2 个	持针器有不同长度，前端有粗细之分	用于夹持缝针，缝合组织，缝扎出血部位	粗头持针器夹持力大，固定缝针稳，多用于夹持粗针，术中最常用；细头夹持力相对小，多用于夹持小缝针		图 13-1-7
组织剪	剪	2	180mm 200mm 各 1 个	厚刃、钝弯剪	游离、剪开浅部组织	区别线剪与组织剪		图 13-1-8
组织镊（有齿镊）	镊	2	125mm	镊的尖端有齿，分为单齿、双齿和多齿，多用单齿	用于夹持和提起组织，如皮肤、筋膜、肌腱、瘢痕等坚韧组织，辅助解剖及缝合组织，也可夹持缝针及敷料	尖端有齿，对组织有一定损伤，仅用于夹持坚韧的组织，不能夹取脆弱器官，如肠、肝脏、肾脏，以免造成损伤和出血		图 13-1-9

2. 手术步骤及使用器械

表 13-1-2　腹部大"十"字切口手术步骤及使用器械表

主要手术步骤 1	主要手术步骤 2	使用器械名称	使用器械编号
切开皮肤及皮下组织	第一把 20# 圆刀切皮后换下，第二把 20# 圆刀或电刀切开皮下组织和腹直肌前鞘，用手术刀柄及手指向两侧分开腹直肌，显露其下方的腹膜	手术刀 弯止血钳 皮肤拉钩	图 13-1-1 图 13-1-4 图 13-1-6
切开腹膜，进入腹腔	用两把中弯止血钳，分别提起腹膜。用手扪查之间无腹腔内容物后，圆刀或电刀切开腹膜，用组织钳替换止血钳，提起腹膜。将手指伸入腹腔并托起腹膜，组织剪在两指之间纵行切开腹膜	手术刀 弯止血钳 组织钳 组织剪	图 13-1-1 图 13-1-4 图 13-1-5 图 13-1-8
缝合关闭腹壁切口	将所有肠道放回腹腔，用 13×24 圆针 0 号线全层缝合腹膜和肌层，用 13×24 圆针 3-0 丝线缝合皮下脂肪组织层，8×24 三角针 3-0 丝线缝合皮肤	皮肤拉钩 弯止血钳 组织钳 组织剪 持针器 组织镊	图 13-1-6 图 13-1-4 图 13-1-5 图 13-1-8 图 13-1-7 图 13-1-9

（二）第 12 肋腰部斜切口或经第 11 肋间切口

1. **手术器械配置**　手术器械配置同腹部大"十"字切口手术器械配置，见表 13-1-1，增加了解剖镊、肋骨切除器械、胸腔牵开器。

表 13-1-3　第 12 肋腰部斜切口或经第 11 肋间切口手术器械配置表

名称	类别	数量	常用规格	描述	应用范围	使用注意事项	附图	编号
解剖镊	镊	2	尖 200mm	头端尖细，对组织损伤较小	用于血管、神经手术，夹持血管进行止血，也用于夹持精细脆弱的组织，如肾脏、肝脏、肠等	不能用于拔取缝针		图 13-1-10
骨膜剥离器	剥离器	1	微弯 18cm 20cm 25cm	包括手柄和剥离臂，双头扁柄	进行骨膜剥离，操作简便、省时、省力	不可用力过猛，以免操作失误损伤周围组织		图 13-1-11
肋骨骨膜剥离器（肋骨钩）	拉钩	1	20cm	分为手柄和右式拉钩部分，柱状手柄，钩头扁圆	弧形包绕肋骨，牵拉显露肋骨	应顺应肋骨方向，不可强行反拉		图 13-1-12
肋骨剪	剪	1	33cm	直型 弯型	咬剪，修整人体部位骨骼，常用于剪断肋骨	骨剪闭合时，钳头应相互吻合		图 13-1-13
咬骨钳	钳	1	22cm 27cm 咬口直径 3～8mm	直型 弯型 双关节	用于咬切人体各部位骨骼，刃口锋利	选择合适的型号，不可强行咬合，以免导致器械卷刃、崩刃、错口现象		图 13-1-14
胸腔牵开器	拉钩	1	二叶式 中号	两对叶片，根据手术需要选择尺寸大小，自动拉钩，可防止回缩	牵开肋骨，显露腰部手术切口	拉钩下方应垫湿纱布，保护周围组织及器官，动作轻柔，避免用力过猛		图 13-1-15

2. **手术步骤及使用器械**

表 13-1-4　第 12 肋腰部斜切口或经第 11 肋间切口手术步骤及使用器械表

主要手术步骤 1	主要手术步骤 2	使用器械名称	使用器械编号
切开皮肤及皮下组织	第一把 20# 圆刀切皮后换下，第二把圆刀或电刀切开皮下组织，用电刀切开腰部各层肌肉。在分离过程中若遇组织出血时，视情况用解剖镊夹持组织后电凝止血，或弯止血钳钳夹出血处组织后，0 号丝线结扎或圆针 0 号丝线缝扎止血	手术刀 弯止血钳 组织镊 解剖镊 持针器 组织剪 皮肤拉钩	图 13-1-1 图 13-1-4 图 13-1-9 图 13-1-10 图 13-1-7 图 13-1-8 图 13-1-6

主要手术步骤 1	主要手术步骤 2	使用器械名称	使用器械编号
切除部分第 12 肋	用电刀沿第 12 肋骨背侧中线处纵行切开骨膜，骨膜剥离器和肋骨钩将骨膜与第 12 肋骨充分剥离后，用肋骨剪于肋骨小头处剪断第 12 肋后取出，需要时可用咬骨钳平整肋骨断端，对肋骨残端用电凝止血	骨膜剥离器 肋骨骨膜剥离器 肋骨剪 咬骨钳	图 13-1-11 图 13-1-12 图 13-1-13 图 13-1-14
显露手术野	湿纱布两块保护切口，胸腔自持式牵开器顺切口方向于切口中份放置后撑开切口，显露手术野	胸腔牵开器	图 13-1-15
关闭切口	用 13×24 圆针 0 号丝线分层或全层缝合肌层，13×24 圆针 3-0 丝线缝合皮下脂肪组织层，三角针 3-0 丝线缝合皮肤（也可以使用 0 号可吸收缝线关闭肌层，2-0 可吸收线关闭皮下脂肪组织层，皮肤缝合器缝合皮肤）	皮肤拉钩 弯止血钳 组织钳 组织剪 持针器 组织镊	图 13-1-6 图 13-1-4 图 13-1-5 图 13-1-8 图 13-1-7 图 13-1-9

（三）左（右）腰部后腹腔镜切口

1. 手术器械配置

表 13-1-5　左（右）腰部后腹腔镜切口手术器械配置表

名称	类别	数量	常用规格	描述	应用范围	使用注意事项	附图	编号
手术刀	刀	1	7# 、4# 刀柄 11# 尖刀片	7# 刀柄装 11# 刀片。刀柄可重复使用，刀片一次性使用	尖刀片用于切开皮肤、打孔安置穿刺鞘	刀片的无菌包装是否完好，刀片是否完整		图 13-1-16
卵圆钳	钳	3	250mm 弯 无齿纹 1 个 有齿纹 2 个	头端为圆形或椭圆形，根据头端有无齿纹可分为有齿卵圆钳和无齿卵圆钳，根据形状分为弯型卵圆钳和直型卵圆钳	头端有齿纹，多用于消毒、夹持敷料，头端无齿纹，可用于提持脆弱组织如肺叶、肠管或子宫	不能夹持重物		图 13-1-17
巾钳	钳	2	140mm	工作端有穿透、半穿透、不穿透三种类型，要根据铺巾来选择	用于固定铺盖于手术切口周围的手术巾。若铺巾为棉布，建议使用穿透、半穿透巾钳；若铺巾为一次性无纺布，建议使用不穿透巾钳	不可用于夹持脏器		图 13-1-18
弯止血钳	钳	2	240mm	为全齿钳，根据长度、粗细不同有不同命名	用于分离、钳夹组织、血管止血，提拉组织牵引，协助持针、夹持敷料等	根据操作深浅，选择合适长度。使用时不宜直接钳夹皮肤、脏器、脆弱组织		图 13-1-19

续表

名称	类别	数量	常用规格	描述	应用范围	使用注意事项	附图	编号
组织钳（鼠齿钳）	钳	4	180mm	有不同长度，前端分粗齿、细齿，一般多使用细齿	用于夹持组织或皮瓣作为牵引，不易滑脱	粗齿夹持力大，对组织损伤相对大，而细齿则相反		图13-1-20
皮肤拉钩	拉钩	2	220mm 8.5mm×19mm	板式有孔，耙形	用于浅表切口牵开显露，多用于切开皮肤后浅层显露	不可牵拉脆弱组织或脏器		图13-1-21
持针器	钳	2	180mm细头1个 180mm粗头2个 220mm细头2个	持针器有不同长度，前端有粗细之分	用于夹持缝针，缝合组织，缝扎出血部位	粗头持针器夹持力大，固定缝针稳，多用于夹持粗针，术中最常用；细头夹持力相对小，多用于夹持小缝针		图13-1-22
组织剪	剪	1	180mm	厚刃、钝弯剪	游离、剪开浅部组织	区别线剪与组织剪		图13-1-23
组织镊（有齿镊）	镊	2	125mm	镊的尖端有齿，分为单齿、双齿和多齿，多用单齿	夹持和提起组织如皮肤、筋膜、肌腱、瘢痕等坚韧组织，辅助解剖及缝合组织，也可夹持缝针及敷料	尖端有齿，对组织有一定损伤，仅用于夹持坚韧的组织，不能夹取脆弱器官，如肠、肝脏、肾脏，以免造成损伤和出血		图13-1-24
金属穿刺鞘	鞘	1	110mm×12mm	可重复使用，整件由穿刺鞘、穿刺芯、气腹接口和阀门、器械通道密封帽和闭气阀门组成，可拆分	提供通道：器械工作、气腹供气排气、冲洗吸引、切除物取出	也可使用一次性穿刺鞘		图13-1-25
电子腹腔镜	镜	1	直径10mm 30°镜	一体镜，由硬镜插入部、导光软管、内镜电缆三部分组成	用于腹腔镜、胸腔镜手术中传输手术图像及提供光源	使用中轻拿轻放，放置平稳，防止撞击镜子，刺破、划伤、扭伤、压伤导管软管等		图13-1-26

2. 手术步骤及使用器械

表 13-1-6　左（右）腰部后腹腔镜切口手术步骤及使用器械表

主要手术步骤 1	主要手术步骤 2	使用器械名称	使用器械编号
切开皮肤及皮下组织，建立操作通道	3 个通道的解剖位置分别为腋中线髂嵴上缘 2cm 处、腋后线肋缘下、腋前线肋缘下。用尖刀横行切开腋中线髂嵴上缘 2cm 处皮肤 1.5 ～ 2cm，大弯止血钳顺肌纤维方向钝性分离，进入腹膜后间隙。置入腹膜后扩张器，用 60ml 注射器向置入的扩张器气囊内注入空气约 500ml，以扩张腹膜后间隙，并将后腹膜向腹侧推开，从腹膜后扩张器中置入腹腔镜，直视下在腋后线肋缘下、腋前线肋缘下置入 12mm、5mm 一次性穿刺鞘。退出腹腔镜及扩张器，置入 12mm 金属或一次性穿刺鞘，用 13×24 圆针 0 号丝线缝合肌肉，8×24 三角针 0 号丝线缝合皮肤，固定穿刺鞘和避免漏气	手术刀 金属穿刺鞘（12mm） 电子腹腔镜 弯止血钳 组织剪 持针器	图 13-1-16 图 13-1-25 图 13-1-26 图 13-1-19 图 13-1-23 图 13-1-22
关闭切口	用 13×24 圆针 0 号丝线缝合肌层，13×24 圆针 3-0 丝线缝合皮下脂肪组织层，三角针 3-0 丝线缝合皮肤（也可以使用 0 号可吸收缝线关闭肌层，2-0 可吸收线关闭皮下脂肪组织层，皮肤缝合器缝合皮肤）	皮肤拉钩 弯止血钳 组织钳 组织剪 持针器 组织镊	图 13-1-21 图 13-1-19 图 13-1-20 图 13-1-23 图 13-1-22 图 13-1-24

（四）左（右）侧下腹部弧形切口

1. 手术器械配置　同腹部大"十"字切口手术器械配置，增加两把解剖镊，见表 13-1-1 和表 13-1-3。

2. 手术步骤及使用器械

表 13-1-7　左（右）侧下腹部弧形切口手术步骤及使用器械表

主要手术步骤 1	主要手术步骤 2	使用器械名称	使用器械编号
切开皮肤及皮下组织	第一把 20# 圆刀切皮后换下，第二把 20# 圆刀或电刀切开皮下组织，用电刀在腹直肌外侧切开腹外斜肌腱膜，并在腹直肌外侧缘钝性分离腹直肌与腹外斜肌的潜在间隙，充分显露髂窝和膀胱	手术刀 弯止血钳 皮肤拉钩	图 13-1-1 图 13-1-4 图 13-1-6
游离后腹膜，显露髂血管	游离后腹膜，将腹腔内容物向内推开，显露髂血管	弯止血钳 组织钳 解剖镊	图 13-1-4 图 13-1-5 图 13-1-10
缝合切口	用 13×24 圆针 0 号丝线缝合肌层和腹外斜肌腱膜，用 13×24 圆针 3-0 丝线缝合皮下脂肪组织层，8×24 三角针 3-0 丝线缝合皮肤。也可用 0 号可吸收缝线缝合肌层，2-0 可吸收缝线缝合皮下脂肪组织层，皮肤缝合器缝合皮肤	皮肤拉钩 弯止血钳 组织钳 组织剪 持针器 组织镊	图 13-1-6 图 13-1-4 图 13-1-5 图 13-1-8 图 13-1-7 图 13-1-9

（五）肝移植手术入路

1. 手术器械配置

（1）基础手术器械

表 13-1-8　肝移植手术入路基础手术器械配置表

名称	类别	数量	常用规格	描述	应用范围	使用注意事项	附图	编号
蚊式	钳	10	125mm 弯	分直蚊式钳和弯蚊式钳	用于钳夹血管和缝线，也用于血管牵引带的牵引	不能用于夹闭脆弱脏器及神经		图 13-1-27
中弯	钳	10	160mm 弯	中弯止血钳	用于夹组织	不能用于夹闭脆弱脏器及神经		图 13-1-28
大弯钳	钳	10	180mm 大弯	精细型，钝性	用于夹组织和结扎线的牵引	不能用于夹闭脆弱脏器		图 13-1-29
直角钳（分离钩）	钳	4	200mm	直角	用于分离组织和血管等，也可用于套扎缝线	注意选取相应组织大小的分离钩		图 13-1-30
艾利斯	钳	4	155mm 5×6齿	ALLIS组织钳，直型	用于夹持皮缘组织	不可用于夹持脏器		图 13-1-31
持针器	钳	10	230mm 0.4mm 网格纹		用于夹持缝针，缝合组织出血部位等操作	注意用对应缝针型号的持针器		图 13-1-32
次直钳	钳	2	165mm 直型 盒状锁	工作端带横槽直钳	用于规范术中用各种导管和导线	不可用于夹持脏器		图 13-1-33

续表

名称	类别	数量	常用规格	描述	应用范围	使用注意事项	附图	编号
剪刀	剪	4	180mm 精细型	弯，钝/钝	用于剪断组织和缝线	注意区分组织剪和线剪		图 13-1-34
镊子	镊	4	230mm 直型	工作端耐磨损，防损伤	夹持组织	注意区分组织镊和齿镊		图 13-1-35
手术刀	刀	2	4# 刀柄	刀柄为可重复使用，刀片是一次性使用	用于切皮肤表皮层	注意安装方法和传递方法，以免误伤		图 13-1-36
拉钩	钩	6	拉钩框架 238mm× 180mm	各种拉钩形状大小不同	用于充分显露术野	选择合适大小的拉钩		图 13-1-37
卵圆钳	钳	4	245mm 弯型	工作端为椭圆形，带有横槽	用于夹持消毒纱布，进行皮肤表面消毒	不可用带齿槽的卵圆钳夹持脏器，以免损伤脏器		图 13-1-38
阻断钳 （无伤钳）	钳	16	220mm 60° 5mm×55mm	根据应用部位选取相应的适宜血管的阻断钳，阻断钳有各种不同的形状	用于血管阻断	不可夹持缝针		图 13-1-39
剥离器	剥离器	2	185mm 3mm 钝头	头端光滑		不能用作其他部位的剥离作用		图 13-1-40

（2）精细手术器械

表 13-1-9　肝移植手术入路精细手术器械表

名称	类别	数量	常用规格	描述	应用范围	使用注意事项	附图	编号
精细剪刀	剪	8	180mm 精细型	弯，钝/钝	用于修剪血管和剪断组织	选择合适血管的相应剪刀，不可用于剪其他物品，以免损伤剪刀		图 13-1-41
精细镊子	镊	6	240mm 宽 2mm	工作端防损伤	用于夹持组织和缝针	注意选取相应大小的镊子		图 13-1-42
哈巴狗钳	钳	10	50mm 27mm 弯型		用于钳夹血管以暂时阻断血流	选取适合血管的哈巴狗		图 13-1-43
胆道探子	扩张器	1	直径 4mm	头端钝圆光滑	用于探查胆道走行	选择合适尺寸的胆道探子		图 13-1-44
笔式持针器	钳	1	180mm 0.4mm 网格纹	用时如用笔，称为笔式持针器	用于夹持型号小的血管缝线	不能用于夹持型号大的血管缝线，以免损伤持针器		图 13-1-45
钛夹钳	钳	4	203mm 25°	钛夹分大号和小号，用于施夹相应型号的钛夹	用于永久性夹闭小血管	注意钛夹钳大小与钛夹相对应		图 13-1-46

2. 公民捐献肝移植手术入路——手术步骤及使用器械

表 13-1-10　公民捐献肝移植手术入路手术步骤及使用器械表

主要手术步骤 1	主要手术步骤 2	使用器械名称	使用器械编号
切口	"人"字形切口	手术刀	图 13-1-36
游离肝脏	游离解剖镰状韧带，左右三角韧带，至肝上下腔静脉，结扎完全切除韧带中的侧支静脉，游离膈静脉，显露肝上下腔静脉	镊子 直角钳 剪刀 大弯钳	图 13-1-35 图 13-1-30 图 13-1-34 图 13-1-29
上拉钩	上拉钩用以充分显露术野，拉钩下垫湿纱布	盘状拉钩	
解剖第一肝门	先解剖肝动脉，自肝固有动脉一直游离到肝左、右动脉的分叉部。靠近肝内将其结扎、切断；继而分离胆总管，在左、右肝管汇合处离断胆管，并保留胆总管周围的组织保证胆总管的血供。分离门静脉，术者先用分离钩（小直角）分离，一助用扁桃体钳带丝线结扎，精细钳子夹，剪刀再剪组织与线，接着 7 号丝线结扎、剪线。重复以上分离方法	直角钳 剪刀 镊子 大弯钳	图 13-1-30 图 13-1-34 图 13-1-35 图 13-1-29
解剖第三肝门	结扎第三肝门处汇入下腔静脉的各条肝短静脉，直到显露肝右静脉。肝短静脉的数量不一，而且管壁薄，长度短，极易撕裂，造成出血。分离这些肝短静脉一般用钛夹或丝线分离结扎，然后小心切断	镊子 直角钳 剪刀 大弯钳 钛夹钳	图 13-1-35 图 13-1-30 图 13-1-34 图 13-1-29 图 13-1-46
解剖第二肝门	充分显露肝中静脉和肝左静脉后，紧贴下腔静脉用阻断钳阻断其共同开口，于两肝静脉出肝处切断，作为受体静脉吻合口	镊子 直角钳 剪刀 大弯钳	图 13-1-35 图 13-1-30 图 13-1-34 图 13-1-29
病肝切除	用阻断钳阻断肝上下腔静脉、肝下下腔静脉和门静脉	阻断钳 镊子 剪刀	图 13-1-39 图 13-1-35 图 13-1-34
供肝植入	吻合肝上下腔静脉、肝下下腔静脉、用 3-0、4-0、血管线进行吻合。吻合肝下下腔静脉的时候用输血器接蛋白水冲洗门静脉，将门静脉中的 UW 液排出	镊子 剪刀 笔式持针器	图 13-1-35 图 13-1-34 图 13-1-45
门静脉吻合	用 5-0 吻合线吻合门静脉，吻合完成后用热水冲洗进行复温	镊子 剪刀 笔式持针器	图 13-1-35 图 13-1-34 图 13-1-45
动脉吻合	用 7-0 吻合线吻合动脉，肝素水冲洗	精细镊子 精细剪刀 笔式持针器	图 13-1-42 图 13-1-41 图 13-1-45
术中 B 超	做术中 B 超，查看血管血流情况	B 超探头、B 超机	
胆道重建	7-0 吻合线吻合胆道	粗细镊子 粗细剪刀 笔式持针器	图 13-1-42 图 13-1-41 图 13-1-45
关腹	止血后放引流，然后关腹	中弯 持针器 镊子 剪刀	图 13-1-28 图 13-1-32 图 13-1-35 图 13-1-34
术后	术后检查患者各个管路是否通畅，皮肤情况是否完好		

3. 亲体肝移植供体手术入路——手术步骤及使用器械

表 13-1-11　亲体肝移植供体手术入路手术步骤及使用器械表

主要手术步骤 1	主要手术步骤 2	使用器械名称	使用器械编号
切口	采用上腹部正中切口。切口上端应达剑突，以充分显露肝上下腔静脉	手术刀	图 13-1-36
游离肝周韧带	切断肝圆韧带、镰状韧带、左三角韧带、左冠状韧带	中弯 剪刀 镊子 大弯钳	图 13-1-28 图 13-1-34 图 13-1-35 图 13-1-29
上拉钩	用拉钩充分显露手术野，拉钩下垫湿纱布	盘状拉钩	
游离左侧肝脏裸区	显露肝左静脉、肝中静脉与下腔静脉汇合处	直角钳 镊子 剪刀 大弯钳	图 13-1-30 图 13-1-35 图 13-1-34 图 13-1-29
解剖肝门	显露肝左动脉。于肝左动脉后内侧游离门静脉左支至其与门静脉右支汇合处，充分显露门静脉左支	直角钳 镊子 精细剪刀 大弯钳	图 13-1-30 图 13-1-35 图 13-1-41 图 13-1-29
劈离肝脏	用电刀在肝脏上进行标记，然后用超吸刀和超声刀进行劈离，滴水双极电凝止血，离断中遇到的管状结构用钛夹夹闭或者结扎或缝扎后切断	超吸刀 超声刀 直角钳 镊子 滴水双极 钛夹钳 大弯钳	 图 13-1-30 图 13-1-35 图 13-1-46 图 13-1-29
胆道造影	目的是了解胆管的解剖变异情况，精确定位左肝管离断位置，确保供肝只有一个肝管开口，预防胆道损伤	Y 形套管针 哈巴狗钳	 图 13-1-43
劈离完成	劈离完成后，用动脉夹和阻断钳夹闭，依次切断肝左动脉，门静脉左支和肝左静脉，用 5-0, 6-0 血管缝线缝合	阻断钳 剪刀 镊子	图 13-1-39 图 13-1-34 图 13-1-35
供肝灌注及修复	在劈离肝脏过程中，巡回护士应准备好修肝台，备好冰碎，备好灌注用的管路及液体，秤、尺子、6-0 线。用 4℃ HTK 进行肝脏灌注（HTK 中加一支肝素，2000mlHTK+100mg 肝素钠）灌注好后称重	—	—
关腹	吻合完血管，止血完成后关腹	中弯 镊子 剪刀 持针器	图 13-1-28 图 13-1-35 图 13-1-34 图 13-1-32
术后	术后检查患者皮肤状况，各个管路通畅情况		

4. 亲体肝移植受体手术入路——手术步骤及使用器械

表 13-1-12　亲体肝移植受体手术入路手术步骤及使用器械表

主要手术步骤 1	主要手术步骤 2	使用器械名称	使用器械编号
切口	肋缘下横切口，视情况决定是否开纵口	手术刀	图 13-1-36
分离粘连	一般胆道闭锁的小儿都做过葛西手术，所以腹腔内有不同程度的粘连	直角钳 镊子 大弯钳	图 13-1-30 图 13-1-35 图 13-1-29
分离解剖葛西手术的胆肠吻合处	7 号线结扎离断、碘伏棉签擦拭	直角钳 镊子 大弯钳	图 13-1-30 图 13-1-35 图 13-1-29
解剖第一肝门	第一肝门由肝固有动脉、门静脉、胆总管（含肝总管）组成。分离出后用血管牵引带牵引	直角钳（小） 镊子 剪刀 大弯钳	图 13-1-30 图 13-1-35 图 13-1-34 图 13-1-29
解剖第二肝门	第二肝门是肝脏血液的流出道，包括肝静脉（分为左、中、右）及其与下腔静脉汇合处。分离钩分离，结扎线结扎	镊子 直角钳 剪刀 大弯钳	图 13-1-35 图 13-1-30 图 13-1-34 图 13-1-29
解剖第三肝门	在肝后下腔静脉段，有一些直接开口于下腔静脉的细小、短而直的肝静脉（又称肝短静脉）。一般有 4～8 支，最少的 3 支，最多达 31 支，主要汇集尾状叶和右后叶脏面区血液。肝短静脉通常用钛夹夹闭或是丝线结扎后切断	镊子 直角钳（小） 剪刀 钛夹钳 大弯钳	图 13-1-35 图 13-1-30 图 13-1-34 图 13-1-46 图 13-1-29
病肝游离及松解	用分离钩、氩气刀进行病肝的充分游离	镊子 直角钳 大弯钳	图 13-1-35 图 13-1-30 图 13-1-29
病肝切除	动脉夹及阻断钳夹闭，离断动脉、肝静脉、门脉、完成病肝切除	哈巴狗钳 阻断钳 剪刀	图 13-1-43 图 13-1-39 图 13-1-34
供肝植入	器械护士应提前将供肝准备好，弯盘里放碎冰和纱布将供肝放在上面，以便及时送到术野处进行吻合。依次缝合肝上静脉、门脉，用 5-0、6-0 血管缝线进行缝合（门静脉吻合完后用热水冲洗复温）	笔式持针器 精细镊子 精细剪刀	图 13-1-45 图 13-1-42 图 13-1-41
动脉吻合	用 8-0 血管线进行动脉吻合，肝素水冲洗	精细镊子（动脉用） 精细剪刀 笔式持针器	图 13-1-42 图 13-1-41 图 13-1-45
术中 B 超	术中做 B 超，查看血管血流情况	B 超探头、B 超机	
胆道重建	胆肠吻合，用 7-0 缝线吻合。若患儿未做过葛西手术，则需要重新建立一个肠襻来进行胆肠吻合。通常旷置的肠襻长度要超过 40cm，以避免术后反流性胆管炎	精细镊子 笔式持针器 精细剪刀	图 13-1-42 图 13-1-45 图 13-1-41
关腹	止血完毕后，放引流管，关腹	中弯 镊子 持针器 剪刀	图 13-1-28 图 13-1-35 图 13-1-32 图 13-1-34
术后	术后检查受体皮肤状况，各个管路通畅情况		

（六）心脏移植手术入路

1. 手术器械配置

（1）基础手术器械

表 13-1-13　心脏移植手术入路基础手术器械配置表

名称	类别	数量	常用规格	描述	应用范围	使用注意事项	附图	编号
卵圆钳	钳	2	长度 245mm 直、弯	工作端为圆形或椭圆形，带有横槽，环柄处带有棘齿	用于夹持消毒纱球，进行皮肤表面消毒	不可用卵圆钳夹持脏器，以免对脏器带来损伤		图 13-1-47
巾钳	钳	2	110mm 135mm	工作端有穿透、半穿透、不穿透三种类型，要根据铺巾来选择。若铺巾为棉布，建议使用穿透、半穿透巾钳；若铺巾为一次性无纺布，建议使用不穿透巾钳	用于夹持治疗巾，规范导管、导线	不可用巾钳夹持脏器，以免对脏器带来损伤		图 13-1-48
手术刀	刀	2	3#、4# 刀柄 22#、11# 尖刀片	刀柄有长短大小之分，一般为可重复使用。刀片为一次性使用	划皮逐层分离，按照表皮层、肌肉层、黏膜层依次分离	刀片的无菌包装是否被破坏		图 13-1-49
线剪	剪	2	145mm 180mm		用于手术中剪切缝线。不同深部的剪切，使用合适长度的线剪	不可用于剪敷料等硬物质		图 13-1-50
钢丝剪	剪	1	180～240mm	剪切钢丝或克氏针，普通缝线通常不能应对胸廓较大的张力，故需使用钢丝进行闭合。钢丝剪用于剪断钢丝	关闭胸腔时，所剪切钢丝或克氏针的粗细是否符合剪切范围，超过剪切范围的材质容易造成钢丝剪刃口变钝	使用前应注意所剪切钢丝或克氏针的粗细是否符合剪切范围，超过剪切范围的材质容易造成钢丝剪刃口变钝		图 13-1-51
组织镊	镊	2	130mm	有长短及有无齿之分	适用于夹持和提起组织以利于解剖及缝合，也可夹持缝针及敷料等	不能夹持脆弱脏器或血管		图 13-1-52

续表

名称	类别	数量	常用规格	描述	应用范围	使用注意事项	附图	编号
持针器	钳	3	180mm	一般分为普通不锈钢工作端和碳钨镶片工作端两种，碳钨镶片上的网格有0.5、0.4、0.2和光面四种，分别对应夹持3/0及更大针、4/0～6/0、6/0～10/0、9/0～11/0针	用于夹持缝针、缝合组织及缝扎出血部位	使用碳钨镶片持针器时注意其对应的缝针型号，避免缝针过粗导致镶片断裂		图13-1-53
钢丝持针器	钳	1	180mm	夹持钢丝缝针，用于骨科或胸外科。工作端为碳钨镶片，夹持缝针相比普通不锈钢持针器更稳固	关闭胸腔时，普通缝线通常不能应对胸廓较大的张力，故需使用钢丝进行闭合，钢丝持针器用于夹持钢丝缝针	夹持范围以内的钢丝直径		图13-1-54
可可钳	钳	2	180～220mm有齿	工作端有1:2齿，用于夹闭比较厚器官、组织	开胸时，可用于夹持剑突，以便胸骨锯开胸操作	夹持骨骼过程中应注意避免操作不当导致工作端变形错齿		图13-1-55
钢丝钳	钳	8	200mm	夹持钢丝或者克氏针	关闭胸腔时，普通缝线通常不能应对胸廓较大的张力，故需使用钢丝进行闭合，钢丝钳可用于拧紧钢丝尾端以便固定胸骨	小心操作，防止胸骨过度牵拉		图13-1-56
直角拉钩	拉钩	2	长度21cm平钩状	中空或者长条形手柄，便于牵拉	用于皮肤肌肉牵拉	选择合适尺寸的拉钩		图13-1-57

续表

名称	类别	数量	常用规格	描述	应用范围	使用注意事项	附图	编号
肋骨牵开器	拉钩	1	套件含框架和叶片	由支架连接2个半弧形撑开翼组成，其宽度及深度适用于前胸壁的胸骨撑开	可将胸骨切口撑开到一定范围	选择合适尺寸的牵开器		图13-1-58
胸骨锯	动力系统	1套	一般分为高速胸骨锯与摆动胸骨锯。其胸骨锯主机及锯片设计均不同	包含胸骨锯主机、胸骨保护鞘、电池、充电器，一次性使用耗材为胸骨锯锯片	适用于正中胸骨劈开。高速胸骨锯适用于首次开胸的成人患者。摆动胸骨锯适用于二次开胸患者或小儿患者	根据不同的患者选用不同的胸骨锯及锯片，避免损伤胸廓内组织		图13-1-59

（2）心脏移植手术器械

表13-1-14　心脏移植手术器械配置表

名称	类别	数量	常用规格	描述	应用范围	使用注意事项	附图	编号
组织剪	剪	2	145mm 180mm	又称梅奥剪或解剖剪	用于剪切组织和血管，或钝性分离组织和血管	不可用于剪切缝线或其他物品		图13-1-60
弯蚊式	钳	18	125mm		根据操作范围，建立体外循环时使用，用于夹闭血管止血、提拉组织等操作	不可用于夹闭脆弱组织或器官，会造成不可逆的损伤。避免用于固定敷料、导管等，以免工作端发生变形、错齿等损坏		图13-1-61
直蚊式	钳	2	125mm 直	工作端为直型	用于缝线的牵引	不能用于夹持脆弱脏器及神经		图13-1-62
中弯	钳	6	160mm	中弯止血钳	适用于血管的止血，分离血管及神经结缔组织，缝线的牵引	不能用于夹持脆弱脏器及神经		图13-1-63
长弯钳	钳	6	200mm 弯	长弯止血钳	用于较深血管夹闭止血、提拉组织等操作	不能用于夹持脆弱脏器及神经		图13-1-64

续表

名称	类别	数量	常用规格	描述	应用范围	使用注意事项	附图	编号
无损伤镊	镊	2	240mm 宽2mm	DEBAKEY齿形，无损伤镊	用于夹持血管、神经等精细组织	不可用于拔持缝针		图13-1-65
直角钳	钳	4	230mm	直角	用于游离上下腔静脉、主动脉等血管后壁组织	注意选取相应组织大小的直角钳		图13-1-66
艾利斯	钳	8	155mm 5×6齿	对组织的压榨较血管钳轻，故一般用以夹持软组织，不易滑脱，如夹持牵引被切除的病变部位，以利于手术进行，钳夹纱布垫与切口边缘的皮下组织，避免切口内组织被污染	用于固定各种管道	不能夹持或牵拉内脏、神经、血管等脆弱组织		图13-1-67
管道钳	钳	4	180mm	直型，锯齿状夹口	固定体外循环管道	不可用于夹持脏器		图13-1-68
主动脉无损伤阻断钳	钳	2	275mm 60° 100mm×65mm	根据应用部位选取相应的合适血管的阻断钳，阻断钳有各种不同的形状	用于阻断升主动脉	不可钳夹其他组织及物品		图13-1-69

2.手术步骤及使用器械

表13-1-15 受者心脏移植手术步骤及使用器械表

主要手术步骤1	主要手术步骤2	使用器械名称	使用器械编号
胸骨正中切口	皮肤切口：自胸骨切迹1cm，至剑突尖端下1～2cm的纵行切口，22#圆刀切开皮肤，电刀切开皮下组织，电凝止血。用电刀切开胸骨中线的骨膜，作为劈开胸骨的标记	手术刀	图13-1-49
	劈开胸骨：暂停呼吸，用胸骨锯自下而上（或切开两锁骨头之间的纤维带，自上而下）沿胸骨正中线劈开胸骨	可可钳 胸骨锯	图13-1-55 图13-1-59

续表

主要手术步骤 1	主要手术步骤 2	使用器械名称	使用器械编号
胸骨正中切口	止血：胸骨前后的骨膜电凝止血，骨髓腔断面涂骨蜡止血	直角拉钩	图 13-1-57
	显露心脏：用胸骨牵开器牵开胸骨后，电刀游离胸腺直至主动脉返折平面	肋骨牵开器	图 13-1-58
	打开心包：电刀于正中线切开心包，向上直至主动脉返折处，心包切口的下端向两侧分别做 2～4cm 的横切口，使心包切口呈倒 "T" 形。9mm×24mm 圆针 0 号丝线悬吊心包，将牵开器置入心包腔后缓慢撑开以显露心脏	组织镊 持针器 线剪	图 13-1-52 图 13-1-53 图 13-1-50
关胸	钢丝固定胸骨：通过两侧胸骨的两边肋间做 5-6 带钢丝针对合或 "8" 字缝合，严密止血。分别拧转钢丝使胸骨断缘紧密对合	钢丝持针器 钢丝钳 钢丝剪	图 13-1-54 图 13-1-56 图 13-1-51
	切口缝合：逐层缝合肌肉、皮下组织及皮肤	组织镊 持针器 线剪	图 13-1-52 图 13-1-53 图 13-1-50

（七）肺移植手术入路

1.后外侧切口

（1）手术器械配置

表 13-1-16 后外侧切口手术器械配置表

名称	类别	数量	常用规格	描述	应用范围	使用注意事项	附图	编号
卵圆钳	钳	2	长度 245mm 直、弯	又称海绵钳、持物钳，分直型和弯型，工作端分为有齿和光滑两种	夹持脏器，如肺、肠时，需使用光滑工作端的卵圆钳	不能夹持重物		图 13-1-70
巾钳	钳	4	110mm 135mm	又称布巾钳，常用的巾钳工作端为尖锐头，也有钝头巾钳	用于手术中固定手术铺巾	尖锐工作端的巾钳会穿刺敷料，可使用钝头巾钳代替		图 13-1-71
手术刀	刀	3	7#、4# 刀柄 22#、15# 圆刀片 11# 尖刀片	刀柄一般为可重复使用，刀片为一次性使用	划皮逐层分离，按照表皮层、肌肉层、黏膜层依次分离	刀片的无菌包装是否被破坏		图 13-1-72
线剪	剪	2	145mm 180mm	用于手术中剪切缝线。专用的线剪应有锯齿刃口，剪线时以免缝线滑脱，关节处具备防卡线设计	不同深部的剪切，使用合适长度的线剪	不可用于剪敷料等硬物质		图 13-1-73
组织镊	镊	2	180～230mm	工作端为真空焊接的碳钨镶片，耐磨损、无损伤，适合习惯用镊子夹持缝针的手术医师使用	适用于连续缝合过程中，夹持组织或者缝针	不可夹持非常规物体，避免较精细的头端错齿		图 13-1-74

续表

名称	类别	数量	常用规格	描述	应用范围	使用注意事项	附图	编号
持针器	钳	2	180～250mm	一般分为普通不锈钢工作端和碳钨镶片工作端两种，碳钨镶片上的网格有0.5、0.4、0.2和光面四种，分别对应夹持3/0及更大针、4/0～6/0、6/0～10/0、9/0～11/0针	用于夹持缝针、缝合组织及缝扎出血部位	使用碳钨镶片持针器时注意其对应的缝针型号，避免缝针过粗导致镶片断裂		图13-1-75
可可钳	钳	2	180～220mm 有齿	工作端有1：2齿	开胸时，可用于夹持剑突，以便胸骨锯开胸操作，也可用于夹闭比较厚的器官和组织	夹持骨骼过程中应注意避免操作不当导致工作端变形、错齿		图13-1-76
皮肤拉钩	拉钩	2	工作端3齿、4齿、5齿整体长度165mm 180mm	锐性或钝性微弯工作端，中空或者长条形手柄，便于牵拉	用于肌肉等组织的钝性分离，切开心包等操作	不可用于血管、脏器等组织的牵拉，以免造成损伤		图13-1-77
肩胛拉钩	拉钩	2	190mm	工作端平宽，手持端带把手，便于牵拉	供胸腔镜手术时牵拉肩胛骨	仅用于牵拉肩胛骨		图13-1-78
肋骨牵开器	拉钩	2	150mm	由固定器和活动支架组成，固定器可将肋骨卡入凹槽，活动支架将肋间撑开	牵开胸骨	注意慢速操作，以防过快操作致肋骨骨折		图13-1-79
无损伤止血钳	钳	12	125～160mm		根据操作范围，选择适合的长度，建立入路一般使用125mm蚊式钳或145mm小弯钳用于夹闭血管止血、提拉组织等操作	止血钳不可用于夹闭脆弱组织或器官，会造成不可逆的损伤。避免用止血钳固定敷料、导管等，以免工作端发生变形、错齿等损坏		图13-1-80

名称	类别	数量	常用规格	描述	应用范围	使用注意事项	附图	编号
肋骨剪	剪	4	340mm	单关节，供咬剪、修整人体部位骨骼用	切断肋骨	注意平整切断肋骨，便于止血和重塑肋骨		图 13-1-81
肋骨合拢器	拉钩	111	200mm	由固定器和活动支架组成，双爪，钝性	闭合肋间	注意减少肌肉损伤，闭合时张力适当		图 13-1-82

（2）手术步骤及使用器械

表 13-1-17　后外侧切口入路手术步骤及使用器械表

主要手术步骤 1	主要手术步骤 2	使用器械名称	使用器械编号
患者取侧卧位，皮肤切口呈新月形或"S"形，由背阔肌前沿附近（腋前线）开始，向后在肩胛角下 2～3cm 处绕行，而后向上沿肩胛骨后缘与脊柱中线之间走行。长度及经过的肋间根据手术决定	常规消毒，22# 圆刀切开皮肤，电刀切开皮下组织，电凝止血	卵圆钳 巾钳 手术刀	图 13-1-70 图 13-1-71 图 13-1-72
切开肌肉至肋骨	使用电刀切开第一层肌肉——斜方肌和背阔肌，继续切开第二层肌肉——菱形肌、后锯肌、前锯肌。肌肉表面予以结扎止血	皮肤拉钩 无损伤止血钳	图 13-1-77 图 13-1-80
切开肋间肌进胸	用牵开器将肩胛骨抬起，于肩胛下用手自上而下扪数肋骨，如此可确定所要切开肋间的位置，沿肋骨上缘用电刀切开肋间肌	肩胛拉钩	图 13-1-78
切断后肋（可选）	游离切口后肋周围骨膜，以肋骨剪切断肋骨	肋骨剪	图 13-1-81
关胸	留置胸腔闭式引流管，用 0 号可吸收缝线绕肋骨 "8" 字缝合	肋骨合拢器 持针器 组织镊 线剪	图 13-1-82 图 13-1-75 图 13-1-74 图 13-1-73
关闭切口	逐层缝合肌肉、皮下组织及皮肤	组织镊 持针器 线剪	图 13-1-74 图 13-1-75 图 13-1-73

2. 横断胸骨的双侧开胸切口（蚌壳式切口）

（1）手术器械配置

表 13-1-18　蚌壳式切口手术器械配置表

名称	类别	数量	常用规格	描述	应用范围	使用注意事项	附图	编号
卵圆钳	钳	2	长度245mm 直、弯	又称海绵钳、持物钳，分直型和弯型，工作端分为有齿和光滑两种	用于夹持脏器，如肺、肠时，需使用光滑工作端的卵圆钳	夹持脏器，如肺、肠时，需使用光滑工作端的卵圆钳		图 13-1-83
巾钳	钳	4	110mm 135mm	又称为布巾钳，常用的巾钳工作端为尖锐头，也有钝头巾钳	用于手术中固定手术铺巾	尖锐工作端的巾钳会穿刺敷料，可使用钝头巾钳代替		图 13-1-84
手术刀	刀	3	7#、4#刀柄 22#、15#圆刀片 11#尖刀片	刀柄一般为可重复使用，刀片为一次性使用	划皮逐层分离，按照表皮层、肌肉层、黏膜层依次分离	刀片的无菌包装是否被破坏		图 13-1-85
线剪	剪	2	145mm 180mm	用于手术中剪切缝线。专用的线剪应有锯齿刃口，剪线时以免缝线滑脱，关节处具备防卡线设计	不同深部的剪切，使用合适长度的线剪	不可用于剪敷料等硬物质		图 13-1-86
组织剪	剪	2	145mm 180mm	头端有直、弯两种类型，大小长短不一，又称梅奥剪	用于剪切组织，钝性分离组织、血管	不可用于剪线或者敷料等非人体组织		图 13-1-87
钢丝剪	剪	1	180～240mm		关闭胸腔时，普通缝线通常不能应对胸廓较大的张力，故需使用钢丝进行闭合，钢丝剪用于剪断钢丝	使用前应注意所剪切钢丝的粗细是否符合剪切范围，超过剪切范围的材质容易造成钢丝剪刃口变钝		图 13-1-88
组织镊	镊	2	180～230mm	工作端为真空焊接的碳钨镶片，耐磨损、无损伤，适合习惯用镊子夹持缝针的手术医师使用	适用于连续缝合过程中，夹持组织或者缝针	不可夹持非常规物体，避免较精细的头端错齿		图 13-1-89

名称	类别	数量	常用规格	描述	应用范围	使用注意事项	附图	编号
持针器	钳	2	180～250mm	一般分为普通不锈钢工作端和碳钨镶片工作端两种，碳钨镶片上的网格有 0.5、0.4、0.2 和光面四种，分别对应夹持 3/0 及更大针、4/0～6/0、6/0～10/0、9/0～11/0 针	用于夹持缝针、缝合组织及缝扎出血部位等操作	使用碳钨镶片持针器时注意其对应的缝针型号，避免缝针过粗导致镶片断裂		图 13-1-90
钢丝持针器	钳	2	180mm	夹持钢丝缝针，用于骨科或胸外科。工作端为碳钨镶片，夹持缝针相比普通不锈钢持针器更稳固	关闭胸腔时，普通缝线通常不能应对胸廓较大的张力，故需使用钢丝进行闭合，钢丝持针器用于夹持钢丝缝针	使用前确认钢丝大小符合规范		图 13-1-91
可可钳	钳	2	180～220mm 有齿	工作端有 1∶2 齿，用于夹闭比较厚的器官和组织	开胸时，可用于夹持剑突，以便胸骨锯开胸操作	夹持骨骼过程中应注意避免操作不当导致工作端变形、错齿		图 13-1-92
无损伤止血钳	钳	2	180～220mm		根据操作范围，选择适合的长度，建立入路一般使用 125mm 蚊式钳或 145mm 小弯钳 用于夹闭血管止血、提拉组织等操作	不可用于夹闭脆弱组织或器官，会造成不可逆的损伤。避免用止血钳固定敷料、导管等，以免工作端发生变形、错齿等损坏		图 13-1-93
钢丝钳	钳	2	200mm		关闭胸腔时，普通缝线通常不能应对胸廓较大的张力，故需使用钢丝进行闭合，钢丝钳可用于拧紧钢丝尾端以便固定胸骨	拧紧钢丝尾端时注意张力，不宜过高或过低		图 13-1-94
皮肤拉钩	拉钩	2	工作端有 3 齿、4 齿、5 齿 整体长度 165mm 180mm	锐性或钝性微弯工作端，中空或者长条形手柄，便于牵拉	用于肌肉等组织的钝性分离，切开心包等操作	不可用于血管、脏器等组织的牵拉，以免造成损伤		图 13-1-95

续表

名称	类别	数量	常用规格	描述	应用范围	使用注意事项	附图	编号
肋骨牵开器	拉钩	2	150mm	由固定器和活动支架组成,固定器可将肋骨卡入凹槽,活动支架将肋间撑开	牵开胸骨	注意慢速操作,以防过快操作致肋骨骨折		图 13-1-96
胸骨锯	动力系统	1	一般分为往复锯与摆动锯。其胸骨锯主机及锯片设计均不同	包含胸骨锯主机、胸骨保护鞘、电池、充电器,一次性使用耗材为胸骨锯锯片	适用于正中胸骨劈开 往复锯适用于首次开胸的成年患者。摆动锯又称二次开胸锯,适用于二次开胸成人或儿童患者	根据患者选用不同的胸骨锯及锯片,避免损伤胸廓内组织		图 13-1-97

(2)手术步骤及使用器械

表 13-1-19 蚌壳式切口手术步骤及使用器械表

主要手术步骤 1	主要手术步骤 2	使用器械名称	使用器械编号
仰卧位,两上肢外展。沿两侧乳房下缘做弧形切口,中部相连,横过胸骨	22# 圆刀切开皮肤,电刀切开皮下组织,电凝止血。用电刀切开胸骨横断线的骨膜,作为劈开胸骨的标记	卵圆钳 巾钳 手术刀	图 13-1-83 图 13-1-84 图 13-1-85
进胸	经双侧第 3 前肋间或第 4 肋间沿肋骨上缘切开肋间肌进入胸腔	皮肤拉钩 组织镊 无损伤止血钳	图 13-1-95 图 13-1-89 图 13-1-93
结扎血管	在胸骨缘左右两侧外 2cm 处显露胸廓内血管,双重结扎其上、下两端后切断	组织镊 无损伤止血钳 线剪	图 13-1-89 图 13-1-93 图 13-1-86
用胸骨锯横断胸骨	暂停呼吸,用胸骨锯自操作者侧向对侧横行劈开胸骨	可可钳 胸骨锯	图 13-1-92 图 13-1-97
止血	胸骨上下的骨膜电凝止血,骨髓腔断面涂骨蜡止血	皮肤拉钩	图 13-1-95
牵开胸骨	胸骨牵开器牵开胸骨	肋骨牵开器	图 13-1-96
关胸	用钢丝通过两侧胸骨缝合,严密止血。分别拧转钢丝使胸骨断缘紧密对合。用 0 号可吸收缝线绕肋骨 "8" 字缝合	持针器 钢丝持针器 钢丝钳 钢丝剪	图 13-1-90 图 13-1-91 图 13-1-94 图 13-1-88
关闭切口	逐层缝合肌肉、皮下组织及皮肤	组织镊 持针器 线剪	图 13-1-89 图 13-1-90 图 13-1-86

第二节　肾脏移植手术

一、概述

（一）肾移植的定义

将某个体的正常肾用手术方法移植到另一个体（异体）体内的技术，肾移植是目前治疗终末期肾病（ESRD）患者最理想的方法。

（二）手术方法

肾移植手术，是器官移植手术当中较为常见的一类手术，包括取肾、修肾及肾脏移植三大步骤。其中取肾的肾脏来源又分为尸体器官捐献（包括有心搏死亡即为脑死亡器官捐献——DBD、无心搏死亡器官捐献——DCD）、活体器官捐献（包括亲属活体、非亲属活体）。

当慢性肾功能不全发展至终末期，肾移植是目前临床上针对终末期肾病患者而言最为有效的治疗方法。术者通过对移植肾动、静脉重建，输尿管膀胱再植的方法将健康者的一侧肾脏移植至尿毒症患者一侧髂窝，以支持患者正常的代谢需求。通常移植肾静脉吻合选择髂外静脉，移植肾动脉吻合选择髂内动脉，如若血管条件不理想，或需要吻合多支动脉时则会同时选择髂外动脉，旨在保证肾脏的血供达到预期的满意效果。同时近年来由于手术技术的成熟，一部分走在肾移植领域前列的优秀工作者，更是将受者的切口缩短到了极致，可在 4 ～ 5cm 的切口范围内完成整个肾脏移植过程，为该类患者的创伤减少到了最小程度。

（三）常见手术方式

1. 供肾切取术

（1）尸体取肾：①尸体供肾整块切取术；②尸体供肾分侧切取术；③尸体供肾的肝肾（胰）等多器官联合切取术。由于目前供器官严重短缺，因此，基本不会单独切取肾脏，大多都会同时切取肝肾，甚至胰腺以供移植，故本节介绍 DCD 器官捐献的肝肾（胰）联合切取术。

（2）活体供肾开放切取术。

（3）活体供肾腹腔镜切取术。

2. 供肾修整术

3. 肾移植术

二、供肾切取术

（一）尸体供肾切取术

1. 手术体位　仰卧位。

2. 手术器械配置

（1）基础手术器械

表 13-2-1　尸体供肾切取术基础手术器械配置表

名称	类别	数量	常用规格	描述	应用范围	使用注意事项	附图	编号
手术刀	刀	3	7#、4# 刀柄 22# 圆刀片 11# 尖刀片	4# 刀柄装 20# 刀片，7# 刀柄装 11# 刀片。刀柄可重复使用，刀片为一次性使用	圆刀片用于切开皮肤及解剖组织	刀片的无菌包装是否完好，刀片是否完整		图 13-2-1

续表

名称	类别	数量	常用规格	描述	应用范围	使用注意事项	附图	编号
组织镊（有齿镊）	镊	2	125mm	镊的尖端有齿，分为单齿、双齿和多齿，多用单齿	用于夹持和提起组织，如皮肤、筋膜、肌腱、瘢痕等坚韧组织，辅助解剖及缝合组织，也可夹持缝针及敷料	尖端有齿，对组织有一定损伤，仅用于夹持坚韧的组织，不能夹取脆弱器官，如肠、肝脏、肾脏，以免造成损伤和出血		图 13-2-2
无齿镊	镊	2	250mm	尖端无齿	夹持较脆弱的组织如胃肠道壁黏膜、腹膜等，损伤性较小，也可夹取纱布、缝线等	不能夹持神经及血管		图 13-2-3
卵圆钳	钳	3	250mm 弯 无齿纹 1 个 有齿纹 2 个	头端为圆形或椭圆形，根据头端有无齿纹可分为有齿卵圆钳和无齿卵圆钳，根据形状分为弯型卵圆钳和直型卵圆钳	头端有齿纹，多用于消毒、夹持敷料；头端无齿纹可用于提持脆弱组织如肺叶、肠管或子宫	不能夹持重物		图 13-2-4
皮肤拉钩	拉钩	2	220mm 8.5mm×19mm 4 齿	板式有孔，耙形	用于浅表切口牵开显露，多用于切开皮肤后浅层显露	不可牵拉脆弱组织或脏器		图 13-2-5
双头腹部拉钩	拉钩	2	280mm	分为单头和双头，拉钩侧面有弧度，保护腹壁不受损伤	用于牵开腹壁，显露腹腔、盆腔脏器	拉钩浸湿后使用，防止拉钩面磨损组织		图 13-2-6
S 拉钩	拉钩	1	48mm 宽	S 形的腹腔深部拉钩	用于牵拉显露腹部深部的手术野或脏器	使用时用湿纱垫将拉钩与组织隔开，缓解长时间压迫组织造成损伤		图 13-2-7
线剪	剪	1	180mm	头端为双尖头	一般为洗手护士在手术台上自行使用，用于剪线、剪敷料	注意区别线剪与组织剪		图 13-2-8

续表

名称	类别	数量	常用规格	描述	应用范围	使用注意事项	附图	编号
组织剪	剪	2	180mm 200mm 厚刃各1个	厚刃、钝弯剪	用于游离、剪开浅部组织	注意区别线剪与组织剪		图13-2-9
解剖剪	剪	2	200mm 250mm	薄刃、锐利，头端弯型	用于游离、剪开深部组织，或锐性分离组织和血管	不可用于剪线、敷料，以免刃面变钝		图13-2-10
弯蚊式	钳	4	125mm	头部弯形、较细小	适用于分离小血管及神经周围的组织，用于小血管和微血管的止血，有时也用于夹持缝线牵引	不适宜夹持大块或较硬的组织		图13-2-11
弯止血钳	钳	16	160mm 180mm 200mm 240mm 各4把	为全齿钳，根据长度、粗细不同有不同命名	根据操作范围，选择合适长度，钳带线结扎止血 用于分离、钳夹组织、血管止血，提拉组织牵引，协助持针、夹持敷料等			图13-2-12
组织钳 （鼠齿钳）	钳	6	180mm	有不同长度，前端分粗、细齿，一般多使用细齿	用于夹持组织或皮瓣作为牵引，不易滑脱	粗齿夹持力大，对组织损伤相对大，而细齿则相反		图13-2-13
持针器	钳	5	180mm 细头1个 180mm 粗头2个 220mm 细头2个	持针器有不同长度，前端有粗细之分	用于夹持缝针，缝合组织，缝扎出血部位	粗头持针器夹持力大，固定缝针稳，多用于夹持粗针，术中最常用；细头夹持力相对小，多用于夹持小缝针		图13-2-14
巾钳	钳	2	140mm	工作端有穿透、半穿透、不穿透三种类型，要根据铺巾来选择	用于固定铺盖于手术切口周围的手术巾。若铺巾为棉布，建议使用穿透、半穿透巾钳；若铺巾为一次性无纺布，建议使用不穿透巾钳	不可用于夹持脏器		图13-2-15

续表

名称	类别	数量	常用规格	描述	应用范围	使用注意事项	附图	编号
花生米钝性剥离器	钳	1	220mm 弯	弯的可可钳上夹持花生米大小的纱布球	用于钝性分离组织	注意夹持好纱布球，避免使用中掉落		图13-2-16
直角钳	钳	2	220mm 90°1个 220mm 110°1个	工作端角度为90°、110°，头端有钝性、锐性两种	用于游离神经，血管，输尿管，肌肉等组织及牵引物的引导，钝性头端可用于分离周围血管较丰富、易分离的组织，锐性头端用于分离韧性强、较致密的组织，两种头端都可用于夹持后缝扎或结扎血管用	注意选取相应组织大小的直角钳		图13-2-17

（2）特殊手术器械

表 13-2-2　尸体供肾切取术特殊手术器械配置表

名称	类别	数量	常用规格	描述	应用范围	使用注意事项	附图	编号
骨刀	骨刀	1	205mm 10mm	前端为扁平面	刨冰	头端锋利，防止划伤		图13-2-18

3. 手术步骤及使用器械

表 13-2-3　尸体供肾切取术手术步骤及使用器械表

主要手术步骤1	主要手术步骤2	使用器械名称	使用器械编号
切口	行腹部大"十"字切口，上到剑突，下达耻骨联合，两侧至双侧腋中线	见表13-1-2	
探查腹腔	进腹探查腹腔内组织，准备大方纱及大S拉钩牵开腹腔	无齿镊 双头腹部拉钩 S拉钩	图13-2-3 图13-2-6 图13-2-7
做好低温灌注准备	巡回护士配制UW液或HTK器官灌注液，一袋1000ml灌注液里加入15mg地塞米松、40U胰岛素，用于门静脉灌注 洗手护士应将无菌冰刨成碎冰，将塑料袋套成双层，塑料袋内放入适量碎冰，准备2份。肝脏准备塑料袋，肾脏直接准备冰盒 将两组自制动静脉灌注管道递给巡回护士，连接灌注液，洗手护士排尽管道空气后，放入适量的灌注液于塑料袋内备用	骨刀	图13-2-18

主要手术步骤 1	主要手术步骤 2	使用器械名称	使用器械编号
建立供体原位低温灌注	手术医师在骶骨前用电刀切开后腹膜，分离显露腹主动脉下段。用钳带 0 号丝线在腹主动脉分叉处上方约 2cm 牵引腹主动脉阻断血流，大弯止血钳贴近分叉处夹闭阻断腹主动脉远心端，长解剖剪在大弯止血钳上方剪开腹主动脉约 0.8cm，插入已准备好的灌注管道，插入深度为开口平面以上 2～3cm，并用牵引线固定灌注管	弯止血钳 解剖剪（长） 手术刀（11# 尖刀） 直角钳 无齿镊 组织剪	图 13-2-12 图 13-2-10 图 13-2-1 图 13-2-17 图 13-2-3 图 13-2-9
	在距肠系膜根部 2cm 处找到肠系膜上静脉，将其部分游离，钳带线牵引肠系膜上静脉，尖刀纵行切开，向上插入灌注管道，插入深度约 3cm，同样固定好，弯止血钳夹闭阻断肠系膜上静脉另一侧		
	组织剪剪开左侧膈肌，显露左侧胸腔，分离左肺下叶，游离胸主动脉并用大弯止血钳夹闭阻断胸主动脉		
	经灌注管开始灌注器官保存液，同时迅速经膈打开心包，当灌注开始时，切开右心耳或者近心端下腔静脉以利于灌注液流出		
探查肝脏和肾脏	用长解剖剪剪开肝镰状韧带，探查肝脏情况，适合用于移植时，则向肝脏表面铺撒碎冰屑。同时打开双侧的肾周筋膜，检查并确认双侧肾脏灌注良好后，同法向双侧肾脏周围铺撒碎冰屑	解剖剪（长） 无齿镊 S 拉钩	图 13-2-10 图 13-2-3 图 13-2-7
灌洗胆道	用解剖剪剪开胆囊底部，排尽胆汁后，用冲洗器（内吸灌注液）冲洗胆囊 2 次	解剖剪（长） 无齿镊 S 拉钩	图 13-2-10 图 13-2-3 图 13-2-7
	在胆总管进入十二指肠处离断胆总管，观察胆总管的粗细和胆汁颜色是否正常，用 20ml 注射器抽吸器官灌注液约 20ml 并套上 20G 留置针软管持续冲洗胆道，直至胆总管断端流出液变清为止		
切取肝脏	长解剖剪分别切断肝圆韧带、镰状韧带、冠状韧带、左右三角韧带，并向左右两侧剪开膈肌至膈肌脚	解剖剪（长） 无齿镊 直角钳 弯止血钳 S 拉钩	图 13-2-10 图 13-2-3 图 13-2-17 图 13-2-12 图 13-2-7
	用手触摸肝胃韧带，了解有无肝左动脉或副肝左动脉，如有应予以保留；若不存在则可切断肝胃韧带。在紧贴十二指肠上缘处进行分离，用解剖剪剪开十二指肠外侧的腹膜		
	将胃和十二指肠向内下方牵开，以显露胰头。手术医师用解剖剪在靠近十二指肠处将其与胰头之间的连接剪断。找到肠系膜上静脉的结扎处，并在结扎线的远端分别离断肠系膜上静脉和动脉		
	在靠近膈肌处分别剪断肝脏上方的下腔静脉及腹主动脉，在肾静脉平面以上剪断下腔静脉，在肠系膜上动脉开口的下缘横行离断腹主动脉，游离整个肝脏，完整取下肝脏并置于盛满灌注保存液的塑料袋		

续表

主要手术步骤 1	主要手术步骤 2	使用器械名称	使用器械编号
切取双侧肾脏	解剖剪纵行剪开升结肠外侧的侧腹膜，向下至回盲部，向内上到达肠系膜根部 分别剪断肠系膜下动脉、胃结肠韧带、降结肠系膜及乙状结肠系膜，并将所有的肠管翻出腹腔外 在肾周脂肪囊外侧及其下内方游离双侧肾脏和相应的输尿管，在双侧髂血管平面离断输尿管，于腹主动脉灌注口稍上方用解剖剪在主动脉后方紧靠脊柱前缘游离腹主动脉、下腔静脉，将双肾及双侧输尿管呈整块一并切取下来，置于盛满灌注保存液的冰盒内	长解剖剪 无齿镊 直角钳 弯止血钳 S 拉钩	图 13-2-10 图 13-2-3 图 13-2-17 图 13-2-12 图 13-2-7
关闭切口	见表 13-1-2		

（二）活体供肾开放切取术

1. 手术体位　腰部手术侧卧位。

2. 手术器械配置

（1）基础手术器械

表 13-2-4　活体供肾开放切取术基础手术器械配置表

名称	类别	数量	常用规格	描述	应用范围	使用注意事项	附图	编号
手术刀	刀	3	7#、4# 刀柄 22# 圆刀片 11# 尖刀片	4# 刀柄装 20# 刀片，7# 刀柄装 11# 刀片。刀柄可重复使用，刀片为一次性使用	圆刀片用于切开皮肤及解剖组织，尖刀片用于切开皮肤、打孔安置引流管	刀片的无菌包装是否完好，刀片是否完整		图 13-2-19
组织镊（有齿镊）	镊	2	125mm	镊的尖端有齿，分为单齿、双齿和多齿，多用单齿	夹持和提起组织，如皮肤、筋膜、肌腱、瘢痕等坚韧组织，辅助解剖及缝合组织，也可夹持缝针及敷料	尖端有齿，对组织有一定损伤，仅用于夹持坚韧的组织，不能夹取脆弱器官，如肠、肝脏、肾脏，以免造成损伤和出血		图 13-2-20
无齿镊	镊	2	250mm	尖端无齿	夹持较脆弱的组织如胃肠道壁黏膜、腹膜等，损伤性较小，也可夹取纱布、缝线等	不可夹持脆弱脏器或神经血管		图 13-2-21
解剖镊	镊	2	尖 200mm	头端尖细，对组织损伤较小	用于血管、神经手术，夹持血管进行止血，也用于夹持精细脆弱的组织，如肾脏、肝脏、肠等组织	不能用于拔取缝针		图 13-2-22

续表

名称	类别	数量	常用规格	描述	应用范围	使用注意事项	附图	编号
卵圆钳	钳	3	250mm 弯 无齿纹1个 有齿纹2个	头端为圆形或椭圆形，根据头端有无齿纹可分为有齿卵圆钳和无齿卵圆钳，根据形状分为弯型卵圆钳和直型卵圆钳	头端有齿纹，多用于消毒、夹持敷料，头端无齿纹可用于提持脆弱组织，如肺叶、肠管或子宫	不能夹持重物		图13-2-23
皮肤拉钩	拉钩	2	220mm 8.5mm×19mm 4齿	板式有孔，耙形	用于浅表切口牵开显露，多用于切开皮肤后浅层显露	不可牵拉脆弱组织或脏器		图13-2-24
双头腹部拉钩	拉钩	2	280mm	分为单头和双头，拉钩侧面有弧度，保护腹壁不受损伤	用于牵开腹壁，显露腹腔、盆腔脏器	注意拉钩浸湿后使用，防止拉钩面磨损组织		图13-2-25
S拉钩	拉钩	1	48mm宽	S形的腹腔深部拉钩	用于牵拉显露腹部深部的手术野或脏器	使用时用湿纱垫将拉钩与组织隔开，缓解长时间压迫组织造成损伤		图13-2-26
胸腔牵开器	拉钩	1	二叶式 中号	两对叶片，根据手术需要选择尺寸大小，自动拉钩，可防止回缩	牵开肋骨，显露腰部手术切口	拉钩下方应垫湿纱布，保护周围组织及器官，动作轻柔，避免用力过猛		图13-2-27
线剪	剪	1	180mm	头端为双尖头	一般为洗手护士在手术台上自行使用，用于剪线、剪敷料	注意区别线剪与组织剪		图13-2-28
组织剪	剪	2	180mm 200mm 厚刃各1个	厚刃、钝弯剪	用于游离、剪开浅部组织	注意区别线剪与组织剪		图13-2-29
解剖剪	剪	2	200mm 250mm	薄刃、锐利，头端弯型	用于游离、剪开深部组织，或锐性分离组织和血管	不可用于剪线、敷料，以免刃面变钝		图13-2-30

名称	类别	数量	常用规格	描述	应用范围	使用注意事项	附图	编号
弯蚊式	钳	4	125mm	头部弯型、较细小	适用于分离小血管及神经周围的组织，用于小血管和微血管的止血，有时也用于夹持缝线牵引	不适宜夹持大块或较硬的组织		图13-2-31
弯止血钳	钳	16	160mm 180mm 200mm 240mm 各4把	为全齿钳，根据长度、粗细不同有不同命名	用于分离、钳夹组织、血管止血，提拉组织牵引，协助持针、夹持敷料等	根据操作深浅，选择合适长度。使用时不宜直接钳夹皮肤、脏器、脆弱组织		图13-2-32
组织钳（鼠齿钳）	钳	6	180mm	有不同长度，前端分粗、细齿，一般多使用细齿	用于夹持组织或皮瓣作为牵引，不易滑脱	粗齿夹持力大，对组织损伤相对大，而细齿则相反		图13-2-33
持针器	钳	5	180mm 细头1个 180mm 粗头2个 220mm 细头2个	持针器有不同长度，前端有粗细之分	用于夹持缝针，缝合组织，缝扎出血部位	粗头持针器夹持力大，固定缝针稳，多用于夹持粗针，术中最常用；细头夹持力相对小，多用于夹持小缝针		图13-2-34
巾钳	钳	2	140mm	工作端有穿透、半穿透、不穿透三种类型，要根据铺巾来选择	用于固定铺盖于手术切口周围的手术巾。若铺巾为棉布，建议使用穿透、半穿透巾钳；若铺巾为一次性无纺布，建议使用不穿透巾钳	不可用于夹持脏器		图13-2-35
花生米钝性剥离器	钳	1	220mm弯	弯的可可钳上夹持花生米大小的纱布球	用于钝性分离组织	夹持好纱布球，避免使用中掉落		图13-2-36
直角钳	钳	2	220mm 90° 1个 220mm 110° 1个	工作端角度为90°、110°，头端有钝性、锐性两种	用于游离神经，血管，输尿管，肌肉等组织及牵引物的引导，钝性头端可用于分离周围血管较丰富、易分离的组织，锐性头端用于分离韧性强、较致密的组织，两种头端都可用于夹持后缝扎或结扎血管用	注意选取相应组织大小的直角钳		图13-2-37

（2）特殊手术器械

表 13-2-5　活体供肾开放切取术特殊手术器械配置表

名称	类别	数量	常用规格	描述	应用范围	使用注意事项	附图	编号
心耳钳	钳	2	240mm	直角，大双弯	用于做血管端侧吻合时，部分阻断下腔静脉或一些较粗大的静脉	不可过度夹闭，以免损伤血管壁		图 13-2-38
成角血管剪	剪	1	55°，180mm	头端精细锐利，刀片锋利成膝屈角，双指环直柄，不锈钢材质	用于血管修剪	不可用于剪切缝线		图 13-2-39
血管持针器	钳	1	220mm	细头	用于修补血管时夹持 5-0 血管缝合线	夹持缝针时需对应不同大小的网格纹持针器		图 13-2-40
骨刀		1	205mm 10mm	前端为扁平面	刨冰	头端锋利，防止划伤		图 13-2-41

3. 手术步骤及使用器械

表 13-2-6　活体供肾开放切取术手术步骤及使用器械表

主要手术步骤 1	主要手术步骤 2	使用器械名称	使用器械编号
切口	行经第 12 肋的腰部斜切口或经第 11 肋间切口	表 13-1-4	
显露手术野	湿纱布 2 块保护切口，胸腔牵开器顺切口方向于切口中份放置后撑开切口	胸腔牵开器 弯止血钳 无齿镊 解剖剪 直角钳	图 13-2-27 图 13-2-32 图 13-2-21 图 13-2-30 图 13-2-37
游离供肾	用 S 拉钩将腹腔内容物向前方牵拉，电刀在切口的后方纵行切开肾周筋膜，在肾周脂肪囊内游离肾脏的背侧、腹侧和上下两极，遇有静脉侧支时应予以钳夹、切断后结扎或缝扎处理，有动脉侧支时应当尽量保留。应由浅入深、钝锐结合完全游离肾脏，尽量靠近髂血管层面切断输尿管，远端妥善结扎，轻提肾下极，显露肾蒂	弯止血钳 直角钳 解剖剪 解剖镊 无齿镊 持针器 花生米钝性剥离器 S 拉钩	图 13-2-32 图 13-2-37 图 13-2-30 图 13-2-22 图 13-2-21 图 13-2-34 图 13-2-36 图 13-2-26

续表

主要手术步骤 1	主要手术步骤 2	使用器械名称	使用器械编号
准备好无菌冰及修肾台	在游离肾脏的同时，巡回护士解无菌冰盒（用肾脏保养液制作）于手术台上，同时准备好修肾台及各种修肾用物，以保证在供肾切除后及时进行有效的低温灌注，缩短供肾的热缺血时间。当无菌冰置于手术台后，洗手护士用骨刀从无菌冰盒的中心部位刨戳细小冰屑，在刨戳冰屑之前可向无菌冰表面倒入少许生理盐水。将冰屑装入弯盘内备用	骨刀	图 13-2-41
游离供肾血管	游离肾蒂处的脂肪和结缔组织，遇有静脉分支用弯止血钳钳夹、2-0/T 丝线结扎，充分游离、显露供肾的动静脉，用血管标记线或 8 号尿管环绕肾动静脉，弯蚊式止血钳钳夹后备用。在整个游离过程中，均应注意避免过度牵拉肾脏和肾血管蒂，以避免引起肾动脉痉挛、收缩和静脉回流受阻，从而影响供肾的血液供应	弯止血钳 直角钳 解剖剪（长） 解剖镊 无齿镊 弯蚊式	图 13-2-32 图 13-2-37 图 13-2-30 图 13-2-22 图 13-2-21 图 13-2-31
游离、切断输尿管	在肾脏的后下方找到输尿管并向下方游离至跨越髂血管处，长弯止血钳或直角钳 1 把钳夹输尿管远端，用解剖剪剪断近端，0 号丝线对远端进行结扎	直角钳 解剖剪 弯止血钳 组织剪	图 13-2-37 图 13-2-30 图 13-2-32 图 13-2-29
离断肾动脉、静脉	分别用两把大弯止血钳或直角钳在位于主动脉的起始部钳夹、阻断供肾动脉，记录肾脏的缺血时间。稍后用一把心耳钳或者直角钳钳夹、阻断供肾静脉，应注意尽量保留足够长度的供肾血管。成角血管剪分别剪断供肾的动脉、静脉。若右侧供肾静脉过短可取一紧邻的腔静脉瓣，以便成形后延长右肾静脉的长度。取出供肾，立即放置于事先准备好的装有冰屑及生理盐水的弯盘内，移至修肾台立即进行供肾动脉灌注和供肾修整	心耳钳 弯止血钳 直角钳 成角血管剪	图 13-2-38 图 13-2-32 图 13-2-37 图 13-2-39
肾脏动脉、静脉残端的处理	用 0 号丝线对供肾动脉残端行结扎，然后 2-0/T 丝线缝扎，最后 2-0/T 丝线结扎（三重），以同样方式对供肾静脉残端行三重缝 / 结扎处理。如果取了下腔静脉瓣，则用 5-0 血管缝合线对下腔静脉切口行连续缝合	持针器 组织剪	图 13-2-34 图 13-2-29
放置引流	手术尖刀切开皮肤、皮下，弯止血钳钝性戳穿肌层，将血浆引流管外侧端引出，将内侧端放置在肾门区，三角针 2-0/T 丝线缝合固定血浆引流管于皮肤上	手术刀 弯止血钳 持针器 组织剪	图 13-2-19 图 13-2-32 图 13-2-34 图 13-2-29
关闭切口	见表 13-1-2		

（三）活体供肾腹腔镜切取术

1. 手术体位　仰卧位。

2. 手术器械配置

（1）基础手术器械

表 13-2-7　活体供肾腹腔镜切取术基础手术器械配置表

名称	类别	数量	常用规格	描述	应用范围	使用注意事项	附图	编号
手术刀	刀	3	7#、4# 刀柄 22# 圆刀片 11# 尖刀片	4# 刀柄装 20# 刀片，7# 刀柄装 11# 刀片。刀柄可重复使用，刀片为一次性使用	圆刀片用于切开皮肤及解剖组织，尖刀片用于切开皮肤、打孔安置引流管	刀片的无菌包装是否完好，刀片是否完整		图 13-2-42

续表

名称	类别	数量	常用规格	描述	应用范围	使用注意事项	附图	编号
组织镊（有齿镊）	镊	2	125mm	镊的尖端有齿，分为单齿、双齿和多齿，多用单齿	用于夹持和提起组织，如皮肤、筋膜、肌腱、瘢痕等坚韧组织，辅助解剖及缝合组织，也可夹持缝针及敷料	尖端有齿，对组织有一定损伤，仅用于夹持坚韧的组织，不能夹取脆弱器官，如肠、肝脏、肾脏，以免造成损伤和出血		图 13-2-43
无齿镊	镊	2	250mm	尖端无齿	用于夹持较脆弱的组织如胃肠道壁黏膜、腹膜等，损伤性较小，也可夹取纱布、缝线等	不可夹持脆弱脏器或神经血管		图 13-2-44
解剖镊	镊	2	尖 200mm	头端尖细，对组织损伤较小	用于血管、神经手术，夹持血管进行止血，也用于夹持精细脆弱的组织，如肾脏、肝脏、肠等组织	不能用于拔取缝针		图 13-2-45
卵圆钳	钳	3	250mm 弯 无齿纹 1 个 有齿纹 2 个	头端为圆形或椭圆形，根据头端有无齿纹可分为有齿卵圆钳和无齿卵圆钳，根据形状分为弯型卵圆钳和直型卵圆钳	头端有齿纹，多用于消毒、夹持敷料，头端无齿纹可用于提持脆弱组织，如肺叶、肠管或子宫	不能夹持重物		图 13-2-46
皮肤拉钩	拉钩	2	220mm 8.5mm×19mm 4 齿	板式有孔，耙形	用于浅表切口牵开显露，多用于切开皮肤后浅层显露	不可牵拉脆弱组织或脏器		图 13-2-47
双头腹部拉钩	拉钩	2	280mm	分为单头和双头，拉钩侧面有弧度，保护腹壁不受损伤	用于牵开腹壁，显露腹腔、盆腔脏器	注意拉钩需浸湿后使用，防止拉钩面磨损组织		图 13-2-48
S 拉钩	拉钩	1	48mm 宽	S 形的腹腔深部拉钩	用于牵拉显露腹部深部的手术野或脏器	使用时用湿纱垫将拉钩与组织隔开，缓解长时间压迫组织造成损伤		图 13-2-49
组织剪	剪	2	200mm 厚刃	厚刃、钝弯剪	用于游离、剪开浅部组织	注意区别线剪与组织剪		图 13-2-50

续表

名称	类别	数量	常用规格	描述	应用范围	使用注意事项	附图	编号
解剖剪	剪	2	200mm	薄刃、锐利，头端弯型	用于游离、剪开深部组织，或锐性分离组织和血管	不可用于剪线和敷料，以免刃面变钝		图13-2-51
弯止血钳	钳	10	180mm 2把 200mm 2把 240mm 6把	为全齿钳，根据长度、粗细不同有不同命名	用于分离、钳夹组织、血管止血，提拉组织牵引，协助持针、夹持敷料等	根据操作深浅，选择合适长度。使用时不宜直接钳夹皮肤、脏器、脆弱组织		图13-2-52
组织钳（鼠齿钳）	钳	4	180mm	有不同长度，前端分粗齿、细齿，一般多使用细齿	用于夹持组织或皮瓣作为牵引，不易滑脱	粗齿夹持力大，对组织损伤相对大，而细齿则相反		图13-2-53
持针器	钳	3	180mm 粗头 2 个 220mm 细头 1 个	持针器有不同长度，前端有粗细之分	用于夹持缝针，缝合组织，缝扎出血部位	粗头持针器夹持力大，固定缝针稳，多用于夹持粗针，术中最常用；细头夹持力相对小，多用于夹持小缝针		图13-2-54
巾钳	钳	2	140mm	工作端有穿透、半穿透、不穿透三种类型，要根据铺巾来选择	用于固定铺盖于手术切口周围的手术巾。若铺巾为棉布，建议使用穿透、半穿透巾钳；若铺巾为一次性无纺布，建议使用不穿透巾钳	不可用于夹持脏器		图13-2-55

（2）特殊手术器械

表 13-2-8　活体供肾腹腔镜切取术特殊手术器械配置表

名称	类别	数量	常用规格	描述	应用范围	使用注意事项	附图	编号
电子腹腔镜	镜	1	直径 10mm 30°镜	一体镜，由硬镜插入部、导光软管、内镜电缆三部分组成	用于腹腔镜、胸腔镜手术中传输手术图像及提供光源	使用中轻拿轻放，放置平稳，防止撞击镜子，防止刺破、划伤、扭伤、压伤导管软管		图13-2-56

续表

名称	类别	数量	常用规格	描述	应用范围	使用注意事项	附图	编号
金属穿刺鞘	鞘	1	110mm×12mm	可重复使用，整件由穿刺鞘、穿刺芯、气腹接口和阀门、器械通道密封帽和闭气阀门组成，可拆分	提供通道：器械工作、气腹供气排气、冲洗吸引、切除物取出	头端锋利，小心使用，检查密封性及变形程度		图13-2-57
转换器	鞘	1	150mm	10mm金属鞘和5mm孔径软密封帽组成	5mm器械可以由此进入10mm或12mm鞘工作	注意检查密封性有无老化		图13-2-58
吸引器	吸引	1	330mm×5mm	金属管带三通阀门	用于灌注和吸引液体通道	注意选择合适直径及长度的吸引器		图13-2-59
分离钳（弯）	钳	1	310mm×5mm	由PEEK材料的手柄、绝缘鞘和金属工作芯组合而成，工作时可以接单极电刀，可以360°转向。钳头精细，略成弧形	用于抓持、牵拉和分离软组织	注意选择合适的长度尺寸		图13-2-60
分离钳（直）	钳	1	310mm×5mm	由PEEK材料的手柄、绝缘鞘和金属工作芯组合而成，工作时可以接单极电刀，可以360°转向。钳头精细，略成弧形	用于抓持、牵拉和分离软组织	注意选择合适的长度尺寸		图13-2-61
带锁扣抓钳	钳	1	310mm×5mm	由PEEK材料的带扣手柄、绝缘鞘和金属工作芯组合而成，工作时可以接单极电刀，可以360°转向	用于抓持、牵拉和分离软组织	注意选择合适的长度尺寸		图13-2-62
成角分离钳	钳	1	310mm×10mm	由PEEK材料的手柄、绝缘鞘和金属工作芯组合而成，工作时可以接单极电刀，可以360°转向。钳头精细，成60°、90°	用于抓持、牵拉和分离软组织	注意选择合适的长度尺寸		图13-2-63

续表

名称	类别	数量	常用规格	描述	应用范围	使用注意事项	附图	编号
电凝钩	电钩	1	330mm×5mm	由 PEEK 材料的手柄、绝缘鞘、金属电钩头组合。钩头光滑精细	用于高频电能分离切割软组织，同时凝血	注意检查是否有破损及漏电，选择合适的电钩头端		图 13-2-64
电凝钩线	电刀配件	1	3.5mm	柔软绝缘材料包被金属缆，两端分别带电刀和电钩，接驳头	用于连接高频电刀、单极器械、电钩	注意检查电缆有无破损		图 13-2-65
腔镜剪	剪	1	310mm×5mm	由 PEEK 材料的手柄、绝缘鞘和金属工作芯组合而成，工作时可以接单极电刀，可以 360°转向。刀片略弯	用于钝性分离软组织，锐性断离软组织	注意保护刃口		图 13-2-66
气腹管	气腹机配件	1	2～3m	透明硅胶软管，两头接口分别接气腹机和气腹针（或者穿刺鞘）	将可控压力和流率的二氧化碳气体导入腹腔，显露术野	建议使用双向滤罩		图 13-2-67
Hem-o-lock 钳	钳	3	330mm	分为加大、大、中三种型号，直径有 10mm（加大号、大号）、5mm（中号）	钳口分别对应夹持加大、大、中三种类型的 Hem-o-lock 夹，用于结扎、夹闭血管或组织	注意一次不可钳夹太厚的组织，避免 Hem-o-lock 夹无法扣合		图 13-2-68
钛夹钳	钳	1	330mm×10mm	不锈钢钛夹钳，不可拆分，可以 360°转向	将钛夹从夹仓取出，夹闭血管	注意夹闭时不要用力过度		图 13-2-69
超声刀	能量器械	1	360mm	是一种既能凝固又可切割的机械能手术刀，对 3～5mm 以下的血管切割止血效果确切	适用于对需要控制出血和最小程度热损伤的软组织进行切开，可安全用于重要组织的处理，自动分离组织层面，避免损伤脏器	刀头处有较小的侧向热损伤，故使用时避免触及非手术区域的脏器等组织器官，不适用于骨切除和输卵管结扎		图 13-2-70

3. 手术步骤及使用器械

表 13-2-9　活体供肾腹腔镜切取术手术步骤及使用器械表

主要手术步骤 1	主要手术步骤 2	使用器械名称	使用器械编号
切口	三个切口的解剖位置分别为腋中线髂嵴上缘 2cm 处、腋后线肋缘下、腋前线肋缘下	见表 13-1-6	
建立手术空间	巡回护士连接气腹管，打开气腹机，注入 CO_2，建立手术空间。先行低流量（1L/min）充气，后调高至中流量（10L/min），维持压力在 12 ～ 15mmHg	气腹管	图 13-2-67
切开肾周筋膜、肾周脂肪囊，游离肾脏	钝锐结合分离肾周筋膜外脂肪组织后，超声刀或电凝钩纵行切开肾周筋膜并充分扩大其切口，以保证良好显露。向下在髂窝处找到输尿管，从远端向近心端游离出中段输尿管，后继续分离肾周脂肪囊，到达肾脏表面，沿着肾脏表面钝锐结合仔细分离，逐步游离肾脏的背侧、腹侧、上极和下极	超声刀 电凝钩 吸引器 分离钳	图 13-2-70 图 13-2-64 图 13-2-59 图 13-2-60
准备无菌冰及修肾台	向无菌冰表面倒入少许生理盐水，再用骨凿或骨刀从无菌冰盒的中心部位刨戳细小冰屑，并将冰屑装入弯盘内备用。在无菌冰盒的中心部位刨出直径约 10cm 的孔洞以备放置供肾之用，同时准备好修肾台及所有修肾用物，以保证在供肾切取后能够第一时间进行有效的低温灌注，最大限度地缩短供肾的热缺血时间	骨刀 无菌冰 弯盘	图 13-2-41
游离显露供肾的输尿管、动脉、静脉	取左肾：用超声刀游离显露上、中段的输尿管及与之伴行的生殖静脉，再沿生殖静脉向上游离直至其汇入左肾静脉处，而此时通常在其后上方可以见到左肾动脉；取右肾：首先游离显露上、中段输尿管，并在输尿管的后方游离显露下腔静脉，再沿下腔静脉向上游离，即可找到从腔静脉后方进入肾脏的右肾动脉。肾动脉周围通常有丰富的淋巴组织和一些小动脉分支，可用超声刀游离后切断，以避免发生出血和淋巴瘘。左肾静脉一般可有 3 ～ 5 支汇入肾静脉的分支血管，主要的分支为性腺静脉、腰静脉和肾上腺下静脉，可用两个钛夹或 Hem-o-lock 钳将其分别夹闭后剪断。将供肾动脉、静脉充分游离以备后续相应的步骤处理	超声刀 分离钳（弯） 成角分离钳 Hem-o-lock 钳 腔镜剪	图 13-2-70 图 13-2-60 图 13-2-63 图 13-2-68 图 13-2-66
游离和切断输尿管	在距离肾脏下极下方 7 ～ 8cm 处切断输尿管，以保证有足够长度的输尿管以供后续吻合用。在输尿管远端夹 1 个 Hem-o-lock 夹或钛夹后，用腔镜剪将其剪断	超声刀 成角分离钳 吸引器 带锁扣抓钳 钛夹钳 Hem-o-lock 钳	图 13-2-70 图 13-2-63 图 13-2-59 图 13-2-62 图 13-2-69 图 13-2-68
延长切口，以备取出供肾	沿第一穿刺鞘切口向腋前线穿刺点方向切开皮肤 4 ～ 6cm，用电刀切开皮下组织，切开肌肉腱膜，顺肌纤维方向钝性分离肌肉，扩大切口，用于取出供肾	弯止血钳 组织剪 手术刀（20# 圆刀） 双头腹部拉钩	图 13-2-52 图 13-2-50 图 13-2-42 图 13-2-48
离断供肾动脉和静脉	重建气腹后，充分显露肾门区域后，直视下在供肾动脉的近心端夹 2 个大号 Hem-o-lock 钳、1 个钛夹，在供肾静脉的近心端夹 2 个加大号 Hem-o-lock 钳，腔镜剪分别剪断供肾动脉和静脉	钛夹钳 Hem-o-lock 钳 腔镜剪	图 13-2-69 图 13-2-68 图 13-2-66
取出肾脏	迅速取出供肾并立即放入事先准备好的无菌冰屑水弯盘内，移至修肾台上立即进行供肾动脉灌注和供肾修整	皮肤拉钩 手术刀 [20# 圆刀（备用]	图 13-2-47 图 13-2-42

续表

主要手术步骤 1	主要手术步骤 2	使用器械名称	使用器械编号
止血，放置引流	仔细检查手术创面无渗血后，从腋后线穿刺孔处放入硅胶多孔引流管，用抓钳将引流管的内侧段置于肾床处，拔除穿刺鞘，2-0 丝线三角针将引流管固定于皮肤上	弯止血钳 持针器	图 13-2-52 图 13-2-54
关闭切口	见表 13-1-6		

三、供肾修整术

（一）手术器械配置

表 13-2-10　供肾修整术手术器械配置表

名称	类别	数量	常用规格	描述	应用范围	使用注意事项	附图	编号
解剖镊	镊	2	尖 200mm	头端尖细，对组织损伤较小	用于血管、神经手术，夹持血管进行止血，也用于夹持精细脆弱的组织，如肾脏、肝脏、肠等	不能用于拔取缝针		图 13-2-71
解剖剪	剪	2	200mm 250mm	薄刃、锐利，头端弯型	用于游离、剪开深部组织，或锐性分离组织和血管	不可用于剪线和敷料，以免刃面变钝		图 13-2-72
眼科剪	剪	1	110mm	头部细小，尖头的头端宽 0.4mm,尖而不锐，圆头的头端宽 1.6mm	用于精细分离肾动静脉周围组织，用于软组织、小血管分支的剪断	不可用于剪线，以免刃面变钝		图 13-2-73
弯蚊式	钳	4	125mm	头部弯型、较细小	适用于分离小血管及神经周围的组织，用于小血管和微血管的止血，有时也用于夹持缝线牵引	不适宜夹持大块或较硬的组织		图 13-2-74
微血管止血钳	钳	2	125mm	头部弯型、细小	用于小血管、微血管的分离、止血及牵引	不适宜夹持大块或较硬的组织		图 13-2-75
肾灌注管	管	2	100mm	由 U 形硅橡胶导管及四氯乙烯连接头组成	导管端和灌注管道连接，连接头插入肾动脉，进行肾脏冷灌注	灌注前需排净管道内空气		图 13-2-76

续表

名称	类别	数量	常用规格	描述	应用范围	使用注意事项	附图	编号
骨刀		1	205mm 10mm	前端为扁平面	刨冰	注意头端锋利，防止划伤		图 13-2-77

（二）手术步骤及使用器械

表 13-2-11　供肾修整术手术步骤及使用器械表

主要手术步骤 1	主要手术步骤 2	使用器械名称	使用器械编号
灌注供肾	供肾从手术台上移至修肾台后，将供肾放入事先准备好的无菌冰盒中心部位的孔洞内，用解剖镊、微血管止血钳寻找和牵开供肾动脉的开口，轻柔地插入肾灌注管，打开连接供肾灌注液的输液器开关开始灌注，同时使用解剖镊轻柔地牵张供肾静脉的开口，以保证灌注液流出顺畅。待供肾静脉的流出液基本清亮，且供肾表面呈均匀一致的暗灰色时即可结束灌注，一般灌注量为 200 ~ 300ml	解剖镊 微血管止血钳 肾灌注管	图 13-2-71 图 13-2-75 图 13-2-76
供肾修整	去除肾门区多余的脂肪、结缔组织，显露足够长度的供肾动脉、供肾静脉和输尿管，为其后的肾脏移植手术做好准备。用解剖镊和弯蚊式止血钳仔细分离，用 5-0 丝线结扎小血管和淋巴管	解剖镊 解剖剪 弯蚊式 眼科剪	图 13-2-71 图 13-2-72 图 13-2-74 图 13-2-73
供肾血管工作台重建	当出现供肾血管多支畸形时，对供肾动脉的分支应尽量进行吻合重建，用 6-0 的血管缝合线进行吻合重建	弹簧显微持针器 弹簧显微剪 微血管止血钳	图 13-2-75
供肾保存	将修整好的供肾装入定制的纱布肾袋，在肾袋内供肾的周围添加碎冰屑后放置于冰盒内，以保证供肾的低温保存，注意保持修肾台的无菌完整。若短时间内不能行移植手术，应使用无菌单将冰盒包好，做好标记，放置于冰箱的冷藏室内备用	—	—

四、肾移植手术

（一）手术体位：仰卧位

（二）手术器械配置

1. 基础手术器械　同活体供肾开放切取术，见表 13-2-4。

2. 精密手术器械

表 13-2-12　肾移植手术精密手术器械配置表

名称	类别	数量	常用规格	描述	应用范围	使用注意事项	附图	编号
弹簧显微持针器	钳	1	210mm	为钛合金材质，直头钻石嘴，能更可靠地夹持缝针，抵御磨损，使用寿命更长	用于显微手术、肾移植等手术中夹持精细缝针，以及肾静脉、动脉吻合时夹持 6/0 缝针	不可夹持 5/0 以上的缝针		图 13-2-78

续表

名称	类别	数量	常用规格	描述	应用范围	使用注意事项	附图	编号
血管持针器	钳	1	180mm	直头，可缩窄鄂部	用于吻合血管、输尿管时夹持 4/0、5/0、6/0 缝针	注意选择合适的持针器型号夹持缝针		图 13-2-79
无创侧壁血管阻断钳	钳	1	210mm×75mm×45mm	阻断钳根据应用部位和功能的不同，有不同的名称。其核心作用是无损伤地进行血管的阻断和夹闭。根据阻断组织解剖不同，阻断钳有各种不同的形状	主要用于夹持血管	不可夹持缝针等金属硬物		图 13-2-80
显微镊	镊	3	头直185mm	直头钻石嘴，用于夹持血管、神经等组织	吻合时夹持血管。夹持需保护的组织、器官，根据操作范围，选择适合的显微镊长度	不可用于拔取缝针，以免造成齿形损坏，损伤组织		图 13-2-81
弹簧显微剪	剪	1	弯头185mm	精细头端，手柄为弹簧柄，不锈钢材质	显微手术或血管手术中用于修剪血管或分离组织间隙	不可用于剪切缝线		图 13-2-82
成角血管剪	剪	1	55°，180mm	头端精细锐利，刀片锋利成膝屈角，双指环直柄，不锈钢材质	用于血管修剪	不可用于剪切缝线		图 13-2-83
哈巴狗夹（动脉）	钳血管夹	3	25mm直头 1 个25mm弯头 2 个	钳夹动脉血管，咬合力较大	主要用于动脉吻合前钳夹动脉，暂时阻断血流	注意选取适合血管的哈巴狗夹		图 13-2-84
哈巴狗夹（静脉）	钳血管夹	1	25mm直头 1 个	钳夹静脉血管，咬合力较小	主要用于静脉吻合前钳夹静脉，暂时阻断血流	注意选取适合血管的哈巴狗夹		图 13-2-85
血管打孔器	吻合口准备器械	3	4mm5mm6mm	不锈钢材料，反复使用	用于精确准备端侧吻合口	注意选取适合血管直径的打孔器		图 13-2-86

3. 特殊手术器械

表 13-2-13 肾移植手术特殊手术器械配置表

名称	类别	数量	常用规格	描述	应用范围	使用注意事项	附图	编号
椭圆形框架	拉钩	1	330mm×270mm	自行固定牵开器	用于腹部较大切口，利于术野的显露	注意选择合适尺寸的框架		图 13-2-87
八角拉钩杆	拉钩	4	220mm 2 个 120mm 2 个	是拉钩片的柄，杆表面等分切削为 8 个 45° 弧的弦平面	用于连接拉钩片	注意选择合适长度的拉钩杆		图 13-2-88
八角固定夹	拉钩	4	常见螺纹与光滑杆固定架	匹配拉钩杆	用于连接拉钩杆和框架，阻止拉钩片的侧向旋转	注意选择合适孔径的固定夹		图 13-2-89
拉钩片	拉钩	5	62mm×67mm 75mm×25mm 76mm×63mm 127mm×62mm	板状叶片，阻挡组织	用于牵拉切口和组织	使用拉钩时注意切开部位的保护，避免持续压迫影响血供		图 13-2-90
拉钩手柄	拉钩	1	150～200mm	有螺纹接口可与拉钩片结合的	与拉钩片结合组成普通手持拉钩，用于更好地显露术野	注意选择合适长度的手柄		图 13-2-91
腹腔牵开器	拉钩	1	220mm×170mm	两翼	用于盆腔、腹腔切口牵开显露	注意选择合适尺寸大小的牵开器		图 13-2-92

（三）手术步骤及使用器械

表 13-2-14 肾移植手术手术步骤及使用器械表

主要手术步骤1	主要手术步骤2	使用器械名称	使用器械编号
切口	做左（右）侧下腹部弧形切口，上至髂前上棘内下方 2～3cm，下达腹正中线耻骨联合处，长 12～15cm。对于较瘦、显露好的患者，使用小切口，长 5cm 左右	见表 13-1-4	
显露手术野	用湿纱布两块保护切口两侧边缘后，根据手术切口的长度使用不同的显露器械，长切口使用框架拉钩或腹腔牵开器，小切口使用 S 拉钩，以充分显露术野	椭圆形框架 腹腔牵开器 S 拉钩 双头腹部拉钩	图 13-2-87 图 13-2-92 图 13-2-26 图 13-2-25
游离髂血管	将腹膜和腹腔内容物向内上方牵开，以充分显露髂窝。用长无齿镊、解剖剪剪开髂总血管鞘，直角钳游离髂外静脉和髂内动脉或髂外动脉，血管标记线或 8 号尿管牵引髂内或髂外动脉	弯止血钳 直角钳 解剖剪 无齿镊（长） S 拉钩 弯蚊式	图 13-2-32 图 13-2-37 图 13-2-30 图 13-2-21 图 13-2-26 图 13-2-31

主要手术步骤 1	主要手术步骤 2	使用器械名称	使用器械编号
取出供肾，以备吻合	严格按照无菌技术操作要求将供肾取出送至肾移植手术的器械台上，在肾袋内供肾周围增添适量的无菌冰屑，将供肾动脉、静脉从肾袋的孔洞中引出，置于弯盘中备用	无菌冰屑 弯盘	
阻断髂外静脉，吻合肾静脉	用无创侧壁血管阻断钳纵行大部钳夹髂外静脉，根据供肾静脉的直径大小用成角血管剪剪出相应大小的裂口，使用 6-0 血管缝合线行供肾静脉与受者髂外静脉两定点连续端侧吻合，弯蚊式止血钳（胶钳）分别钳夹线尾区分并做牵引	无创侧壁血管阻断钳 成角血管剪 显微镊 弹簧显微持针器 组织剪 弯蚊式	图 13-2-80 图 13-2-83 图 13-2-81 图 13-2-78 图 13-2-29 图 13-2-31
结扎切断髂内动脉 /阻断髂外动脉，吻合肾动脉	用哈巴狗夹或者无创侧壁血管阻断钳在靠近髂总动脉处阻断髂内动脉，远端用直角钳钳夹，成角血管剪剪断，钳带 0 号或 2-0/T 丝线双重结扎远端。若行肾动脉与髂外动脉吻合，则用哈巴狗夹阻断髂外动脉的近端和远端，用弹簧显微剪剪出与肾动脉相应大小的裂口，也可用血管打孔器在髂外动脉上打出相应大小的孔洞。用 6-0 血管缝合线行供肾动脉与受者髂内（髂外）动脉两定点端端（或端侧）吻合，弯蚊式止血胶钳分别钳夹线尾区并做牵引	哈巴狗夹 无创侧壁血管阻断钳 成角血管剪 弹簧显微剪 血管打孔器 弹簧显微持针器 显微镊 直角钳 弯蚊式 组织剪	图 13-2-84 图 13-2-80 图 13-2-83 图 13-2-82 图 13-2-86 图 13-2-78 图 13-2-81 图 13-2-37 图 13-2-31 图 13-2-29
开放血循环	分别在供肾静脉、动脉邻近肾门处放置哈巴狗夹，先后松开阻断受者髂外静脉、髂内动脉 / 髂外动脉的无创侧壁血管阻断钳及哈巴狗夹，观察动脉、静脉吻合口有无出血、狭窄、梗阻等异常情况。在确定动静脉吻合口无渗血、通畅后，取出哈巴狗夹或血管阻断钳，恢复移植肾的血流灌注	哈巴狗夹（动脉） 哈巴狗夹（静脉）	图 13-2-84 图 13-2-85
输尿管 - 膀胱吻合	充盈膀胱，游离和显露膀胱的顶侧壁，电刀切开膀胱肌层 2.5 ～ 3cm，显露黏膜，手术尖刀切开膀胱黏膜 0.8 ～ 1cm。用成角血管剪裁剪输尿管至适当长度，并在系膜缘纵行剪开输尿管壁 0.5 ～ 0.8cm，用 4-0 或 5-0 可吸收缝线行输尿管与膀胱三定点间断吻合，弯蚊式止血钳分别钳夹线尾区分并做牵引，放置输尿管内支架管，用 6mm×14mm 圆针 3-0 丝线间断缝合膀胱浆肌层	手术刀 成角血管剪 解剖镊 组织钳 血管持针器 弯止血钳 弯蚊式 组织剪	图 13-2-19 图 13-2-83 图 13-2-22 图 13-2-33 图 13-2-79 图 13-2-32 图 13-2-31 图 13-2-29
止血、放置引流管	在切口下份放置引流管，三角针 2-0/T 丝线缝合固定引流管于皮肤上	手术刀 弯止血钳 持针器 组织剪	图 13-2-19 图 13-2-32 图 13-2-34 图 13-2-29
缝合切口	见表 13-1-4		

第三节　肝移植手术

一、肝移植手术概述

（一）肝移植手术的发展

肝脏移植是治疗终末期肝病的唯一有效手段。1963 年 3 月 1 日，Starzl 实施了人类第 1 例肝移植。1970 年 1 月 22 日，Starzl 为 1 例患者实施了肝移植，患者仍存活。肝移植手术每年以 8000 ～ 10 000 例次的速度递增。其 1 年生存率为 90%，5 年生存率为 75% ～ 80%。

（二）肝移植的手术方式

1. **经典原位肝移植**　体外静脉转流，病肝切除，供肝植入。

2. **背驮式肝移植**　保留受体下腔静脉全部与供肝肝后腔静脉吻合。

3. **减体积式肝移植**　将成人的肝脏切除部分，减小体积，达到匹配受体的目的。

4. **劈裂式肝移植**　将一个肝脏一分为二，分别移植给两个不同的受体。

5. **辅助性肝移植**　在保留部分或整个原肝的基础上，将供肝植入受体内。

二、亲体肝移植供体手术

（一）手术体位

平卧位，胸下垫垫上齐肩下至剑突、腰部垫薄腰垫、腘窝垫软垫、足跟抬高。

（二）手术器械及设备的配置

1. **手术器械**

器械包：供体肝移植基础手术器械、供体肝移植精细手术器械、肝移植拉钩、修肝盆、修肝镊。

（1）基础手术器械

表 13-3-1　亲体肝移植供体手术基础手术器械表

名称	类别	数量	常用规格	描述	应用范围	使用注意事项	附图	编号
蚊式	钳	10	125mm 弯	分为直蚊式钳和弯蚊式钳	用于钳夹血管缝线，也用于血管牵引带的牵引	不能用于夹闭脆弱脏器及神经		图 13-3-1
中弯	钳	10	160mm 弯	中弯止血钳	用于钳夹血管及组织，止血或提拉作用	不能用于夹闭脆弱脏器及神经		图 13-3-2
大弯钳	钳	10	180mm 大弯	精细型，钝性	用于夹组织和结扎线的牵引	不能用于夹闭脆弱脏器及神经		图 13-3-3
直角钳（分离钩）	钳	4	200mm 直角	用于分离组织、血管等，也可用于套扎缝线	用于分离组织和血管等	注意选取相应组织大小的直角钳		图 13-3-4
艾利斯	钳	4	155mm 5×6齿	组织钳，直型	用于夹持皮缘组织	不可用于夹持脏器		图 13-3-5

续表

名称	类别	数量	常用规格	描述	应用范围	使用注意事项	附图	编号
持针器	钳	10	230mm 0.4mm 网格纹	金属材质、可重复使用	用于夹持缝针、缝合组织出血部位等操作	注意用对应缝针型号的持针器		图 13-3-6
次直钳	钳	2	165mm 直型 盒状锁	工作端带横槽直钳	用于规范术中用各种导管导线	不可用于夹持脏器		图 13-3-7
剪刀	剪	4	180mm 精细型	弯，钝/钝	用于剪断组织和缝线	注意区分组织剪和线剪		图 13-3-8
镊子	镊	4	230mm 直型	工作端耐磨损，防损伤	夹持组织	注意区分组织镊和齿镊		图 13-3-9
手术刀	刀	2	4# 刀柄	刀柄为可重复使用，刀片是一次性使用	用于切皮肤表皮层	注意安装方法和传递方法，以免误伤		图 13-3-10
拉钩	钩	6	拉钩框架 238mm×180mm	各种拉钩形状大小不同	用于充分显露术野	注意选择合适大小的拉钩		图 13-3-11
卵圆钳	钳	4	245mm 弯型	工作端为椭圆形，带有横槽	用于夹持消毒纱布，进行皮肤表面消毒	不可用带齿槽的卵圆钳夹持脏器，以免损伤脏器		图 13-3-12
无伤钳	钳	12	220mm 60° 85mm×55mm	根据应用部位选取相应的合适血管的阻断钳，阻断钳有各种不同的形状	用于血管阻断	不可夹持缝针		图 13-3-13

（2）精细手术器械

表 13-3-2　亲体肝移植供体手术精细手术器械表

名称	类别	数量	常用规格	描述	应用范围	使用注意事项	附图	编号
精细剪刀	剪	6	180mm 精细型	工作端防损伤	用于修剪血管和剪断组织	注意选择合适血管的相应剪刀，不可用于剪其他物品，以免损伤剪刀		图 13-3-14
精细镊子	镊	5	240mm 宽 2mm	工作端防损伤	用于夹持组织和缝针	注意选取相应大小的镊子		图 13-3-15
哈巴狗夹	钳	9	50mm 27mm 弯型		用于钳夹血管以暂时阻断血流	注意选取适合血管的哈巴狗夹		图 13-3-16
胆道探子	扩张器	1	直径 4mm	头端钝圆光滑	用于探查胆道走行	注意选择合适尺寸的胆道探子		图 13-3-17
笔式持针器	钳	1	180mm 0.4mm 网格纹	用时如用笔，称为笔式持针器	用于夹持型号小的血管缝线	不能用于夹持型号大的血管缝合线，以免损伤持针器		图 13-3-18
钛夹钳	钳	4	203mm 25°	钛夹分大号和小号，用于施设相应型号的钛夹	用于永久性夹闭小血管	注意钛夹钳大小和钛夹相对应		图 13-3-19

2. **机器设备**　超吸刀、超声刀、电刀。

3. **体位垫**　大体位垫、腘窝软垫、头枕、骶尾垫。

（三）手术步骤及使用器械

表 13-3-3　亲体肝移植供体手术步骤及使用器械表

主要手术步骤 1	主要手术步骤 2	使用器械名称	使用器械编号
切口	采用上腹部正中切口，切口上端应达剑突，以充分显露肝上下腔静脉	手术刀	图 13-3-10
游离肝周韧带	切断肝圆韧带、镰状韧带、左三角韧带、左冠状韧带	中弯 镊子 剪刀 大弯钳	图 13-3-2 图 13-3-9 图 13-3-8 图 13-3-3

续表

主要手术步骤1	主要手术步骤2	使用器械名称	使用器械编号
上拉钩	用拉钩充分显露手术野，拉钩下垫湿纱布	盘状拉钩	
游离左侧肝脏裸区	显露肝左静脉、肝中静脉与下腔静脉汇合处	镊子 剪刀 大弯钳 直角钳（分离钩）	图 13-3-9 图 13-3-8 图 13-3-3 图 13-3-4
解剖肝门	显露肝左动脉。于肝左动脉后内侧游离门静脉左支至其与门静脉右支汇合处，充分显露门静脉左支	直角钳（分离钩） 镊子（长） 大弯钳 精细剪刀	图 13-3-4 图 13-3-9 图 13-3-3 图 13-3-14
劈离肝脏	用电刀在肝脏上进行标记，然后用超吸刀和超声刀进行劈离，滴水双极电凝止血，离断中遇到的管状结构用钛夹夹闭或结扎或缝扎后切断	超吸刀 超声刀 直角钳（分离钩） 镊子 滴水双极 钛夹钳 扁桃钳	 图 13-3-4 图 13-3-9 图 13-3-19
胆道造影	目的是了解胆管的解剖变异情况，精确定位左肝管离断位置，确保供肝只有一个肝管开口，预防胆道损伤	Y 形套管针 哈巴狗夹	 图 13-3-16
劈离完成	劈离完成后，用动脉夹和阻断钳夹闭，依次切断肝左动脉，门脉左支和肝左静脉，用 5-0、6-0 血管缝线缝合	镊子 精细剪刀 无伤钳	图 13-3-9 图 13-3-14 图 13-3-13
供肝灌注及修复	在劈离肝脏过程中，巡回护士应准备好修肝台，备好碎冰，备好灌注用的管路及液体，备好秤、尺子、6-0 线，用 4℃ HTK 进行肝脏灌注（HTK 中加一支肝素，2000mlHTK+100mg 肝素钠）灌注好后称重	修肝盆 修肝镊	
关腹	吻合完血管，止血完成后关腹	中弯 剪刀 镊子 持针器	图 13-3-2 图 13-3-8 图 13-3-9 图 13-3-6
术后	术后检查患者皮肤状况，各个管路通畅情况		

三、肝移植受体手术

背驮式肝移植术特点：①保留受体下腔静脉全部，与供肝肝后下腔静脉吻合；②在无肝期内，不需阻断受体下腔静脉，不致引起受体双下肢及肾脏的严重淤血和全身血流动力学紊乱，不必应用静脉转流；③不适用于近肝门区恶性肿瘤患者。

（一）手术体位

平卧位，胸下垫小垫子或是棉垫，头下垫软头枕，贴防水贴膜，裹腿套保暖，垫骶尾垫。

（二）手术器械配置

1. 手术器械

器械包：受体肝移植基础手术器械、受体肝移植精细手术器械、肝移植儿童拉钩、颈内穿刺器械。

（1）基础手术器械

表 13-3-4　肝移植受体手术基础手术器械配置表

名称	类别	数量	常用规格	描述	应用范围	使用注意事项	附图	编号
蚊式	钳	10	125mm 弯	分为直蚊式钳和弯蚊式钳	用于做皮蚊钳夹血管缝线，也用于血管牵引带的牵引	不能用于夹闭脆弱脏器及神经		图 13-3-20
中弯	钳	10	160mm 弯	中弯止血钳	用于钳夹血管及组织，止血或提拉作用	不能用于夹闭脆弱脏器及神经		图 13-3-21
大弯钳	钳	10	180mm 大弯	精细型，钝性	用于夹组织和结扎线的牵引	不能用于夹闭脆弱脏器及神经		图 13-3-22
直角钳（分离钩）	钳	4	200mm 直角	用于分离组织、血管等，也可用于套扎缝线	用于分离组织和血管等	注意选取相应组织大小的直角钳		图 13-3-23
艾利斯	钳	4	155mm 5×6 齿	ALLIS 组织钳，直型	用于夹持皮缘组织	不可用于夹持脏器		图 13-3-24
持针器	钳	10	230mm 0.4mm 网格纹	夹持缝针，缝合组织出血部位等操作	用于缝合组织	注意用对应缝针型号的持针器		图 13-3-25
次直钳	钳	2	165mm 直型 盒状锁	工作端带横槽直钳	用于规范术中用各种导管和导线	不可用于夹持脏器		图 13-3-26
剪刀	剪	4	180mm 精细型	弯，钝 / 钝	用于剪断组织和缝线	注意区分组织剪和线剪		图 13-3-27

续表

名称	类别	数量	常用规格	描述	应用范围	使用注意事项	附图	编号
镊子	镊	4	230mm 直型	工作端耐磨损，防损伤	用于夹持组织	注意区分组织镊和齿镊		图 13-3-28
手术刀	刀	2	4# 刀柄	刀柄可重复使用，刀片是一次性使用	用于切皮肤表皮层	注意安装方法和传递方法，以免误伤		图 13-3-29
拉钩	钩	5	拉钩框架 238mm×180mm	各种拉钩形状大小不同	用于充分显露术野	选择合适大小的拉钩		图 13-3-30
卵圆钳	钳	4	245mm 弯型	工作端为椭圆形，带有横槽	用于夹持消毒纱布，进行皮肤表面消毒	不可用带齿槽的卵圆钳夹持脏器，以免损伤脏器		图 13-3-31
无伤钳	钳	16	220mm 60° 85mm×55mm	根据应用部位选取相应的合适血管的阻断钳，阻断钳有各种不同的形状	用于血管阻断	不可夹持缝针		图 13-3-32
剥离器	剥离器	2	185mm 3mm 钝头	头端光滑	用于取栓时剥离栓子	不能用作其他部位的剥离		图 13-3-33

（2）精细手术器械

表 13-3-5　肝移植受体手术精细手术器械配置表

名称	类别	数量	常用规格	描述	应用范围	使用注意事项	附图	编号
精细剪刀	剪	8	180mm 精细型	弯，钝/钝	用于修剪血管和剪断组织	选择合适血管的相应剪刀，不可用于剪其他物品，以免损伤剪刀		图 13-3-34
精细镊子	镊	6	240mm 宽 2mm	工作端防损伤	用于夹持组织和缝针	注意选取相应大小的镊子		图 13-3-35

续表

名称	类别	数量	常用规格	描述	应用范围	使用注意事项	附图	编号
笔式持针器	钳	1	180mm 0.4mm 网格纹	用时如用笔，称笔式持针器	用于夹持型号小的血管缝线	不能用于夹持型号大的血管缝合线，以免损伤持针器		图 13-3-36
哈巴狗夹	钳	10	50mm 27mm 弯型	钳夹血管以暂时阻断血流	用于夹动脉和做肠祥的时候夹小肠	选取适合血管的哈巴狗夹		图 13-3-37
胆道探子	扩张器	1	直径 4mm	头端钝圆光滑	用于探查胆道走行	选择合适尺寸的胆道探子		图 13-3-38
钛夹钳	钳	2	203mm 25°	钛夹分大号和小号，用于施夹相应型号的钛夹	用于永久性夹闭小血管	注意钛夹钳大小与钛夹相对应		图 13-3-39

2. **机器设备** 氩气刀、暖风机、B 超机。

3. **体位垫** 棉垫、小儿软头枕、包腿用棉垫垫子、防水贴膜、小儿骶尾垫。

（三）手术步骤及使用器械

表 13-3-6 肝移植受体手术步骤及使用器械表

主要手术步骤 1	主要手术步骤 2	使用器械名称	使用器械编号
切口	肋缘下横切口，视情况决定是否开纵口	手术刀	图 13-3-29
分离粘连	一般胆道闭锁的小儿都做过葛西手术，所以腹腔内有不同程度的粘连	直角钳（分离钩） 镊子 大弯钳	图 13-3-23 图 13-3-28 图 13-3-22
分离解剖葛西手术的胆肠吻合处	7 号线结扎离断、碘伏棉签擦拭	直角钳（分离钩） 镊子（大） 大弯钳	图 13-3-23 图 13-3-28 图 13-3-22
解剖第一肝门	第一肝门由肝固有动脉、门静脉、胆总管（含肝总管）组成。分离出后用血管牵引带牵引	直角钳（分离钩） 镊子 剪刀 大弯钳	图 13-3-23 图 13-3-28 图 13-3-27 图 13-3-22
解剖第二肝门	第二肝门是肝脏血液的流出道，包括肝静脉（分为左、中、右）及其与下腔静脉汇合处。直角钳分离、结扎线结扎	直角钳（分离钩） 镊子 剪刀 大弯钳	图 13-3-23 图 13-3-28 图 13-3-27 图 13-3-22

续表

主要手术步骤 1	主要手术步骤 2	使用器械名称	使用器械编号
解剖第三肝门	在肝后下腔静脉段，有一些直接开口于下腔静脉的细小、短而直的肝静脉（又称肝短静脉）。一般有 4～8 支，最少的 3 支，最多达 31 支，主要汇集尾状叶和右后叶脏面区血液。肝短静脉通常用钛夹夹闭或是丝线结扎后切断	镊子 直角钳（分离钩） 精细剪刀 钛夹钳 大弯钳	图 13-3-28 图 13-3-23 图 13-3-34 图 13-3-39 图 13-3-22
病肝游离及松解	用分离钩、氩气刀进行病肝的充分游离	镊子 直角钳（分离钩） 大弯钳	图 13-3-28 图 13-3-23 图 13-3-22
病肝切除	动脉夹及阻断钳夹闭，离断动脉、肝静脉、门脉、完成病肝切除	精细剪刀 哈巴狗夹 无伤钳	图 13-3-34 图 13-3-37 图 13-3-32
供肝植入	器械护士应提前将供肝准备好，弯盘里放碎冰和纱布将供肝放在上面，以便及时送到术野处进行吻合。依次缝合肝上静脉、门脉，用 5-0、6-0 血管缝线进行缝合（门脉吻合完后用热水冲洗复温）	精细剪刀 持针器 镊子	图 13-3-34 图 13-3-25 图 13-3-28
动脉吻合	用 8-0 血管线进行动脉吻合，肝素水冲洗	精细镊子 精细剪刀 笔式持针器	图 13-3-35 图 13-3-34 图 13-3-36
术中 B 超	术中做 B 超，查看血管血流情况	B 超探头 B 超机	
胆道重建	胆肠吻合，用 7-0 缝线吻合（若患儿未做过葛西手术，则需要重新建立一个肠袢来进行胆肠吻合）。通常旷置的肠袢长度要超过 40cm，以避免术后反流性胆管炎	精细镊子 笔式持针器 剪刀	图 13-3-35 图 13-3-36 图 13-3-27
关腹	止血完毕后，放引流管，关腹	中弯 持针器 剪刀 镊子	图 13-3-21 图 13-3-25 图 13-3-27 图 13-3-28
术后	术后检查受体皮肤状况，各个管路通畅情况		

四、经典式原位肝移植术

（一）手术方式

（1）完整切取供体的肝脏及肝后下腔静脉，将供肝进行灌洗、修整、保存。

（2）完整切除受体的病肝及肝后下腔静脉。

（3）将供肝植入受体肝脏的解剖部位。

（4）吻合口：肝上下腔静脉、肝下下腔静脉、门静脉、肝动脉及胆管。

（二）手术体位

平卧位，胸下垫上齐肩下至剑突、腰部垫薄腰垫、腘窝垫软垫、足跟抬高。

（三）手术器械配置

1. 手术器械

器械包：肝移植供体基础包、肝移植供体精细包（或受体基础包和受体精细包）、修肝盆、修肝器械、盘状拉钩。

（1）基础手术器械

表 13-3-7　经典式原位肝移植术基础手术器械配置表

名称	类别	数量	常用规格	描述	应用范围	使用注意事项	附图	编号
蚊式	钳	10	125mm 弯	分为直蚊式钳和弯蚊式钳	用于钳夹血管缝线，也用于血管牵引带的牵引	不能用于夹闭脆弱脏器及神经		图 13-3-40
中弯	钳	10	160mm 弯	中弯止血钳	用于钳夹血管及组织，止血或提拉	不能用于夹闭脆弱脏器及神经		图 13-3-41
大弯钳	钳	10	180mm 大弯	精细型，钝性	用于夹组织和结扎线的牵引	不能用于夹闭脆弱脏器及神经		图 13-3-42
直角钳（分离钩）	钳	4	200mm 直角	金属材质，可重复使用	用于分离组织、血管等，也可用于套扎缝线	注意选取相应组织大小的直角钩		图 13-3-43
艾利斯	钳	4	155mm 5×6 齿	组织钳，直型	用于夹持皮缘组织	不可用于夹持脏器		图 13-3-44
持针器	钳	10	230mm 0.4mm 网格纹	金属材质，可重复使用	用于夹持缝针，缝合组织出血部位等操作	注意用对应缝针型号的持针器		图 13-3-45
次直钳	钳	2	165mm 直型 盒状锁	工作端带横槽直钳	用于规范术中用各种导管和导线	不可用于夹持脏器		图 13-3-46

续表

名称	类别	数量	常用规格	描述	应用范围	使用注意事项	附图	编号
剪刀	剪	4	180mm 精细型	弯型，标准	用于剪断组织和缝线	注意区分组织剪和线剪		图13-3-47
镊子	镊	4	230mm 直型	工作端耐磨损，防损伤	用于夹持组织	注意区分组织镊和齿镊		图13-3-48
手术刀	刀	2	3# 刀柄	刀柄为可重复使用，刀片是一次性使用	用于切皮肤表皮层	注意安装方法和传递方法，以免误伤		图13-3-49
盘状拉钩	钩	6	拉钩框架238mm×180mm	各种拉钩形状大小不同	用于充分显露术野	注意选择合适大小的拉钩		图13-3-50
卵圆钳	钳	4	245mm 弯型	工作端为椭圆形，带有横槽	用于夹持消毒纱布，进行皮肤表面消毒	不可用带齿槽的卵圆钳夹持脏器，以免损伤脏器		图13-3-51
无伤钳	钳	12	220mm 60° 85mm×55mm	根据应用部位选取相应的合适血管的阻断钳，阻断钳有各种不同的形状	用于血管阻断	不可夹持缝针		图13-3-52

（2）精细手术器械

表 13-3-8　经典式原位肝移植术精细手术器械配置表

名称	类别	数量	常用规格	描述	应用范围	使用注意事项	附图	编号
精细剪刀	剪	6	180mm 精细型	工作端防损伤	用于修剪血管和剪断组织	注意选择合适血管的相应剪刀，不可用于剪其他物品，以免损伤剪刀		图13-3-53

名称	类别	数量	常用规格	描述	应用范围	使用注意事项	附图	编号
精细镊子	镊	5	240mm 宽2mm	工作端防损伤	用于夹持组织和缝针	注意选取相应大小的镊子		图13-3-54
哈巴狗夹	钳	9	50mm 27mm 弯型	钳夹血管以暂时阻断血流	用于夹动脉	选取适合血管的哈巴狗夹		图13-3-55
胆道探子	扩张器	1	直径4mm	头端钝圆光滑	用于探查胆道走行	选择合适尺寸的胆道探子		图13-3-56
笔式持针器	钳	1	180mm 0.4mm 网格纹	用时如用笔，称笔式持针器	用于夹持型号小的血管缝线	不能用于夹持型号大的血管缝合线，以免损伤持针器		图13-3-57
钛夹钳	钳	4	203mm 25°	钛夹分大号和小号，用于施夹相应的型号的钛夹	用于永久性夹闭小血管	注意钛夹钳大小和钛夹相对应		图13-3-58

2.**仪器设备** 氩气刀、暖风机。

3.**体位垫** 大体位垫、腘窝软垫、头枕、骶尾垫。

（四）手术步骤及使用器械

表13-3-9 经典式原位肝移植术手术步骤及使用器械表

主要手术步骤1	主要手术步骤2	使用器械名称	使用器械编号
切口	"人"字形切口	手术刀	图13-3-49
游离肝脏	游离解剖镰状韧带，左右三角韧带，到肝上下腔静脉，结扎完全切除韧带中的侧支静脉，游离膈静脉，显露肝上下腔静脉	镊子（大） 直角钳（分离钩） 剪刀 大弯钳	图13-3-48 图13-3-43 图13-3-47 图13-3-42
上拉钩	上拉钩以便充分显露术野，拉钩下垫湿纱布	盘状拉钩	图13-3-50
解剖第一肝门	先解剖肝动脉，自肝固有动脉一直游离到肝左、右动脉的分叉部。靠近肝内将其结扎、切断；继而分离胆总管，在左、右肝管汇合处离断胆管，并保留胆总管周围的组织保证胆总管的血供。分离门静脉，术者先用分离钩（小直角）分离，助手用扁桃体钳带丝线结扎，精细钳子夹，剪刀再剪组织与线，接着用7号丝线结扎剪线。重复以上分离方法	直角钳（分离钩） 剪刀 镊子（大） 大弯钳	图13-3-43 图13-3-47 图13-3-48 图13-3-42

主要手术步骤 1	主要手术步骤 2	使用器械名称	使用器械编号
解剖第三肝门	结扎第三肝门处汇入下腔静脉的各条肝短静脉，直到显露肝右静脉。肝短静脉的数量不一，而且管壁薄，长度短，极易撕裂，造成出血。分离这些肝短静脉一般用钛夹或丝线分离结扎，然后小心切断	镊子 直角钳（分离钩） 剪刀 大弯钳 钛夹钳	图 13-3-48 图 13-3-43 图 13-3-47 图 13-3-42 图 13-3-58
解剖第二肝门	充分显露肝中静脉和肝左静脉后，紧贴下腔静脉用无伤血管钳阻断其共同开口，于两肝静脉出肝处切断，作为受体静脉吻合口	镊子 直角钳（分离钩） 剪刀 大弯钳	图 13-3-48 图 13-3-43 图 13-3-47 图 13-3-42
病肝切除	用无伤血管钳阻断肝上下腔静脉、肝下下腔静脉和门静脉	无伤钳 镊子（大） 剪刀	图 13-3-52 图 13-3-48 图 13-3-47
供肝植入	吻合肝上下腔静脉、肝下下腔静脉、用 3-0、4-0、血管线进行吻合。吻合肝下下腔静脉的时候用输血器接蛋白水冲洗门脉，将门脉中的 UW 液排出	镊子 剪刀 持针器	图 13-3-48 图 13-3-47 图 13-3-45
门脉吻合	用 5-0 吻合线吻合门脉，吻合完成后用热水冲洗进行复温	镊子 剪刀 持针器	图 13-3-48 图 13-3-47 图 13-3-45
动脉吻合	用 7-0 吻合线吻合动脉，肝素水冲洗	精细镊子 精细剪刀 笔式持针器	图 13-3-54 图 13-3-53 图 13-3-57
术中 B 超	做术中 B 超，观察血管血流情况	B 超探头 B 超机	
胆道重建	7-0 吻合线吻合胆道	精细镊子 精细剪刀 笔式持针器	图 13-3-54 图 13-3-53 图 13-3-57
关腹	止血后放引流，然后关腹	中弯 持针器 镊子 剪刀	图 13-3-41 图 13-3-45 图 13-3-48 图 13-3-47
术后	术后检查患者各个管路是否通畅，皮肤情况是否完好		

附：

蛋白水配制：4% 蛋白水（冰生理盐水 500ml ＋ 白蛋白 2 支）。

肝素水配制：生理盐水 500ml ＋ 肝素 1 支。

修肝用物：电子秤、碎冰、修肝器械、修肝盆、培养瓶、1 号丝线、6-0 和 5-0 血管缝合线、留取血管用的血管袋、如需灌洗备 UW 液、输血器。修肝时保留的剩余血管置于双层无菌标本袋内，写明血型、血清化验结果及留取日期。放于 0 ～ 4℃冰箱内，有效期 7d。

第四节　肺移植手术

一、概述

常用手术体位：仰卧位、胸 90°左侧卧位、胸 90°右侧卧位。

二、肺移植手术

1.手术器械

表 13-4-1　肺移植手术器械配置表

名称	类别	数量	常用规格	描述	应用范围	使用注意事项	附图	编号
卵圆钳	钳	2	长度 245mm 直、弯	又称海绵钳、持物钳，分直型和弯型，工作端分为有齿和光滑两种	用于手术前钳夹纱球进行消毒，有时也用于夹持脏器，此时常用光滑工作端的卵圆钳	夹持脏器，如肺、肠时，需使用光滑工作端的卵圆钳		图 13-4-1
巾钳	钳	4	110mm 135mm	又称布巾钳，常用的巾钳工作端为尖锐头，也有钝头巾钳	用于手术中固定手术铺巾	尖锐工作端的巾钳会穿刺敷料，可使用钝头巾钳代替		图 13-4-2
三角肺叶钳	钳	2	长度 200mm 头宽 27mm	工作端为三角形，带有横槽	用于钳夹肺组织	轻柔操作，避免损伤肺组织		图 13-4-3
手术刀	刀	3	7#、4# 刀柄 22#、15# 圆刀片 11# 尖刀片	刀柄一般可重复使用，刀片为一次性使用	划皮逐层分离，按照表皮层、肌肉层、黏膜层依次分离	刀片的无菌包装是否被破坏		图 13-4-4
线剪	剪	2	145mm 180mm	用于手术中剪切缝线。专用的线剪应有锯齿刃口，剪线时以免缝线滑脱，关节处具备防卡线设计	不同深部的剪切，使用合适长度的线剪	不可用于剪敷料等硬物质		图 13-4-5
组织剪	剪	2	145mm 180mm	头端有直、弯两种类型，大小长短不一，又称梅奥剪	用于剪切组织，钝性分离组织、血管	不可用于剪线或敷料等非人体组织		图 13-4-6

续表

名称	类别	数量	常用规格	描述	应用范围	使用注意事项	附图	编号
肋骨剪	剪	1	340mm	单关节，供咬剪、修整人体部位骨骼用	切断肋骨	注意平整切断肋骨，便于止血和重塑肋骨		图 13-4-7
组织镊	镊	2	180～230mm	工作端为真空焊接的碳钨镶片，耐磨损、无损伤，适合习惯用镊子夹持缝针的手术医师使用	适用于连续缝合过程中，夹持组织或者缝针	不可夹持非常规物体，避免较精细的头端错齿		图 13-4-8
持针器	钳	2	180～250mm	一般分为普通不锈钢工作端和碳钨镶片工作端两种，碳钨镶片上的网格有0.5、0.4、0.2和光面四种，分别对应夹持3/0及更大针、4/0～6/0、6/0～10/0、9/0～11/0针	用于夹持缝针、缝合组织及缝扎出血部位	使用碳钨镶片持针器时注意其对应的缝针型号，避免缝针过粗导致镶片断裂		图 13-4-9
可可钳	钳	2	180～220mm 有齿	工作端有1：2齿，用于夹闭比较厚器官、组织	开胸时，可用于夹持剑突，以便胸骨锯开胸操作	夹持骨骼过程中应注意避免操作不当导致工作端变形、错齿		图 13-4-10
无损伤止血钳	钳	12	125～160mm	用于夹闭血管止血、提拉组织等操作	根据操作范围，选择适合的长度，建立入路一般使用125mm式钳或145mm小弯钳	不可用于夹闭脆弱组织或器官，会造成不可逆的损伤。避免用止血钳固定敷料、导管等，以免工作端发生变形、错齿等损坏		图 13-4-11
直角止血钳	钳	2	260mm	用于游离和绕过血管及组织后壁	用于肺血管的游离及食管的游离	注意轻柔游离，防止损伤后壁		图 13-4-12

续表

名称	类别	数量	常用规格	描述	应用范围	使用注意事项	附图	编号
皮肤拉钩	拉钩	2	工作端3齿、4齿、5齿整体长度165mm 180mm	锐性或钝性微弯工作端，中空或者长条形手柄，便于牵拉	用于肌肉等组织的钝性分离，切开心包等操作	不可用于血管、脏器等组织的牵拉，以免造成损伤		图13-4-13
肩胛拉钩	拉钩	2	190mm	工作端平宽，手持端带把手，便于牵拉	供胸腔镜手术时做牵拉肩胛骨用	仅用于牵拉肩胛骨		图13-4-14
肋骨牵开器	拉钩	2	150mm	由固定器和活动支架组成，固定器可将肋骨卡入凹槽，活动支架将肋间撑开	牵开胸骨	注意慢速操作，以防过快操作致肋骨骨折		图13-4-15
肋骨合拢器	拉钩	1	200mm	由固定器和活动支架组成，双爪，钝性	闭合肋间	注意减少肌肉损伤，闭合时张力适当		图13-4-16
阻断钳	钳	2	190mm	钝性工作端，工作端有纵行凹槽	用于较大动脉主干阻断	注意夹闭完全，避免牵拉损伤		图13-4-17
心耳钳	钳	2	190mm	钝性工作端，角度适宜钳夹心耳	用于夹闭心耳	注意夹闭完全		图13-4-18

2. 手术步骤及使用器械

（1）双侧开胸肺移植手术

表13-4-2　双侧开胸肺移植手术步骤及使用器械表

主要手术步骤1	主要手术步骤2	使用器械名称	使用器械编号
右侧卧位，后外侧切口	见表5-1-4		
处理肺静脉	打开纵隔胸膜，自肺门游离游离出上肺静脉。松解下肺韧带，以血管切割缝合器离断上、下肺静脉	三角肺叶钳 组织镊 直角止血钳 卵圆钳	图13-4-3 图13-4-8 图13-4-12 图13-4-1
处理肺动脉	自肺裂及肺门处游离出肺动脉主干及待切除肺叶的各肺动脉分支。近心端以无创阻断钳夹闭，远心端以无创血管钳夹闭后，离断肺动脉主干	卵圆钳 三角肺叶钳 线剪 组织剪 组织镊 无损伤止血钳 直角止血钳 阻断钳	图13-4-1 图13-4-3 图13-4-5 图13-4-6 图13-4-8 图13-4-11 图13-4-12 图13-4-17

主要手术步骤 1	主要手术步骤 2	使用器械名称	使用器械编号
处理支气管	游离支气管周围组织，离断支气管。标本离体	卵圆钳 三角肺叶钳 线剪 组织剪 组织镊 直角止血钳	图 13-4-1 图 13-4-3 图 13-4-5 图 13-4-6 图 13-4-8 图 13-4-12
吻合支气管	将修剪好的供肺置入胸腔，以 4-0 可吸收线连续缝合支气管膜部及软骨部。吻合口周围用纵隔组织及支气管周围软组织缝合包埋	卵圆钳 三角肺叶钳 线剪 组织镊 持针器	图 13-4-1 图 13-4-3 图 13-4-5 图 13-4-8 图 13-4-9
吻合动脉	以 5-0prolene 线连续缝合吻合肺动脉，吻合口远心端上无创阻断钳，松开近心端阻断钳，检查吻合口满意无渗血	卵圆钳 三角肺叶钳 线剪 组织镊 持针器 阻断钳	图 13-4-1 图 13-4-3 图 13-4-5 图 13-4-8 图 13-4-9 图 13-4-17
吻合心房	心耳钳夹闭部分心房，观察循环稳定，剪开肺静脉制作心房袖，长度满意后以 4-0prolene 线行心房袖连续吻合	卵圆钳 三角肺叶钳 线剪 组织镊 持针器 阻断钳 心耳钳	图 13-4-1 图 13-4-3 图 13-4-5 图 13-4-8 图 13-4-9 图 13-4-17 图 13-4-18
心包开窗、留置引流管	切除部分心包，留置引流管 4 根	组织镊	图 13-4-8
关胸		肋骨合拢器	图 13-4-16
左侧卧位，处理右肺	步骤同左肺		

（2）蛤蚌式开胸肺移植手术

表 13-4-3　蛤蚌式开胸肺移植手术步骤及使用器械表

主要手术步骤 1	主要手术步骤 2	使用器械名称	使用器械编号
仰卧蛤蚌式开胸			
处理肺静脉	打开纵隔胸膜，自肺门游离出上肺静脉。松解下肺韧带，以血管切割缝合器离断上下肺静脉	卵圆钳 三角肺叶钳 组织镊 直角止血钳	图 13-4-1 图 13-4-3 图 13-4-8 图 13-4-12
处理肺动脉	自肺裂及肺门出游离出肺动脉主干及待切除肺叶的各肺动脉分支。近心端以无创阻断钳夹闭，远心端以无创血管钳夹闭后，离断肺动脉主干	卵圆钳 三角肺叶钳 线剪 组织剪 组织镊 无损伤止血钳 直角止血钳 阻断钳	图 13-4-1 图 13-4-3 图 13-4-5 图 13-4-6 图 13-4-8 图 13-4-11 图 13-4-12 图 13-4-17
处理支气管	游离支气管周围组织，离断支气管。标本离体	卵圆钳 三角肺叶钳 线剪 组织剪 组织镊 直角止血钳	图 13-4-1 图 13-4-3 图 13-4-5 图 13-4-6 图 13-4-8 图 13-4-12

主要手术步骤 1	主要手术步骤 2	使用器械名称	使用器械编号
吻合支气管	将修剪好的供肺置入胸腔，以 4-0 可吸收线连续缝合支气管膜部及软骨部。吻合口周围用纵隔组织及支气管周围软组织缝合包埋	卵圆钳 三角肺叶钳 线剪 组织镊 持针器	图 13-4-1 图 13-4-3 图 13-4-5 图 13-4-8 图 13-4-9
吻合动脉	以 5-0prolene 线连续缝合吻合肺动脉，吻合口远心端上无创阻断钳，松开近心端阻断钳，检查吻合口满意无渗血	卵圆钳 三角肺叶钳 线剪 组织镊 持针器 阻断钳	图 13-4-1 图 13-4-3 图 13-4-5 图 13-4-8 图 13-4-9 图 13-4-17
吻合心房	心耳钳夹闭部分心房，观察循环稳定，剪开肺静脉制作心房袖，长度满意后以 4-0prolene 线行心房袖连续吻合	卵圆钳 三角肺叶钳 线剪 组织镊 持针器 阻断钳 心耳钳	图 13-4-1 图 13-4-3 图 13-4-5 图 13-4-8 图 13-4-9 图 13-4-17 图 13-4-18
处理对侧肺	操作同前		
心包开窗、留置引流管	切除部分心包，留置引流管 4 根	组织镊	图 13-4-8
关胸		肋骨合拢器	图 13-4-16

第五节 心脏移植手术

一、概述

（一）心脏移植的适用范围

心脏移植主要的适应证是终末期心脏病。终末期心脏病是各种病因所致心脏病的终末阶段，是指采用药物等方法治疗无效的，不可恢复的心脏失代偿阶段。终末期心脏病按基本病因可分为原发性心肌损害和心脏负荷过重两类。其中原发性心肌损害包括节段性心肌损害（心肌缺血性心脏病）、弥漫性心肌损害（扩张、肥厚、梗阻性心肌病等）和代谢障碍性心肌损害（糖尿病性心肌病等）；而心脏负荷过重包括压力负荷过重（高血压、主动脉瓣狭窄、肺动脉瓣狭窄、肺动脉高压等）和容量负荷过重（瓣膜反流性疾病——二尖瓣关闭不全、主动脉瓣关闭不全、三尖瓣关闭不全等；心内外分流性疾病——房间隔缺损、室间隔缺损、动脉导管未闭等）。

（二）手术方法

同种异体心脏移植手术，简称心脏移植，是将已判定为脑死亡并配型成功的人类心脏从供者体内完整取出，植入所需受者体内的同种异体移植手术。受者的自体心脏被移除（称为原位心脏移植）或保留用以支持供体心脏（称为异位心脏移植）。心脏移植并不是心脏病的常规治疗方法，而是作为挽救终末期心脏病患者生命和改善其生活质量的一个治疗手段。

（三）常见手术方式

1. 同种异体原位心脏移植手术（简称原位心脏移植） 术式有标准法（或称原位经典式）、全心法、双腔静脉法。目前仍以标准法最常用，即左心房吻合、右心房吻合、主动脉和肺动脉吻合，合计 4 个吻合口。

2. 同种异体异位心脏手术（简称异位心脏移植） 此手术方式开展得很少。

二、同种异体原位心脏移植手术（标准法）

1. **手术体位** 仰卧位。

2. 手术器械配置　见表 13-1-13、表 13-1-14。

3. 手术步骤及使用器械

（1）供心修整手术

表 13-5-1　供心修整手术步骤及使用器械表

主要手术步骤 1	主要手术步骤 2	使用器械名称	使用器械编号
供心修整	自下腔静脉口向右心耳方向剪开右心房壁全长的 1/3 ～ 2/3，余下部分在吻合时根据具体情况再做延长	组织剪	图 13-1-60
	探查有无卵圆孔未闭，如有将其闭合	无损伤镊	图 13-1-65
	分离主动脉与肺动脉，此处防止损伤冠状动脉，分离足够长度后，剪齐血管断端	无损伤镊 组织剪	图 13-1-65 图 13-1-60
	四根肺静脉可按交叉方向剪开，也可将同侧肺上下静脉纵行剪开后横行剪开左心房后壁	组织剪	图 13-1-60

（2）心脏移植手术入路

表 13-5-2　心脏移植手术入路手术步骤及使用器械表

主要手术步骤 1	主要手术步骤 2	使用器械名称	使用器械编号
开胸后 建立体外循环	主动脉插管：剪开升主动脉与肺总动脉之间的结缔组织，电凝止血（注意勿损伤窦房结）；在选定的主动脉插管处，用 7×17 单头涤纶编织线缝 2 根双层荷包线，套管、固定；在主动脉荷包线中央剪开主动脉外膜，并用尖刀切一小口，插入主动脉管，收紧荷包，用 0 号丝线双重打结，将荷包线的阻断管与主动脉插管一起绑扎	组织剪 线剪 手术刀（11# 刀片） 弯蚊式 持针器 无损伤镊 管道钳	图 13-1-60 图 13-1-50 图 13-1-49 图 13-1-61 图 13-1-53 图 13-1-65 图 13-1-68
	上腔静脉插管：于上腔静脉、肺静脉隐窝处剪开心包反折，游离上腔静脉，用阻断带绕过游离的上腔静脉后壁，套管、固定；用 6×14 单头涤纶编织荷包线缝在选定的上腔静脉插管处，套管、固定；在上腔静脉荷包中央处切一小口，插入上腔静脉插管，收紧荷包线，用 0 号丝线将荷包线阻断管与插管一起绑扎	手术刀（11# 刀片） 弯蚊式 无损伤镊 线剪 持针器 直角钳 管道钳 中弯 上下腔静脉阻断带	图 13-1-49 图 13-1-61 图 13-1-65 图 13-1-50 图 13-1-53 图 13-1-66 图 13-1-68 图 13-1-63
	下腔静脉插管：沿下腔静脉下缘心包反折区，游离下腔静脉，用阻断带绕过下腔静脉后壁，套管、固定；在选定的下腔静脉插管处，用 6×14 单头涤纶编织线缝下腔荷包，套管、固定；在下腔静脉荷包中央处切一小口，插入下腔静脉插管，收紧荷包线，用 0 号丝线将荷包线阻断管与插管一起绑扎	手术刀（11# 刀片） 弯蚊式 无损伤镊 线剪 持针器 直角钳 中弯 管道钳 上下腔静脉阻断带	图 13-1-49 图 13-1-61 图 13-1-65 图 13-1-50 图 13-1-53 图 13-1-66 图 13-1-63 图 13-1-68
	左心插管：在右上肺静脉近心包处，用 4-0 血管线双头带毛毡缝荷包，套管、固定；与右上肺荷包中央处，切一小口，将左心引流管插入，收紧荷包线，固定插管，打结	手术刀（11# 刀片） 无损伤镊 线剪 弯蚊式 持针器	图 13-1-49 图 13-1-65 图 13-1-50 图 13-1-61 图 13-1-53

主要手术步骤 1	主要手术步骤 2	使用器械名称	使用器械编号
病心切除（标准法）	阻断升主动脉：主动脉阻断钳阻断，收紧上下腔静脉阻断带	主动脉无损伤阻断钳	图 13-1-69
	切除右心房及左心房：供心确认可使用并修整完毕后切除病心，与心心耳根部切开右心房，依次切除右心房、房间隔及左心房前壁	无损伤镊 组织剪	图 13-1-65 图 13-1-60
	切断主动脉与肺动脉：于半月瓣上方切断主动脉、肺动脉，移去受体心脏，修剪切口	无损伤镊 组织剪	图 13-1-65 图 13-1-60
供心移植（标准法）	吻合左心房：心包腔内预先置一块冰水棉垫，保护心包腔内供心低温；从受者切除的左心耳左上肺静脉水平处，用 4-0 的血管线双头缝线沿着左心房顺时针方向连续缝合	持针器 无损伤镊 线剪 组织剪	图 13-1-53 图 13-1-65 图 13-1-50 图 13-1-60
供心移植（标准法）	吻合右心房：将左心房已吻合好的心脏置于接近正常位，用 4-0 血管线双头缝线从房间隔内壁下部的末端进行连续缝合	持针器 无损伤镊 线剪 组织剪	图 13-1-53 图 13-1-65 图 13-1-50 图 13-1-60
	吻合主动脉：用 4-0 血管线连续缝合主动脉、排净左心气体、复温，开放升主动脉、复搏	持针器 无损伤镊 线剪 组织剪	图 13-1-53 图 13-1-65 图 13-1-50 图 13-1-60
	吻合肺动脉：用 4-0 血管线连续缝合肺动脉，待吻合完成后松开上下腔静脉阻断带，使血液进入心脏，以驱赶左心系统的空气	持针器 无损伤镊 线剪 组织剪	图 13-1-53 图 13-1-65 图 13-1-50 图 13-1-60
辅助循环管道撤离	分别拔除左心、下腔静脉、上腔静脉插管及主动脉插管，收紧荷包、打结	无损伤镊 线剪	图 13-1-53 图 13-1-50
安装起搏导线	于心肌前壁安装心脏起搏导线，9×24 三角针 0 号丝线固定起搏器导体	持针器 无损伤镊 线剪 钢丝剪	图 13-1-53 图 13-1-65 图 13-1-50 图 13-1-51
放置引流管，关胸	放置6×9心包、纵隔引流管，9×24三角针0号丝线固定，止血、关胸	手术刀 持针器 无损伤镊 线剪	图 13-1-49 图 13-1-53 图 13-1-65 图 13-1-50

第六节　角膜移植手术

一、概述

（一）简介

在我国，角膜移植适合于各种原因造成的角膜混浊或水肿而严重影响视力的病变，如反复发作的病毒性角膜炎，以及被酸、碱化学物烧伤的角膜混浊患者；角膜溃疡范围较大、侵犯较深，久治不愈，药物治疗失败有穿孔危险或向中央侵犯的蚕食性角膜溃疡者、先天性角膜变性、圆锥角膜、角膜基质变性、角膜内皮细胞功能失代偿等患者，均可进行角膜移植手术；角膜肿瘤、角膜瘘、角膜葡萄肿患者可考虑角膜移植；已失明的角膜白斑患者为改善外观也可以考虑做角膜移植手术。

（二）角膜移植手术护理配合要求

角膜移植手术对于角膜病患者来说是可能复明的唯一有效方法，同时它也是同种异体器官移植中成功率最高、效果最好的一种显微镜下精细操作的手术，所以该手术对医师的技术要求较高，医护之间的团队协作尤为重要。巡回护士需要在手术开始前做好各类物品的准备工作，包括显微镜的调试及保证其处于功能状态，以免影响手术进展。同时严格执行包括眼别在内的手术安全核查，并做好供体眼球的管理，防止污染。手术中严格执行无菌技术操作，防止术后感染的发生。手术后将显微器械及普通器械分开放置，清洗上油，做好显微器械的维护。

（三）手术方法

角膜移植是用正常的眼角膜（角膜成分）替换患者现有的病变角膜，使患眼复明或控制角膜病变，达到增进视力或治疗某些角膜疾病的方法。角膜移植包括穿透性角膜移植、板层角膜移植及角膜内皮移植。一些引起患者严重视力受损甚至是失明的角膜疾病，可以进行全层或板层角膜移植。随着医学技术的发展，现在更可针对一部分角膜内皮功能失代偿的患者仅进行角膜后弹力膜内皮移植。

（四）常见手术方式

（1）穿透性角膜移植术。

（2）板层角膜移植术。

（3）角膜内皮移植术（DSEK/DSAEK/DMEK）。

二、穿透性角膜移植手术

1. 手术体位　仰卧位。

2. 手术器械配置

（1）基础手术器械配置

表 13-6-1　穿透性角膜移植手术基础手术器械配置表

名称	类别	数量	常用规格	描述	应用范围	使用注意事项	附图	编号
艾利斯	钳	4	130mm 直型	组织钳	用于抓持、提拉组织等操作	不可用于夹取脆弱器官或组织		图 13-6-1
蚊式	钳	4	125mm 弯全齿	又称蚊式钳，头部较细小	用于夹闭血管止血、提拉组织等操作	止血钳不可用于夹闭脆弱组织或器官，会造成不可逆的损伤。避免用止血钳固定敷料、导管等，以免工作端发生变形、错齿等损坏		图 13-6-2
巾钳	钳	1	全长 9～14cm	工作端为尖型，夹持布类治疗巾	用于夹持治疗巾	不可用巾钳夹持组织，以免对组织带来损伤		图 13-6-3

续表

名称	类别	数量	常用规格	描述	应用范围	使用注意事项	附图	编号
眼科剪	剪	2	全长 85mm	分为直尖头、弯尖头及直圆头、弯圆头	弯眼科剪用于剪切组织，或钝性分离组织；直眼科剪多用于剪切缝线	使用时不要超过剪切范围材质，否则容易造成剪刀刃口变钝，影响使用寿命		图 13-6-4
眼科镊	镊	2	95mm 1×2 齿 0.2mm	分为直唇头齿及唇头钩两种，全长 100mm	用于眼科手术夹持巩膜及肌肉等软组织	头端精细防止错齿损坏		图 13-6-5
持针器	钳	1	全长 13～17cm		用于眼科外眼手术各种缝合针类的夹持或用于器械打结	夹持缝针应按照说明书规范操作		图 13-6-6
开睑器	撑开器	1	根据使用对象，分为成人及儿童型	成人型为露睑式，扩张杆长 14mm，全长 64mm；儿童为钢丝式，扩张杆一头长 5mm，一头长 7.5mm	用于眼科手术撑开眼睑，显露手术区	注意选择合适型号，勿撑开过度		图 13-6-7

（2）特殊手术器械

表 13-6-2　穿透性角膜移植手术特殊手术器械配置表

名称	类别	数量	常用规格	描述	应用范围	使用注意事项	附图	编号
缝线结扎镊	镊	1	120mm 0.3mm	直平台长 4.5mm，唇头钩 0.15mm，全长 114mm	眼科显微手术时抓取较坚硬的组织，如角膜、巩膜等	勿夹持坚硬物品，使用时轻拿轻放，注意头端保护，防止头端对位不齐，影响使用		图 13-6-8
系结镊	镊	1	110mm 0.2mm 宽	直平台长 4.5mm，全长 114mm	夹持脆弱娇嫩的组织或用于显微手术打结	勿夹持坚硬物品，使用时轻拿轻放，注意头端保护，防止头端对位不齐，影响使用		图 13-6-9
显微持针器	钳	1	分为直头、弯头及有锁无锁等型号，全长 100～140mm 不等	眼科内眼手术多用弯头无锁止钩	用于显微手术中夹持精细缝针或用于器械打结	根据丝线型号选择合适持针器		图 13-6-10

续表

名称	类别	数量	常用规格	描述	应用范围	使用注意事项	附图	编号
角膜剪	剪	3	刃长 9.5～14mm，头端弯曲程度包括 0°～45°	头端分为直、弯两种，弯曲度不同可用于不同的角膜区	用于显微手术时角膜或角膜缘的剪开，头端左右 45° 弯曲型主要用于角膜移植手术时切除病变角膜	不可用于剪切坚硬组织，使用时轻拿轻放，注意头端及刀刃保护		图 13-6-11
虹膜复位器	钳	1	头长度 0.2～1.7mm 全长 117～130mm	分为直型及角形	用于眼科手术时恢复虹膜等组织	头端精细，注意保护		图 13-6-12
烧灼止血器	拉钩	1	球针型，圆形部分直径 5.5mm，全长 119mm	板式有孔，耙形	用于眼科手术时巩膜表面区域的热止血	烧灼时注意烧灼球置于火焰最外层上方		图 13-6-13
角膜印模	钳	1	7mm 8mm	眼科手术时在角膜上做标记用	用于角膜移植手术时角膜径线标记	防止弯折变形影响标记效果		图 13-6-14
角膜移植片铲	剪	1	长 125mm，头直径 8mm 宽圆勺形		用于角膜移植手术时装载角膜植片			图 13-6-15
角膜环	镊	2	型号包括 直径 15～22mm	150°双弧形结构，横断面为六棱体结构	用于角膜移植手术时固定眼球，取角膜植片时帮助维持形状	注意选择合适的型号		图 13-6-16
角膜普通环钻	剪	1	刃部口径 包括 2.0～10.0mm	头端分为直、弯两种，弯曲度不同可用于不同的角膜区	用于角膜移植手术时取角膜植床及植片	选择合适的型号，不用时注意套好保护套，防止环钻刃口碰撞变钝		图 13-6-17

名称	类别	数量	常用规格	描述	应用范围	使用注意事项	附图	编号
角膜负压环钻	钻	1	型号不等	带负压的环钻	用于角膜移植手术时取角膜植床及植片	一次性用品，注意核对无菌性，使用时选择合适的型号及使用负压的力度，防止造成眼内其他组织的损伤		图 13-6-18
角膜移植钻台	角膜移植钻台	1			用于角膜移植手术时修整植片			图 13-6-19
眼用穿刺刀（15°）	刀	1	直角弯角30°60°	前端有粗细和角度之分	用于穿透性角膜移植手术时辅助环钻切取角膜植床	一次性用品，注意核对无菌性，前端较锋利，注意避免碰撞损伤		图 13-6-20
眼用穿刺刀（月形）	刀	1	2.8mm×0.25mm	前端为圆弧形，切割软组织用	用于板层角膜移植手术时剔除病变板层角膜组织	一次性用品，注意核对无菌性		图 13-6-21

3. 手术步骤及使用器械

表 13-6-3　角膜移植手术步骤及使用器械表

主要手术步骤1	主要手术步骤2	使用器械名称	使用器械编号
开睑	开睑器撑开眼睑，0.05% 活力碘冲洗结膜囊后以生理盐水冲洗	开睑器	图 13-6-7
悬吊眼球	持针器夹持 4-0 丝线做上下直肌吊线固定眼球	持针器 缝线结扎镊	图 13-6-6 图 13-6-8
包扎患眼	拆除上下直肌吊线，取下开睑器，眼内涂典必殊眼膏，敷贴覆盖患眼	线剪	图 13-1-50

表 13-6-4　穿透性角膜移植手术步骤及使用器械表

主要手术步骤1	主要手术步骤2	使用器械名称	使用器械编号
开睑	见表 13-6-3		
悬吊眼球	见表 13-6-3		
制作受体植床	确定角膜中心，以 marker 标记，用角膜印模标记 16 针位置。以合适型号角膜环固定眼球（必要时），以负压环钻钻取病变角膜 [必要时以眼用穿刺刀（15°）辅助] 之后以角膜剪完整切取病变角膜组织，前房注入黏弹剂	角膜印模 角膜环 角膜负压环钻 眼用穿刺刀（15°） 角膜剪	图 13-6-14 图 13-6-16 图 13-6-18 图 13-6-20 图 13-6-11

续表

主要手术步骤1	主要手术步骤2	使用器械名称	使用器械编号
制作角膜植片	将处理过的健康待移植角膜递上手术台，将角膜片放于角膜移植钻台上，以普通环钻切取相应大小的植片放于角膜移植片铲上备用	角膜普通环钻 角膜移植钻台 角膜移植片铲	图13-6-17 图13-6-19 图13-6-15
缝合植片于植床	将角膜植片置于患眼上，显微持针器夹10-0尼龙线按标记线间断（或连续）缝合植片，然后以注射器抽取平衡液检查前房水封性并置换前房内粘弹剂	显微持针器 缝线结扎镊	图13-6-10 图13-6-8
包扎患眼	见表13-6-3		

三、板层角膜移植术

1. 手术体位　仰卧位。

2. 手术器械配置　见表13-6-1、表13-6-2。

3. 手术步骤及使用器械

表13-6-5　板层角膜移植术手术步骤及使用器械

主要手术步骤1	主要手术步骤2	使用器械名称	使用器械编号
开睑	见表13-6-3		
悬吊眼球	见表13-6-3		
切除病变角膜组织	确定病变角膜范围，以环钻包绕病变区角膜做板层角膜切开，以眼用穿刺刀（月形）从适当深度剔除环钻区内板层角膜组织至透明基质	角膜负压环钻 眼用穿刺刀（月形）	图13-6-18 图13-6-21
制作角膜植片	将处理过的健康待移植角膜递上手术台，将角膜片放于角膜移植钻台上，以普通环钻切取相应大小的植片，去除后弹力膜组织做全厚板层植片，放于角膜移植片铲上备用	角膜普通环钻 角膜移植钻台 角膜移植片铲	图13-6-17 图13-6-19 图13-6-15
缝合植片于植床	将板层角膜植片覆盖于角膜植床区，显微持针器夹10-0尼龙线间断缝合植片	显微持针器 缝线结扎镊	图13-6-10 图13-6-8
包扎患眼	见表13-6-3		

第 14 章　机器人辅助手术

第一节　概述

一、常用手术体位

（1）分腿仰卧位，头高足低 45°，左侧或右侧抬高 30°。

（2）截石位，搁脚架与手术床成 20°～ 30°

（3）垂头仰卧位，头高足低 15°～ 20°，头板放低 20°～ 30°

（4）反屈氏体位，两腿分开 60°～ 90°，腿板放低 30°～ 40°，头低足高 30°，背板抬高 5°～ 10°

（5）70° 半侧卧位。

（6）90° 侧卧位。

二、达芬奇机器人手术系统简介

达芬奇机器人由三部分组成：手术医师操作主控台，器械臂、内镜臂和手术器械组成的移动平台，三维成像视频影像平台。它具有 4 个机械手臂，其中两个是像医师的手一样进行操作的"左臂"和"右臂"；第三个操作臂是"助手"，起牵引、稳定等作用；第四个操作臂是内镜，可形成三维立体图像，手术视野被放大 10 ～ 15 倍。臂的腕部有可自由活动的手术器械，有 7 个自由度，模仿外科医师手指和手腕的动作。其具有振动消除和动作定标系统，可以保证机械臂在狭小的手术野内进行精确的操作。

三、手术入路及使用器械

（一）机器人辅助胰腺手术入路及使用器械

1. 手术器械配置

（1）基础手术器械

表 14-1-1　机器人辅助胰腺手术入路基础手术器械配置表

名称	类别	数量	常用规格	描述	应用范围	使用注意事项	附图	编号
手术刀	刀	1	3# 刀柄 11# 尖刀片	刀柄一般为可重复使用，刀片为一次性使用	划皮逐层分离，按照表皮层、肌肉层、黏膜层依次分离	刀片的无菌包装是否被破坏		图 14-1-1
线剪	剪	1	145mm 180mm	专用的线剪应有锯齿刃口，剪线时以免缝线滑脱，关节处具备防卡线设计	用于手术中剪切缝线。不同深部的剪切，使用合适长度的线剪	不可用于剪敷料等硬物质		图 14-1-2

续表

名称	类别	数量	常用规格	描述	应用范围	使用注意事项	附图	编号
持针器	钳	2	180mm	一般分为普通不锈钢工作端和碳钨镶片工作端两种，碳钨镶片上的网格有0.5、0.4、0.2和光面四种，分别对应夹持3/0及更大针、4/0～6/0、6/0～10/0、9/0～11/0针	用于夹持缝针，缝合组织及缝扎出血部位	使用碳钨镶片持针器应注意其对应的缝针型号，用细密网纹的持针器夹持过粗的缝针容易造成镶片断裂		图14-1-3
中弯	钳	4	180mm	可重复使用	用于分离组织，夹持组织，钝性分离组织筋膜	有损伤，不能夹持血管器官等		图14-1-4
皮肤拉钩	拉钩	2	工作端3齿、4齿、5齿，整体长度165mm、180mm	锐性或钝性微弯工作端，中空或者长条形手柄，便于牵拉	用于肌肉等组织的钝性分离，切开心包等操作	不可用于血管、脏器等组织的牵拉，以免造成损伤		图14-1-5

（2）腹腔镜手术器械

表 14-1-2　机器人辅助胰腺手术入路腹腔镜手术器械配置表

名称	类别	数量	常用规格	描述	应用范围	使用注意事项	附图	编号
气腹针	针	1	100mm 120mm 150mm	可重复使用	腔镜手术	避免刺伤脏器		图14-1-6
12mm Trocar	穿刺器	2	5mm 10mm 12.5mm	分为一次性及重复使用的	腹腔镜手术器械通道	避免刺伤脏器		图14-1-7

（3）机器人手术器械

表 14-1-3　机器人辅助胰腺手术手术器械配置表

名称	类别	数量	常用规格	描述	应用范围	使用注意事项	附图	编号
30°镜头	内镜	1	370890 370891	镜头系统由镜头和双目内镜组成，前者包括镜头光缆和导光索、光源灯泡开/关键、对焦键和功能键；双目内镜，根据镜头面角度不同分为0°、30°两种，直径有12mm和8.5mm两种。内镜摄像头有两个镜头，分别采集到左右两个图像，在左右眼视频信号同步器作用下整合出一个三维立体图像	用于观察体腔内情况	使用前需调节白平衡及3D校对。术中需要配合12.5mm一次性Trocar使用，使用前需用60℃左右温水供术中清洗镜头，避免镜头模糊，并注意保护镜头前端		图14-1-8

名称	类别	数量	常用规格	描述	应用范围	使用注意事项	附图	编号
3D校对器	配件	1	8.5mm 12mm	可用于0°和30°两种观察角度不同的内镜的3D校对，且根据内镜直径的不同有8.5mm和12mm两种	校准内镜光学通道的图像形成3D可视化	与镜头系统的按键配合使用，完成3D校对		图14-1-9
8mm Trocar	穿刺器	3	成人Trocar内径8mm 小儿Trocar内径5mm	由套管、穿刺内芯和密封圈附件组成。套管：始端是宽阔的碗状部分，中空的管状部分上有"两细一粗"的远端固定中心标记横线，用来标记套管插入内切口的深度，以此使套管产生最小的移动量和组织压力；长度有110mm和160mm两种。穿刺内芯：有常规和加长两种规格，以匹配不同长度的套管，根据前端是否尖锐，有钝性和锐性之分。密封圈附件：由套管密封圈和异径管帽组成	套管的碗状部分直接安装在床旁机械臂系统的机械臂上，能够自动识别套管的类型。穿刺进入患者体腔内，建立通道，置入手术器械	注意套管插入内切口的深度要适宜，置入穿刺套管时要避免伤及组织或器官，确保密封圈附件的完整性，避免漏气		图14-1-10
8mm Trocar内芯	穿刺器	3	成人Trocar内径8mm 小儿Trocar内径5mm	由套管、穿刺内芯和密封圈附件组成。套管：始端是宽阔的碗状部分，中空的管状部分上有"两细一粗"的远端固定中心标记横线，用来标记套管插入内切口的深度，以此使套管产生最小的移动量和组织压力；长度有110mm和160mm两种。穿刺内芯：有常规和加长两种规格，以匹配不同长度的套管，根据前端是否尖锐，有钝性和锐性之分。密封圈附件：套管密封圈和异径管帽组成	套管的碗状部分直接安装在床旁机械臂系统的机械臂上，能够自动识别套管的类型。穿刺进入患者体腔内，建立通道，置入手术器械	注意套管插入内切口的深度要适宜，置入穿刺套管时要避免伤及组织或器官，确保密封圈附件的完整性，避免漏气		图14-1-11

2. 手术步骤及使用器械

表 14-1-4　机器人辅助胰腺手术切口入路手术步骤及使用器械表

主要手术步骤 1	主要手术步骤 2	使用器械名称	使用器械编号
建立气腹	建立气腹至气腹压 15mmHg	手术刀 气腹针	图 14-1-1 图 14-1-6
穿刺建立镜头孔，在监视下穿刺建立机器人机械臂孔（R1、R2、R3）及辅助孔	镜头孔：12mm Trocar，递 up 镜头 机器人机械臂孔：8mm Trocar 辅助孔：12mm Trocar 位置：胰十二指肠切除 镜头孔：脐孔区域或脐孔右侧 2～3cm 处 R1、R2：镜头孔偏头侧 2～3cm 近锁骨中线处 R3：右上腹肋缘下旁正中线处或左上腹肋缘下旁正中线处 辅助孔：镜头孔偏下肢侧 4～5cm 锁骨中线处 胰中段切除、胰体尾切除 镜头孔：脐上或脐下距肿块 15cm 处 R1、R2：镜头孔两侧，距离镜头孔 10cm，和镜头孔的连线与过镜头孔的胰腺长轴平行线成 15° R3：R2 的后外上侧，腋中线与肋弓下缘交界 辅助孔：镜头孔与 R1 之间	手术刀 12mm Trocar 30° 镜头 3D 校对器 8mm Trocar 8mm Trocar 内芯	图 14-1-1 图 14-1-7 图 14-1-8 图 14-1-9 图 14-1-10 图 14-1-11
机器人机械臂系统定位，与腹壁 Trocar 连接，安装机器人器械	将镜头方向由 up 调至 down，R1 安装超声刀，R2 安装单孔窗式双极电凝抓钳，R3 安装普通抓钳，协助铺洞巾，建立无菌屏障，妥善固定导线及冲洗吸引装置	30° 镜头	图 14-1-8
解除气腹，移去机器人机械臂系统	清点无误		
逐层关闭 Trocar 孔及小切口	用 Vic1-0 线关闭小切口及缝合皮下组织，用 Vic3-0 快吸收线缝合皮肤。Trocar 孔用 Vic0 号鱼钩针关闭内层，Vic3-0 号快吸收线缝合皮肤	中弯 持针器 皮肤拉钩 线剪	图 14-1-4 图 14-1-3 图 14-1-5 图 14-1-2

（二）机器人辅助肾手术入路

1. 手术器械配置

（1）基础手术器械

表 14-1-5　机器人辅助肾手术基础手术器械配置表

名称	类别	数量	常用规格	描述	应用范围	使用注意事项	附图	编号
手术刀	刀	1	7# 刀柄、11# 尖刀片	刀柄一般可重复使用，刀片为一次性使用	用于划皮逐层分离，按照表皮层、肌肉层、黏膜层依次分离	刀片无菌包装是否被破坏，术中注意刀片传递并及时收回，避免锐器伤		图 14-1-12

续表

名称	类别	数量	常用规格	描述	应用范围	使用注意事项	附图	编号
巾钳	钳	4	140mm	又称布巾钳，工作端有穿透、半穿透、不穿透三种类型	用于夹持治疗巾，规范导管和导线	不可用于夹持脏器，以免对脏器带来损伤		图 14-1-13
线剪	剪	1	180mm	多为直剪，刃较钝厚，用于剪切缝线、敷料、引流管等	用于剪切缝线、敷料、引流管等	线剪不可用于剪切硬物质		图 14-1-14
止血钳	钳	6	160～240mm	又称血管钳，用于夹闭血管或出血点、提拉组织等操作，根据不同的齿槽床分为直型、弯型、直角形、弧形等	根据操作范围，选择合适的长度。由于钳的前端平滑，易插入筋膜内，不易刺破血管，可用于分离组织，也可用于牵引缝线、拔出缝针，或代替镊使用等	止血钳不可用于夹持皮肤、脆弱组织或器官，会造成不可逆的损伤。避免使用止血钳固定敷料、导管等，以免工作端发生变形、错齿等损坏		图 14-1-15
中弯	钳	4	180mm	可重复使用	用于分离组织、夹持组织，钝性分离组织筋膜	有损伤，不能夹持血管器官等		图 14-1-16
组织镊	镊	1	125mm	又称有齿镊，尖端有齿	适用于连续缝合过程中，夹持较硬的组织或缝针，夹持牢固	因尖端有钩齿，对组织有一定的损伤，不可夹持血管、脆弱组织、器官等		图 14-1-17
持针器	钳	2	180mm	钳嘴短粗，内侧均匀网格纹理防滑	主要用于夹持缝针，缝合组织及缝扎出血部位，也可用于缝线打结	不宜用于钳夹组织或器官		图 14-1-18
直角拉钩	拉钩	2	160mm	平钩状	用于浅部切口牵开显露，常用于甲状腺部位的牵拉显露，也常用于腹部手术做腹壁切开时的皮肤和肌肉牵拉	根据需要显露术野的深浅选择拉钩类型		图 14-1-19

（2）腹腔镜手术器械

表 14-1-6 机器人辅助肾手术入路腹腔镜手术器械配置表

名称	类别	数量	常用规格	描述	应用范围	使用注意事项	附图	编号
气腹针（Veress针）	腹腔镜配件	1	长度≥130mm	包括具有受弹簧控制的钝性针芯和进气阀门开关	穿透腹壁或胸壁，进入体腔，建立气腹，避免直接置入Trocar损伤腔内组织或器官	使用前注意检查钝性针芯能否受弹簧控制自由弹出		图 14-1-20
12mm穿刺套件Trocar	一次性用物	2	Trocar内径12mm	由套管、穿刺内芯和密封圈附件组成。套管：始端是宽阔的碗状部分，中空的管状部分上有"两细一粗"的远端固定中心标记横线，用来标记套管插入内切口的深度，以此使套管产生最小的移动量和组织压力；长度有110mm和160mm两种。穿刺内芯：有常规和加长两种规格，以匹配不同长度的套管。密封圈附件：由套管密封圈和异径管帽组成	套管的碗状部分直接安装在床旁机械臂系统的镜头臂上。穿刺进入患者体腔内，建立通道，置入机器人镜头	注意套管插入内切口的深度要适宜，置入穿刺套管时要避免伤及组织或器官，确保密封圈附件的完整性，避免漏气		图 14-1-21
镂空钳	腹腔镜钳	1	直径5mm长度≥130mm	由手柄、操纵杆、绝缘套组装成，可旋转，可拆卸，钳口有一窗口，内面光滑，前端圆头，无创，对组织损伤较少	用于夹持、牵拉网膜、肠管等组织	注意不可钳夹太厚组织，以免滑落，不宜钳夹较硬物体，以免损伤钳口		图 14-1-22

（3）机器人手术器械

表 14-1-7 机器人辅助肾手术入路手术器械配置表

名称	类别	数量	常用规格	描述	应用范围	使用注意事项	附图	编号
机器人穿刺套管（Trocar）	配件	3	成人Trocar内径8mm小儿Trocar内径5mm	由套管、穿刺内芯和密封圈附件组成。套管：始端是宽阔的碗状部分，中空的管状部分上有"两细一粗"的远端固定中心标记横线，用来标记套管插入内切口的深度，以此使套管产生最小的移动量和组织压力；长度有110mm和160mm两种。穿刺内芯：有常规和加长两种规格，以匹配不同长度的套管，根据前端是否尖锐，有钝性和锐性之分。密封圈附件：由套管密封圈和异径管帽组成	套管的碗状部分直接安装在床旁机械臂系统的机械臂上，能够自动识别套管的类型。穿刺进入患者体腔内，建立通道，置入手术器械	注意套管插入内切口的深度要适宜，置入穿刺套管时要避免伤及组织或器官，确保密封圈附件的完整性，避免漏气		图 14-1-23

续表

名称	类别	数量	常用规格	描述	应用范围	使用注意事项	附图	编号
机器人镜头系统	内镜	1	370890 370891	镜头系统由镜头和双目内镜组成，前者包括：镜头光缆和导光索、光源灯泡开/关键、对焦键和功能键；双目内镜，根据镜头面角度不同分为0°、30°两种，直径有12mm和8.5mm两种。内镜摄像头有两个镜头，分别采集到左右两个图像，在左右眼视频信号同步器作用下整合出一个三维立体图像	用于观察体腔内情况	使用前需调节白平衡及3D校对。术中需要配合12.5mm一次性Trocar使用，使用前需用60℃左右温水供术中清洗镜头，避免镜头模糊，并注意保护镜头前端		图14-1-24
3D校对器	配件	1	8.5mm 12mm	可用于0°和30°两种观察角度不同的内镜的3D校对，且根据内镜直径的不同有8.5mm和12mm两种	校准内镜光学通道的图像形成3D可视化	与镜头系统的按键配合使用，完成3D校对		图14-1-25
单极电凝剪刀	单极电凝剪刀	1		由碟盘、轴杆、腕关节组成。碟盘：两侧面各有一个解锁按钮，近端有器械冲洗孔和电能量插口，接单极线。内面有4个滑轮构成，与无菌机械臂袖套套装上的适配器相连。器械总长度为559mm，头端长13mm，头端张开角度0°～38°，头端咬合力高，开口力中等，头端尖锐，内面刀刃，使用寿命为10次	主要用于切割与锐性解剖；剪切和分离组织；使用单极电烙凝结止血和横切组织。推荐用于前列腺、肾脏、子宫、卵巢等手术	使用单极能源，不可用于剪切坚硬物质，以免损坏刀刃，使用时需要配合使用一次性防漏电保护套，注意不要误伤脆弱组织、器官和血管等		图14-1-26
马里兰	双极电凝弯钳	2		由碟盘、轴杆、腕关节组成。碟盘：两侧面各有一个解锁按钮，近端有器械冲洗孔和电能量插口，接双极线。内面有4个滑轮构成，与无菌机械臂袖套套装上的适配器相连。器械总长度为558mm，钳口长20mm，钳口张开角度0°～45°，钳口咬合力中等，开口力中等，钳口内面锯齿状，有一窗口，前端尖头，使用寿命为10次	主要用于钝性解剖，分离、抓持、牵拉、电凝组织和血管。推荐用于前列腺等手术	使用双极能源，在解剖分离脆弱组织或血管时应注意，因其前端是尖头，对组织损伤较大		图14-1-27

续表

名称	类别	数量	常用规格	描述	应用范围	使用注意事项	附图	编号
卡迪尔抓钳	腔镜抓钳	1	卡迪尔 420049	由碟盘、轴杆、腕关节组成。碟盘：两侧面各有一个解锁按钮，近端有器械冲洗孔。内面有 4 个滑轮构成，与无菌机械臂袖套套装上的适配器相连。器械总长度为 554mm，钳口长 20mm，钳口张开角度 0°～30°，钳口咬合力低，开口力低，钳口内面锯齿状，有一矩形窗口，前端圆头，使用寿命为 10 次，是一种可用于多种类型手术中的简单抓钳	主要用于解剖分离、抓持、牵拉组织等。推荐用于肺、胃肠、结直肠、膀胱等手术	不宜用于夹持坚硬物体，以免对内面锯齿有所损伤		图 14-1-28
腹腔镜镂空钳	腹腔镜钳	1	直径 5mm，长度≥ 130mm	腔镜抓钳根据抓持部位不同有多种工作端设计，一般器械手柄带锁，便于长时间抓持	在术中用于辅助分离、抓持、翻转、牵拉等操作	应注意有无损坏变形等，绝缘层破裂有漏电风险，应当及时维修		图 14-1-29
吸引器	腹腔镜吸引器	1	直径 5mm 长度 330mm	一般使用的吸引管带有手控阀门，一路接吸引，一路可接冲洗液体	腔镜手术中用于术野内冲洗及吸引液体	检查器械零配件有无缺失，密闭性是否完好		图 14-1-30

2. 手术步骤及使用器械

表 14-1-8　机器人辅助肾手术入路手术步骤及使用器械表

主要手术步骤 1	主要手术步骤 2	使用器械名称	使用器械编号
建立无菌屏障，妥善固定导线及冲洗吸引装置	使用一次性显微镜套，完全展开后，在手术区域与麻醉区域建立一道无菌屏障，连接监视器套，连接各类管线，并妥善固定	显微镜套 机器人镜头套 吸引器 电刀、气腹管 双极、单极线 结扎速 巾钳	 图 14-1-13
置入穿刺套管（Trocar），镜头孔建立气腹	于肚脐下缘直视下置入 12mm Trocar，连接气腹管，建立气腹，初始以低流量进 CO_2 气体，保持腹腔压力 12～14mmHg，并观察气腹机流量和气腹压变化等	手术刀 止血钳（弯） 持针器 线剪 直角拉钩 12mm 穿刺套件 Trocar 气腹管	图 14-1-12 图 14-1-15 图 14-1-18 图 14-1-14 图 14-1-19 图 14-1-21

主要手术步骤 1	主要手术步骤 2	使用器械名称	使用器械编号
在镜头直视下建立机械臂孔及辅助孔	镜头孔：12mm Trocar，递 up 镜头 机器人机械臂孔：8mm Trocar 辅助孔：12mm Trocar 位置：肾切除及肾部分切除 （1）镜头孔：于肚脐下缘两横指处置入 12mm Trocar （2）1 号臂：直视下于锁骨中线与腹侧第 12 肋下缘交界，稍靠下方，与镜头孔垂直距离 8～10cm 处 （3）2 号臂：直视下于髂前上棘与脐连线的中点略靠外一点，保证与镜头的垂直距离 8～10cm 置入机器人专用 8mm Trocar （4）3 号臂：直视下于剑突下置入机器人专用 8mm Trocar（如做左侧肾脏：3 号臂在 2 号臂外侧，用于挡脾脏；如做右侧肾脏；则 3 号臂在 1 号臂外侧，用于挡肝脏） （5）助手孔：正中线上，可选择在 1 号臂与镜头之间，或者 2 号臂与镜头之间置入 12mm trocar。 以上位置为大致参考，肾部分切除术患者建立 Trocar 的具体位置，应根据肿瘤位置而做上下调整，以利于术者操作	手术刀 12mm 穿刺套件 Trocar 8mm 机器人穿刺套管（Trocar） 机器人镜头系统（30°镜头） 3D 校对器	图 14-1-12 图 14-1-21 图 14-1-23 图 14-1-24 图 14-1-25
机器人系统对接与机器人手术器械安置	以镜头孔与 R1、R2 中点的连线为轴，床旁机械臂系统沿此轴向患者背侧靠近，首先对接镜头臂与镜头 Trocar，并使镜头臂第一水平关节上的三角形指示箭头刚好指向位于蓝色条带区域的"甜蜜点（Sweet Spot）"，再对接其余 3 个机械臂。安装 30°机器人镜头，镜头方向由 up 调至 down，在镜头直视下将机器人器械放入腹腔 1 号臂放入：单极电凝剪刀 2 号臂放入：双极马里兰 3 号臂放入：无创抓钳	机器人镜头系统（30°镜头） 单极电凝剪刀 马里兰（双极） 卡迪尔抓钳	图 14-1-24 图 14-1-26 图 14-1-27 图 14-1-28
移除床旁机械臂系统，放置引流，清点用物，逐层关闭 Trocar 孔	留置引流管并固定；清点用物；所有 Trocar 在镜头直视下取出之后，Trocar 孔用 Vic0 号可吸收缝线逐层缝合	机器人镜头系统（30°镜头） 腹腔镜镂空钳 中弯 组织镊 持针器 线剪	图 14-1-24 图 14-1-29 图 14-1-16 图 14-1-17 图 14-1-18 图 14-1-14

（三）机器人辅助胸外科手术入路

1. 手术器械配置

表 14-1-9　机器人辅助下右肺下叶入路手术器械配置表

名称	类别	数量	常用规格	描述	应用范围	使用注意事项	附图	编号
手术刀	刀	1	7# 刀柄	刀柄一般可重复使用，刀片为一次性使用	划皮逐层分离，按照表皮层、肌肉层、黏膜层依次分离	刀片无菌包装是否被破坏		图 14-1-31

续表

名称	类别	数量	常用规格	描述	应用范围	使用注意事项	附图	编号
线剪	剪	1	180mm	专用的线剪应有锯齿刃口，剪线时以免缝线滑脱，关节处具备防卡线设计	用于手术中剪切缝线。不同深部的剪切，使用合适长度的线剪	不可用于剪敷料等硬物质		图 14-1-32
持针器	钳	2	180mm	一般分为普通不锈钢工作端和碳钨镶片工作端两种，碳钨镶片上的网格有0.5、0.4、0.2和光面四种，分别对应夹持3/0及更大针、4/0～6/0、6/0～10/0、9/0～11/0针	用于夹持缝针、缝合组织及缝扎出血部位	使用碳钨镶片持针器应注意其对应的缝针型号，用细密网纹的持针器夹过粗的缝针容易造成镶片断裂		图 14-1-33
弯止血钳	钳	6	160～240mm	也称血管钳，止血钳可分为有齿和无齿止血钳，根据形状分为直型和弯型止血钳	主要用于钳夹出血点的组织器官以止血。也常用于组织牵拉固定等	不可用于钳夹脆弱的器官组织，以免造成损伤和出血		图 14-1-34
组织钳	钳	2	180mm	也称鼠齿钳、皮钳，根据头端齿纹可分为有损伤艾利斯钳和无损伤艾利斯钳	划皮用于夹持组织等做牵拉或固定	有损伤艾利斯钳齿端损伤较大，不宜牵拉夹持脆弱的组织器官或血管、神经		图 14-1-35

2. 手术步骤及使用器械

表 14-1-10　机器人辅助右肺下叶入路手术腹腔镜手术器械配置表

名称	类别	数量	常用规格	描述	应用范围	使用注意事项	附图	编号
12mm Trocar	穿刺器	若干	12mm 110mm	穿刺器常用直径为 3.5mm、5mm、10mm、12.5mm 等，有可重复使用及一次性使用两种	用于腔镜手术中穿刺腹壁，提供腔镜、腔镜手术器械、CO_2 气体、一次性吻合器通过的通道	术前应检查穿刺器是否存在漏气，穿刺内芯尖头有无磨损等情况		图 14-1-36
腹腔镜镂空钳	钳	1	5mm	腔镜抓钳根据抓持部位不同有多种工作端设计，一般器械手柄带锁，便于长时间抓持	在术中用于辅助分离、抓持、翻转、牵拉等操作	应注意有无损坏变形等，绝缘层破裂有漏电风险，应当及时维修		图 14-1-37

3. 机器人专用器械

表 14-1-11　机器人辅助肾部分切除手术手术器械配置表

名称	类别	数量	常用规格	描述	应用范围	使用注意事项	附图	编号
机器人穿刺套管（Trocar）	配件	3	成人 Trocar 内径 8mm，小儿 Trocar 内径 5mm	由套管、穿刺内芯和密封圈附件组成。套管：始端是宽阔的碗状部分，中空的管状部分上有"两细一粗"的远端固定中心标记横线，用来标记套管插入内切口的深度，以此使套管产生最小的移动量和组织压力；长度有 110mm 和 160mm 两种。穿刺内芯：有常规和加长两种规格，以匹配不同长度的套管，根据前端是否尖锐，有钝性和锐性之分。密封圈附件：由套管密封圈和异径管帽组成	套管的碗状部分直接安装在床旁机械臂系统的机械臂上，能够自动识别套管的类型。穿刺进入患者体腔内，建立通道，置入手术器械	注意套管插入内切口的深度要适宜，置入穿刺套管时要避免伤及组织或器官，确保密封圈附件的完整性，避免漏气		图 14-1-38
3D 校对器	配件	1	8.5mm 12mm	可用于 0° 和 30° 两种观察角度不同的内镜的 3D 校对，且根据内镜直径的不同有 8.5mm 和 12mm 两种	校准内镜光学通道的图像形成 3D 可视化	与镜头系统的按键配合使用，完成 3D 校对		图 14-1-39
机器人镜头系统	内镜	1	370890 370891	镜头系统由镜头和双目内镜组成，前者包括：镜头光缆和导光索、光源灯泡开 / 关键、对焦键和功能键；双目内镜，根据镜头面角度不同分为 0°、30° 两种，直径有 12mm 和 8.5mm 两种。内镜摄像头有两个镜头，分别采集到左右两个图像，在左右眼视频信号同步器作用下整合出一个三维立体图像	通过镜头可以观察腔内情况	使用前需调节白平衡及 3D 校对。术中需要配合 12.5mm 一次性 Trocar 使用，使用前需用 60℃ 左右温水供术中清洗镜头，避免镜头模糊，并注意保护镜头前端		图 14-1-40
单孔窗式双极电凝抓钳	双极电凝弯钳	1		由碟盘、轴杆、腕关节组成。碟盘：两侧面各有一个解锁按钮，近端有器械冲洗孔和电能量插口，接单极线。内面有 4 个滑轮构成，与无菌机械臂袖套套装上的适配器相连。器械总长度为 506mm，头端长度 160mm，使用寿命为 10 次	主要用于抓持，牵拉，电凝组织和血管。推荐用于胃肠道等手术	不宜用于夹持坚硬物体，以免对内面锯齿有所损伤		图 14-1-41

续表

名称	类别	数量	常用规格	描述	应用范围	使用注意事项	附图	编号
卡迪尔抓钳	腔镜抓钳	1	卡迪尔 420049	由碟盘、轴杆、腕关节组成。碟盘：两侧面各有一个解锁按钮，近端有器械冲洗孔。内面有 4 个滑轮构成，与无菌机械臂袖套套装上的适配器相连。器械总长度为 554mm，钳口长 20mm，钳口张开角度 0°～30°，钳口咬合力低，开口力低，钳口内面锯齿状，有一矩形窗口，前端圆头，使用寿命为 10 次，是一种可用于多种类型手术中的简单抓钳	主要用于解剖分离，抓持，牵拉组织等。推荐用于肺、胃肠、结直肠、膀胱等手术	不宜用于夹持坚硬物体，以免对内面锯齿有所损伤		图 14-1-42

4. 手术步骤及使用器械

表 14-1-12　左肺下叶入路手术步骤及使用器械表

主要手术步骤 1	主要手术步骤 2	使用器械名称	使用器械编号
置入镜头穿刺器 Trocar	（1）腋后线第 7 肋间腋后线肩胛下角线之间 （2）探查胸腔内有无粘连	手术刀 机器人镜头系统(30°镜头) 12mm Trocar	图 14-1-31 图 14-1-40 图 14-1-36
穿刺建立镜头孔，在监视下穿刺建立机器人机械臂孔（R1、R2、R3）及辅助孔	镜头孔：12mm Trocar，递 30°向上镜头 机器人机械臂孔：8mm Trocar 辅助孔：12mm Trocar 位置 　镜头孔：腋后线第 7 肋间腋后线肩胛下角线之间 　R1：于第 6 肋间腋前线 　R3：第 8 间隙竖脊肌外缘为 3 号臂 　R2：第 7 肋间镜孔和 3 号臂连线中 　辅助孔：第 3 肋间腋后线	手术刀 机器人镜头系统（30°镜头） 12mm Trocar 8mm 机器人穿刺套管（Trocar）×3	图 14-1-31 图 14-1-40 图 14-1-36 图 14-1-38
移除床旁机械臂系统，放置引流，清点用物，关闭切口	放置胸腔引流管并妥善固定，清点用物，逐层关闭切口	机器人镜头系统（30°镜头） 单孔窗式双极电凝抓钳 卡迪尔抓钳 持针器 线剪 弯止血钳	图 14-1-40 图 14-1-41 图 14-1-42 图 14-1-33 图 14-1-32 图 14-1-34

（四）机器人辅助食管手术入路

1. 手术器械配置

（1）基础手术器械

表 14-1-13　机器人辅助食管手术入路基础手术器械配置表

名称	类别	数量	常用规格	描述	应用范围	使用注意事项	附图	编号
手术刀	刀	3	3#、4# 刀柄、22# 圆刀片、11# 尖刀片	刀柄一般为可重复使用，刀片为一次性使用	划皮逐层分离，按照表皮层、肌肉层、黏膜层依次分离	刀片无菌包装是否被破坏		图 14-1-43
线剪	剪	1	145mm 180mm		用于手术中剪切缝线，不同深部的剪切，使用合适长度的线剪	线剪不可用于剪敷料等硬物质		图 14-1-44
持针器	钳	2	180mm	一般分为普通不锈钢工作端和碳钨镶片工作端两种，碳钨镶片上的网格有 0.5、0.4、0.2 和光面四种，分别对应夹持 3/0 及更大针、4/0 ~ 6/0、6/0 ~ 10/0、9/0 ~ 11/0 针	用于夹持缝针、缝合组织及缝扎出血部位	使用碳钨镶片持针器应注意其对应的缝针型号，用细密网纹的持针器夹持过粗的缝针容易造成镶片断裂		图 14-1-45
中弯	钳	4	140mm	也称血管钳，止血钳可分为有齿和无齿止血钳，根据形状分为直型和弯型止血钳	主要用于钳夹有出血点的组织器官以止血。也常用于组织牵拉固定等	不可用于钳夹脆弱的器官组织，造成损伤和出血		图 14-1-46
直角拉钩	拉钩	2	160mm	平钩状	用于浅部切口牵开显露，常用于甲状腺部位的牵拉显露，也常用于腹部手术做腹壁切开时的皮肤、肌肉牵拉	使用拉钩时，一般用纱垫将拉钩与组织隔开，以免损伤组织		图 14-1-47

（2）腹腔镜手术器械

表 14-1-14　机器人辅助食管手术入路腹腔镜手术器械配置表

名称	类别	数量	常用规格	描述	应用范围	使用注意事项	附图	编号
气腹针	腹腔镜配件	1	长度≥ 130mm	包括具有受弹簧控制的钝性针芯和进气阀门开关	穿透腹壁，用于建立气腹，避免直接置入 Trocar 损伤腔内器官	使用前注意检查钝性针芯能否受弹簧控制自由弹出		图 14-1-48

续表

名称	类别	数量	常用规格	描述	应用范围	使用注意事项	附图	编号
12mm Trocar	穿刺器	2	直径 12mm	穿刺器常用直径为 3.5mm、5mm、10mm、12.5mm 等，有可重复使用及一次性使用两种	用于腔镜手术中穿刺腹壁，提供腔镜、腔镜手术器械、CO_2 气体、一次性吻合器通过的通道	术前应检查穿刺器是否存在漏气，穿刺内芯尖头有无磨损等情况		图 14-1-49

（3）机器人手术器械

表 14-1-15　机器人辅助食管手术入路手术器械配置表

名称	类别	数量	常用规格	描述	应用范围	使用注意事项	附图	编号
30°镜头	内镜	1	370890 370891	镜头系统由镜头和双目内镜组成，前者包括：镜头光缆和导光索、光源灯泡开/关键、对焦键和功能键；双日内镜，根据镜头面角度不同分为 0°、30° 两种，直径有 12mm 和 8.5mm 两种。内镜摄像头有两个镜头，分别采集到左右两个图像，在左右眼视频信号同步器作用下整合出一个三维立体图像	用于观察体腔内情况	使用前需调节白平衡及 3D 校对。术中需要配合 12.5mm 一次性 Trocar 使用，使用前需用 60℃ 左右温水供术中清洗镜头，避免镜头模糊，并注意保护镜头前端		图 14-1-50
3D 校对器	配件	1	8.5mm 12mm	可用于 0° 和 30° 两种观察角度不同的内镜的 3D 校对，且根据内镜直径的不同有 8.5mm 和 12mm 两种	校准内镜光学通道的图像形成 3D 可视化	与镜头系统的按键配合使用，完成 3D 校对		图 14-1-51
8mm Trocar	配件	3	成人 Trocar 内径 8mm 小儿 Trocar 内径 5mm	由套管、穿刺内芯和密封圈附件组成。套管：始端是宽阔的碗状部分，中空的管状部分上有"两细一粗"的远端固定中心标记横线，用来标记套管插入内切口的深度，以此使套管产生最小的移动量和组织压力；长度有 110mm 和 160mm 两种。穿刺内芯：有常规和加长两种规格，以匹配不同长度的套管，根据前端是否尖锐，有钝性和锐性之分。密封圈附件：由套管密封圈和异径管帽组成	套管的碗状部分直接安装在床旁机械臂系统的机械臂上，能够自动识别套管的类型。穿刺进入患者体腔内，建立通道，置入手术器械	注意套管插入内切口的深度要适宜，置入穿刺套管时要避免伤及组织器官，确保密封圈附件的完整性，避免漏气		图 14-1-52

续表

名称	类别	数量	常用规格	描述	应用范围	使用注意事项	附图	编号
8mm Trocar 内芯	穿刺器	3	成人 Trocar 内径 8mm 小儿 Trocar 内径 5mm	由套管、穿刺内芯和密封圈附件组成。套管：始端是宽阔的碗状部分，中空的管状部分上有"两细一粗"的远端固定中心标记横线，用来标记套管插入内切口的深度，以此使套管产生最小的移动量和组织压力；长度有 110mm 和 160mm 两种。穿刺内芯：有常规和加长两种规格，以匹配不同长度的套管，根据前端是否尖锐，有钝性和锐性之分。密封圈附件：由套管密封圈和异径管帽组成	套管的碗状部分直接安装在床旁机械臂系统的机械臂上，能够自动识别套管的类型。穿刺进入患者体腔内，建立通道，置入手术器械	注意套管插入内切口的深度要适宜，置入穿刺套管时要避免伤及组织或器官，确保密封圈附件的完整性，避免漏气		图 14-1-53

2. 手术步骤及使用器械

表 14-1-16　机器人辅助食管手术切口入路手术步骤及使用器械表

主要手术步骤 1	主要手术步骤 2	使用器械名称	使用器械编号
建立气腹	胸部建立气腹，气腹压 8mmHg	手术刀 气腹针	图 14-1-43 图 14-1-48
穿刺建立镜头孔，在监视下穿刺建立机器人机械臂孔（R1、R2、R3）及辅助孔	镜头孔：12mm Trocar，递 30° 向上镜头 机器人机械臂孔：8mm Trocar 辅助孔：12mm Tocar 位置 （1）三切口食管癌根治术 1）胸部手术阶段 镜头孔：右腋前线第 5 肋间 R1、R2、R3：第 3 肋间腋后线、第 8 肋间腋后线、第 10 肋间腋后线 辅助孔：第 7 肋间腋前线 2）腹部手术阶段 镜头孔：脐下 2cm R1、R2、R3：左腋前线肋弓下 2cm、右锁骨中线脐上 1cm、右腋前线肋弓下 2cm 辅助孔：左锁骨中线脐上 1cm （2）二切口食管癌根治术 1）腹部手术阶段 镜头孔：脐下 2cm R1、R2、R3：左腋前线肋弓下 2cm、右锁骨中线脐上 1cm、右腋前线肋弓下 2cm 辅助孔：左锁骨中线脐上 1cm 2）胸部手术阶段 镜头孔：右腋前线第 5 肋间 R1、R2、R3：第 3 肋间腋后线、第 8 肋间腋后线、第 10 肋间腋后线 辅助孔：第 7 肋间腋前线	手术刀 12mm Trocar 30° 镜头 3D 校对器 8mm Trocar 8mm Trocar 内芯	图 14-1-43 图 14-1-49 图 14-1-50 图 14-1-51 图 14-1-52 图 14-1-53

续表

主要手术步骤 1	主要手术步骤 2	使用器械名称	使用器械编号
机器人机械臂系统定位，与 Trocar 连接，安装机器人器械	将镜头方向由"向上"调至"向下"，R1、R2、R3 根据需要安装机器人器械，辅助孔置入吸引杆或腹腔镜大肠钳。妥善固定导线及冲洗吸引装置		
解除气腹，移去机器人机械臂系统	清点无误	手术刀 气腹针	图 14-1-43 图 14-1-48
逐层关闭 Trocar 孔及小切口	用 Vic0 号鱼钩针关闭 Trocar 孔，Vic1-0 线关闭小切口	中弯 持针器 直角拉钩 线剪	图 14-1-46 图 14-1-45 图 14-1-47 图 14-1-44

（五）机器人辅助经剑突下手术入路

1. 手术器械配置

（1）基础手术器械

表 14-1-17　机器人辅助经剑突下胸腺手术入路基础手术器械配置表

名称	类别	数量	常用规格	描述	应用范围	使用注意事项	附图	编号
手术刀	刀	2	3#、4# 刀柄、22# 圆刀片、11# 尖刀片	刀柄一般可重复使用，刀片为一次性使用	划皮逐层分离，按照表层、肌肉层、黏膜层依次分离	刀片的无菌包装是否被破坏		图 14-1-54
线剪	剪	1	145mm	用于手术中剪切缝线，不同深部的剪切，使用合适长度的线剪	不可用于剪敷料等硬物质		图 14-1-55
持针器	钳	1	180～250mm	一般分为普通不锈钢工作端和碳钨镶片工作端两种，碳钨镶片上的网格有 0.5、0.4、0.2 和光面四种，分别对应夹持 3/0 及更大针、4/0～6/0、6/0～10/0、9/0～11/0 针	用于夹持缝针、缝合组织及缝扎出血部位	使用碳钨镶片持针器应注意其对应的缝针型号，用细密网纹的持针器夹持过粗的缝针容易造成镶片断裂		图 14-1-56
弯止血钳	钳	2	125～160mm	也称血管钳，止血钳可分为有齿和无齿止血钳，根据形状分为直型和弯型止血钳	主要用于钳夹有出血点的组织器官以止血。也常用于组织牵拉固定等	不可用于钳夹脆弱的器官组织，以免造成损伤和出血		图 14-1-57

名称	类别	数量	常用规格	描述	应用范围	使用注意事项	附图	编号
直角拉钩	拉钩	2	160mm	平钩状	用于浅部切口牵开显露，常用于甲状腺部位的牵拉显露，也常用于腹部手术做腹壁切开时的皮肤、肌肉牵拉	使用拉钩时，一般用纱垫将拉钩与组织隔开，以免损伤组织		图 14-1-58

（2）胸腔镜手术器械

表 14-1-18　机器人辅助经剑突下胸腺切除手术胸腔镜手术器械配置表

名称	类别	数量	常用规格	描述	应用范围	使用注意事项	附图	编号
气腹针	腹腔镜配件	1	长度≥130mm	常用的气腹针分为可重复使用或一次性使用两种	腔镜手术时提供 CO_2 气体进入的通道，从而建立气腹	使用时应检查气腹针钝头弹性是否良好，能否回弹		图 14-1-59
12mm Trocar	穿刺器	2	直径 12mm	穿刺器常用直径为 3.5mm、5mm、10mm、12.5mm 等，有可重复使用及一次性两种	用于腔镜手术中穿刺腹壁，提供腔镜、腔镜手术器械、CO_2 气体、一次性吻合器通过的通道	注意避免刺伤脏器		图 14-1-60

（3）机器人手术器械

表 14-1-19　机器人辅助经剑突下胸腺切除手术入路机器人手术器械配置表

名称	类别	数量	常用规格	描述	应用范围	使用注意事项	附图	编号
30° 镜头	内镜	1	370890 370891	镜头系统由镜头和双目内镜组成，前者包括：镜头光缆和导光索、光源灯泡开 / 关键、对焦键和功能键；双目内镜，根据镜头面角度不同分为 0°、30° 两种，直径有 12mm 和 8.5mm 两种。内镜摄像头有两个镜头，分别采集到左右两个图像，在左右眼视频信号同步器作用下整合出一个三维立体图像	用于观察体腔内情况	使用前需调节白平衡及 3D 校对。术中需要配合 12.5mm 一次性 Trocar 使用，使用前需用 60℃ 左右温水供术中清洗镜头，避免镜头模糊，并注意保护镜头前端		图 14-1-61

名称	类别	数量	常用规格	描述	应用范围	使用注意事项	附图	编号
3D 校对器	配件	1	8.5mm 12mm	可用于 0°和 30°两种观察角度不同的内镜的 3D 校对，且根据内镜直径的不同有 8.5mm 和 12mm 两种	校准内镜光学通道的图像形成 3D 可视化	与镜头系统的按键配合使用，完成 3D 校对		图 14-1-62
8mm Trocar	穿刺器	3	成人 Trocar 内径 8mm 小儿 Trocar 内径 5mm	由套管、穿刺内芯和密封圈附件组成。套管：始端是宽阔的碗状部分，中空的管状部分上有"两细一粗"的远端固定中心标记横线，用来标记套管插入内切口的深度，以此使套管产生最小的移动量和组织压力；长度有 110mm 和 160mm 两种。穿刺内芯：有常规和加长两种规格，以匹配不同长度的套管，根据前端是否尖锐，有钝性和锐性之分。密封圈附件：由套管密封圈和异径管帽组成	套管的碗状部分直接安装在床旁机械臂系统的机械臂上，能够自动识别套管的类型。穿刺进入患者体腔内，建立通道，置入手术器械	注意套管插入内切口的深度要适宜，置入穿刺套管时要避免伤及组织或器官，确保密封圈附件的完整性，避免漏气		图 14-1-63
8mm Trocar 内芯	穿刺器	3	成人 Trocar 内径 8mm 小儿 Trocar 内径 5mm	由套管、穿刺内芯和密封圈附件组成。套管：始端是宽阔的碗状部分，中空的管状部分上有"两细一粗"的远端固定中心标记横线，用来标记套管插入内切口的深度，以此使套管产生最小的移动量和组织压力；长度有 110mm 和 160mm 两种。穿刺内芯：有常规和加长两种规格，以匹配不同长度的套管，根据前端是否尖锐，有钝性和锐性之分。密封圈附件：由套管密封圈和异径管帽组成	套管的碗状部分直接安装在床旁机械臂系统的机械臂上，能够自动识别套管的类型。穿刺进入患者体腔内，建立通道，置入手术器械	注意套管插入内切口的深度要适宜，置入穿刺套管时要避免伤及组织或器官，确保密封圈附件的完整性，避免漏气		图 14-1-64

2. 手术步骤及使用器械

表 14-1-20　机器人辅助手经剑突下胸腺切除术切口入路手术步骤及使用器械表

主要手术步骤 1	主要手术步骤 2	使用器械名称	使用器械编号
穿刺建立镜头孔，在监视下穿刺建立机器人机械臂孔及辅助孔	镜头孔：12mm Trocar，剑突下 1～2cm 纵行切口 机器人机械臂孔：8mm Trocar，左右两侧锁骨中线肋缘下 辅助孔：8mm Trocar，腋前第 5 肋或第 6 肋间，术中使用 CO_2 人工气胸，压力设置为 8mmHg	手术刀 12mm Trocar 30°镜头 3D 校对器 8mm Trocar 8mm Trocar 内芯	图 14-1-54 图 14-1-60 图 14-1-61 图 14-1-62 图 14-1-63 图 14-1-64
机器人机械臂系统定位，与 Trocar 连接，安装机器人器械	将镜头方向由"向上"调至"向下"，R1、R2、R3 根据需要安装机器人器械，辅助孔置入吸引杆或镂空钳	30°镜头	图 14-1-61
解除气腹，移去机器人机械臂系统	清点用物		
逐层关闭 Trocar 孔及小切口	用丝线闭小切口	弯止血钳 持针器 直角拉钩 线剪	图 14-1-57 图 14-1-56 图 14-1-58 图 14-1-55

第二节　机器人辅助胰腺手术

一、概述

（一）机器人辅助胰腺手术护理配合要求

胰十二指肠区域由于解剖结构复杂、小血管丰富、与周围脏器关系密切，曾经被视为普外科手术的禁区，达芬奇机器人手术系统的出现，为实现胰腺手术的微创化提供了极大的技术支持。机器人的应用使胰腺外科手术室护士和医生之间配合的对象和方式发生了改变，保持护理团队精神在整个手术过程中至关重要。器械护士和巡回护士要共同完成达芬奇机器人手术系统的调试和机械臂的定位，同时，要严格清点所有进入腹腔的手术耗材。由于手术要求精度高、准备过程复杂、所需器械多，器械护士需要有丰富的胰腺外科直视及腔镜手术配合经验，以便及时处理和配合术中的突发情况。巡回护士需经过严格的机器人系统培训，熟悉设备操作，并于手术当日提前调试，以保证手术顺利进行。另外，术中主刀医师在术野以外的医师控制台进行操作，对器械臂、内镜臂所在空间情况并不知晓，因此医护之间要随时进行沟通交流，根据显示器出现的英文提示，掌握机械手臂的使用情况，避免手臂碰撞、报警等事件的发生，提高主动配合意识，而且要在术者完全知晓的情况下按要求及时更换、移动器械，确保手术顺利进行。

（二）常见手术方式

（1）机器人辅助胰十二指肠切除手术。

（2）机器人辅助胰中段切除 + 胰胃吻合手术。

（3）机器人辅助保脾及脾血管的胰体尾切除手术。

二、机器人辅助胰十二指肠切除手术

（一）手术体位：分腿仰卧位，头高足低 45°，右侧抬高 30°

（二）手术器械配置

1. 基础手术器械

表 14-2-1 机器人辅助胰十二指肠切除手术基础手术器械配置表

名称	类别	数量	常用规格	描述	应用范围	使用注意事项	附图	编号
手术刀	刀	3	4#刀柄、22#圆刀片	刀柄一般可重复使用，刀片为一次性使用	用于划皮逐层分离，按照表皮层、肌肉层、黏膜层依次分离	刀片无菌包装是否被破坏		图 14-2-1
开来	钳	2	200mm	可重复使用	用于分离组织、夹持组织、钝性分离组织筋膜	有损伤，不能夹持血管器官等		图 14-2-2
直尺	尺	1	305 mm	可弯折不同形状，方便遮挡	用于肠管及组织的遮挡，以便充分显露术野	不可用于血管、脏器等组织的牵拉，以免造成损伤		图 14-2-3

2. 腹腔镜手术器械

表 14-2-2 机器人辅助胰十二指肠切除手术腹腔镜手术器械配置表

名称	类别	数量	常用规格	描述	应用范围	使用注意事项	附图	编号
腹腔镜剪刀	剪	1	5/310mm	不锈钢材质，分普通及 Noir 涂层剪刀、无锁扣	用于组织剪切	不可用于剪线		图 14-2-4
腹腔镜分离钳	钳	1	5/310mm	不锈钢材质，工作端60°，用于组织分离	用于钝性分离组织血管等	有损伤，不能夹持血管及脏器		图 14-2-5
腹腔镜无损伤抓钳	钳	1	5/310mm	不锈钢材质	用于钝性分离组织血管时抓取组织	无损伤，不能用于拔针		图 14-2-6
腹腔镜肠钳	钳	1	5/310mm	不锈钢材质	用于钝性分离组织血管时抓取组织	无损伤，不能用于拔针		图 14-2-7

续表

名称	类别	数量	常用规格	描述	应用范围	使用注意事项	附图	编号
腹腔镜冲洗吸引器	吸引器	1	5/330mm	不锈钢材质	用于术区冲洗	注意避免碰触创面造成出血		图14-2-8
腹腔镜钛夹钳	钳	1	12.5/350mm	不锈钢，可以进行连续发射	用于施放钛夹	注意避免夹持错误组织		图14-2-9
Hem-o-lock钳	钳	1	330mm	钳口分别对应夹持加大号、大号、中号三种型号，直径有10mm（加大号、大号）、5mm（中号）	用于结扎、夹闭血管或组织	注意一次不可钳夹太厚的组织，避免Hem-o-lock夹无法扣合		图14-2-10

3. 机器人手术器械

表14-2-3　机器人辅助胰十二指肠切除手术手术器械配置表

名称	类别	数量	常用规格	描述	应用范围	使用注意事项	附图	编号
单孔窗式双极电凝抓钳	腔镜双极抓钳	1		由碟盘、轴杆、腕关节组成。碟盘：两侧面各有一个解锁按钮，近端有器械冲洗孔。内面有4个滑轮构成，与无菌机械臂袖套套装上的适配器相连。器械总长度为554mm，钳口长20mm，钳口张开角度0°～30°，钳口咬合力低，开口力低，钳口内面锯齿状，有一矩形窗口，前端圆头，使用寿命为10次，是一种可用于多种类型手术中的简单抓钳	主要用于解剖分离，抓持，牵拉组织等。推荐用于肺、胃肠、结直肠、膀胱等手术	不宜用于夹持坚硬物体，以免对内面锯齿有所损伤		图14-2-11

续表

名称	类别	数量	常用规格	描述	应用范围	使用注意事项	附图	编号
卡迪尔双极窗钳	钳双极窗钳	1	腔镜双极窗钳	由碟盘、轴杆、腕关节组成。碟盘：两侧面各有一个解锁按钮，近端有器械冲洗孔和电能量插口，接双极线。内面有 4 个滑轮构成，与无菌机械臂袖套套装上的适配器相连。器械总长度为 558mm，钳口长 20mm，钳口张开角度 0°～45°，钳口咬合力中等，开口力中等，钳口内面锯齿状，有一窗口，前端圆头，使用寿命为 10 次	主要用于抓持、牵拉、电凝组织和血管。推荐用于胃肠道等手术	不宜用于夹持坚硬物体		图 14-2-12
超声刀	能量器械	1	360mm	一种既能凝固又可切割的机械能手术刀，对 3～5mm 以下的血管切割止血效果确切	适用于对需要控制出血和最小程度热损伤的软组织进行切开，可安全用于重要组织的处理，自动分离组织层面，避免损伤脏器	刀头处有较小的侧向热损伤，故使用避免触及非手术区域的脏器等组织器官，不适用于骨切除和输卵管结扎		图 14-2-13
带剪持针器	钳	1		由释放杆、器械轴、器械腕、末端效应器、器械壳体构成，分为大力持针器和普通持针器，根据缝针不同选择持针器	主要用于夹持和操纵缝针，缝合操作，处理和打结缝线。推荐用于各种手术	不宜用于钳夹组织或器官		图 14-2-14
腹腔镜持针器	钳	2	420006	由碟盘、轴杆、腕关节组成。碟盘：两侧面各有一个解锁按钮，近端有器械冲洗孔。内面有 4 个滑轮构成，与无菌机械臂袖套套装上的适配器相连。器械总长度为 544mm，钳口长 10mm，钳口张开角度 0°～30°，钳口咬合力非常高，开口力非常高，头端较钝，钳口内面扁平，使用寿命为 10 次。大号持针器有非常高的咬合力，这样使它能够稳定地夹持住缝针和缝线	主要用于夹持和操纵缝针，缝合操作，处理和打结缝线。推荐用于各种手术	不宜用于钳夹组织或器官		图 14-2-15

续表

名称	类别	数量	常用规格	描述	应用范围	使用注意事项	附图	编号
单极电凝钩	钳	1			用于镜下分离和止血	注意避免绝缘层出现断裂		图 14-2-16
马里兰分离钳	腔镜双极弯钳	1		由碟盘、轴杆、腕关节组成。碟盘：两侧面各有一个解锁按钮，近端有器械冲洗孔和电能量插口，接双极线。内面有 4 个滑轮构成，与无菌机械臂袖套套装上的适配器相连。器械总长度为 558mm，钳口长 20mm，钳口张开角度 0°～45°，钳口咬合力中等，开口力中等，钳口内面锯齿状，有一窗口，前端尖头，使用寿命为 10 次	主要用于钝性解剖，分离、抓持、牵拉、电凝组织和血管。推荐用于前列腺等手术	使用双极能源，在解剖分离脆弱组织或血管时应注意，因其前端是尖头，对组织损伤较大		图 14-2-17

（三）手术步骤及使用器械

表 14-2-4　机器人辅助胰十二指肠切除手术步骤及使用器械表

主要手术步骤 1	主要手术步骤 2	使用器械名称	使用器械编号
建立气腹；穿刺建立镜头孔，机器人机械臂孔（R1、R2、R3）及辅助孔；机器人机械臂系统定位，与腹壁 Trocar 连接，安装机器人器械	见表 14-1-4		
探查	探查腹腔、盆腔有无淋巴结转移		
离断胃结肠韧带	游离结肠肝区进入腹腔后，用超声刀离断胃结肠韧带，递吸引器或无损伤抓钳给一助	单孔窗式双极电凝抓钳 超声刀 卡迪尔 腹腔镜无损伤抓钳 腹腔镜冲洗吸引器	图 14-2-11 图 14-2-13 图 14-2-12 图 14-2-6 图 14-2-8
解剖门脉及胰颈	更换电钩并连接单极电凝线	单极电凝钩	图 14-2-16
游离十二指肠周围组织	做 Kocher 切口，用超声刀游离，清扫淋巴结	超声刀	图 14-2-13
离断胆管，切除胆囊	更换电钩或超声刀	超声刀 单极电凝钩	图 14-2-13 图 14-2-16
游离肝动脉，显露肝总动脉	更换电钩或者超声刀解剖，解剖显露肝动脉全程	超声刀 单极电凝钩	图 14-2-13 图 14-2-16
解剖出胃右动脉、胃十二指肠动脉予以结扎和离断	线结扎时递 10cm 无针缝线，同时更换持针器，并递剪钳给一助离断动脉和剪线，递分离钳取出多余线头。钛夹钳结扎时递直径合适的钛夹钳结扎	线剪 直尺 腹腔镜分离钳 带剪持针器 腹腔镜剪刀 腹腔镜钛夹钳	图 14-1-2 图 14-2-3 图 14-2-5 图 14-2-14 图 14-2-4 图 14-2-9

主要手术步骤 1	主要手术步骤 2	使用器械名称	使用器械编号
游离门静脉	沿门静脉仔细游离、解剖，显露门静脉全程	超声刀	图 14-2-13
离断胰颈	根据原发疾病，确定离断线。更换电钩或者超声刀，注意胰腺后方门静脉汇合处小静脉，准备 12cm 长 Pro5-0 或 6-0 缝线缝扎小血管，并更换持针器	超声刀 单极电凝钩 线剪 腹腔镜分离钳 带剪持针器 腹腔镜剪刀	图 14-2-13 图 14-2-16 图 14-1-2 图 14-2-5 图 14-2-14 图 14-2-4
离断 Treitz 韧带及游离空肠	以电钩仔细离断 Treitz 韧带，结扎离断肠系膜上动脉左侧的胰十二指肠下动脉。游离近端空肠，递腔内切割缝合器 ENDO-GIA 60-3.5 蓝钉距离 Treitz 韧带 10cm 处横断空肠	单极电凝钩 超声刀	图 14-2-16 图 14-2-13
离断胰腺钩突	更换电钩，自上而下离断胰腺钩突。遇到粗大静脉及时递钛夹钳钳夹，另备 12cm 长 Pro5-0 或 6-0 缝线缝扎小血管	单极电凝钩 腹腔镜钛夹钳 线剪 腹腔镜分离钳 腹腔镜持针器 腹腔镜剪刀	图 14-2-16 图 14-2-9 图 14-1-2 图 14-2-5 图 14-2-15 图 14-2-4
取出标本	递腔镜用取标本袋套取标本，做小切口取出标本，注意无瘤技术	手术刀 中弯 皮肤拉钩	图 14-2-1 图 14-1-4 图 14-1-5
胰-肠吻合	对胰腺残端进行双层、端侧、导管对黏膜的胰 - 空肠吻合。R1 更换持针器，递 35cm 长 Pro3-0 缝线缝合外层半圈；R1 更换电钩打开空肠黏膜；根据胰管直径置入相应直径的硅胶管以支撑胰管，并将硅胶管口剪成斜面；递 25cm 长 Pro6-0 缝线缝合内层；最后 Pro3-0 缝线缝合余下外层半圈	单孔窗式双极电凝抓钳 腹腔镜持针器 单极电凝钩 线剪 腹腔镜分离钳 腹腔镜剪刀	图 14-2-11 图 14-2-15 图 14-2-16 图 14-1-2 图 14-2-5 图 14-2-4
胆-肠吻合	R1 更换电钩打开肠管开口。R1 更换持针器，根据胆管直径决定缝合方式：胆管直径＜ 5mm，行间断缝合，递 18cm 长 PDS-Ⅱ 5-0 或 Pro5-0 缝线间断缝合；胆管直径＞ 5mm，行连续缝合，递 25cm 长 PDS-Ⅱ 5-0 或 Pro5-0 缝线连续缝合	单孔窗式双极电凝抓钳 腹腔镜持针器 单极电凝钩 线剪 腹腔镜分离钳 腹腔镜剪刀	图 14-2-11 图 14-2-15 图 14-2-16 图 14-1-2 图 14-2-5 图 14-2-4
胃-肠吻合	更换超声刀分离胃大弯侧血管，递腔内切割缝合器 ENDO-GIA 60-3.5 蓝钉切断远端胃，R1 更换持针器，递 35cm 长 Vic5-0 可吸收线做胃大弯侧与近端空肠吻合	超声刀 单孔窗式双极电凝抓钳 腹腔镜持针器 线剪 腹腔镜分离钳 腹腔镜剪刀	图 14-2-13 图 14-2-11 图 14-2-15 图 14-1-2 图 14-2-5 图 14-2-4

主要手术步骤 1	主要手术步骤 2	使用器械名称	使用器械编号
冲洗腹腔、放置引流管	使用腹腔镜吸引冲洗器冲洗腹腔，检查无活动性出血及消化道漏后，于右肝下胆-肠吻合口下方、胰-肠吻合口上方各置双腔引流管 1 根，管尖置于肝尾叶与胃贲门之间，管侧孔靠近胰-肠吻合口上方，开来协助从 Trocar 孔引出，Δ9×24 针 3-0 丝线固定于皮肤	腹腔镜冲洗吸引器 开来 中弯 持针器 线剪	图 14-2-8 图 14-2-2 图 14-1-4 图 14-1-3 图 14-1-2
解除气腹，移去机器人机械臂系统；逐层关闭 Trocar 孔及小切口	见表 14-1-4		

三、机器人辅助胰中段切除 + 胰胃吻合手术

1. **手术体位** 分腿仰卧位，头高足低 45°，左侧或右侧抬高 30°。

2. **手术器械配置** 见表 14-2-1、表 14-2-2、表 14-2-3。

3. **手术步骤及使用器械**

表 14-2-5 机器人辅助胰中段切除 + 胰胃吻合手术步骤及使用器械表

主要手术步骤 1	主要手术步骤 2	使用器械名称	使用器械编号
建立气腹；穿刺建立镜头孔，机器人机械臂孔（R1、R2、R3）及辅助孔；机器人机械臂系统定位，与腹壁 Trocar 连接，安装机器人器械	见表 14-1-4		
探查	探查腹腔、盆腔有无淋巴结转移		
切除肿瘤	递吸引器或无损伤抓钳给一助，打开胃结肠韧带，进入小网膜囊，探查肿瘤浸润情况	单孔窗式双极电凝抓钳 超声刀 卡迪尔 腹腔镜无损伤抓钳 腹腔镜冲洗吸引器	图 14-2-11 图 14-2-13 图 14-2-12 图 14-2-6 图 14-2-8
	显露胰腺中段，分离胰腺上、下缘，打通胰腺后隧道，探查肿瘤：显露肠系膜上静脉，显露过程中如遇出血，备 Pro5-0、Pro6-0 血管缝线，需缝合时，将 R1 超声刀更换为持针器，递分离钳给一助以夹持缝线送入 Trocar，递剪刀给一助离断血管和剪线，递分离钳取出多余线头，根据需要调节冲洗水开关。在贯通胰腺同时，探查肿瘤位置、浸润情况，以及与周围血管、组织的关系	线剪 直尺 腹腔镜分离钳 持针器 腹腔镜剪刀 腹腔镜冲洗吸引器	图 14-1-2 图 14-2-3 图 14-2-5 图 14-2-15 图 14-2-4 图 14-2-8
	在胰头侧距离肿块约 1cm 处切断胰腺：使用超声刀、电钩或腔内切割缝合器切断胰腺，更换持针器，缝扎胰腺头端残面，以防胰瘘，递分离钳、剪刀予一助，也可使用带剪持针器 于胰体尾部距肿块约 1cm 处切断胰腺：使用超声刀、电钩或递腔内切割缝合器切断胰腺，更换持针器，缝扎胰腺残面	单极电凝钩 超声刀 持针器 腹腔镜分离钳 腹腔镜剪刀 带剪持针器	图 14-2-16 图 14-2-13 图 14-2-15 图 14-2-5 图 14-2-4 图 14-2-14

主要手术步骤 1	主要手术步骤 2	使用器械名称	使用器械编号
取出标本	严格遵循无瘤技术，使用标本袋套取标本，于辅助孔或经副操做孔另做一小切口取出	手术刀 中弯 皮肤拉钩	图 14-2-1 图 14-1-4 图 14-1-5
消化道重建（胰-胃端侧吻合）	于胰体尾侧胰腺残面寻找主胰管，在主胰管内置硅胶管支撑，将硅胶管口剪成斜面，剪成合适长短。更换持针器或带剪持针器，于胃后壁近大弯侧行胰-胃端侧吻合，吻合时内层用 Vic4-0 可吸收缝线行黏膜对黏膜间断缝合，外层用 Vic3-0 可吸收缝线间断加固缝合	单孔窗式双极电凝抓钳 带剪持针器 单极电凝钩 线剪 腹腔镜分离钳 腹腔镜剪刀	图 14-2-11 图 14-2-14 图 14-2-16 图 14-1-2 图 14-2-5 图 14-2-4
冲洗腹腔、放置引流管	使用腹腔镜吸引冲洗器冲洗腹腔，检查无活动性出血及消化道瘘后，于胰-胃吻合口旁置双腔引流管 1 根，开来协助从 Trocar 孔引出，△9×24 针 3-0 丝线固定于皮肤	腹腔镜冲洗吸引器 开来 中弯 持针器 线剪	图 14-2-8 图 14-2-2 图 14-1-4 图 14-1-3 图 14-1-2
解除气腹，移去机器人机械臂系统；逐层关闭 Trocar 孔及小切口	见表 14-1-4		

四、机器人辅助保脾及脾血管的胰体尾切除手术

1.手术体位　分腿仰卧位，头高足低 45°，左侧抬高 30°。

2.手术器械配置　见表 14-2-1、表 14-2-2、表 14-2-3。

3.手术步骤及使用器械

表 14-2-6　机器人辅助保脾及脾血管的胰体尾切除手术步骤及使用器械表

主要手术步骤 1	主要手术步骤 2	使用器械名称	使用器械编号
建立气腹；穿刺建立镜头孔，机器人机械臂孔（R1、R2、R3）及辅助孔；机器人机械臂系统定位，与腹壁 Trocar 连接，安装机器人器械	见表 14-1-4		
腹腔探查	显露胰腺，对腹膜和肝脏等腹腔脏器表面进行全面检查，排除肿瘤转移及手术反指征		
自胃小弯打开胃结肠韧带、脾结肠韧带、部分胃脾韧带、胃短血管和胃后血管	用超声刀打开，并用无损伤抓钳把胃向上抬起	单孔窗式双极电凝抓钳 超声刀 卡迪尔 腹腔镜无损伤抓钳 腹腔镜冲洗吸引器	图 14-2-11 图 14-2-13 图 14-2-12 图 14-2-6 图 14-2-8
分离脾动脉和脾静脉	打开胰腺包膜，分离出脾动脉。用超声刀切开胰腺下缘包膜，钝性分离出肠系膜上静脉及脾静脉根部，使之脱离胰腺	超声刀	图 14-2-13

续表

主要手术步骤 1	主要手术步骤 2	使用器械名称	使用器械编号
离断胰腺与脾动静脉之间的各分支血管，保留脾脏和脾动静脉主干，离断胰腺	用超声刀或血管夹结扎、离断胰腺与脾动、静脉之间的各分支血管，游离胰体尾部，保留脾脏和脾动静脉主干。完全游离胰体尾部后，距肿块 2cm 处，用超声刀由胰腺下缘分离胰腺后壁至胰腺上缘，上下贯通，建立胰后隧道。用腔内切割缝合器横断胰腺，切除胰体尾部及肿块	超声刀 Hem-o-lock 钳	图 14-2-13 图 14-2-10
取出标本	严格遵循无瘤技术，使用标本袋套取标本，延长副操作孔做一横切口，逐层进腹，取出标本	手术刀 中弯 皮肤拉钩	图 14-2-1 图 14-1-4 图 14-1-5
冲洗腹腔、放置引流管	使用内镜吸引冲洗器冲洗腹腔，检查无活动性出血后，于胰腺残面置双腔引流管 1 根，开来协助从 Trocar 孔引出，Δ9×24 针 3-0 丝线固定于皮肤	腹腔镜冲洗吸引器 开来 中弯 持针器 线剪	图 14-2-8 图 14-2-2 图 14-1-4 图 14-1-3 图 14-1-2
解除气腹，移去机器人机械臂系统；逐层关闭 Trocar 孔及小切口	见表 14-1-4		

第三节　机器人辅助泌尿外科手术

一、机器人辅助肾手术概述

（一）疾病定义

常见的肾疾病有肾肿瘤、肾积水、肾结石、肾结核、肾积脓、多囊肾、肾先天畸形、肾动脉严重狭窄等，由于疾病的发生发展不同，可导致一定程度的肾功能部分或不可逆性完全丧失，甚至累及周围或全身组织，从而导致走向肾切除的疾病转归。保留肾单位的肾肿瘤切除手术除了适用于肾良性肿瘤、双侧肾恶性肿瘤、孤立肾恶性肿瘤、一侧肾肿瘤伴对侧肾功能不全等情况之外，也适用于部分体积较小的单侧肾恶性肿瘤，尤其适合位于肾上、下极和边缘的肿瘤。如果肿瘤体积较大，已经或怀疑侵犯肾周组织及伴有远处转移者，则不宜行保留肾单位的肾肿瘤切除术。

（1）肾肿瘤：发生于肾的细胞克隆性异常增生而形成的新生物。病理类型分为良性和恶性，多为恶性肿瘤，约占 95%，良性少见。典型临床表现为全程无痛性血尿、肾区肿块和腰部疼痛等症状。早期肿瘤多无症状，常通过体检发现。

（2）肾良性肿瘤：发生于肾的细胞异常增殖并呈膨胀性生长的新生物。一般无浸润、转移等恶性生物学行为。肾良性肿瘤包括肾囊肿、肾血管平滑肌脂肪瘤、肾嗜酸细胞瘤、肾假瘤、肾素瘤、肾嗜铬细胞瘤、肾脂肪瘤、肾血管瘤和肾纤维素瘤等。患者多无临床症状，少数患者可触及肾区肿块或出现因肿瘤破裂、内出血引起肉眼血尿、腰部疼痛及腹痛等。

（3）肾恶性肿瘤：发生于肾的细胞异常快速增殖并可发生浸润和转移的新生物。病理学分类包括肾细胞癌、尿路上皮细胞癌、肉瘤、肾母细胞瘤、原始神经外胚叶肿瘤、类癌、淋巴瘤、转移癌及肉瘤、白血病、邻近肿瘤侵犯肿瘤等。临床上早期通常无症状,晚期患者常有全程无痛性肉眼血尿、肾区肿块和腰腹疼痛等症状。

（4）局限性肾癌：肿瘤局限于肾未超过肾周筋膜,无淋巴结或远处转移的肾癌,可有多种病理类型。临床主要表现为局限性肾内肿物,可有血尿及腰部疼痛。

（5）肾腺瘤：发生于肾皮质的良性肿瘤,但目前认为属于癌前病变,可能将发展为乳头状肾细胞癌。直径一般较小,边界清晰,组织学上由统一的嗜酸或嗜碱细胞组成。发病年龄为中年以上,一般为单发,多发生于一侧肾。大部分患者无自觉症状,肿瘤侵及肾盏时发生血尿,呈间歇性镜下血尿,腰痛一般为间歇性隐痛,并可伴恶心、腹胀等。

（6）布勒德尔线：又称"布勒德尔白线"肾动脉前支与后支在肾凸缘后方形成的无血管区。此线代表肾动脉前后支供应区的分界线。临床作为选择肾实质切开进路的解剖学标志。

（7）肾积水：尿路梗阻引起肾盂肾盏扩张伴肾实质萎缩的状态。临床表现可有肾区不适、尿路感染、腹部包块等。

（8）肾结石：位于肾集合系统内（包括肾小管、集合管、肾盏、肾盂）的结石形。临床常有血尿和腰痛等临床表现。

（9）多囊肾结石：多囊肾并发结石的状态。由于多囊肾患者肾结构异常,容易导致结石形成。

（10）肾先天畸形：在胚胎发育过程中,任何环节异常所导致的肾发育偏差,包括肾完全缺失、位置及方向异位及肾形状、集合系统和血供系统异常的一组先天性畸形疾病。

（二）机器人辅助肾手术护理配合要求

由于肾解剖位置较为特殊,术者操作空间较为狭小,血管分布与腹主动脉、下腔静脉的关系密切,加之由于肾门血管的分布变化较为多见,疾病的原因导致各类手术患者的多变性。传统的手术方式,已不能满足患者及外科医师的需要,机器人手术的出现,无疑对手术室洗手及巡回护士提出了与传统手术配合截然不同的配合方向。除了对肾脏的解剖、疾病、病理知识有相当熟悉的了解以外,还必须掌握腹腔镜手术的配合要点,在能够充分识别敏感信息,保证患者安全的情况下,学习如何掌握机器人手术的器械组装、对接、拆卸及故障排除,能够提前预见性地与操作端的主刀医师进行沟通。尤其是在保留肾单位的肾肿瘤切除手术时,需要临时阻断肾动脉,在此之前,应提前准备好倒刺缝合线,阻断钳,尽量减少操作步骤,缩短肾脏缺血时间。预见性地做好相关措施,显得尤为重要。

（三）常见手术方式

（1）经腹入路机器人辅助单纯肾切除手术。

（2）经腹入路机器人辅助根治性肾切除手术。

（3）经腹入路机器人辅助保留肾单位的肾肿瘤切除手术。

二、机器人辅助肾切除手术

（一）经腹入路机器人辅助单纯肾切除手术

1. 手术体位

倾斜肾侧卧位：患侧在上,背部与手术床之间成 60°～ 70°,其余步骤与常规肾侧卧位摆放相同,摆放妥当后将手术床向背侧倾斜 20°～ 30°。

2.手术器械配置

（1）基础手术器械

表 14-3-1 经腹入路机器人辅助单纯肾切除手术基础手术器械配置表

名称	类别	数量	常用规格	描述	应用范围	使用注意事项	附图	编号
卵圆钳	钳	2	长度 250mm 直、弯	又称卵圆钳，环钳柄长，钳顶端各有一卵圆环形，前端分直、弯，内面有无横纹，工作端为圆形或椭圆形，带有横槽，环柄处带有棘齿	用于加持消毒纱球，进行皮肤表面消毒。内面光滑者可用作夹持内脏，内面有横纹者可夹持纱布，蘸取消毒液用于皮肤消毒、深部伤口内蘸血或吸净积血	不可用卵圆钳夹持脏器、以免对脏器带来损伤		图 14-3-1
巾钳	钳	4	18mm 135mm	工作端带有穿透、半穿透、不穿透三种类型，要根据铺巾来选择。若铺巾为棉布，建议使用穿透、半穿透型巾钳；若铺巾为一次性无纺布，建议使用不穿透型巾钳	用于固定铺盖手术切口周围的手术巾，用于夹持治疗巾，规范导管、导线	不可用巾钳夹持组织及脏器，以免对脏器带来损伤		图 14-3-2
手术刀	刀	1	7# 刀柄 160mm 11# 尖刀片	刀柄一般可重复使用，刀片为一次性使用	划皮逐层分离，按照表皮层、肌肉层、黏膜层依次分离	刀片的无菌包装是否被破坏		图 14-3-3
止血钳	钳	4	125～160mm	又称血管钳，用于钳夹血管或出血点、提拉组织等操作，根据不同的齿槽床分为直型、弯型、直角型、弧形等	根据操作范围，选择合适的长度。由于钳的前端平滑，易插入筋膜内，不易刺破静脉，也可供分离组织用，也可用于牵引缝线、拔出缝针，或代替镊使用	止血钳不可用于夹持皮肤、脆弱组织或器官，会造成不可逆的损伤。避免使用止血钳固定敷料、导管等，以免工作端发生变形、错齿等损坏		图 14-3-4
皮肤拉钩	拉钩	2	整体长度 165mm 180mm	又称牵开器，有不同的形状、大小。工作端钝性微弯平钩状，中空或者长条型手柄，便于牵拉	用于浅部切口牵引显露，常用于甲状腺部位的牵拉显露，也常用于腹部手术做腹壁切开时的皮肤、肌肉牵拉	皮肤拉钩不可用于血管、脏器等组织的牵拉，以免造成损伤		图 14-3-5
艾利斯	钳	2	180mm	又称组织钳、鼠齿钳，钳端扁平有齿，用以夹持纱布垫与切口边缘的皮下组织，也用于夹持组织或皮瓣作为牵引	用以夹持纱布垫与切口边缘的皮下组织，也用于夹持组织或皮瓣作为牵引	不可夹持脆弱组织、血管、器官。牵拉皮肤时，应夹在紧贴皮肤的皮下组织上，以免造成皮肤坏死		图 14-3-6

续表

名称	类别	数量	常用规格	描述	应用范围	使用注意事项	附图	编号
持针器	钳	2	180mm	钳嘴短粗，内侧均匀网格纹理防滑，一般分为普通不锈钢工作端和碳钨镶片工作端两种，碳钨镶片上的网格有 0.5、0.4、0.2 和光面四种，分别对应夹持 3/0 及更大的针、4/0 ～ 6/0、6/0 ～ 10/0、9/0 ～ 11/0 针	主要用于夹持缝针，也可用于器械打结及缝合组织和缝扎出血部位	不宜用于钳夹组织 使用碳钨镶片持针器应注意其对应的缝针型号，用细密网纹的持针器夹持过粗的缝针容易造成镶片断裂		图 14-3-7
线剪	剪	1	145mm	用于手术中剪切缝线、敷料、引流物等。专用的线剪应有锯齿刃口，剪线时以免缝线滑脱，关节处具备防卡线设计	用以夹持纱布垫与切口边缘的皮下组织，也用于夹持组织或皮瓣作为牵引	不可夹持脆弱组织、血管、器官。牵拉皮肤时，应夹在紧贴皮肤的皮下组织上，以免造成皮肤坏死		图 14-3-8
组织镊	镊	2	180 ～ 230mm	尖端有齿，粗齿镊	用于夹持较硬的组织，夹持牢固	因尖端有钩齿，对组织有一定的损伤，不可夹持脆弱组织、血管、器官		图 14-3-9

（2）腹腔镜手术器械

表 14-3-2　经腹入路机器人辅助单纯肾切除手术手术器械配置表

名称	类别	数量	常用规格	描述	应用范围	使用注意事项	附图	编号
腹腔镜吸引器	腹腔镜吸引器	1	直径 5mm 长 330mm	具有双向旋塞的冲洗吸引杆，可单手操作转换吸引和冲洗功能	用于腔镜手术术中吸引废气、积血、积液，也可连接冲洗机进行冲洗	避免碰触创面造成出血		图 14-3-10
腹腔镜镂空钳	腹腔镜钳	1	直径 5mm 长度≥ 130mm	可旋转，可拆卸，钳口有空，内面光滑，无创	用于夹持、牵拉网膜、肠管等组织	注意不可钳夹太厚组织，以免滑落		图 14-3-11
Hem-o-lock 钳	钳	1	330mm	钳口分别对应夹持加大、大、中三种型号，直径有 10mm（加大号、大号）、5mm（中号）	用于结扎、夹闭血管或组织	注意一次不可钳夹太厚的组织，避免 Hem-o-lock 夹无法扣合		图 14-3-12

续表

名称	类别	数量	常用规格	描述	应用范围	使用注意事项	附图	编号
腹腔镜剪刀	腔镜剪	1	5/310mm	不锈钢材质，分普通及Noir涂层剪刀、无锁扣	用于组织剪切	不可用于剪线		图14-3-13
腹腔镜直角钳	腹腔镜钳	1	5/310mm	不锈钢材质，工作端60°，用于组织分离	用于钝性分离组织血管等	有损伤，不能夹持血管及脏器		图14-3-14
腹腔镜阻断钳	腹腔镜钳	1	5/310mm	配合哈巴狗临时血管夹，夹闭阻断血管	用于夹闭或松开阻断夹	有损伤，不能夹持血管及脏器		图14-3-15

（3）机器人手术器械

表14-3-3 经腹入路机器人辅助下单纯肾切除手术手术器械配置表

名称	类别	数量	常用规格	描述	应用范围	使用注意事项	附图	编号
机器人穿刺套管（Trocar）	配件	3	成人Trocar内径8mm，小儿Trocar内径5mm	Trocar由套管、穿刺内芯和密封圈附件组成。套管：始端是宽阔的碗状部分，中空的管状部分上有"两细一粗"的远端固定中心标记横线，用来标记套管插入内切口的深度，以此使套管产生最小的移动量和组织压力；长度有110mm和160mm两种。穿刺内芯：有常规和加长两种规格，以匹配不同长度的套管，根据前端是否尖锐，有钝性和锐性之分。密封圈附件：由套管密封圈和异径管帽组成	套管的碗状部分直接安装在床旁机械臂系统的机械臂上，能够自动识别套管的类型。穿刺进入患者体腔内，建立通道，置入手术器械	注意套管插入内切口的深度要适宜，置入穿刺套管时要避免伤及组织或器官，确保密封圈附件的完整性，避免漏气		图14-3-16
机器人镜头系统	内镜	1	0°，30°角度 直径8.5mm、12mm	镜头系统由镜头和双目内镜组成，前者包括：镜头光缆和导光索、光源灯泡开/关键、对焦键和功能键；双目内镜，根据镜头面角度不同分为0°、30°两种，直径有12mm和8.5mm两种。内镜摄像头有两个镜头，分别采集到左右两个图像，在左右眼视频信号同步器作用下整合出一个三维立体图像	用于观察体腔内情况	使用前需调节白平衡及3D校对。术中需要配合12.5mm一次性Trocar使用，使用前需用60℃左右温水供术中清洗镜头，避免镜头模糊，并注意保护镜头前端		图14-3-17

续表

名称	类别	数量	常用规格	描述	应用范围	使用注意事项	附图	编号
3D 校对器	配件	1	8.5mm 12mm	可用于 0°和 30°两种观察角度不同的内镜的 3D 校对，且根据内镜直径的不同有 8.5mm 和 12mm 两种	校准内镜光学通道的图像形成 3D 可视化	与镜头系统的按键配合使用，完成 3D 校对		图 14-3-18
单极剪刀	单极电剪	1	长 310mm 直径 5mm、10mm	由碟盘、轴杆、腕关节组成。碟盘：两侧面各有一个解锁按钮，近端有器械冲洗孔和电能量插口，接单极线。内面有 4 个滑轮构成，与无菌机械臂袖套套装上的适配器相连。器械总长度为 559mm，头端长 13mm，头端张开角度 0°～38°，头端咬合力高，开口力中等，头端尖锐，内面刀刃，使用寿命为 10 次	主要用于切割与锐性解剖；剪切和分离组织；使用单极电烙凝结止血和横切组织。推荐用于前列腺、肾脏、子宫卵巢等手术	使用单极能源，不可用于剪切坚硬物质，以免损坏刀刃，使用时需要配合使用一次性防漏电保护套，注意不要误伤脆弱组织、器官和血管等		图 14-3-19
马里兰分离钳	双极弯钳	1	长 310mm 直径 5mm、10mm	由碟盘、轴杆、腕关节组成。碟盘：两侧面各有一个解锁按钮，近端有器械冲洗孔和电能量插口，接双极线。内面有 4 个滑轮构成，与无菌机械臂袖套套装上的适配器相连。器械总长度为 558mm，钳口长 20mm，钳口张开角度 0°～45°，钳口咬合力中等，开口力中等，钳口内面锯齿状，有一窗口，前端尖头，使用寿命为 10 次	主要用于解剖分离，抓持，牵拉组织等。推荐用于肺、胃肠、结直肠、膀胱等手术	不宜用于夹持坚硬物体，以免对内面锯齿有所损伤		图 14-3-20
无创抓钳	无损伤钳	1	长 310mm 直径 5mm、10mm	由碟盘、轴杆、腕关节组成。碟盘：两侧面各有一个解锁按钮，近端有器械冲洗孔。内面有四个滑轮构成，与无菌机械臂袖套套装上的适配器相连。器械总长度为 554mm，钳口长 20mm，钳口张开角度 0°～30°，钳口咬合力低，开口力低，钳口内面锯齿状，有一矩形窗口，前端圆头，使用寿命为 10 次，是一种可用于多种类型手术中的简单抓钳	主要用于解剖分离，抓持，牵拉组织等。推荐用于肺、胃肠、结直肠、膀胱等手术	不宜用于夹持坚硬物体，以免对内面锯齿有所损伤		图 14-3-21

续表

名称	类别	数量	常用规格	描述	应用范围	使用注意事项	附图	编号
腹腔镜持针器	持针器	2	成人 Trocar 内径 8mm，小儿 Trocar 内径 5mm	由碟盘、轴杆、腕关节组成。碟盘：两侧面各有一个解锁按钮，近端有器械冲洗孔。内面有 4 个滑轮构成，与无菌机械臂袖套套装上的适配器相连。器械总长度为 544mm，钳口长 10mm，钳口张开角度 0°～30°，钳口咬合力非常高，开口力非常高，头端较钝，钳口内面扁平，使用寿命为 10 次。大号持针器有非常高的咬合力，这样使它能够稳定地夹持住缝针和缝线	主要用于夹持和操纵缝针，缝合操作，处理和打结缝线。推荐用于各种手术	不宜用于钳夹组织或器官		图 14-3-22

3. 手术步骤及使用器械

表 14-3-4　经腹入路机器人辅助下单纯肾切除手术手术步骤及使用器械表

主要手术步骤 1	主要手术步骤 2	使用器械名称	使用器械编号
建立操作通道	（1）镜头孔：于脐旁置入 12mm Trocar （2）将准备就绪的机器人镜头调至 30°向上于镜头孔放入 （3）1 号臂：直视下于锁骨中线与腹侧第 12 肋下缘交界处，与镜头孔垂直距离 8～10cm 处，置入机器人专用 8mm Trocar （4）2 号臂：直视下于髂前上棘与脐连线的中点略靠外一点，保证与镜头的垂直距离 8～10cm 置入机器人专用 8mm Trocar （5）3 号臂：直视下于剑突下置入机器人专用 8mm Trocar（如做左侧肾脏：3 号臂在 1 号臂外侧，用于挡脾；如做右侧肾脏：则 3 号臂在 2 号臂外侧，用于挡肝） （6）助手孔：正中线上，可选择在 1 号臂与镜头之间，或者 2 号臂与镜头之间置入 12mm Trocar	手术刀（7# 刀柄装 11# 尖刀片） 止血钳（中弯、大弯） 皮肤拉钩 艾利斯 持针器 线剪 机器人穿刺套管（8mm 成人 Trocar） 机器人镜头系统（30° 镜头） 3D 校对器	图 14-3-3 图 14-3-4 图 14-3-5 图 14-3-6 图 14-3-7 图 14-3-8 图 14-3-16 图 14-3-17 图 14-3-18
人机对接	机器人就位后，镜头臂与各个机械臂分别对接镜头孔与操作孔，并且放入相应机器人器械： 1 号臂：机器人电剪 2 号臂：马里兰分离钳 3 号臂：暂不置入器械	单极剪刀 马里兰分离钳	图 14-3-19 图 14-3-20

续表

主要手术步骤 1	主要手术步骤 2	使用器械名称	使用器械编号
游离结肠旁沟	（1）行左肾切除时：先沿 Toldt 线纵行切开结肠外侧的腹膜至脾脏上缘，切断脾结肠韧带、膈结肠韧带及脾肾韧带，使脾脏与胰腺及结肠一起移向内侧，以便于显露左肾 （2）行右肾切除时：纵行将升结肠外侧的后腹膜切开至结肠肝曲水平，再完全游离升结肠和部分十二指肠，以便于显露右肾	单极剪刀 马里兰分离钳 腹腔镜吸引器 腹腔镜镂空钳	图 14-3-19 图 14-3-20 图 14-3-10 图 14-3-11
显露肾动脉及肾脏肿瘤	（1）在 3 号臂内置入无创抓钳，用于阻挡肝脏 （2）用机器人电剪纵行切开肾周筋膜后，钝锐结合游离肾周脂肪囊，到达肾脏表面，向肾门区游离找到肾动脉后仔细分离显露出肾动脉 （3）游离肾脏肿瘤及表面的脂肪组织，完整显露肿瘤。注意应将肾脏肿瘤表面和附近的肾周脂肪组织一并切除，并取出送病理检查，以避免因受到肿瘤侵犯的肾周脂肪残留，而导致肿瘤的残留和复发	机器人无创抓钳 单极剪刀 马里兰分离钳 腹腔镜直角钳 腹腔镜吸引器	图 14-3-21 图 14-3-19 图 14-3-20 图 14-3-14 图 14-3-10
阻断肾动脉	从助手孔内置入临时阻断钳夹持的哈巴狗血管夹，在直视下先夹闭和阻断肾动脉，再夹闭和阻断肾静脉。并严密观察肾脏颜色以及体积的变化（此若有分支动脉遗漏且未阻断，如只阻断肾动脉，则不能完全保证肾脏血供被阻断，如连同静脉一起阻断，则可观察到肾脏体积有所变化，可松开后重新寻找未发现的肾动脉分支，并记录肾动脉阻断时间）	腹腔镜直角钳 腹腔镜吸引器 腹腔镜阻断钳 哈巴狗夹	图 14-3-14 图 14-3-10 图 14-3-15
切除肿瘤	（1）用电剪沿肿瘤包膜，将肿瘤完整剪下。如怀疑为恶性肿瘤则应从距离肿瘤边缘约 0.5cm 的正常肾实质处进行切割，以保证完全切除肿瘤 （2）仔细检查创面，观察有无累及集合系统，并充分止血	腹腔镜吸引器 单极剪刀 马里兰分离钳	图 14-3-10 图 14-3-19 图 14-3-20
缝合肾脏创面	（1）取出 1 号臂的电剪以及 2 号臂的马里兰分离钳，一并更换为持针器 （2）用 3-0 倒刺缝合线从距肾脏创面边缘 0.5 ～ 0.8cm 处的肾脏表面进针，深入创面基底，从基底出针，再次入针后从对侧创面出针，以此类推，缓慢而持续的拉紧缝线以对合关闭肾脏创面，用中号结扎钉于肾实质表面钳夹缝线以加固拉紧，持针器打结后创面缝合完毕 （3）取下哈巴狗夹，仔细观察有无出血，记录肾动脉阻断结束时间	腹腔镜持针器 腹腔镜剪刀 腹腔镜镂空钳 腹腔镜吸引器	图 14-3-22 图 14-3-13 图 14-3-11 图 14-3-10
检查创面放置引流	（1）对手术创面仔细进行止血，复位结肠，后腹膜可不必缝合 （2）在肾肿瘤创面处放置 16 号硅胶骨科引流管	腹腔镜吸引器 单极剪刀 腹腔镜镂空钳 无创抓钳	图 14-3-10 图 14-3-19 图 14-3-11 图 14-3-21

主要手术步骤 1	主要手术步骤 2	使用器械名称	使用器械编号
取出肾肿瘤	（1）取出 1 号臂的电剪，将 3 号臂的无创抓钳置入 1 号臂 （2）将镜头孔内的镜头取出，从助手孔置入 （3）准备大号标本取物袋从镜头孔的 Trocar 中放入 （4）将标本袋展开后用无创抓钳及马里兰合力将切除的肾脏装入。再收拢以防止标本组织或液体漏出 （5）在镜头孔处剪开之前固定 Trocar 的缝线，适当延长切口。用电刀将切口逐层分离、扩开，取出标本	无创抓钳 马里兰分离钳 止血钳 线剪 皮肤拉钩	图 14-3-21 图 14-3-20 图 14-3-4 图 14-3-8 图 14-3-5
关闭切口	逐一缝合各穿刺孔	止血钳 持针器 线剪 皮肤拉钩 艾利斯 组织镊	图 14-3-4 图 14-3-7 图 14-3-8 图 14-3-5 图 14-3-6 图 14-3-9

（二）经腹入路机器人辅助下根治性肾切除手术

详细内容请参照上述经腹入路机器人辅助下单纯肾切除手术。

单纯肾切除与肾癌根治手术的区别在于：单纯肾切除时直接打开肾筋膜前层，在其内侧游离肾脏；在行根治性肾切除手术时，需要在直接将肾筋膜外层整体游离下来。其余内容与单纯肾切除基本一致。此处不再赘述。

（三）经腹入路机器人辅助保留肾单位的肾肿瘤切除术

1. **治疗方法**　保留肾单位的肾肿瘤切除术除了适用于肾脏良性肿瘤、双侧肾脏恶性肿瘤、孤立肾恶性肿瘤、一侧肾脏肿瘤伴对侧肾脏功能不全等情况之外，也适用于部分体积较小的单侧肾脏恶性肿瘤，尤其适合位于肾脏上、下极和边缘的肿瘤。如果肿瘤体积较大，已经或者怀疑侵犯肾周组织及伴有远处转移者则不宜行保留肾单位的肾脏肿瘤切除术。

2. **常见手术方式及入路**

（1）开放式保留肾单位的肿瘤切除术。

（2）腹腔镜下保留肾单位的肿瘤切除术。

（3）经腹入路腹腔镜下保留肾单位的肾肿瘤切除术。

（4）经腹入路机器人辅助保留肾单位的肾肿瘤切除术。

3. **常用手术体位**

（1）经腰入路肾侧卧位：90° 垂直侧卧。

（2）经腹入路 60°～70° 患侧在上的斜侧卧位：成 60°～70°。

（3）经腹入路 70°～80° 患侧在上的斜侧卧位。

4. **手术方式及器械配置**

（1）手术器械配置

1）基础手术器械

表 14-3-5　经腹入路机器人辅助保留肾单位的肾肿瘤切除术基础手术器械配置表

名称	类别	数量	常用规格	描述	应用范围	使用注意事项	附图	编号
卵圆钳	钳	3	长度 250mm 直、弯	又称环钳，环钳柄长，钳顶端各有一卵圆环形，前端分直、弯，内面有、无横纹，工作端为圆形或椭圆形，带有横槽，环柄处带有棘齿	用于加持消毒纱球，进行皮肤表面消毒内面光滑者可用作夹持内脏，内面有横纹者可夹持纱布，蘸取消毒液用于皮肤消毒、深部伤口内蘸血或吸净积血	不可用卵圆钳夹持脏器，以免对脏器带来损伤		图 14-3-23
巾钳	钳	4	18mm 135mm	工作端带有穿透、半穿透、不穿透三种类型，要根据铺巾来选择。若铺巾为棉布，建议使用穿透、半穿透巾钳；若铺巾为一次性无纺布，建议使用不穿透巾钳	用于固定铺盖手术切口周围的手术巾，用于夹持治疗巾，规范导管和导线	不可用巾钳夹持组织及脏器，以免对脏器带来损伤		图 14-3-24
手术刀	刀	1	7# 刀柄 160mm 11# 尖刀片	刀柄一般可重复使用，刀片为一次性使用	用于划皮逐层分离，按照表皮层、肌肉层、黏膜层依次分离	注意刀片的无菌包装是否被破坏		图 14-3-25
止血钳	钳	4	125～160mm	又称血管钳，用于钳夹血管或出血点、提拉组织等操作，根据不同的齿槽床分为直型、弯型、直角形、弧形等	根据操作范围，选择合适的长度。由于钳的前端平滑，易插入筋膜内，不易刺破静脉，也可供分离组织用，也可用于牵引缝线、拔出缝针，或代替镊使用	止血钳不可用于夹持皮肤、脆弱组织或器官，会造成不可逆的损伤。避免使用止血钳固定敷料、导管等，以免工作端发生变形、错齿等损坏		图 14-3-26
直角拉钩	拉钩	2	整体长度 165mm 180mm	又称牵开器，有不同的形状、大小。工作端钝性微弯平钩状，中空或者长条形手柄，便于牵拉	用于浅部切口牵开显露，常用于甲状腺部位的牵拉显露，也常用于腹部手术做腹壁切开时的皮肤、肌肉牵拉	避免牵拉深部组织，以免显露不充分		图 14-3-27
组织钳	钳	2	180mm	又称 Allis、鼠齿钳，钳端扁平有齿	用于夹持纱布垫与切口边缘的皮下组织，也用于夹持组织或皮瓣作为牵引	不可夹持脆弱组织、血管、器官。牵拉皮肤时，应夹在紧贴皮肤的皮下组织上，以免造成皮肤坏死		图 14-3-28

名称	类别	数量	常用规格	描述	应用范围	使用注意事项	附图	编号
持针器	钳	2	180mm	钳嘴短粗，内侧均匀网格纹理防滑，用于夹持缝针 一般分为普通不锈钢工作端和碳钨镶片工作端两种，碳钨镶片上的网格有0.5、0.4、0.2和光面四种，分别对应夹持3/0及更大的针、4/0～6/0、6/0～10/0、9/0～11/0	主要用于夹持缝针，也可用于器械打结、缝合组织及缝扎出血部位	不宜用于钳夹组织。使用碳钨镶片持针器应注意其对应的缝针型号，用细密网纹的持针器夹持过粗的缝针容易造成镶片断裂		图14-3-29
线剪	剪	2	150mm	用于手术中剪切缝线、敷料、引流物等。专用的线剪应有锯齿刃口，剪线时以免缝线滑脱，关节处具备防卡线设计	不同深部的剪切，使用合适长度的线剪	不可用于剪敷料等硬物质		图14-3-30
组织镊	镊	2	130mm	尖端有齿，粗齿镊	用于夹持较硬的组织，夹持牢固	因尖端有钩齿，对组织有一定的损伤，不可夹持脆弱组织、血管、器官		图14-3-31

2）腹腔镜手术器械

表14-3-6　经腹入路机器人辅助保留肾单位的肾肿瘤切除术腹腔镜手术器械配置表

名称	类别	数量	常用规格	描述	应用范围	使用注意事项	附图	编号
腹腔镜吸引器	腹腔镜吸引器	1	直径5mm 长330mm	具有双向旋塞的冲洗吸引杆，可单手操作转换吸引和冲洗功能	用于腔镜手术术中吸引废气、积血、积液，也可连接冲洗机进行冲洗	避免碰触创面造成出血		图14-3-32
腹腔镜镂空钳	腹腔镜钳	1	直径5mm 长度≥130mm	可旋转，可拆卸，钳口有空，内面光滑，无创	用于夹持、牵拉网膜、肠管等组织	注意不可钳夹太厚组织，以免滑落		图14-3-33

名称	类别	数量	常用规格	描述	应用范围	使用注意事项	附图	编号
Hem-o-lock 钳	钳	1	330mm	分为加大、大、中三种型号，直径有 10mm（加大号、大号）、5mm（中号）	钳口分别对应夹持加大、大、中三种类型的 Hem-o-lock 夹，用于结扎、夹闭血管或组织	注意一次不可钳夹太厚的组织，避免 Hem-o-lock 夹无法扣合		图 14-3-34
腹腔镜钛夹钳	钳	1	12.5/350mm	不锈钢，可以进行连续发射	用于施放钛夹	避免夹持错误组织		图 14-3-35
腹腔镜剪刀	腔镜剪	1	5/310mm	不锈钢材质，分普通及 Noir 涂层剪刀、无锁扣	用于组织剪切	不可用于剪线		图 14-3-36
腹腔镜直角钳	腹腔镜钳	1	5/310mm	不锈钢材质，工作端 60°，用于组织分离	钝性分离组织血管等	有损伤，不能夹持血管及脏器		图 14-3-37
腹腔镜阻断钳	腹腔镜钳	1	5/310mm	配合哈巴狗临时血管夹，夹闭阻断血管	用于夹闭或松开阻断夹	有损伤，不能夹持血管及脏器		图 14-3-38

3）机器人手术器械

表 14-3-7　经腹入路机器人辅助保留肾单位的肾肿瘤切除术手术器械配置表

名称	类别	数量	常用规格	描述	应用范围	使用注意事项	附图	编号
机器人穿刺套管（Trocar）	配件	3	成人 Trocar 内径 8mm，小儿 Trocar 内径 5mm	由套管、穿刺内芯和密封圈附件组成。套管：始端是宽阔的碗状部分，中空的管状部分上有"两细一粗"的远端固定中心标记横线，用来标记套管插入内切口的深度，以此使套管产生最小的移动量和组织压力；长度有 110mm 和 160mm 两种。穿刺内芯：有常规和加长两种规格，以匹配不同长度的套管，根据前端是否尖锐，有钝性和锐性之分。密封圈附件：由套管密封圈和异径管帽组成	套管的碗状部分直接安装在床旁机械臂系统的机械臂上，能够自动识别套管的类型。穿刺进入患者体腔内，建立通道，置入手术器械	注意套管插入内切口的深度要适宜，置入穿刺套管时要避免伤及组织或器官，确保密封圈附件的完整性，避免漏气		图 14-3-39

续表

名称	类别	数量	常用规格	描述	应用范围	使用注意事项	附图	编号
机器人镜头系统	内镜	1	角度0°、30° 直径8.5mm、12mm	镜头系统由镜头和双目内镜组成，前者包括：镜头光缆和导光索、光源灯泡开/关键、对焦键和功能键；双目内镜，根据镜头面角度不同分为0°、30°两种，直径有12mm和8.5mm两种。内镜摄像头有两个镜头，分别采集到左右两个图像，在左右眼视频信号同步器作用下整合出一个三维立体图像	用于观察体腔内情况	使用前需调节白平衡及3D校对。术中需要配合12.5mm一次性Trocar使用，使用前需用60℃左右温水供术中清洗镜头，避免镜头模糊，并注意保护镜头前端		图14-3-40
3D校对器	配件	1	8.5mm 12mm	可用于0°和30°两种观察角度不同的内镜的3D校对，且根据内镜直径的不同有8.5mm和12mm两种	校准内镜光学通道的图像形成3D可视化	与镜头系统的按键配合使用，完成3D校对		图14-3-41
单极电剪	机器人电剪	1	长310mm 直径5mm、10mm	由碟盘、轴杆、腕关节组成。碟盘：两侧面各有一个解锁按钮，近端有器械冲洗孔和电能量插口，接单极线。内面有4个滑轮构成，与无菌机械臂袖套套装上的适配器相连。器械总长度为559mm，头端长13mm，头端张开角度0°～38°，头端咬合力高，开口力中等，头端尖锐，内面刀刃，使用寿命为10次	主要用于切割与锐性解剖；剪切和分离组织；使用单极电烙凝结止血和横切组织。推荐用于前列腺、肾脏、子宫卵巢等手术	使用单极能源，不可用于剪切坚硬物质，以免损坏刀刃，使用时需要配合使用一次性防漏电保护套，注意不要误伤脆弱组织、器官和血管等		图14-3-42
双极马里兰分离钳	机器人马里兰	1	长310mm 直径5mm、10mm	由碟盘、轴杆、腕关节组成。碟盘：两侧面各有一个解锁按钮，近端有器械冲洗孔和电能量插口，接双极线。内面有4个滑轮构成，与无菌机械臂袖套套装上的适配器相连。器械总长度为558mm，钳口长20mm，钳口张开角度0°～45°，钳口咬合力中等，开口力中等，钳口内面锯齿状，有一窗口，前端尖头，使用寿命为10次	主要用于解剖分离，抓持，牵拉组织等。推荐用于肺、胃肠、结直肠、膀胱等手术	不宜用于夹持坚硬物体，以免对内面锯齿有所损伤		图14-3-43

名称	类别	数量	常用规格	描述	应用范围	使用注意事项	附图	编号
卡迪尔无创抓钳	无损伤钳	1	长 310mm直径 5mm、10mm	由碟盘、轴杆、腕关节组成。碟盘：两侧面各有一个解锁按钮，近端有器械冲洗孔。内面有 4 个滑轮构成，与无菌机械臂袖套套装上的适配器相连。器械总长度为 554mm，钳口长 20mm，钳口张开角度 0°～30°，钳口咬合力低，开口力低，钳口内面锯齿状，有一矩形窗口，前端圆头，使用寿命为 10 次，是一种可用于多种类型手术中的简单抓钳	主要用于解剖分离，抓持，牵拉组织等。推荐用于肺、胃肠、结直肠、膀胱等手术	不宜用于夹持坚硬物体，以免对内面锯齿有所损伤		图 14-3-44
腹腔镜持针器	机器人持针器	2	长 310mm直径 5mm左弯、右弯、直型、自动复位	由碟盘、轴杆、腕关节组成。碟盘：两侧面各有一个解锁按钮，近端有器械冲洗孔。内面有 4 个滑轮构成，与无菌机械臂袖套套装上的适配器相连。器械总长度为 544mm，钳口长 10mm，钳口张开角度 0°～30°，钳口咬合力非常高，开口力非常高，头端较钝，钳口内面扁平，使用寿命为 10 次。大号持针器有非常高的咬合力，这样使它能够稳定地夹持住缝针和缝线	主要用于夹持和操纵缝针，缝合操作，处理和打结缝线。推荐用于各种手术	不宜用于钳夹组织或器官		图 14-3-45

（2）手术步骤及使用器械

表 14-3-8　经腹入路机器人辅助下保留肾单位的肾肿瘤切除术手术步骤及使用器械

主要手术步骤 1	主要手术步骤 2	使用器械名称	使用器械编号
建立操作通道	（1）镜头孔：于脐旁置入 12mm Trocar （2）将准备就绪的机器人镜头调至 30°向上于镜头孔放入 （3）1 号臂：直视下于锁骨中线与腹侧第 12 肋下缘交界处，与镜头孔垂直距离 8 ～ 10cm 处，置入机器人专用 8mm Trocar （4）2 号臂：直视下于髂前上棘与脐连线的中点略靠外一点，保证与镜头的垂直距离 8 ～ 10cm 置入机器人专用 8mm Trocar （5）3 号臂：直视下于剑突下置入机器人专用 8mm Trocar（如做左侧肾脏：3 号臂在 1 号臂外侧，用于挡脾脏；如做右侧肾脏：则 3 号臂在 2 号臂外侧，用于挡肝脏） （6）助手孔：正中线上，可选择在 1 号臂与镜头之间，或者 2 号臂与镜头之间置入 12mm Trocar	手术刀（77# 刀柄装 11# 尖刀片） 止血钳（中弯、大弯） 直角拉钩 组织钳 持针器 线剪 机器人穿刺套管（8mm 成人 Trocar） 机器人镜头系统（30°镜头） 3D 校对器	图 14-3-25 图 14-3-26 图 14-3-27 图 14-3-28 图 14-3-29 图 14-3-30 图 14-3-39 图 14-3-40 图 14-3-41

主要手术步骤 1	主要手术步骤 2	使用器械名称	使用器械编号
人机对接	机器人就位后，镜头臂与各个机械臂分别对接镜头孔与操作孔，并且放入相应机器人器械 1 号臂：机器人电剪 2 号臂：马里兰钳 3 号臂：暂不置入器械	单极电剪 双极马里兰分离钳	图 14-3-42 图 14-3-43
游离结肠旁沟	（1）行左肾切除时：先沿 Toldt 线纵行切开结肠外侧的腹膜至脾脏上缘，切断脾结肠韧带、膈结肠韧带及脾肾韧带，使脾脏与胰腺及结肠一起移向内侧，以便于显露左肾 （2）行右肾切除时：纵行将升结肠外侧的后腹膜切开至结肠肝曲水平，在完全游离升结肠和部分十二指肠，以便于显露右肾	单极电剪 双极马里兰分离钳 腹腔镜吸引器 腹腔镜镂空钳	图 14-3-42 图 14-3-43 图 14-3-32 图 14-3-33
游离输尿管和肾脏	（1）在 3 号臂内置入无创抓钳，用于阻挡肝脏 （2）于肾下极平面后方找到输尿管并进行游离，可在助手孔内置入镂空钳，牵拉输尿管，使其保持一定的张力，以便于进行游离，向上游离至近肾门处 （3）在肾下极处用机器人电剪打开肾周筋膜和脂肪囊，到达肾脏表面，沿着肾脏表面钝锐结合仔细分离。逐步游离肾脏的下极、背侧、腹侧和上极，最后游离肾门旁的肾周脂肪	卡迪尔无创抓钳 单极电剪 双极马里兰分离钳 腹腔镜直角钳 腹腔镜吸引器	图 14-3-44 图 14-3-42 图 14-3-43 图 14-3-37 图 14-3-32
游离、结扎肾蒂，切除肾脏	（1）钝锐结合仔细分离肾门区的脂肪、结缔组织及肾血管，充分游离和显露肾脏动脉和静脉 （2）根据手术需要准备大号、中号和小号结扎钉，或准备一次性切割缝合器 （3）分别在肾脏动、静脉的近心端两个结扎钉、远心端夹一个节扎钉或钛夹。用腔镜剪分别剪断肾脏的动、静脉和输尿管。进一步切断肾脏周围的残余组织。完全游离肾脏	卡迪尔无创抓钳 单极电剪 双极马里兰分离钳 腹腔镜吸引器 腹腔镜大、中、小号 Hem-o-lock 钳 腹腔镜钛夹钳 腹腔镜剪刀	图 14-3-44 图 14-3-42 图 14-3-43 图 14-3-32 图 14-3-34 图 14-3-35 图 14-3-36
检查创面放置引流	（1）对手术创面仔细进行止血，复位结肠，后腹膜可不必缝合 （2）在肾肿瘤创面处放置 16 号硅胶骨科引流管	腹腔镜吸引器 单极电剪 腹腔镜镂空钳 卡迪尔无创抓钳	图 14-3-32 图 14-3-42 图 14-3-33 图 14-3-44
取出肾脏	（1）取出 1 号臂的电剪，将 3 号臂的无创抓钳置入 1 号臂 （2）准备大号标本取物袋从助手孔的 Trocar 中放入 （3）将标本袋展开后用无创抓钳及马里兰合力将切除的肾脏装入。再收拢以防止标本漏出 （4）在助手孔处适当延长切口。将肌肉层钝性分离，取出肾脏	卡迪尔无创抓钳 双极马里兰分离钳 止血钳（大弯） 直角拉钩	图 14-3-44 图 14-3-43 图 14-3-26 图 14-3-27
关闭切口	逐一缝合各穿刺孔	止血钳（中弯） 持针器 线剪 直角拉钩 组织钳 组织镊	图 14-3-26 图 14-3-29 图 14-3-30 图 14-3-27 图 14-3-28 图 14-3-31

三、机器人辅助肾上腺切除手术

（一）概述

1. 肾上腺外科疾病　是指需要或能够采用手术治疗的肾上腺疾病，组织学分类主要是肾上腺肿瘤，其他包括肾上腺增生、肾上腺囊肿、结核和出血等非肿瘤疾病。机器人肾上腺手术主要适应证：①引起皮质醇增多症和原发性醛固酮增多症的肾上腺皮质增生性疾病和肾上腺皮质肿瘤；②引起儿茶酚胺增多症的肾上腺髓质增生及肾上腺嗜铬细胞瘤；③大于3cm的无功能偶发瘤，包括肾上腺囊肿、肾上腺髓性脂肪瘤和节神经细胞瘤等；④局限性肾上腺恶性肿瘤，是指影像学上无明显包膜或血管侵犯；⑤原发灶明确的孤立性肾上腺转移性癌。常见禁忌证：①术前影像学检查发现肾上腺肿瘤明显浸润周围脏器或有远处转移者；②有明显出血倾向而且难以纠正者；③心、肺、肝、肾等重要脏器有严重功能障碍者。

2. 机器人辅助肾上腺手术护理配合要求　肾上腺解剖位置较深，手术空间通常较小，周围有大血管包绕，常规手术方式较难使其显露，操作相对困难且手术创伤大，达芬奇机器人手术系统高分辨率的三维图像处理，7个自由活动度的仿真手腕器械，手颤抖消除，动作比例设定和动作指标化等功能，显著提高了肾上腺手术操作的稳定性、精确性和安全性，开启了微创、精确手术新时代，手术技术革新和进步的同时，对手术护理配合也提出了更高的要求。手术室护士必须接受过专业的系统培训，取得资格后，才可操作达芬奇机器人手术系统，手术前1天要测试达芬奇机器人手术系统的3个组成部分，确保处于良好备用状态，根据次日的手术需要和医生习惯，准备器械与用物。做好术前访视工作，给予针对性的健康教育，通过客观有效的心理疏导缓解手术患者的心理压力，因此要求需要具备一定的人文素养和良好的沟通技巧，避免不良因素影响手术进程。手术当日巡回护士根据手术要求合理放置达芬奇机器人手术系统的3个组成部分，器械护士需要与巡回护士协作，按顺序套上机械臂无菌保护罩并调整各个机械臂，建立有效的无菌屏障，收拢抬高各机械臂，覆盖无菌中单等待对接（Docking）。术中，器械护士妥善固定各种设备连接线于无菌手术台，及时准确传递手术器械，密切关注手术进程及达芬奇机器人手术系统，并保证器械尖端清洁，处于完好备用状态。巡回护士注意保护患者，避免与床旁机械臂系统发生碰撞，适当给予保暖措施，避免低体温的发生。器械护士与巡回护士需要有丰富的泌尿外科开放及腔镜手术配合经验，以便及时处理各种突发事件，保证患者安全与手术顺利进行。若术中器械突然发生故障，应该及时与外科医师沟通，停止手术操作，分析原因解除故障后再继续手术。术后，巡回护士取下器械臂、镜头臂、摄像臂无菌保护套，并将各个机械臂所有关节折叠到储备位置定点放置，关闭达芬奇机器人手术系统的3个组件中任何一个开关后，断开各个连接线，注意必须保证床旁机械臂系统（patient cart）的电源线的连接，套上防尘罩。器械护士整理并清洁达芬奇机器人手术器械，及时标记机器人器械使用次数并送还消毒供应室。

3. 常见手术方式　经腹途径机器人辅助下肾上腺切除术。

（二）手术体位

患者取60°～70°的健侧卧位，升高腰桥。

（三）经腹途径机器人辅助肾上腺切除术

1. 手术器械配置

（1）基础手术器械

表 14-3-9　经腹途径机器人辅助肾上腺切除术基础手术器械配置表

名称	类别	数量	常用规格	描述	应用范围	使用注意事项	附图	编号
手术刀	刀	2	4#刀柄，20#圆刀片；7#刀柄，11#尖刀片	刀柄一般可重复使用，刀片为一次性使用	划皮逐层分离，按照表皮层、肌肉层、黏膜层依次分离	刀片无菌包装是否被破坏，术中注意刀片传递并及时收回，避免锐器伤		图14-3-46

续表

名称	类别	数量	常用规格	描述	应用范围	使用注意事项	附图	编号
组织剪	剪	1	200mm	又称为梅奥剪或解剖剪，多为弯剪，刃锐利而精细，用于剪切组织和血管，或钝性分离组织和血管	用于分离、剪切组织和血管	不可用于剪切缝线，以免损坏刀刃		图14-3-47
线剪	剪	1	180mm	直剪，刃较钝厚，用于剪切缝线	用于剪切缝线	不可用于剪切硬物质		图14-3-48
止血钳（中弯或大弯）	钳	6	160～240mm	又称血管钳，用于夹闭血管或出血点、提拉组织等操作，根据不同的齿槽床分为直型、弯型、直角形、弧形等	根据操作范围，选择适合的长度。由于钳的前端平滑，易插入筋膜内，不易刺破血管，可用于分离组织。也可用于牵引缝线、拔出缝针，或代替镊使用等	止血钳不可用于夹持皮肤、脆弱组织或器官，会造成不可逆的损伤。避免使用止血钳固定敷料、导管等，以免工作端发生变形、错齿等损坏		图14-3-49
卵圆钳	钳	3	250mm	又称环钳，工作端为圆形或椭圆形，环柄处带有棘齿，分为内面有无横槽两种	有横槽环钳主要用于夹持消毒纱球，进行皮肤表面消毒，无横槽环钳可用于夹持某些脏器	不可用有横槽环钳夹持脏器，以免对脏器带来损伤		图14-3-50
艾利斯	钳	2	180mm	又称组织钳、鼠齿钳，钳端扁平有齿	用于夹持纱布垫与切口边缘的皮下组织，也用于夹持组织、皮瓣等作为牵引	不可夹持血管、脆弱组织、器官。牵拉皮肤时，应夹在紧贴皮肤的皮下组织上，以免造成皮肤坏死		图14-3-51
巾钳	钳	4	140mm	又称布巾钳，工作端有穿透、半穿透、不穿透三种类型	用于夹持治疗巾，规范导管和导线	不可用于夹持脏器，以免对脏器带来损伤		图14-3-52
持针器	钳	2	180mm	钳嘴短粗，内侧均匀网格纹理防滑，用于夹持缝针、缝合组织出血部位等操作，也可用于缝线打结	主要用于夹持缝针、缝合组织以及缝扎出血部位，也可用于缝线打结	不宜用于钳夹组织或器官		图14-3-53
组织镊	镊	1	125mm	又称有齿镊，尖端有齿，用于夹持较硬的组织，夹持牢固	适用于连续缝合过程中，夹持组织或缝针	因尖端有钩齿，对组织有一定的损伤，不可夹持血管、脆弱组织、器官等		图14-3-54

名称	类别	数量	常用规格	描述	应用范围	使用注意事项	附图	编号
直角拉钩	拉钩	2	160mm	平钩状	用于浅部切口牵开显露，常用于甲状腺部位的牵拉显露，也常用于腹部手术做腹壁切开时的皮肤和肌肉牵拉	根据需要显露术野的深浅选择拉钩类型		图 14-3-3-55

（2）腹腔镜手术器械

表 14-3-10　经腹途径机器人辅助肾上腺切除术腹腔镜手术器械配置表

名称	类别	数量	常用规格	描述	应用范围	使用注意事项	附图	编号
气腹针（Veress针）	腹腔镜配件	1	长度≥130mm	包括具有受弹簧控制的钝性针芯和进气阀门开关	穿透腹壁或胸壁，进入体腔，建立气腹，避免直接置入 Trocar 损伤腔内组织或器官	使用前注意检查钝性针芯能否受弹簧控制自由弹出		图 14-3-56
吸引杆	腹腔镜吸引器	1	直径 5mm 长度 330mm	由双向旋塞阀和管状物组成，具有双向旋塞阀的冲洗吸引杆，可单手操作转换吸引和冲洗功能	用于腹腔镜手术术中吸引废气、积血、积液，也可连接冲洗机进行冲洗	使用前检查双向旋塞阀的能否正常旋动		图 14-3-57
腹腔镜镂空钳	腹腔镜钳	1	直径 5mm 长度≥130mm	由手柄、操纵杆、绝缘套组装成，可旋转，可拆卸，钳口有一窗口，内面光滑，前端圆头，无创，对组织损伤较少	用于夹持、牵拉网膜、肠管等组织	注意不可钳夹太厚组织，以免滑落，不宜钳夹较硬物体，以免损伤钳口		图 14-3-58
Hem-o-lock 钳	钳	2	330mm	钳口分别对应夹持加大、大、中三种型号，直径有 10mm（加大号、大号）、5mm（中号）	用于结扎、夹闭血管或组织	注意一次不可钳夹太厚的组织，避免 Hem-o-lock 夹无法扣合		图 14-3-59
腹腔镜持针器	钳	1	直径 5mm 长度 330mm	有可开关锁齿，钳口左弯，内面有均匀网格纹理防滑，主要用于夹持缝针和缝线	主要用于夹持和操纵缝针，缝合操作，处理和打结缝线	不宜用于钳夹组织或器官		图 14-3-60

（3）机器人手术器械

表 14-3-11　经腹途径机器人辅助肾上腺切除术手术器械配置表

名称	类别	数量	常用规格	描述	应用范围	使用注意事项	附图	编号
马里兰双极抓钳	腔镜双极弯钳	1	长310mm 直径5mm、10mm	由碟盘、轴杆、腕关节组成。碟盘：两侧面各有一个解锁按钮，近端有器械冲洗孔和电能量插口，接双极线。内面有四个滑轮构成，与无菌机械臂袖套套装上的适配器相连。器械总长度为558mm，钳口长20mm，钳口张开角度0°～45°，钳口咬合力中等，开口力中等，钳口内面锯齿状，有一窗口，前端尖头，使用寿命为10次	主要用于钝性解剖，分离，抓持，牵拉，电凝组织和血管。推荐用于前列腺等手术	使用双极能源，在解剖分离脆弱组织或血管时应注意，因其前端是尖头，对组织损伤较大		图14-3-61
单极电剪	剪	1	长310mm 直径5mm、10mm	由碟盘、轴杆、腕关节组成。碟盘：两侧面各有一个解锁按钮，近端有器械冲洗孔和电能量插口，接单极线。内面有四个滑轮构成，与无菌机械臂袖套套装上的适配器相连。器械总长度为559mm，头端长13mm，头端张开角度0°～38°，头端咬合力高，开口力中等，头端尖锐，内面刀刃，使用寿命为10次	主要用于切割与锐性解剖；剪切和分离组织；使用单极电烙凝结止血和横切组织。推荐用于前列腺、肾脏、子宫、卵巢等手术	使用单极电剪，不可用于剪切坚硬物质，以免损坏刀刃，使用时需要配合使用一次性防漏电保护套，注意不要误伤脆弱组织、器官和血管等		图14-3-62
腹腔镜持针器	钳	2	长310mm 直径5mm 直型、左弯、右弯自动复位	由碟盘、轴杆、腕关节组成。碟盘：两侧面各有一个解锁按钮，近端有器械冲洗孔。内面有四个滑轮构成，与无菌机械臂袖套套装上的适配器相连。器械总长度为544mm，钳口长10mm，钳口张开角度0°～30°，钳口咬合力非常高，开口力非常高，头端较钝，钳口内面扁平，使用寿命为10次。大号持针器有非常高的咬合力，这样使它能够稳定地夹持住缝针和缝线	主要用于夹持和操纵缝针，缝合操作，处理和打结缝线。推荐用于各种手术	不宜用于钳夹组织或器官		图14-3-63

名称	类别	数量	常用规格	描述	应用范围	使用注意事项	附图	编号
卡迪尔抓钳	镜下抓钳	1	长 310mm 直径 5mm、10mm	由碟盘、轴杆、腕关节组成。碟盘：两侧面各有一个解锁按钮，近端有器械冲洗孔。内面有四个滑轮构成，与无菌机械臂袖套套装上的适配器相连。器械总长度为 554mm，钳口长 20mm，钳口张开角度 0°～30°，钳口咬合力低，开口力低，钳口内面锯齿状，有一矩形窗口，前端圆头，使用寿命为 10 次，是一种可用于多种类型手术中的简单抓钳	主要用于解剖分离，抓持，牵拉组织等。推荐用于肺、胃肠、结直肠、膀胱等手术	不宜用于夹持坚硬物体，以免对内面锯齿有所损伤		图 14-3-64
机器人镜头系统	内镜	1	角度 0°，30° 直径 8.5mm 12mm	镜头系统由镜头和双目内镜组成，前者包括：镜头光缆和导光索、光源灯泡开 / 关键、对焦键和功能键；双目内镜，根据镜头面角度不同分为 0°、30° 两种，直径有 12mm 和 8.5mm 两种。内镜摄像头有两个镜头，分别采集到左右两个图像，在左右眼视频信号同步器作用下整合出一个三维立体图像	用丁观察体腔内情况	使用前需调节白平衡及 3D 校对。术中需要配合 12.5mm 一次性 Trocar 使用，使用前需用 60℃ 左右温水供术中清洗镜头，避免镜头模糊，并注意保护镜头前端		图 14-3-65
机器人穿刺套管（Trocar）	配件	3	成人 Trocar 内径 8mm，小儿 Trocar 内径 5mm	由套管、穿刺内芯和密封圈附件组成。套管：始端是宽阔的碗状部分，中空的管状部分上有"两细一粗"的远端固定中心标记横线，用来标记套管插入内切口的深度，以此使套管产生最小的移动量和组织压力；长度有 110mm 和 160mm 两种。穿刺内芯：有常规和加长两种规格，以匹配不同长度的套管，根据前端是否尖锐，有钝性和锐性之分。密封圈附件：由套管密封圈和异径管帽组成	套管的碗状部分直接安装在床旁机械臂系统上的机械臂上，能够自动识别套管的类型。穿刺进入患者体腔内，建立通道，置入手术器械	注意套管插入内切口的深度要适宜，置入穿刺套管时要避免伤及组织或器官，确保密封圈附件的完整性，避免漏气		图 14-3-66

续表

名称	类别	数量	常用规格	描述	应用范围	使用注意事项	附图	编号
3D 校 对器	配件	1	8.5mm 12mm	可用于 0°和 30°两种观察角度不同的内镜的3D 校对,且根据内镜直径的不同有 8.5mm 和12mm 两种	校准内镜光学通道的图像形成 3D 可视化	与镜头系统的按键配合使用,完成 3D校对		图 14-3-67

2.手术步骤及使用器械

表 14-3-12　经腹途径机器人辅助左侧肾上腺切除术手术步骤及使用器械表

主要手术步骤 1	主要手术步骤 2	使用器械名称	使用器械编号
建立气腹	于脐内边缘以尖刀横行切开一个长约 3mm 的皮肤切口,用两把巾钳于切口两侧提起脐周皮肤,拇指和示指持气腹针(Veress 针)以垂直于皮肤方向穿破筋膜进入腹膜腔,将气腹管与 Veress针连接,初始以低流量进 CO_2 气体,保持腹腔压力 12～14mmHg,并观察气腹机流量和气腹压变化等	手术刀 巾钳 气腹针(Veress 针) 气腹管	图 14-3-46 图 14-3-52 图 14-3-56
置入穿刺套管(Trocar)	建立气腹后,于脐头侧两横指处腹直肌旁线处纵行切开 10mm 切口,置入 12mm Trocar,作为机器人镜头臂通道。置入镜头,在镜头直视下放置其他套管,于左锁骨中线肋缘下方两横指处置入 8mm 机器人 Trocar,作为机器人 2 号操作臂的通道;于距离镜头臂 Trocar 8～10cm左腋前线附近处置入 8mm 机器人 Trocar,作为机器人 1 号操作臂的通道,形成一个以镜头臂 Trocar 为顶点的顶角在 90°～110°的等腰三角形;于靠近同侧耻骨的腹直肌侧缘,距离 1号操作臂 8～10cm 处置入 8mm 机器人 Trocar,作为机器人 3 号操作臂的通道;于脐正中稍下方置入 12mm Trocar,作为助手操作通道	手术刀 12mm Trocar 机器人穿刺套管(8mm 成人 Trocar) 机器人镜头系统(30°镜头) 3D 校对器	图 14-3-46 图 14-3-66 图 14-3-65 图 14-3-67
机器人系统对接与机器人手术器械安置	以镜头通道与 1、2 号操作臂通道中点的连线为轴,床旁机械臂系统沿此轴向患者背侧靠近,首先对接镜头臂与镜头 Trocar,并使镜头臂第一水平关节上的三角形指示箭头刚好指向位于蓝色条带区域的"甜蜜点(Sweet Spot)",再对接其余 3 个操作臂。安装 30°机器人镜头,1号臂放置单极电剪刀,2 号臂放置双极马里兰,3 号臂放置卡迪尔,在镜头直视下放入腹腔	机器人镜头系统(30°镜头) 单极电剪 马里兰双极抓钳 卡迪尔抓钳	图 14-3-65 图 14-3-62 图 14-3-61 图 14-3-64
切开侧腹膜	在 Toldt 线和降结肠之间(偏结肠侧)切开侧腹膜,锐性分离 Gerota 筋膜前层和结肠融合筋膜之间的间隙,将降结肠向内侧移动。切开侧腹膜的范围为:下至髂窝,上至脾下缘	机器人镜头系统(30°镜头) 单极电剪 马里兰双极抓钳 卡迪尔抓钳 腹腔镜镂空钳 吸引杆	图 14-3-65 图 14-3-62 图 14-3-61 图 14-3-64 图 14-3-58 图 14-3-57
显露左侧肾上腺	切断脾结肠韧带,钝性和锐性相结合的方法游离并向腹侧牵开胰尾,进一步分离 Gerota 筋膜前层和结肠融合筋膜之间的间隙,直至透过Gerota 筋膜可见左肾上腺。切开 Gerota 筋膜,显露肾上腺的腹侧面	机器人镜头系统(30°镜头) 单极电剪 马里兰双极抓钳 卡迪尔抓钳 腹腔镜镂空钳 吸引杆	图 14-3-65 图 14-3-62 图 14-3-61 图 14-3-64 图 14-3-58 图 14-3-57

续表

主要手术步骤 1	主要手术步骤 2	使用器械名称	使用器械编号
显露和离断左肾上腺中央静脉	骨骼化分离左肾静脉，发现左肾上腺中央静脉，确认其汇入左肾静脉后，两枚 Hem-o-lock 夹双重夹闭其近心端，一枚夹闭远心端，离断左肾上腺中央静脉	机器人镜头系统（30°镜头） 单极电剪 马里兰双极抓钳 卡迪尔抓钳 腹腔镜镂空钳 吸引杆 Hem-o-lock 钳	图 14-3-65 图 14-3-62 图 14-3-61 图 14-3-64 图 14-3-58 图 14-3-57 图 14-3-59
游离肾上腺	打开位于主动脉和腰大肌上方的肾上腺内侧附着点并离断，与此同时将肾上腺上缘与脾脏分离下来，继续打开左肾上极的 Gerota 筋膜，向下分离至腰大肌，离断后方和下方的附着点，最后完全游离肾上腺，这些附着点可以用双极电凝后离断或 Hem-o-lock 夹闭离断	机器人镜头系统（30°镜头） 单极电剪 马里兰双极抓钳 卡迪尔抓钳 腹腔镜镂空钳 吸引杆 Hem-o-lock 钳	图 14-3-65 图 14-3-62 图 14-3-61 图 14-3-64 图 14-3-58 图 14-3-57 图 14-3-59
取出肾上腺，检查有无出血点	采用 Endo Catch™ 标本袋从 12mm 的脐部切口取出标本，之后降低气腹压力，检查肾上腺窝有无出血并止血	机器人镜头系统（30°镜头） 马里兰双极抓钳 卡迪尔抓钳 Endo Catch™	图 14-3-65 图 14-3-61 图 14-3-64
移除床旁机械臂系统，放置引流，清点用物，关闭切口	留置引流管并固定；清点用物；所有 Trocar 在直视下取出之后，切口行筋膜层缝合	机器人镜头系统（30°镜头） 腹腔镜镂空钳 艾利斯 组织镊 持针器 线剪	图 14-3-65 图 14-3-58 图 14-3-51 图 14-3-54 图 14-3-53 图 14-3-48

表 14-3-13　经腹途径机器人辅助右侧肾上腺切除术手术步骤及使用器械表

主要手术步骤 1	主要手术步骤 2	使用器械名称	使用器械编号
建立气腹	于脐内边缘以尖刀横行切开一个长约 3mm 的皮肤切口，用两把巾钳于切口两侧提起脐周皮肤，拇指和示指持气腹针（Veress 针）以垂直于皮肤方向穿破筋膜进入腹膜腔，将气腹管与 Veress 针连接，初始以低流量进 CO_2 气体，保持腹腔压力 12 ～ 14mmHg，并观察气腹机流量和气腹压变化等	手术刀 巾钳 气腹针（Veress 针） 气腹管	图 14-3-46 图 14-3-52 图 14-3-56
置入穿刺套管（Trocar）	建立气腹后，于脐头侧两横指处腹直肌旁线处纵行切开 10mm 切口，置入 12mmtrocar，作为机器人镜头臂通道。置入镜头，在镜头直视下放置其他套管，于左锁骨中线肋弓下方两横指处置入 8mm 机器人 Trocar，作为机器人 2 号操作臂的通道；于距离镜头臂 Trocar 8 ～ 10cm 左腋前线附近处置入 8mm 机器人 Trocar，作为机器人 1 号操作臂的通道，形成一个以镜头臂 Trocar 为顶点的顶角在 90°～ 110°的等腰三角形；于靠近同侧耻骨的腹直肌侧缘，距离 1 号操作臂 8 ～ 10cm 处置入 8mm 机器人 Trocar，作为机器人 3 号操作臂的通道；于脐正中稍下方置入 12mm Trocar，作为助手操作通道	手术刀 12mm Trocar 机器人穿刺套管（8mm 成人 Trocar） 机器人镜头系统（30°镜头） 3D 校对器	图 14-3-46 图 14-3-66 图 14-3-65 图 14-3-67

续表

主要手术步骤 1	主要手术步骤 2	使用器械名称	使用器械编号
机器人系统对接与机器人手术器械安置	以镜头通道与1、2号操作臂通道中点的连线为轴，床旁机械臂系统沿此轴向患者背侧靠近，首先对接镜头臂与镜头 Trocar，并使镜头臂第一水平关节上的三角形指示箭头刚好指向位于蓝色条带区域的"甜蜜点（Sweet Spot）"，再对接其余3个操作臂。安装30°机器人镜头，1号臂放置单极电剪刀，2号臂放置双极马里兰抓钳，3号臂放置卡迪尔抓钳，在镜头直视下放入腹腔	机器人镜头系统（30°镜头） 单极电剪 马里兰双极抓钳 卡迪尔抓钳	图 14-3-65 图 14-3-62 图 14-3-61 图 14-3-64
切开镰状韧带，向头侧牵起肝脏	切开镰状韧带，由助手经辅助操作孔，置入带自锁装置的镂空钳钳夹侧腹膜将肝右叶托起，向头侧牵起肝脏	机器人镜头系统（30°镜头） 单极电剪 马里兰双极抓钳 卡迪尔抓钳 腹腔镜镂空钳 吸引杆	图 14-3-65 图 14-3-62 图 14-3-61 图 14-3-64 图 14-3-58 图 14-3-57
切开侧腹膜，显露右肾上腺	在 Toldt 线和升结肠之间（偏结肠侧）切开侧腹膜，锐性分离 Gerota 筋膜前层和结肠融合筋膜之间的间隙，将升结肠和十二指肠向内侧移动。切开侧腹膜的范围为：下至髂窝，上至肝下缘，下腔静脉的外侧，直至透过 Gerota 筋膜可见左肾上腺，确认肾上腺手术区域，切开 Gerota 筋膜及脂肪组织，显露右肾上腺的腹侧面	机器人镜头系统（30°镜头） 单极电剪 马里兰双极抓钳 卡迪尔抓钳 腹腔镜镂空钳 吸引杆	图 14-3-65 图 14-3-62 图 14-3-61 图 14-3-64 图 14-3-58 图 14-3-57
显露和离断右肾上腺中央静脉	骨骼化分离左肾静脉，发现左肾上腺中央静脉，确认其汇入左肾静脉后，两枚 Hem-o-lock 夹双重夹闭其近心端，一枚夹闭远心端，离断左肾上腺中央静脉	机器人镜头系统（30°镜头） 单极电剪 马里兰双极抓钳 卡迪尔抓钳 腹腔镜镂空钳 吸引杆 Hem-o-lock 钳	图 14-3-65 图 14-3-62 图 14-3-61 图 14-3-64 图 14-3-58 图 14-3-57 图 14-3-59
游离肾上腺	切开右肾上极的 Gerota 筋膜，向下分离至腰大肌，离断后方和下方的附着点，最后离断侧面的附着点，完全游离右肾上腺，这些附着点可以用双极电凝后离断或 Hem-o-lock 夹闭离断	机器人镜头系统（30°镜头） 单极电剪 马里兰双极抓钳 卡迪尔抓钳 腹腔镜镂空钳 吸引杆 Hem-o-lock 钳	图 14-3-65 图 14-3-62 图 14-3-61 图 14-3-64 图 14-3-58 图 14-3-57 图 14-3-59
取出肾上腺，检查有无出血点	采用 Endo Catch™ 标本袋从 12mm 的脐部切口取出标本，之后降低气腹压力，检查肾上腺窝有无出血并止血	机器人镜头系统（30°镜头） 马里兰双极抓钳 卡迪尔抓钳 Endo Catch™	图 14-3-65 图 14-3-61 图 14-3-64
移除床旁机械臂系统，放置引流，清点用物，关闭切口	留置引流管并固定；清点用物；所有 Trocar 在直视下取出之后，切口行筋膜层缝合	机器人镜头系统（30°镜头） 腹腔镜镂空钳 艾利斯 组织镊（有齿） 持针器 线剪	图 14-3-65 图 14-3-58 图 14-3-51 图 14-3-54 图 14-3-53 图 14-3-48

四、机器人辅助经腹入路输尿管切开取石术

（一）概述

1. **定义** 输尿管结石，又称为上尿路结石，占泌尿系结石的33%～54%，多发生于中壮年，男、女比例为（3～9）：1，左右侧发病相似，双侧结石占10%。90%以上的输尿管结石是在肾内形成而后降至输尿管内所致，原发于输尿管内的结石非常少见，除非有输尿管梗阻病变。输尿管结石的主要症状是绞痛和血尿，常见并发症是梗阻和感染。

2. **治疗方法** 主要包括饮水和药物排石、击波碎石术(ESWL)、输尿管镜下碎石和开放手术取石。输尿管结石的大小是决定结石处理方法的重要依据。

（二）常用手术体位

经腹侧卧位。

（三）手术入路及器械配置

1. **手术器械配置**

（1）基础手术器械

表 14-3-14　机器人辅助下经腹入路输尿管切开取石术基础手术器械配置表

名称	类别	数量	常用规格	描述	应用范围	使用注意事项	附图	编号
卵圆钳	钳	3	长度250mm 直、弯	又称卵圆钳，环钳柄长，钳顶端各有一卵圆环形，前端分直、弯两型，内面分有、无横纹2种，工作端为圆形或椭圆形，带有横槽，环柄处带有棘齿	用于加持消毒纱球，进行皮肤表面消毒 内面光滑者可用作夹持内脏，内面有横纹者可夹持纱布，沾取消毒液用于皮肤消毒、深部伤口内蘸血或吸净积血	不可用卵圆钳夹持脏器、以免对脏器带来损伤		图14-3-68
巾钳	钳	4	18mm 135mm	工作端带有穿透、半穿透、不穿透三种类型，要根据铺巾来选择。若铺巾为棉布，建议使用穿透、半穿透巾钳；若铺巾为一次性无纺布，建议使用不穿透巾钳	用于固定铺盖手术切口周围的手术巾，用于夹持治疗巾，规范导管、导线	不可用巾钳夹持组织及脏器，以免对脏器带来损伤		图14-3-69
手术刀	刀	1	7# 刀柄 160mm 11# 尖刀片	刀柄一般可重复使用，刀片为一次性使用	划皮逐层分离，按照表皮层、肌肉层、黏膜层依次分离	刀片的无菌包装是否被破坏		图14-3-70
持针器	钳	2	180mm	钳嘴短粗，内侧均匀网格纹理防滑，用于夹持缝针，缝合组织出血部位等操作	主要用于夹持缝针，也可用于器械打结	不宜用于钳夹组织		图14-3-71

名称	类别	数量	常用规格	描述	应用范围	使用注意事项	附图	编号
止血钳	钳	4	125～160mm	又称血管钳,用于钳夹血管或出血点、提拉组织等操作,根据不同的齿槽床分为直型、弯型、直角形、弧形等	根据操作范围,选择合适的长度。由于钳的前端平滑,易插入筋膜内,不易刺破静脉,也可供分离组织用。也可用于牵引缝线、拔出缝针,或代镊使用	不可用于夹持皮肤、脆弱组织或器官,会造成不可逆的损伤。避免使用止血钳固定敷料、导管等,以免工作端发生变形、错齿等损坏		图14-3-72
线剪	剪	1	145mm	用于手术中剪切缝线、敷料、引流物等。专用的线剪应有锯齿刃口,剪线时以免缝线滑脱,关节处具备防卡线设计	用以夹持纱布垫与切口边缘的皮下组织,也用于夹持组织或皮瓣作为牵引	不可夹持脆弱组织、血管、器官。牵拉皮肤时,应夹在紧贴皮肤的皮下组织上,以免造成皮肤坏死		图14-3-73
直角拉钩	拉钩	2	大号甲状腺拉钩	平钩状	用于浅部切口牵开显露,常用于甲状腺部位的牵拉显露,也常用于腹部手术做腹壁切开时的皮肤、肌肉牵拉	不可用于血管、脏器等组织的牵拉,以免造成损伤		图14-3-74
组织镊(有齿镊)	镊	2	125mm	尖端有齿,粗齿镊	用于夹持较硬的组织,夹持牢固	因尖端有钩齿,对组织有一定的损伤,不可夹持脆弱组织、血管、器官		图14-3-75
艾利斯	钳	3	180mm	又称组织钳、鼠齿钳,钳端扁平有齿	用以夹持纱布垫与切口边缘的皮下组织,也用于夹持组织或皮瓣作为牵引	不可夹持脆弱组织、血管、器官。牵拉皮肤时,应夹在紧贴皮肤的皮下组织上,以免造成皮肤坏死		图14-3-76

（2）腹腔镜手术器械

表 14-3-15 机器人辅助经腹入路输尿管切开取石手术腹腔镜手术器械配置表

名称	类别	数量	常用规格	描述	应用范围	使用注意事项	附图	编号
气腹针(Veress针)	腹腔镜配件	1	长度≥130mm	包括具有受弹簧控制的钝性针芯和进气阀门开关	穿透腹壁或胸壁,进入体腔,建立气腹,避免直接置入Trocar损伤腔内组织或器官	使用前注意检查钝性针芯能否受弹簧控制自由弹出		图14-3-77

名称	类别	数量	常用规格	描述	应用范围	使用注意事项	附图	编号
12mm Trocar	一次性用物	2	Trocar 内径 12mm	由套管、穿刺内芯和密封圈附件组成。套管：始端是宽阔的碗状部分，中空的管状部分上有"两细一粗"的远端固定中心标记横线，用来标记套管插入内切口的深度，以此使套管产生最小的移动量和组织压力；长度有 110mm 和 160mm 两种。穿刺内芯：有常规和加长两种规格，以匹配不同长度的套管。密封圈附件：由套管密封圈和异径管帽组成	套管的碗状部分直接安装在床旁机械臂系统的镜头臂上。穿刺进入患者体腔内，建立通道，置入机器人镜头	注意套管插入内切口的深度要适宜，置入穿刺套管时要避免伤及组织或器官，确保密封圈附件的完整性，避免漏气		图 14-3-78
腹腔镜吸引器	吸引器	1	直径 5mm 长 330mm	具有双向旋塞的冲洗吸引杆，可单手操作转换吸引和冲洗功能	用于腔镜手术术中吸引废气、积血、积液，也可连接冲洗机进行冲洗	避免碰触创面造成出血		图 14-3-79
腹腔镜镂空钳	钳	1	直径 5mm 长度 ≥ 130mm	可旋转，可拆卸，钳口有空，内面光滑，无创	用于夹持、牵拉网膜和肠管等组织	注意不可钳夹太厚组织，以免滑落		图 14-3-80
腹腔镜 Hem-o-lock 钳	腹腔镜钳	1	根据钳口大小分为大、中、小号。直径 10mm，长度 330mm	配合 Hem-o-lock 结扎、夹闭血管或组织	用于结扎、夹闭血管或组织	注意一次不可钳夹太厚的组织，避免 Hem-o-lock 无法扣合		图 14-3-81
腹腔镜剪刀	剪	1	5/310mm	不锈钢材质，分普通及 Noir 涂层剪刀、无锁扣	用于组织剪切	不可用于剪线		图 14-3-82
腹腔镜直角钳	腹腔镜钳	1	5/310mm	不锈钢材质，工作端 60°，用于组织分离	钝性分离组织、血管等	有损伤，不能夹持血管及脏器		图 14-3-83
胆管切开刀	刀	1	直径 5mm 长度 300mm	中间长圆柱体，头端尖锐如尖刀片	用于腹腔镜手术中切开血管、胆管、输尿管等管道	头端尖锐，注意防止误伤其他组织		图 14-3-84

（3）机器人手术器械

表 14-3-16　机器人辅助经腹入路输尿管切开取石手术手术器械配置表

名称	类别	数量	常用规格	描述	应用范围	使用注意事项	附图	编号
机器人穿刺套管（Trocar）	配件	3	成人 Trocar 内径 8mm，小儿 Trocar 内径 5mm	由套管、穿刺内芯和密封圈附件组成。套管：始端是宽阔的碗状部分，中空的管状部分上有"两细一粗"的远端固定中心标记横线，用来标记套管插入内切口的深度，以此使套管产生最小的移动量和组织压力；长度有 110mm 和 160mm 两种。穿刺内芯：有常规和加长两种规格，以匹配不同长度的套管，根据前端是否尖锐，有钝性和锐性之分。密封圈附件：由套管密封和异径管帽组成	套管的碗状部分直接安装在床旁机械臂系统的机械臂上，能够自动识别套管的类型。穿刺进入患者体腔内，建立通道，置入手术器械	注意套管插入内切口的深度要适宜，置入穿刺套管时要避免伤及组织或器官，确保密封圈附件的完整性，避免漏气		图 14-3-85
机器人镜头系统	内镜	1	角度 0°、30° 直径 8.5mm、12mm	镜头系统由镜头和双目内镜组成，前者包括：镜头光缆和导光索、光源灯泡开 / 关键、对焦键和功能键；双目内镜，根据镜头面角度不同分为 0°、30° 两种，直径有 12mm 和 8.5mm 两种。内镜摄像头有两个镜头，分别采集到左右两个图像，在左右眼视频信号同步器作用下整合出一个三维立体图像	用于观察体腔内情况	使用前需调节白平衡及 3D 校对。术中需要配合 12.5mm 一次性 Trocar 使用，使用前需用 60℃左右温水供术中清洗镜头，避免镜头模糊，并注意保护镜头前端		图 14-3-86
3D 校对器	配件	1	8.5mm 12mm	可用于 0° 和 30° 两种观察角度不同的内镜的 3D 校对，且根据内镜直径的不同有 8.5mm 和 12mm 两种	校准内镜光学通道的图像形成 3D 可视化	与镜头系统的按键配合使用，完成 3D 校对		图 14-3-87
单极电剪	单极电剪	1	长 310mm 直径 5mm、10mm	由碟盘、轴杆、腕关节组成。碟盘：两侧面各有一个解锁按钮，近端有器械冲洗孔和电能量插口，接单极线。内面有四个滑轮构成，与无菌机械臂套套装上的适配器相连。器械总长度为 559mm，头端长 13mm，头端张开角度 0°～38°，头端咬合力高，开口力中等，头端尖锐，内面刀刃，使用寿命为 10 次	主要用于切割与锐性解剖；剪切和分离组织；使用单极电烙凝结止血和横切组织。推荐用于前列腺、肾脏、子宫卵巢等手术	使用单极能源，不可用于剪切坚硬物质，以免损坏刀刃，使用时需要配合使用一次性防漏电保护套，注意不要误伤脆弱组织、器官和血管等		图 14-3-88

续表

名称	类别	数量	常用规格	描述	应用范围	使用注意事项	附图	编号
马里兰分离钳	双极弯钳	1	长310mm 直径5mm、10mm	由碟盘、轴杆、腕关节组成。碟盘：两侧面各有一个解锁按钮，近端有器械冲洗孔和电能量插口，接双极线。内面有四个滑轮构成，与无菌机械臂袖套套装上的适配器相连。器械总长度为558mm，钳口长20mm，钳口张开角度0°～45°，钳口咬合力中等，开口力中等，钳口内面锯齿状，有一窗口，前端尖头，使用寿命为10次	主要用于解剖、分离、抓持、牵拉组织等。推荐用于肺、胃肠、结直肠、膀胱等手术	不宜用于夹持坚硬物体，以免对内面锯齿有所损伤		图14-3-89
卡迪尔无创抓钳	无损伤钳	1	长310mm 直径5mm、10mm	由碟盘、轴杆、腕关节组成。碟盘：两侧面各有一个解锁按钮，近端有器械冲洗孔。内面有四个滑轮构成，与无菌机械臂袖套套装上的适配器相连。器械总长度为554mm，钳口长20mm，钳口张开角度0°～30°，钳口咬合力低，开口力低，钳口内面锯齿状，有一矩形窗口，前端圆头，使用寿命为10次，是一种可用于多种类型手术中的简单抓钳	主要用于解剖、分离、抓持、牵拉组织等。推荐用于肺、胃肠、结直肠、膀胱等手术	不宜用于夹持坚硬物体，以免对内面锯齿有所损伤		图14-3-90
腹腔镜持针器	钳	2	长310mm 直径5mm 直型 左弯 右弯 自动复位	由碟盘、轴杆、腕关节组成。碟盘：两侧面各有一个解锁按钮，近端有器械冲洗孔。内面有四个滑轮构成，与无菌机械臂袖套套装上的适配器相连。器械总长度为544mm，钳口长10mm，钳口张开角度0°～30°，钳口咬合力非常高，开口力非常高，头端较钝，钳口内面扁平，使用寿命为10次。大号持针器有非常高的咬合力，这样使它能够稳定地夹持住缝针和缝线	主要用于夹持和操纵缝针，缝合操作，处理和打结缝线。推荐用于各种手术	不宜用于钳夹组织或器官		图14-3-91

2. 手术步骤及使用器械

表 14-3-17　机器人辅助下经腹入路输尿管切开取石手术手术步骤及使用器械表

主要手术步骤 1	主要手术步骤 2	使用器械名称	使用器械编号
建立操作通道	于脐缘处置入 12mm Trocar 作为镜头孔，于距离镜头孔 8 ～ 12cm 头尾侧腹直肌旁外侧分别做两个 8mm 切口作为操作孔，于剑突下 2cm 做 8mm 皮肤切口作为第三操作孔。另于镜头孔平面与一号臂中间作 12mm Trocar 作为辅助孔，用针线固定镜头孔 Trocar 避免切口漏气	手术刀（7 号刀柄 11 号刀片） 机器人穿刺套管（8mm trocar） 机器人镜头系统（30° 镜头） 持针器 止血钳 线剪 直角拉钩 艾利斯	图 14-3-70 图 14-3-85 图 14-3-86 图 14-3-71 图 14-3-72 图 14-3-73 图 14-3-74 图 14-3-76
游离、显露输尿管	打开结肠旁沟处侧腹膜，于融合筋膜层内侧寻找并游离输尿管	腹腔镜吸引器 马里兰分离钳 单极电剪	图 14-3-79 图 14-3-89 图 14-3-88
切开输尿管取石	用马里兰分离钳牵拉输尿管，用胆管切开刀将结石段输尿管纵行切开一个小口，再用胆管切开刀延长输尿管切口，并将结石从输尿管内取出	马里兰分离钳 胆管切开刀	图 14-3-89 图 14-3-84
安置输尿管内支架管	将输尿管内支架管头尾两端分别插入肾盂或肾脏下盏和膀胱	马里兰分离钳 单极电剪 腹腔镜镂空钳	图 14-3-89 图 14-3-88 图 14-3-80
缝合输尿管切口	用 4-0 可吸收缝线连续缝合输尿管切口	腹腔镜持针器 腹腔镜剪刀	图 14-3-91 图 14-3-82
放置引流	放置硅胶多孔引流管，固定于皮肤处	腹腔镜持针器 止血钳 组织镊（有齿镊） 持针器 线剪	图 14-3-91 图 14-3-72 图 14-3-75 图 14-3-71 图 14-3-73
取出结石	将结石放入指套后收拢袋口，用合成夹钳夹闭指套开口，取出结石	腹腔镜持针器 Hem-o-lock 钳 腹腔镜镂空钳	图 14-3-91 图 14-3-80
移除床旁机械臂系统关闭切口	清点用物；所有 Trocar 在直视下取出之后，用可吸收线逐层关闭切口	止血钳（弯） 持针器 线剪 直角拉钩 艾利斯 组织镊（有齿镊）	图 14-3-72 图 14-3-71 图 14-3-73 图 14-3-74 图 14-3-76 图 14-3-75

五、机器人辅助前列腺癌根治术

（一）概述

1. 定义　前列腺癌是指发生在前列腺上皮的恶性肿瘤。2004 年 WHO《泌尿系统及男性生殖器官肿瘤病理学和遗传学》中前列腺癌病理类型上包括腺癌（腺泡腺癌）、导管腺癌、导管内癌、尿路上皮癌、鳞状细胞癌、腺鳞癌等，其中前列腺腺癌占 95% 以上。因此，通常所说的前列腺癌一般是指前列腺腺癌。2012 年我国前列腺癌发病率为 9.92/10 万，居男性恶性肿瘤发病率的第 6 位。

发病年龄在 55 岁前处于较低水平，55 岁后逐渐升高，发病率随着年龄的增长而增加，高峰年龄是 70 ～ 80 岁。家族遗传型前列腺癌患者发病年龄稍早，其中年龄≤ 55 岁的患者占 43%。

2. 治疗方法　局限性和局部晚期的前列腺癌患者可采用根治性治疗方法，包括有根治性前列腺切除术、根治性外放射治疗、放射性粒子植入。

3. 机器人辅助腹腔镜前列腺癌根治手术护理配合要求　前列腺由于解剖结构复杂、前列腺的位置很深、小血管丰富、与周围脏器关系密切，常规手术方式较难使其显露，操作相对困难且手术创伤大，出血多，达芬奇机器人手术系统的出现，为实现前列腺手术的微创化提供了极大的技术支持。机器人的应用使前列腺外科手术室护士和医师之间配合的对象和方式发生了改变，保持护理团队精神在整个手术过程中至关重要。手术室护士必须接受过专业的系统培训，取得资格后，才可操作达芬奇机器人手术系统，手术前 1 天要测试达芬奇机器人手术系统的 3 个组成部分，确保处于良好备用状态，根据次日的手术需要和医师习惯，准备器械与用物。做好术前访视工作，给予针对性的健康教育，通过客观有效的心理疏导缓解手术患者的心理压力，因此要求需要具备一定的人文素养和良好的沟通技巧，避免不良因素影响手术进程。手术当日巡回护士根据手术要求合理放置达芬奇机器人手术系统的 3 个组成部分，器械护士需要与巡回护士协作，按顺序套上机械臂无菌保护罩并调整各个机械臂，建立有效的无菌屏障，收拢抬高各机械臂，覆盖无菌中单等待对接（Docking）。术中，器械护士妥善固定各种设备连接线于无菌手术台，及时准确传递手术器械，密切关注手术进程及达芬奇机器人手术系统，并保证器械尖端清洁，处于完好备用状态。巡回护士注意保护患者，适当给予保暖措施，避免低体温的发生。器械护士与巡回护士需要有丰富的泌尿外科开放手术及腹腔镜手术配合经验，医护之间要随时进行沟通交流，根据显示器出现的英文提示，掌握机械手臂的使用情况，避免手臂碰撞、报警等事件的发生，提高主动配合意识，以便及时处理各种突发事件，保证患者安全，使手术顺利进行。术后，巡回护士取下器械臂、镜头臂、摄像臂无菌保护套，并将各个机械臂所有关节折叠到储备位置定点放置，关闭达芬奇机器人手术系统 3 个组件中任何一个开关后，断开各个连接线，注意必须保证床旁机械臂系统（patient cart）的电源线的连接，套上防尘罩。器械护士整理并清洁达芬奇机器人手术器械，及时标记机器人器械使用次数并送还消毒供应室。

4. 常见手术方式

（1）机器人辅助腹腔镜经腹前列腺癌根治术。

（2）机器人辅助腹腔镜经腹膜外前列腺癌根治术。

（二）常用手术体位

头低足高 30°～ 45° 截石位 (屈氏位)。

（三）手术入路

经腹腔入路和经腹膜外入路。

（四）手术器械配置

1. 基础手术器械

表 14-3-18　机器人辅助下前列腺癌基础手术器械配置表

名称	类别	数量	常用规格	描述	应用范围	使用注意事项	附图	编号
手术刀	刀	1	7# 刀 柄 11# 刀 片 是否需要 强调是尖 刀片	刀柄一般可重复 使用，刀片为一 次性使用	划皮逐层分离，按 表皮层、肌肉层、黏 膜层依次分离	刀片无菌包装是 否被破坏		图 14-3-92

续表

名称	类别	数量	常用规格	描述	应用范围	使用注意事项	附图	编号
组织剪	剪	2	145mm 180mm	又称为解剖剪，多为弯剪，刃锐利而精细，用于剪切组织和血管，或钝性分离组织和血管	分离、剪切组织和血管	不可用于剪切缝线，以免损坏刀刃		图 14-3-93
止血钳	钳	6	125～160mm	又称血管钳，用于钳夹血管或出血点、提拉组织等操作，根据不同的齿槽床分为直型、弯型、直角形、弧形等	根据操作范围，选择合适的长度。由于钳的前端平滑，易插入筋膜内，不易刺破静脉，也可供分离组织用。也可用于牵引缝线、拔出缝针，或替代镊使用	止血钳不可用于夹持皮肤、脆弱组织或器官，会造成不可逆的损伤。避免使用止血钳固定敷料、导管等，以免工作端发生变形、错齿等损坏		图 14-3-94
卵圆钳	钳	3	250mm	又称环钳，环钳柄长，钳顶端各有一卵圆环形，前端分直、弯两型，内面分有、无横纹两种	内面光滑者可用作夹持内脏，内面有横纹者可夹持纱布，蘸取消毒液用于皮肤消毒、深部伤口内蘸血或吸净积血	不可用卵圆钳夹持脏器，以免对脏器带来损伤		图 14-3-95
组织钳	钳	2	180mm	又称鼠齿钳，钳端扁平有齿	用以夹持纱布垫与切口边缘的皮下组织，也用于夹持组织或皮瓣作为牵引	不可夹持脆弱组织、血管、器官。牵拉皮肤时，应夹在紧贴皮肤的皮下组织上，以免造成皮肤坏死		图 14-3-96
持针器	钳	2	180mm	又称持针钳，钳嘴短粗，内侧均匀纹理防滑，用于夹持缝针	主要用于夹持缝针，也可用于器械打结	不宜用于钳夹组织		图 14-3-97
组织镊（有齿镊）	镊	1	125mm	尖端有齿，粗齿镊	用于夹持较硬的组织，夹持牢固	因尖端有钩齿，对组织有一定的损伤，不可夹持脆弱组织、血管、器官		图 14-3-98
直角拉钩	拉钩	2	160mm	平钩状	用于浅部切口牵开显露，常用于甲状腺部位的牵拉暴露，也常用于腹部手术做腹壁切开时的皮肤、肌肉牵拉	不可用于血管、脏器等组织的牵拉，以免造成损伤		图 14-3-99

2.腹腔镜手术器械

表 14-3-19　机器人辅助下前列腺癌腹腔镜手术器械配置表

名称	类别	数量	常用规格	描述	应用范围	使用注意事项	附图	编号
Hem-o-lock 钳	钳	2	330mm	钳口分别对应夹持加大、大、中三种型号，直径有 10mm（加大号、大号）、5mm（中号）	用于结扎、夹闭血管或组织	注意一次不可钳夹太厚的组织，避免 Hem-o-lock 夹无法扣合		图 14-3-100
持针器	腹腔镜持针器	1	直径 5mm，长度 330mm	有可开关锁齿，钳口左弯，内面有均匀网格纹理防滑	用于夹持缝针	不宜用于钳夹组织或器官		图 14-3-101
腹腔镜吸引器	吸引器	1	直径 5mm，长度 330mm	具有双向旋塞的冲洗吸引杆，可单手操作转换吸引和冲洗功能	用于腔镜手术中吸引废气、积血、积液，也可连接冲洗机进行冲洗	使用前检查双向旋塞阀的能否正常旋动		图 14-3-102
腹腔镜镂空钳	钳	1	直径 5mm，长度≥130mm	可旋转，可拆卸，钳口有空，内面光滑，无创	用于夹持、牵拉网膜、肠管等组织	注意不可钳夹太厚组织，以免滑落		图 14-3-103

3.机器人手术器械

表 14-3-20　机器人辅助下前列腺癌手术器械配置表

名称	类别	数量	常用规格	描述	应用范围	使用注意事项	附图	编号
双极窗式腔镜抓钳	腔镜双极钳	1	双极窗钳	由碟盘、轴杆、腕关节组成。碟盘：两侧面各有一个解锁按钮，近端有器械冲洗孔和电能量插口，接双极线。内面有四个滑轮构成，与无菌机械臂袖套套装上的适配器相连。器械总长度为 558mm，钳口长 20mm，钳口张开角度 0°～45°，钳口咬合力中等，开口力中等，钳口内面锯齿状，有一窗口，前端圆头，使用寿命为 10 次	主要用于抓持、牵拉、电凝组织和血管。推荐用于胃肠道等手术	注意套管插入内切口的深度要适宜，置入穿刺套管时要避免伤及组织或器官，确保密封圈附件的完整性，避免漏气		图 14-3-104

续表

名称	类别	数量	常用规格	描述	应用范围	使用注意事项	附图	编号
马里兰双极分离钳	双极弯钳	1	长310mm 直径5mm、10mm	由碟盘、轴杆、腕关节组成。碟盘：两侧面各有一个解锁按钮，近端有器械冲洗孔和电能量插口，接双极线。内面有四个滑轮构成，与无菌机械臂袖套套装上的适配器相连。器械总长度为558mm，钳口长20mm，钳口张开角度0°～45°，钳口咬合力中等，开口力中等，钳口内面锯齿状，有一窗口，前端尖头，使用寿命为10次	主要用于钝性解剖、分离、抓持、牵拉，电凝组织和血管。推荐用于前列腺等手术	使用双极能源，在解剖分离脆弱组织或血管时应注意，因其前端是尖头，对组织损伤较大		图14-3-105
单极电剪	单极电剪	1	长310mm 直径5mm、10mm 单动、双动	由碟盘、轴杆、腕关节组成。碟盘：两侧面各有一个解锁按钮，近端有器械冲洗孔和电能量插口，接单极线。内面有四个滑轮构成，与无菌机械臂袖套套装上的适配器相连。器械总长度为559mm，头端长13mm，头端张开角度0°～38°，头端咬合力高，开口力中等，头端尖锐，内面刀刃，使用寿命为10次	主要用于切割与锐性解剖；剪切和分离组织；使用单极电烙凝结止血和横切组织。推荐用于前列腺、肾脏、子宫、卵巢等手术	使用单极能源，不可用于剪切坚硬物质，以免损坏刀刃，使用时需要配合使用一次性防漏电保护套，注意不要误伤脆弱组织、器官和血管等		图14-3-106
无创抓钳	无损伤钳	1	长310mm 直径5mm、10mm	由碟盘、轴杆、腕关节组成。碟盘：两侧面各有一个解锁按钮，近端有器械冲洗孔。内面有四个滑轮构成，与无菌机械臂袖套套装上的适配器相连。器械总长度为554mm，钳口长20mm，钳口张开角度0°～30°，钳口咬合力低，开口力低，钳口内面锯齿状，有一矩形窗口，前端圆头，使用寿命为10次，是一种可用于多种类型手术中的简单抓钳	主要用于解剖分离，抓持，牵拉组织等。推荐用于肺、胃肠、结直肠、膀胱等手术	不宜用于夹持坚硬物体，以免对内面锯齿有所损伤		图14-3-107

名称	类别	数量	常用规格	描述	应用范围	使用注意事项	附图	编号
机器人穿刺套管（Trocar）	配件	3	成人 Trocar 内径 8mm，小儿 Trocar 内径 5mm	由套管、穿刺内芯和密封圈附件组成。套管：始端是宽阔的碗状部分，中空的管状部分上有"两细一粗"的远端固定中心标记横线，用来标记套管插入内切口的深度，以此使套管产生最小的移动量和组织压力；长度有 110mm 和 160mm 两种。穿刺内芯：有常规和加长两种规格，以匹配不同长度的套管，根据前端是否尖锐，有钝性和锐性之分。密封圈附件：由套管密封圈和异径管帽组成	套管的碗状部分直接安装在床旁机械臂系统的机械臂上，能够自动识别套管的类型。穿刺进入患者体腔内，建立通道，置入手术器械	注意套管插入内切口的深度要适宜，置入穿刺套管时要避免伤及组织或器官，确保密封圈附件的完整性，避免漏气		图 14-3-108
机器人镜头系统	Endo scope	1	角度 0°、30° 直径 8.5mm、12mm	镜头系统由镜头和双目内镜组成，前者包括：镜头光缆和导光索、光源灯泡开 / 关键、对焦键和功能键；双目内镜，根据镜头面角度不同分为 0°、30° 两种，直径有 12mm 和 8.5mm 两种。内镜摄像头有两个镜头，分别采集到左右两个图像，在左右眼视频信号同步器作用下整合出一个三维立体图像	通过镜头可以观察腔内情况	使用前需调节白平衡及 3D 校对。术中需要配合 12.5mm 一次性 Trocar 使用，使用前需用 60℃ 左右温水供术中清洗镜头，避免镜头模糊，并注意保护镜头前端		图 14-3-109
3D 校对器	配件	1	8.5mm 12mm	可用于 0° 和 30° 两种观察角度不同的内镜的 3D 校对，且根据内镜直径的不同有 8.5mm 和 12mm 两种	校准内镜光学通道的图像形成 3D 可视化	与镜头系统的按键配合使用，完成 3D 校对		图 14-3-110

4. 手术步骤及使用器械

表 14-3-21　机器人辅助前列腺癌手术步骤及使用器械表

主要手术步骤 1	主要手术步骤 2	使用器械名称	使用器械编号
置入穿刺器	保留尿管 镜头孔：于脐上开孔置入 12mm Trocar 作为观察孔，将准备就绪的机器人镜头调至 30° 向上于镜头孔放入 1 号臂：直视下于右腹直肌与镜头垂直距离 8 ～ 10cm 置入机器人专用 8mm Trocar 2 号臂：直视下于左腹直肌与镜头垂直距离 8 ～ 10cm 置入机器人专用 8mm Trocar 3 号臂：直视下于左或右下腹置入机器人专用 8mm Trocar 助手辅助孔：直视下于右或左下腹置入 12mm Trocar 作为辅助孔	手术刀（7 号刀柄装 11 号尖刀片） 止血钳（中弯、大弯） 直角拉钩 组织钳 持针器 组织剪 机器人穿刺套管（8mm） 机器人镜头系统（30°镜头） 3D 校对器 温水保温杯	图 14-3-92 图 14-3-94 图 14-3-99 图 14-3-96 图 14-3-97 图 14-3-93 图 14-3-108 图 14-3-109 图 14-3-110

主要手术步骤1	主要手术步骤2	使用器械名称	使用器械编号
人机对接	机器人就位后，镜头臂与各个机械臂分别对接镜头孔与操作孔，并且放入相应机器人器械： 1号臂：电剪 2号臂：马里兰或双极窗钳 3号臂：无创抓钳	双极窗式腔镜抓钳 马里兰双极分离钳 单极电剪 无创抓钳	图14-3-104 图14-3-105 图14-3-106 图14-3-107
松解粘连处和打开腹膜	于耻骨后间隙进入前列腺部，清除前列腺前脂肪	双极窗式腔镜抓钳 马里兰双极分离钳 单极电剪	图14-3-104 图14-3-105 图14-3-106
打开盆内筋膜及游离耻骨前列腺韧带	靠近骨盆侧壁而远离膀胱和前列腺切开盆内筋膜。前侧，靠近耻骨前列腺韧带处离断切断前列腺韧带，向下分离直至显露前列腺尖部与背血管复合体交界处，显露深面的背血管复合体。2-0可吸收线"8"缝扎血管复合体	双极窗式腔镜抓钳 马里兰双极分离钳 单极电剪 无创抓钳	图14-3-104 图14-3-105 图14-3-106 图14-3-107
游离膀胱前列腺交界处	于膀胱前列腺交界处离断膀胱颈，注意保护双侧输尿管开口，打开尿道前壁	双极窗式腔镜抓钳 马里兰双极分离钳 单极电剪 无创抓钳	图14-3-104 图14-3-105 图14-3-106 图14-3-107
游离尿道后壁	退出尿管，并提起尿管。继续向下离断尿道后壁，分离粘连，逐步分离前列腺，与后方游离输精管及精囊腺，切断双侧输精管，于狄氏筋膜浅层向远端游离前列腺至前列腺尖部	双极窗式腔镜抓钳 马里兰双极分离钳 单极电剪	图14-3-104 图14-3-105 图14-3-106
切除前列腺	于背血管复合体近端离断前列腺及尿道，离断双侧前列腺侧韧带，靠近前列腺侧血管蒂沿着靠近前列腺的血管神经束侧沟完成血管神经束的顺行分离，切除前列腺	双极窗式腔镜抓钳 马里兰双极分离钳 单极电剪	图14-3-104 图14-3-105 图14-3-106
术区止血	可采用3-0可吸收线缝扎或双极电凝止血，确认无活动出血。可采用连续缝合法3-0可吸收线膀胱颈口成形，2-0倒刺线连续缝合法完成膀胱尿道吻合口，膀胱注水200ml观察无明显漏尿	腹腔镜吸引器 腹腔镜镂空钳 马里兰双极分离钳	图14-3-102 图14-3-103 图14-3-105
置入引流管	取下3号臂，置引流管1根于膀胱尿道吻合口下方并经下腹壁引出后固定	止血钳（中弯） 腹腔镜镂空钳 无创抓钳	图14-3-94 图14-3-103 图14-3-107
取病理标本	（1）取出1号臂的电剪，将3号臂的无创抓钳置入1号臂 （2）准备标本取物袋从助手孔的Trocar中放入 （3）将标本袋展开后用无创抓钳及马里兰合力将切除的前列腺装入，再收拢夹上一枚Hemolock以防止标本漏出 （4）在镜头孔处根据标本大小适当延长切口。将肌肉层钝性分离，取出前列腺	无创抓钳 马里兰双极分离钳 止血钳（大弯） 直角拉钩	图14-3-107 图14-3-105 图14-3-94 图14-3-99
清点用物，关闭切口	逐一缝合各穿刺孔，镜头孔需要缝合腹膜和肌肉	止血钳（中弯） 持针器 组织剪 直角拉钩 组织钳 组织镊（有齿镊）	图14-3-94 图14-3-97 图14-3-93 图14-3-99 图14-3-96 图14-3-98

第四节 机器人辅助胸外科手术

一、概述

（一）肺癌手术概述

1. **疾病定义** 肺癌是世界上发病率及死亡率最高的恶性肿瘤，肺癌按病理类型划分，其中 80%～85% 为非小细胞肺癌，主要包括腺癌和鳞癌。由于肺癌在起病初期并无特异性的症状。近 50 多年来，世界各国特别是工业发达国家，肺癌的发病率和病死率均迅速上升，死于癌症的男性患者中肺癌已居首位。

2. **机器人辅助肺叶切除术护理配合要求** 肺癌的分布以右肺多于左肺，上叶多于下叶，现国际按细胞类型将肺癌分为九种：鳞状细胞癌、小细胞癌、腺癌、大细胞癌，以及临床较为少见的腺鳞癌、多型性、肉瘤样或含肉瘤成分癌、类癌、未分化类癌。达芬奇机器人手术系统高分辨率的三维图像处理，7 个自由活动度的仿真手腕器械，手颤抖消除，动作比例设定和动作指标化等功能，显著提高了手术操作的稳定性、精确性和安全性，开启了微创、精确手术新时代，手术技术革新和进步的同时，对手术护理配合也提出了更高的要求。手术室护士必须接受过专业的系统培训，取得资格后，才可操作达芬奇机器人手术系统，手术前 1 天要测试达芬奇机器人手术系统的 3 个组成部分，确保处于良好备用状态，根据次日的手术需要和医师习惯，准备器械与用物。做好术前访视工作，给予针对性的健康教育，通过客观有效的心理疏导缓解手术患者的心理压力，因此需要具备一定的人文素养和良好的沟通技巧，避免不良因素影响手术进程。手术当日巡回护士根据手术要求合理放置达芬奇机器人手术系统的 3 个组成部分，器械护士需要与巡回护士协作，按顺序套上机械臂无菌保护罩并调整各个机械臂，建立有效的无菌屏障，收拢抬高各机械臂，覆盖无菌中单等待对接。术中，器械护士妥善固定各种设备连接线于无菌手术台，及时准确地传递手术器械，密切关注手术进程及达芬奇机器人手术系统，并保证器械尖端清洁，处于完好备用状态。巡回护士注意保护患者，避免与床旁机械臂系统发生碰撞，适当给予保暖措施，避免低体温的发生。器械护士与巡回护士需要有丰富的泌尿外科开放及腔镜手术配合经验，以便及时处理各种突发事件，保证患者安全与手术顺利进行。若术中器械突然发生故障，应该及时与外科医师沟通，停止手术操作，分析原因解除故障后再继续手术。术后，巡回护士取下器械臂、镜头臂、摄像臂无菌保护套，并将各个机械臂所有关节折叠到储备位置定点放置，关闭达芬奇机器人手术系统 3 个组件中任何一个开关后，断开各个连接线，注意必须保证床旁机械臂系统的电源线的连接，套上防尘罩。器械护士整理并清洁达芬奇机器人手术器械，及时标记机器人器械使用次数并送还消毒供应室。

3. **常见手术方式**

（1）肺叶切除术。

（2）楔形切除术。

（3）肺段切除术。

（4）局部切除术。

4. **常用手术体位**

（1）仰卧位。

（2）胸 90° 左侧卧位。

（3）胸 90° 右侧卧位。

（二）食管手术概述

1. **食管癌定义** 食管癌（esophageal cancer，EC）是指发生于食管上皮组织的恶性肿瘤，是全球常见的恶性肿瘤之一，位居恶性肿瘤死亡率第 6 位，中国食管癌发病率和死亡率居世界首位，每年新发病例和死亡人数均已超过世界的 50%。食管癌的组织学类型主要分为食管鳞癌和食管腺癌，典型症状为进行性吞咽困难。本病的诱因可能与饮食、营养、生活环境及遗传有关。

2. 机器人辅助食管癌手术护理配合要求　外科手术切除是治疗早期食管癌的首选，全纵隔和腹部二野淋巴结清扫是目前外科治疗食管鳞癌的基本要求。右胸部 - 左颈部 - 腹正中三切口食管癌根治术已被证实安全可行，且具有广泛、彻底的淋巴结清扫优势。微创食管切除术（minimally invasive esophagectomy，MIE）近几年发展迅速，相对传统开胸手术，MIE 能减少术中出血，缩短术后住院时间，术后并发症也更少。随着达芬奇机器人手术系统的出现，为微创食管癌手术提供了更强大的技术支持。由于机器人手术要求精度高、准备过程复杂、器械需求多，对手术室的器械护士和巡回护士的要求较常规手术高。器械护士需要有丰富的胸科开放手术及腔镜手术配合经验，能及时处理和应对术中的突发情况。巡回护士需要经过正规的机器人系统培训，能熟练操作设备，术晨提前调试设备保证手术顺利进行，能根据系统显示的提示，掌握设备的使用情况，处理各种突发情况。同时，机器人手术还需要高度的团队合作精神，医护之间应及时沟通，保持交流顺畅，所有器械的更换、移动需在术者知晓的情况下进行。

3. 常见手术方式

（1）机器人辅助三切口食管癌根治术。

（2）机器人辅助二切口食管癌根治术。

（三）胸腺手术概述

1. 定义　胸腺切除术是治疗重症肌无力、胸腺瘤等胸腺疾病的治疗手段之一。重症肌无力是一种神经肌肉系统的自身免疫性疾病，临床表现以骨骼肌无力、易疲劳、症状波动、无肌肉萎缩和无感觉障碍为特点。重症肌无力可累及一组肌群或多组肌肉区群，患者女性稍多，儿童少见，多数重症肌无力伴有胸腺增生，有 10% ～ 15% 的重症肌无力存在胸腺瘤。

2. 机器人辅助经剑突下胸腺切除术护理配合要求　手术切除胸腺可缓解重症肌无力的症状，其临床完全缓解可达 50% ～ 70%。

胸腔镜辅助胸腺切除能有效减少围术期心肺并发症及危象发生率，得到越来越广泛的临床应用，其中经剑突下胸腔镜胸腺切除由于可以获得与胸骨正中切口类似的手术视野，充分显露颈根部和双侧胸腔，目前已成为近年微创胸腺切除的热点术式之一。医用机器人技术由于良好的人机工程学体验，灵活稳定的操作系统及 3D 高清手术视野，已逐渐成为许多传统胸腔镜手术的"升级版"，在手术准确性、安全性及人机工程学体验上具有一定优势。由于机器人手术要求精度高、准备过程复杂、器械需求多，对手术室的器械护士和巡回护士的要求较常规手术高。需要护士有扎实的专科理论知识和专科操作能力，熟悉手术方式和步骤，接受正规的机器人手术系统专业培训，熟悉基本构造及具体应用，要主动配合，善于沟通，能够及时有效的发现和排除机器故障，应对手术突发事件。

3. 常见手术方式

（1）胸骨正中劈开行全胸腺切除术。

（2）扩大性胸腺切除术。

（3）颈横切口切除胸腺术。

（4）上部胸骨劈开达第 3 肋间水平的胸腺切除术。

（5）胸腔镜胸腺切除术。

（6）机器人辅助胸腺切除术。

机器人手术系统由于其特有的优势，能够提供更加精准、稳定、舒适的操作环境，能够安全和彻底地完成胸腺及胸腺瘤扩大切除、前纵隔脂肪清扫的微创手术治疗。

二、机器人辅助肺叶切除手术

1. 手术体位　侧卧位 90°，折刀位 30°。

2. 手术器械配置

（1）基础手术器械

表 14-4-1　机器人辅助右肺下叶入路基础手术器械配置表

名称	类别	数量	常用规格	描述	应用范围	使用注意事项	附图	编号
手术刀	刀	1	7# 刀柄	刀柄一般可重复使用，刀片为一次性使用	用于划皮逐层分离，按照表皮层、肌肉层、黏膜层依次分离	刀片的无菌包装是否被破坏		图 14-4-1
线剪	剪	1	180mm	专用的线剪应有锯齿刃口，剪线时以免缝线滑脱，关节处具备防卡线设计	用于手术中剪切缝线。不同深部的剪切，使用合适长度的线剪	不可用于剪敷料等硬物质		图 14-4-2
持针器	钳	2	180mm	一般分为普通不锈钢工作端和碳钨镶片工作端两种，碳钨镶片上的网格有 0.5、0.4、0.2 和光面四种，分别对应夹持 3/0 及更大针、4/0～6/0、6/0～10/0、9/0～11/0 针	用于夹持缝针、缝合组织及缝扎出血部位	使用碳钨镶片持针器应注意其对应的缝针型号，用细密网纹的持针器夹持过粗的缝针容易造成镶片断裂		图 14-4-3
弯止血钳	钳	6	160～240mm	也常称血管钳，止血钳可分为有齿和无齿止血钳，根据形状分为直型和弯型止血钳	主要用于钳夹有出血点的组织器官以止血。也常用于组织牵拉固定等	不可用于钳夹脆弱的器官组织，造成损伤和出血		图 14-4-4
有齿镊	镊	2	125mm	有齿镊工作端可分为单齿、双齿镊和多齿镊	夹持皮肤、筋膜、肌腱和瘢痕组织等坚韧组织夹持较牢固	肠、肝、肾等脆弱器官不能用有齿镊夹取，齿部会穿透器官，造成损伤和出血		图 14-4-5
艾利斯	钳	2	180mm	也称组织钳、鼠齿钳、皮钳，根据头端齿纹可分为有损伤艾利斯钳和无损伤艾利斯钳	用于夹持组织等做牵拉或固定	有损伤艾利斯钳头端齿损伤较大，不宜牵拉夹持脆弱的组织器官或血管、神经		图 14-4-6

（2）腹腔镜手术器械

表 14-4-2　机器人辅助右肺下叶入路手术腹腔镜手术器械配置表

名称	类别	数量	常用规格	描述	应用范围	使用注意事项	附图	编号
腹腔镜剪刀	剪	1	42cm	常用的腔镜剪刀分为梅奥剪、钩剪等	用于剪切离断组织，剪线等操作	不可剪切缝线、敷料等，应注意有无损坏变形等，绝缘层破裂有漏电风险，应当及时维修		图 14-4-7
腹腔镜镂空钳	钳	1	直径5mm，长度≥130mm	腔镜抓钳根据抓持部位不同有多种工作端设计，一般器械手柄带锁，便于长时间抓持	在术中用于辅助分离、抓持、翻转、牵拉等操作	应注意有无损坏变形等，绝缘层破裂有漏电风险，应当及时维修		图 14-4-8
腹腔镜直角钳	钳	1	370mm	常用的腹腔镜分离钳为马里兰分离钳	用于腹腔镜下组织的钝性分离	应注意有无损坏变形等，绝缘层破裂有漏电风险，应当及时维修		图 14-4-9
Hem-o-lock钳	钳	2	330mm	钳口分别对应夹持加大、大、中三种型号，直径有10mm（加大号、大号）、5mm（中号）	用于结扎和夹闭血管或组织	注意一次不可钳夹太厚的组织，避免Hem-o-lock夹无法扣合		图 14-4-10
吸引杆	腹腔镜吸引器	1	直径5mm，长度330mm	一般使用的吸引管带有手控阀门，一路接吸引，一路可接冲洗液体	腹腔镜手术中用于术野内冲洗及吸引液体	检查器械零配件有无缺失，密闭性是否完好		图 14-4-11

（3）机器人专用器械

表 14-4-3　机器人辅助右肺下叶入路手术器械配置表

名称	类别	数量	常用规格	描述	应用范围	使用注意事项	附图	编号
卡迪尔无创抓钳	腹腔镜抓钳	1	长310mm直径5mm、10mm	由碟盘、轴杆、腕关节组成。碟盘：两侧面各有一个解锁按钮，近端有器械冲洗孔。内面有四个滑轮构成，与无菌机械臂袖套套装上的适配器相连。器械总长度为554mm，钳口长20mm，钳口张开角度0°～30°，钳口咬合力低，开口力低，钳口内面锯齿状，有一矩形窗口，前端圆头，使用寿命为10次，是一种可用于多种类型手术中的简单抓钳	主要用于解剖分离，抓持，牵拉组织等。推荐用于肺、胃肠、结直肠、膀胱等手术	不宜用于夹持坚硬物体，以免对内面锯齿有所损伤		图 14-4-12

续表

名称	类别	数量	常用规格	描述	应用范围	使用注意事项	附图	编号
单极电凝钩	单极电凝钩	1	L型，J型头端	器械带有单极能量	广泛用于各科手术，尤其是腔系手术	使用时注意保护周围组织，单极能量不易过大，容易损坏绝缘保护层		图 14-4-13
马里兰双极分离钳	腹腔镜双极	1	长 310mm 直径 5mm、10mm	由碟盘、轴杆、腕关节组成。碟盘：两侧面各有一个解锁按钮，近端有器械冲洗孔和电能量插口，接双极线。内面有四个滑轮构成，与无菌机械臂袖套套装上的适配器相连。器械总长度为 558mm，钳口长 20mm，钳口张开角度 0°～45°，钳口咬合力中等，开口力中等，钳口内面锯齿状，有一窗口，前端尖头，使用寿命为 10 次	主要用于钝性解剖、分离、抓持、牵拉、电凝组织和血管。推荐用于前列腺等手术	使用双极能源，在解剖分离脆弱组织或血管时应注意，因其前端是尖头，对组织损伤较大		图 14-4-14
机器人穿刺套管（Trocar）	配件	3	成人 Trocar 内径 8mm，小儿 Trocar 内径 5mm	由套管、穿刺内芯和密封圈附件组成。套管：始端是宽阔的碗状部分，中空的管状部分上有"两细一粗"的远端固定中心标记横线，用来标记套管插入内切口的深度，以此使套管产生最小的移动量和组织压力；长度有 110mm 和 160mm 两种。穿刺内芯：有常规和加长两种规格，以匹配不同长度的套管，根据前端是否尖锐，有钝性和锐性之分。密封圈附件：由套管密封圈和异径管帽组成	套管的碗状部分直接安装在床旁机械臂系统的机械臂上，能够自动识别套管的类型。穿刺进入患者体腔内，建立通道，置入手术器械。患者体腔内，建立通道，置入手术器械	注意套管插入内切口的深度要适宜，置入穿刺套管时要避免伤及组织或器官，确保密封圈附件的完整性，避免漏气		图 14-4-15

续表

名称	类别	数量	常用规格	描述	应用范围	使用注意事项	附图	编号
机器人镜头系统	内镜	1	角度0°、30°	镜头系统由镜头和双目内镜组成，前者包括：镜头光缆和导光索、光源灯泡开/关键、对焦键和功能键；双目内镜，根据镜头面角度不同分为0°、30°两种，直径有12mm和8.5mm两种。内镜摄像头有两个镜头，分别采集到左右两个图像，在左右眼视频信号同步器作用下整合出一个三维立体图像	通过镜头可以观察腔内情况	使用前需调节白平衡及3D校对。术中需要配合12.5mm一次性Trocar使用，使用前需用60℃左右温水供术中清洗镜头，避免镜头模糊，并注意保护镜头前端		图14-4-16
单孔窗式双极电凝抓钳	腹腔镜双极	1	长310mm 直径5mm、10mm	由碟盘、轴杆、腕关节组成。碟盘：两侧面各有一个解锁按钮，近端有器械冲洗孔和电能量插口，接单极线。内面有四个滑轮构成，与无菌机械臂袖套套装上的适配器相连。器械总长度为506mm，头端长度160mm，使用寿命为10次	主要用于抓持，牵拉，电凝组织和血管。推荐用于胃肠道等手术	使用双极能源		图14-4-17

3. 手术步骤及使用器械

表14-4-4　左肺下叶入路手术步骤及使用器械表

主要手术步骤1	主要手术步骤2	使用器械名称	使用器械编号
置入镜头Trocar	腋后线第7肋间腋后线肩胛下角线之间 探查胸腔内有无粘连	手术刀 机器人镜头系统（30°镜头） 12mm Trocar	图14-4-1 图14-4-16
内镜下置入其他Trocar	第6肋间腋前线为1号臂 第8肋间竖脊肌外缘为3号臂 第7肋间镜孔和3号臂连线中点为2号臂 第3肋间腋后线为助手操作孔	手术刀 机器人镜头系统（30°镜头） 机器人穿刺套管（8mm Trocar） 12mm Trocar	图14-4-1 图14-4-16 图14-4-15
机器人系统对接与器械安置	以镜头通道与1、2号操作臂通道中点的连线为轴，床旁机械臂系统沿此轴向患者头部靠近，首先对接镜头臂与镜头Trocar，并使镜头臂第一水平关节上的三角形指示箭头刚好指向位于蓝色条带区域的"甜蜜点（sweet spot）"，再对接其余三个操作臂。安装30°机器人镜头，1号臂放置Permanent Cautery Hook，2号臂放置Maryland Bipolar Forceps 3号臂放置Cadiere Forceps，在镜头直视下放入腹腔	机器人镜头系统（30°镜头） 单极电凝钩 马里兰双极分离钳 卡迪尔无创钳	图14-4-16 图14-4-13 图14-4-14 图14-4-12

主要手术步骤1	主要手术步骤2	使用器械名称	使用器械编号
松解粘连带	电凝钩游离粘连带，充分显露右肺组织	机器人镜头系统（30°镜头） 单极电凝钩 马里兰双极分离钳 卡迪尔无创钳 吸引杆	图14-4-16 图14-4-13 图14-4-14 图14-4-12 图14-4-11
淋巴结清扫	清扫肺门及纵隔肿大淋巴结	机器人镜头系统（30°镜头） 单极电凝钩 单孔窗式双极电凝抓钳 卡迪尔无创钳 吸引杆 腹腔镜镂空钳	图14-4-16 图14-4-13 图14-4-17 图14-4-12 图14-4-11 图14-4-8
游离右肺下叶基底动脉和背段动脉	向上牵拉右肺上叶，显露水平裂和斜裂，电凝钩剥离，游离出后升支动脉和下叶背段动脉	机器人镜头系统（30°镜头） 单极电凝钩 单孔窗式双极电凝抓钳 卡迪尔无创钳 腹腔镜直角钳	图14-4-16 图14-4-13 图14-4-17 图14-4-12 图14-4-9
游离下叶肺静脉	牵拉右肺下叶，于膈神经后侧用电凝钩打开肺门前方纵隔胸膜，向下显露下叶肺静脉，下叶肺静脉和中叶肺静脉的交角，于后纵隔切开食管与肺之间的纵隔胸膜，切开水平裂	机器人镜头系统（30°镜头） 单极电凝钩 单孔窗式双极电凝抓钳 卡迪尔无创钳 Hem-o-lock钳 腹腔镜直角钳	图14-4-16 图14-4-13 图14-4-17 图14-4-12 图14-4-10 图14-4-9
离断肺静脉及支气管	充分游离、离断下肺静脉，充分显露右下肺支气管及其与中间段支气管分叉处，离断支气管	机器人镜头系统（30°镜头） 卡迪尔无创钳 单孔窗式双极电凝抓钳 吸引杆 腹腔镜镂空钳	图14-4-16 图14-4-12 图14-4-17 图14-4-11 图14-4-8
取出组织并检查止血	标本袋从助手孔进入取出组织，检查止血，冲洗胸腔，再次试水后无漏气	机器人镜头系统（30°镜头） 单极电凝钩 单孔窗式双极电凝抓钳 卡迪尔无创钳 腹腔镜剪刀	图14-4-16 图14-4-13 图14-4-17 图14-4-12 图14-4-7
移除床旁机械臂系统，放置引流，清点用物，关闭切口	放置胸腔引流管并妥善固定，清点用物，逐层关闭切口	机器人镜头系统（30°镜头） 单孔窗式双极电凝抓钳 卡迪尔无创钳 有齿镊 持针器 线剪 弯止血钳	图14-4-16 图14-4-17 图14-4-12 图14-4-5 图14-4-3 图14-4-2 图14-4-4

三、机器人辅助肺癌根治术

（一）手术器械配置

表 14-4-5　机器人辅助肺癌根治术器械配置表

名称	类别	数量	常用规格	描述	应用范围	使用注意事项	附图	编号
卵圆钳	钳	2	长度245mm 直、弯	又称环钳、海绵钳、持物钳，分直型和弯型，工作端分为有齿和光滑两种	用于手术前钳夹纱球进行消毒，有时也用于夹持脏器，此时常用光滑工作端的卵圆钳	用于夹持脏器，如肺、肠时，需使用光滑工作端的卵圆钳		图14-4-18
巾钳	钳	4	110mm 135mm	又称为布巾钳，常用的巾钳工作端为尖锐头，也有钝头巾钳	用于手术中固定手术铺巾	尖锐工作端的巾钳会穿刺敷料，可使用钝头巾钳代替		图14-4-19
手术刀	刀	1	3#、4# 刀柄 22#、15# 圆刀片 11# 尖刀片	刀柄一般可重复使用，刀片为一次性使用	用于划皮逐层分离，按照表皮层、肌肉层、黏膜层依次分离	注意刀片的无菌包装是否被破坏		图14-4-20
线剪	剪	2	145mm 180mm	用于手术中剪切缝线。专用的线剪应有锯齿刃口，剪线时以免缝线滑脱，关节处具备防卡线设计	不同深部的剪切，使用合适长度的线剪	不可用于剪敷料等硬物质		图14-4-21
组织镊	镊	2	180～230mm	工作端为真空焊接的碳钨镶片，耐磨损、无损伤，适合习惯用镊子夹持缝针的手术医师使用	适用于连续缝合过程中，夹持组织或者缝针	不可夹持非常规物体，避免较精细的头端错齿		图14-4-22
皮肤拉钩	拉钩	2	工作端3齿、4齿、5齿，整体长度165mm、180mm	锐性或钝性微弯工作端，中空或者长条型手柄，便于牵拉	用于肌肉等组织的钝性分离，切开心包等操作	不可用于血管、脏器等组织的牵拉，以免造成损伤		图14-4-23
穿刺套管	套管	5	5～12mm	穿刺器常用直径为3.5mm、5mm、10mm、12.5mm 等，有可重复使用及一次性两种	用于腔镜手术中穿刺腹壁，提供腔镜、腔镜手术器械、CO_2 气体、一次性吻合器通过的通道	术前应检查穿刺器是否存在漏气，穿刺内芯尖头有无磨损等情况		图14-4-24

续表

名称	类别	数量	常用规格	描述	应用范围	使用注意事项	附图	编号
双极电凝抓钳	钳	1	长 310mm 直径 5mm、10mm	可接入机器人机械臂	用于术中钳夹组织及止血	注意发力方向及大小		图 14-4-25
卡迪尔抓钳	钳	2	长 310mm 直径 5mm、10mm	可接入机器人机械臂	用于牵拉组织显露术野	注意发力方向及大小		图 14-4-26
机器人电钩	钩	1	L 型，J 型头端	可接入机器人机械臂	用于分离组织	注意发力方向及大小		图 14-4-27
持针器	钳		180 ～ 230mm	一般有左弯型、右弯型、自动复位型持针器	用于手术中缝合打结	使用时需注意检查工作端磨损情况，以免在镜下操作时发生转针、打滑等		图 14-4-28

（二）手术步骤及使用器械

表 14-4-6　机器人辅助肺癌根治术手术步骤及使用器械表

主要手术步骤 1	主要手术步骤 2	使用器械名称	使用器械编号
患者侧卧位，机器人主机放在头侧偏后			
切口设置	腋中线第 8 肋间做观察孔，腋后线第 8 肋间做操作孔置入左臂，接双极电凝抓钳；腋前线第 4 肋间或第 5 肋间做辅助口置入右臂，接电钩；肩胛下角线略偏后第 9 肋间做操作孔置入最后的机械臂，接 Cadière 抓钳。可于第 7 肋肋弓处做辅助孔置入微创器械	卵圆钳 巾钳 手术刀 皮肤拉钩 穿刺套管 双极电凝抓钳 卡迪尔抓钳 机器人电钩	图 14-4-18 图 14-4-19 图 14-4-20 图 14-4-23 图 14-4-24 图 14-4-25 图 14-4-26 图 14-4-27
处理肺静脉	打开纵隔胸膜，自肺门游离出肺叶静脉。胸腔镜直线切割缝合器切断闭合肺静脉	穿刺套管 双极电凝抓钳 卡迪尔抓钳 机器人电钩	图 14-4-24 图 14-4-25 图 14-4-26 图 14-4-27
处理肺动脉	自肺裂及肺门处游离出肺动脉主干及待切除肺叶的各肺动脉分支。胸腔镜直线切割缝合器切断闭合肺动脉各分支。难以使用闭合器的较小分支可用 2-0 丝线结扎三道后切断，近心端保留 2 道结扎线	穿刺套管 双极电凝抓钳 卡迪尔抓钳 机器人电钩	图 14-4-24 图 14-4-25 图 14-4-26 图 14-4-27

续表

主要手术步骤1	主要手术步骤2	使用器械名称	使用器械编号
处理支气管	游离支气管周围组织，剔除淋巴结。卵圆钳夹闭支气管确定通气情况后，以内镜切割闭合器切断闭合支气管。必要时支气管残端间断以2-0可吸收线缝合加固	穿刺套管 双极电凝抓钳 卡迪尔抓钳 机器人电钩	图14-4-24 图14-4-25 图14-4-26 图14-4-27
关胸	留置引流管，逐层缝合伤口	线剪 组织镊 皮肤拉钩 持针器	图14-4-21 图14-4-22 图14-4-23 图14-4-28

四、机器人辅助食管癌根治术

（一）机器人辅助三切口食管癌根治术

1. **手术体位**　胸部操作左侧45°侧俯卧位，腹部操作改为平卧位。

2. **手术器械配置**

（1）基础手术器械

表14-4-7　机器人辅助三切口食管癌根治术基础手术器械配置表

名称	类别	数量	常用规格	描述	应用范围	使用注意事项	附图	编号
手术刀	刀	3	3#、4#刀柄、22#圆刀片、11#尖刀片	刀柄一般可重复使用，刀片为一次性使用	划皮逐层分离，按照表皮层、肌肉层、黏膜层依次分离	刀片无菌包装是否被破坏		图14-4-29
组织剪	剪	2	140mm 180mm	头端有直、弯两种类型，大小长短不一，又称为梅奥剪	用于剪切组织，钝性分离组织、血管	不可用于剪线或者敷料等非人体组织		图14-4-30
线剪	剪	2	145mm	用于手术中剪切缝线。专用的线剪应有锯齿刃口，剪线时以免缝线滑脱，关节处具备防卡线设计	不同深部的剪切，使用合适长度的线剪	不可用于剪敷料等硬物质		图14-4-31
止血钳	钳		125～160mm	又称血管钳，用于夹闭血管或出血点、提拉组织等操作，根据不同的齿槽床分为直型、弯型、直角形、弧形等	根据操作范围，选择合适的长度。由于钳的前端平滑，易插入筋膜内，不易刺破血管，可用于分离组织。也可用于牵引缝线、拔出缝针，或代替镊使用等	不可用于夹持皮肤、脆弱组织或器官，会造成不可逆的损伤。避免使用止血钳固定敷料、导管等，以免工作端发生变形、错齿等损坏		图14-4-32

名称	类别	数量	常用规格	描述	应用范围	使用注意事项	附图	编号
卵圆钳	钳	3	250mm	又称海绵钳、持物钳，分直型和弯型，工作端分为有齿和光滑两种	用于手术前钳夹纱球进行消毒，有时也用于夹持脏器，此时常用光滑工作端的卵圆钳	夹持脏器，如肺、肠时，需使用光滑工作端的卵圆钳		图 14-4-33
蚊式（弯、直）	钳	6	125mm	头部较细小、精巧的止血钳称为蚊式止血钳，又称为蚊氏钳。根据形状可分为直型和弯型，根据工作端可分为标准型和精细型	适用于分离小血管及神经周围的结缔组织，用于小血管及微血管的止血，临床有时用于夹缝线做牵引	不适宜夹持大块或较硬的组织		图 14-4-34
小弯	钳	4	140mm	也常称血管钳，止血钳可分为有齿和无齿止血钳，根据形状分为直型和弯型止血钳	主要用于钳夹有出血点的组织器官以止血。也常用于组织牵拉固定等	不可用于钳夹脆弱的器官组织，造成损伤和出血		图 14-4-35
中弯	钳	12	160mm 180mm	也常称血管钳，止血钳可分为有齿和无齿止血钳，根据形状分为直型和弯型止血钳	主要用于钳夹有出血点的组织器官以止血。也常用于组织牵拉固定等	不可用于夹持脏器，以免对脏器带来损伤		图 14-4-36
长弯	钳	6	200mm	也称长弯钳，止血钳可分为有齿和无齿止血钳，根据形状分为直型和弯型止血钳	用于夹持组织等做牵拉或固定	不可用于钳夹脆弱的器官组织，造成损伤和出血		图 14-4-37
考克	钳	4	125mm	根据工作端可分为直型和弯型考克钳两种，也称为可可钳、克氏钳	主要用于强韧较厚组织及易滑脱组织的血管止血，如肠系膜，大网膜等。也可提拉切口处部分	不宜夹持血管、神经等组织，前端齿可防止滑脱，但不能用于皮下止血		图 14-4-38
艾利斯	钳	6	180mm	也称鼠齿钳、皮钳，根据头端齿纹可分为有损伤艾利斯钳和无损伤艾利斯钳	用于夹持组织等做牵拉或固定	有损伤艾利斯钳头端齿损伤较大，不宜牵拉夹持脆弱的组织器官或血管、神经		图 14-4-39
直角钳	钳	2	250mm	又称米氏钳，工作端角度为 90° 或接近 90°，有钝性或锐性头端两种	用于分离血管、神经等组织，同时也常会用来带线做结扎等	不可用于钳夹脆弱的器官组织，造成损伤和出血，同时应当注意使用，避免操作不当导致精细工作端变形		图 14-4-40

续表

名称	类别	数量	常用规格	描述	应用范围	使用注意事项	附图	编号
巾钳	钳	4	140mm	又称布巾钳,常用的巾钳工作端为尖锐头,也有钝头巾钳	用于手术中固定手术铺巾	尖锐工作端的巾钳会穿刺敷料,可使用钝头巾钳代替		图 14-4-41
肠钳	钳	2	260mm	肠钳工作端一般较长且齿槽薄,弹性好,对组织损伤小,也有无损伤肠钳。可分为直型肠钳和弯型肠钳,齿型分为纵齿和斜纹齿	用于肠切断或吻合时夹持肠组织以防止肠内容物流出	可在使用时外套乳胶管,以减少对肠壁的损伤		图 14-4-42
持针器	钳	5	180mm	一般分为普通不锈钢工作端和碳钨镶片工作端两种,碳钨镶片上的网格有 0.5、0.4、0.2 和光面四种,分别对应夹持 3/0 及更大针、4/0～6/0、6/0～10/0、9/0～11/0 针	用于夹持缝针、缝合组织及缝扎出血部位	使用碳钨镶片持针器应注意其对应的缝针型号,用细密网纹的持针器夹持过粗的缝针容易造成镶片断裂		图 14-4-43
手术镊	镊	5	125mm、260mm	工作端为真空焊接的碳钨镶片,耐磨损、无损伤,适合习惯用镊子夹持缝针的手术医师使用	适用于连续缝合过程中,夹持组织或缝针	不可夹持非常规物体,避免较精细的头端错齿		图 14-4-44
有齿镊	镊	2	125mm	用于术中夹持坚韧组织,夹持较牢固。有齿镊工作端可分为单齿、双齿镊和多齿镊	夹持皮肤、筋膜、肌腱和瘢痕组织等坚韧组织	肠、肝、肾等脆弱器官不能用有齿镊夹取,齿部会穿透器官,造成损伤和出血		图 14-4-45
无齿镊	镊	3	260mm	工作端为真空焊接的碳钨镶片,耐磨损、无损伤,适合习惯用镊子夹持缝针的手术医师使用	适用于连续缝合过程中,夹持组织或缝针	不可夹持非常规物体,避免较精细的头端错齿		图 14-4-46
腹部拉钩	拉钩	5	220mm	腹腔脏器深部拉钩,根据牵开的深浅使用不同长度或宽度的拉钩	用于腹腔深部软组织牵拉显露手术部位或脏器	使用拉钩时,一般用纱垫将拉钩与组织隔开,以免损伤组织		图 14-4-47

名称	类别	数量	常用规格	描述	应用范围	使用注意事项	附图	编号
直角拉钩	拉钩	2	160mm	平钩状	用于浅部切口牵开显露，常用于甲状腺部位的牵拉显露，也常用于腹部手术做腹壁切开时的皮肤、肌肉牵拉	使用拉钩时，一般用纱垫将拉钩与组织隔开，以免损伤组织		图14-4-48
双头腹部拉钩	拉钩	2	260mm	拉钩侧面有弧度，多用于腹部较大的手术，分为单头和双头	用于牵拉腹壁，显露腹腔及盆腔脏器用	牵扯腹壁时，为了避免较大的压力对皮肤造成损伤，常在拉钩和腹壁直接垫纱布进行保护		图14-4-49
S拉钩	拉钩	1	260mm	"S"状腹腔深部拉钩	用于腹腔手术深部牵拉	使用时应以纱布将拉钩与组织隔开，拉力应均匀，不应突然用力或用力过大，以免损伤组织		图14-4-50

（2）腹腔镜手术器械

表14-4-8　机器人辅助三切口食管癌根治术腹腔镜手术器械配置表

名称	类别	数量	常用规格	描述	应用范围	使用注意事项	附图	编号
大肠钳	腹腔镜钳	1	直径5mm，长度≥360mm	腔镜手术中常用，镂空设计便于抓持组织，一般为无损伤器械	用于抓持肠管、胃等	应注意有无损坏变形等，绝缘层破裂有漏电风险，应当及时维修		图14-4-51
五叶拉钩	腹腔镜拉钩	1	直径10mm，长度330mm	又称五叶扇形钳	用于牵拉、阻挡组织，显露手术视野	使用时注意动作轻柔		图14-4-52
气腹针	腹腔镜配件	1	长度≥130mm	常用的气腹针分为可重复使用或一次性使用两种	腔镜手术时提供 CO_2 气体进入的通道，从而建立气腹	使用时应检查气腹针钝头弹性是否良好，能否回弹		图14-4-53

续表

名称	类别	数量	常用规格	描述	应用范围	使用注意事项	附图	编号
吸引杆	腹腔镜吸引器	1	直径5mm，长度330mm	一般使用的吸引管带有手控阀门，一路接吸引，一路可接冲洗液体	腔镜手术中用于术野内冲洗及吸引液体	检查器械零配件有无缺失，密闭性是否完好		图14-4-54
腹腔镜镂空钳	钳	1	直径5mm，长度≥130mm	腔镜抓钳根据抓持部位不同有多种工作端设计，一般器械手柄带锁，便于长时间抓持	在术中用于辅助分离、抓持、翻转、牵拉等操作	应注意有无损坏变形等，绝缘层破裂有漏电风险，应当及时维修		图14-4-55
Hem-o-lock钳	腹腔镜钳	2	根据钳口大小分为大、中、小号。直径10mm，长度330mm	配合合成夹结扎、夹闭血管或组织	用于结扎、夹闭血管或组织	注意一次不可钳夹太厚的组织，避免合成夹无法扣合		图14-4-56
腹腔镜持针器	持针器	1	直径5mm，长度330mm	一般有左弯型、右弯型、自动复位型持针器	用于手术中缝合打结	使用时需注意检查工作端磨损情况，以免在镜下操作时发生转针、打滑等		图14-4-57

（3）机器人手术器械

表14-4-9 机器人辅助三切口食管癌根治术手术器械配置表

名称	类别	数量	常用规格	描述	应用范围	使用注意事项	附图	编号
单极电凝钩	单极电凝钩	1		由碟盘、轴杆、腕关节组成。碟盘：两侧面各有一个解锁按钮，近端有器械冲洗孔和电能量插口，接单极线。内面有四个滑轮构成，与无菌机械臂袖套套装上的适配器相连。器械总长度为506mm，头端长度160mm，使用寿命为10次	广泛用于各科手术，尤其是腔隙手术	使用时注意保护周围有用组织，单极能量不易过大，容易损坏绝缘保护层		图14-4-58
单孔窗式双极电凝抓钳	单极电凝抓钳	1		由碟盘、轴杆、腕关节组成。碟盘：两侧面各有一个解锁按钮，近端有器械冲洗孔和电能量插口，接单极线。内面有四个滑轮构成，与无菌机械臂袖套套装上的适配器相连。器械总长度为506mm，头端长度160mm，使用寿命为10次	主要用于抓持，牵拉，电凝组织和血管。推荐用于胃肠道等手术			图14-4-59

续表

名称	类别	数量	常用规格	描述	应用范围	使用注意事项	附图	编号
马里兰双极组织分离钳	双极组织分离钳	1	长 310mm 直径 5mm、10mm	由碟盘、轴杆、腕关节组成。碟盘：两侧面各有一个解锁按钮，近端有器械冲洗孔和电能量插口，接双极线。内面有四个滑轮构成，与无菌机械臂袖套套装上的适配器相连。器械总长度为 558mm，钳口长 20mm，钳口张开角度 0°～45°，钳口咬合力中等，开口力中等，钳口内面锯齿状，有一窗口，前端尖头，使用寿命为 10 次	主要用于钝性解剖、分离、抓持、牵拉、电凝组织和血管。推荐用于前列腺等手术	使用双极能源，在解剖分离脆弱组织或血管时应注意，因其前端是尖头，对组织损伤较大		图 14-4-60
单极电剪	单极电剪	1	长 310mm 直径 5mm 单动 双动	由碟盘、轴杆、腕关节组成。碟盘：两侧面各有一个解锁按钮，近端有器械冲洗孔和电能量插口，接单极线。内面有四个滑轮构成，与无菌机械臂袖套套装上的适配器相连。器械总长度为 559mm，头端长 13mm，头端张开角度 0°～38°，头端咬合力高，开口力中等，头端尖锐，内面刀刃，使用寿命为 10 次	主要用于切割与锐性解剖；剪切和分离组织；使用单极电烙凝结止血和横切组织。推荐用于前列腺、肾脏、子宫、卵巢等手术	使用单极能源，不可用于剪切坚硬物质，以免损坏刀刃，使用时需要配合使用一次性防漏电保护套，注意不要误伤脆弱组织、器官和血管等		图 14-4-61
超声刀	超声能量平台	1	360mm	是一种既能凝固又可切割的机械能手术刀，对 3～5mm 以下的血管切割止血效果确切	适用于对需要控制出血和最小程度热损伤的软组织进行切开，可安全用于重要组织的处理，自动分离组织层面，避免损伤脏器	刀头处有较小的侧向热损伤，故使用时避免触及非手术区域的脏器等组织器官，不适用于骨切除和输卵管结扎		图 14-4-62

续表

名称	类别	数量	常用规格	描述	应用范围	使用注意事项	附图	编号
腹腔镜持针器	钳	2	长径 10mm 直径 5mm 直型 左弯 右弯 自动复位	由碟盘、轴杆、腕关节组成。碟盘：两侧面各有一个解锁按钮，近端有器械冲洗孔。内面有四个滑轮构成，与无菌机械臂袖套套装上的适配器相连。器械总长度为544mm，钳口长10mm，钳口张开角度0°～30°，钳口咬合力非常高，开口力非常高，头端较钝，钳口内面扁平，使用寿命为10次。大号持针器有非常高的咬合力，这样使它能够稳定地夹持住缝针和缝线	主要用于夹持和操纵缝针，缝合操作，处理和打结缝线。推荐用于各种手术	不宜用于钳夹组织或器官		图 14-4-63
卡迪尔无创抓钳	钳	1	长310mm 直径5mm、10mm	由碟盘、轴杆、腕关节组成。碟盘：两侧面各有一个解锁按钮，近端有器械冲洗孔。内面有四个滑轮构成，与无菌机械臂袖套套装上的适配器相连。器械总长度为554mm，钳口长20mm，钳口张开角度0°～30°，钳口咬合力低，开口力低，钳口内面锯齿状，有一矩形窗口，前端圆头，使用寿命为10次，是一种可用于多种类型手术中的简单抓钳	主要用于解剖、分离、抓持、牵拉组织等。推荐用于肺、胃肠、结直肠、膀胱等手术	不宜用于夹持坚硬物体，以免对内面锯齿有所损伤		图 14-4-64
机器人穿刺套管（Trocar）	穿刺器	3	成人 Trocar 内径 8mm，小儿 Trocar 内径 5mm	由套管、穿刺内芯和密封圈附件组成。套管：始端为宽阔的碗状部分，中空的管状部分上有"两细一粗"的远端固定中心标记横线，用来标记套管插入内切口的深度，以此使套管产生最小的移动量和组织压力；长度有110mm和160mm两种。穿刺内芯：有常规和加长两种规格，以匹配不同长度的套管，根据前端是否尖锐，有钝性和锐性之分。密封圈附件：由套管密封圈和异径管帽组成	套管的碗状部分直接安装在床旁机械臂系统的机械臂上，能够自动识别套管的类型。穿刺进入患者体腔内，建立通道，置入手术器械	注意套管插入内切口的深度要适宜，置入穿刺套管时要避免伤及组织器官，确保密封圈附件的完整性，避免漏气		图 14-4-65

续表

名称	类别	数量	常用规格	描述	应用范围	使用注意事项	附图	编号
机器人镜头系统	内镜	2	角度 0°、30° 直径 8.5mm、12mm	镜头系统由镜头和双目内镜组成，前者包括：镜头光缆和导光索、光源灯泡开/关键、对焦键和功能键；双目内镜，根据镜头面角度不同分为0°、30°两种，直径有12mm和8.5mm两种。内镜摄像头有两个镜头，分别采集到左右两个图像，在左右眼视频信号同步器作用下整合出一个三维立体图像	通过镜头可以观察腔内情况	使用前需调节白平衡及3D校对。术中需要配合12.5mm一次性Trocar使用，使用前需用60℃左右温水供术中清洗镜头，避免镜头模糊，并注意保护镜头前端		图14-4-66
3D校对器	配件	1	8.5mm、12mm	可用于0°和30°两种观察角度不同的内镜的3D校对，且根据内镜直径的不同有8.5mm和12mm两种	校准内镜光学通道的图像形成3D可视化	不宜用于夹持坚硬物体，以免对内面锯齿有所损伤。不宜用于夹持坚硬物体，以免对内面锯齿有所损伤		图14-4-67

3. 手术步骤及使用器械

表14-4-10　机器人辅助三切口食管癌根治术手术步骤及使用器械表

主要手术步骤1	主要手术步骤2	使用器械名称	使用器械编号
	胸部手术阶段		
建立气腹；建立镜头孔、机器人机械臂孔（R1、R2、R3）及辅助孔；机器人机械臂系统定位，与Trocar连接，安装机器人器械	于右腋前线第5肋间置入12mm Trocar作为镜头孔，第3肋间腋后线、第8肋间腋后线、第10肋间腋后线置入8mm Trocar作为机器人机械臂孔，第7肋间腋前线置入12mm Trocar作为辅助孔	手术刀（4#刀柄、11#尖刀片）气腹针 机器人穿刺套管（8mm Trocar）机器人镜头系统（30°镜头）3D校对器	图14-4-29 图14-4-53 图14-4-65 图14-4-66 图14-4-67
探查	探查胸腔有无淋巴结转移		
淋巴结清扫	辨认迷走神经，在迷走神经旁打开纵隔胸膜，向胸顶分离，显露并辨认右侧喉返神经旁淋巴结	单极电凝钩 单孔窗式双极电凝抓钳 卡迪尔无创抓钳 马里兰双极组织分离钳	图14-4-58 图14-4-59 图14-4-64 图14-4-60
	向下打开纵隔胸膜，清扫隆突下淋巴结，保护支气管膜部		
	继续向下沿食管打开纵隔胸膜，清扫胸下段食管旁淋巴结		

主要手术步骤 1	主要手术步骤 2	使用器械名称	使用器械编号
游离胸中、下段食管	打开纵隔胸膜，分离食管系膜，完整游离胸中段食管，用纱条穿过游离食管向侧方牵拉显露未分离的食管系膜	单极电凝钩 马里兰双极组织分离钳 卡迪尔无创抓钳	图 14-4-58 图 14-4-60 图 14-4-64
	分离充分显露的食管系膜，向头侧分离至奇静脉弓，向尾侧游离胸下段食管至食管裂孔		
	继续向头侧分离食管系膜，于奇静脉弓下显露胸上段食管旁淋巴结，向侧方牵拉奇静脉弓，完整清扫淋巴结		
清扫左侧喉返神经淋巴结	清扫食管旁淋巴结后，将食管向上方牵拉，显露主动脉弓，在反折处显露左侧喉返神经，沿神经向上清扫淋巴结		
游离胸上段食管	于肿瘤下缘用直线切割器离断食管，将食管残端绕过奇静脉弓后向侧方牵拉，继续分离食管系膜至颈段食管，于肿瘤上缘再次用直线切割器离断食管，将肿瘤段食管取出	单极电凝钩 超声刀 卡迪尔无创抓钳	图 14-4-58 图 14-4-62 图 14-4-64
连接食管	用纱条将颈段食管残端与胸下段食管残端连接	卡迪尔无创抓钳 马里兰双极组织分离钳	图 14-4-64 图 14-4-60
逐层关闭 Trocar 孔	使用 Vic0# 鱼钩针逐一关闭胸部各穿刺孔	有齿镊 止血钳 持针器	图 14-4-45 图 14-4-32 图 14-4-43
腹部手术阶段			
建立气腹；建立镜头孔、机器人机械臂孔（R1、R2、R3）及辅助孔；机器人机械臂系统定位，与 Trocar 连接，安装机器人器械	于脐下 2cm 穿刺 12mm Trocar 作为镜头孔，左腋前线肋弓下 2cm、右锁骨中线脐上 1cm、右腋前线肋弓下 2cm 置入 8mm 机器人 Trocar 作为机器人机械臂孔，左锁骨中线脐上 1cm 置入 12mm Trocar 作为辅助孔	手术刀（4# 刀柄、11# 尖刀片） 气腹针 机器人穿刺套管（8mm Trocar） 机器人镜头系统（30° 镜头）	图 14-4-29 图 14-4-53 图 14-4-65 图 14-4-66
切开小网膜囊	沿肝总动脉表面打开小网膜囊，完整切除相应淋巴脂肪组织	卡迪尔无创抓钳 超声刀 单孔窗式双极电凝抓钳	图 14-4-64 图 14-4-62 图 14-4-59
淋巴结清扫	清扫肝总动脉旁淋巴结		
离断血管	沿肝总动脉向头侧分离至胃左血管根部，完整清扫血管根部淋巴结，分别分离并显露胃左动脉及静脉，于根部离断血管	单孔窗式双极电凝抓钳 超声刀 卡迪尔无创抓钳 Hem-o-lock 钳	图 14-4-59 图 14-4-62 图 14-4-64 图 14-4-56
游离胃	游离胃底、胃大弯侧、胃幽门部，离断胃短血管	超声刀 单极电凝钩	图 14-4-62 图 14-4-58
制作管状胃	从小弯侧用直线切割器向胃底切割胃体，制作管状胃，管状胃宽度为 4 ～ 5cm	超声刀	图 14-4-62
连接管状胃及胃贲门部残端	连接管状胃及胃贲门部残端	卡迪尔无创抓钳 腹腔镜持针器	图 14-4-64 图 14-4-63
游离胃贲门部	完整游离胃贲门部及腹段食管，将食管拉入腹腔，可见连接处纱条	卡迪尔无创抓钳 超声刀 单孔窗式双极电凝抓钳	图 14-4-64 图 14-4-62 图 14-4-59

主要手术步骤 1	主要手术步骤 2	使用器械名称	使用器械编号
颈部吻合	于左侧胸锁乳突肌前缘切开皮肤及颈阔肌，由胸锁乳突肌与肩胛舌骨肌群间分离至食管，将颈段食管及管状胃从颈部切口拉出，手工或吻合器吻合	手术刀（3# 刀柄 20# 圆刀片）	图 14-4-29
		有齿镊	图 14-4-45
		止血钳	图 14-4-32
		直角拉钩	图 14-4-48
		持针器	图 14-4-43
		无齿镊	图 14-4-46
放置引流，逐层关闭 Trocar 孔及小切口	使用 Vic1# 逐层关闭腹部穿刺孔及颈部小切口	止血钳	图 14-4-32
		有齿镊	图 14-4-45
		持针器	图 14-4-43

（二）机器人辅助二切口食管癌根治术

1. 手术体位　腹部操作平卧位，胸部操作改为左侧 45° 侧俯卧位。

2. 手术器械配置　见表 14-4-7、表 14-4-8、表 14-4-9。

3. 手术步骤及使用器械

表 14-4-11　机器人辅助二切口食管癌根治术手术步骤及使用器械表

主要手术步骤 1	主要手术步骤 2	使用器械名称	使用器械编号
腹部手术阶段			
建立气腹；建立镜头孔、机器人机械臂孔（R1、R2、R3）及辅助孔；机器人机械臂系统定位，与 Trocar 连接，安装机器人器械	于脐下 2cm 穿刺 12mm Trocar 作为镜头孔，左腋前线肋弓下 2cm、右锁骨中线脐上 1cm、右腋前线肋弓下 2cm 置入 8mm 机器人 Trocar 作为机器人机械臂孔，左锁骨中线脐上 1cm 置入 12mm Trocar 作为辅助孔	手术刀（4# 刀柄、11# 尖刀片）	图 14-4-29
		气腹针	图 14-4-53
		机器人穿刺套管（8mm Trocar）	图 14-4-65
		机器人镜头系统（30° 镜头）	图 14-4-66
游离胃部，切断胃部供血，清扫腹腔淋巴结	切断肝三角韧带，游离胃大弯、胃网膜、胃小弯	单孔窗式双极电凝抓钳	图 14-4-59
		超声刀	图 14-4-62
		单极电凝钩	图 14-4-58
		五叶拉钩	图 14-4-52
		大肠钳	图 14-4-51
		卡迪尔无创抓钳	图 14-4-64
	沿肝总动脉、腹腔干及脾动脉完整清扫淋巴结，清扫胃左血管旁淋巴结	单孔窗式双极电凝抓钳	图 14-4-59
		超声刀	图 14-4-62
		卡迪尔无创抓钳	图 14-4-64
	沿大弯侧打开胃结肠韧带，切断胃网膜左血管、胃脾韧带、胃短动脉	单孔窗式双极电凝抓钳	图 14-4-59
		超声刀	图 14-4-62
		卡迪尔无创抓钳	图 14-4-64
		Hem-o-lock 钳	图 14-4-56
制作管状胃	胃游离完全后，沿胃小弯侧用切割缝合器制作管状胃至胃底	单孔窗式双极电凝抓钳	图 14-4-59
		超声刀	图 14-4-62
		卡迪尔无创抓钳	图 14-4-64
逐层关闭 Trocar 孔及小切口	使用 Vic0# 鱼钩针逐层关闭腹部穿刺孔	止血钳	图 14-4-32
		有齿镊	图 14-4-45
		持针器	图 14-4-43

主要手术步骤 1	主要手术步骤 2	使用器械名称	使用器械编号
胸部手术阶段			
建立气腹；建立镜头孔、机器人机械臂孔（R1、R2、R3）及辅助孔；机器人机械臂系统定位，与 Trocar 连接，安装机器人器械	于右腋前线第 5 肋间置入 12mm Trocar 作为镜头孔、第 3 肋间腋后线、第 8 肋间腋后线、第 10 肋间腋后线置入 8mm Trocar 作为机器人机械臂孔，第 7 肋间腋前线置入 12mm Trocar 作为辅助孔	手术刀（4# 刀柄 11# 尖刀片） 气腹针 机器人穿刺套管（8mm Trocar) 机器人镜头系统（30° 镜头）	图 14-4-29 图 14-4-53 图 14-4-65 图 14-4-66
淋巴结清扫、切断奇静脉	完整清扫右侧喉返神经旁淋巴结及脂肪组织 游离、切断奇静脉，向下游离食管至食管裂孔 完整清扫隆突下及左、右主支气管旁淋巴结 完整清扫左侧喉返神经旁淋巴结	单孔窗式双极电凝抓钳 单极电凝钩 卡迪尔无创抓钳	图 14-4-59 图 14-4-58 图 14-4-64
结扎胸导管	纱条悬吊食管，结扎胸导管	腹腔镜持针器 单孔窗式双极电凝抓钳 卡迪尔无创抓钳	图 14-4-63 图 14-4-59 图 14-4-64
置入砧钉座	于食管残端置入吻合器砧钉座	卡迪尔无创抓钳 腹腔镜持针器	图 14-4-64 图 14-4-63
置入吻合器	将吻合器手柄置入管状胃		
重建消化道	食管残端与胃后壁吻合	卡迪尔无创抓钳	图 14-4-64
放置引流	于第 8 肋间放置胸腔引流管	卡迪尔无创抓钳 持针器	图 14-4-64 图 14-4-43
逐层关闭 Trocar 孔	使用 Vic0# 鱼钩针逐层关闭腹部穿刺孔	止血钳 有齿镊 持针器	图 14-4-32 图 14-4-45 图 14-4-43

五、机器人辅助经剑突下胸腺切除术

（一）常用手术体位及术前准备

患者取仰卧伴头高足低位，单腔气管插管，患者任意一侧下肢置入 14G 或 16G 静脉留置针。

（二）手术器械配置

1. 基础手术器械（肺叶器械）

表 14-4-12　机器人辅助经剑突下胸腺切除术基础手术器械配置表

名称	类别	数量	常用规格	描述	应用范围	使用注意事项	附图	编号
手术刀	刀	2	3#、4# 刀柄、22# 圆刀片、11# 尖刀片	刀柄一般可重复使用，刀片为一次性使用	划皮逐层分离，按照表皮层、肌肉层、黏膜层依次分离	刀片无菌包装是否被破坏		图 14-4-68

续表

名称	类别	数量	常用规格	描述	应用范围	使用注意事项	附图	编号
组织剪	剪	2	140mm 180mm	头端有直、弯两种类型，大小长短不一。又称梅奥剪	用于剪切组织，钝性分离组织、血管	不可用于剪线或者敷料等非人体组织		图 14-4-69
线剪	剪	1	180～230mm	用于手术中剪切缝线。专用的线剪应有锯齿刃口，剪线时以免缝线滑脱，关节处具备防卡线设计	不同深部的剪切，使用合适长度的线剪	不可用于剪敷料等硬物质		图 14-4-70
弯止血钳	钳	2	125～160mm	也称血管钳，止血钳可分为有齿和无齿止血钳，根据形状分为直型和弯型止血钳	主要用于钳夹有出血点的组织器官以止血。也常用于组织牵拉固定等	不可用于钳夹脆弱的器官组织，造成损伤和出血		图 14-4-71
手术镊	镊	1	125mm、200mm、260mm	工作端为真空焊接的碳钨镶片，耐磨损、无损伤，适合习惯用镊子夹持缝针的手术医师使用	适用于连续缝合过程中，夹持组织或者缝针	不可夹持非常规物体，避免较精细的头端错齿		图 14-4-72
有齿镊	镊	2	145mm	用于术中夹持坚韧组织，夹持较牢固。有齿镊工作端可分为单齿镊、双齿镊和多齿镊	夹持皮肤、筋膜、肌腱和瘢痕等坚韧组织	肠、肝脏、肾等脆弱器官不能用有齿镊夹取，齿部会穿透器官，造成损伤和出血		图 14-4-73
无齿镊	镊	1	180～230mm	工作端为真空焊接的碳钨镶片，耐磨损、无损伤，适合习惯用镊子夹持缝针的手术	适用于连续缝合过程中，夹持组织或者缝针	不可夹持非常规物体，避免较精细的头端错齿		图 14-4-74
持针器	钳		180～250mm	一般分为普通不锈钢工作端和碳钨镶片工作端两种，碳钨镶片上的网格有 0.5、0.4、0.2 和光面四种，分别对应夹持 3/0 及更大针、4/0～6/0、6/0～10/0、9/0～11/0 针	用于夹持缝针、缝合组织及缝扎出血部位	使用碳钨镶片持针器应注意其对应的缝针型号，用细密网纹的持针器夹持过粗的缝针容易造成镶片断裂		图 14-4-75
卵圆钳	钳	2	245mm	又称海绵钳、持物钳，分直型和弯型，工作端分为有齿和光滑两种	用于手术前钳夹纱球进行消毒，有时也用于夹持脏器，此时常用光滑工作端的卵圆钳	夹持脏器，如肺、肠时，需使用光滑工作端的卵圆钳		图 14-4-76

续表

名称	类别	数量	常用规格	描述	应用范围	使用注意事项	附图	编号
艾利斯	钳	2	155～200mm	也称鼠齿钳、皮钳，根据头端齿纹可分为有损伤艾利斯钳和无损伤艾利斯钳	用于夹持组织等做牵拉或固定	无损伤艾利斯钳头的无损伤齿可牵拉夹持组织器官，不可夹持钙化组织以免无损伤齿磨损		图 14-4-77
巾钳	钳	2	90～152mm	又称布巾钳，常用的巾钳工作端为尖锐头，也有钝头巾钳	用于手术中固定手术铺巾	尖锐工作端的巾钳会穿刺敷料，可使用钝头巾钳代替		图 14-4-78
直角拉钩	拉钩	2	180mm	平钩状	用于浅部切口牵开显露，常用于甲状腺部位的牵拉显露，也常用于腹部手术做腹壁切开时的皮肤、肌肉牵拉	使用拉钩时，一般用纱垫将拉钩与组织隔开，以免损伤组织		图 14-4-79

2. 机器人胸腔镜器械

表 14-4-13　机器人辅助经剑突下胸腺切除手术胸腔镜手术器械配置表

名称	类别	数量	常用规格	描述	应用范围	使用注意事项	附图	编号
气腹针（Veress 针）	穿刺器	1	长度≥130mm	常用的气腹针分为可重复使用或一次性使用两种	腔镜手术时提供 CO_2 气体进入的通道，从而建立气腹	使用时应检查气腹针钝头弹性是否良好，能否回弹		图 14-4-80
腹腔镜吸引器	吸引器	1	直径 5mm 长度 330mm	一般使用的吸引管带有手控阀门，一路接吸引，一路可接冲洗液体	腔镜手术中用于术野内冲洗及吸引液体	检查器械零配件有无缺失，密闭性是否完好		图 14-4-81
Hem-o-lock 钳	钳	2	330mm	钳口分别对应夹持加大、大、中三种型号，直径有 10mm（加大号、大号）、5mm（中号）	用于结扎、夹闭血管或组织	注意一次不可钳夹太厚的组织，避免 Hem-o-lock 夹无法扣合		图 14-4-82
腹腔镜持针器	持针器	1	直径 5mm 长度 330mm	一般有左弯型、右弯型、自动复位型持针器	用于手术中缝合打结	使用时需注意检查工作端磨损情况，以免在镜下操作时发生转针、打滑等		图 14-4-83

3. 机器人专用器械

表 14-4-14　机器人辅助经剑突下胸腺切除手术专用手术器械配置表

名称	类别	数量	常用规格	描述	应用范围	使用注意事项	附图	编号
电凝钩	单极电凝钩	1		由碟盘、轴杆、腕关节组成。碟盘：两侧面各有一个解锁按钮，近端有器械冲洗孔和电能量插口，接单极线。内面由四个滑轮构成，与无菌机械臂袖套套装上的适配器相连。器械总长度为 506mm，头端长度 160mm，使用寿命为 10 次	广泛用于各科手术，尤其是腔隙手术	使用时注意保护周围有用组织，单极能量不易过大，容易损坏绝缘保护层		图 14-4-84
窗式双极抓钳	双极抓钳	1		由碟盘、轴杆、腕关节组成。碟盘：两侧面各有一个解锁按钮，近端有器械冲洗孔和电能量插口，接双极线。内面由四个滑轮构成，与无菌机械臂袖套套装上的适配器相连。器械总长度为 558mm，钳口长 20mm，钳口张开角度 0°～45°，钳口咬合力中等，开口力中等，钳口内面锯齿状，有一窗口，前端圆头，使用寿命为 10 次	主要用于抓持、牵拉、电凝组织和血管。推荐用于胃肠道等手术	在止血的过程当中夹持不易过紧，以免影响止血效果，双极能量不宜过大，容易损坏器械		图 14-4-85
马里兰双极组织分离钳	双极组织分离钳	1	长 310mm 直径 5mm、10mm	器械总长度为 558mm，钳口咬合力中等，钳口内面锯齿状，前端尖头	主要用于钝性解剖、分离、抓持、牵拉电凝组织和血管	在使用双极能源，解剖分离血管时，应注意，因其前端是尖头，对组织损伤较大		图 14-4-86
卡迪尔无创抓钳	钳	1	长 310mm 直径 5mm、10mm	由碟盘、轴杆、腕关节组成。碟盘：两侧面各有一个解锁按钮，近端有器械冲洗孔。内面由四个滑轮构成，与无菌机械臂袖套套装上的适配器相连。器械总长度为 554mm，钳口长 20mm，钳口张开角度 0°～30°，钳口咬合力低，开口力低，钳口内面锯齿状，有一矩形窗口，前端圆头，使用寿命为 10 次，是一种可用于多种类型手术中的简单抓钳	主要用于解剖、分离、抓持、牵拉组织等。推荐用于肺、胃肠、结直肠、膀胱等手术	不宜用于夹持坚硬物体，以免对内面锯齿有所损伤		图 14-4-87

名称	类别	数量	常用规格	描述	应用范围	使用注意事项	附图	编号
机器人穿刺套管（Trocar）	穿刺器	3	成人Trocar内径8mm，小儿Trocar内径5mm	由套管、穿刺内芯和密封圈附件组成。套管：始端是宽阔的碗状部分，中空的管状部分上有"两细一粗"的远端固定中心标记横线，用来标记套管插入内切口的深度，以此使套管产生最小的移动量和组织压力；长度有110mm和160mm两种。穿刺内芯：有常规和加长两种规格，以匹配不同长度的套管，根据前端是否尖锐，有钝性和锐性之分。密封圈附件：由套管密封圈和异径管帽组成	套管的碗状部分直接安装在床旁机械臂系统的机械臂上，能够自动识别套管的类型。穿刺进入患者体腔内，建立通道，置入手术器械	注意套管插入内切口的深度要适宜，置入穿刺套管时要避免伤及组织或器官，确保密封圈附件的完整性，避免漏气		图 14-4-88
机器人镜头系统	内镜	1	角度0°、30° 直径8.5mm、12mm	镜头系统由镜头和双目内镜组成，前者包括：镜头光缆和导光索、光源灯泡开/关键、对焦键和功能键；双目内镜，根据镜头面角度不同分为0°、30° 两种，直径有12mm和8.5mm两种。内镜摄像头有两个镜头，分别采集到左右两个图像，在左右眼视频信号同步器作用下整合出一个三维立体图像	通过镜头可以观察腔内情况	使用前需调节白平衡及3D校对。术中需要配合12.5mm一次性Trocar使用，使用前需用60℃左右温水供术中清洗镜头，避免镜头模糊，并注意保护镜头前端		图 14-4-89
3D 校对器	配件	1	8.5mm 12mm	可用于0°和30°两种观察角度不同的内镜的3D校对，且根据内镜直径的不同有8.5mm和12mm两种	校准内镜光学通道的图像形成3D可视化	与镜头系统的按键配合使用，完成3D校对		图 14-4-90

（三）手术步骤及使用器械

表 14-4-15 机器人辅助下胸腺切除术手术步骤及使用器械表

主要手术步骤1	主要手术步骤2	使用器械名称	使用器械编号
置入穿刺器	剑突下做一纵行 1～2cm 的切口为腔镜孔，在左右两侧锁骨中线肋缘下分别置入 0.8cm 穿刺器为操作孔。对接机器人后，术中使用 CO_2 人工气胸，压力设置 8mmHg	手术刀	图 14-4-68
		气腹针	图 14-4-80
		机器人穿刺套管（8mm Trocar）	图 14-4-88
		机器人镜头系统（30° 镜头）	图 14-4-89
		3D 校对器	图 14-4-90

续表

主要手术步骤 1	主要手术步骤 2	使用器械名称	使用器械编号
切开纵隔胸膜，分离胸膜粘连	打开双侧纵隔胸膜，直至左右乳内静脉汇入无名静脉处	窗式双极抓钳 电凝钩 超声刀	图 14-4-85 图 14-4-84 图 14-4-62
游离胸腺上极	从左胸第 5/6 肋间隙腋前线位置置入 0.8cm 穿刺器，对接 3 号器械臂，从双侧心膈脚开始，沿左右侧膈神经内缘向头侧方向切除心包前方胸腺及周围脂肪组织，显露左右无名静脉交汇处及左乳内静脉汇入左无名静脉处	手术刀 机器人穿刺套管（8mm Trocar） 卡迪尔无创抓钳 超声刀	图 14-4-68 图 14-4-88 图 14-4-87 图 14-4-62
游离胸腺静脉	沿左右无名静脉表面从左向右游离胸腺，仔细游离胸腺静脉，胸腺静脉可以用超声刀直接切断，必要时可以 Hem-o-lock 夹闭	Hem-o-lock 钳 超声刀	图 14-4-82 图 14-4-62
胸腺切除，清除残余脂肪组织	沿无名静脉向头侧分离进入颈部达两胸腺上极，分开胸腺上极与甲状腺下部的纤维连接部，完整切除胸腺，沿膈经前方，颈部上极周围，大血管及心包前方清除脂肪	窗式双极抓钳 电凝钩 超声刀 卡迪尔无创抓钳	图 14-4-85 图 14-4-84 图 14-4-62 图 14-4-87
取出切除胸腺标本及止血	自制简易标本袋，从剑突下切口取出手术标本，创面止血，温热生理盐水冲洗胸腔	电凝钩 弯止血钳（大）	图 14-4-84 图 14-4-71
放置引流，关闭切口	从一侧肋弓下切口安置 28 号胸腔闭式引流管，清点用物，逐层关闭手术切口	机器人镜头系统（30°镜头） 弯止血钳 有齿镊 持针器 线剪	图 14-4-89 图 14-4-71 图 14-4-73 图 14-4-75 图 14-4-70

第五节　机器人辅助宫颈癌根治手术

一、概述

（一）宫颈癌定义

宫颈癌又称子宫颈癌，是指发生在宫颈阴道部或移行带的鳞状上皮细胞及宫颈管内膜的柱状上皮细胞交界处的恶性肿瘤。我国宫颈癌死亡率居总癌症死亡率的第四位，居女性癌的第二位。

（二）手术方法

目前，对于早期宫颈癌（Ⅰa～Ⅱa 期）患者的治疗方式一般以手术治疗为主，根治术需行广泛全子宫切除、双侧附件切除及盆腔淋巴结清扫术，切除范围包括至少 3cm 宽的主骶韧带、阴道旁组织及阴道壁。Ⅱb 期患者可以在有效的新辅助化疗后开展该根治术式。

（三）常见手术方式

（1）机器人辅助宫颈癌根治术。

（2）腹腔镜下宫颈癌根治术。

（3）经腹宫颈癌根治术。

二、机器人辅助宫颈癌根治术

1.手术体位　截石位。

2. 手术器械配置

（1）基础手术器械

表 14-5-1　机器人辅助宫颈癌根治术基础手术器械配置表

名称	类别	数量	常用规格	描述	应用范围	使用注意事项	附图	编号
中弯	钳	4	180mm	也称血管钳，止血钳可分为有齿和无齿止血钳，根据形状分为直型和弯型止血钳	主要用于钳夹出血点的组织器官以止血。也常用于组织牵拉固定等	不可用于钳夹脆弱的器官组织，造成损伤和出血		图 14-5-1
大弯钳	钳	1	220mm	也称血管钳，止血钳可分为有齿和无齿止血钳，根据形状分为直型和弯型止血钳	主要用于钳夹有出血点的组织器官以止血。也常用于组织牵拉固定等	不可用于钳夹脆弱的器官组织，造成损伤和出血		图 14-5-2
宫颈钳	钳	1	250mm	钳端带有锋利的抓齿，极易造成损伤	只用于全子宫切除时钳夹宫颈组织	不可用于正常组织的钳夹；使用前后检查齿端完好		图 14-5-3
持针器	钳	1	180mm	一般分为普通不锈钢工作端和碳钨镶片工作端两种，碳钨镶片上的网格有 0.5、0.4、0.2 和光面四种，分别对应夹持 3/0 及更大针、4/0～6/0、6/0～10/0、9/0～11/0 针	用于夹持缝针、缝合组织及缝扎出血部位	使用碳钨镶片持针器应注意其对应的缝针型号，用细密网纹的持针器夹持过粗的缝针容易造成镶片断裂		图 14-5-4
艾利斯	钳	8	180mm	也称组织钳、鼠齿钳、皮钳，根据头端齿纹可分为有损伤艾利斯钳和无损伤艾利斯钳	用于夹持组织等做牵拉或固定	有损伤艾利斯钳头端齿损伤较大，不宜牵拉夹持脆弱的组织器官或血管、神经		图 14-5-5
巾钳	钳	6	110mm 135mm	又称为布巾钳，常用的巾钳工作端为尖锐头，也有钝头巾钳	用于手术中固定手术铺巾	尖锐工作端的巾钳会穿刺敷料，可使用钝头巾钳代替		图 14-5-6
卵圆钳	钳	1 套	长度 245mm 直、弯	又称海绵钳、持物钳，分直型和弯型，工作端分为有齿和光滑两种	用于手术前钳夹纱球进行消毒，有时也用于夹持脏器，此时常用光滑工作端的卵圆钳	夹持脏器，如肺、肠时，需使用光滑工作端的卵圆钳		图 14-5-7

续表

名称	类别	数量	常用规格	描述	应用范围	使用注意事项	附图	编号
组织剪	剪	1	180mm	头端有直、弯两种类型，大小长短不一，又称梅奥剪	用于剪切组织，钝性分离组织、血管	不可用于剪线或者敷料等非人体组织		图14-5-8
线剪	剪	1	145mm	用于手术中剪切缝线。专用的线剪应有锯齿刃口，剪线时以免缝线滑脱，关节处具备防卡线设计	不同深部的剪切，使用合适长度的线剪	不可用于剪敷料等硬物质		图14-5-9
组织镊	镊	2	550mm	工作端为真空焊接的碳钨镶片，耐磨损、无损伤，适合习惯用镊子夹持缝针的手术医师使用	适用于连续缝合过程中，夹持组织或者缝针	不可夹持非常规物体，避免较精细的头端错齿		图14-5-10
手术刀	刀	1	11#尖刀片	刀柄一般可重复使用，刀片为一次性使用	划皮逐层分离，按照表皮层、肌肉层、黏膜层依次分离	刀片的无菌包装是否被破坏		图14-5-11
窥阴器	拉钩	1	80mm 95mm	根据材质不同分为塑料和金属窥阴器，手术中一般使用金属材质窥阴器	用于阴道检查和阴道操作时使用	使用前需检查各螺帽是否完好；无性生活者不可使用		图14-5-12
阴道拉钩	拉钩	2	半月拉钩 直角拉钩	根据形状不同分类，半月拉钩用于阴道前壁，直角拉钩用于阴道后壁	用于阴式操作时，充分显露阴道，比窥阴器显露效果好，但需助手协助拉钩	拉钩时，不可用力过猛，以免阴道口损伤或者外力致拉钩变形		图14-5-13

（2）精密手术器械

表14-5-2 机器人辅助宫颈癌根治手术精密手术器械配置表

名称	类别	数量	常用规格	描述	应用范围	使用注意事项	附图	编号
气腹针	针	1	直径2mm	常用的气腹针分为可重复使用或一次性使用两种	腔镜手术时提供CO_2气体进入的通道，从而建立气腹	使用时应检查气腹针钝头弹性是否良好，能否回弹		图14-5-14

名称	类别	数量	常用规格	描述	应用范围	使用注意事项	附图	编号
分离钳	钳	1	直径 5mm 长度 320～350mm	常用的腹腔镜分离钳为马里兰分离钳	用于腹腔镜下组织的钝性分离	应注意有无损坏变形等,绝缘层破裂有漏电风险,应当及时维修		图 14-5-15
无损伤钳	钳	1	直径 5mm 长度 320～350mm	腹腔镜抓钳根据抓持部位不同有多种工作端设计,一般器械手柄带锁,便于长时间抓持	在术中用于辅助分离、抓持、翻转、牵拉等操作	无损伤钳不可抓持钙化组织或用来拔针等操作,避免损伤钳端。同时应注意有无损坏变形等,绝缘层破裂有漏电风险,应当及时维修		图 14-5-16
有齿抓钳	钳	1	直径 5mm 长度 320～350mm	又称鼠咬钳,钳尖有锋利的抓齿,对组织有一定的损伤性	用于钳夹、固定较硬的组织,类似于子宫肌瘤、宫颈残端等组织	不可钳夹较重要的器官或组织		图 14-5-17
腹腔镜剪	剪	1	直径 5mm 长度 320～350mm	常用的腔镜剪刀分为梅奥剪、钩剪等	用于剪切离断组织,剪线等操作	不可剪切缝线、敷料等,应注意有无损坏变形等,绝缘层破裂有漏电风险,应当及时维修		图 14-5-18
冲吸器	管	1	直径≥5mm	一般使用的吸引管带有手控阀门,一路接吸引,一路可接冲洗液体	腔镜手术中用于术野内冲洗及吸引液体	检查器械零配件有无缺失,密闭性是否完好		图 14-5-19
举宫器	拉钩	1	品种繁多,有复杂、简易之分;根据手术不同选择不同举宫器	简易举宫器用于一般手术,复杂举宫器用于子宫切除及广泛全子宫切除,由举宫棒、杯状器、固定杆组成	用于手术时上推子宫	在可视状态下安置举宫器,使用前根据子宫大小选择合适举宫器;清洗时应拆至最小化,并避免小零件的遗失		图 14-5-20

（3）达芬奇机器人器械

表 14-5-3　达芬奇机器人辅助宫颈癌根治手术器械配置表

名称	类别	数量	常用规格	描述	应用范围	使用注意事项	附图	编号
镜头	内镜	1	0° 30°	三维镜头,能 10 倍放大手术术野,属于三维立体,解剖结构更大、更清晰;根据不同手术选择 0° 或者 30° 镜头	用于达芬奇机器人手术	使用、清洗、消毒、放置时都应该轻拿轻放,避免损伤		图 14-5-21

续表

名称	类别	数量	常用规格	描述	应用范围	使用注意事项	附图	编号
达芬奇穿刺器	鞘	3	8mm	达芬奇系统使用的专用套管为金属套管,配有穿刺锥及对应密封件	用于达芬奇机器人手术,与机械臂连接,插入操作器械	在镜头可视下进行穿刺;不可用力折弯;穿刺时需掌握好力度,避免刺破盆、腹腔脏器或血管		图 14-5-22
器械臂电剪	剪	1	8mm	壳体为蓝色,主要由释放杆、器械轴、器械腕、末端效应器、器械壳体 5 个组件构成;连接单极线使用,属于能量器械	用于手术中连接单极线,电切或者电凝组织,一般安置在 1 号臂	必须与端头盖配合使用,端头盖安装后必须完全遮盖又不超过单极弯剪的橘黄色表面;应轻拿轻放,避免人为损坏		图 14-5-23
器械臂双极钳	钳	1	8mm	壳体为蓝色,主要由释放杆、器械轴、器械腕、末端效应器、器械壳体 5 个组件构成;可连接双极电凝线,属于能量器械	用于术中钳夹组织;连接双击电凝线,控制双极脚踏,可电凝止血,一般安置在 2 号臂	使用时不可过于用力,不可钳夹较硬物品,避免前端错位,影响闭合,影响电凝效果;使用完毕后,仔细清洗消毒		图 14-5-24
器械臂抓钳	钳	1	8mm	壳体为蓝色,主要由释放杆、器械轴、器械腕、末端效应器、器械壳体 5 个组件构成;不可连接电凝线,属于非能量器械	用于术中钳夹组织,显露术野等	不可人为使用外力损坏		图 14-5-25
器械臂持针器	钳	2	8mm	释放杆、器械轴、器械腕、末端效应器、器械壳体 5 个组件构成;分为大力持针器和普通持针器,两种壳体为蓝色,根据缝针不同选择持针器	主要用于组织的缝合,夹持缝针;有 4 个自由度,缝合更灵活	前端不可与其他器械碰撞,避免外力损伤		图 14-5-26

3. 手术步骤及使用器械

表 14-5-4　机器人辅助宫颈癌根治手术步骤及使用器械表

主要手术步骤 1	主要手术步骤 2	使用器械名称	使用器械编号
留置导尿管,建立气腹	消毒尿道口,留置导尿管	手术刀	图 14-5-11
	11# 尖刀在脐上 3～5cm 处做约 10mm 切口,巾钳提起切口两边皮肤及皮下组织,置入气腹针尖端至腹腔	组织镊	图 14-5-10
		巾钳	图 14-5-6
	连接气腹,调节气腹压力为 12mmHg,CO_2 气体流量为 20L/min	气腹针	图 14-5-14

主要手术步骤 1	主要手术步骤 2	使用器械名称	使用器械编号
穿刺 Trocar 摆放机器臂至合适位置	巾钳提起切口边缘皮肤及皮下组织，穿刺观察孔，将镜头调节至 30°↑，镜头引导下在右边相当麦氏点部位穿刺第一操作孔，为 1 号臂操作孔；在左边相当麦氏点部位穿刺第二操作孔，为 2 号臂操作孔；在左右耻骨联合上方穿刺辅助孔及 3 号臂操作孔。将已套好无菌保护套的机械臂系统由患者两腿之间靠近手术野，连接好镜头壁与观察孔穿刺器，再依次连接好机械臂与各操作孔穿刺器	镜头 手术刀 达芬奇穿刺器	图 14-5-21 图 14-5-11 图 14-5-22
正确置入机器臂操作器械	调节镜头至 30°↓，在镜头引导下，1 号臂操作孔置入电剪，连接单极电凝线；2 号臂操作孔置入双极钳，连接双极电凝线；3 号臂置操作孔置入机械臂抓钳	器械臂双极钳 器械臂电剪 器械臂抓钳	图 14-5-24 图 14-5-23 图 14-5-25
安置举宫器	在镜头可视下，举宫器头端置入宫腔内	窥阴器 阴道拉钩 宫颈钳 举宫器	图 14-5-12 图 14-5-13 图 14-5-3 图 14-5-20
离断子宫圆韧带	双极钳和电剪离断左右两侧圆韧带	器械臂双极钳 器械臂电剪 分离钳	图 14-5-24 图 14-5-23 图 14-5-15
打开侧腹膜，清扫淋巴结	3 号臂抓钳辅助显露侧腹膜区视野，2 号臂双极钳及辅助孔的分离钳提起一侧侧腹膜，电剪剪开侧腹膜，显露出腹主动脉和髂外动脉。辅助孔用无创伤钳保护输尿管及血管，依次清扫出腹主动脉旁、髂总、髂外、腹股沟深、髂内及闭孔淋巴结。用取物袋从辅助孔取出淋巴结。同法清扫另一侧淋巴结	器械臂双极钳 器械臂电剪 器械臂抓钳 分离钳 无损伤钳	图 14-5-24 图 14-5-23 图 14-5-25 图 14-5-15 图 14-5-16
高位离断卵巢血管	分离钳显露卵巢血管，双极钳封闭卵巢血管，电剪高位离断卵巢血管。根据卵巢功能选择性保留一侧卵巢	器械臂双极钳 器械臂电剪 器械臂抓钳 分离钳	图 14-5-24 图 14-5-23 图 14-5-25 图 14-5-15
分离子宫膀胱腹膜反折分离子宫膀胱侧窝和子宫直肠侧窝	电剪剪开子宫阔韧带前后叶。举宫器将子宫前推，显露出膀胱腹膜反折，打开膀胱腹膜反折。电剪分开子宫两侧子宫膀胱侧卧和子宫直肠侧卧	器械臂双极钳 器械臂电剪 无损伤钳	图 14-5-24 图 14-5-23 图 14-5-16
显露子宫动脉和输尿管，离断子宫动脉	找出髂内动脉分出的子宫动脉分支，离断子宫动脉，无创伤钳保护输尿管，从宫旁完全分离出输尿管	器械臂双极钳 器械臂电剪 无损伤钳	图 14-5-24 图 14-5-23 图 14-5-16
切除主韧带，骶韧带，分离宫旁、阴道旁组织	超过宫旁 3cm 处离断主韧带，完全切除骶韧带，离断宫旁及阴道旁组织	器械臂双极钳 器械臂电剪 分离钳	图 14-5-24 图 14-5-23 图 14-5-15
环形切除子宫及部分宫旁组织和部分阴道	辅助孔放入有齿抓钳显露阴道壁，电剪环形切下子宫及至少 3cm 阴道，遇出血处，双极电凝止血。从阴道用组织钳取出子宫及已切除组织，置水囊在会阴部防止漏气	器械臂双极钳 器械臂电剪 有齿抓钳	图 14-5-24 图 14-5-23 图 14-5-17
缝合阴道残端	1 号臂、2 号臂取出电剪及双极，置入器械臂持针器。以 1-0 可吸收缝合线连续缝合阴道残端，放入盆腔引流	器械臂持针器 腹腔镜剪	图 14-5-26 图 14-5-18
清理腹腔	调节镜头，检查盆腹腔情况，遇出血处，2 号臂双极电凝止血，冲吸器冲入温无菌生理盐水冲洗盆腹腔。取出所有操作钳及镜头臂	器械臂双极钳 冲吸器	图 14-5-24 图 14-5-19
缝合穿刺孔，关闭腹腔	分离镜头臂机械臂与穿刺器，关闭气腹，完全放出腹腔余气，取出穿刺器，依次缝合各穿刺孔	组织镊 持针器 线剪	图 14-5-10 图 14-5-4 图 14-5-9